现代临床口腔科疾病诊治

（上）

程维平等◎主编

吉林科学技术出版社

图书在版编目（ＣＩＰ）数据

现代临床口腔科疾病诊治／程维平等主编. -- 长春：
吉林科学技术出版社，2016.6
ISBN 978-7-5578-0750-4

Ⅰ．①现… Ⅱ．①程… Ⅲ．①口腔疾病—诊疗 Ⅳ．
① R78

中国版本图书馆CIP数据核字(2016) 第133531号

现代临床口腔科疾病诊治
Xiandai linchuang kouqiangke jibing zhenzhi

主　　编　程维平　李立恒　陈书宝　吴晓飞　赵子乐　王晓玲
副 主 编　徐晓明　李玉梅　姜晓蕾　王晓雯
出 版 人　李　梁
责任编辑　张　凌　张　卓
封面设计　长春创意广告图文制作有限责任公司
制　　版　长春创意广告图文制作有限责任公司
开　　本　787mm×1092mm　1/16
字　　数　1005千字
印　　张　41
版　　次　2016年6月第1版
印　　次　2017年6月第1版第2次印刷

出　　版　吉林科学技术出版社
发　　行　吉林科学技术出版社
地　　址　长春市人民大街4646号
邮　　编　130021
发行部电话/传真　0431-85635177　85651759　85651628
　　　　　　　　　85652585　85635176
储运部电话　0431-86059116
编辑部电话　0431-86037565
网　　址　www.jlstp.net
印　　刷　虎彩印艺股份有限公司

书　　号　ISBN 978-7-5578-0750-4
定　　价　160.00元

主编简介

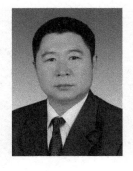

程维平

　　1970年出生，白银市第一人民医院口腔科科主任，主治医师。曾先后在兰州军区总医院、北京大学口腔医学院进修学习。从事口腔门诊诊疗及主持开展口腔颌面外科手术，专长：颌面外科手术及种植牙技术，曾获得白银市科技进步三等奖。

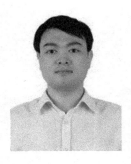

李立恒

　　1982年出生，河北北方学院第一临床医学院，讲师，主治医师。2006年毕业于河北北方学院口腔医学系。2009年成为张家口口腔医学会会员。2013年取得河北医科大学硕士学位，2015年成为河北省口腔种植医学会委员。自参加工作以来一直从事口腔颌面外科、种植外科的教学与临床工作，有丰富的临床经验。参与完成3项课题，参编1部著作，发表多篇国内核心期刊论文。

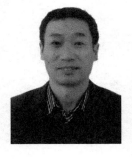

陈书宝

　　1965年出生，南阳医专第二附属医院口腔科，主治医师，口腔科主任。毕业于河南医科大学。先后5次到郑州、武汉、成都华西、上海、北京等著名口腔医院进修学习。长期从事口腔专业临床工作，积累了丰富的临床经验。近年来主攻牙病的防治、牙齿矫正、口腔种植牙。参加完成市科技局科研课题2项。发表省级以上论文6篇，并参编专著2部。

编　委　会

前　言

　　口腔科学是临床专业中相对独立的一门分支学科，有完整的理论体系和操作技巧。近年来随着时代的发展，现代科技的进步，口腔内科学、口腔外科学、口腔正畸学及口腔修复学均有了长足的发展。在临床工作中，口腔科医师更多的是面对多种口腔疾病而非单一疾病，这种复杂性和特殊性要求口腔科从业医务人员必须具备扎实而丰富的医学基础知识、过硬的临床技能及统筹兼顾的思维能力。我们考虑到最近几年学科的不断变化、医学技术的不断更新以及口腔科医师学习和掌握新技术的迫切需求，特组织编写了《现代临床口腔科疾病诊治》一书。

　　本书各专科内容齐全，重点介绍了口腔科总论、口腔内科常见疾病的诊治、口腔颌面外科疾病的诊治、口腔正畸学、口腔修复学及口腔护理等方面的内容。针对各种疾病从病因学、临床类型及诊断、治疗原则及设计、治疗方法及步骤等方面都有详细介绍，论述详尽，内容新颖，图文并茂，科学性与实用性强，可供各基层医院的住院医生、主治医生及医学院校本科生、研究生参考使用。

　　在编写过程中，虽力求做到写作方式和文笔风格的一致，但由于参编人数较多，加上编者时间和精力有限，因此难免有一些疏漏和缺点错误，特别是现代医学发展迅速，科学技术日新月异，本书阐述的某些观点、理论可能需要修改，望广大读者提出宝贵意见和建议。

编　者

2016 年 6 月

目　录

第一章 口腔解剖生理

第一节 概述

一、口腔及颌面部的区域划分

口腔颌面部（oral and maxillofacial region）即口腔与颌面部的统称，位于颜面部的下2/3。颜面部即俗称的脸部、面部，为上从发际、下至下颌骨下缘或颏下点、两侧至下颌支后缘或颞骨乳突之间的区域（图1-1）。临床上，常将颜面部划分为面上、面中、面下三部分。其划分以两眉弓中间连线为第一横线，以口裂水平线为第二横线。额部发际与第一横线间的区域，称为面上部；第一和第二横线间的区域，称为面中部；第二横线与舌骨水平线间的区域，称为面下部（图1-2）。其中，面中部较长，与后面述及的面部三等分的划分有所不同。

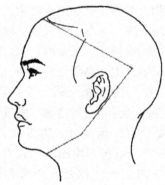

图1-1 颜面部的范围

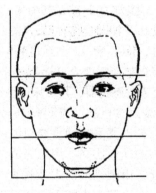

图1-2 面上、面中、面下三部分

颜面部的上1/3区域称为颅面部，是以颅骨（额骨）为主要骨性支撑所在的表面区域。而颌面部是以颌骨为主要骨性支撑所在的区域。现代口腔医学，尤其是口腔颌面外科学涉及的领域已扩展到上至颅底，下至颈部的区域，与眼科、耳鼻喉科、神经外科、整形外科等多有学科交叉。

颌面部的解剖区域可分为额区、眼眶区、眶下区、颧区、鼻区、口唇区、颏区、颊区、腮腺咬肌区、耳区、颞区、颏下区、下颌下区、颈上区（图1-3）。

口腔（oral cavity）位于颌面部区域内，是指由牙、颌骨及唇、颊、腭、舌、口底、唾液腺等组织器官组成的功能性器官。口腔是一个腔道，闭口时被舌体充满。前界为上、下唇，向后以会厌为界与口咽腔相连接，上为腭部，呈穹隆状与下鼻道相隔，下为肌性口底，轻度凹陷，口底中央大部被舌体占据，两侧为面颊部。口腔的解剖区域可分为口腔前庭部、牙及牙槽骨部、舌部、腭部及口底部等。

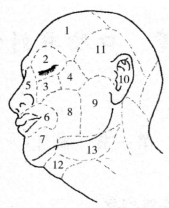

图1-3 颌面部的解剖分区
1. 额区；2. 眼眶；3. 眶下区；4. 颧区；5. 鼻区；6. 口唇区；7. 颏区；8. 颊区；9. 腮腺咬肌区；
10. 耳区；11. 颞区；12. 颏下区；13. 下颌下区

二、口腔颌面部的主要生理功能

口腔颌面部的组织器官具有摄食、咀嚼、感受味觉、吞咽、表情及辅助语言和呼吸等功能。

口腔为上消化道的起端，其中牙的主要功能为咀嚼食物，唇的主要功能为吮吸，舌的主要功能为运送食物及辅助食物吞咽，唾液腺的功能则通过分泌唾液，润滑口腔黏膜，唾液在口腔内与食物混合，便于吞咽，并通过其中的淀粉酶对食物进行初步消化。进食时，舌、颊、唇协调运动，先将食物与唾液充分拌匀，并送入上下牙间供牙咀嚼，把食物研细后吞咽。

舌体上有多种感受器，其中味觉感受器用于辨别食物的味，可感受酸、甜、苦、辣、咸等味觉，并通过味觉反馈机制，调节唾液的分泌。舌体上的其他感受器还可分辨冷热、机械刺激等。

口腔是人类消化系统的重要组成部分，是重要的咀嚼器官，承担对食物粗加工的任务，主要由口腔内的牙齿协同作用来完成。不同形状的牙齿其功能也各不相同，具有刀刃状的切牙将食物切断，由圆锥形的尖牙将食物撕碎，由前磨牙（双尖牙）以及磨牙将食物进一步磨细，同时，在口腔中央的舌体和口周的唇颊肌肉协调运动下，进行食物调拌，并将食物运送到需要的牙位，研磨后再向后运送到口咽部，经吞咽反射运动进入食管和胃部，通过上述机械研磨和化学反应，为食物消化打下良好的基础。另外，在咀嚼过程中，通过大脑神经反射，促进口周三大唾液腺分泌含多种消化酶的唾液。如果牙齿缺失或牙松动，咀嚼效率降低，粗大的食物不易吞咽，将加重胃肠消化的负担，容易导致消化不良及胃肠疾病。

口腔也是重要的发音器官，声带发出的声音在口腔产生共鸣，口腔在大脑中枢的调控下，舌体位置前后高低变化使口腔的共鸣腔的体积和形状发生变化，同时唇部和颊部、软腭等肌肉协调运动，牙齿也参与其中，共同调节呼吸气流的大小、快慢，产生不同共鸣和气流，从而发出不同的声音。口腔虽不属于呼吸系统，但它具有呼吸功能，尤其在呼吸系统的起始部位——鼻腔不通畅时，或者是在身体剧烈运动，需要增加通气量时，张口呼吸为机体提供更多的空气，是呼吸系统起始段主要的候补器官。舌根的前后位置也直接影响喉咽腔的前后径，如果口底肿胀等原因使舌根后移，将使咽腔缩小，严重时，可封闭咽腔，导致上呼吸道梗阻,危及患者生命。因此,口腔医师应时刻关注呼吸道,始终维持呼吸道通畅,确保患者的生命安全。

口腔黏膜除了痛、温、触、压等普通感觉功能外,还有独特的味觉功能。密布在舌背黏膜上的微小颗粒,在放大镜下状如花蕾,即口腔特有的味觉感受器——味蕾,它将酸、甜、苦、辣、咸的敏锐感觉传达到大脑中枢,决定对食物的取舍,并通过复杂的神经反射,调控三大唾液腺和密布于口腔黏膜下的黏液腺的分泌,调节唾液的不同成分和分泌量,直接参加食物的消化。

上颌骨和下颌骨,是构成口腔的主要框架,也是形成面部轮廓的最主要骨性结构。颌骨形态以及附丽其上的唇、颊软组织,构成千差万别的面部特征。面中 1/3 处于人类视觉的中心和社会交际的视觉焦点,唇鼻畸形以及颌骨畸形将严重影响人的容貌。先天性的唇腭裂畸形、颌骨的发育性畸形以及因创伤、肿瘤等造成的颌面部软硬组织的缺损畸形,给患者造成的心理压力可能远远大于该组织结构的功能丧失,人们对颌面部容貌畸形的关注常超过对咀嚼语言的关注,因此,对颌面部手术方案的制订和实施过程中必须遵循形态与功能并重的原则,遵循基本的美学原则。

三、口腔颌面部的解剖生理特点及其临床意义

口腔颌面部部位的特殊性及解剖特点赋予其特别的临床意义:①位置显露:口腔颌面部位置外露,容易遭受外伤,但罹患疾病后,容易早期发现,获得及时治疗;②血供丰富:口腔颌面部血管丰富,使其组织器官具有较强的抗感染能力,外伤或手术后伤口愈合也较快,但是因其血供丰富,组织疏松,受伤后出血较多,局部组织肿胀较明显;③解剖结构复杂:口腔颌面部解剖结构复杂,有面神经、三叉神经、唾液腺及其导管等组织器官,这些组织器官损伤后则可能导致面瘫、麻木及涎腺瘘等并发症;④自然皮肤皮纹:颜面部皮肤向不同方向形成自然的皮肤皱纹,简称皮纹(图1-4)。皮纹的方向随年龄增加而有所变化。颌面部手术切口设计应沿皮纹方向,并选择较隐蔽的区域作切口,如此伤口愈合后瘢痕相对不明显;⑤颌面部疾患影响形态及功能:口腔颌面部常因先天性或后天性的疾患,如唇、腭裂或烧伤后瘢痕,导致颌面部形态异常,乃至颜面畸形和功能障碍;⑥疾患易波及毗邻部位:口腔颌面部与颅脑及咽喉毗邻,当发生炎症、外伤、肿瘤等疾患时,容易波及颅内和咽喉部。

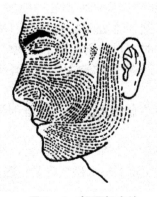

图1-4 颜面部皮纹

(李玉梅)

第二节　口腔

一、口腔的分区及其表面形态

在口腔内，以牙列为分界线，将口腔分为牙列内的固有口腔（proper cavity of mouth）和牙列外围的口腔前庭（vestibule of mouth）。口腔前庭由牙列、牙槽骨及牙龈与其外侧的唇、颊组织器官构成，因此，唇、颊器官的表面形态即为口腔前庭的表面形态。固有口腔由牙列、牙槽骨及牙龈与其内侧的口腔内部组织器官舌、腭、口底等构成，因此，牙及牙列、牙槽骨及牙龈、舌、腭、口底等组织器官的表面形态即为固有口腔的表面形态（图1-5）。

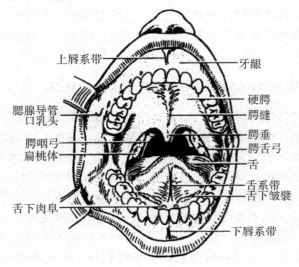

上唇系带　牙龈　腮腺导管口乳头　硬腭　腭缝　腭咽弓　腭垂　扁桃体　腭舌弓　舌　舌系带　舌下皱襞　舌下肉阜　下唇系带

图1-5　口腔组织器官

（一）口腔前庭及其外表形态

1. 口腔前庭（vestibule of mouth）　为牙列的外围间隙，位于唇、颊与牙列、牙龈及牙槽黏膜之间，因唇、颊软组织与牙列通常处于贴合状态而呈一潜在腔隙，与牙列的形态一致，呈马蹄形。当殆处于息止颌位时，口腔前庭经殆间隙与内侧的固有口腔交通；而在正中殆位时，口腔前庭主要在其后部经翼下颌皱襞及最后磨牙远中面之间的空隙与固有口腔相通。

2. 外表形态　口腔前庭区域具有临床意义的体表解剖学标志有前庭沟、唇系带、颊系带、腮腺导管口等。

（1）前庭沟：前庭沟又称唇颊龈沟，呈马蹄形，为口腔前庭的上、下界，为唇、颊黏膜移行于牙槽黏膜的沟槽。前庭沟黏膜下组织松软，是口腔局部麻醉常用的穿刺及手术切口部位。

（2）上、下唇系带：上、下唇系带为前庭沟正中线上的黏膜小皱襞。上唇系带一般较下唇系带明显。制作义齿时，基托边缘应避开该结构。儿童的上唇系带较为宽大，并可能与切牙乳头直接相连。随着儿童年龄的增长，唇系带也逐渐退缩，如果持续存在，则上颌中切牙间隙不能自行消失，影响上颌恒中切牙的排列而需要手术松解。

（3）颊系带：颊系带为口腔前庭沟相当于上、下尖牙或前磨牙区的黏膜皱襞。一般上颊系带较明显，义齿基托边缘应注意避开该结构。

（4）腮腺导管口：腮腺导管开口于平对上颌第二磨牙牙冠的颊黏膜上，呈乳头状突起。挤压腮腺区可见唾液经此口流入口腔内。行腮腺造影或腮腺导管内注射治疗时，需要经此口注入造影剂或药液。

（5）磨牙后区：由磨牙后三角及磨牙后垫组成。其中，磨牙后三角位于下颌第三磨牙的后方。磨牙后垫为覆盖于磨牙后三角表面的软组织，下颌第三磨牙冠周炎时，磨牙后垫常显红肿。

（6）翼下颌皱襞：为伸延于上颌结节后内方与磨牙后垫后方之间的黏膜皱襞，其深面为翼下颌韧带。该皱襞是下牙槽神经阻滞麻醉的重要参考标志，也是翼下颌间隙及咽旁间隙口内切口的标志。

（7）颊脂垫尖：大张口时，平对上、下颌后牙𬌗面的颊黏膜上有一三角形隆起的脂肪组织，称颊脂垫。其尖称颊脂垫尖，为下牙槽神经阻滞麻醉进针点的重要标志。颊脂垫的位置有时不恒定，该尖可偏上或偏下，甚或远离翼下颌皱襞，此时的麻醉穿刺点应作相应的调整。

（二）固有口腔及其外表形态

1. 固有口腔（proper cavity of mouth） 是口腔的主要部分，其范围上为硬腭和软腭，下为舌和口底，前界和两侧界为上、下牙弓，后界为咽门。

2. 固有口腔的外表形态 主要为牙冠、腭、舌及口底的外形。

（1）牙冠、牙列或牙弓：在固有口腔内只能见到牙的牙冠。不同部位及不同功能的牙有不同的牙冠外形，根据部位可分为前牙、后牙；根据功能及形态可分为切牙、尖牙、前磨牙和磨牙。上、下颌牙分别在上、下颌牙槽骨上排列成连续的弓形，构成上、下牙弓或牙列。牙冠的外表形态除构成牙冠的五面外，还有沟、窝、点隙等标志。

1）唇面或颊面：前牙靠近唇黏膜的一面称唇面，后牙靠近颊黏膜的一面称颊面。

2）舌面或腭面：下前牙或后牙靠近舌侧的一面均称舌面，上颌牙的舌面接近腭，故亦称腭面。

3）近中面与远中面：面向中线的牙面称近中面，背向中线的称远中面，每个牙均有一个近中面和一个远中面。近、远中面统称为邻接面。

4）𬌗面（occlusal surface）：上下颌牙相对而发生咀嚼作用的一面称为𬌗面。前牙无𬌗面，但有较狭窄的嵴，称为切嵴。

5）牙尖：牙冠上突出成尖的部分称牙尖。

6）切端结节：初萌切牙切缘上圆形的隆突称切端结节，随着牙的切磨逐渐消失。

7）舌面隆突：前牙舌面近颈缘部的半月形隆起，称舌面隆突，系前牙的解剖特征之一。

8）嵴：牙冠上细长形的釉质隆起，称为嵴。根据嵴的位置、形状和方向，可分为轴嵴、边缘嵴、三角嵴、横嵴、斜嵴和颈嵴。

9）沟：牙面上细长的线形凹陷称为沟，系牙体发育时生长叶与生长叶交界的部位，如颊沟、舌沟。发育沟处的釉质因钙化不全而不能密合者称裂沟。

10）点隙：为发育沟的汇合处或沟的末端处的凹陷。该处釉质若钙化不全，则成为点隙裂。裂沟和点隙裂均是龋的好发部位。

11）窝：牙冠面上不规则的凹陷称为窝。如前牙舌面的舌窝，后牙殆面的中央窝和三角窝。

（2）牙槽突、龈沟与龈乳头

1）牙槽突（alveolar process）：颌骨上与牙齿相连接的骨性突起的部分。上颌牙牙槽突向下、下颌牙牙槽突向上。牙根位于牙槽突内，拔除牙根后所见到的窝，即原有牙根所占据的部位称为牙槽窝。牙槽突骨质疏松，承接牙的咀嚼殆力，改建活跃。失牙后因失去生理性咀嚼力刺激而呈进行性萎缩，牙槽突变低甚至消失，不利于活动义齿固位。

2）龈沟（gingival sulcus）：是牙龈的游离龈部分与牙根颈部间的沟状空隙。正常的龈沟深度不超过2mm。

3）龈乳头（gingival papilla）：位于两邻牙颈部之间的间隙内，呈乳头状突起的牙龈，是龈炎最容易出血的部位。长期的牙结石沉积将导致龈乳头退缩，退缩的龈乳头将不再生长，邻牙间隙暴露，常出现水平性食物嵌塞。

（3）硬腭与软腭：硬腭位于口腔顶部，呈穹隆状，将口腔与鼻腔分隔。软腭为硬腭向后的延续部分，末端为向下悬垂的腭垂。腭裂将导致患者鼻漏气和过高鼻音，语音含混，呈"腭裂语音"，严重影响患者的语言交流。腭部的解剖标志：

1）切牙乳头或腭乳头：为一黏膜隆起，位于腭中缝前端，左右上颌中切牙间的腭侧，其深面为切牙孔，鼻腭神经、血管经此孔穿出向两侧分布于硬腭前1/3。因此，切牙乳头是鼻腭神经局部麻醉的表面标志。切牙乳头组织致密，神经丰富，鼻腭神经阻滞麻醉时，应从切牙乳头之侧缘刺入黏膜。

2）腭皱襞：为腭中缝前部向两侧略呈波纹状的黏膜皱襞。

3）腭大孔：位于硬腭后缘前方约0.5cm处，上颌第三磨牙腭侧，约相当于腭中缝至龈缘连线的中、外1/3交界处。肉眼观察此处黏膜稍显凹陷，其深面为腭大孔，腭前神经及腭大血管经此孔向前分布于硬腭后2/3，该黏膜凹陷为腭大孔麻醉的表面标志。

4）腭小凹：软腭前端中线两侧的黏膜，左右各有一对称的凹陷，称腭小凹，可作为全口义齿基托后缘的参考标志。

5）舌腭弓、咽腭弓：软腭后部向两侧外下形成前后两条弓形皱襞，前方者向下移行于舌，形成舌腭弓；后方者移行于咽侧壁，形成咽腭弓。两弓之间的三角形凹陷称扁桃体窝，容纳腭扁桃体。软腭后缘、舌腭弓和舌根共同围成咽门。

（4）口底

1）舌系带（frenulum of tongue）：舌腹部黏膜返折与舌下区的黏膜相延续在中线形成的带状结构。

新生儿出生时，常见舌系带附着于舌膜前部，常误诊为舌系带过短，因担心影响儿童的吮吸、咀嚼及言语功能而行舌系带矫正术。现已不主张新生儿即行舌系带矫正。

经过大量的病例和多年观察，新生儿时附着靠前的舌系带，不会影响儿童的吮吸、咀嚼及言语功能。而且，随着儿童舌体的生长，舌系带附着相对后移，真性的舌系带过短很少。很多家长把儿童在牙牙学语时的发音不准，误认为是舌系带过短所致，担心延误孩子的语言学习，强烈要求行舌系带矫正手术。实际上，其中的绝大多数儿童均不必手术。儿童的语言发育要等到5岁左右才发育完善，在这之前有部分发音不准属正常现象，5岁以后发音不准需积极诊治。儿童早期发音不准,大多数都不是舌系带过短所致。只有当儿童发音时,"2"这个音(卷舌音)发不准,其他的非卷舌音都能准确发音,查体见卷舌时舌尖不能触及腭部,舌前伸不能伸出下唇,舌前伸后舌尖被紧张的舌系带拉出一深沟,只有符合这些情况时,才能确诊为真性的舌系带过短。只有影响卷舌音,才需行舌系带矫正手术。

2)舌下肉阜(sublingual caruncle):为舌系带移行为口底黏膜的两侧的一对丘形隆起。其顶部有下颌下腺导管和舌下腺大管的共同开口,可经此管行下颌下腺造影术。

二、口腔的组织器官

(一)唇(lips)

分上唇和下唇。上、下唇联合处形成口角,上、下唇之间称口裂,上唇上面与鼻底相连,两侧以鼻唇沟为界。

唇部组织分皮肤、肌和黏膜三层,故外伤或手术时应分层缝合,恢复其正常解剖结构(图1-6),才不致影响其外貌和功能。唇表面为皮肤,上唇中央有一浅凹称为人中。唇部皮肤有丰富的汗腺、皮脂腺和毛囊,为疖痈好发部位;唇的口腔面为黏膜,在黏膜下有许多小黏液腺,当其导管受到外伤而引起阻塞时,容易形成黏液腺囊肿;唇部皮肤与黏膜之间为口轮匝肌。唇部皮肤向黏膜的移行部称为唇红缘,常呈弓背形,外伤缝合或唇裂修复手术时,应注意唇红缘对合整齐,以免造成畸形。唇黏膜显露于外面的部分称为唇红,在内侧黏膜下有唇动脉,进行唇部手术时,压迫此血管可以止血。唇红正中稍厚呈珠状略突向前下的部分称为唇珠。

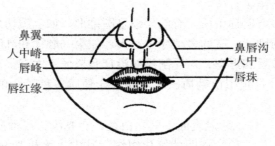

图1-6 唇鼻表面形态

(二)颊(cheeks)

位于面部两侧,形成口腔前庭外侧壁,上界为颧骨颧弓,下达下颌骨下缘,前达鼻唇沟、口角,后以咬肌前缘为界。主要由皮肤、浅层表情肌、颊脂垫体、颊肌和黏膜所构成。颊脂体与颞后及颞下脂体联为一体,当感染时,可通过相连的蜂窝组织互相扩散。

颊黏膜偏后区域,有时可见黏膜下有颗粒状黄白色斑点,称为皮脂腺迷路,有时也可见于唇红部,无临床意义。

(三)牙(tooth)

牙又称牙体,由牙冠、牙根和牙颈三部分组成。由釉质覆盖,显露于口腔的部分为牙冠;由牙骨质所覆盖,埋于牙槽窝内的部分为牙根;牙冠和牙根交界为牙颈部(图1-7)。

牙体内有一与牙体外形大致相似、内含牙髓的腔,称牙髓腔。冠部的称髓室,根部的称根管,根管末端的开口称根尖孔。

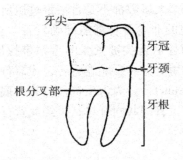

牙尖　牙冠　牙颈　根分叉部　牙根

图 1 - 7　牙体结构

1. 牙冠的形态　每个牙行使的功能不同，其牙冠的形态也各异。临床上将牙冠分为唇（颊）面、舌（腭）面、近中面、远中面及咬合面（又称𬌗面）5 个面。以两中切牙之间为中线，靠近中线侧为近中面，远离中线侧为远中面。前牙的咬合面由唇、舌面相交形成切缘，主要用以切割食物；后牙咬合面有尖、窝等结构，主要用以研磨食物；尖牙有尖锐的牙尖，用以撕裂食物。

2. 牙根的数目和形态　牙因咀嚼力的大小和功能不同，牙根数目和大小也不相同。上、下前牙和第一、第二前磨牙为单根牙，但上颌第一前磨牙多为双根，其余磨牙均为多根牙。上颌第一、第二磨牙为三根，即近中颊侧根、远中颊侧根及腭侧根；下颌第一、二磨牙为双根，即近中根和远中根；有时下颌第一磨牙为三根，即远中根再分为颊、舌根。上、下第三磨牙的牙根变异较多，常呈融合根。

所有牙根近根尖部多弯向远中面。有的牙根呈圆锥形，如上颌切牙和尖牙；有的牙根呈扁平形，如下颌切牙和前磨牙；有的多根牙分叉大，如第一磨牙和乳磨牙；有的分叉小，如第二磨牙。了解牙根的数目和形态，对牙髓病的治疗和拔牙手术有很重要的临床意义。

3. 牙的组织结构　牙体组织由釉质、牙本质、牙骨质三种钙化的硬组织和牙髓腔内的牙髓软组织组成。

（1）釉质（enamel）：位于牙冠表面，呈乳白色，有光泽，当釉质有严重磨耗时，则透出牙本质呈淡黄色。釉质是一种半透明的钙化组织，其中含无机盐 96%，主要为磷酸钙及碳酸钙，水分及有机物约占 4%，为人体中最硬的组织。

（2）牙本质（dentin）：构成牙的主体，色淡黄而有光泽，含无机盐 70%，有机物含量比釉质多，约占 30%，硬度比釉质低。在牙本质中有成牙本质细胞胞质突起，是痛觉感受器，受到刺激时有酸痛感。

（3）牙骨质（cementum）：是覆盖于牙根表面的一层钙化结缔组织，色淡黄，含无机盐 55%，构成和硬度与骨相似，但无哈弗斯管。牙骨质借牙周膜将牙体固定于牙槽窝内。当牙根表面受到损伤时，牙骨质可新生而有修复功能。

（4）牙髓（pulp）：是位于髓腔内的疏松结缔组织，其四周为钙化的牙本质。牙髓中有血管、淋巴管、神经、成纤维细胞和成牙本质细胞，其主要功能为营养牙体组织，并形成继发牙本质。牙髓神经为无髓鞘纤维，对外界刺激异常敏感，稍受刺激即可引起剧烈疼痛，而无定位能力。牙髓的血管由狭窄的根尖孔进出，一旦发炎，髓腔内的压力增高，容易造成血液循环障碍，牙髓逐渐坏死，牙本质和釉质则得不到营养，因而牙变色失去光泽，牙体变脆，受力稍大较易崩裂。

4. 牙周组织　牙周组织包括牙槽骨、牙周膜及牙龈，是牙的支持组织。

（1）牙槽骨（alveolar bone）：是颌骨包围牙根的部分，骨质较疏松，且富于弹性，是支持牙的重要组织。牙根位于牙槽骨内，牙根和牙根之间的骨板，称为牙槽中隔。两牙之间的牙槽骨称为牙槽间隔。牙槽骨的游离缘称为牙槽嵴。当牙脱落后，牙槽骨即逐渐萎缩。

（2）牙周膜（periodontal membrane）：是连接牙根与牙槽骨之间的结缔组织。其纤维一端埋于牙骨质，另一端埋于牙槽骨和牙颈部之牙龈内，将牙固定于牙槽窝内，牙周膜还可以调节牙所承受的咀嚼压力。牙周膜内有纤维结缔组织、神经、血管和淋巴，牙周膜在感受咬合力、缓冲咬合力，以及将咬合力调控为生理性压力、维持牙的稳定性方面，起着极其重要的作用。

（3）牙龈（gingiva）：是口腔黏膜覆盖于牙颈部及牙槽骨的部分，呈粉红色，坚韧而有弹性。牙龈与牙颈部紧密相连，未附着的部分称为游离龈。游离龈与牙之间的空隙为龈沟，正常的龈沟深度不超过2mm，龈沟过深则为病理现象。两牙之间突起的牙龈，称为龈乳头，在炎症或食物阻塞时，龈乳头肿胀或萎缩。

（四）咬合关系、𬌗与牙弓关系

咀嚼时，下颌骨做不同方向的运动，上、下颌牙发生各种不同方向的接触，这种互相接触的关系称为咬合关系（occluding relation）。临床上，常以正中𬌗作为判断咬合关系是否正常的基准。在正中𬌗时，上下切牙间中线应位于同一矢状面上；上颌牙超出下颌牙的外侧，即上前牙覆盖于下前牙的唇侧，覆盖度不超过3mm，上后牙的颊尖覆盖于下后牙的颊侧。嘱患者做吞咽运动，边吞咽边咬合，即能求得牙的正中𬌗。

牙弓关系异常可表现为𬌗关系的异常，如反𬌗（俗称地包天）。反𬌗可分前牙反𬌗、后牙反𬌗，即在正中𬌗位时，下前牙或下后牙覆盖在上前牙或上后牙的唇侧或颊侧。此种反𬌗的咬合关系在乳牙列或恒牙列均可出现，应尽早矫治。开𬌗指在正中𬌗位及非正中𬌗位时，上下牙弓的部分牙不能咬合接触。通常以前牙开𬌗多见。颌骨发生骨折时，常可见多数牙开𬌗。深覆𬌗是指上前牙牙冠盖过下前牙牙冠长度1/3以上者，因其程度不同分为三度。其中，Ⅰ度指上前牙牙冠盖过下前牙牙冠长度1/3~1/2；Ⅱ度为盖过1/2~2/3；Ⅲ度为上前牙牙冠完全盖过下前牙牙冠，甚至咬及下前牙唇侧龈组织。锁𬌗是指后牙咬合关系异常，常见为正锁𬌗，即上颌后牙的舌面与下颌后牙的颊面相接触，而𬌗面无咬合关系；反锁𬌗是指上颌后牙的颊面与下颌后牙的舌面相接触而𬌗面无接触，较少见。

颌骨的病变，如发育异常、肿瘤、骨折等，常使牙排列紊乱，破坏正常的咬合关系，影响咀嚼功能。临床上常以牙列和咬合关系的变化作为颌骨疾病诊断和治疗的参考，特别对颌骨骨折的诊断、复位和固定，咬合关系是最重要的依据。

（五）舌

舌（tongue）具有味觉功能，能协助相关的组织器官完成语言、咀嚼、吞咽等重要生理功能。舌前2/3为舌体部，活动度大，其前端为舌尖，上面为舌背，下面为舌腹，两侧为舌缘。舌后1/3为舌根部，活动度小。舌体部和舌根部以人字沟为界，其形态呈倒V形，尖端向后有一凹陷处为甲状舌管残迹，称为舌盲孔（图1-8）。

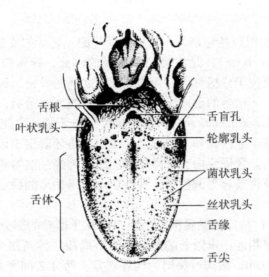

图 1-8 舌的分区及 4 种舌乳头分布

舌是由横纹肌组成的肌性器官。肌纤维呈纵横、上下等方向排列，因此，舌能灵活进行前伸、后缩、卷曲等多方向活动。

舌的感觉神经，在舌前 2/3 为舌神经分布（第 5 对脑神经之分支）；舌后 1/3 为舌咽神经（第 9 对脑神经）及迷走神经分布（第 10 对脑神经）。舌的运动由舌下神经（第 12 对脑神经）所支配。舌的味觉为面神经（第 7 对脑神经）的鼓索支支配。鼓索支加入到舌神经内分布于舌黏膜。舌尖部对甜、辣、咸味敏感，舌缘对酸味敏感，舌根部对苦味敏感。

舌背黏膜有许多乳头状突起，当维生素 B 族缺乏或严重贫血时可见乳头萎缩，舌面光滑。舌乳头可分以下 4 种（图 1-8）：

（1）丝状乳头：为刺状细小突起，上皮有角化故呈白色，数量较多，遍布于整个舌体背面。

（2）菌状乳头：呈蕈状，色红，大而圆，散布于丝状乳头间，数量比丝状乳头少，含有味觉神经末梢。

（3）轮廓乳头：有 8～12 个，较大，呈轮状，沿人字沟排列。乳头周围有深沟环绕，含有味蕾以司味觉。

（4）叶状乳头：位于舌根部两侧缘，为数条平行皱襞。正常时不明显，炎症时充血发红，突起而疼痛，有时易误诊为癌。

舌根部黏膜有许多卵圆形淋巴滤泡突起，其间有浅沟分隔，整个淋巴滤泡称为舌扁桃体。

舌腹面黏膜平滑而薄，返折与口底黏膜相连，在中线形成舌系带。若系带上份附着靠近舌尖，或其下份附于下颌舌侧的牙槽嵴上，即产生舌系带过短（绊舌）。初生婴儿舌系带发育不全，难以判断是否过短。

若婴儿下中切牙萌出过早，可因频繁咳嗽，舌前后活动增多，或吮乳时舌系带及其两侧软组织与切牙经常摩擦，而发生溃疡，长期不愈，称为褥疮性溃疡或里加-费德病（Riga-Fede disease）。有时这种溃疡呈慢性增殖性改变，形成肉芽组织或纤维性肉芽组织，容易被误诊为肿瘤。

（六）腭

腭（palate）构成口腔的上界，且将口腔与鼻腔、鼻咽部分隔开。前面硬腭的骨质部分由两侧上颌骨的腭突和腭骨水平板组成，口腔面覆盖以致密的黏骨膜组织；后面软腭为可以活动的肌性部分。

硬腭前份正中线有突起纵行皱襞，其两旁有许多横行突出皱襞伸向两侧，称为腭嵴。两中切牙间后面腭部有黏膜突起，称为切牙乳头，其下方有一骨孔，称为切牙孔或腭前孔。鼻腭神经血管通过此孔，向两侧分布于硬腭前1/3的黏骨膜与腭侧牙龈，是切牙孔阻滞麻醉进针的标志之一。在硬腭后缘前0.5cm，从腭中缝至第二磨牙侧缘连线的外、中1/3交界处，左右各有一骨孔，称为腭大孔或腭后孔，腭前神经血管通过此孔，向前分布于尖牙后的黏骨膜及腭侧牙龈。

软腭呈垂幔状，前与硬腭相连续，后为游离缘，其中份有一小舌样物体，称为腭垂。软腭两侧向下外方形成两个弓形黏膜皱襞，在前外方者为腭舌弓（咽前柱），在稍后内方者为咽腭弓（咽后柱），两弓之间容纳扁桃体。软腭较厚，主要由腭帆提肌、腭帆张肌、腭舌肌、咽腭肌、悬雍垂肌和腭腱膜所构成，表面覆盖以黏膜组织，在口腔面黏膜下含有大量黏液腺（腭腺），伴有脂肪和淋巴组织，一直延伸至硬腭前磨牙区。正常情况下通过软腭和咽部的肌彼此协调运动，共同完成腭咽闭合，行使正常的语言功能。

（七）口底

口底（floor of the mouth）又称舌下部，为位于舌体和口底黏膜之下，下颌舌骨肌和颏舌骨肌之上，下颌骨体内侧面与舌根之间的部分。在舌腹正中可见舌系带，系带两旁有呈乳头状突起的舌下肉阜，其中有一小孔为下颌下腺导管的开口。舌下肉阜向后延伸部分为颌舌沟，表面凸起的黏膜皱嵴为舌下皱襞，有许多舌下腺导管直接开口于此。颌舌沟前份黏膜下有舌下腺，后份黏膜下有下颌下腺口内延长部分。口底黏膜下有下颌下腺导管和舌神经走行其间。在做口底手术时，注意勿损伤导管和神经（图1-9）。由于口底组织比较疏松，因此，在口底外伤或感染时，可形成较大的血肿、脓肿，将舌推挤向上后，造成呼吸困难甚至窒息，应特别警惕。

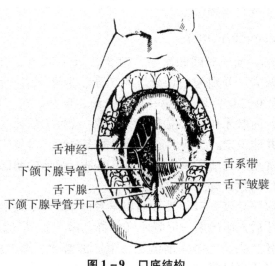

图1-9 口底结构

三、乳牙与恒牙

人一生中有两副天然牙，据萌出时间和形态可分为乳牙与恒牙。

（一）乳牙（deciduous teeth）

1. 乳牙的数目、名称、萌出时间和次序　正常乳牙有20个，左、右侧各5个。其名称从中线起向两旁，分别为乳中切牙、乳侧切牙、乳尖牙、第一乳磨牙、第二乳磨牙，分别用Ⅰ、Ⅱ、Ⅲ、Ⅳ、Ⅴ表示。

乳牙萌出时间和次序见表1-1。一般从出生后6~8个月开始萌出乳中切牙，然后乳侧切牙、第一乳磨牙、乳尖牙和第二乳磨牙依次萌出，2岁左右乳牙全部萌出。

表1-1　乳牙萌出时间与顺序

牙名称与顺序	萌出时间（月）
乳中切牙	6~8
乳侧切牙	8~10
第一乳磨牙	12~16
乳尖牙	16~20
第二乳磨牙	24~30

乳牙可能出现过早或延迟萌出，常见于下中切牙部位。在婴儿出生时或出生后不久即可出现。由于过早萌出而没有牙根，常较松动，过于松动者应拔除，以免脱落误入食管或气管而发生危险。有的新生儿口内牙槽嵴黏膜上，出现一些乳白色米粒状物或球状物，数目多少不等，俗称"马牙"或"板牙"。它不是实际意义上的牙，而是牙板上皮残余增殖形成被称为角化上皮珠的角化物，一般可自行脱落。

2. 乳牙的标识与书写　为便于病历记录，常用罗马数字书写表示乳牙。乳牙的位置标识，采取面对患者，用"＋"将全口牙分为上、下、左、右四区，横线上代表上颌，横线下代表下颌，纵线左代表患者右侧，纵线右代表患者左侧，或者以"＋"将牙列分为四个象限，分别以A、B、C、D代表四区。

（二）恒牙（permanent teeth）

1. 恒牙的数目、名称、萌出时间和次序　恒牙共28~32个，上下颌的左右侧各7~8个，其名称从中线起向两旁，分别为中切牙、侧切牙、尖牙、第一前磨牙（旧称第一双尖牙）、第二前磨牙（旧称第二双尖牙）、第一磨牙、第二磨牙、第三磨牙。切牙和尖牙位于牙弓前部，统称为前牙；前磨牙和磨牙位于牙弓后部，统称为后牙。

牙列中恒牙的数目并非恒定。少数人还有畸形的多余牙，常位于上颌中切牙间。也可因先天牙胚缺失而少牙。常见第三磨牙缺失，较多见的是，恒牙的萌出发生困难或阻生；常见第三磨牙阻生，因此，牙的数目有所增减。

恒牙的萌出时间和次序见表1-2。恒牙萌出早者可于5岁、晚者可于7岁，一般从6岁左右开始，在第二乳磨牙后方萌出第一恒磨牙（俗称六龄牙），同时恒中切牙萌出，乳中切牙开始脱落，随后侧切牙、尖牙、第一前磨牙、第二前磨牙、第二磨牙及第三磨牙依次萌出。有时第一前磨牙较尖牙更早萌出。

一般左右同名牙多同期萌出，上下同名牙则下颌牙较早萌出。

表1-2 恒牙萌出时间及次序

牙名称与顺序	萌出时间（岁）	
	上颌	下颌
第一磨牙	5~7	5~7
中切牙	7~8	6~7
侧切牙	8~10	7~8
尖牙	11~13	10~12
第一前磨牙	10~12	10~12
第二前磨牙	11~13	11~13
第二磨牙	12~14	11~14
第三磨牙	17~26	17~26

2. 恒牙的标识与书写常用阿拉伯数字表示，标识方法同乳牙。

（三）乳牙与恒牙的替换

从萌出时间和次序来看，一般从6~12岁，口腔内乳牙逐渐脱落，恒牙相继萌出，恒牙和乳牙发生交替，此时口腔内既有乳牙，又有恒牙，这种乳、恒牙混合排列于牙弓上的时期称为混合牙列期（mixed dentition）。有时乳牙尚未脱落，而恒牙已萌出，因缺乏位置，该恒牙即错位萌出。错位萌出的恒牙大多位于乳牙舌侧，形成乳牙与恒牙重叠。此时应拔除乳牙，便于恒牙在正常位置萌出。切勿将刚萌出的恒牙误为错位牙或乳牙而拔除。应注意鉴别乳牙和恒牙，乳牙牙冠较小，色较白，牙颈部和咬合面较恒牙缩窄。

（李玉梅）

第三节 颌面部

一、表面形态标志与协调关系

（一）表面形态标志

1. 睑部区域的表面标志

（1）睑裂：为上睑和下睑之间的裂隙，常用以作为面部垂直比例的标志。正常睑裂的宽度和高度分别约为3.5cm和1.0~1.2cm。

（2）睑内侧联合和睑外侧联合：分别为上、下睑在内侧和外侧的结合处。

（3）内眦和外眦：分别为睑内侧联合和睑外侧联合处上、下睑缘线交叉所构成的角。内眦钝圆形，外眦锐角形，外眦较内眦约高3~4mm。

2. 鼻部区域的表面标志

（1）鼻根、鼻尖和鼻背：外鼻上端连于额部者称为鼻根；前下端隆起处称为鼻尖；鼻根与鼻尖之间称为鼻背。

（2）鼻底和鼻前孔：锥形外鼻之底称为鼻底；鼻底上有左、右卵圆形孔，称为鼻前孔。

（3）鼻小柱和鼻翼：两侧鼻前孔之间的隆嵴称鼻小柱；鼻前孔外侧的隆起称鼻翼。

（4）鼻面沟：为鼻外侧之长形凹陷。沿鼻面沟作手术切口，愈合后瘢痕不明显。

（5）鼻唇沟：鼻面沟与唇面沟合称为鼻唇沟。

3. 口唇区域的表面标志

（1）唇面沟：为上唇与颊部之斜行凹陷。沿唇面沟作手术切口，愈合后瘢痕不明显。在矫治修复时，唇面沟常用以作为判断面容恢复情况的指征。

（2）口裂：为上唇与下唇之间的横形裂隙。

（3）口角：口裂两端为口角，其正常位置约相当于尖牙与第一前磨牙之间，施行口角开大或缩小术时，应注意此关系。

（4）唇红：为上、下唇的游离缘，系皮肤与黏膜的移行区。

（5）唇红缘（唇缘）：为唇红与皮肤之交界处。

（6）唇弓和人中点（人中切迹）：上唇的全部唇红缘呈弓背状，称唇弓（labial arch）；唇弓在正中线微向前突，此处称为人中点（人中切迹）。

（7）唇峰和唇珠：人中点两侧的唇弓最高点，称为唇峰（唇弓峰）；上唇正中唇红呈珠状向前下方突出，称为唇珠（上唇结节）。

（8）人中：上唇皮肤表面正中，由鼻小柱（鼻中柱）向下至唇红缘的纵行浅沟称为人中凹（philtrum curved）。

（9）人中嵴：人中的两侧各有一条与其并行的皮肤嵴，自鼻孔底伸延唇峰，称为人中嵴。

4. 下颌及颏部区域的表面标志

（1）颏唇沟：为下唇与颏部之间的横形凹陷。

（2）颏下点：为颏部最低点，常用作测量面部距离的标志。

（3）颏孔：有颏神经穿出。位于下颌体外侧面，成人多位于第二前磨牙或第一、第二前磨牙之间的下方，下颌体上、下缘中点稍上方，距正中线约 2～3cm。颏孔为颏神经阻滞麻醉的进针部位。

5. 其他区域的表面标志

（1）耳屏：为外耳道前方之结节状突起，临床上常在其前方、颧弓根部之下，检查下颌骨髁突的活动情况。在耳屏前方约 1cm 可触及颞浅动脉的搏动。

（2）眶下孔：位于眶下缘中点下约 0.5cm，其体表投影为自鼻尖至眼外眦连线的中点。眶下孔是眶下神经阻滞麻醉的进针部位。

（3）腮腺导管的体表投影：为鼻翼脚与口角连线的中点至耳垂连线的中 1/3 段。颊部手术时了解腮腺导管的体表投影，将有助于避免腮腺导管的损伤。

（二）表面形态的协调关系

颌面部表面形态结构的协调关系是指颌面部组织器官表面形态结构彼此之间的关系，和谐协调的颌面部关系是正常颌面形态的基础。颌面部鼻唇颏之间、唇颏之间、颌面宽度与高度之间存在的明显的相关关系等，决定颌面部的美学形态。

1. 颌面部的水平比例关系　指颌面部长度的比例关系。沿眉间点、鼻下点作横线，可将面部分成水平 3 等份。此处面部 3 等份的分界点与开篇时描述的面部分区的分界点有所不同。发际至眉间点为面上 1/3，眉间点至鼻下点为面中 1/3，鼻下点至颏下点为面下 1/3。眼、鼻位于面中 1/3，口腔位于面下 1/3。面上 1/3 及面中 1/3 水平比例失调则可导致颌面部畸形；面中 1/3 及面下 1/3 水平比例异常则可表现为牙颌面畸形。

2. 颌面部的垂直比例关系　指颌面部正面宽度的比例关系。沿两眼内外眦作垂线，可将面部在睑裂水平分为 5 等份，每一等份的宽度与一个睑裂的宽度相等，即两眼内眦间距、两睑裂宽度和左右外眦至耳轮间距相等。正常睑裂宽度平均为 3.5cm。

另外，还有一些合理的比例关系，如鼻翼的宽度与两眼内眦之间的距离相等；鼻的长度和宽度比例约为 1：0.7；闭口时口裂的宽度与眼平视时角膜内缘之间的距离相等。

3. 鼻、眼、眉关系　通过内眦作垂线，可见鼻翼的外侧缘、内眦和眉头的内侧缘在同一直线上；通过鼻翼与眉梢的连线，外眦在此连线上；通过眉头与眉梢的连线，该线通常呈一水平线，与上述两线相交成直角三角形，该直角三角形的顶点位于眉头下方，此为正常的鼻、眼、眉关系。

4. 鼻、唇、颏关系　连接鼻尖与颏前点构成 Ricketts 审美平面，通过评估上下唇是否位于该平面上，可判断容貌状态，若超前或后退，则容貌均欠美，但这存在种族差异。有学者通过对中国美貌人群的测量分析发现，中国人的上下唇并不在审美平面上，而且，男、女的上下唇距审美平面的距离不等。

5. 左右对称关系　以面部中线为轴的左右对称关系是颜面美的重要标志之一，也常作为颌面外科和整形外科手术前诊断和手术后评价的标准。美貌人群眼、鼻、口裂等颜面主要结构具有高度对称性。鼻尖点、鼻下点、上、下唇突点、颏唇沟点、颏前点 6 个标志点均高度接近中线，与中线的左右位置偏移均在 ±0.5mm 以内。通常鼻根点最接近中线，越靠近面下部，非对称率有增加趋势。颏前点偏移较大。男性面部的非对称率大于女性。颜面结构具有高度的对称性，但完全对称者很少。

二、颌骨

（一）上颌骨（maxilla）

1. 解剖特点　上颌骨为面中份最大的骨骼。由左右两侧形态结构对称但不规则的两块骨构成，并于腭中缝处连接成一体。上颌骨由一体、四突构成，其中一体即上颌骨体，四突即为额突、颧突、牙槽突和腭突。上颌骨与鼻骨、额骨、筛骨、泪骨、犁骨、下鼻甲、颧骨、腭骨、蝶骨等邻近骨相接，构成眶底、鼻底和口腔顶部。

（1）上颌骨体：分为四壁一腔，为前、后、上、内四壁和上颌窦腔构成的形态不规则骨体。

1）前壁：又称脸面，上方以眶下缘与上壁（眼眶下壁）相接，在眶下缘中份下方约 0.6～1cm 处有眶下孔，眶下神经血管从此通过。在眶下孔下方，有尖牙根向外形成的骨突，称尖牙嵴。嵴的内侧，切牙的上方有一骨凹，称切牙凹；嵴的外侧，眶下孔下方，有一深凹称尖牙凹，此处骨质菲薄，常经此凿骨进入上颌窦内施行手术。

2）后壁：又称颞下面，常以颧牙槽嵴作为前壁与后壁的分界线，其后方骨质微凸呈结节状，称上颌结节。上颌结节上方有 2～3 个小骨孔，为上牙槽后神经血管所通过。颧牙槽嵴和上颌结节是上牙槽后神经阻滞麻醉的重要标志。

3）上壁：又称眶面，呈三角形，构成眼眶下壁，其中份有由后方眶下裂向前行之眶下沟，并形成眶下管，开口于眶下孔。上牙槽前、中神经由眶下管内分出，经上颌窦前壁分布到前牙和前磨牙。

4）内壁：又称鼻面，构成鼻腔外侧壁，在中鼻道后部半月板裂孔有上颌窦开口通向鼻腔。施行上颌窦根治术和上颌骨囊肿摘除时，可在鼻道开窗引流。

5）上颌窦：呈锥形空腔，底向内，尖向外伸入颧突，上颌窦开口于鼻腔。上颌窦壁即骨体的四壁，各壁骨质皆薄，内面衬以上颌窦黏膜。上颌窦底与上颌后牙根尖紧密相连，有时仅隔以上颌窦黏膜，故当上颌前磨牙及磨牙根尖感染时，易于穿破上颌窦黏膜，导致牙源性上颌窦炎；在拔除上颌前磨牙和磨牙断根时，应注意勿将根推入上颌窦内。

（2）上颌骨突：包含额突、颧突、牙槽突和腭突。

1）额突：位于上颌骨体的内上方，与额骨、鼻骨、泪骨相连。

2）颧突：位于上颌骨体的外上方，与颧骨相连，向下至第一磨牙形成颧牙槽嵴。

3）牙槽突：位于上颌骨体的下方，与上颌窦前、后壁连续，左右两侧在正中线相连形成弓形。每侧牙槽突上有7~8个牙槽窝容纳牙根。前牙及前磨牙区牙槽突的唇、颊侧骨板薄而多孔，此结构有利于麻醉药液渗入骨松质内，达到局部浸润麻醉目的。由于唇颊侧骨质疏松，拔牙时向唇颊侧方向用力则阻力较小。

4）腭突：指在牙槽突内侧伸出的水平骨板，后份接腭骨的水平板，两侧在正中线相连组成硬腭，将鼻腔与口腔隔开，硬腭前份有切牙孔（腭前孔），有鼻腭神经血管通过。后份有腭大孔（腭后孔），有腭前神经血管通过。腭大孔后方还有1~2个腭小孔，腭中、后神经由此通过。

2. 上颌骨的解剖特点及其临床意义

（1）支柱式结构及其临床意义：上颌骨与多数邻骨相连，且骨体中央为一空腔，因而形成支柱式结构。当遭受外力打击时，力量可通过多数邻骨传导分散，不致发生骨折；若打击力量过重，则上颌骨和邻骨结合部最易发生骨折；当打击力量过大，传导至相邻的头颅骨骼时，常常合并颅底骨折并导致颅脑损伤。由于上颌骨无强大肌附着，骨折后较少受到肌的牵引而移位，故骨折段的移位常常与所受外力的大小、方向一致。上颌骨骨质疏松，血运丰富，骨折后愈合较快，一旦骨折应及早复位，以免发生错位愈合。发生化脓感染时，疏松的骨质有利于脓液穿破骨质而达到引流的目的，因此，上颌骨较少发生颌骨骨髓炎。浅、大小不一致等因素，从而构成解剖结构上的一些薄弱环节或部位，这些薄弱环节则是骨折常发生的部位。上颌骨的主要薄弱环节表现为以下三条薄弱线。

1）第一薄弱线：从梨状孔下部平行牙槽突底经上颌结节至蝶骨翼突，当骨折沿此薄弱线发生时，称上颌骨 Le Fort Ⅰ型骨折，骨折线称为上颌骨 Le Fort Ⅰ型骨折线。

2）第二薄弱线：通过鼻骨、泪骨、向外经眶底，向外下经颧颌缝从颧骨下方至蝶骨翼突，当骨折沿此薄弱线发生时称上颌骨 Le Fort Ⅱ型骨折，骨折线称为上颌骨 Le Fort Ⅱ型骨折线。面中份骨折段不含颧骨。

3）第三薄弱线：通过鼻骨、泪骨、向外经眶底、向外上经颧额缝从颧骨上方至蝶骨翼突，当骨折沿此薄弱线发生时称上颌骨 Le Fort Ⅲ型骨折，骨折线称为上颌骨 Le Fort Ⅲ型骨折线。面中份骨折段含颧骨，常常形象的称为"颅面分离"。

（二）下颌骨（mandible）

下颌骨是颌面部唯一可以活动而且最坚实的骨骼。在正中线处两侧下颌骨联合呈马蹄形。分为下颌体与下颌支两部分。

1. 下颌体　分为上、下缘和内、外面，在两侧下颌体的正中联合处，外有颏结节，内有颏棘。下颌体上缘为牙槽骨，有牙槽窝容纳牙根。前牙区牙槽骨板较后牙区疏松，而后牙区颊侧牙槽骨板较舌侧厚。下颌体下缘骨质致密而厚，正中两旁稍内方有二腹肌凹，为二腹肌前腹起端附着处。下颌体外面，相当于前磨牙根尖区下方，有颏孔开口，颏神经在下颌骨内经此穿出。自颏孔区向后上方，与下颌支前缘相连续的线形突起称外斜线，有颊肌附着；下颌体内面从颏棘斜向上方，有线形突起称下颌舌骨线，为下颌舌骨肌起端附着处，而颏棘上有颏舌肌和颏舌骨肌附着；在下颌舌骨线前上份有舌下腺凹，为舌下腺所在处；后下份有下颌下腺凹，为下颌下腺所在处。

2. 下颌支　为左右垂直部分，上方有 2 个骨突，前者称冠突，呈三角形，扁平，有颞肌附着；后者称髁突，与颞骨关节窝构成颞下颌关节。髁突下方缩窄处称髁突颈。两骨突之间的凹陷切迹，称下颌切迹或下颌乙状切迹，为经颧下途径行圆孔和卵圆孔麻醉的重要标志。

下颌支外侧面中下份较粗糙，有咬肌附着；内侧面中央有一呈漏斗状的骨孔，称下颌孔，为下牙槽神经血管进入下颌管的入口；孔前内侧有一小的尖形骨突，称下颌小舌，为蝶下颌韧带附着之处。内侧面下份近下颌角区骨面粗糙，有翼内肌附着。

下颌角是下颌支后缘与下缘相交的部分，有茎突下颌韧带附着。

3. 下颌骨的解剖特点及其临床意义　①解剖薄弱部位：下颌骨的正中联合、颏孔区、下颌角、髁突颈等为下颌骨的骨质薄弱部位，当遭遇外力时，这些部位常发生骨折；②血供较差且骨皮质致密：下颌骨的血供较上颌骨少，下颌骨骨折愈合时间较上颌骨骨折愈合慢。下颌骨的周围有强大致密的肌和筋膜包绕，当炎症化脓时不易得到引流，所以骨髓炎的发生较上颌骨为多。③下颌骨有强大的咀嚼肌群，下颌骨骨折时，骨折段不稳定，在张闭口时易受咀嚼肌收缩时的牵拉，发生骨折错位。

三、肌

因功能的不同，口腔颌面部的肌分为咀嚼肌群和表情肌群，咀嚼肌群较粗大，主要附丽于下颌骨、颧骨周围，位置也较深；而表情肌群则较细小，主要附丽于上颌骨，分布于口腔、鼻、睑裂周围及面部表浅的皮肤下面，与皮肤相连，当肌纤维收缩时，牵引额部、眼睑、口唇和颊部皮肤活动，显露各种表情。

（一）咀嚼肌群

主要附着于下颌骨上，司开口、闭口和下颌骨的前伸与侧方运动，可分为闭口和开口两组肌群，此外，还有翼外肌，与前伸及侧方运动有关。其神经支配均来自三叉神经的下颌神经，主管运动。

1. 闭口肌群　又称升颌肌群，主要附着于下颌支上，有咬肌、颞肌、翼内肌。该组肌发达，收缩力强，其牵引力以向上为主，伴有向前和向内的力量（图 1 - 10）。

（1）咬肌（masseter）：起自颧骨和颧弓下缘，止于下颌角和下颌支外侧面，为一块短而厚的肌，作用为牵下颌向上前方。

（2）颞肌（temporalis）：起自颞骨鳞部的颞凹，经颧弓深面止于下颌支喙突。颞肌是一块扇形而强有力的肌，其作用是牵引下颌骨向上，微向后方。

（3）翼内肌（pterygoideus intemus）：起自蝶骨翼突外板内面和上颌结节，止于下颌角的内侧面，是一块方形而肥厚的肌块，作用为使下颌骨向上，司闭口，并协助翼外肌使下颌前伸和侧方运动。

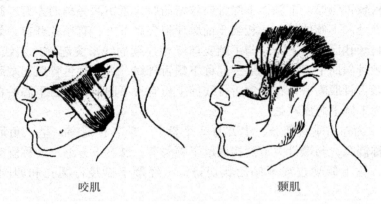

咬肌　　　　　　　颞肌

图1－10　咬肌、颞肌

（4）翼外肌（pterygoideus externus）：起端有上、下两头，上头起于蝶骨大翼之颞下嵴及其下方之骨面；下头起自翼外板之外面，两头分别止于下颌关节盘前缘和髁突前缘。在开口运动时，可牵引下颌骨前伸和侧向运动。

2. 开口肌群　又称降颌肌群，主要起于下颌体，止于舌骨，是构成口底的主要肌。有二腹肌、下颌舌骨肌和颏舌骨肌。其总的牵引方向是使下颌骨向下后方。

（1）二腹肌（digastricus）：前腹起自下颌骨二腹肌窝，后腹起自颞骨乳突切迹，前后腹在舌骨处形成圆腱，止于舌骨及舌骨大角。作用是提舌骨向上或牵下颌骨向下。前腹由下颌舌骨肌神经支配，后腹由面神经支配。

（2）下颌舌骨肌（mylohyoideus）：起自下颌体内侧下颌舌骨线，止于舌骨体。呈扁平三角形，两侧在正中线融合，共同构成肌性口底。作用是提舌骨和口底向上，或牵引下颌骨向下。支配神经为下颌舌骨肌神经。

（3）颏舌骨肌（geniohyoideus）：起自下颌骨颏下棘，止于舌骨体。作用是提舌骨向前，使下颌骨下降。支配神经为下颌舌骨肌神经。

（二）表情肌群

面部表情肌多薄而短小，收缩力弱，起自骨壁或筋膜浅面，止于皮肤。肌纤维多围绕面部孔裂，如眼、鼻和口腔，排列成环形或放射状。主要有眼轮匝肌、口轮匝肌、上唇方肌、额肌、笑肌、三角肌和颊肌等。由于表情肌与皮肤紧密相连，故当外伤或手术切开皮肤和表情肌后，创口常裂开较大，应予逐层缝合，以免形成内陷瘢痕。面部表情肌均由面神经支配其运动，若面神经受到损伤，则引起表情肌瘫痪，造成面部畸形。

1. 额肌（frontalis）　位于额部（颅顶前部），起自帽状腱膜，止于眉部皮肤。肌层薄但宽阔，呈四边形。主要表情作用通过提眉、皱额来体现。

2. 眼轮匝肌（orbicularis oculi）　位于眼眶周围，由眶部、睑部、泪囊部三部分肌纤维组成。眶部肌纤维呈圆弧形，起自上颌骨额突及睑内侧韧带，为眼轮匝肌最外层部分，其作用是牵引眉及额部皮肤。睑部位于睑部皮下，起自睑内侧韧带及邻近骨面，上下睑的肌纤维于外眦部会合，其作用是使眼睑闭合。泪囊部则位于泪囊的深面，起自泪后嵴，经泪囊后方与睑部肌纤维结合，作用是使泪囊扩张。

3. 皱眉肌（corrugator） 起自额骨鼻部，止于眉内侧半的皮肤，表情作用为通过牵引眉肌达到皱眉作用。

4. 鼻肌（nasalis） 分鼻背和鼻翼两部分。鼻背部肌纤维起于上颌切牙窝之上，向上内成腱膜，至鼻正中与对侧肌相续。鼻翼部肌纤维起于鼻翼软骨，止于鼻尖皮肤。

5. 口轮匝肌（orbicularis oris） 位于口裂周围，由环绕口裂的呈扁环形的浅、中、深三层肌纤维组成。浅层为口轮匝肌的固有纤维，肌纤维从唇的一侧行至另一侧，构成口轮匝肌的浅层。中层由来自颧肌、上唇方肌、尖牙肌、三角肌及下唇方肌的部分肌纤维构成。深层由来自颊肌唇部的部分肌纤维构成。口轮匝肌的主要作用为闭唇，另外协助发音、咀嚼。

6. 上唇方肌（quadratus labii superioris） 有 3 个起始头，即颧头、眶下头、内眦头。其中，颧头位于眼轮匝肌下方或深面，起于颧骨外侧面颧颌缝后方，止于口角内侧的上唇皮肤；眶下头在眶下孔上方起自眶下缘，被眼轮匝肌覆盖，行向下内与口轮匝肌交织，止于上唇外半侧的皮肤，其深面与尖牙肌之间有眶下神经血管由眶下孔穿出；内眦头起于上颌骨额突上部，斜向下外，分为内、外两片。内侧片止于鼻大翼软骨和皮肤，外侧片斜行向下，与眶下头和口轮匝肌交织，其作用为颧头牵引口角向外上，眶下头和内眦头分别牵引上唇及鼻翼向上。

7. 颧肌（zygomaticus） 起于颧颞缝之前，斜向下前内，止于口角，与口轮匝肌相连。

8. 尖牙肌（caninus） 位于上唇方肌的深面。起自上颌骨的尖牙凹，部分肌纤维向下止于口角皮肤。部分肌纤维参与口轮匝肌的构成，其作用为上提口角。

9. 下唇方肌（quadratus labii inferioris） 呈方形，位于颏孔与颏联合之间，起自下颌骨的外斜线，向上内行，与对侧同名肌汇合，止于下唇皮肤和黏膜。起点处与颈阔肌相连。其作用为降下唇及降口角。

10. 笑肌（risorius） 起自腮腺咬肌筋膜，向前、下方越过咬肌止于口角部皮肤。

11. 三角肌（triangularis） 呈三角形，起于下颌骨体的外侧面，止于口角皮肤，部分纤维参与口轮匝肌的组成。三角肌后缘与颈阔肌上部连续，作用为降口角。

12. 颊肌（buccinator） 呈四边形薄肌，位于颊部，占据上颌、下颌之间的间隙，构成颊部。起自上、下颌第三磨牙牙槽突的外面及后方的翼突下颌缝（翼突下颌韧带）的前缘。颊肌纤维向口角汇聚，在口角处中份肌纤维彼此交叉，下份肌纤维向上内与上唇的口轮匝肌连续，上份肌纤维向下内与下唇的口轮匝肌连续，其最上和最下肌纤维不交叉，向前内分别进入上、下唇。其作用为牵引口角向后，协助咀嚼和吸吮，并作口腔的鼓气和排气。

13. 颏肌（mentalis） 呈圆锥形，位于下唇方肌深面，起自下颌骨侧切牙根平面，下行止于颏部皮肤。其作用为降口角与下唇，并使下唇靠近牙龈和前伸下唇。

四、血管

（一）动脉

颌面部血液供应特别丰富，主要来自颈外动脉的分支，有舌动脉、面动脉、上颌动脉和颞浅动脉等。各分支间和两侧动脉间，均通过末梢血管网而彼此吻合，故伤后出血多。压迫止血时，还必须压迫供应动脉的近心端，才能起到暂时止血的效果。

1. 舌动脉（lingual artery） 自颈外动脉平舌骨大角水平分出，向内上走行，分布于舌、口底和牙龈。

2. 面动脉（facial artery） 又称颌外动脉（External maxillary artery），为面部软组织的主要动脉。在舌动脉稍上方，自颈外动脉分出，向内上方走行，绕下颌下腺体及下颌下缘，由咬肌前缘向内前方走行，分布于唇、颏、颊和内眦等部。面颊部软组织出血时，可于咬肌前缘下颌骨下缘压迫此血管止血。

3. 上颌动脉（maxillary artery） 又称颌内动脉（intemal maxillary artery），位置较深。自颈外动脉分出，向内前方走行，经下颌骨髁突颈部内侧至颞下窝，分布于上、下颌骨和咀嚼肌。行颞下颌关节区手术时易伤及该动脉，应特别小心。

4. 颞浅动脉（superficial temporal artery） 为颈外动脉的终末支，在腮腺组织内分出面横动脉，分布于耳前部、颧部和颊部。颞浅动脉分布于额、颞部头皮，在颧弓上方皮下可扪得动脉搏动。可在此压迫动脉止血。颌面部恶性肿瘤进行动脉内灌注化疗药物时，可经此动脉逆行插管进行治疗。

（二）静脉

颌面部静脉系统较复杂且有变异，常分为深、浅两个静脉网。浅静脉网由面前静脉和面后静脉组成；深静脉网主要为翼静脉丛。面部静脉的特点是静脉瓣较少，当受肌收缩或挤压时，易使血液反流。鼻根至两侧口角的三角区称为"危险三角区"，颌面部的感染，特别是"危险三角区"的感染，若处理不当，易逆行传入颅内，引起海绵窦血栓性静脉炎等严重颅内并发症。

1. 面前静脉（anterior facial vein） 起于额静脉和眶上静脉汇成的内眦静脉，沿鼻旁口角外到咬肌前下角，在颊部有面深静脉与翼静脉丛相通；由咬肌前下角向下穿颈深筋膜，越下颌下腺浅面，在下颌角附近与面后静脉前支汇成面总静脉，横过颈外动脉浅面，最后汇入颈内静脉。因此，面前静脉可经内眦静脉和翼静脉丛两个途径，通向颅内海绵窦。

2. 面后静脉（posterior facial vein） 由颞浅静脉和上颌静脉汇合而成，沿颈外动脉外侧方，向下走行至下颌角平面，分为前、后两支。前支与面前静脉汇成面总静脉；后支与耳后静脉汇成颈外静脉。颈外静脉在胸锁乳突肌浅面下行，在锁骨上凹处穿入深面，汇入锁骨下静脉。

3. 翼静脉丛（pterygoid vein plexus） 位于颞下窝，大部分在翼外肌的浅面，少部分在颞肌和翼内、外肌之间。在行上颌结节麻醉时，有时可穿破形成血肿。它收纳颌骨、咀嚼肌、鼻内和腮腺等处的静脉血液，经上颌静脉汇入面后静脉。翼静脉丛可通过卵圆孔和破裂孔等与颅内海绵窦相通。

五、淋巴组织

颌面部的淋巴组织分布极其丰富，淋巴管成网状结构，收纳淋巴液，汇入淋巴结，构成颌面部的重要防御系统。正常情况下，淋巴结小而柔软，不易扪及，当炎症或肿瘤转移时，相应淋巴结就会肿大，可扪及，故有重要的临床意义。

颌面部常见而较重要的淋巴结有腮腺淋巴结、颌上淋巴结、下颌下淋巴结、颏下淋巴结和位于颈部的颈浅和颈深淋巴结。

1. 腮腺淋巴结　分为浅淋巴结和深淋巴结两组。浅淋巴结位于耳前和腮腺浅面，收纳来自鼻根、眼睑、额颞部、外耳道、耳廓等区域的淋巴液，引流至颈深上淋巴结。深淋巴结位于腮腺深面，收纳软腭、鼻咽部等区域的淋巴液，引流至颈深上淋巴结。

2. 下颌上淋巴结　位于咬肌前、下颌下缘外上方，收纳来自鼻、颊部皮肤和黏膜的淋巴液，引流至下颌下淋巴结。

3. 下颌下淋巴结　位于下颌下三角，下颌下腺浅面及下颌下缘之间，在面动脉和面前静脉周围。淋巴结数目较多，收纳来自颊、鼻侧、上唇、下唇外侧、牙龈、舌前部、上颌骨和下颌骨的淋巴液；同时还收纳颏下淋巴结输出的淋巴液，引流至颈深上淋巴结。

4. 颏下淋巴结　位于颏下三角，收纳来自下唇中部、下切牙、舌尖和口底等处的淋巴液，引流至下颌下淋巴结及颈深上淋巴结。

5. 颈淋巴结　分为颈浅淋巴结、颈深上和颈深下淋巴结。

（1）颈浅淋巴结：位于胸锁乳突肌浅面，沿颈外静脉排列，收纳来自腮腺和耳廓下份的淋巴液，引流至颈深淋巴结。

（2）颈深上淋巴结：位于胸锁乳突肌深面，沿颈内静脉排列，上自颅底，下至颈总动脉分叉处，主要收纳来自头颈部的淋巴液及甲状腺、鼻咽部、扁桃体等的淋巴液，引流至颈深下淋巴结和颈淋巴干。

（3）颈深下淋巴结：位于锁骨上三角，胸锁乳突肌深面。自颈总动脉分叉以下，沿颈内静脉至静脉角，收纳来自颈深上淋巴结、枕部、颈后及胸部等淋巴液，引流至颈淋巴干再到淋巴导管（右侧）和胸导管（左侧）。

六、神经

口腔颌面部的感觉神经主要是三叉神经，运动神经主要是面神经。

（一）三叉神经（trigeminal nerve）

系第 5 对脑神经，为脑神经中最大者，起于脑桥嵴，主管颌面部的感觉和咀嚼肌的运动。其感觉神经根较大，自颅内三叉神经半月节分三支出颅，即眼支、上颌支和下颌支；运动神经根较小，在感觉根的下方横过神经节与下颌神经混合，故下颌神经属混合神经。

1. 眼神经　由眶上裂出颅，分布于眼球和额部。

2. 上颌神经　由圆孔出颅，向前越过翼腭窝达眶下裂，再经眶下沟入眶下管，最后出眶下孔分为睑、鼻、唇三个末支，分布于下睑、鼻侧和上唇的皮肤和黏膜。其与口腔颌面部麻醉密切相关的分支有：

（1）蝶腭神经及蝶腭神经节：上颌神经在翼腭窝内分出小支进入蝶腭神经节，再由此节发出 4 个分支。

1）鼻腭神经：穿过蝶腭孔进入鼻腔，沿鼻中隔向前下方，入切牙管，自口内切牙孔穿出，分布于两侧上颌切牙、尖牙腭侧的黏骨膜和牙龈，并与腭前神经在尖牙腭侧交叉。

2）腭前神经：为最大的一个分支，经翼腭管下降出腭大孔，在腭部往前分布于磨牙、前磨牙区的黏骨膜和牙龈，并与鼻腭神经在尖牙区交叉。

3）腭中神经和腭后神经：经翼腭管下降出腭小孔，分布于软腭、腭垂和腭扁桃体。

（2）上牙槽神经：为上颌神经的分支，根据其走行及部位分为上牙槽前、中、后神经。

1）上牙槽后神经：上颌神经由翼腭窝前行，在近上颌结节后壁处，发出数小支，有的分布于上颌磨牙颊侧黏膜及牙龈；有的进入上颌结节牙槽孔，在上颌骨体内，沿上颌窦后壁下行，分布于上颌窦黏膜、上颌第三磨牙，并在上颌第一磨牙颊侧近中根与上牙槽中神经交叉。

2）上牙槽中神经：在上颌神经刚入眶下管处发出，沿上颌窦外侧壁下行，分布于上颌前磨牙、第一磨牙颊侧近中根及牙槽骨、颊侧牙龈和上颌窦黏膜，并与上牙槽前、后神经交叉。

3）上牙槽前神经：由眶下神经出眶下孔之前发出，沿上颌窦前壁进入牙槽骨，分布于上颌切牙、尖牙、牙槽骨和唇侧牙龈，并与上牙槽中神经和对侧上牙槽前神经交叉。

3. 下颌神经　为颅内三叉神经半月节发出的最大分支，属混合神经，含有感觉和运动神经纤维。下颌神经自卵圆孔出颅后，在颞下窝分为前、后两股。前股较小，除颊神经为感觉神经外，其余均为支配咀嚼肌运动的神经；后股较大，主要为感觉神经，有耳颞神经、下牙槽神经和舌神经。与口腔颌面部麻醉密切相关的分支有：

（1）下牙槽神经：自下颌神经后股发出，居翼外肌深面，沿蝶下颌韧带与下颌支之间下行，由下颌孔进入下颌管，发出细小分支至同侧下颌全部牙和牙槽骨，并在中线与对侧下牙槽神经相交叉。下牙槽神经在下颌管内，相当于前磨牙区发出分支，出颏孔后称为颏神经，分布于第二前磨牙前面的牙龈、下唇、颊黏膜和皮肤，在下唇和颏部正中与对侧颏神经分支相交叉。

（2）舌神经：自下颌神经后股发出，在翼内肌与下颌支之间，沿下牙槽神经的前内方下行，在下颌第三磨牙骨板的舌侧，进入口底。进入口底向前，分布于舌前2/3、下颌舌侧牙龈和口底黏膜。

（3）颊神经：为下颌神经前股分支中唯一的感觉神经，经翼外肌两头之间，沿下颌支前缘顺颞肌腱纤维向下，平下颌第三磨牙𬌗面穿出颊肌鞘，分布于下颌磨牙颊侧牙龈、颊部后份黏膜和皮肤。

以上神经分支在翼下颌间隙内，颊神经位于前外侧，舌神经居中，下牙槽神经居后，了解这种关系，对下颌阻滞麻醉有一定临床意义。

（二）面神经（facial nerve）

为第7对脑神经，主要是运动神经，伴有味觉和分泌神经纤维。面神经出茎乳孔后，立即进入腮腺，在腮腺内向前下方行走1~1.5cm后先分为2支，然后再分为5支，即颞支、颧支、颊支、下颌缘支和颈支，这些分支支配面部表情肌的活动。面神经损伤可能导致眼睑闭合不全、口角偏斜等面部畸形。

面神经总干进入腮腺实质内，分支前的神经总干长度仅1~1.5cm，距皮肤2~3cm，先分为面颞干和面颈干，然后面颞干微向上前方走行，分出颞支、颧支和上颊支；面颈干下行，分下颊支、下颌缘支和颈支。各分支之间还形成网状交叉。各分支由腮腺边缘穿出后，紧贴咬肌筋膜的表面，呈扇形分布于面部表情肌。

1. 颞支　有1~2支，出腮腺上缘，在关节之前越过颧弓向上，主要分布于额肌。当其受损伤后，额纹消失。

2. 颧支　有1~4支，由腮腺前上缘穿出后，最大支靠前，沿颧骨向前上行走，分布于眼轮匝肌下部和上唇肌肉；另2~3支越过颧弓中点附近，主要分布于眼轮匝肌上部和额肌。当其受损伤后，可出现眼睑不能闭合。

3. 颊支　有2~6支，自腮腺前缘、腮腺导管上下穿出，主要有上、下颊支，分布于颊肌、上唇方肌、笑肌和口轮匝肌等。当其受到损伤后，鼻唇沟消失变得平坦，鼓腮时漏气。

4. 下颌缘支　有2~4支，由腮腺前下方穿出，向下前行于颈阔肌深面。向上前行，越过面动脉和面前静脉向前上方，分布于下唇诸肌。大约80%位于下颌下缘之上，在下颌角处位置较低，仅约20%的下颌缘支在下颌下缘下1cm以内的区域，在下颌下区进行手术时，切口在下颌下缘下1.5~2cm，可避免损伤该神经，否则可出现该侧下唇瘫痪，表现为口角偏斜。

5. 颈支　由腮腺下缘穿出，分布于颈阔肌。该支损伤对功能影响小。

七、唾液腺

口腔颌面部的唾液腺（salivary gland）组织由左右对称的三对大唾液腺，即腮腺、下颌下腺和舌下腺，以及遍布于唇、颊、腭、舌等处黏膜下的小黏液腺构成，各有导管开口于口腔。

唾液腺分泌的涎液为无色而黏稠的液体，进入口腔内则称为唾液；它有润湿口腔，软化食物的作用。唾液内还含有淀粉酶和溶菌酶，具有消化食物和抑制致病菌活动的作用。

（一）腮腺（parotid gland）

腮腺是最大的一对唾液腺，其分泌液主要为浆液。位于两侧耳垂前下方和下颌后窝内，其外形不规则，约呈锥体形，浅面为皮肤及皮下脂肪覆盖；深面与咬肌、下颌支及咽侧壁相邻；后面紧贴胸锁乳突肌、茎突和二腹肌后腹；上极达颧弓，居外耳道和颞下颌关节之间；下极达下颌角下缘。

腮腺实质内有面神经分支穿过，在神经浅面的腮腺组织称腮腺浅叶，位于耳前下方咬肌浅面；在神经深面者称腮腺深叶，经下颌后窝突向咽旁间隙。

腮腺被致密的腮腺咬肌筋膜包裹，并被来自颈深筋膜浅层所形成的腮腺鞘分成多数小叶，筋膜鞘在上方和深面咽旁区多不完整，时有缺如。由于这些解剖特点，故当腮腺感染化脓时，脓肿多分隔，且疼痛较剧，切开引流时注意将分隔的脓肿贯通，才能保证引流通畅。脓肿扩散多向筋膜薄弱区——外耳道和咽旁区扩散。

腮腺导管在颧弓下一横指处，从腮腺浅叶前缘穿出，贴咬肌前行至咬肌前缘，绕前缘垂直转向内，穿过颊肌，开口于正对上颌第二磨牙的颊侧黏膜上。此导管粗大，在面部投影标志为耳垂到鼻翼和口角中点连线的中1/3段上，在面颊部手术时，注意不要损伤导管。在行面神经解剖时可先找到此导管，以此为参照，容易找到邻近与之平行的上、下颊支。

（二）下颌下腺（submaxillary gland）

位于下颌下三角内，形似核桃，分泌液主要为浆液，含有少量黏液。下颌下腺深层延长部，经下颌舌骨肌后缘进入口内，其导管起自深面，自下后方向前上方走行，开口于舌系带两旁的舌下肉阜。此导管长且平缓，常有唾液腺结石堵塞而导致下颌下腺炎症。

（三）舌下腺（sublingual gland）

位于口底舌下，为最小的一对大唾液腺。分泌液主要为黏液，含有少量浆液。其小导管甚多，有的直接开口于口底，有的与下颌下腺导管相通。分泌液黏稠，易堵塞，形成无上皮衬里的"潴留性囊肿"。需要摘除舌下腺方可治疗囊肿。

八、颞下颌关节

颞下颌关节（temporomandibular joint）为全身唯一的联动关节，具有转动和滑动两种功能，其活动与咀嚼、语言、表情等功能密切相关。颞下颌关节上由颞骨关节窝、关节结节，下由下颌骨髁突以及位于两者间的关节盘、关节囊和周围的韧带所构成，其解剖结构如图1-11所示。

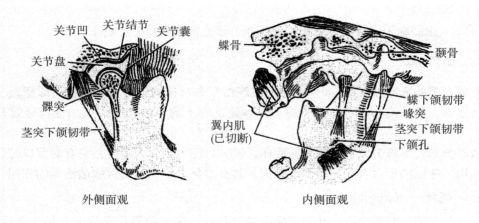

图1-11 颞下颌关节的结构

（赵子乐）

第二章　口腔颌面部检查

口腔及颌面部的常规检查是诊断和治疗口腔颌面部疾病的基础，对口腔颌面部疾病要做出正确的诊断，进行合理有效的治疗，必须在进行认真细致的口腔及颌面部常规检查的基础上，结合必要的特殊检查手段或方法，全面深入地了解病情，科学地进行综合分析和判断，才能避免误诊漏诊。另外，口腔及颌面部是整个机体的组成部分，某些口腔颌面部疾病可以影响全身；而全身某些系统性疾病也可在口腔及颌面部出现表征。因此，在做口腔颌面部常规检查时，除着重检查牙、牙周、口腔黏膜和颌面部组织器官时，还需具有整体观念，必要时还应进行全身系统的检查。

第一节　口腔颌面部常规检查

一、口腔内常规检查

（一）常用检查器械

口腔内检查常用器械为口镜、镊子和探针。

1. 口镜　可用以牵引唇、颊或推压舌体等软组织；镜面可反映检查者视线不能直达部位的影像以便观察；反射并聚光于被检查部位以增强照明；其柄还可作牙叩诊之用。

2. 镊子　为口腔专用镊子，用以夹持敷料、药物；夹除腐败组织和异物；夹持牙以检查其松动度；柄端同样可作牙叩诊之用。

3. 探针　头尖细，一端呈弧形，另端呈弯角形。用以检查牙各面的沟裂、点隙、缺陷、龋洞以及敏感区；还可用以探测牙周袋的深度和有无龈下牙石；检查充填物及修复体与牙体的密合程度；检查皮肤或黏膜的感觉功能。另外，还有一种钝头圆柱形有刻度（以毫米计）的专用于检查牙周袋深度的探针。

4. 其他器械　除上述 3 种最基本器械外，挖匙也是在口腔、牙检查中常用的器械。口腔用的挖匙较小，两端呈弯角，头部呈匙状，用以挖除龋洞内异物及腐质，以便观察龋洞的深浅。

（二）检查前准备

1. 检查体位　现代口腔综合治疗椅的电子以及数字化的操控系统已使得口腔综合治疗椅的操作与控制变得非常方便；同时四手操作的规范化，使医师坐于工作椅位上即可完成其诊疗工作。因此，目前常规的口腔内检查方法是检查者取坐位位于患者头部右侧或右后侧，患者仰卧于椅上，配合医师的护士或医师助理位于患者头部左侧位。开始检查前，应根据具体情况调节治疗椅，使患者既感到体位舒适，又便于医师操作。

2. 检查光源 检查中，光源必须充足。现代综合治疗椅均已配备良好的适合于口腔内检查的光源，它能真实地反映牙冠、牙龈和口腔黏膜的色泽。但由于光源系统可能发生老化而使其亮度不足，可能影响检查效果，因此，应及时更换新的灯源，以保证良好的检查光线。口腔内某些光线不能直射到的部位，可借口镜反映的影像来观察。

（三）常规检查方法

1. 问诊 检查前，应先通过问诊了解患者疾病的发生、发展、检查治疗经过，过去健康状况以及家庭成员健康状况等。问诊的目的主要在于弄清患者的主诉、现病史、既往史和家族史。问诊应包括下述内容。

（1）主诉：是患者最迫切要求解决的痛苦问题，也是患者就诊的主要原因。询问时，应问清最主要的症状、部位和患病时间。

（2）现病史：指疾病的发生、发展、演变直至就诊前的整个过程。包括：①发病时间、诱因、原因以及症状，如为牙痛，则应问清何时开始发病，由何诱因或原因引起。牙痛的部位、性质（锐痛、钝痛、自发痛、激发痛等）、时间（白天、黑夜、阵发性、持续性等）和程度（剧烈或轻微）。②病情演变过程，是初发还是反复发作，加重或减轻等情况；有无并发症。③经过哪些检查和治疗，检查结果和治疗效果如何。

（3）既往史：除了解与现在疾病的诊断与治疗有关的既往情况外，还应着重了解患者过去患过的重要的全身性疾病，如心脏病、高血压、糖尿病、血友病等可能影响口腔疾病治疗的全身疾病；肝炎、梅毒等传染性疾病，以及有无药物特别是麻醉药物的过敏史。

（4）家族史：询问患者家庭成员的健康状况，是否有人患过类似疾病。对唇腭裂有家族史者，应记录至少三代的家系情况。

2. 视诊 口腔内观察包括牙、牙龈、舌、口腔黏膜及唾液腺等组织器官。

（1）牙：应注意其排列及咬合关系；数目、形态、颜色是否正常；有无龋病、裂纹、残冠、残根及牙结石等。

（2）牙龈：应注意其形态、颜色、质地的变化，包括有无肿胀、增生、萎缩、点彩消失及脓肿形成等；是否有出血、溢脓。

（3）口腔黏膜：应注意其色泽是否正常，上皮覆盖是否完整，有无疱疹、丘疹、糜烂、溃疡、过度角化、瘢痕、肿块及色素沉着等。

（4）舌：应注意其舌苔、颜色、表面有无沟裂或溃疡，舌乳头有无肿胀或消失，运动和感觉有无异常，舌体有无肿胀或畸形。

（5）唾液腺导管口：应注意检查颊部腮腺导管口、口底下颌下腺导管口的情况，有无红肿，挤压腮腺或下颌下腺时导管口处有无唾液流出及唾液的情况。

3. 探诊 利用口腔科探针检查并确定病变部位、范围和反应情况。包括检查牙有无龋坏，确定其部位、深浅，有无探痛以及牙髓是否暴露。当有充填物时，探查充填物边缘与牙体是否密合及有无继发龋。牙本质过敏时，可用探针探测敏感部位。还可探查牙周袋深度，龈下牙石及瘘管的方向等。

4. 叩诊 用口镜柄或镊子柄垂直或从侧方叩击牙有无疼痛，用以检查是否存在根尖周或牙周病变。垂直叩诊主要检查根尖区病变，如有病变，则出现叩痛，且声音变浊。侧方叩诊是检查牙周膜某一侧的病变。叩诊时不宜用力过猛，应先叩邻近正常牙，后叩患牙，以便对照比较。

5. 触诊（扣诊）　用手指或用镊子夹棉球扣压龈缘或根尖部牙龈，观察有无溢脓、压痛或波动，有助于牙周病和根尖周病的诊断。用手指扣压在两邻牙的唇（颊）侧颈部，嘱患者做各种咬合运动，可感知该牙所受𬌗力的大小，以了解有无创伤性咬合存在。

检查牙的动度，可用口腔镊子。前牙以镊子夹持牙冠的唇、舌面；后牙将镊尖合拢置于牙的𬌗面，摇动镊子，即可查出牙松动情况。按松动程度牙动度（tooth－mobility）分为：

Ⅰ度松动　牙向唇（颊）舌侧方向活动幅度在 1mm 以内。

Ⅱ度松动　牙向唇（颊）舌侧方向活动幅度为 1～2mm，且伴有近远中向活动。

Ⅲ度松动　牙唇（颊）舌向松动幅度在 2mm 以上，且伴有近远中及垂直向多方向活动。

6. 嗅诊　借助医师嗅觉以助诊断。如坏疽的牙髓组织特殊的腐臭味，而坏死性龈炎则有更特殊的腐败腥臭味。

7. 咬诊　有空咬法和咬实物法。空咬法嘱患者直接咬紧上下牙并做各种咬合运动，观察患者有无疼痛，牙有无松动移位。咬实物法嘱患者咬棉卷或棉签，如有疼痛，则表示牙周组织或根尖周组织存在病变。如有牙本质过敏，咬实物时，亦可出现酸痛。通过咬诊，可了解患者咬合时牙有无疼痛；发现早接触的牙和查明早接触点在牙上的具体部位及范围。为查清牙的早接触部位，可让患者咬蜡片或咬合纸，然后从蜡片上的咬印或牙面上的着色点来确定。

二、颌面部常规检查

颌面部的常规检查主要是问诊、望诊、扣（触）诊、听诊。其中，问诊方法及内容同口腔内常规检查。扣（触）诊是指医师用手指或器械在病变部位触摸或按压，以探查病变的范围、大小、形状、硬度、活动度以及有无压痛、波动感、发热及程度等。

颌面部的专科检查应包括以下方面：

1. 表情与意识神态　颌面部表情的变化既可以是某些口腔颌面外科疾病的表征，又可以是各种全身疾病的反映。依据面部表情，可了解患者的意识状态、性格、体质及病情的轻重等。

2. 外形与色泽　观察颌面部外形左右是否对称，上、中、下比例是否协调，有无突出或凹陷；皮肤的色泽、质地和弹性的变化对某些疾病的诊断具有临床意义。

3. 颌面部器官

（1）眼睑、外耳、鼻有无缺损畸形及缺损的部位及范围，睑裂的大小、眶间距及眼睑的动度。

（2）对颌面部损伤患者，特别要注意双侧瞳孔的形态、大小及对光反射情况，以明确有无颅脑损伤；注意检查有无脑脊液耳漏或鼻漏，耳漏表明颅中窝底骨折，鼻漏表明颅前窝底骨折。若外耳道仅表现为溢血，则可能为髁突骨折引起外耳道破裂。

（3）对于上颌窦癌的患者，患侧鼻阻或血性分泌物为早期症状之一；晚期则可引起眼球突出及运动障碍，出现复视。对于耳部邻近部位（如颞下颌关节及腮腺区）的炎症及肿瘤，尚应检查听力和耳部的情况。

4. 病变部位和性质　对已发现的病变，应进一步触诊检查，注意病变区皮肤的温度、湿度、硬度与弹性，病变的范围、深度、形态、大小以及与深部组织和皮肤或黏膜的关系，病变能否活动，有无波动感、捻发感、触痛等体征；对颌面部畸形和两侧不对称者，应注意区别是骨性还是软组织畸形，是一侧肿大、膨隆，或是另一侧萎缩、缺损。对口腔颌面部的瘘管、窦道，可用探针进行探诊，必要时注入染色剂或造影检查其走向和深度。

5. 颌面部骨骼的检查　包括眼眶、颧骨、颧弓、上颌骨、鼻骨、下颌支、下颌角及下颌体的检查，应注意其大小、对称性；骨连续性有无中断，有无台阶或凹陷缺损，有无压痛、骨擦音或异常活动；对骨面膨隆者，尚需检查有无乒乓感或波动感。

6. 语音及听诊检查　语音检查对某些疾病的诊断具有特殊意义，如腭裂患儿具有明显的鼻音，即腭裂语音；舌根部肿块可出现"含橄榄音"；动静脉畸形可听到吹风样杂音；颞下颌关节紊乱病的患者在关节区可听到不同性质及时间的弹响，对该病的确诊及分型具有帮助。

7. 颌面颈部淋巴结的检查　面颈部淋巴结的扪诊，对颌面部炎症和肿瘤的诊断和治疗具有重要意义。检查时患者应取坐位，检查者应站在其右前方或右后方，患者头稍低，略偏向检查侧，使皮肤、肌肉放松。检查者手指紧贴检查部位，依次从枕部开始，沿耳后、耳前、腮腺、颊部、下颌下、颏下，再沿胸锁乳突肌前缘及后缘、颈前后三角，直至锁骨上凹滑动扪诊，仔细检查颈深、浅各组淋巴结有无肿大及其所在部位、大小、数目、硬度、活动度、有无压痛或波动感，与皮肤或基底部有无粘连等情况。

8. 颞下颌关节检查　对颞下颌关节的检查应包括以下内容。

（1）外形与关节动度：面部左右是否对称，关节区、下颌角、下颌支和下颌体的大小和长度是否正常，两侧是否协调一致，注意面部有无压痛和髁突活动度的异常。检查髁突动度有两种方法：①以双手示指或中指分别置于两侧耳屏前（即髁突外侧），患者做张闭口运动时，感触髁突之动度；②将两小手指伸入外耳道内，向前方触诊，以了解髁突的活动及冲击感，协助关节疾病的诊断。此外，还应注意观察颏部中点是否居中，面下 1/3 部分有无明显增长或缩短。

（2）咀嚼肌：检查咀嚼肌群的收缩力，依次触压各肌是否有压痛点；并嘱患者同时做咬合运动，感受双侧肌运动是否对称、协调。在口内触压各咀嚼肌的解剖部位如下：下颌支前缘向上触压颞肌前份；上颌结节后上方触压翼外肌下头；下颌磨牙舌侧的后下方及下颌支的内侧面触压翼内肌下部。

（3）下颌运动：①开闭颌运动：检查开口度是否正常及开口型有无偏斜，是否出现关节绞锁等异常现象；②前伸运动：检查下颌前伸的距离及前伸时下颌中线有无偏斜；③侧颌运动：检查左右侧颌运动是否对称，髁突动度是否一致，并比较咀嚼运动中发挥功能的大小。在下颌做以上各种运动时，还应注意观察有无疼痛、关节弹响或杂音出现；观察弹响出现的时间、性质、次数和响度等。弹响明显者，一般用手指扪诊即可感觉到，必要时可用听诊器协助。

（4）𬌗关系：颞下颌关节疾病与牙、𬌗状态有密切关系，因此，应注意检查咬合关系是否正常，有无𬌗紊乱；覆𬌗、覆盖程度及𬌗曲线是否正常；牙齿咬合面磨耗程度是否均匀一致；此外，还应注意后牙有无缺失，缺失时间长短；后牙有无倾斜及阻生等情况。

9. 唾液腺检查　唾液腺的检查重点是三对大唾液腺的检查，但是对某些疾病而言，亦不能忽视小唾液腺的检查。

（1）面部对称性：首先应注意两侧面部是否对称，然后观察各腺体所处部位的解剖标志是否存在。对腮腺损伤或恶性肿瘤患者，应观察其面神经各支功能有无障碍；对舌下腺、下颌下腺恶性肿瘤患者，则应注意舌体运动，如伸舌时偏向一侧或患侧舌肌震颤，表明该侧舌下神经已麻痹。

（2）唾液分泌：应注意导管口有无红肿溢脓现象；按摩挤压腺体时，唾液分泌是否通畅；唾液本身是否清亮、黏稠或脓性。

（3）腮腺肿瘤患者尚应观察咽侧及软腭有无膨隆，如有，则可能为腮腺深叶肿瘤所致。

（4）腺体的触诊应注意有无肿块；如有肿块，则应注意其部位、大小、质地、活动度，以及与周围组织的关系。

（5）唾液腺导管的触诊应注意有无结石存在，还应注意导管的粗细及质地；检查时应从近心端向导管口方向滑行触压，以免将结石推向深部。

（6）唾液腺触诊的方法：腮腺触诊一般以示、中、环三指单独为宜，忌用手指提拉腺体触摸；下颌下腺、舌下腺及腮腺深叶的触诊则应用双手合诊法进行检查。

（李立恒）

第二节　口腔颌面部特殊检查

一、牙周探诊与牙周袋测量

1. 牙周探诊　用有刻度的钝头牙周探针，探测牙龈与附着龈的关系；了解牙周袋的范围、深度及牙龈与牙的附着关系。检查时应注意支点宜稳，探针尽可能靠牙面，与牙长轴方向一致，力量轻微，以免引起疼痛。

2. 牙周袋测量　指对牙周袋深度的测量检查。按牙的颊（唇）、舌（腭）侧的近、中、远三点做测量记录，检查龈缘至袋底的深度。结合附着丧失的检查，以了解牙周破坏的严重程度。附着丧失的测量应在牙周袋深度测量后进行测量，龈缘至釉质牙骨质界的距离，若龈缘位于牙骨质界下之根面，则测量记录为负值。附着水平 = 牙周袋深度 − 龈缘至釉质牙骨质界距离。

二、牙髓活力测试（dental pulp vitality tests）

正常的牙髓对温度和电流的刺激有一定的耐受量。当牙髓存在病变时，刺激阈会发生变化，对本来可耐受的刺激产生敏感或相反对过强的刺激反应迟钝，甚至无反应。因此，临床上常用牙髓对温度或电流的不同反应来协助诊断牙髓是否患病，病变的发展阶段，以及牙髓的活力是否存在。

正常情况下，牙髓对20℃~50℃的温度刺激不产生反应。一旦发生炎症，则对温度刺激反应敏感；如发生变性或坏死，则反应迟钝或消失。

温度诊可用冷试法，亦可用热试法。冷试法可用冷水、氯乙烷、无水乙醇、冰棒等。临床上最简便易行者为用冷水，即用水枪喷试。测试过程中要注意掌握一个原则：即在患牙不易确定时，喷试时一定要先下颌牙、后上颌牙，先后牙，后前牙，逐个测试，以免造成误诊。热试法可用热水喷注，或烤热的牙胶搁置于牙面以观察其反应。测试时应以相邻牙或对侧同名牙作为对照。

电流检查用牙髓活力电测验器（亦名电牙髓活力计）来进行测试。其种类繁多，测试者应熟悉其性能及操作方法，并向患者说明目的，取得其合作。测试时，先将牙面擦干，严格隔离唾液，将牙膏涂于活力计探头上，然后放置于被测牙面，将活力计电位从"0"开始逐渐加大到牙有刺激感时，让患者举手示意，记下测试器数值，作为诊断的参考。电流检查时，同样要测试相邻牙或对侧同名牙作为对照。牙髓对外界刺激的反应，可随年龄的增长而逐渐降低。当月经期、妊娠期、精神紧张等又可使其反应增强。故在做牙髓活力测试时，应注意到这些情况。

三、唾液腺分泌功能检查（salivary gland secretory function test）

包括唾液分泌的定性、定量检查及对唾液进行成分分析，对唾液腺疾病及某些代谢性疾病的诊断有一定价值。

1. 定性检查　给患者以酸性物质，如2%枸橼酸钠、维生素 C 或1%柠檬酸等置于舌背或舌缘，使腺体分泌反射性增加，根据腺体本身变化和分泌情况，判断腺体的分泌功能和导管的通畅程度。

2. 定量检查　正常人24h唾液总量为1 000～1 500ml，其中90%来源于腮腺和下颌下腺，舌下腺仅占3%～5%，小唾液腺分泌则更少。所以唾液腺分泌功能的定量检查是根据在相同程度刺激的条件下，以一定时间内腮腺的唾液分泌量的检测来协助某些唾液腺疾病的诊断。如急性口炎或重金属中毒时唾液分泌增加；而慢性唾液腺炎、唾液腺结石病和淋巴上皮病等则唾液分泌减少。

3. 唾液成分分析　唾液中有内源性物质及外源性物质，包括电解质、蛋白质、酶、尿酸、尿素和免疫球蛋白以及药物等，其中的内源性物质有一定的正常值范围，在病理条件下，各成分则发生一定程度的改变，对某些疾病的诊断有一定的辅助价值。

（李立恒）

第三节　口腔颌面部影像学检查

影像学检查是口腔颌面部检查的重要手段之一。多借助全身影像学的技术和手段，但由于口腔颌面部特殊的解剖结构和形态，以及口腔科的诊治要求，又有别于全身影像学技术，如口腔医学要求对牙体、牙周膜、牙髓、根管等细微结构的清晰显示，因此，邮票大小的 X 线牙片应运而生；锥形束 CT 更专注于对高度钙化的牙齿与高反差的邻近组织的清晰显示；由于上、下颌骨呈弧形，左右相连，与颅底诸骨相连，影像易重叠，全口牙位曲面体层 X 线片通过特别的投照角度减少重叠。对一些特殊结构的显示，如颞下颌关节、唾液腺腺体的显示，可采用造影检查，MRI 等也直接应用于颞下颌关节、唾液腺等软组织的检查。

目前，数字化口腔影像学检查手段如数字化 X 线牙片系统及数字化口腔全景 X 线系统已用于临床，数字化的影像比常规的 X 线影像更清晰，并可进行影像的放大、测量、伪彩色处理等，以及便于影像的传输与保存。

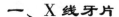

一、X 线牙片

X 线牙片（dental film）又称根尖片，为临床最常用的牙影像检查方法，主要显示牙体、牙髓腔、根管及根尖周组织。牙片大小为 3cm×4cm，一张牙片可了解 1~3 个牙的根周、根管及牙冠情况。由于根尖片拍摄时胶片安放不可能完全与牙长轴平行，中心射线垂直通过牙或胶片都会造成牙影像的失真，所以临床上最常使用的是分角线投照拍摄技术。即 X 线中心射线垂直通过胶片与牙之间的假想的分角线，才能得到牙的正确长度。拍摄 X 线牙片时的投照体位，上颌牙要求鼻翼－耳屏线与地面平行，下颌牙要求口角，耳屏线与地面平行。胶片的安放应使胶片超过殆面 5mm 左右，紧贴被照牙的舌或腭侧，前牙竖放，后牙横放。上颌牙用对侧大拇指、下颌牙用示指固定。X 线牙片可能出现牙变长或变短、牙的影像相互重叠等问题。可将 X 线牙片牙冠长度与实际牙冠长度比较，两者之比为放大率，可折算出 X 线牙片牙根的实际长度。

用于拍摄 X 线牙片的 X 线机分为普通 X 线牙片机和数字化 X 线牙片机两类。后者的放射量仅为前者的 10%，对患者及操作者的放射量均降低到最低限度，是目前最流行和值得推广的口腔科 X 线设备。

二、全景 X 线片

全景 X 线片（panoramic X－ray film）是口腔颌面影像学特有的一种检查方法，是曲面体层摄影技术在口腔颌面部的改良应用。X 线球管沿呈弧形的上、下颌骨旋转，成像不重叠。一次曝光即可将全口牙及双侧上、下颌骨、上颌窦及颞下颌关节等部位的体层影像显示于一张胶片上。因此，常用于口腔颌面部肿瘤、外伤、炎症及颌骨畸形的检查，有利于左右结构的对比分析。数字化曲面体层摄影，使图像经计算机处理后更为清晰。

三、X 线头影测量术

X 线头影测量术（cephalometric roentgenography）主要应用于口腔、牙、颌骨畸形的诊治，口腔正畸及正颌外科常用。通常需拍摄正位、侧位头颅 X 线片，采用 X 线头影测量分析技术对头颅的软、硬组织影像进行测量分析。20 世纪 80 年代将计算机技术与其相结合，用数字化仪将各标志点直接输入计算机内，获得所需的数据。20 世纪 90 年代中期，随着数字化 X 线机的产生，可通过影像板将信息输入计算机，直接获得各种资料。通过分析错殆畸形的 X 线表现，做出正确的矫治计划。

头颅定位仪是拍摄 X 线头影测量片必需的设备，它不仅要求患者的头颅保持在正确的位置，而且要有良好的重复性，才能保证正畸或正颌治疗前、中、后测量结果的可靠性。

四、X 线造影检查

X 线造影检查是指在管腔内注入造影剂之后再拍摄 X 线片，以便更好地在 X 线片上显示组织器官结构。口腔颌面部造影检查主要应用于唾液腺、颞下颌关节、血管，以及鼻咽腔、囊腔、窦腔、窦道及瘘管等。最常见的造影检查有腮腺及下颌下腺造影、颞下颌关节造影。

五、CT

电子计算机 X 线体层摄影（computerized tomography，CT），简称 CT。CT 检查的优点是能避免影像重叠，使图像非常清晰，具有很高的密度分辨力。对颌面部的肿瘤，特别是面深部肿瘤的位置、范围及其与周围重要组织的关系，能提供较准确的信息。结合增强剂的使用，对显示肿瘤及其与血管的关系更加清晰。三维图像的重建使其图像显示更加直接、客观，对口腔颌面部骨折的诊断和治疗很有帮助。

（一）适应证

（1）口腔颌面部良恶性肿瘤。特别是位置深在的肿瘤，CT 可确定其准确位置、范围、与相邻大血管或神经等结构的关系。

（2）口腔颌面部复杂骨折与关节脱位。CT 可了解其类型及程度，利用三维 CT 成像与重建，有助整形修复手术。

（3）口腔颌面部深在间隙的感染。可确定其部位，蔓延范围及并发症等。

（4）口腔颌面部先天畸形、颞下颌关节疾病和唾液腺疾病等的诊断与鉴别诊断。

（5）口腔颌面部肿瘤术后的复查评价。

（6）口腔种植术前设计和术后评价。

（二）禁忌证

（1）对碘造影剂过敏者，禁忌增强 CT 扫描。

（2）急性感染者，不宜做唾液腺导管造影 CT 扫描。

六、锥形束 CT

锥形束 CT（cone beam CT，CBCT）是牙颌面特有的 CT 技术。1996 年，第一台锥形束 CT 面世。它用三维锥形束 X 线扫描代替体层 CT 的二维扇形束扫描，显著提高了 X 线的利用率，扫描速度快，数据采集时间短（10s）；辐射剂量低，放射量仅为传统 CT 的 1/40 ~ 1/30；CBCT 采用一种新型口腔三维数字成像技术，使其各向同性空间分辨率高，物理层厚可低至 0.1mm，而 64 排螺旋 CT 扫描层厚只能达到 0.325mm。对于高分辨率区域，如牙齿根管系统、下颌骨，下颌神经管，颞下颌关节细微硬组织结构的成像质量更好。口腔专业人员完全可以按自己的意愿随意获取自己想要的口腔 3D 图像，是目前应用于口腔颌面部疾病诊断较为理想的三维重建影像技术。在牙种植（确定种植体位置、上颌窦底位置、牙槽嵴高度和宽度、下颌神经管的位置）、牙外科（可以精确地了解埋伏牙的形态、位置、与邻牙的关系以及邻牙有无位移或根吸收等）、牙体牙髓科（确定根管数目和位置），以及颞下颌关节病诊断（了解髁突形态、位置和骨结构）等方面已显示其独特的优势，近年来得到越来越广泛的应用。与传统全身 CT 机相比，有以下优点：①可清楚显示颌骨、牙以及颞下颌关节等硬组织结构。在三维重建图像上通过调节窗去除部分骨组织，只留下密度更高的牙齿图像，可更清晰显示骨内埋伏牙与邻牙空间位置关系。②扫描时间短；③X 射线剂量小；④购买设备费用低，拍摄成本低，检查费也大大降低。CBCT 是当今口腔头颅影像学中简便实用的检查技术，具有广阔的应用前景。CBCT 的局限：投照重组图像中低密度分辨率不够，对部分软组织解剖结构特别是软组织病变显像不如多排螺旋 CT 清晰。

七、MRI 检查

磁共振成像（magnetic resonance image，MRI）对软组织的显示优于 CT。无须使用造影剂即能显示血管，且能进行三维成像，使病变准确定位。一般适用于肿瘤范围较广泛、侵犯多个组织器官者，或对碘制剂过敏，有心血管疾病，静脉注射增强剂有一定危险者，可直接了解肿瘤与颈内动静脉等大血管的关系。MRI 影像在反映组织和病变特性上，比 CT 影像更精细和复杂。

（一）适应证

（1）口腔颌面部占位性病变，特别是深部软组织及其间隙的肿瘤病变。
（2）口腔颌面部血管性病变，特别是位置深在的病变及与大血管的关系。
（3）颅颌面交界区病变，需确定病变的起源、发展方向以及颅颌面之间的通连关系。
（4）颅颌面外伤所致并发症，如对外伤性脑脊液鼻漏位置的判断。
（5）颞下颌关节疾病等。

（二）禁忌证

（1）安置心脏起搏器、颅内动脉瘤术后银夹存留、义齿或牙金属嵌体等，无法取出者。
（2）危重患者、不合作者或需用呼吸机者。
（3）幽闭恐惧症者。

八、放射性核素显像检查

在口腔颌面部，放射性核素显像主要应用于唾液腺显像及其功能测定、颌骨显像、颈淋巴结显像和头颈部肿瘤显像等。临床上多用半衰期较短和低能量的核素，^{99m}Tc（V）– DMSA 在口腔、颌面肿瘤中应用较多，并取得较好的效果。

九、超声检查

超声检查（ultrasonography）常用于口底、腮腺、颈部等较深部位肿物的检查。有 B 型超声诊断仪（简称 B 超）和彩色超声诊断仪。应用彩色多普勒血流显像技术（color doppler flow imaging，CDFI）可判断肿瘤的供血丰富与否，对血管性肿瘤的诊断尤有价值。

（李立恒）

第四节 口腔颌面部其他检查方法

一、穿刺及细胞学涂片

分细针穿刺检查和粗针穿刺检查。细针穿刺检查主要用于口腔颌面部肿物的检查；粗针穿刺检查主要用于口腔颌面部感染、囊肿的检查，用以鉴别某些肿块内容物的性质，观察其为脓液、囊液和血液。除肉眼观察外，还可将抽吸出的内容物涂片做细胞学检查。当怀疑为颈动脉体瘤或动脉瘤时，则禁忌行穿刺检查。

1. 细针穿刺检查 多采用 5 号或 7 号针头注射器，或专用细针穿刺装置进行穿刺检查。对肿块进行穿刺检查应注意穿刺时的手感，进针时有无落空感，以探测肿块为实质性或囊性，或有无液化。如穿刺抽到内容物，应观察其颜色、透明度、黏稠度等；如穿刺未能抽出液体，则应将穿刺针内的组织取出送检，进行病理或涂片检查。

2. 粗针穿刺检查 多采用 8 号或 9 号针头进行穿刺。临床诊断为脓肿、囊肿时应用；穿刺应注意抽出液体时的进针深度、方向，一旦抽出液体，应停止抽吸，避免将肿块内液体吸尽，残留液体有助于切开引流时找到脓腔，或囊肿摘除时便于定位；对抽出的脓液应常规进行细菌培养和药敏试验，以指导临床针对性选择抗生素。

二、活体组织检查

根据病变的部位、大小、位置、深浅的不同，可采用穿刺抽吸、钳切和切取活检，一些较小的病变应行切除活检以及冰冻活检，以明确病变的性质、类型及分化程度，对诊断和治疗具有决定性意义，是肿瘤诊断的"金标准"。但是也非绝对可靠，送检组织块的质量（是否为典型病变区？组织块大小是否足够？是否受到挤压？是否被有色消毒液污染等），同时还应结合临床和其他检查方法综合分析；有时一次活检不能明确诊断，尚需反复多次活检才能确诊。

在行深部病变活检时，应注意避开重要的组织结构，可采用活检与根治手术同步进行的术中冰冻活检；腮腺及下颌下腺肿瘤，常规采用术中冰冻活检。高度怀疑为恶性黑色素瘤者，活检与根治手术间隔时间越短越好，最好采用术中冰冻活检。怀疑为血管瘤、颈动脉体瘤者，应禁忌活检。

三、实验室检查

包括血、尿、唾液的化验检查、细胞学检查、细菌涂片检查或培养等。口腔颌面外科患者应常规行临床检验、生物化学、血清学检验及细菌学检查。

（李立恒）

第三章　口腔科常见症状的鉴别诊断

发生在牙－颌－口腔系统中的疾病有数百种之多，但它们有很多相似的症状和（或）临床表现。临床医师须从一些常见的主诉症状出发，进一步采集病史和作全面的口腔检查，多数病例可以做出明确的诊断。但也有一些病例需采取其他辅助检查手段，如化验、影像学（X 线片、CT、B 超等）、涂片、活体组织检查、脱落细胞学检查、微生物培养等特殊检查，以及全身系统性检查等，然后进行综合分析和鉴别诊断，最后取得明确的诊断。有的病例还需在治疗过程中才能确诊，如药物治疗性诊断、手术过程中探查及手术后标本的特殊检查等。总之，正确的诊断有赖于周密的病史采集、局部和全身的检查及全面的分析，然后根据循证医学的原则制订出正确的、符合患者意愿的治疗计划，这些是决定疗效的重要前提。

第一节　牙痛

牙痛是口腔科临床上最常见的症状，常是患者就医的主要原因。可由牙齿本身的疾病，牙周组织及颌骨的某些疾病，甚至神经疾患和某些全身疾病所引起。对以牙痛为主诉的患者，必须先仔细询问病史，如疼痛起始时间及可能的原因，病程长短及变化情况，既往治疗史及疗效等。必要时还应询问工作性质、饮食习惯、有无不良习惯（如夜磨牙和咬硬物等）、全身健康状况及家族史等。关于牙痛本身，应询问牙痛的部位、性质、程度和发作时间。疼痛是尖锐剧烈的还是钝痛、酸痛；是自发痛还是激发痛、咬合时痛；自发痛是阵发的或是持续不断；有无夜间痛；疼痛部位是局限的或放散的，能否明确指出痛牙等。根据症状可得出一至数种初步印象，便于作进一步检查。应记住，疼痛是一种主观症状，由于不同个体对疼痛的敏感性和耐受性有所不同，而且有些其他部位的疾病也可表现为牵扯性牙痛。因此，对患者的主观症状应与客观检查所见、全身情况及实验室和放射学检查等结果结合起来分析，以做出正确的诊断。

一、引起牙痛的原因

1. 牙齿本身的疾病　如深龋，牙髓充血，各型急性牙髓炎、慢性牙髓炎，逆行性牙髓炎，由龋齿、外伤、化学药品等引起的急性根尖周炎、牙槽脓肿，微裂，牙根折裂，髓石，牙本质过敏，流电作用等。

2. 牙周组织的疾病　如牙周脓肿、急性龈乳头炎、冠周炎、坏死性溃疡性龈炎、干槽症等。

3. 牙齿附近组织的疾病所引起的牵扯痛　急性化脓性上颌窦炎和急性化脓性颌骨骨髓炎时，由于神经末梢受到炎症的侵犯，使该神经所支配的牙齿发生牵扯性痛。颌骨内或上颌窦内的肿物、埋伏牙等可压迫附近的牙根发生吸收，如有继发感染，可出现牙髓炎导致疼痛。急性化脓性中耳炎、咀嚼肌群的痉挛等均可出现牵扯性牙痛。

4. 神经系统疾病　如三叉神经痛患者常以牙痛为主诉。颞下窝肿物在早期可出现三叉神经第三支分布区的疼痛，翼腭窝肿物的早期由于压迫蝶腭神经节，可出现三叉神经第二支分布区的疼痛。

5. 全身疾患　有些全身疾患，如流感、癔症、神经衰弱，月经期和绝经期等可诉有牙痛。高空飞行时，牙髓内压力增高，可引起航空性牙痛。有的心绞痛患者可反射性地引起牙痛。

二、诊断步骤

(一) 问清病史及症状特点

1. 尖锐自发痛　最常见的为急性牙髓炎（浆液性、化脓性、坏疽性）、急性根尖周炎（浆液性、化脓性）。其他，如急性牙周脓肿、髓石、冠周炎、急性龈乳头炎、三叉神经痛、急性上颌窦炎等。

2. 自发钝痛　慢性龈乳头炎，创伤性等。在机体抵抗力降低时，如疲劳、感冒、月经期等，可有轻度自发钝痛、胀痛。坏死性龈炎时牙齿可有撑离感和咬合痛。

3. 激发痛　牙本质过敏和Ⅱ°～Ⅲ°龋齿或楔状缺损等，牙髓尚未受侵犯或仅有牙髓充血时，无自发痛，仅在敏感处或病损处遇到物理、化学刺激时才发生疼痛，刺激除去后疼痛即消失。慢性牙髓炎一般无自发痛而主要表现为激发痛，但当刺激除去后疼痛仍持续一至数分钟。咬合创伤引起牙髓充血时也可有对冷热刺激敏感。

4. 咬合痛　微裂和牙根裂时，常表现为某一牙尖受力而产生水平分力时引起尖锐的疼痛。牙外伤、急性根尖周炎、急性牙周脓肿等均有明显的咬合痛和叩痛、牙齿挺出感。口腔内不同金属修复体之间产生的流电作用也可使患牙在轻咬时疼痛，或与金属器械相接触时发生短暂的电击样刺痛。

以上疼痛除急性牙髓炎患者常不能自行明确定位外，一般都能明确指出痛牙。急性牙髓炎的疼痛常沿三叉神经向同侧对颌或同颌其他牙齿放散，但不会越过中线放散到对侧牙。

(二) 根据问诊所得的初步印象，作进一步检查，以确定患牙

1. 牙体疾病　最常见为龋齿。应注意邻面龋、潜在龋、隐蔽部位的龋齿、充填物下方的继发龋等。此外，如微裂、牙根纵裂、畸形中央尖、楔状缺损、重度磨损、未垫底的深龋充填体、外伤露髓牙、牙冠变色或陈旧的牙冠折断等，均可为病源牙。

叩诊对识别患牙有一定帮助。急性根尖周炎和急性牙周脓肿时有明显叩痛，患牙松动。慢性牙髓炎、急性全部性牙髓炎和慢性根尖周炎、边缘性牙周膜炎、创伤性根周膜炎等，均可有轻至中度叩痛。在有多个可疑病源牙存在时，叩诊反应常能有助于确定患牙。

2. 牙周及附近组织疾病　急性龈乳头炎时可见牙间乳头红肿、触痛，多有食物嵌塞、异物刺激等局部因素。冠周炎多见于下颌第三磨牙阻生，远中及颊舌侧龈瓣红肿，可溢脓。牙周脓肿和逆行性牙髓炎时可探到深牙周袋，后者袋深接近根尖，牙齿大多松动。干槽症可见拔牙窝内有污秽坏死物，骨面暴露，腐臭，触之疼痛。反复急性发作的慢性根尖周炎可在牙龈或面部发现窦道。

急性牙槽脓肿、牙周脓肿、冠周炎等，炎症范围扩大时，牙龈及龈颊沟处肿胀变平，可

有波动。面部可出现副性水肿，局部淋巴结肿大，压痛。若治疗不及时，可发展为蜂窝织炎、颌骨骨髓炎等。上颌窦炎引起的牙痛，常伴有前壁的压痛和脓性鼻涕、头痛等。上颌窦肿瘤局部多有膨隆，可有血性鼻涕、多个牙齿松动等。

（三）辅助检查

1. 牙髓活力测验 根据对冷、热温度的反应，以及刺激除去后疼痛持续的时间，可以帮助诊断和确定患牙。也可用电流强度测试来判断牙髓的活力和反应性。

2. X 线检查 可帮助发现隐蔽部位的龋齿。髓石在没有揭开髓室顶之前，只能凭 X 线片发现。慢性根尖周炎可见根尖周围有不同类型和大小的透射区。颌骨内或上颌窦内肿物、埋伏牙、牙根裂等也需靠 X 线检查来确诊。

（李玉梅）

第二节 牙龈出血

牙龈出血是口腔中常见的症状，出血部位可以是全口牙龈或局限于部分牙齿。多数患者是在牙龈受到机械刺激（如刷牙、剔牙、食物嵌塞、进食硬物、吮吸等）时流血，一般能自行停止；另有一些情况，在无刺激时即自动流血，出血量多，且无自限性。

一、牙龈的慢性炎症和炎症性增生

这是牙龈出血的最常见原因，如慢性龈缘炎、牙周炎、牙间乳头炎和牙龈增生等。牙龈缘及龈乳头红肿、松软，甚至增生。一般在受局部机械刺激时引起出血，量不多，能自行停止。将局部刺激物（如牙石、牙垢、嵌塞的食物、不良修复体等）除去后，炎症很快消退，出血亦即停止。

二、妊娠期龈炎和妊娠瘤

常开始于妊娠的第 3 ~ 4 个月。牙龈红肿、松软、极易出血。分娩后，妊娠期龈炎多能消退到妊娠前水平，而妊娠瘤常需手术切除。有的人在慢性牙龈炎的基础上，于月经前或月经期可有牙龈出血，可能与牙龈毛细血管受性激素影响而扩张、脆性改变等有关。长期口服激素性避孕药者，也容易有牙龈出血和慢性炎症。

三、坏死性溃疡性牙龈炎

为梭形杆菌、口腔螺旋体和中间普氏菌等的混合感染。主要特征为牙间乳头顶端的坏死性溃疡，腐臭，牙龈流血和疼痛，夜间睡眠时亦可有牙龈流血，就诊时亦可见牙间隙处或口角处有少量血迹。本病的发生常与口腔卫生不良、精神紧张或过度疲劳、吸烟等因素有关。

四、血液病

在遇到牙龈有广泛的自动出血，量多或不易止住时，应考虑有无全身因素，并及时作血液学检查和到内科诊治。较常见引起牙龈和口腔黏膜出血的血液病，如急性白血病、血友病、血小板减少性紫癜、再生障碍性贫血、粒细胞减少症等。

五、肿瘤

有些生长在牙龈上的肿瘤，如血管瘤、血管瘤型牙龈瘤、早期牙龈癌等也较易出血。其他较少见的，如发生在牙龈上的网织细胞肉瘤，早期常以牙龈出血为主诉，临床上很容易误诊为牙龈炎。有些转移瘤，如绒毛膜上皮癌等，也可引起牙龈大出血。

六、某些全身疾病

如肝硬化、脾功能亢进、肾炎后期、系统性红斑狼疮等，由于凝血功能低下或严重贫血，均可能出现牙龈出血症状。伤寒的前驱症状有时有鼻出血和牙龈出血。在应用某些抗凝血药物或非甾体类抗炎药，如水杨酸、肝素等治疗冠心病和血栓时，易有出血倾向。苯中毒时也可有牙龈被动出血或自动出血。

（李玉梅）

第三节　牙齿松动

正常情况下，牙齿只有极轻微的生理性动度。这种动度几乎不可觉察，且随不同牙位和一天内的不同时间而变动。一般在晨起时动度最大，这是因为夜间睡眠时，牙齿无𬌗接触，略从牙槽窝内挺出所致。醒后，由于咀嚼和吞咽时的𬌗接触将牙齿略压入牙槽窝内，致使牙齿的动度渐减小。这种24h内动度的变化，在牙周健康的牙齿不甚明显，而在有𬌗习惯，如磨牙症、紧咬牙者较明显。妇女在月经期和妊娠期内牙齿的生理动度也增加。牙根吸收接近替牙期的乳牙也表现牙齿松动。引起牙齿病理性松动的主要原因如下。

一、牙周炎

是使牙齿松动乃至脱落的最主要疾病。牙周袋的形成以及长期存在的慢性炎症，使牙槽骨吸收，结缔组织附着不断丧失，继而使牙齿逐渐松动、移位，终致脱落。

二、𬌗创伤

牙周炎导致支持组织的破坏和牙齿移位，形成继发性𬌗创伤，使牙齿更加松动。单纯的（原发性）𬌗创伤，也可引起牙槽嵴顶的垂直吸收和牙周膜增宽，临床上出现牙齿松动。这种松动在𬌗创伤除去后，可以恢复正常。正畸治疗过程中，受力的牙槽骨发生吸收和改建，此时牙齿松动度明显增大，并发生移位；停止加力后，牙齿即可恢复稳固。

三、牙外伤

最多见于前牙。根据撞击力的大小，使牙齿发生松动或折断。折断发生在牙冠时，牙齿一般不松动；根部折断时，常出现松动，折断部位越近牙颈部，则牙齿松动越重，预后也差。有的医师企图用橡皮圈不恰当地消除初萌的上颌恒中切牙之间的间隙，常使橡皮圈渐渐滑入龈缘以下，造成深牙周袋和牙槽骨吸收，牙齿极度松动和疼痛。患儿和家长常误以为橡皮圈已脱落，实际它已深陷入牙龈内，应仔细搜寻并取出橡皮圈。此种病例疗效一般均差，常导致拔牙。

四、根尖周炎

急性根尖周炎时，牙齿突然松动，有伸长感，不敢对殆，叩痛（＋＋）～（＋＋＋）。至牙槽脓肿阶段，根尖部和龈颊沟红肿、波动。这种主要由龋齿等引起的牙髓和根尖感染，在急性期过后，牙多能恢复稳固。

慢性根尖周炎，在根尖病变范围较小时，一般牙不太松动。当根尖病变较大或向根侧发展，破坏较多的牙周膜时，牙可出现松动。一般无明显自觉症状，仅有咬合不适感或反复肿胀史，有的根尖部可有瘘管。牙髓无活力。根尖病变的范围和性质可用 X 线检查来确诊。

五、颌骨骨髓炎

成人的颌骨骨髓炎多是继牙源性感染而发生，多见于下颌骨。急性期全身中毒症状明显，如高热、寒战、头痛，白细胞增至（10～20）×10^3/L 等。局部表现为广泛的蜂窝织炎。患侧下唇麻木，多个牙齿迅速松动，且有叩痛。这是由于牙周膜及周围骨髓腔内的炎症浸润。一旦颌骨内的化脓病变经口腔黏膜或面部皮肤破溃，或经手术切开、拔牙而得到引流，则病程转入亚急性或慢性期。除病源牙必须拔除外，邻近的松动牙常能恢复稳固。

六、颌骨内肿物

颌骨内的良性肿物或囊肿由于缓慢生长，压迫牙齿移位或牙根吸收，致使牙齿逐渐松动。恶性肿瘤则使颌骨广泛破坏，在短时间内即可使多个牙齿松动、移位。较常见的，如上颌窦癌，多在早期出现上颌数个磨牙松动和疼痛。若此时轻易拔牙，则可见拔牙窝内有多量软组织，短期内肿瘤即由拔牙窝中长出，似菜花状。所以，在无牙周病且无明显炎症的情况下，若有一或数个牙齿异常松动者，应提高警惕，进行 X 线检查，以便早期发现颌骨中的肿物。

七、其他

有些牙龈疾病伴有轻度的边缘性牙周膜炎时，也可出现轻度的牙齿松动，如坏死性龈炎、维生素 C 缺乏、龈乳头炎等。但松动程度较轻，治愈后牙齿多能恢复稳固。发生于颌骨的组织细胞增生症 X，为原因不明的、累及单核－吞噬细胞系统的、以组织细胞增生为主要病理学表现的疾病。当发生于颌骨时，可沿牙槽突破坏骨质，牙龈呈不规则的肉芽样增生，牙齿松动并疼痛，拔牙后伤口往往愈合不良。X 线表现为溶骨性病变，牙槽骨破坏，病变区牙齿呈现"漂浮征"。本病多见于 10 岁以内的男童，好发于下颌骨。其他一些全身疾患，如 Down 综合征、Papillon－Lefevre 综合征等的患儿，常有严重的牙周炎症和破坏，造成牙齿松动、脱落。牙周手术后的短期内，术区牙齿也会松动，数周内会恢复原来动度。

（李玉梅）

第四节 口臭

口臭是指口腔呼出气体中的令人不快的气味，是某些口腔、鼻咽部和全身性疾病的一个较常见症状，可以由多方面因素引起。

一、生理因素

晨起时常出现短时的口臭，刷牙后即可消除。可由某些食物（蒜、洋葱等）和饮料（酒精性）经过代谢后产生一些臭味物质经肺从口腔呼出所引起。某些全身应用的药物也可引起口臭，如亚硝酸戊脂、硝酸异山梨酯等。

二、病理因素

（一）口腔疾病

口腔呼出气体中的挥发性硫化物（volatile sulfur com - pounds，VSCs）可导致口臭，其中90%的成分为甲基硫醇（CH_3SH）和硫化氢（H_2S）。临床上最常见的口臭原因是舌苔和牙周病变处的主要致病菌，如牙龈卟啉单胞菌、齿垢密螺旋体、福赛坦菌和中间普氏菌等的代谢产物。此外，牙周袋内的脓液和坏死组织、舌苔内潴留的食物残屑、脱落上皮细胞等也可引起口臭。在没有牙周炎的患者，舌苔则是口臭的主要来源，尤其与舌背的后1/3处舌苔的厚度和面积有关。用牙刷刷舌背或用刮舌板清除舌苔可显著减轻或消除口臭。

软垢、嵌塞于牙间隙和龋洞内的食物发酵腐败，也会引起口臭。有些坏死性病变，如坏死性溃疡性龈（口）炎、嗜伊红肉芽肿、恶性肉芽肿和癌瘤等，拔牙创的感染（干槽症）等，都有极显著的腐败性臭味。

如果经过治疗彻底消除了口腔局部因素，口臭仍不消失，则应寻找其他部位的疾病。

（二）鼻咽部疾病

慢性咽（喉）炎、化脓性上颌窦炎、萎缩性鼻炎、小儿鼻内异物、滤泡性扁桃体炎等均能发出臭味。

（三）消化道、呼吸道及其他全身性疾病

如消化不良、肝硬化、支气管扩张继发肺部感染、肺脓肿、先天性气管食管瘘等。糖尿病患者口中可有烂苹果气味，严重肾衰竭者口中可有氨味或尿味。此外，某些金属（如铅、汞）和有机物中毒时，可有异常气味。

（四）神经和精神异常

有些患者自觉口臭而实际并没有口臭，是存在心理性疾患，如口臭恐惧症等，或者由于某些神经疾患导致嗅觉或味觉障碍而产生。

用鼻闻法、仪器测量法（气相色谱仪、Halimeter、Diamond Probe 等）可直接检测口臭程度和挥发性硫化物的水平。

（吴晓飞）

第五节 面部疼痛

面部疼痛是口腔科常见的症状，不少患者因此而就诊。有的诊断及治疗都较容易，有的相当困难。不论是何种疼痛，都必须查清引起的原因。由牙齿引起的疼痛，查出病因是较为容易的，已见前述；但牵扯性痛（referredpain）和投射性痛（projected pain）的原因，却很难发现。颞下颌关节紊乱病引起的疼痛也常引致诊断进入迷途，因为他们很类似一些其他问题引起的疼痛。

诊断困难的另一因素，是患者对疼痛的叙述。这种叙述常是不准确的，但又与诊断有关联。患者对疼痛的反应决定于两种因素，一是患者的痛阈；一是患者对疼痛的敏感性。两者在每一患者都不相同，例如后者就会因患者的全身健康状态的变化及其他暂时性因素而时时改变。

所谓的投射性痛，是指疼痛传导途径的某一部位受到刺激，疼痛可能在此神经的周缘分布区发生。颅内肿瘤引起的面部疼痛即是一例。这类病变可能压迫三叉神经传导的中枢部分而引起其周缘支分布区的疼痛。

投射性痛必须与牵扯性痛鉴别。所谓的牵扯性痛是疼痛发生部位与致痛部位远离的疼痛。在口腔科领域内，牵扯性痛最常见的例子可能是下牙病变引起的上牙疼痛。疼痛的冲动发生于有病变的牙齿，如果用局部麻醉方法阻断其传导，牵扯性痛即不发生。即是说，阻断三叉神经的下颌支，可以解除三叉神经上颌支分布区的疼痛。这也是诊断疑有牵扯性痛的一种有效方法。

投射性痛的发生机制是很清楚的，但牵扯性痛却仍不十分清楚。提出过从有病部位传导的冲动有"传导交叉"而引起中枢"误解"的看法，但争议仍大。

面部和口腔组织的感觉神经为三叉神经、舌咽神经和颈丛的分支。三叉神经的各分支分布明确，少有重叠现象。但三叉神经和颈丛皮肤支之间，常有重叠分布。三叉、面和舌咽神经，以及由自主神经系统而来的分支，特别是与血管有关的交感神经之间，有复杂的彼此交通。交感神经对传送深部的冲动有一定作用，并已证明刺激上颈交感神经节可以引起这一类疼痛。面深部结构的疼痛冲动也可由面神经的本体感受纤维传导。但对这些传导途径在临床上的意义，争论颇大。

与口腔有关的结构非常复杂，其神经之间的联系也颇为复杂。口腔组织及其深部，绝大多数为三叉神经分布。虽然其表面分布相当明确而少重叠，但对其深部的情况了解甚少。故诊断错误是难免的。

可以把面部疼痛大致分为4种类型。

1. 由口腔、面部及紧密有关部分的可查出病变引起的疼痛 例如：牙痛、上颌窦炎引起的疼痛，颞下颌关节紊乱病引起的疼痛等。

2. 原因不明的面部疼痛 包括三叉神经痛，所谓的非典型性面痛等。

3. 由于感觉传导途径中的病变投射到面部的疼痛，即投射痛 例如：肿瘤压迫三叉神经而引起的继发性神经痛是一例子，尽管罕见。偏头痛也可列为此类，因其为颅内血管变化引起。

4. 由身体其他部引起的面部疼痛，即牵扯性痛　例如：心绞痛可引起左下颌部的疼痛。这种分类法仅是为诊断方便而作的，实际上，严格区分有时是很困难的。

对疼痛的客观诊断是极为困难的，因为疼痛本身不能产生可查出的体征，需依靠患者的描述。而患者的描述又受患者的个人因素影响，如患者对疼痛的经验、敏感性，文化程度等。疼痛的程度无法用客观的方法检测，故对疼痛的反应是"正常的"或"异常的"，也无法区别。

对疼痛的诊断应分两步进行。首先应除外由于牙齿及其支持组织，以及与其紧密相关组织的病变所引起的疼痛，例如：由上颌窦或颞下颌关节紊乱病所引起的。如果全面而仔细的检查不能发现异常，才能考虑其他的可能性。

诊断时，应注意仔细询问病史，包括起病快慢、发作持续时间、有无间歇期、疼痛部位、疼痛性质、疼痛发作时间、疼痛程度、伴随症状，诱发、加重及缓解因素，家族史等。应进行全面、仔细的体格检查及神经系统检查，并根据需要作实验室检查。

一、神经痛

可以将神经痛看作是局限于一个感觉神经分布区的疼痛，其性质是阵发性的和严重的。神经痛有不少分类，但最重要的是应将其分为原发性的和继发性的。原发性神经痛指的是有疼痛而查不到引起原因者，但并不意味没有病理性改变，也许是直到目前还未发现而已。这种神经痛中最常见的是三叉神经痛，舌咽神经痛也不少见。

（一）三叉神经痛

由于其疼痛的特殊性，三叉神经痛的研究已有多年历史，但至今对其本质仍不明了。虽然疼痛通常是一症状而非疾病，但由于缺乏其他有关症状及对病因的基础知识，现只能认为疼痛是疾病本身。

三叉神经痛多发生于中老年，女性较多。疼痛几乎都发生于一侧，限于三叉神经之一支，以后可能扩展至二支或全部三支。疼痛剧烈，刀刺样，开始持续时间很短，几秒钟即消失，以后逐渐增加，延续数分钟甚至数十分钟。有"扳机点"存在是此病的特点之一。在两次发作之间，可以无痛或仅有钝痛感觉。可有自然缓解期，数周或数月不等，然永久缓解极罕见。

在疾病的初发期，疼痛的特点不明显，此时患者常认为是牙痛，而所指出有疼痛的牙却为健康牙；有时常误诊而拔除该牙。拔除后疼痛依然存在，患者又指疼痛来源于邻牙而要求拔除。对此情况应加以注意，进行全面检查并考虑三叉神经痛的可能性。

相反，其他问题，如未萌出的牙等，可以引起类似三叉神经痛的症状。检查如发现这一类可能性，应加以处理。

此病多发生于40岁以后，如为40岁以下者，应作仔细的神经学检查，以除外其他的可能性，如多发性硬化等。

有人主张，卡马西平（痛痉宁，Tegretol，carbamazepine）本身不是止痛药，但对三叉神经痛有特异性疗效，可以用对此药的疗效反应作为诊断的方法之一。

（二）舌咽神经痛

舌咽神经痛的情况与三叉神经痛颇相似，但远较其少见。疼痛的性质相似，单侧，发生于口咽部，有时可放射至耳部。吞咽可引起疼痛发作。也可有"扳机点"存在。用表面麻醉喷于此区能解除疼痛发生。卡马西平亦可用以辅助诊断。

二、继发性神经痛

面部和头部疼痛可以是很多颅内和颅外病变的症状之一。面部疼痛可由于肿瘤压迫或浸润三叉神经节或其周缘支而产生。原发性或继发性颅内肿瘤、鼻咽部肿瘤、动脉瘤、脑上皮样囊肿等，是文献报道中最常引起面部疼痛的病变；颅脑损伤后所遗留的病变也是引起面部疼痛的原因之一：疼痛多不是仅有的症状，但可能最早发生。如有侵犯其他脑神经症状，以及有麻木或感觉异常的存在，应立即想到继发性神经痛的可能性。

畸形性骨炎（佩吉特病，Paget 病）如累及颅底，可使卵圆孔狭窄而压迫三叉神经，产生疼痛症状；疼痛也可由于整个颅骨的畸形，使三叉神经感觉根在越过岩部时受压而产生。疼痛常似三叉神经痛，但多有其他症状，如听神经受压而发生的耳聋、颈椎改变而引起的颈丛感觉神经分布区的疼痛等。

上颌或颧骨骨折遗留的眶下孔周围的创伤后纤维化，也可压迫神经而发生疼痛。

继发性神经痛在与原发性者鉴别时，关键在于可以查出引起的原因，故仔细而全面的检查是必须的。

三、带状疱疹后神经痛

面部带状疱疹发生前、中或后，均可有疼痛。开始时，可能为发病部位严重的烧灼样痛，以后出现水疱。带状疱疹的疼痛相当剧烈。病后，受累神经可出现瘢痕，引起神经痛样疼痛，持续时间长，严重，对治疗反应差。老年人患带状疱疹者特别易出现疱疹后神经痛，并有感觉过敏或感觉异常症状。

四、偏头痛

偏头痛或偏头痛样神经痛（丛集性头痛）有时也就诊于口腔门诊。偏头痛基本上发生于头部，但有时也影响面部，通常是上颌部，故在鉴别诊断时应注意其可能性。

典型的偏头痛在发作前（先兆期或颅内动脉收缩期）可有幻觉（如见闪光或某种颜色），或眩晕、心烦意乱、感觉异常、颜面变色等，症状与脑缺血有关，历时 10～30min 或几小时。随即出现疼痛发作，由于动脉扩张引起搏动性头痛，常伴有恶心、呕吐、面色苍白、畏光等自主神经症状。疼痛持续 2～3h，患者入睡，醒后疼痛消失。故睡眠能缓解偏头痛。麦角胺能缓解发作。

还有一种类似偏头痛的所谓急性偏头痛性神经痛，其病因似偏头痛，患者多为更年期的男性。疼痛为阵发性，通常持续 30min，发作之间间歇时间不等。疼痛多位于眼后，扩延至上颌及颞部。患侧有流泪、结膜充血、鼻黏膜充血及流涕。常在夜间发作（三叉神经痛则少有在夜间发作者）。疼痛的发作为一连串的密集头痛发作，往往集中于一周内，随后有间歇期，达数周至数年，故又名丛集性头痛。

少见的梅－罗（Melkersson－Rosenthal）综合征也可有偏头痛样疼痛。患者有唇部肿胀，有时伴有一过性或复发性面神经衰弱现象和颞部疼痛。有的患者舌有深裂，颊黏膜有肉芽肿样病变，似克罗恩（Crohn）病。

以上诸病均对治疗偏头痛的药物反应良好。

五、非典型性面痛

非典型性面痛一词用以描述一种少见的疼痛情况，疼痛的分布无解剖规律可循，疼痛的性质不清，找不到与病理改变有关的证据。疼痛多为双侧，分布广泛，患者可描述疼痛从面部的某一部分放射至身体他部。疼痛多被描述为严重的连续性钝痛。

有的患者有明显的精神性因素，对治疗的反应差，有的甚至越治情况越坏。

本病有多种类型，Mumford 将其分为三类。第一类为由于诊断技术问题而未完全了解的情况；第二类为将情况扩大的患者，这些患者对其面部和口腔有超过通常应有的特别注意。这些患者显得有些特殊并易被激惹，但仍属正常范围。他们常从一个医师转到另一个，以试图得到一个满意的诊断；第三类患者的症状，从生理学上或解剖学上都不能解释，但很易被认为有精神方面的因素。这类患者的疼痛部位常广泛，疼痛的主诉稀奇古怪。

对这一类疾病，首先应作仔细而全面的检查，以除外可能引起疼痛的病变。

六、由肌肉紊乱而引起的疼痛

疼痛由肌肉的病理性改变或功能紊乱引起，包括一组疾病，在文献中相当紊乱，但至少有六种：①肌炎；②肌痉挛；③肌筋膜疼痛综合征；④纤维肌痛；⑤肌挛缩；⑥由结缔组织病引起的肌痛。

肌痉挛是肌肉突然的不随意的收缩，伴随疼痛及运动障碍。疼痛常持续数分钟至数日，运动逐渐恢复，疼痛亦渐轻。引起的原因常为过去较弱的肌肉发生过度伸张或收缩，或正常肌肉的急性过度使用。由于姿势关系而产生的肌疲劳或衰弱、肌筋膜疼痛综合征、保护有关的创伤、慢性（长期）使用等，均是发病的诱因。当肌肉随意收缩时，如举重、进食、拔第三磨牙、打呵欠等，肌痉挛皆可发生。如成为慢性，可能产生纤维化或瘢痕，引起肌挛缩。

肌炎是整个肌肉的急性炎症，症状为疼痛、对压痛极敏感、肿胀、运动障碍并疼痛。如未治疗，可使肌肉产生骨化。血沉加快。表面皮肤可肿胀及充血。引起肌炎的原因为局部感染、创伤、蜂窝织炎、对肌肉本身或其邻近的激惹等。肌肉持续过度负荷也是引起原因之一。

肌痉挛时，以低浓度（0.5%）普鲁卡因注射于局部可以缓解；但在肌炎时，任何注射皆不能耐受，且无益，应注意。

纤维肌痛罕见，为一综合征，又名肌筋膜炎或肌纤维炎，特征与肌筋膜疼痛综合征基本相同。但本病可发生于身体各负重肌肉，而后者发生于局部，如颌骨、颈部或下腰部。故本病的压痛点在身体各部均有。

结缔组织病，如红斑狼疮、硬皮病、舍格伦（Sjogren）综合征、动脉炎、类风湿关节炎等，也可累及肌肉而产生疼痛。特征为肌肉或关节滑膜有慢性炎症、压痛及疼痛。通过临床及实验室检查，诊断应不困难。

肌筋膜疼痛综合征（myofascia pain syndrome，MRS），又名肌筋膜痛、肌筋膜疼痛功能紊乱综合征等，是最常见的慢性肌痛，其诊断标准有以下几点。

（1）骨骼肌、肌腱或韧带有呈硬条状的压痛区，即扳机点。

（2）疼痛自扳机点牵涉至他处，发生牵扯痛的部位相当恒定，见表3－1。

表3－1 肌筋膜扳机点及面部疼痛部位

疼痛部位	扳机点位置	疼痛部位	扳机点位置
颞下颌关节	咬肌深部	颏部	胸锁乳突肌
	颞肌中部	牙龈	咬肌浅部
	颞肌深部		翼内肌
	颞肌外侧部	上切牙	颞肌前部
翼内肌	上尖牙	颞肌中部	
	二腹肌	上前磨牙	颞肌中部
耳部	咬肌深部		咬肌浅部
	翼外肌	上磨牙	颞肌后部
	胸锁乳突肌	下磨牙	斜方肌
颌骨部	咬肌浅部		胸锁乳突肌
	斜方肌	下切牙	咬肌浅部
	二腹肌		二腹肌前部
	翼内肌	口腔、舌、硬腭	翼内肌
颊部	胸锁乳突肌		二腹肌
	咬肌浅部	上颌窦	翼外肌

（3）刺激活动的扳机点所产生的牵扯性痛可反复引出。所谓活动的扳机点是指该区对触诊高度敏感并引起牵扯性痛。潜在性扳机点一词则用以指该区亦敏感，但刺激时不产生牵扯性痛。

对 MPS 的争论甚多，上述可作为在鉴别诊断时的参考。

七、炎症性疼痛

包括窦腔炎症，牙髓炎，根尖炎，各种间隙感染等。其中上颌窦炎疼痛部位主要在上颌部。因分泌物于夜间积滞，故疼痛在晨起时较重。起床后分泌物排出，疼痛缓解。弯腰低头时由于压力改变，可加重疼痛；抬头时好转。上颌窦前壁处有压痛，有流涕、鼻塞等症状，上颌窦穿刺可吸出脓液。

八、颈椎病

颈椎病可以直接引起头及面部疼痛，但更常见的是引起肌肉的紊乱而产生直接的疼痛或牵扯性痛。

颈椎病包括椎间盘、椎体骨关节及韧带等的疾患。常可产生头痛，有时为其唯一表现。头痛多在枕颈部，有时扩散至额部及颞部，或影响两侧，或在一侧。多为钝痛。疲劳、紧张、看书、颈部活动等使之加重。肩臂部疼痛、麻木、活动受限、X 线片所见等有助于诊断。

九、颌骨疼痛

骨膜有丰富的感觉神经，对压力、张力等机械性刺激敏感，可产生相当剧烈的疼痛。颌骨疼痛与面部疼痛甚易混淆，在鉴别诊断时应注意。

引起颌骨疼痛的原因很多，炎症，如急性化脓性骨髓炎、骨膜炎等。

颌骨的一些骨病在临床上亦有骨痛表现，其较常见者有甲状旁腺功能亢进、老年性骨质疏松、骨质软化、畸形性骨炎、骨髓瘤等。其他的骨病及骨肿瘤在压迫或浸润神经，或侵及骨膜时，也可引起疼痛。

十、灼性神经痛

头颈部的灼性神经痛少见，引起烧灼样痛并有感觉过敏。病因为创伤，包括手术创伤，可能成为非典型性面部疼痛的原因之一。曾有文献报道发生于多种面部创伤之后，包括拔除阻生第三磨牙、枪弹伤及头部创伤。临床特征为烧灼样疼痛，部位弥散而不局限；该部皮肤在压迫或轻触时发生疼痛（感觉过敏），或有感觉异常；冷、热、运动及情绪激动可使疼痛产生或加剧；皮肤可有局部发热、红肿或发冷、发绀等表现，为血管舒缩障碍引起。活动、咀嚼、咬合关系失调、打呵欠等引起及加剧疼痛；松弛可缓解疼痛。

在诊断上，以局部麻醉药封闭星状神经节如能解除疼痛，则诊断可以成立。

十一、癌性疼痛

癌症疼痛的全面流行病学调查尚少报道。Foley 等（1979 年）报道不同部位癌痛发生率，口腔癌占 80%，居全身癌痛发生率第二位。北京大学口腔医院调查了 208 例延误诊治的口腔癌患者，因忽视疼痛的占 27%，仅次于因溃疡延误的。其原理是癌浸润增长可压迫或累及面部的血管、淋巴管和神经，造成局部缺血、缺氧，物质代谢产物积蓄，相应组织内致痛物质增加，刺激感觉神经末梢而致疼痛，尤其舌根癌常常会牵涉到半侧头部剧烈疼痛。

（吴晓飞）

第六节　腮腺区肿大

引起腮腺区肿大的原因很多，可以是腮腺本身的疾病，也可以是全身性疾病的局部体征，也可以是非腮腺的组织（如咬肌）的疾病。腮腺区肿大相当常见，应对其做出准确诊断。

从病因上，可以将腮腺区肿大分为 5 种。

（1）炎症性腮腺肿大其中又可分为感染性及非感染性二类。

（2）腮腺区肿瘤及类肿瘤病变。

（3）症状性腮腺肿大。

（4）自身免疫病引起的腮腺肿大。

（5）其他原因引起的腮腺肿大。

诊断时，应根据完整的病史与临床特点，结合患者的具体情况进行各种检查，例如腮腺造影、唾液流量检查、唾液化学分析、放射性核素扫描、活组织检查、实验室检查、超声波检查等。

腮腺区肿大最常见的原因是腮腺的肿大，故首先应确定是否腮腺肿大。在正常情况下，腮腺区稍呈凹陷，因腮腺所处位置较深，在扪诊时不能触到腺体。腮腺肿大的早期表现，是腮腺区下颌升支后缘后方的凹陷变浅或消失，如再进一步肿大，则耳垂附近区向外隆起，位于咬肌浅层部的腮腺浅叶亦肿大。颜面浮肿的患者在侧卧后，下垂位的面颊部肿胀，腮腺区亦肿起，应加以鉴别。此种患者在改变体位后，肿胀即发生改变或消失。

以下分别简述鉴别诊断。

一、流行性腮腺炎

为病毒性感染，常流行于春季，4 月及 5 月为高峰。以 6～10 岁儿童为主，2 岁以前少见，有时亦发生于成人。病后终身免疫。患者有发热、乏力等全身症状。腮腺肿大先表现于一侧，4～5 日后可累及对侧，约 2/3 患者有双侧腮腺肿大。有的患者可发生下颌下腺及舌下腺肿大。腮腺区饱满隆起，表面皮肤紧张发亮，但不潮红，有压痛。腮腺导管开口处稍有水肿及发红，挤压腮腺可见清亮的分泌液。血常规白细胞计数正常或偏低。病程约 1 周。

二、急性化脓性腮腺炎

常为金黄色葡萄球菌引起，常发生于腹部较大外科手术后；也可为伤寒、斑疹伤寒、猩红热等的并发症；也见于未得控制的糖尿病、脑血管意外、尿毒症等。主要诱因为机体抵抗力低下、口腔卫生不良、摄入过少而致涎液分泌不足等，细菌经导管口逆行感染腮腺。

主要症状为患侧耳前下突然发生剧烈疼痛，后即出现肿胀，局部皮肤发热、发红，并呈硬结性浸润，触痛明显。腮腺导管口显著红肿，早期无唾液或分泌物，当腮腺内有脓肿形成时，在管口有脓栓。患者有高热、白细胞计数升高。腮腺内脓肿有时可穿透腮腺筋膜，向外耳道、颌后凹等处破溃。

三、慢性化脓性腮腺炎

早期无明显症状，多因急性发作或反复发作肿胀而就诊。发作时腮腺肿胀并有轻微肿痛、触痛，导管口轻微红肿，压迫腺体有"雪花状"唾液流出，有时为脓性分泌物。造影表现为导管系统部分扩张、部分狭窄而似腊肠状；梢部分张呈葡萄状。

四、腮腺区淋巴结炎

又称假性腮腺炎，是腮腺包膜下或腺实质内淋巴结的炎症。发病慢，病情轻，开始为局限性肿块，以后渐肿大，压痛。腮腺无分泌障碍，导管口无脓。

五、腮腺结核

一般为腮腺内淋巴结发生结核性感染，肿大破溃后累及腺实质。常见部位是耳屏前及耳垂后下，以肿块形式出现，多有清楚界限，活动。有的有时大时小的炎症发作史，有的肿块中心变软并有波动。如病变局限于淋巴结，腮腺造影表现为导管移位及占位性改变；如已累及腺实质，可见导管中断，出现碘油池，似恶性肿瘤。术前诊断有时困难，常需依赖活组织检查。

六、腮腺区放线菌病

常罹患部位为下颌角及升支部软组织以及附近颈部。肿块，极硬，与周围组织无清晰界限，无痛。晚期皮肤发红或暗紫色，脓肿形成后破溃，形成窦道，并此起彼伏，形成多个窦道。脓液中可发现"硫磺颗粒"。如咬肌受侵则有开口困难。根据症状及活组织检查（有时需作多次）可确诊。腮腺本身罹患者极罕见。

七、过敏性腮腺炎

有腮腺反复肿胀史。发作突然，消失亦快。血常规检查有嗜酸性粒细胞增多。用抗过敏药或激素可缓解症状。患者常有其他过敏史。由于与一般炎症不同，也被称为过敏性腮腺肿大。

药物（如含碘造影剂）可引起本病，多在造影侧发生。含汞药物，如胍乙啶、保泰松、长春新碱等，也可引起。腮腺及其他唾液腺可同时出现急性肿胀、疼痛与压痛。

八、腮腺区良性肿瘤

以腮腺多形性腺瘤最常见。多为生长多年的结节性中等硬度的肿块。造影表现为导管被推移位。此外，血管畸形（海绵状血管瘤）、神经纤维瘤、腺淋巴瘤等亦可见到。

九、腮腺区囊肿

腮腺本身的囊肿罕见。有时可见到第一鳃裂囊肿和第二鳃裂囊肿。前者位于腮腺区上部，与外耳道相接连；后者常位于腮腺区下部，下颌角和胸锁乳突肌之间。此等囊肿易破裂而形成窦道。

十、腮腺恶性肿瘤

腮腺本身的恶性肿瘤不少见，各有其特点，如遇生长较快的肿块，与皮肤及周围组织粘连，有局部神经症状，如疼痛、胀痛，或有面神经部分受侵症状；造影显示导管系统中断和缺损，或出现碘油池。均应考虑恶性肿瘤。

全身性恶性肿瘤，如白血病、霍奇金病等，亦可引起腮腺肿大，但罕见。

十一、嗜酸性粒细胞增多性淋巴肉芽肿

为良性慢性腮腺区肿块，可时大时小。肿区皮肤瘙痒而粗糙，末期血象嗜酸性粒细胞增多，有时可伴有全身浅层淋巴结肿大。

十二、症状性腮腺肿大

多见于慢性消耗性疾病，如营养不良、肝硬化、慢性酒精中毒、糖尿病等，有时见于妊娠期及哺乳期。腮腺呈弥散性均匀肿大，质软，左右对称，一般无症状，唾液分泌正常。随全身情况的好转，肿大的腮腺可恢复正常。

十三、单纯性腮腺肿大

多发生在青春期男性，亦称青春期腮腺肿大。多为身体健康、营养良好者。可能为生长发育期间某种营养成分或内分泌的需要量增大造成营养相对缺乏，而引起腮腺代偿性肿大。肿大多为暂时的，少数则因肿大时间过久而不能消退。

另外，肥胖者或肥胖病者因脂肪堆积，亦可形成腮腺肿大。

十四、舍格伦（Sjogren）综合征

舍格伦综合征主要有三大症状，即口干、眼干及结缔组织病（最常为类风湿关节炎）。如无结缔组织病存在，则被称为干燥综合征。约有1/3的患者有腮腺肿大，或表现为弥散性肿大，或呈肿块样肿大。根据临床表现、腮腺流量检查、唇腺活检、腮腺造影、放射性核素扫描、实验室检查等的发现，诊断应无困难。

十五、咬肌良性肥大

可发生于单侧或双侧，原因不明。单侧咬肌肥大可能与偏侧咀嚼有关。无明显症状，患者主诉颜面不对称。检查时可发现整个咬肌增大，下颌角及升支（咬肌附着处）亦增大。患者咬紧牙齿时，咬肌明显可见，其下方部分突出，似一软组织肿块。

十六、咬肌下间隙感染

典型的咬肌下间隙感染常以下颌角稍上为肿胀中心，患者多有牙痛史，特别是阻生第三磨牙冠周炎史。有咬肌区的炎性浸润，严重的开口困难等。腮腺分泌正常。

十七、黑福特（Heerfordr）综合征

或称眼色素层炎，是以眼色素层炎、腮腺肿胀、发热、脑神经（特别是面神经）麻痹为特点的一组症状。一般认为是结节病的一个类型。结节病是一种慢性肉芽肿型疾病，如急性发作，并同时在眼和腮腺发生，称之为黑福特综合征，其发生率约占结节病的3%~5%。

多见于年轻人，约65%在30岁以下。眼部症状，如虹膜炎或眼色素层炎，常发生于腮腺肿大之前，单眼或双眼先后或同时发生并反复发作，久之可致失明。患者可有长期低热。有单侧或双侧腮腺肿大，较硬，结节状，无痛。肿胀病变从不形成化脓灶，可消散，亦可持续数年。可有严重口干。面神经麻痹多在眼病及腮腺症状后数日至6个月出现。其他神经，如喉返神经、舌咽神经、展神经等的麻痹症状，亦偶有发现。

（吴晓飞）

第四章 口腔疾病的预防与保健

第一节 口腔卫生状况与口腔保健措施的分级

将患者口腔卫生状况和治疗方法在临床上进行明确的分级，能增进临床口腔医师和患者之间的交流，增进临床口腔医师和卫生政策制订者之间的交流，便于评价服务区域居民口腔保健规划。世界卫生组织推荐的口腔卫生状况分级系统，包括恢复健康所需的相应口腔保健措施，简称 SI 指数（Thestates and intervention index）。这种措施是一种从 0 ～ -0.9 的分级表（表 4 -1），其中 0 表示不需要任何口腔保健措施， -0.9 则为口腔保健的最高限度。关于后者，应注意除这种口腔卫生以外所需的保健措施，就是口腔外科与保健范畴以外的事了。

表 4 -1 用 SI 指数表示口腔卫生状况和措施的分级

分级等级	口腔卫生状况	口腔保健措施类型一
0	口腔卫生完好	不需任何措施
-0.0	不明	定期检查
-0.1	有菌斑、牙龈出血	经口腔医师指导后进行自我口腔保健
-0.2	早期（可逆性）龋齿，牙结石，色素	牙齿保健（如刮治术，涂氟）
-0.3	错位美容缺陷，牙颌畸形	正畸保健，稀齿拉紧，位置端正
-0.4	牙支持组织疾病，牙周袋，牙松动	牙根面洁治、磨光，处理牙周袋，恢复牙稳固
-0.5	龋齿、牙釉质与牙本质腐蚀	充填龋洞，修补牙冠
-0.6	牙髓及髓质疾患	治疗牙髓
-0.7	牙龋坏无法修复	口腔组织的手术治疗：拔牙，去除口腔病灶，修复损伤
-0.8	1 ～ 3 个牙齿连续缺失需要修复和改善美观，咀嚼	恒牙置换，粘接牙冠或嵌入牙冠
-0.9	牙齿脱落所剩无几或完全无牙	局部或全口托牙装配

分级表内一方面负数绝对值越大，表示口腔卫生状况越差；另一方面所需口腔保健措施也就越复杂。再者，措施越来越复杂时，花费也随之增长。治疗失败与治疗错误的危险也随之增加。治疗时和治疗后的疼痛与不适感也会增加。在设计此指数过程中，所有这些因素都已考虑在内。

口腔卫生状况分级为患者口腔卫生状况诊断分级提供了基础，而表示诊断的数字系统，也可用来保存流行病学记录。既然每一级口腔卫生状况都有一套相应的疗法，那么 SI 指数也可用来划分在不同 SI 指数情况下所需要的设备和器械。

SI 指数的另一好处是，与适当的口腔组织模型一起来表示口腔疾病和防治结果时，可以用做口腔健康教育和健康促进的简单工具。这样的教育可使人们作出正确决定，选择究竟需要哪一种口腔保健措施。这一措施在发展中国家居民中特别需要，因为那里口腔保健机构和资源经常是有限的。

一、口腔健康状况调查的设计与实施

口腔健康调查（oral health survey）是口腔预防医学研究的基本方法。口腔健康调查在口腔预防医学中应用广泛，它描述人群口腔疾病的分布情况、发生情况、传播方式、流行强度，用于评价口腔卫生干预措施的效果等。21 世纪是预防医学的世纪，口腔健康调查的作用更为广泛。

口腔健康调查的主要作用有：

（1）对人群中口腔卫生状况的分布及其发展趋势进行测量。

（2）对某些重要因素，包括生物学、社会、经济、文化等因素对口腔健康的影响作出评价。

（3）探索存在的口腔卫生问题及对策、方法。

（4）对口腔卫生服务设施的利用情况及其发展趋势进行评估及测量。

（5）评价有关口腔卫生政策及干预措施实施后的效果。

（一）口腔健康调查设计

口腔健康调查必须注意口腔疾病本身的特点，进行样本和调查方法的设计，应特别考虑到两种主要的口腔疾病——龋病和牙周疾病的特点：①疾病与年龄有密切关系；②龋病的破坏是不可逆的，疾患现状不仅代表现有龋患数量也包括了既往病史；③随着患病率上升，疾病的严重程度相应增加；④这些口腔常见疾病存在于全部人群，差别只在于患病率与严重程度；⑤大量证据表明，不同社会经济和环境条件的人群龋病的发病是有差别的；⑥标准检查包括对每个受检对象作多方面的检查。

1. 调查设计　为了达到预期的调查目的，在进行调查以前必须要有周密和全面的调查设计，使调查结果充分显示其科学性和可靠性。为了使世界各国和地区的口腔健康调查的资料具有统计学的可比性，必须采用全球统一的调查标准和方法，世界卫生组织特别重视基本的口腔健康调查方法。1971 年出版了《口腔健康调查的基本方法》（Oral Health SurveysBasic Methods）手册，以后又不断修订，于 1978 年、1987 年、1997 年分别出版了第二、三、四版。

2. 调查目的　调查的目的是根据防治工作的需要来确定的，通过调查指标具体化，也是选择调查指标的依据。调查者必须回答以下 5 个问题：①要调查什么？②调查结果作什么用？③说明什么问题？④采用什么方式调查？⑤为什么采用这种方式？

调查目的的选择将决定调查的方法和内容，同时也决定调查的项目和对象以及指数的选择。口腔健康调查可有很多不同的目的，如为了制定预防规划及措施，进行一般的调查，了解当地龋病牙周病患病情况；为了了解某种口腔疾病发病率偏高的原因；对特定人群的口腔健康状况及有关因素开展调查等。

一般来讲，口腔健康调查的目的不外乎为了解口腔保健及医疗的问题，对现状进行了解为以后确定对策收集基本的资料；为了解影响医疗及保健的环境及因素收集资料；对口腔医疗保健活动进行评价，对开展的项目、措施的效果做出判断。

制定口腔健康调查计划前，应有明确的目的，应当根据口腔疾病防治工作的实际需要来确定调查研究的目的。目的不同则调查的内容、方法、对象和范围也就不同，例如，了解某地区 12 岁儿童的龋齿患病率，调查对象为某地区小学六年级的学生，不属于这一范围者不调查。

（二）调查对象与方法

调研人群是依据调查目的进行选择的，一旦明确调查目的即决定了调查对象。如全国第二次口腔流行病学调查，调查对象以集体常年居住的城、乡居民为主，幼儿园、学校、工厂、机关单位、自然村和敬老院等。调查对象的年龄为：6 岁、12 岁、15 岁、18 岁、35 ~ 44 岁、65 ~ 74 岁。其中 12 岁及 15 岁需为当地出生及成长者，凡由外地迁入或出生后在外地生活一段时间后再转回者不作为调查对象。

调查的目的确定以后，就要根据人力、物力选择最合适的调查方法，根据调查范围的不同可分为：

1. 试点调查（pilot survey）　在进行大规模的正式调查以前，所进行的小型调查，通过试点调查可初步了解群体患病的变异情况，发现其他尚未列入的调查项目，试点调查还可以使参加调查者的人员统一标准，取得调查经验。WHO 推荐先对有代表性的 1 ~ 2 个年龄人群进行调查，首选 12 岁组，以获得少量的参考资料。

2. 捷径调查（pathfinder survey）　世界卫生组织为制定口腔卫生工作计划而推荐的一种调查方法，其目的是为在较短时间内了解某群体口腔健康状况，并估计在该群体中开展口腔保健工作所需的人力、物力。由于这种方法通常只检查有代表性的指定年龄组的人群（5 岁、12 岁、15 岁、35 ~ 44 岁、65 ~ 74 岁），所以节省时间和人力。

3. 抽样调查（Sampling survey）　是由于人力、物力和时间限制而经常采用的调查方法，抽样调查是根据随机化的原则从总体中抽取一定数量的观察单位进行调查，用以估计总体的情况，抽样的方式有单纯随机抽样（Simple Random Sampling）、系统抽样（Systematic Sampling）、分层抽样（Stratified Sampliing）、整群抽样（Cluster Sampling）、多级抽样（Multistage Sampling）也称阶段抽样等。整群抽样、单纯随机抽样、分层抽样等可先后交叉重复使用。我国第二和第三次口腔健康流行病学调查就采用这种方法。

口腔流行病学调查方法很多，在实际工作中，往往应根据不同情况结合应用，灵活掌握。例如把机械抽样同分层抽样结合等。

（三）样本大小

样本大小（sample size）与调查研究所要求的精密度有关，精密度要求愈高样本量就愈大。精密度确定之后，必须估计某种口腔疾病在群体中的变异程度，换句话说，是否患病情况与群体均值之间存在差别。如与群体平均值的变异程度愈大，在同一精密度的情况下，需要的样量本也就愈大。如果不知道人群龋病患病情况，有必要在调查开始之前对疾病的患病情况进行了解和估计。一个直接和有效估计人群中龋患状况的方法是把人群划分为有、无龋病。例如，可以在预计龋病患病状况可能存在明显差别，但又便于检查的 2 ~ 3 个当地学校中，检查不同经济状况 2 ~ 3 个班的学生。当无龋学生人数比例大于 20%，其患龋率是低的，如果 5% ~ 20% 儿童无龋，患龋率为中等；如果无龋儿童的比例小于 5%，则认为患龋率高。这种患龋率高低的估计可用于决定调查的样本数量，指导完成调查计划及样本设计表的填写。

（四）调查指标与项目

调查指标是根据调查目的而确定。一个理想的口腔健康调查指标，应符合下列标准：能客观地反映疾病情况，能从数量差异反映疾病的各阶段，易于掌握和应用，简单易行，适用于大面积调查，重复性好，能进行统计学处理等。调查人群中不同疾病的患病情况应使用不同的指标。

调查项目是根据调查目的所要求预期分析指标而定，调查项目要求精选，主要项目不能遗漏，要采用统一名词术语。

分析项目为预期分析指标整理统计时所必需的原始资料，例如调查在学校学生的患龋率、龋均等预期分析指标，调查表就必须有"性别"、"年龄"、"各牙位患龋"等项目供统计分析的直接原始资料。包括龋病情况和治疗需要、牙周疾病情况、颞颌关节情况、口腔黏膜损害、牙釉质混浊/牙釉质发育不全、氟牙症情况、口腔卫生状况、口腔义齿情况、牙颌异常、急需处理的情况等。

备考项目为确保分析项目填写完整、正确，便于检查，补充和更正而设备考项目，通常不直接用于分析，例如姓名、学校名称、班级、单位等。备考项目有助于明确调查对象和复查，调查者的签名和调查日期有助于查询与明确责任。

（五）调查表格与标准

检查表及其所列项目都必须使用标准代号，否则调查资料就难以进入计算机标准程序进行统计，从而无法完成资料的整理和总结工作。即使调查表中某些项目的资料不予收集或记录，某些项目不适合于所检查的人群，代号亦须保持不变。

表格的设计为便于以后计算机进行处理，各格旁边均有记录代号的说明。每格都编有一识别符号（圆括号内的小数字），该代号代表计算机程序上的一个位置。为了减少错误，所有进入计算机的数字必须填写清楚，有的数字常易混淆，如1和7、2和4、6和0，为了避免混淆和保证统计结果准确，数字应按下列方式以印刷体书写。

1 2 3 4 5 6 7 8 9 0

采用字母作代号时，例如记录乳牙检查结果，必须用大写字母如下。

A B C D E

关于表格内牙位标记，国际上均采用 1970 年国际牙科联盟（international dental federation. 简写 FDI）所提出的二位数标记法，第一位数字说明牙齿所在分区，第二位数字表示牙齿在牙列中的位置。

在确定某一牙齿的位置时，建议首先读象限的代号，然后读代表牙位的数字，如右上侧第二切牙读"1、2"，不读"12"；左下第三磨牙读"3、8"不读"38"。

即采用表格形式把调查项目有顺序地排列供调查者使用，附世界卫生组织 1997 年制定的口腔健康调查供参考。

二、调查步骤

进行一次口腔健康调查，通常分 3 个阶段进行，准备阶段、实施阶段和资料审核阶段。

（一）准备阶段

调查前应确定调查的实施计划，包括调查的协调、统一的调查标准、调查器材准备等。

1. 调查的协调　调查计划拟定后就应与有关卫生行政机构取得联系，得到他们的同意和支持后，再进一步与被调查者的单位联系取得同意，向被调查者说明调查意义与目的，以及具体调查计划，以便得到他们支持与配合，使调查工作能顺利进行。

2. 标准一致性试验　统一调查标准。在口腔检查中，口腔医师对口腔疾病的临床症状的结果、诊断等，在医疗水平、仪器设备、检查手段等其他因素基本相同的情况下，仍可能出现判断的不一致。口腔健康检查结果出现差异主要有两个原因：一是龋病、牙周病早期病损极小，临床难以诊断，甚至疾病发展到相当程度也可能漏诊或误诊；二是生理和心理因素如疲劳、研究兴趣、决断能力、视力、触觉等都可在不同程度上，甚至经常地影响检查者的判断力。

防止口腔医师出现判断的不一致的方法是：口腔疾病的诊断标准要明确；调查前要认真培训，对于诊断标准要统一认识；进行调查前要做标准一致性试验（calibration）。实际工作中由于重复观察造成的判断不一致很难避免，只能采取措施控制在最低限度，同时应当选用适当的统计方法评价其判断的一致性的程度。

临床试验研究中把重复观察的一致性分为：同一口腔医师对同一患者进行两次以上观察做出判断的一致性（intraobserver agreement）和两个或多个口腔医师对同一对象进行观察作出判断的一致性（interobserver agreement）。尽管检查者之间评价个体的口腔状况可能存在差异，但在评价群体的状况时，则应接近一致。在进行流行病学调查前对参加检查的人员进行训练，使他们的临床诊断达到一致，这点非常重要。

检查方法的标准化和一致性的目的是保证对进行观察与记录的各种疾病及状况有一致的解释、认识和统一的检查方法；保证每个检查者均按统一标准进行检查；使检查者之间的差异减少到最低限度。

调查前必须对调查者进行培训，使调查者检查标准一致，以达到统一认识、统一标准、统一方法。然后作标准一致性试验，不合格者不能参与调查。

只要可能，应聘请有经验的流行病学专家进行培训指导，并在校准试验中作为统一标准的参照，以确保标准一致。培训工作一般需要两天，再加上两天作为一致性试验的时间，根据训练检查者的数量和调查所采用的指标数量，也可能需要额外的时间。最好在训练和校准之间安排几天的间隔时间，使检查者有时间吸收、理解调查指标的知识和实践调查的方法。

当只有一个检查者而得不到有经验专家指导时，他应该首先进行练习，选取一组包括各种复杂口腔疾病的 10 个患者进行检查。然后该检查者应确定当他采用这些诊断标准，连续 2d 内，对大约 20 人的同一组疾病检查两次所得到的一致性。这些患者应经过预选，应包括在主要调查中将会遇到的全部病种，通过比较两次检查结果，就能估计出检查者诊断错误的程度和性质。如果差错大，则应进一步复习对标准的解释，再进行校准练习，直到检查中达到满意的一致性。一般认为一致性应达到 85% ~ 90%。

组织检查者进行调查时，对每个检查者本身（检查者本人的重复性）和检查者之间的差别（检查者之间的一致性重复性）都必须进行评价。如缺乏经过训练的可靠的检查者作为参照，每个都应检查相同的 20 名或 20 名以上患者，然后比较结果。发现有较大差异性，应重新检查，通过讨论找出诊断差异。一组检查者采用共同标准达到适当的一致性是非常重要的。如果某些检查者不按要求作检查和记录，并坚持不改正，则应将其从调查组调离。对可能参加检查工作的人来说，在校准试验工作开始前应该懂得，取得标准化检查结果的能力并不一定反映他们的临床水平。

除非所有检查者应用一致标准进行检查，否则就不能客观地反映不同地区、不同人群的患病状况及严重程度，甚至做出错误的估计。由于检查者之间总是存在差异，因此在实际调查中，建议全部检查者都应按相同的比例检查样本中每一主要人群组。

3. Kappa 值的计算　Kappa 统计量的计算公式 $Kappa = \dfrac{P_zA - Pe}{1 - Pe}$ 式中 P_zA 为实际观察到的一致率，$P_zA = \dfrac{实际观察一致数}{总检查人数}$，用符号表示可改写为 $P_zA = \dfrac{\Sigma_A}{N}$，$\Sigma_A$ 为两次观察结果一致的观察数，Pe 为期望一致率，即两次检查结果由于偶然机会所造成的一致率。简称期望率。

由公式可见，Kappa 值实际为两个差值之比，分子为实际观察到的一致率和可能由于偶然机会造成的期望率之差值，差值越大，说明观察到的一致率远比由于机会造成的期望一致率高，分母为（1 - 期望率），若 Kappa 值较大说明一致性较好。实际上 Kappa 值应在 0 ~ 1 之间，若 Kappa 值 = 1，说明两次判断的结果完全一致，若 Kappa 值 = 0，说明两次判断的结果完全是由于机遇造成，可见 Kappa 值愈大，表明一致程度愈好，一般说来若 Kappa 值 ≥ 0.75，说明已取得相当满意的一致程度，若小于 0.4，说明一致程度不够理想。

结果　Kappa 值 0.4 以下　不合格

0.41 ~ 0.60　中等

0.61 ~ 0.80　优

0.81 ~ 1.0　完全可靠

4. 复查　在长期连续的检查过程中，检查者掌握诊断标准可能发生改变。为了检测和改正，以减少这一倾向，推荐进行复查。为此目的建议每一个检查者在主要调查中复查 5% ~ 10%（不少于 25 人）的儿童。要尽可能使检查者不知道他是在作复查，否则会影响复查的进行和质量。大规模的调查最好在调查开始（如标准一致性试验时），调查中途和结束时都安排复查。多数检查者参加调查时，应指定一名有经验的流行病学家在整个调查过程中作为检查标准的参照者。标准者参照者至少应对由某一检查者检查的 25 个调查对象进行复查。

5. 调查器材准备　调查前应将所需的器械准备好，调查过程中应有人专门负责消毒，除所用材料为高压消毒外，其检查器械的消毒，建议在 2% 戊二醛溶液中浸泡 30min，然后以消毒蒸馏水或盐水洗后备用。

调查所用的器械及用品应轻便，一般需要下列器械及用品：平面口镜、镊子、盛消毒溶液的容器、洗手盆（一盆盛清水，一盆盛肥皂水）、擦手纸及肥皂、棉球（去除牙面食物残渣用）、调查表、复写纸、硬的书写板及夹子、削尖的铅笔、橡皮擦和记录指南及检查标准。

6. 感染控制　在调查过程中检查者有责任保证适当的感染控制。当训练检查者时，应强调正确使用口镜和探针完成全部口腔检查而不可使用手指接触口腔组织以避免交叉感染。

推荐使用一次性口罩和手套，戴保护眼镜。每个检查者应有足够的器械以保证其余的检查器械按照消毒液生产厂家的建议时间浸泡。在消毒前对器械的清洗和干燥也十分重要。感染控制和废物的抛弃也应遵循目前国家规定的有关条例、要求和标准。

7. 检查用光　整个调查中尽量使用一致的光源，如果调查的地点都有电，最好使用蓝－白色光的轻便检查灯。使用一般的人工光源（黄红色）则较自然光和正确的人工光源难以发现口腔组织的炎症和改变。如果使用人工光源，检查中都一致使用人工光源。如果检查的地区没有电，则全部都应在自然光下检查。

（二）实施阶段

在作好调查前准备工作，确定调查点之后，即开始进入调查工作实施阶段。

为使调查工作有条不紊地进行，提高工作效率，现场的布置也很重要。现场环境要安静、光源要充足，检查与记录人员对面就座，以便记录者听清楚检查者的指令代号，一般要求用印刷体标记，字体要清楚。安排好检查场所的出入口，尽量减少受检者等候的时间。

调查负责人应掌握全部过程，深入到各调查点了解进展情况，发现问题及时解决，切忌埋头于检查工作而忘了自己的组织管理责任，调查负责人还应把每日的情况作重点扼要的记录，如检查的时间、地点、人数、发现的特殊情况等，这些情况有助于调查资料分析，当每个调查点结束时，还要组织调查员把调查记录仔细检查一遍，发现问题，及时解决。

（三）审核阶段

调查后，应将所得数据及早进行严格核对，坚决剔除一些不完整、不可靠的数据，审核的主要要求是：调查表格中前后相关的事项，必须有合理的一致性，填写的标准和记录符号应统一，表格中所列的项目应全部填写。资料审核应与调查同时进行，边调查边审核。或在调查后立即进行，若有误漏，应及时弥补。忽略这方面的工作将会带来不必要的错误，降低调查结果的完整性和正确性。

三、数据整理和统计

调查工作结束以后，按原设计要求将原始数据按照标准的计算程序进行整理，在无条件使用计算机的地区，可采用手工整理计数方法进行，以便于作数据的整理。

（一）数据整理

把调查数据按一定的标志分组，正确的设计分组才能显示出数据的内部规律性，分组合理与否直接影响结果的分析判断，合理分组就是坚持在同质的原则下，用明确的指标将全部调查数据，按设计好的整理表进行归纳，便可获得所需要的基本数据，供统计分析用。例如龋病的分组一般按年龄、性别、地区、民族等，通过这样的分组方法所整理出来的数据就能反映该地区龋病流行的规律。分组设计取决于调查目的、数据性质和样本含量的大小，分组的标准要明确具体、易于区分。

世界卫生组织对龋病和牙周病流行病调查提出了以下标准年龄分组：19岁前可按单个年龄或选择年龄分组，如选择6岁、9岁、12岁、15岁、17岁岁分组。以后每5岁和每10岁再行分组，每5岁一组，即20岁～、25岁～、30岁～，每10岁一组，即35岁～、45～、55岁～以及65岁以上组。

分组整理也要随时审核数据有无错误。审核数据包括逻辑检查和计算检查，逻辑检查是从数据的相互关系中检查是否合乎逻辑，有无矛盾，计算检查是检查各数字相加是否符合总计，检查无误才能进行统计分析。

（二）数据统计分析

在口腔健康调查中，往往采用抽样研究的方法，而抽样研究就不可避免会产生抽样误差。调查数据的统计就是运用统计方法对调查结果进一步计算，按照相应指标，进行分析对比，辨别其患病率差异是否显著，各种调查数据结果相关性如何，从而掌握口腔疾病流行的规律，阐明人群中的口腔健康状况，为开展口腔保健工作打下基础，可使用电子计算机进行统计分析。

在我国，随着电子计算机的逐渐普及，计算机技术在统计分析的运用已开始受到了越来越广泛的重视，已经成为数据统计分析不可缺少的精确而有效的工具。计算机整理可以借助各种软件，如 Foxbase、FoxPro、dbase Ⅲ 等数据库软件，如 Spss、ASA、Excel、Epi info 等应用软件对于口腔健康调查的数据进行统计非常有用。在使用计算机对数据进行统计分析的过程中，一些统计软件不仅能将统计结果快速地运算出来，而且能以统计表与统计图的形式显示出来。这就有利于对调查数据的分析和调查结果的形成。同时，也正因为计算机的使用，口腔健康调查从设计到数据的收集和整理的整个过程中，对规范性的要求也就更为严格。

在正式使用计算机对数据进行统计分析之前，必须学会统计软件的使用方法。使用计算机对数据进行统计分析一般需要专门的统计软件。简单的统计软件也可以自己进行设计。

第一步，用计算机进行数据处理，是在计算机进入统计程序的数据输入准备状态以后，将调查中收集到的原始数据输入计算机，输入的内容只能是各种数据的数字代码。

第二步，将各种原始数据的代号存贮在数据文件中的准备位置（输入计算机）。

第三步，对这些文字符号所代表的变量加以明确说明，将对所有主要变量的解释输入计算机。

第四步，指出遗漏或无效资料的数字代码，并输入计算机。

第五步，计算机执行各种统计指令。从而获得精确的统计分析资料。这方面可参阅有关医学卫生统计书籍。

（三）偏倚的预防和控制

口腔流行病学的研究对象是人群，而人群生活在社会中、具有变异性，这就使得临床口腔流行病学的临床试验比实验室实验难度更大。目前已经证实，在口腔医学临床试验中影响结果真实性的误差有两种，一种是误差，另一种是偏倚。

1. 误差（error）　临床试验中把试验中的原始数据与真实值之差，样本的统计量与相应参数之差统称为误差。误差的分类有多种，粗略地可以分为非随机误差和随机误差两大类。随机误差（random error）是在抽样调查过程中产生的，是抽样研究中固有的，由于机遇所造成，不能避免，它的产生是有一定规律的，可测量其大小，并能通过抽样设计和扩大样本来加以控制。非随机误差可以分为非系统误差和系统误差两种，非系统误差是在试验过程中研究者由于偶然的失误造成的误差，假若它们的值是恒定不变的，或者是遵循着一定的规律变化则称为系统误差。

2. 偏倚（bias）　是指在临床试验中，由于某些非试验因素的干扰所形成的系统误差歪曲了处理因素的真实效果。偏倚与误差有着密切的关系，实际上它是一种系统误差，尽管大小不一定恒定，其方向是恒定的，造成检查结果与实际情况不符。在临床试验设计和研究过程中，存在许多非试验因素，研究者事前并不知道，因而偏倚只能进行控制而不可能完全避免。

偏倚存在于整个口腔医学临床试验过程中，来源复杂，表现多样。从阅读文献到设计阶段，从科研实施到资料整理分析，均应注意偏倚的预防和处理。要取得研究的成功，达到预期的目的，都必须做好临床试验设计，了解临床试验中偏倚的来源，预防和控制临床试验中偏倚的发生。

（1）选择性偏倚：样本人群的选择方法错误时，研究对象的代表性很差，使研究结果与总体人群患病情况之间有误差，这种由于纳入研究对象的方法不正确而产生的偏倚称为选择性偏倚（selection bias）。例如选人试验组和对照组的病例的病情、年龄、性别差异悬殊，影响到两组最后的试验结果。纳入标准和排除标准规定的不明确或不正确都可能产生选择性偏倚。

以口腔医院患者作为研究对象时，其样本构成与人群中同样的病种在患病率、研究因素的发生率方面可能是不同的。这是因为在不同规模、不同层次的口腔医院中，由于其服务对象与服务地区的不同，患者来源不一致；研究者倾向于收治自己专长领域的病例，而其他病例得不到同等程度的重视；患者的就诊情况受到经济条件、地理条件的限制而千差万别。因此，通过口腔医院病例样本得出的研究结论不能代表总体的真实情况。以志愿者为研究对象时，由于其合作程度，或较差的工作生活条件而与非志愿者构成明显差别。从电话簿随机挑选的人群往往只能代表一定的社会经济层次，而不能代表总体。因某种疾病需频繁就医者，可能诱导口腔医师发现该病与其他因素的虚假联系。

研究者本人可能有意识地选择自己喜好的文献，文献中也可能只发表了有利于作者假说的结果。这样，在临床试验设计时除了研究者设想的结果外，其他结果将被忽视。预防这种偏倚的方法是在临床试验设计前全面复习文献。

失诊偏倚又称无应答偏倚（unresponsive bias），无应答偏倚实际就是漏查。在随机抽样时，属于样本人群中的受检查者，由于主观或客观原因未能接受检查，如未接受检查的人数超过抽样人数的30%，结果就可能出现偏倚。防止的办法是在调查前做好组织工作，对受检者做好宣传工作，努力改善调查方式，使受检者积极配合。

（2）测量性偏倚：在试验过程中对研究对象进行观察或测量而造成的偏倚称为测量性偏倚（information bias）。主要来自4个方面。

1）因检查器械等造成的偏倚：在龋病、牙周疾病流行病学研究中，各指数的应用是基于临床检查。因此，检查器械不规范，现场工作条件差，如光线不足等，都可造成系统误差。如检查龋病和牙周病时，按WHO要求使用牙周探针与使用临床探针，结果就会不同。不同仪器测出的变量范围、均值可能不同，随机误差的分布不同。除了在实验初期应对之校准以外，在整个研究过程中还要有规律地、反复对所使用的仪器设备进行再校准，弄清其测量误差及使用特点。因此，研究者应该对观察者及其所使用的仪器设备，定期记录，以便发现偏倚时准确查找，做出必要的修正。

2）因沾染和干扰引起的偏倚：沾染（contamination）即对照组的患者接受试验组的处理措施，提高了对照组的有效率，其结果是造成了试验组和对照组之间差异缩小的假象。干扰（interference）则是指试验组从试验外接受了对试验因素有效的药物或措施（非处理措施），提高了试验组的有效率，其结果是扩大了试验组和对照组之间的差异。前者缩小了两组的差别，后者则扩大了两组的差别，但都不是真正由于治疗方案造成的差别。预防这种偏倚的方法，仍应从严格执行盲法入手，并严格执行设计方案的规定。

3）因调查对象引起的偏倚：在询问疾病的既往史和危险因素时，调查对象常常因时间久远，难以回忆而回答不正确，这种偏倚称回忆偏倚（recall bias）。有时调查对象对询问的问题不愿意真实回答，使结果产生误差，这种偏倚称报告偏倚（reporting bias）。如在调查个人收入情况时，常常得不到真实的回答。调查口腔卫生习惯，没有刷牙习惯的人有时要隐瞒，使记录不属实。防止的办法是设计中尽量避免被调查者回忆很久以前的事，并做好动员解除顾虑。

4）因检查和诊断结果的不一致引起的偏倚：由于口腔医师造成的检查结果误差，为检查偏倚（examiner bias）。口腔医师偏倚有两种：一是口腔医师之间偏倚（interexaminer bias），这是由于调查队伍中数名临床口腔医师，当他们对同 1 名受检者做口腔检查时，由于标准掌握不一致，导致结果有误差；二是口腔医师本身偏倚（intra examiner bias），是由 1 名口腔医师给 1 名患者（或健康者）做口腔检查时，前后 2 次检查结果不一致造成的。

因此，研究者应该了解这些不同的口腔医师，设计严格的操作或测量程序，有规律地对口腔医师进行复查，以保证所有口腔医师均按规定进行观察和测量。

防止口腔医师偏倚的方法是：口腔疾病的诊断标准要明确；调查前要认真培训，对于诊断标准要统一认识；调查前要做标准一致性试验（calibration）。

（3）混杂性偏倚：在分析性或试验性研究中，研究者试图确定某种因素对结局的作用。由于某些非试验因素与试验因素同时并存的作用影响到观察的结果，造成混杂因素的偏倚，简称混杂性偏倚（confounding bias），这种非试验因素称为混杂因素。在口腔医学临床试验中，要获得尽可能相似的两个或多个组进行比较，有时是非常困难的。用可能引起混杂的因素进行配对可减少或控制偏倚，但仍可能有未知的重要变量存在。减少这种未知变量造成偏倚的重要手段之一是真正做到随机。随机可用于试验因子的分配、试验对象的筛选，也可用来减少顺序效应，即受试者随机地分配为先接受一种处理，再接受另一种处理。通过将试验组与对照组配对，或通过分析时的分层，可控制混杂。但应注意在配对和分层时，只能用混杂因素作为控制因素。在某些情况下，为了节约样本含量、节省试验时间等种种原因，研究者可以保留少数偏倚事前未加控制，待统计分析时再作处理。

在研究过程中各种偏倚往往是同时在起作用，表现为混杂因素的干扰，设计时应当采用多种措施进行综合处理。另外，即便是十分完善的临床试验设计，也很难保证研究结果丝毫不受偏倚的影响，因此在做出试验结论时，应当持审慎态度而不能绝对化。

预防和控制偏倚是任何一个口腔医师都必须面对的严肃课题。随机、对照、盲法与足够的样本量是主要的预防和控制偏倚的手段。对口腔医师进行训练，对观察用仪器设备反复校准，正确应用医学统计学方法也是非常重要的。对偏倚的认识和防止也是一个不断深化的过程，对控制偏倚的策略的探讨和交流将有助于提高口腔医学临床试验水平。

（蔡鸿丹）

第二节　菌斑控制

牙菌斑是引起口腔两大感染性疾病的一龋病，牙周病的始动因子，没有牙菌斑就没有龋病，牙周病。有效控制菌斑是早期防治的关键。要达到菌斑控制的目的，必须了解牙面的不洁状态，掌握菌斑的临床评估方法，评价菌斑控制程度，才能彻底去除菌斑以及准确评价菌斑控制的效果。

一、菌斑显示

口腔卫生与菌斑清除密切相关，漱口、刷牙后可用菌斑染色剂来显示残余菌斑。根据菌斑残余的程度来检测漱口、刷牙的效果。牙面附着的菌斑较薄，颜色与牙齿相似，不用菌斑显示剂染色难以发现。在有效控制菌斑的基本操作方法中，除了刷牙和牙间隙的清洁方法外，菌斑显示剂的应用也包含在内。

菌斑染色液主要是用于指导刷牙方法和评价患者口腔清洁的效果。牙菌斑虽然能用探针等擦过牙面来判断，但对微量附着的菌斑却很容易被忽略，使用菌斑染色液可使微量的菌斑染色而被显示出来，从而使患者达到自我教育，自动使用清洁工具以提高菌斑控制的质量。菌斑显示常用于口腔医师在指导患者口腔卫生时；或作为患者为维护良好口腔卫生时应用。例如患者第一次就诊经过菌斑染色并计算出百分率以后，可让患者亲自观察沉积的菌斑，以后通过医师和患者共同的努力，每次复诊都要复查并记录在案，然后可逐渐观察菌斑控制记录的百分率升降变化，并可让患者亲眼看到菌斑减少后，牙周症状的改善情况，而树立信心。为了有效地控制菌斑，只有在口腔医师和患者的共同努力下才可能实现。

（一）菌斑显示剂的种类、组成及特点

菌斑的主要成分是微生物及其代谢产物所形成的有机质，这些有机质具有染色的功能。菌斑显示剂，通常按外用药物来对待，从保健的角度出发也应确保人体的安全。理想的菌斑显示剂应具备如下要求：菌斑着色容易、色调鲜明，染色度强，与口腔组织的颜色容易区别。在自然条件下容易脱色；无异味；对面部组织和衣物不染色；对口腔黏膜无刺激性、无致癌性；有防腐性或杀菌性。

在室内光线或无阳光的情况下，菌斑被染出的颜色，能与牙齿和口腔软组织的颜色有明显区别；根据菌斑的形成过程，微生物的含量及其代谢活性，能够显示不同的颜色。目前，常应用的菌斑显示剂的性质，均未能完全达到上述要求。使用目前一些常用菌斑显示剂有利于口腔疾病防治工作的开展。为便于选择，必须对它的特征、适应证及使用方法应有了解。

（二）常用菌斑显示剂

1. Skinnet's 染色剂　结晶碘（iodine crystals）3.3g，碘化钾（potassium iodine）1g，磺化锌（zinc iodide）1g，蒸馏水 16ml，甘油 16ml 配制而成。

染色性非常好，呈墨黑色，在短期内可自然脱色。但是对黏膜刺激性强，具有特殊的不适味道，同时染色性较差近来应用较少，目前应用碱性品红者较多。

2. Skinnet 氏染色剂　结晶碘 3.3g，碘化钾 1g，碘化锌 1g，甘油 16ml，蒸馏水 16ml。

或：碘化钾 1.6g，结晶碘 1.6g，水 13.4ml，甘油加至 30.0ml。

染色性欠佳，带黄褐色染色，极短时间内可脱色。对黏膜刺激强，有不快味道。

3. 0.5% 碱性品红液　碱性品红 15g，酒精 100ml，蒸馏水 1 000ml，加热至 60～70℃ 溶解。

染色性很好，呈紫红色，浓染，染色 1h 后也不容易脱色。但是对黏膜刺激强，有不适味道。

4. 市售菌斑显示剂产品，包括藻红片　染色性：较好，淡红染色，缓慢自然脱色。味欠佳，几乎无刺激。双染色菌斑染色液染色性较好，陈旧菌斑染成蓝色，新菌斑染成红色，自然脱色，有不适感，几乎无刺激。

5. 荧光菌斑染色剂　成分主要为荧光素钠，在特殊蓝色光线照射下菌斑显出黄色，日光下不显色。

（三）显示剂的使用方法

菌斑显示剂的类型有液剂和片剂之分。使用液剂时，可用棉球涂布，或稀释后含漱染色。使用片剂时，在口内嚼碎与唾液充分混匀，用舌涂布于牙面，反复活动 30s。显示剂在使用前需漱口，用药后再漱口或冲洗，无菌斑附着部位的染色被洗掉，有菌斑附着的区域则呈现一定染色。在使用中，个别人可能对显示剂中某些成分有过敏反应，故使用前注意询问过敏史。

二、机械性措施

刷牙或使用牙线、牙签、洁治等机械方法是去除牙菌斑、清洁牙、保持口腔卫生的重要措施。一般漱口大多是利用水在口内流动的冲击力去除滞留的食物残屑，能暂时减少口腔微生物的数量，使口腔保持清新，但漱口的力量不足以去除菌斑。

（一）刷牙

刷牙是每个人日常的自我口腔保健措施，是机械去除菌斑和软垢最常用的有效方法。刷牙还能起到按摩牙龈、增进牙龈组织的血液循环、促进龈上皮角化的作用，从而提高牙龈对有害刺激因子的抵抗力，增强牙周组织的防御能力，维护牙龈健康。很多研究提示，每天坚持正确方法刷牙，可减少龈炎的发生。国内有实验表明，儿童在停止刷牙后 7d 即发生了龈炎，说明刷牙是预防牙周病的有效口腔卫生措施。刷牙虽然是维护口腔卫生的有效方法，但有报道单纯的刷牙平均只能清除 50% 左右的菌斑，难以消除邻面菌斑。因此，除了刷牙外，还需要采用一些特殊的牙间清洁器，如牙线、牙签、牙间刷等去除牙间隙的菌斑。

（二）牙线

牙线可用棉、麻、丝、尼龙或涤纶制成，不宜过粗或太细。有含蜡或不含蜡，也有含香料或含氟牙线。含蜡牙线一般用来去除牙间隙的食物残渣和软垢，但不容易去净菌斑。不含蜡牙线上有细小纤维与牙面接触，有利于去除牙菌斑。也有研究表明，含蜡和不含蜡牙线在去除菌斑方面没有显著性差异。牙周病患者使用牙线之前，应首先进行龈上洁治和根面平整，如邻面充填体有悬突存在应磨光，使之与牙齿的解剖外形一致，以免钩住牙线使牙线磨损而容易拉断。牙线的使用方法如下：取一段长 20～25cm 的牙线，将线的两端合拢打结形成一个线圈。或取一段 30～40cm 长的牙线，将其两端各绕在左右手的中指上。清洁右上后牙时，用右手拇指及左手食指掌面绷紧牙线，然后将牙线通过接触点，拇指在牙的颊侧协助将面颊牵开。清洁左上后牙时转为左手拇指及右手食指执线，方法同上。清洁所有下牙时可由两手食指执线，将牙线轻轻通过接触点。两指间牙线长度为 1～1.5cm。牙线通过接触点，手指轻轻加力，使牙线到达接触点以下的牙面并进入龈沟底以清洁龈沟区。应注意不要用力过大以免损伤牙周组织。如果接触点较紧不容易通过，可牵动牙线在接触点以上做水平向拉锯式动作，逐渐通过接触点。将牙线贴紧牙颈部牙面并包绕牙面，使牙线与牙面接触面积较大，然后上下牵动，刮除邻面菌斑及软垢。每一个牙面要上下剔刮 4～6 次，直至牙面清洁为止。再以上述同样的方法进行另一个牙面的清洁。依上法进入相邻牙间隙逐个将全口牙齿的邻面菌斑彻底刮除。注意勿遗漏最后一个牙的远中面，且每处理完一个区段的牙后，以清水漱口，漱去被刮下的菌斑。如果手指执线不便，可用持线柄（floss holder）固定牙线后，通过接触点，清洁邻面。

（三）牙签

在牙龈乳头退缩或牙周治疗后牙间隙增大时，可用牙签来清洁邻面和根分叉区。常用的牙签有木质和塑料的。木质牙签要有足够的硬度和韧性，避免折断；表面要光滑，没有毛刺，以免刺伤牙龈；横断面以扁圆形或三角形为佳。塑料牙签则根据牙间隙和龈乳头的解剖形态，设计成匕首形，尖端和刀口圆钝且薄，易于进入牙间隙。

使用方法时将牙签以 45°角进入牙间隙，牙签尖端指向𬌗面，侧面紧贴邻面牙颈部，向𬌗方剔起或做颊舌向穿刺动作，清除邻面菌斑和嵌塞的食物，磨光牙面，然后漱口。

使用中要注意勿将牙签压入健康的牙龈乳头区，以免形成人为的牙间隙。使用牙签时动作要轻，以防损伤龈乳头或刺伤龈沟底，破坏上皮附着。

（四）牙间刷及橡胶按摩器

牙间刷适用于龈乳头丧失的邻间区，以及暴露的根分叉区和排列不整齐的牙邻面。特别是对去除颈部和根面上附着的菌斑比牙线和牙签更有效，使用起来比牙线方便。牙间刷分刷毛和持柄两部分。刷毛插在持柄上，可经常更换。持柄、刷毛形状大小不等，刷毛有瓶刷式和锥形的单撮毛式。橡胶按摩器由锥体橡胶及金属或塑料柄构成，或将锥体形橡胶装在牙刷柄的末端则使用更加方便。橡胶按摩器的主要作用是按摩牙龈，增强血液循环和上皮组织的角化程度，同时可通过橡胶的机械作用去除邻面颈部的牙菌斑，以维护牙周组织的健康。使用时将橡胶末端置入牙间隙按摩牙龈组织，并去除龈沟及邻面菌斑。

（五）龈上洁治术和根面平整术

属于由专业人员进行操作的非手术治疗范畴。由专业人员用机械方法帮助去除菌斑、白垢、牙石等局部刺激因子，恢复牙周组织健康。

三、药物及化学方法

在机械性方法控制菌斑的基础上，配合药物可有效地控制菌斑，达到预防和治疗牙周病的目的。药物必须依靠一些载体，如含漱剂、牙膏、口香糖、牙周袋冲洗液、缓释装置等才能被传递到牙周局部，起到控制菌斑的作用。

作为控制菌斑的药物应具有以下特点：

（1）能杀灭菌斑微生物或防止其生长繁殖，对特异性致病菌有效。

（2）性质稳定，不受口腔和菌斑中其他成分的影响。

（3）快速杀灭微生物，不引起细菌的耐药性。

（4）对口腔组织和全身均无有害副作用或副作用少，不引起机体的变态反应。

下面介绍几种常用的控制菌斑药物。

（一）氯己定

氯己定又称洗必泰（hibitane），化学名称为双氯苯双胍己烷，系二价阳离子表面活性剂，常以葡萄糖酸洗必泰（chlorhexidine gluconate）的形式使用。

洗必泰抗菌斑的作用机制是：

（1）减少了唾液中能吸附到牙面上的细菌数：洗必泰吸附到细菌表面，与细菌细胞壁的阴离子作用，增加了细胞壁的通透性，从而使洗必泰容易进入细胞内，使胞浆沉淀而杀灭细菌，因此吸附到牙面上的细菌数减少。

（2）洗必泰与唾液酸性糖蛋白的酸性基团结合，从而封闭唾液糖蛋白的酸性基团，使唾液糖蛋白对牙面的吸附能力减弱，抑制获得性膜和菌斑的形成。

（3）洗必泰与牙面釉质结合，覆盖了牙面，因而阻碍了唾液细菌对牙面的吸附。

（4）洗必泰与 Ca^{2+} 竞争，而取代 Ca^{2+} 与唾液中凝集细菌的酸性凝集因子作用，并使之沉淀，从而改变了菌斑细菌的内聚力，抑制了细菌的聚积和对牙面的吸附。

洗必泰主要用于局部含漱，涂擦和冲洗，也可用含洗必泰的凝胶或牙膏刷牙以及用洗必泰涂料封闭窝沟。

洗必泰能较好地抑制龈上菌斑形成和控制龈炎。使用0.12%或0.2%洗必泰液含漱，每天2次，每次10ml，每次1min，可抑制菌斑形成达45%～61%，龈炎可减少27%～67%。

洗必泰的副作用表现在：

（1）使牙、修复体或舌背上发生染色，特别是树脂类修复体的周围和牙面龈1/3处，呈棕黄色；染色沉积在牙表面，不透入牙内，可通过打磨、刷牙或其他机械方法去除。

（2）洗必泰味苦，必须在其中加入调味剂。

（3）对口腔黏膜有轻度的刺激作用。很多实验表明洗必泰对人和动物毒性很低，口腔局部使用是安全的。除了抗菌斑与龈炎外，还可用于口内手术之后，用于预防根面龋及作为龈下冲洗剂。与氟化亚锡一起使用时，应在用洗必泰液含漱后0.5～1h再用氟化物，以防止作用相互抵消。

（二）甲硝唑

甲硝唑（metronidazole）又称为灭滴灵，属抗厌氧菌感染药，属抗厌氧菌感染药，对牙周病致病菌有明显的抑制和杀灭作用。它是一种有效地控制菌斑的药物，当甲硝唑含漱液在口腔中浓度达0.025mg%时，即能抑制牙周常见厌氧菌，当达到3.125mg%时，放线菌也被抑制。每日含漱灭滴灵2～3次，对防治龈炎、牙龈出血、口臭、牙周炎均有良好效果，还对口腔滴虫阿米巴原虫感染有抑制作用，且对口腔黏膜无刺激反应。此外，甲硝唑的缓释药物或控释系统也已研制成功，大大提高了局部用药对牙周病的治疗效果。

该药部分自唾液排泄，故口服后不但在血清中有效，而且在唾液中也有效。如果长期服用，应注意观察可能出现的一些副作用。

（三）替硝唑

替硝唑（tinidazole）为甲硝唑的同类药物，二者具有相似的抗菌谱，但化学结构稍有不同，故抗厌氧菌活性增强，半衰期延长，不良反应减少。有实验表明在用替硝唑含片治疗成人牙周炎时，其抑制革兰阳性厌氧菌作用强于甲硝唑。

（四）抗生素

局部和全身应用抗生素能不同程度地控制菌斑、消除炎症，可用于牙周病的治疗，以及辅助牙周病的预防。四环素是治疗牙周炎最常用的抗生素，特别对局限性青少年牙周炎的疗效超过单独外科治疗。口服四环素后，龈沟液中四环素的浓度是血液中的 2～10 倍。对革兰阳性及革兰阴性细菌、螺旋体、牙龈类杆菌、产黑色素类杆菌等均有抑制作用。四环素、二甲胺四环素能抑制牙周袋内螺旋体的生长，结合机械性措施能提高疗效。四环素还可通过抑制中性白细胞胶原酶来抑制结缔组织破坏。

强力霉素对伴放线杆菌有特殊的抑制效果，因此可供选做预防和治疗青少年牙周炎的药，它对组织的穿透力较强，半衰期较长，所以用药剂量较小，该药还能控制牙周炎的活动期。

螺旋霉素对革兰阳性菌的抑制力较强，对革兰阴性菌也有一定的抑制作用。能有效地控制变链菌、黏性放线菌、产黑色素类杆菌及螺旋体。药理检验表明，服药后龈沟液中浓度较血液中浓度高 10 倍。

5% 卡那霉素糊剂局部涂擦可减少菌斑的堆积。此外，青霉素、万古霉素对龈下菌斑也有抑制作用。

虽然某些抗生素对牙周病的治疗有较好的疗效，但使用抗生素作为控制菌斑预防牙周病的方法是不适宜的。长期使用可抑制口腔中正常菌群而导致菌群失调，并且可能产生耐药菌株。此外，还有药物交互作用的问题。

（五）其他药物

1. 酚类化合物又称香油精（essential oils）　主要为麝香草酚、樟脑酚和甲基水杨酸盐混合而成的抗菌斑制剂，商品名为 Listerine（26.9% 酒精，pH 值 5.0）。主要用做漱口剂，每天 2 次，可快速渗透牙菌斑的生物膜，发挥杀死细菌的功效，有研究报道可减少菌斑量及降低龈炎指数平均 35%。

2. 季铵化合物系一组阳离子表面活性剂　能杀灭革兰阳性和革兰阴性细菌，特别对革兰阳性菌有较强的杀灭作用，其机制是与细胞膜作用而影响其渗透性，最终细胞内容物丧失。季铵化合物主要包括氯化苄乙氧铵（benzethonium chloride）和氯化十六烷基吡啶（cetylpyridium chloride）。一般以 0.05% 的浓度作为漱口剂，可抑制菌斑的形成和龈炎的发生。长期使用可能出现牙染色、烧灼感或促进牙结石的形成等副作用。该制剂在口腔内很快被清除，故不能保持疗效。

3. 血根碱（sanguinaria）　是从血根属植物（如美洲血根草根、白屈菜全草等）中提出的生物碱，具有抗菌斑和抗龈炎作用，常含于漱口剂及牙膏中使用，其中含 0.03% 氯化血根碱和 0.2% 氯化锌。使用这种牙膏和含漱剂与对照组比较两者在控制菌斑、龈炎和牙龈探诊出血方面均有显著性差异。

4. 氟化亚锡（SnF_2）　氟化亚锡牙膏临床试验结果表明减少龈炎 14.6%～18.8%，牙龈出血 18.6%～20.5%，其作用机制为抑制细菌黏附、生长和碳水化合物代谢，明显减少细菌生长，干扰菌斑代谢过程，降低菌斑毒力。微生物学研究证实，氟化亚锡还与根面反应，减少牙本质过敏。氟化亚锡是活性较高的抗菌剂，锡离子进入细菌细胞并滞留，从而影响细胞的生长和代谢，因此能抑制菌斑形成。用 1.64% 的氟化亚锡做龈下冲洗，能抑制龈下菌斑，并能延缓牙周再感染。用 0.4% 氟化亚锡凝胶涂刷牙面，也可抑制菌斑形成。氟化亚锡漱口液浓度为 0.1%，牙膏浓度为 0.45%。

5. 三氯羟苯醚（triclosan） 又叫三氯生，是一种广谱抗菌剂。能有效抑制多种革兰阳性与阴性细菌。许多国家作为抗菌剂用于日用卫生品，医院里用做皮肤抗菌剂。口腔用于牙膏，漱口液具有广谱抗菌活性。在抑制浓度（0.1~1.0μg/ml）可阻止细菌对必需氨基酸的摄取，杀菌浓度（0.3~5.0μg/mL）则可使细菌浆膜结构破坏，细胞内容物外漏。其抗微生物的主要作用部位是细菌的胞浆膜。三氯羟苯醚加入共聚体（聚乙烯甲醚顺丁烯二酸，PVM/MA，商品名为 Gan-trez）可使牙釉质和颊黏膜摄取更多的三氯羟苯醚，增加其在牙菌斑、唾液、釉质及口腔软组织的滞留，增加有效的抗菌浓度与抗菌活性，更有效地减少菌斑形成。共聚体还是理想的抗牙石制剂，可抑制晶体的生长率，但不侵蚀或损伤釉质面，主要是局部作用，而不产生全身性吸收的影响。

牙周病是牙周组织局部的感染，因此多主张局部用药，使药物直接到达病变部位而达到预防和治疗目的。因此，上述药物一般做局部涂擦，含于牙膏中作局部刷洗，含于漱口液中做含漱用以及龈下冲洗。但药物在局部的停留时间较短，不能发挥长效作用。利用控释系统将含有药物的控释装置置于牙周袋中，可使药物的抑菌效果持续较长时间。

四、控制相关因素

去除与牙周病关系密切的不良因素，是预防牙周病不可缺少的有效措施。

（一）改善食物嵌塞

由于引起食物嵌塞的原因是多方面的，因此只有明确造成食物嵌塞的原因，才能采取相应的方法，及时矫治食物嵌塞。用选磨法矫治部分垂直食物嵌塞。对于牙面的重度磨损或不均匀磨损，可通过选磨法重建食物溢出沟，恢复牙的生理外形，调整边缘嵴，恢复外展隙，来防止食物嵌塞，也可重新制作引起食物嵌塞的修复体，并矫治牙列不齐等。对于水平食物嵌塞，可考虑做食物嵌塞矫治器，或用牙线、牙签剔除嵌塞的食物。

（二）调𬌗

创伤𬌗虽然不是引起牙周炎的直接原因，但它能加重和加速牙周炎的破坏进程，妨碍牙周组织的修复。调𬌗是通过磨改牙外形、牙体和牙列修复、正畸方法使牙移动、正颌外科手术以至拔牙等，消除早接触，消除𬌗干扰，建立起有利于牙周组织的功能性咬合关系，减少对牙周组织的创伤，促进牙周组织的修复和症状及功能的改善。调𬌗一般适用于那些因𬌗干扰或早接触引起了咬合创伤而发生病理改变的患者。调𬌗一般在控制了龈炎和牙周炎之后进行。因为在炎症期有些牙有移位，待炎症消退后，患牙又有轻度的复位，此时调𬌗更准确些。

（三）破除不良习惯

吸烟对牙周健康的影响是一个普遍问题，应引起广泛关注。如广泛宣传戒烟，改革烟草生产工艺，减少烟气中的有害成分；加强口腔卫生保健措施，改善吸烟者的口腔卫生状况，减少和消除吸烟对牙周组织造成的危害。有试验表明，在口腔健康教育中加入戒烟内容是减少患者吸烟、保护牙周健康的有效辅助措施。

对有磨牙症的患者要除去引起磨牙症的致病因素，制作𬌗垫矫治顽固性磨牙症，并定期复查。

（四）预防、矫治牙𬌗畸形

牙𬌗畸形可造成菌斑滞留，咬合力不平衡，导致牙周组织损伤的发生和发展。因此，对牙𬌗畸形进行预防和矫治是治疗及预防牙周病所必要的手段。预防牙𬌗畸形包括：

（1）宣传教育，提高母亲的预防意识。

（2）给予儿童有利于颌面部组织正常生长发育的食物。

（3）预防和治疗龋病，保持乳牙牙体完整。

（4）及时处理乳恒牙替换障碍。

（5）处理多生牙、先天缺牙。

（6）及时纠正口腔不良习惯。矫治已经发生的各种牙𬌗畸形，如牙错位、牙列拥挤、反𬌗、深覆𬌗、锁𬌗等。

在正畸治疗中应注意：

（1）设计和用力要恰当，避免对牙周造成创伤。

（2）矫治器位置安置适当，以免损伤牙龈。

（3）随时观察矫治牙的动度，如出现咬合创伤，立即纠正。

（4）矫治过程中实施严格的菌斑控制措施，以减少牙周病的发生。

（五）制作良好的修复体

制作精良合理的修复体及令其重新产生的功能性刺激是维持牙周健康必不可少的基础。为了增进牙周的健康，在修复体制作过程中应注意：固定修复体的边缘应放在适当的位置；修复体的邻接面和𬌗面应有良好的外形和接触点，避免食物嵌塞；桥体、卡环、基托的设计制作要尽可能减少菌斑和食物残渣的堆积，便于自洁。

在修复牙体缺损时，牙邻面的银汞合金或复合树脂充填物悬突粗糙不平，容易沉积菌斑。同时充填物悬突还压迫牙龈，刺激牙龈，引起龈炎症，并可进一步造成牙周组织损伤。因此，可用金刚石针磨除充填物悬突，然后用细砂纸磨光邻面，注意恢复接触点，避免引起食物嵌塞。必要时去除充填物重新充填。

（六）提高宿主抵抗力

全身因素关系到牙周组织对局部刺激因素的反应，影响着牙周组织破坏的严重程度和修复能力。因此，牙周病的预防不仅要消除和控制局部刺激因素，还需要提高机体的抵抗力。积极治疗和控制与牙周病发生有关的全身性疾病，如内分泌紊乱、糖尿病、营养代谢性疾病、血液病及遗传性疾病。

合理的营养可促进牙周结缔组织的代谢和生理性修复。因此，经常补充富含蛋白质，维生素 A、维生素 D、维生素 C 及钙和磷的营养物质，可增强牙周组织对致病因子的抵抗力和免疫力。

加强对高危人群的监测。青春期和妊娠期是牙周病特别是龈炎发生的高危期，除了积极调整内分泌平衡外，特别要注意对高危人群的专业性口腔卫生护理，定期口腔检查，进行常规的牙周冲洗和洁治。同时加强个人及家庭口腔卫生护理，免于细菌及其毒性产物对牙龈组织的侵袭。

　　牙周病是一种慢性感染疾病，为了保证治疗后牙周组织快速恢复健康，并防止复发，治疗后的维护和牙周病的预防同样重要。最好的牙周维护治疗期为每3个月1次。一般在牙周治疗完成后3个月即开始复查，详细了解患者的全身情况和牙周局部状况，有无新的问题发生；仔细检查龈组织的情况、龈沟深度、有无牙龈出血、骨质的修复动态，牙松动度、菌斑控制情况。有目的地针对具体情况进行口腔卫生指导，要求患者继续进行个人口腔卫生护理，彻底消除牙菌斑，定期做龈上洁治和根面平整，消除菌斑和牙石，维持健康、清洁的口腔生态环境，使愈合或正在愈合的牙周组织免受细菌斑的再侵袭，防止牙周附着再丧失，使受损的牙周组织长期处于健康状态。

　　综上所述，牙周病的预防必须采取自我口腔保健与专业性防治相结合的综合性措施，才能消除引起牙周病的始动因子——菌斑微生物及其毒性物质，控制其他局部因素对牙周组织的影响，提高宿主的抗病能力，降低牙周组织对疾病的易感性。

（蔡鸿丹）

第三节　龋病的预防措施

一、氟化物的局部应用

　　氟化物的局部应用是采用不同的方法将氟化物直接用于牙齿表面，其方法通常分为个人使用和专业人员应用。可以个人使用的氟化物制剂含氟浓度较低，也比较安全，包括：含氟牙膏、含氟漱口水等。需要专业人员应用的氟化物局部应用方法包括局部涂氟和使用含氟涂料、含氟凝胶及含氟泡沫等。氟化物的局部应用范围较广，既适用于未实施全身用氟的低氟区或适氟地区，也可与全身用氟联合使用，以增强氟化物防龋效果。氟化物的局部应用适于平滑面龋较多的人群，尤其多用于儿童和青少年。氟化物的局部应用一般能降低龋齿的发病率20%～40%，特别对平滑面龋齿的预防效果更明显。

　　（一）局部涂氟

　　1. 适应证

　　（1）牙冠大部分萌出的乳牙和年轻恒牙。

　　（2）乳磨牙、年轻恒磨牙的咬合面及颊舌面窝沟。

　　（3）乳牙融合牙的融合沟。

　　（4）龋齿易感人群。

　　2. 禁忌证

　　（1）高氟地区、氟斑牙流行地区。

　　（2）已发生龋齿或牙髓炎的牙齿。

　　3. 常用产品

　　（1）2%氟化钠（NaF）溶液（氟离子浓度：9 200mg/L）。

　　（2）8%～10%氟化亚锡（SnF_2）溶液（氟离子浓度：19 500～24 300mg/L）。

　　（3）1.23%酸性磷酸氟（APF）溶液（氟离子浓度：12 300mg/L）。

（4）38%的氟化氨银溶液〔（NH₃)₂F〕（氟离子浓度：45 000mg/L）。

4. 操作步骤

（1）清洁牙面（邻面使用牙线清洁）、棉球隔湿、吹干。

（2）用棉球蘸所选的氟化药物溶液反复涂布3~4min。

（3）取出隔湿棉球，30min内不漱口、不进食。

（4）2%氟化钠溶液每周涂布一次，连续四次为一个疗程。学龄儿童每两年一个疗程，直至恒牙全部萌出；其他氟化物溶液每半年涂布一次。

5. 注意事项

（1）涂药的整个过程中注意隔湿。

（2）涂药前一定要清洁好牙齿。

（3）氟化亚锡溶液味苦涩，有金属味道，对牙龈有刺激作用，还可使牙齿变色，因此，常难被儿童接受。

（4）氟化氨银溶液易致牙面着色，故不用于恒前牙。

（5）操作时药液不宜过多，注意不要将药液涂到牙龈或口腔黏膜上。

（6）对窝沟较深的牙齿，可在涂布的基础上实施窝沟封闭术。

6. 质量控制

（1）为了取得更好的效果，一般恒牙刚萌出后2~3年内容易患龋，因此，从乳前牙萌出（1岁）到第二恒磨牙萌出（13岁）这段时期，每6个月一次，每年两次，对口腔内已萌出的牙进行涂布。

（2）要掌握涂布含氟溶液的使用量，氟化物溶液的急性中毒剂量因使用对象的年龄而异，酸性磷酸氟的成人中毒剂量约12.5ml（250mg NaF），1~12岁儿童则为成人剂量的1/3~1/2。因此，涂布时要特别注意使用量，成人全口涂布用药量必须为2ml以内，通常1ml为宜。

（3）发现龋齿进一步发展，形成龋洞，应行龋齿充填术。

（4）局部涂氟需要专业人员在诊室或有条件的社区口腔卫生服务中实施。

（二）含氟涂料

1. 适应证

（1）易患龋的儿童青少年。

（2）预防正畸患者龋和老年人根面龋。

（3）牙本质敏感。

2. 禁忌证

（1）有牙龈炎、口腔溃疡的患者。

（2）支气管哮喘患者。

3. 常用产品

（1）Duraphat（氟离子浓度：22 600mg/L）。

（2）Fluor Protector（氟离子浓度：1 000mg/L）。

4. 操作步骤

（1）牙刷彻底清洁牙面。

（2）棉纱卷隔湿。

（3）棉球或气枪吹干牙面。

（4）用小刷子或棉签将约 0.3~0.5ml 涂料直接涂抹于牙面上，并可借助牙线将涂料带到邻面。

（5）张口 1min。

（6）1h 之内不进食，当晚不刷牙，以保证涂料与牙面的最长时间接触，不脱掉。

（7）一般推荐每隔 6 个月涂布一次。

5. 注意事项

（1）涂布之后，涂料可以在几分钟之内在口腔内的潮湿环境中凝固，涂膜一般可以保持 24~48h。

（2）含氟涂料所需剂量小，操作时间短暂，很快凝固，因此，尽管含有的氟化物浓度很高，也减少了吞咽的危险，很少发生呕吐。

（3）在使用产品之前，详细阅读产品说明书，并按照说明书的指示操作。

6. 质量控制

（1）每半年复查一次，并加强氟化物涂布一次。

（2）发现龋齿进一步发展，形成龋洞，应行龋齿充填术。

（3）含氟涂料需要专业人员实施。

（三）含氟凝胶

1. 适应证

（1）龋齿高度易感人群。

（2）猖獗龋、根面龋患者。

（3）牙本质敏感。

（4）戴矫治器的正畸患者。

（5）准备接受头颈部放射治疗的患者。

（6）患口干综合征的患者。

2. 常用产品

（1）1.23% 酸性磷酸氟（APF）凝胶（氟离子浓度：12 300mg/L）。

（2）2% 中性氟化钠（NaF）凝胶（氟离子浓度：93 400mg/L）。

3. 操作步骤

（1）用磨光糊剂和橡皮杯清洁牙面，用牙线清洁牙邻面。

（2）用大小适宜的泡沫塑料托盘装入适量含氟凝胶（2~3 ml），压入上下牙列，轻轻咬动后固定 4min，然后取出托盘。

（3）操作过程中始终使用排唾器。

（4）拭去粘附在牙面上和牙间隙里的凝胶。

（5）30min 内禁食、禁水、不漱口、不吞咽口水。

（6）第一年每三个月应用一次，随后每半年应用一次。

（7）应用氟凝胶过程中，专业人员不得离开患者。

4. 注意事项

（1）选择合适的托盘，托盘的大小应适合牙列，能覆盖全部牙齿，有足够的深度覆盖到牙颈部的黏膜。

（2）托盘内的凝胶要适量，做到既能覆盖全部牙齿，又避免凝胶过多使患者感到明显不适或被咽下，一次不超过4ml。

（3）患者应保持垂直体位，头部略前倾以避免上颌托盘内的凝胶流出刺激咽部，同时使用排唾器。

5. 质量控制

（1）含氟凝胶成本较高，不宜成为群体防龋的一项公共卫生措施。

（2）含氟凝胶必须由专业人员在医院和诊所中使用。如果用于学校高危人群，必须在口腔医师的监督指导下，由经过培训的卫生人员操作。

（四）含氟泡沫

1. 适应证

（1）预防儿童龋齿。

（2）预防老年人根面龋。

（3）戴矫治器的患者。

（4）准备接受头颈部放射治疗的患者。

（5）患口干综合征的患者。

2. 常用产品　23%酸性磷酸氟（APF）泡沫（氟离子浓度：12 300mg/L）。

3. 操作步骤

（1）用磨光糊剂和橡皮杯清洁牙面，用牙线清洁牙齿邻面。

（2）用大小适宜的泡沫塑料托盘装入适量含氟泡沫，压入上下牙列，轻轻咬动后固定4min，然后取出托盘。

（3）拭去粘附在牙面上和牙间隙里的泡沫；每半年应用一次。

4. 注意事项

（1）选择合适的托盘，托盘的大小应适合牙列，能覆盖全部牙齿，有足够的深度覆盖到牙颈部的黏膜。

（2）托盘内的泡沫要适量，通常1ml；患者应保持垂直体位，头部略前倾。

（3）可以不使用排唾器。

（4）患者应用含氟泡沫之后30min内不漱口、不进食、不吞咽口水。

（5）应用含氟泡沫过程中，专业人员不得离开患者。

5. 质量控制

（1）含氟泡沫与含氟凝胶相比，减少了每次氟化物的用量，而且不需要吸唾装置就可以减少口内氟化物的滞留量，避免了儿童摄入过量氟化物的危险，因此，逐渐替代了含氟凝胶。

（2）含氟泡沫必须由专业人员在医院和诊所中使用。如果用于学校高危人群，必须在口腔医师的监督指导下，由经过培训的卫生人员操作。

（五）氟水漱口

1. 适宜年龄、浓度、用量和频率

（1）5~6岁儿童

1）0.05%氟化钠（NaF）漱口液：每日1次，每次5ml，每次含漱1min。

2）0.2%氟化钠（NaF）漱口液：每周一次，每次5ml，每次含漱1min。

（2）6 岁以上

1）0.05%氟化钠（NaF）漱口液：每日 1 次，每次 10ml，每次含漱 1min。

2）0.2%氟化钠（NaF）漱口液：每周 1 次，每次 10ml，每次含漱 1min。

2. 操作步骤

（1）漱口液的配制：氟水漱口液要有专人配制，搅拌要彻底，避免沉淀。浓度要准确以保证安全、有效。

（2）项目前训练：在项目开始前，要对儿童进行训练。方法是用自来水进行漱口模拟训练，即用 5 ml 自来水嘱儿童漱口 1min，然后将口腔里的水吐净，避免咽下。项目前训练要反复进行 5 次，在确保儿童具有控制吞咽能力的情况下，才能开始用氟水漱口。

（3）漱口液的发放：漱口液的发放要有专人负责（老师或校医），计量要准确，每个儿童要有自己的小口杯。

（4）漱口时要鼓动两颊以保证漱口液能接触所有牙面。漱口时间为 1min。漱口完毕要将漱口液吐净，吐到自己的小口杯里。嘱 30min 内不进食、不漱口。整个过程要有专人（老师或校医）监督，并使用定时钟以确保时间。

（5）收拾漱口杯：若统一使用一次性的口杯可由值日生收集，若同学自备口杯，可在课间各自冲洗后收起来。

3. 注意事项 在有条件的情况下，可选用厂家生产的小包装（5ml 或 10ml）的氟水漱口液，以保证浓度和量的准确性，使用起来简便易行且省时间。

4. 质量控制

（1）氟水漱口可以是个人应用的氟化物局部应用措施，但用于学龄儿童时，仍需要有家长的监督。

（2）学校口腔卫生服务项目中常采用氟水漱口措施预防龋齿，对于低年级学生，需要有老师的监督。

二、窝沟封闭

窝沟封闭又称点隙裂沟封闭（pit and fissure sealant），是指不去除牙体组织，用一种粘结性树脂材料涂布在牙冠咬合面、颊舌面点隙裂沟，保护牙釉质不受细菌及代谢产物侵蚀，达到预防龋病发生的一种有效防龋方法。窝沟封闭使用的粘结性树脂材料称为窝沟封闭剂。当牙面的窝沟被封闭之后，原存于窝沟中的细菌的营养来源被断绝，新的细菌也不能进入，一方面起到了预防龋病发生的作用，另一方面也能阻止已存在的早期龋损继续发展。窝沟封闭在提供有效、高质量的龋病预防措施中起到了非常重要的作用。

（一）窝沟封闭的适应证与非适应证

1. 窝沟封闭的适应证

（1）窝沟深，特别是可以插入或卡住探针的（包括可疑龋）。

（2）口腔内其他牙，特别对侧同名牙患龋或有患龋倾向。

（3）乳牙龋病患病程度重的儿童，恒牙萌出时首先考虑窝沟封闭。

牙萌出后达到殆平面即适宜作窝沟封闭，一般是萌出后 4 年之内。乳磨牙在 3~4 岁，第一恒磨牙在 6~7 岁，第二恒磨牙在 11~13 岁为最适宜封闭的年龄。釉质发育不全，窝沟点隙有早期龋损，殆面有充填物但存在未作封闭的窝沟，可根据具体情况决定是否作封闭。

总之，封闭的最佳时机是牙齿完全萌出，龋齿尚未发生的时候。

2. 窝沟封闭的非适应证

（1）𬌗面无深的点隙沟裂、自洁作用较好。

（2）患者不合作，不能配合正常操作。

（3）牙齿尚未完全萌出，被部分牙龈覆盖。

（二）窝沟封闭的操作方法与步骤

窝沟封闭的操作可分为清洁牙面、酸蚀、冲洗和干燥、涂布封闭剂、固化、检查六个步骤（图4-1）。封闭是否成功，完全依赖于每一个步骤的认真操作，这是封闭剂完整保留的关键。

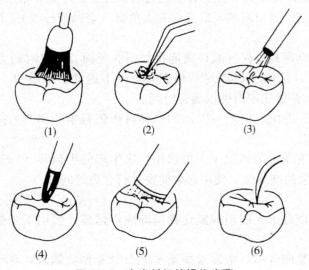

图4-1　窝沟封闭的操作步骤

1. 清洁牙面　酸蚀与封闭前首先应对牙面，特别是窝沟作彻底清洁，方法是在低速手机上装好锥形小毛刷或橡皮杯，蘸上适量清洁剂刷洗牙面（也可采用干刷）。清洁剂可以用浮石粉或不含氟的牙膏，要注意不使用含有油质的清洁剂或过细磨料。彻底冲洗牙面后应冲洗漱口，去除清洁剂等，再用尖锐探针清除窝沟中残余的清洁剂。如果有条件，最好在放大装置（4倍）下检查窝沟情况，对于点隙沟裂有可疑龋的，可以采用空气喷磨法，或用最小号球钻或金刚砂钻磨除龋坏牙釉质。

2. 酸蚀　清洁牙面后即用棉纱球隔湿，将牙面吹干后用细毛刷、小棉球或小海绵块蘸上酸蚀剂放在要封闭的牙面上。酸蚀剂可为磷酸液或含磷酸的凝胶，酸蚀面积应为接受封闭的范围，为牙尖斜面的2/3。一般认为凝胶使酸蚀区较好地固定在某一部位。应轻轻操作，以保证酸蚀的牙釉质表面接触到新鲜的酸。

恒牙酸蚀时间一般为20～30s，乳牙酸蚀60s（也可按某种封闭剂的要求进行）。注意酸蚀过程中不要擦拭酸蚀牙面，因为这会破坏被酸蚀的牙釉面，降低粘结力。放置酸蚀剂时要注意酸的用量适当，不要溢出到口腔软组织，还要注意避免产生气泡。

3. 冲洗和干燥　酸蚀后用蒸馏水彻底冲洗，通常用水枪或注射器加压冲洗牙面10～15s，边冲洗边用排唾器吸干，去除牙釉质表面的酸蚀剂和反应产物。如用含磷酸的凝胶酸蚀，冲洗时间应加倍。冲洗后立即交换干棉卷隔湿，随后用无油无水的压缩空气吹干牙面约

15s，也可采用挥发性强的溶剂，如无水酒精、乙醚，辅助干燥。封闭前保持牙面干燥，不被唾液污染是封闭成功的关键。压缩空气干燥牙面较用洗耳球干燥牙面的封闭脱落率低。使用棉卷可起到很好的隔湿作用，还可采用专门提供的三角形吸湿纸板放置在颊黏膜或使用橡皮障等。在很大程度上，隔湿也依赖患者的合作。

酸蚀牙面干燥后呈白色雾状外观，如果酸蚀后的牙釉质没有这种现象，应重复酸蚀。操作中要确保酸蚀牙面不被唾液污染，如果发生唾液污染，则应再冲洗牙面，彻底干燥后重复酸蚀60s。

4. 涂布封闭剂 采用自凝封闭剂时，每次封闭前要取等量A、B组份（分别含有引发剂和促进剂）调拌混匀。调拌时要注意掌握速度以免产生气泡，影响固化质量。自凝封闭剂固化时间一般为1~2min，通常调拌10~15s，完全混匀后在45s内即应涂布，此后自凝封闭剂进入初凝阶段，粘度增大，流动性降低，故调拌和涂布要掌握好时机，在初凝阶段前完成。涂布后不要再污染和搅动。

光固化封闭剂不需调拌，直接取出涂布在牙面上，如连续封闭多颗牙，注意不宜取量过多，因为光固封闭剂在自然光下也会逐渐凝固。

涂布方法：用细刷笔、小海绵或制造厂家的专用供应器，将封闭材料涂布在酸蚀牙面上。注意使封闭剂渗入窝沟，使窝沟内的空气排出，并放置适量的封闭材料以覆盖殆面的全部酸蚀面。在不影响咬合的情况下尽可能有一定的厚度，有时可能会有高点，但2~3d后就可被磨去。如果涂层太薄就会缺乏足够的抗压强度，容易被咬碎。

5. 固化 自凝封闭剂涂布后1~2min即可自行固化。光固化封闭剂涂布后，立即用可见光源照射。照射距离约离牙尖1mm，照射时间要根据产品类型与可见光源性能决定，一般为20~40s。照射的部位要大于封闭剂涂布的部位。完成后漱口和用棉卷将表面的氧化物去除。

6. 检查 封闭剂固化后，用探针进行全面检查，了解固化程度，粘结情况，有无气泡存在，寻找遗漏或未封闭的窝沟并重新封闭，观察有无过多封闭材料和是否需要去除，如发现问题及时处理。如果封闭剂没有填料可不调殆，如使用含有填料的封闭剂，又咬合过高，应调整咬合。封闭后还应定期（三个月、半年及一年）复查，观察封闭剂保留情况，脱落时应重作封闭。

对已完成封闭的儿童应作好记录，以便复查。

（三）有关窝沟封闭效果的几个问题

1. 唾液污染酸蚀釉面 在进行封闭时，酸蚀后唾液污染是封闭剂脱落的主要原因之一。唾液污染酸蚀后的釉面，形成新的获得性膜，阻止了封闭剂与釉质表面的化学及机械结合。可溶性膜又形成了细菌及代谢产物渗入的间隙，造成了龋易感的条件及封闭剂脱落的原因。因此，操作中出现唾液污染，应重新酸蚀，并加强隔湿，再行封闭。

2. 酸蚀与龋病的易感 封闭剂脱落后，酸蚀面是否使龋的易感性增强，是我们关注的问题。目前研究证明，封闭剂脱落后，局部釉质表面比未封闭处耐酸，患龋也较少。可能是釉质微孔中保留了树脂突的封闭作用。但不能就此不作处理，还应再次作封闭。

3. 早期龋的封闭 研究证明早期龋做封闭，可使龋停止发展。至于封闭剂是否可替代早期龋充填，还要进一步探讨。不过龋损是否长期停滞发展，还应看封闭后，龋损处存留菌斑及酸性代谢产物是否不易清除，菌斑长期滞留仍有致龋危险。

4. 开展窝沟封闭，有效减少龋病发生 窝沟封闭是减少窝沟龋的有效措施。不需要特殊贵重设备，操作简便，对患者省时、省钱、无牙组织损伤。但这项工作还有待普及与加强管理，包括：提高口腔专业人员对窝沟封闭的认识；大力培养初级口腔技术人员开展窝沟封闭；健全社区防治，为窝沟封闭开展创造条件；将窝沟封闭作为健康教育的内容。

（王晓斐）

第四节　特殊人群口腔健康保健

一、儿童口腔保健

（一）婴幼儿及学龄前儿童口腔保健

1. 婴幼儿及学龄前儿童口腔保健的特点　儿童保健是预防保健工作最重要的部分。进行儿童的预防保健，可以取得比其他任何一个时期更大的效益和更好的效果，从小就树立预防为主的思想，可以大大提高接受者成年后的生活质量。

胚胎发育早期易受遗传、感染以及摄入药物的影响，容易受损伤而致畸形，要避免在此阶段受到有害因素的刺激，并补充所需的丰富蛋白质、脂肪、糖、维生素和微量元素，以保证胚胎的正常发育。

在婴儿时期，无龋和完全保持牙龈健康是此阶段的工作目标。乳牙于出生后6个月左右开始萌出，到2岁半后出齐，同时恒牙胚也在发育。乳牙萌出后，婴幼儿口腔健康及如何早期建立良好的卫生习惯是父母和预防保健者应重视的问题，特别是父母应充分正确认识其重要性。如喂奶和断奶的方法不正确，小儿常常养成吸吮手指的不良习惯；不正确的咬合习惯，可造成牙列排列不齐等牙颌畸形；同时，长期使用奶瓶并喂养加有糖类的乳汁或果汁，可引起奶瓶龋；因牙齿龋坏和喂养不正确还可以导致婴幼儿营养不足、食量减少、咀嚼不充分，以致牙颌系统生理刺激不够，对身心发展影响很大。

随着儿童的生长发育，从乳牙萌出前期、乳牙萌出期、乳牙列完成期，到学龄前后期的恒牙萌出、牙颌系统进入了混合牙列期，乳牙的龋病患病率逐渐增高，因此保护乳牙、预防龋病、保持乳牙列的完整及维护新生恒牙的健康十分重要，保护第一恒磨牙则是预防工作的重点。如果此阶段口腔健康管理不佳，将严重影响恒牙列的建立。

2. 婴幼儿及学龄前儿童口腔保健的内容

（1）家庭口腔卫生保健：父母或保育员在婴幼儿牙齿萌出之前，哺乳后应每天晚上用手指缠消毒纱布，擦洗儿童口腔内的牙龈和腭部，清洁口腔；牙萌出后用同样的方法清洁牙齿，并逐步将牙刷运用于儿童口腔清洁。随着儿童的成长，父母在口腔医师指导下教会儿童刷牙。原则是使父母和儿童在学习刷牙时感到舒服，即选择适当体位、适宜的光线保证口腔的可见性；选用不同的牙刷（硅橡胶指套式牙刷）；由父母帮助和监督刷牙；应慎用牙膏。注意预防奶瓶龋的发生，1岁以后停止使用奶瓶，改用杯子喂流质。3～6岁是儿童心理发展的重要时期，绝大多数儿童在幼儿园度过，此阶段重点培养儿童建立良好的口腔卫生习惯，掌握正确刷牙方法，保护新萌出的恒牙。

（2）幼儿园的口腔卫生保健：培养婴幼儿良好的口腔卫生和饮食习惯十分重要，主要工作有：对幼儿园老师进行培训；对儿童开展适宜的群体预防工作；口腔专业人员定期检查口腔并实施预防措施；培养儿童良好口腔卫生习惯；促进家长与幼儿园的配合，保护儿童的牙齿，促进口腔健康。

（3）氟化物的应用：补充氟化物是儿童时期开展口腔预防工作中的一项重要措施，其防龋效果已得到广泛的认可。可采用氟滴或氟片的给药方式，达到全身和局部的双重效果。要在医师监督下个别或集体使用氟化物，并保持每半年的口腔复查，注意观察有无牙、牙列、咬合等异常情况发生，发现问题及时处理。

（二）学生口腔保健

1. 学生口腔保健的特点　小学生处于恒牙萌出、乳牙依次替换完毕的混合牙列时期，牙颌系统快速发育成长，变化较大，此期的保健对恒牙列和牙颌关系的健康非常重要；同时，随着恒牙不断萌出，患龋率逐年增高一，早发现、早治疗是确保预防效果的基础。通过学校口腔健康教育，针对存在的问题，建立学生口腔健康的新观念，对不健康行为进行早期干预，提高学生自我保健的能力和意识。

2. 学生口腔保健的内容　学生口腔保健的目的是保持牙齿与牙周组织的健康。其要求是提供口腔健康服务，每年至少1次口腔健康检查，建立健康保健卡及信息管理系统；在口腔检查基础上，有组织和计划地提供牙科治疗服务，重视龋病和牙周疾病的预防；正确使用牙齿清洁用品。

口腔保健的具体内容是：①监测学生健康状况；②对学生进行健康教育；③培养良好口腔卫生习惯；④预防常见疾病；⑤防止牙齿意外伤害。

二、妊娠期妇女的口腔保健

（一）妊娠期口腔保健的特点

龋病是孕产妇易患的口腔疾病。牙齿患龋与口腔卫生状况有着密切关系，由于妊娠的母体处于特殊的生理变化中，多种因素可造成口腔内环境不洁，如妊娠性呕吐使 pH 值下降，饮食习惯和结构的变化，口腔卫生的放松，以及有口腔疾病而未及时治疗，妊娠期容易出现情绪上的异常波动等，均可导致龋病的发生。因此，预防龋病发生，关系到胎儿的安全与孕妇的口腔健康。同时，妊娠期妇女有 36% ~ 100% 患有牙龈炎，其临床表现为牙间乳头肿大，牙龈颜色暗红或鲜红，质地松软，轻探诊时出血明显。牙龈炎多发生在妊娠 2 ~ 4 个月，妊娠中期达到高峰，分娩后逐步消失。通过口腔卫生健康教育和菌斑控制措施的训练，可以有效预防妊娠期牙龈炎。

（二）妊娠期口腔保健的内容

坚持口腔健康教育，正确掌握妊娠期口腔保健方法。即局部用氟，正确刷牙；做好定期口腔健康检查，早发现疾病，早治疗；控制菌斑，预防妊娠性牙龈炎的发生，慎重使用药物；保证孕妇的营养，促进胎儿健康，特别是在牙齿的发育阶段，避免因营养缺乏导致牙齿钙化不全、釉质发育不全等。

三、老年人的口腔保健

（一）老年人的口腔特点

与全身情况一样，老年人的口腔状况随年龄增加都会发生相应的变化，如牙体和牙髓结构的变化、矿化程度增高、牙周膜弹性与表面组织结构消失、黏膜变薄、胶原密度增加、牙龈萎缩与牙周附着水平丧失明显、牙间隙增宽、牙根暴露、根面龋增加、牙列的完整性被破坏、义齿增加等，造成老年人生活质量降低，影响其整体的健康水平。

（二）老年人口腔保健的目标

要求 80 岁的老年人至少应保持 20 颗功能牙，维持最基本的口腔功能状态，或者通过最低限度的修复，尽可能恢复口腔功能，提高老年人的生活质量。

（三）老年人口腔保健的内容及措施

1. 提高老年人自我口腔保健能力和意识　针对老年人普遍存在的口腔卫生问题、心理状态、旧传统观念与习惯，开展口腔卫生健康教育宣传活动，选择老年人适用的牙刷，正确刷牙，定期洁牙，正规剔牙，每餐后漱口；对有义齿的老年人，保护基牙免受不良因素的刺激。老年人的口腔卫生保健活动尽量由本人完成，避免因各种原因而不能坚持，医务人员或家庭成员的帮助是十分必要的。

2. 定期口腔健康咨询和检查　老年人可每半年检查 1 次，但最好 3 个月检查 1 次，发现问题及时处理。由于老年人身体状态的改变，加之口腔情况较差，检查与清洁是十分必要的。在每次检查时，应了解老年人的口腔状态、对口腔健康的认识、心理状态的改变，针对问题作出相应咨询和有效的建议。纠正不良的卫生习惯与生活方式，进行特殊的口腔护理。

3. 营养状态　人体进入老年期后，机体的各器官、组织发生退行变化，口腔组织随机体衰老出现消化功能减弱，味觉及咀嚼功能下降，对食物爱好和需要发生明显的变化。因此，老年人应减少食糖量，改用糖代用品，增加蛋白质、矿物质、维生素的摄入量，合理使用氟化物。在调整饮食的同时，做好口腔保健操，提高口腔各组织的适应能力，减缓老化的速度，增进健康。

4. 老年口腔卫生的社区服务　老年口腔卫生服务坚持大卫生的观念，坚持以预防为主的方针，其目的是在社区解决 80% 以上居民的口腔卫生和疾病问题，为他们全程提供优质的口腔医疗保健服务。在社区开展健康教育及口腔健康咨询，定期口腔健康检查，建立社区健康档案，进行口腔疾病诊断，让预防、治疗、保健和康复一体化全方位服务于社区，提供综合性整体口腔保健医疗。

四、残疾人的口腔保健

联合国教育、科学与文化组织对残疾者的定义是"因身体或精神功能减退，丧失了谋求和保持一个适于就业机会的人"。残疾人可能因某种原因造成的口腔健康问题是多方面的，但残疾人的口腔疾病与非残疾人一样是可以预防和控制的，这需要与预防保健者、口腔专业人员、医疗保健机构的充分配合才能实现。

（一）残疾人口腔保健的特点

残疾人由于自身口腔疾病未能及时诊治，并发各种口腔损伤与障碍；或因各种疾病引起全身损伤、障碍和残疾，使残疾人缺乏口腔自我保健的能力，造成口腔卫生状况恶化，进一步加重口腔疾病，导致以咀嚼功能为主的生理功能、以语言信息交流为主的社会功能和以美观为主的社会心理功能的失常。

（二）残疾人口腔保健的内容

残疾人的口腔卫生问题主要是龋病和牙周疾病，同时还有先天性缺陷、错颌畸形、牙颌面外伤等。

1. 重视残疾人口腔保健 残疾人的口腔保健工作是预防工作的一个重要工作内容，需要得到各级卫生行政领导的支持，以及全社会的关心。残疾人由于口腔保健主动性差，保健要求低，给预防工作的开展造成一定影响。因此，应提高为残疾人服务的主动性，帮助其改变认识，争取双方良好的合作，使预防工作行之有效。为残疾人提供最基本的口腔卫生保健服务和由口腔专业人员开展的多方面诊疗活动，是提高残疾人口腔健康和生活质量的有力保障。

2. 残疾人口腔保健的具体措施 残疾人中，残疾儿童是口腔保健的重点人群，对他们进行早期口腔卫生指导、功能训练和教育十分重要。对生活能自理的儿童，应鼓励其坚持开展口腔保健项目；对不能自理的儿童，应由其监护者帮助完成口腔保健活动。口腔卫生指导应从幼儿时期开始，教会父母或监护者坚持帮助儿童做好口腔保健；选用适宜的口腔卫生用品，如电动牙刷、牙线、牙签、开口器、水冲装置等，帮助儿童清洁牙齿和口腔组织；合理使用氟化物，如氟化牛奶、氟滴和氟片等。将窝沟封闭剂用于残疾儿童预防龋病效果十分理想，减少糖与甜食摄入频率也很重要。定期为残疾人进行检查、洁治，提供健康教育。

（王晓斐）

第五章　龋病

第一节　概述

龋病是一种以细菌为主要病原，多因素作用下的，发生在牙齿硬组织的慢性、进行性、破坏性疾病。龋的疾病过程涉及多种因素，现代研究已经证明牙菌斑中的致龋细菌是龋病的主要病原。致龋细菌在牙菌斑中代谢从饮食中获得的糖或碳水化合物生成以乳酸为主的有机酸，导致牙齿中的磷灰石结构脱矿溶解。在蛋白酶进一步的作用下，结构中的有机物支架遭到破坏，临床上表现为牙齿上出现不能为自体修复的龋洞。如果龋洞得不到及时的人工修复，病变进一步向深层发展，可以感染牙齿内部的牙髓组织，甚至进入根尖周组织，引起更为严重的机体的炎症性病变。

根据近代对龋病病因学的研究成果，一般将龋病定义为一种与饮食有关的细菌感染性疾病。这一定义强调了细菌和糖在龋病发病中的独特地位。然而，从发病机制和机体的反应过程来看，龋病又不完全等同于发生在身体内部的其他类型感染性疾病。

早期的龋损，仅表现为一定程度的矿物溶解，可以没有牙外形上的缺损，更没有临床症状，甚至在一般临床检查时也不易发现。只有当脱矿严重或形成窝洞时，才可能引起注意。若龋发生在牙的咬合面或唇颊面，常规临床检查时可以见到局部脱矿的表现，如牙表面粗糙、呈白垩状色泽改变。若病变发生在牙的邻面，则较难通过肉眼观察发现。临床上要借助探针或其他辅助设备，如 X 线照相，才可能发现发生在牙邻面的龋。龋的早期常无自觉症状，及至出现症状或发现龋洞的时候，往往病变已接近牙髓或已有牙髓病变。

一、流行病学特点

1. 与地域有关的流行特点　龋是一种古老的疾病，我国最早关于龋病的记载可以追溯到三千年前的殷墟甲骨文中。但近代龋病的流行并引起专业内外人士的广泛注意，主要是在欧美国家。20 世纪初，随着食品的精化，一些西方国家的龋病患病率几乎达到了人口的90% 以上，严重影响人民的身体健康和社会经济生活。那时，由于高发病地区几乎全部集中在发达国家和发达地区，有西方学者甚至将龋病称为"现代文明病"。用现在的知识回顾分析当时的情况，可以知道，这些地区那时候之所以有那么高的龋发病率，是与当时的高糖饮食有关的。过多的摄入精制碳水化合物和不良的口腔卫生习惯是龋病高发的原因。到了近代，西方国家投入了大量资金和人力对龋齿进行研究。在逐步认识到了龋病的发病原因和发病特点的基础上，这些国家逐步建立了有效的口腔保健体系、采取了有效的口腔保健措施，从而使龋病的流行基本得到了控制。目前，在一些口腔保健体系健全的发达国家和地区，无龋儿童的比例超过了 70%。然而，经济和教育状况越来越影响口腔保健和口腔健康的程度。

在欠发达的地区和国家，由于经济和教育水平低，口腔保健知识普及率低，口腔保健措施得不到保障，龋病的发病率仍保持在较高的水平，并有继续上升的趋势。目前，世界范围内，龋病发病正在向低收入、低教育人群和地区转移。现在没有人再会认为龋病是"现代文明病"了。

2. 与年龄有关的流行特点 流行病学的研究表明，人类龋病的发病经历几个与年龄有关的发病高峰。这些与年龄有关的发病高峰，主要与牙齿的萌出和牙齿周围环境的变化有关。乳牙由于矿化程度和解剖上的特殊性（如窝沟多而深）更容易患龋；初萌的牙由于矿化尚未成熟更容易患龋，窝沟龋也多在萌出后的早期阶段发生。这样形成了一个 6～12 岁的少年儿童龋病的发病高峰。龋的危害在这个阶段表现得最为突出。由于这一特点，有学者甚至认为，龋病主要是一种儿童病。然而，龋病的发生实际是贯穿人的一生的。尤其到了中年以后，由于生理和病理的原因，牙根面暴露的机会增加，牙菌斑在根面聚集的机会增加，如果得不到有效的清洁，患龋的机会就会增加，因此形成了中老年根龋的发病峰期。这种与年龄有关的发病高峰可以通过大规模的流行病学调查发现，主要与牙齿的发育、萌出、根面暴露和口腔环境随年龄的改变有关。

3. 与饮食有关的流行特点 人的饮食习惯因民族和地区而异。然而，随着食品加工业的发展，不分地区和种族，人类越来越多地接触经过精细加工的食品。西方人较早接触精制碳水化合物，饮食中摄入蔗糖的量和频率普遍较高。在以往缺少口腔保健的情况下，他们的龋患病率自然很高。而我国的西藏和内蒙古自治区，食物中的纤维成分多，蔗糖摄入少，人的咀嚼功能强，自洁力强，龋的患病率就低。人类饮食的结构并不是一成不变的。近代的西方国家由于认识到龋与饮食中碳水化合物尤其是蔗糖的关系，开始调整饮食结构和进食方法，已经收到了十分显著的防龋效果。然而在大量发展中国家，随着经济的发展，文化和饮食的精化和西化，人对糖的消耗量增加，如果缺乏良好的口腔卫生教育，缺乏有效的口腔卫生保健措施和保健体系，龋齿的发病率则会显著增加。

4. 与教育和经济状况有关的流行特点 经过百年的研究，人们对龋病的发病过程已经有了较为清晰的认识，具备了一系列有效的预防和控制手段。但这些知识的普及与人们受教育的程度和可以接受口腔保健措施的经济状况密切相关。在发达国家，多数人口已经享受到了有效的口腔医学保健所带来的益处，所以整个人口的患龋率降低，龋病的危害减少。但即使在这样的国家仍有部分低收入人群和少数民族获益较少。世界范围内，患龋者正在向低收入和受教育程度低的人群转移，这已经成为比较突出的社会问题。对于发展中国家来说，经济开放发展的同时，必须注意相应健康知识的普及和保健预防体系的建立。

二、龋对人类的危害

龋齿的危害不仅局限在受损牙齿本身，治疗不及时或不恰当还可导致一系列继发病症。由龋齿所引发的一系列口腔和全身问题，以及由此对人类社会和经济生活的长远影响是无论如何都不应该忽略的。

患了龋病，最初为患者本人所注意的常是有症状或可见牙齿上明显的缺损。轻微的症状包括食物嵌塞或遇冷遇热时的敏感症状。当主要症状是持续的疼痛感觉时，感染多已波及牙髓。多数患者是在牙齿发生炎症，疼痛难忍，才不得不求医的。这时候已经不是单纯的龋病了，而可能是发生了牙髓或根尖周围组织的继发病变。在口腔科临床工作中，由龋病导致牙髓炎和根尖周炎而就诊的患者占了很大的比例，有人统计可占综合口腔科的50%以上，也有人报告这些患者可占因牙痛就诊的口腔急诊患者人数的70%以上。急性牙髓炎和根尖周炎可以给患者机体造成很大痛苦，除了常说的牙疼或牙敏感症状外，严重的根尖周组织感染若得不到及时控制，还可继发颌面部的严重感染，甚至危及生命。慢性的根尖周组织的感染实际上是一种存在于牙槽骨中的感染病灶，也可以成为全身感染的病灶。龋齿得不到治疗，最终的结果必然是牙齿的丧失。要恢复功能则必须进行义齿或种植体的修复。如果对早期丧失的牙齿不及时修复还会形成剩余牙齿的排列不齐或咬合的问题。严重时影响美观和功能，不得不通过正畸的方法予以矫正。另一方面，不适当的口腔治疗可能造成新的龋病危险因素。在龋齿有关的后续一系列治疗中（如义齿修复、正畸治疗），口腔环境可能发生一些更加有利于龋齿发生的改变，如不恰当的修复装置可能破坏正常的口腔微生态环境，进一步增加患者患龋病和牙周病的危险性。

龋及其有关疾病对身体健康的影响是显而易见的，但对人类社会生活和经济生活的长远影响却往往被忽略。由于龋的慢性发病特征，早期常不被注意。一旦发生症状，则需要较复杂的治疗过程和较多的治疗费用。人有28～32颗牙齿，相关治疗的费用在任何时候、任何地点都是很大的。如果将社会和个人花在龋齿及其继发病症的治疗和预防的费用总量与任何一种单一全身疾病的费用相比较，人们就会发现，龋病不仅是一个严重影响人类健康的卫生问题，还可能是一个重要的经济问题，甚至引起严重的社会问题。或许这就是世界卫生组织曾将龋病列在肿瘤和心血管疾病之后，作为影响人类健康的第三大疾病的理由之一。

（王晓玲）

第二节　龋的病因

牙齿硬组织包括牙釉质、牙本质、牙骨质，是高度矿化的组织。牙齿硬组织离开人体是最不易被微生物所破坏的组织，但在体内则恰恰相反，是最容易被破坏且不能再生的组织。关于龋病的病因，尽管迄今尚不能宣布龋病的病原已经完全清楚，也没有十分完整和肯定的病因学理论，但已有的科学证据和临床实践越来越支持化学细菌致龋的理论。化学细菌致龋理论是目前应用最广的病因学理论。

一、化学细菌致龋理论

很早就有人提出："酸致牙齿脱矿与龋形成有关。"但在相当一段时间并没有实验依据证明这种推测。直至100多年前，W. D. Miller通过一系列微生物学实验，证明了细菌代谢碳水化合物（或糖）产酸，酸使矿物溶解，并形成类似临床上早期釉质龋的白垩样变，提出了著名的"化学细菌学理论"，又称"化学寄生学说"。Miller提出上述学说主要依据的是体外的脱矿实验，包括以下几点。

（1）将牙齿放在混有糖或面包和唾液的培养基中孵育，观察到牙齿脱矿。

（2）将牙齿放在混有脂肪和唾液，不含糖的培养基中孵育，未见牙齿脱矿。

（3）将牙齿放在混有糖或面包和唾液中的培养基中，煮沸后再孵育，未见牙齿脱矿。

与此同时，Miller从唾液和龋损部位中分离出多种产酸菌。Miller认为，龋可分为两个阶段，第一阶段是细菌代谢糖产酸，酸使牙齿硬组织溶解，第二阶段是细菌产生的蛋白酶溶解牙齿中的有机物。目前，已有多种方法可以在体内或体外形成类似早期龋脱矿的龋样病损（caneslike lesion or carious lesion）。但是迄今为止，由于釉质中有机物含量极低，还没有足够的证据能够说明釉质在龋损过程有蛋白溶解的过程。

Miller 的学说基本主导了过去100年来的龋病病因和预防研究。甚至可以说，近代龋病病因学的发展均没有超出这一学说所涉及的范围。近代龋病学的主要发展即对致龋微生物的认定，确定了龋是一种细菌感染性疾病。这一认识形成于20世纪50年代。1955年 Orland 等学者的经典无菌和定菌动物实验，一方面证实了龋只有在微生物存在的情况下才能发生，同时也证明了一些特定的微生物具有致龋的特征。在随后的研究中，研究者进一步证明了只有那些易于在牙面集聚生长并具有产酸和耐酸特性的细菌才可称为致龋菌。进而，一系列研究表明变形链球菌是非常重要的致龋菌。一部分学者乐观地认为，龋是由特异性细菌引起的细菌感染性疾病。由此引发了针对主要致龋菌变形链球菌的防龋疫苗研究。但是近代的研究表明，龋病形成的微生态环境十分复杂，很难用单一菌种解释龋发生的过程。更为重要的是，人们已经发现，所有的已知致龋菌总体来讲又都是口腔或牙面上的常驻菌群，在产酸致龋的同时，还可能担负维持口腔生态平衡的任务。

从病原学的角度来看，将龋病定义为细菌感染性疾病是正确的，但龋病的感染过程和由此激发的机体反应并不完全等同于身体其他部位的细菌感染性疾病。首先，细菌的致龋过程是通过代谢糖产生的有机酸实现的，而不是由细菌本身直接作用于机体或机体的防御体制。其次，龋病发生时或发生后并没有足够的证据表明机体的免疫防御系统有相应的抗病原反应。因此，通过抗感染的方法治疗或预防龋齿还有许多未知的领域和障碍。

另外，在龋病研究中有一个重要的生态现象不容忽视，即细菌的致龋作用不是孤立发生的，而必须是通过附着在牙表面的牙菌斑的微生态环境才能实现。甚至可以说，没有牙菌斑，就不会得龋齿。

二、其他病因学说

除了化学细菌学说之外还有众多其他致龋理论，可见于各类教科书尤其是早期的教科书。感兴趣的读者可以查阅相关的龋病学专著。比较重要的有蛋白溶解学说和蛋白溶解-螯合学说。

蛋白溶解学说起源于对病损过程的组织学观察。光学显微镜下观察发现，牙釉质中存在釉鞘、釉板等含有较多有机物的结构。有学者认为，龋发生的过程中，先有这些有机物的破坏，然后才是无机物的溶解。在获得一些组织学证据之后，Cottlieb 和 Frisbie 等学者在20世纪40年代提出了蛋白溶解学说。但今天看来，这一学说很难成立。首先，釉质中的有机物含量极低，即使在牙本质这样含有较多有机物的组织中，有机物也是作为矿化的核心被高度矿化的矿物晶体包绕，外来的蛋白酶如果溶解组织中的有机物必须先有矿物的溶解，才可能接触到内层的胶原蛋白。其次，电子显微镜的研究已经基本上否认了釉鞘、釉柱的实质性存在。研究表明，光学显微镜下看到的釉柱或柱间质只是晶体排列方向的变化，而无化学构成的不同。

蛋白溶解-螯合学说是1955年由 Schatz 和 Martin 提出的，他们提出："龋的发生是细菌生成的蛋白酶溶解有机物后，通过进一步的螯合作用造成牙齿硬组织溶解形成龋。"然而，这一学说只有理论，没有实验或临床数据支持，近代已很少有人提及。

三、龋病病因的现代理论

现代主要的龋病病因理论有三联因素或四联因素理论，后者是前者的补充，两者都可以认为是化学细菌致龋理论的继续和发展。

（一）三联因素论

1960 年，Keyes 作为一个微生物学家首先提出了龋病的三联因素论，又称"三环学说"。三联因素指致龋细菌、适宜的底物（糖）和易感宿主（牙齿和唾液）。三环因素论的核心是三联因素是龋病的必需因素，缺少任何一方都不足以致龋。其他因素都是次要因素，或者通过对必要因素的影响发挥致龋作用，（图 5 -1）。

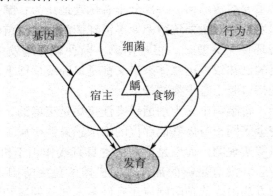

图 5 -1 龋是多因素相关的疾病

1. 致龋细菌　黏附在牙面上，参与牙菌斑的形成并具有产生有机酸和其他致龋物质的能力，同时又具有能够在较低 pH 条件下生存和继续产酸的能力（耐酸）。细菌的代谢产物是造成牙齿硬组织破坏的因素，所以可以认为细菌是病原因素。目前对已知的致龋菌研究最多的是变形链球菌族，因为它能够合成多聚糖（主要是葡聚糖）。葡聚糖作为菌斑的基质，在牙菌斑的形成中起重要作用。而牙菌斑是细菌在牙面上赖以生存的生态环境，没有这样的环境，龋同样是不能发生的。研究较多的致龋细菌还有乳酸杆菌和放线菌。前者具有强的产酸和耐酸能力，在龋坏的组织中检出较多，一般认为在龋的发展中起重要作用；后者则参与根面菌斑的形成，与牙根龋的发生关系密切。

关于致龋菌的研究经历了一个多世纪。19 世纪末 Miller 的研究证明了细菌发酵产酸并提出了著名的化学细菌致龋学说。早期由于在龋坏部位发现较多的乳酸杆菌，乳酸杆菌作为致龋菌受到较多关注。及至 20 世纪 50 年代，通过动物实验证明了只有在细菌存在的情况下才能够发生龋，单一的细菌可以致龋。利用定菌鼠的方法，确定了一些细菌的致龋性。从 20 世纪 60 年代开始，由于发现了变链家族在利用蔗糖合成多聚糖中的作用，龋病病原学的研究更多地聚焦在变形链球菌和绒毛链球菌上。这一阶段的成果，极大地增加了人们对菌斑形成过程的了解。相当一段时间，口腔变异链球菌作为主要的致龋菌受到了广泛的重视和深入研究。许多学者乐观地希望通过防龋疫苗消灭龋齿。然而经过多年的努力，防龋疫苗的工作进展缓慢。主要的不是技术方面的问题，而是病原学上的问题，即目前的病原学研究尽管有大量的证据表明变异链球菌是口腔中最主要的致龋菌，但还不能够确定地认为它就是龋病发病中的特异致龋菌。既然龋尚不能肯定为是一种特异菌造成的疾病，这就无法估计针对某种特异细菌的疫苗所能产生的防龋效果的大小。由于防龋疫苗的使用是一项涉及面广，需要有相当投入的工作，如果事先对其预期效果和安全性没有科学的评估和预测，很难进入临床实验阶段。而没有临床实验的验证，防龋疫苗根本不可能进入临床应用。

近年的研究表明，除了前述的变链、乳杆和放线菌外，一组非变链类口腔链球菌在龋病的进展过程中起作用。可以认为非变链类链球菌有致龋能力，并可能在龋病的初始期起作用。

2. 适宜的底物（糖）　　口腔中有许多细菌具有代谢糖产酸的功能。由于牙菌斑糖代谢生成的主要有机酸是乳酸，这些细菌又可称为产乳酸菌。产乳酸菌在生物界具有许多有益功能，如分解发酵乳类制品，有利于人类消化。口腔中产乳酸菌生成的乳酸，一方面在维持口腔生态平衡中可能存在有益的一面，另一方面如果得不到及时清除，在菌斑中滞留，则导致牙齿持续的脱矿，显然是不利的。一些口腔细菌具有利用糖合成多聚糖的功能，包括细胞内多糖和细胞外多糖。前者可以为细菌本身贮存能量，后者则作为菌斑的基质。在所有的糖类物质中，蔗糖最有利于细菌产酸和形成多糖，因此，蔗糖被认为具有最强的致龋性。糖的致龋性是通过局部作用产生的，不经口腔摄入不会致龋。但是，具有甜味作用的糖代用品，如木糖醇，经过细菌代谢时不产酸也不合成多糖，所以是不致龋的。

3. 易感宿主（牙齿和唾液）　　牙齿自身的结构、矿化和在牙列中的排列，牙齿表面物理化学特性，唾液的质和量等多种因素代表了机体的抗龋力。窝沟处聚集的菌斑不易清除，窝沟本身常可能有矿化缺陷，因而更易患龋。排列不齐或邻近有不良修复体的牙齿由于不易清洁，菌斑易聚集，更易患龋。牙齿表面矿化不良或粗糙，增加了表面聚集菌斑的可能，也增加患龋的机会。牙齿自身的抗龋能力，包括矿化程度、化学构成和形态完善性，主要在牙的发育阶段获得。牙齿萌出后可以通过局部使用氟化物增加表层的矿化程度，也可以通过窝沟封闭剂封闭不易清洁的解剖缺陷。

机体抗龋的另一个重要的因素是唾液。唾液的正常分泌和有效的功能有助于及时清除或缓冲菌斑中的酸。唾液分泌不正常，如分泌过少或无法到达菌斑产酸的部位，都会增加患龋的机会。

与龋病发病的有关因素很多，但大量的临床和实验研究表明，所有其他因素都是与上述三联因素有关或通过上述因素起作用。不良的口腔卫生增加菌斑的聚集、增加有机酸在局部的滞留，是通过影响微生物的环节起作用的；而低收入低教育水准，意味着口腔保健知识和保健条件的缺少，影响对致龋微生物和致龋食物的控制，从而导致龋在这个人群中多发。

（二）龋的四联因素论

又称四环学说。20 世纪 70 年代，同样是微生物学家的 Newbrun 在三联因素的基础上加上了时间的因素，提出了著名的四联因素论。四联因素的基本点是：①龋的发生必须具备致龋菌和致病的牙菌斑环境；②必须具备细菌代谢的底物（糖）；③必须是在局部的酸或致龋物质聚积到一定浓度并维持足够的时间；④必须是发生在易感的牙面和牙齿上。应该说，四联因素论较全面地概括了龋发病的本质，对于指导进一步研究和预防工作起了很大的作用。但严格讲，无论是三联因素论还是四联因素论作为发病机制学说似乎更为合适，而不适合作为病因论。因为除了微生物之外，食物和牙齿无论如何不应归于病原因素中。

四、其他与龋有关的因素

如前节所述，致龋细菌、适宜的底物（糖）和易感宿主是三个最关键的致龋因素。然而，与龋有关的因素还有很多，龋是一种多因素的疾病。但是所有其他因素都是通过对关键因素的影响而发生作用的。

1. 微生物　致龋细菌具有促进菌斑生成、产酸和耐酸的能力，是主要的病原物质。除此之外，其他的微生物也可以对龋的发生和发展起作用。正常情况下口腔微生物处于一个生态平衡的状态。一些细菌可能本身不致龋，但却可以通过影响致龋菌对龋的过程产生作用。譬如：口腔中的血链球菌，本身致龋性很弱。血链球菌在牙面的优先定植，有可能减少变异链球菌在牙面的黏附和生长，进而减少龋的发生。另外一些非变链类链球菌产酸性不高，但对于维持牙菌斑的生存有作用，有助于龋的形成；或对产生的有机酸有缓冲作用，有助于龋的抑制。

2. 口腔保健　口腔保健包括有效的刷牙，去除菌斑和定期看医师。有效的口腔保健措施和有效的实施是减少龋齿的重要因素。

3. 饮食　食物中的碳水化合物是有机酸生成反应自底物，尤其是蔗糖，被认为是致龋因素，甚至认为是病因之一。根据细菌代谢食物的产酸能力，将食物可简单地分为致龋性食物和非致龋性食物。致龋性食物主要是含碳水化合物的食物和含糖的食物。根据糖的产酸性排列，依次是蔗糖、葡萄糖、麦芽糖、乳糖、果糖等。食物的致龋性还与食物的物理形态有关。黏性、易附着在牙面的，更有助于糖的作用。除了这些对致龋有作用的食物之外，剩下的多数应该是非致龋性的。关于抗龋性的食物，由于很难从实践中予以证实或检验，很少这样说。非致龋性食物多为含蛋白质、脂肪和纤维素的食物，如肉食、蔬菜等。一些食品甜味剂不具备碳水化合物与细菌代谢产酸的结构，不具备产酸性，因此不致龋，如木糖醇和山梨醇。

由于糖与龋的密切关系，预防龋齿必须控制糖的摄入。然而还应该认识到人类的生存需要充足的营养和能量。糖尤其是蔗糖是人类快速获取能量的重要来源。从营养学的角度，不可能将糖或碳水化合物从食谱中取消。唯一能做的是减少进食的频率、减少糖在口腔中存留的时间。

4. 唾液因素　唾液作为宿主的一部分，归于与龋有关的关键宿主因素。唾液的流量、流速和缓冲能力决定了对酸的清除能力，与龋关系密切。影响唾液流量的因素除了唾液腺损伤和功能障碍之外，还与精神因素等有关。

5. 矿物元素　牙齿的基本矿物组成是羟磷灰石，是磷酸钙盐的一种，主要成分为钙和磷。环境中的钙、磷成分有助于维护矿物的饱和度，有助于减少牙齿硬组织的溶解，还有助于再矿化发生。氟是与牙齿健康关系最密切的元素。人摄入了过量的氟可能导致氟牙症，严重的时候还会导致骨的畸形，成为氟骨症。但环境中微量的氟，如牙膏中的氟、口腔菌斑中的氟，则有利于抑制脱矿和增加再矿化的作用，达到预防龋的效果。其他和龋有关的元素多是与牙矿物溶解有关的元素，如锶、钼、镧元素，有抑制脱矿的作用，而镁、碳、硒元素有促进脱矿的作用。

6. 全身健康与发育　牙齿发育期的全身健康状况可以影响牙的发育和矿化，进而对牙齿对龋的易感性产生影响。

7. 家族与遗传　双生子的研究结果表明，人对龋的易感性极少与遗传有关，主要的是由环境因素决定的。但是遗传对龋相关的其他因素有明显的作用，如牙的形态包括窝沟形态，受遗传因素影响较大。而人的饮食习惯与家庭生活环境有关。

8. 种族　种族间龋患的差异主要来源于饮食习惯、卫生保健方式、社会文化教育方面的差异，与种族本身的差异不大。

9. 社会经济及受教育的程度　经济状态的差异决定了人接受教育、口腔保健知识和获得口腔保健措施的程度，因此与龋有关。

（王晓玲）

第三节　龋的发病过程和发病机制

龋齿的发病过程要经过牙菌斑形成、致龋菌在牙菌斑环境内代谢糖产酸形成多聚糖、酸使牙齿硬组织溶解成洞几个重要环节（图 5 - 2）。

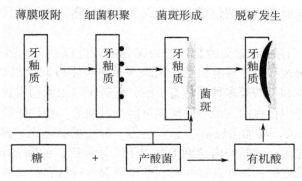

图 5 - 2　龋的发病过程

一、牙菌斑形成

牙菌斑指附着在牙表面的膜样物质，即牙表面生物膜，含有微生物（菌斑容量的 60% ~ 70%）、基质和水。细菌是牙菌斑微生物中的主体，基质主要由细菌分泌的多糖组成。其他成分包括细菌代谢生成的有机酸、来自唾液或龈沟液的成分等。

牙菌斑的形成开始于获得性膜的形成。获得性膜是牙面上沉积的唾液薄膜，其沉积机制类似静电吸附的作用，与牙表面的能量分布和唾液成分的结构有关。获得性膜的主要蛋白成分有糖蛋白、唾液蛋白、粘蛋白等。纯粹的唾液薄膜在光学显微镜下观察，是一种无细胞的均质结构。获得性膜可以在清洁后的牙面迅速形成并在数小时的时间内达到稳定的状态，且不易为一般的清洁措施清除。获得性膜的形成在很大程度上决定了牙面对细菌的吸引力。

几乎在获得性膜形成的同时，细菌就可以借其在牙面上黏附，并在其中生长、发育形成稳定的细菌菌落。细菌向获得性膜的黏附靠的是膜表面电荷间的吸引。最早借助获得性膜定居在牙面上的是球菌，而后才有其他菌类的黏附和生长。

黏附到牙面的细菌要经过生长、繁殖，同时吸聚其他细菌，才可能成为成熟的菌斑。细菌间的集聚可以借助各自膜表面的结构特征，相互吸引结合，更主要的是通过合成细胞外多糖尤其是不溶于水的多糖来完成。细菌利用蔗糖合成葡聚糖成为菌斑的基质，而一些细菌表面结合的葡糖基转移酶（GTF）对葡聚糖有很强的亲和力，从而形成了细菌集聚的基础。葡聚糖在细菌与牙面、细菌与细菌之间起桥梁作用，促进细菌对牙面获得性膜的黏附和细菌间的集聚，是菌斑成熟的关键成分。

早期形成的菌斑质地疏松，随着时间的延长，菌斑内部的细菌数量增多、密度增加、渗透性降低、有毒产物增加。一般认为 3d 后的菌斑中细菌种类、成分和密度基本恒定，是为成熟菌斑。成熟菌斑深处接近牙面的部分常呈厌氧状态或兼性厌氧状态。

成熟的菌斑结构致密，渗透性减弱，成为相对独立的微生态环境，有利于细菌产酸，不利于酸的扩散和清除。菌斑中的液态环境称牙菌斑液，是牙齿硬组织溶解的液态环境。现代研究证明，龋齿只有在菌斑聚集的部位才可以发生，甚至可以说，没有菌斑，就不会得龋。

二、牙菌斑中的糖代谢

人进食时摄入的糖尤其是小分子的蔗糖、葡萄糖、果糖，可直接进入菌斑，为致龋细菌代谢利用。细菌在菌斑内的糖代谢包括分解代谢和合成代谢，还包括代谢生成的物质在菌斑内外的贮运。

1. 分解代谢　对于龋病有意义的是菌斑的无氧酵解过程。由于菌斑深层缺氧，细菌代谢糖主要通过无氧酵解过程，生成有机酸。菌斑和菌斑液中可以检测到甲酸、乙酸、乳酸、丙酸、琥珀酸、丙酮酸和丁酸等多种短链有机酸，但若干临床漱糖实验表明，糖代谢后增加最明显的是乳酸。菌斑中存在的其他有机酸很可能是乳酸进一步代谢的中间产物。乳酸的生成可以改变菌斑的 pH 值，增加菌斑液的脱矿能力。静止的状态下，菌斑中的 pH 大约在 6 左右，进食糖后可以在极短的时间内达到 5.0 以下。牙齿脱矿的临界 pH 为 5.5，是根据唾液中的平均钙磷水平确定的，即在此水平时，菌斑液保持过饱和状态的 pH。在正常情况下，漱糖后菌斑的 pH 在 3min 即可达到临界 pH 以下的最低点，然后逐渐提高，并可以在 30min 左右恢复正常。但在特殊情况下，如唾液不能够及时进入菌斑，或唾液量整体减少时，漱糖后的菌斑 pH 可以较长时间保持在较低水平，如临界 pH 以下。

2. 合成代谢　包括细菌利用糖合成细胞内和细胞外两类多糖。细胞内多糖的合成是将细胞外的糖转化为细胞内多糖储存的过程。在外源性糖源缺乏时，细胞内多糖可以作为细菌生存和获取能量的来源。细胞外多糖的合成是细菌通过糖基转移酶的作用合成多聚糖的过程。形成的多聚糖有葡聚糖、果聚糖和杂聚糖，是菌斑基质的主要成分。

细菌合成多糖的能力靠其内在的酶系统，与致龋能力密切相关。

三、牙齿硬组织的脱矿机制

牙齿硬组织在口腔环境中的脱矿实际上是固态物质在不饱和的液态介质中的溶解过程。牙菌斑中的液态环境即牙菌斑液，是决定牙齿硬组织溶解的介质。在菌斑的饥饿情况下，菌斑液对牙齿矿物来说，基本是过饱和的。而在糖代谢后，菌斑液可以呈现对牙齿硬组织高度不饱和的状态。这种状态是牙齿溶解脱矿、形成龋的基础。

（一）基本化学条件

无论是在体内还是在体外，矿物溶解或沉积的基本物理化学条件是环境溶液中对于该种矿物的饱和状态。牙釉质、牙本质和牙骨质中的主要无机矿物成分为羟磷灰石，其基本分子成分是 $Ca_{10}(PO_4)_6(OH)_2$，在局部的环境溶液中必须满足下列条件：$(Ca^{2+})^{10}(PO_4^{3-})^6(OH^-)^2 < Ksp$，即溶液中的总活度积小于羟磷灰石的溶度积才可能发生矿物晶体的溶解；反之，则可能出现沉淀。上式左侧表示溶液中组成羟磷灰石成分各种离子的总活度积，Ksp 是羟磷灰石的溶度积常数，即在达到化学平衡条件下的溶液中各种离子的总活度积。根据实验的结果，牙釉质的溶度积常数大约在 10^{-55} 左右。在牙齿硬组织发育矿化时，基质蛋白除作为晶体成核的中心或模板外，还起着调节局部环境化学成分的作用，使之有利于晶体的沉积或溶解。

（二）脱矿和再矿化

龋齿在形成过程中，要经过牙菌斑形成，细菌聚集，利用底物产酸，酸使牙齿脱矿等过程。在这一系列过程中，最重要最具实际意义的步骤是牙齿矿物成分的脱矿或溶解。由于口腔菌斑环境的不断变化，牙齿早期龋的过程不是一个连续的脱矿过程，而是一个动态的脱矿与再矿化交替出现的过程。

1. 从物理化学机制方面认识牙齿的脱矿与再矿化过程　我们可以将牙齿看作简单的由羟磷灰石［化学式为 $Ca_{10}(PO_4)_6(OH)_2$］组成的固态物质。作为固体的牙齿，在正常的口腔环境下是不会发生溶解或脱矿的。这一方面是由于组成牙齿的矿物在化学上是十分稳定的，另一方面是由于牙齿周围的液态环境（唾液）含有足够量的与牙齿矿物有关的钙、磷成分，对于牙齿矿物是过饱和的。

然而在龋的情况下，牙面上首先必须存在足够量的菌斑。牙菌斑由于其独特的结构和成分，其液体环境（菌斑液）是相对独立的，在唾液无法达到的区域尤其明显。牙菌斑含致龋细菌，在糖代谢时可以产生大量有机酸，改变菌斑液中钙、磷的活度（有效离子浓度）的比例，使牙齿处于一种极度不饱和的液态环境中。这样，由于与牙表面接触的液态环境发生变化，即由正常的对矿物过饱和的唾液变成了对矿物不饱和的菌斑液，牙齿矿物溶解开始。这一过程的决定因素，或者说诱发这一过程的动力是菌斑液对牙齿矿物的饱和度降低，即由饱和状态变为不饱和状态。

关于菌斑液中对牙釉质矿物饱和度（DS）的概念，为简单起见，可以用下式表示：

$$DS = (Ca^{2+})^5(PO_4^{3-})^3(OH)/Ksp$$

Ksp，代表牙釉质中磷灰石的溶度积常数。DS＝1，意味着固－液处于一种平衡状态，既不会有脱矿也不会有再矿化。DS＜1，表明液体环境中对牙齿矿物是不饱和的，可能诱发脱矿。DS＞1，表明液体环境中对牙齿矿物是过饱和的，可能促进再矿化。无论是唾液还是牙菌斑液，在没有接触任何糖类物质并产酸时，都处于一种过饱和的状态。

2. 从化学动力学的角度看　无论脱矿还是再矿化过程都可以是简单的热动力学现象，涉及晶体表面反应和物质转运两个过程。

（1）控制晶体表面反应速率的因素是矿物饱和度：对于脱矿过程来说，饱和度越低，则脱矿速率越大。但对于再矿化来说，则比较复杂。首先，再矿化形成羟磷灰石所需的饱和度范围很窄。过度的饱和状态常常会诱发自发性沉淀，形成其他类型的不定型的非晶体状态的磷酸钙盐。有机物在脱矿晶体表面的附着也会限制矿物的再沉积。另外，唾液中一些固有的蛋白成分也有抑制晶体形成的作用。

（2）反应物质在牙齿组织中的转运又称为扩散过程，扩散的动力来自于界面两侧的浓度梯度。脱矿时，一方面氢离子或其他酸性物质需扩散进入牙齿内部的晶体表面，另一方面溶解的物质需要从牙齿内部晶体表面的反应部位扩散出来。这样，扩散的速率在一定程度上控制着脱矿速率。而再矿化时，反应物质扩散进入脱矿组织之后，常先在接近表面的组织中沉积，从而限制了反应物质向深部组织的扩散。因此，再矿化很难是一个完全的脱矿过程的逆反应过程。

（王晓玲）

第四节　龋的病理表现

龋的病理过程起源于细菌代谢糖产生的酸在牙表面集聚滞留。由于浓度梯度差，菌斑中的酸可以沿牙齿组织中结构薄弱、孔隙较多的部位扩散，在牙齿组织内部的微环境形成对矿物不饱和的状态，使无机矿物盐溶解。牙齿内部溶解的矿物盐，如钙和磷，依浓度梯度向牙齿外扩散，到达表层时可有矿物盐的再沉积，形成表层下脱矿的早期病理现象。

之后，随着脱矿的加重，细菌或细菌产生的蛋白溶解酶可以侵入脱矿的组织中，导致牙齿组织中的有机支架破坏，组织崩解，形成龋洞。

龋是一个缓慢的过程，在这个过程中，口腔微环境经历脱矿（局部矿物不饱和的情况下产生，如吃糖产酸时）和再矿化（局部矿物过饱和时，如使用氟化物）的多个动力学循环，形成脱矿—再矿化的动态平衡过程，从而形成龋的特殊组织病理学特征。

一、釉质龋

1. 平滑面龋　龋到了成洞的阶段，由于组织完全溶解，局部空洞，组织学上所能观察到的东西很少。临床上利用离体牙，通过组织病理学手段所能观察到的实际上是早期釉质龋的情况。所谓早期釉质龋，临床表现为白垩斑，肉眼见釉质表面是完整的，呈白垩色，无光泽，略粗糙，较正常组织略软，但未形成实际意义上的龋洞或缺损。这种情况，如果得到有效控制，如去除了病原，并给以再矿化的条件，病变可能逆转变硬，而无须手术治疗。

临床上很难确定活动性的或再矿化了的早期龋。用于组织病理学观察的临床白垩斑，多数实际上是已经再矿化了的早期龋。利用病理学的手段观察釉质早期龋，要将离体龋坏的牙齿制作成均匀厚度的磨片，观察的厚度要小于 $80\mu m$。投射光下，用普通光学显微镜下观察，可见龋损区色暗，吸光度明显增加，如果用硝酸银染色可见龋坏组织有还原银沉淀。由于牙釉质具有各向异性的双折射特征，观察早期釉质龋的病理结构需借助偏光显微镜。在偏振光下，交替在空气介质、水介质和喹啉介质中观察，自牙的外表面向内可将病损分为四层。

（1）表层：将发生在牙平滑面釉质上的白垩斑纵向制成的牙磨片平铺在载玻片上，浸水观察，可以清楚地分辨出发生病损的部位，呈外大内小的倒锥形。位于最表面可见一层 $10\sim30\mu m$ 的窄带，矿化程度高于其下的部分，形成表层下脱矿重于表层的龋病脱矿的独特现象，称为表层下脱矿。表层的存在，一方面可能是这一部分的釉质溶解度比较低，另一方面可能与深层溶解物质在此处的再沉积有关。一些学者习惯于说："早期龋的时候釉质表层是完好的。"这是不准确的。近代的矿物学研究表明，表层本身是有矿物丧失的。即使从临床上看，早期龋的表面也有很多实质性的改变，如较正常组织粗糙、色泽暗淡。在自然龋过程中所观察到的表层，矿物丧失量一般都大于5%。所以，对早期龋表面的描述，用表面大体完整似乎较接近实际。

（2）病损体部：这是釉质早期脱矿的主体，矿物丧失量可多达50%以上。由于大量矿物的丧失，釉质的内在折射率发生变化，从而形成临床上可见的白垩状改变。

若用显微放射照相法观察早期龋病变，只能区别上述两层。

（3）暗层：这一层是只有在偏光显微镜才可能观察到的一种病理现象。将磨片浸在喹啉中，由于喹啉折射率接近釉质，其分子大于暗层的微隙而不能进入，从而使此层的折射率有区别于釉质和浸透喹啉的损伤体部，得以显示和区别。暗层的宽窄不一，并且不是所有的病损都能够观察到暗层。

（4）透明层：之所以这样称呼，是因为这一区域在光镜下观察，其透光性甚至高于正常的釉质组织。但实际上，这一部分组织也是有矿物丧失的，可以看做是脱矿的最前沿。

对釉质早期龋的分层，是英国著名口腔病理学家Darling于20世纪50年代提出的。基于光学显微镜主要是偏振光显微镜的观察结果，但是至今对各层形成的机制还没有完整的解释，而且利用偏振光显微镜对病损各层的矿物或孔积率进行定量是很粗糙的。因为偏振光定量研究需要利用不同折光指数的介质，其基本前提是所观察材料的晶体方向必须是垂直或平行光源。这种情况在釉质和牙本质都是难以达到的，因此使用偏振光显微镜的结果作量化解释时，要慎重。偏振光下观察到的色泽改变，受牙齿晶体排列方向和偏振光的方向的影响，是变化的，不宜作为描述矿物含量的指标。

2. 点隙窝沟龋　有人将窝沟龋的病理学变化等同于两个侧壁的平滑面龋。但实际上，窝沟的两壁无论从组织学上还是局部环境上都无法等同于两个平滑面。尤其在疾病的发展模式上，窝沟龋有其独特性。窝沟龋的进展常在侧壁尚未破坏的情况下，早期即可到达釉牙本质界，沿釉牙本质界潜行发展，形成临床上难以早期发现的隐匿龋。

临床上在诊断窝沟龋的时候要充分了解窝沟龋的这一特征。

二、牙本质龋

牙本质的矿物含量与组织结构均有别于牙釉质，因此，牙本质龋的临床病理过程和病理表现也有别于牙釉质龋。首先，牙本质中的有机质含量达20%，无机矿物是围绕或是包绕有机基质而沉积的。龋损过程中首先必须有无机矿物的溶解，然后可以有细菌侵入到脱矿的牙本质中，分解蛋白溶解酶，使胶原酶解。仅有矿物的破坏而无胶原酶解，常常还可恢复。另外，牙本质存在小管样结构和小管液，有利于有机酸和细菌毒素的渗透，有时在病变早期，当病变的前沿离牙髓还有相当距离的时候就已经对牙髓产生了刺激。病理学上所观察到的龋损牙本质存在四个区域，反映了牙本质的龋损过程。

1. 坏死崩解层　位于窝洞底部病损的最外层。此处的牙本质结构完全崩解，镜下可见残留的组织和细菌等。质地松软，品红染色阳性，用一般的手用器械即可去除。

2. 细菌侵入层　牙本质重度脱矿，细菌侵入牙本质小管并在其中繁殖。牙本质小管表现为扩张，胶原纤维变性、酶解，形成大的坏死灶。临床上这一层质地软、色泽暗、品红染色阳性，容易辨认。多数可以通过手用器械去除。

3. 脱矿层 小管结构完整，但有明显的脱矿表现，无细菌侵入、色泽较正常牙本质暗、品红染色阴性，一些学者认为此层应予保留。但临床医师主要根据对硬度的感觉和色泽的观察，判断去腐的标准，很难准确掌握这一层的去留。若有意保留这一层，常常造成去腐不足，无法阻止龋的进展，易造成日后的继发龋。

4. 透明层 又称硬化层，多见于龋损发展比较缓慢时，为牙本质最深层的改变。光镜下观察，此层呈均质透明状，小管结构稍显模糊，是为矿物沉积所致。对于慢性龋损，这层的硬度有时较正常牙本质硬，故又称之为硬化层或小管硬化。形成硬化牙本质是机体的重要防御功能。这一层有时可以着色，临床上可根据其硬度的情况决定去留。如果较正常组织软，一般应去除。如果较正常组织硬，并且表面有光泽，则可予保留。

龋损可以诱发相应髓腔一侧形成修复性牙本质，又称三期牙本质或反应性牙本质，是机体的一种防御性反应。修复性牙本质一般小管结构较少、结构致密，有利于抵御病原因素对牙髓的直接侵害。

三、牙骨质龋

见于根面龋。牙骨质龋脱矿模式也具有表层下脱矿的特征。镜下可见早期的牙骨质龋出现矿化较高的表层。但由于牙骨质很薄，临床上常见的牙骨质龋表现多为表面破损、凹陷，聚集较多细菌。病变会很快到达牙本质，形成位于根面的牙本质龋。

牙釉质、牙本质和牙骨质龋的共同特征是先有无机物的溶解，后有有机基质的破坏（酶解）。临床龋病过程是脱矿与再矿化的动态学发展过程。在有机基质破坏之前，去除病原，人为加强再矿化措施，有可能使脱矿病损修复。但一旦有机基质崩解破坏，则只能靠手术的办法予以修复。

四、牙髓对龋的病理反应

可以引起牙髓反应的外界刺激包括物理和化学的两个方面。所有刺激必须通过牙髓，牙本质复合体传至牙髓组织。首先引起反应的细胞是牙髓细胞。早期的釉质龋引起的牙髓反应可以不明显。随着病变的深入，如病变接近或到达釉牙本质界的部位，细菌毒素或细菌的代谢产物有可能接触并刺激进入釉质的牙本质纤维或通过渗透作用直接刺激牙本质小管。这种刺激经小管液的流动、神经纤维传导或其他途径，引起牙髓的防御性反应。牙髓防御性反应的直接结果是在相应龋病变的牙髓腔一侧形成修复性牙本质。当龋的病变进入牙本质层时，细菌代谢产物和外界刺激（温度刺激和压力刺激）会直接通过牙本质小管，进入牙髓组织。当龋的病变进入牙本质深层时，细菌本身也可能进入牙髓组织，引起牙髓的不可逆性病变。除了细菌及其代谢产物对牙髓的刺激外，原本发育矿化过程中埋在牙本质中的一些细胞因子，如多种多肽，由于牙本质矿物的溶解，也可能释放进入牙髓，产生刺激。牙髓应对各种抗原刺激最早期的反应是牙髓中的树突样细胞在病变部位牙髓腔一侧的聚集。随着修复性牙本质的不断形成，树突样细胞聚集程度会降低，说明了修复性牙本质对于外界抗原的阻击作用。然而，当龋的病变已经到达修复性牙本质层时，牙髓中的树突样细胞会再度在牙髓腔病变一侧聚集。这种现象说明，牙髓对龋的反应程度并不完全反映病变的深度，而主要与病变部位牙本质的渗透性和龋进展的速度有关。一般慢性龋时，有较多的修复性牙本质形成，而急性龋时，则缺少修复性牙本质的形成。龋病部位细菌的代谢产物尤其是病原菌直接进入牙髓组织，则可能很快导致牙髓组织的不可逆性病变。

（王晓玲）

第五节　龋的临床表现和诊断技术

一、临床表现

本节龋齿的概念作为疾病的诊断名词，指牙齿硬组织因龋出现缺损，病变局限在牙齿硬组织，没有引起牙髓的炎症或变性反应。临床检查中，如温度诊和活力测试，牙髓反应均为正常。

龋的临床表现可以概括为患者牙齿色、形、质的变化和患者感觉的变化。正常的牙釉质呈半透明状，牙本质的颜色为淡黄色。正常牙齿的颜色主要是透过牙釉质显现出来的牙本质色。牙釉质表面应该光滑、无色素沉着。牙釉质的硬度高于牙本质和牙骨质，但任何正常的牙齿硬组织都不可能通过手用器械去除，如挖匙。

1. 颜色的改变　牙齿表面色泽改变是临床上最早可以注意到的龋的变化。当龋发生在牙的平滑面时，擦去表面的菌斑或软垢，吹干后可见病变部位表面粗糙、光泽消失，早期呈白垩色，进一步着色还可以呈棕黄色或黑褐色。当龋发生在窝沟的部位，清洗吹干后可见沟口呈白垩色，进一步发展可见墨浸样的改变，提示龋已经位于牙本质深层。这是由于其下的牙本质严重脱矿着色并透过正常的半透明的釉质反映出的特有颜色。发现窝沟墨浸样变，一般病变范围已经在牙本质层，病变的范围甚至超过色泽改变的范围。

2. 外形缺损　龋最显著的临床特征是形成了不可为自体修复的牙体组织的实质性缺损。临床上可以看到、探到或检查到龋洞。

临床上所看到的龋洞大小不一定反映病变的大小。如发生在窝沟的龋，有时即使沟内脱矿严重，甚至病变到达了牙本质的深层，临床所见的龋洞也不是很大。遇到这种情况，可以通过墨浸样颜色的改变判断龋洞的大小。位于牙邻面、根面的龋洞常无法通过肉眼见到，要使用探针仔细探查。龋洞如果发生在光滑面或邻面，临床上可以看到或用牙用探针探到。探诊时，要从正常牙面开始，遇到龋洞时会感到牙面的连续性消失，探针可以被洞壁卡住。有时候，有必要通过照 X 线片，如咬合翼片，可以发现病变部位的密度较周围正常组织明显降低。

3. 质地的改变　龋造成的牙体组织的实质性缺损，称为龋洞。龋洞中充满感染脱矿的牙体组织和食物碎屑，质地松软，容易与正常组织区别。对于发生在窝沟的小龋洞，当用探针探入洞底时，会感到洞底较正常牙组织软。

4. 患者感觉的变化　波及牙釉质浅层的早期龋损，患者可以完全没有临床症状。一般是当龋损发展到牙本质层并出现龋洞时，患者才有冷热刺激或食物嵌塞时的敏感症状，但都是一过性的，刺激消失，症状随之消失。当龋发展至牙本质深层时，症状会明显一些。患者一般也是在这个时候就诊。

二、好发部位和好发牙齿

了解龋的好发部位和好发牙齿，有助于早期发现、诊断和及时治疗。

1. 好发部位　龋的好发部位与菌斑聚集部位和发育薄弱部位有关，如牙的沟裂部位、两牙相邻不易清洁的部位。常见的不易清洁的部位，如牙列不齐时，修复体和正畸装置边缘，都是龋的好发部位。

好发部位还与患者的年龄有关。3 岁以前的幼儿多为前牙的邻面龋，这与饮食有关；3~5 岁则多见乳磨牙的窝沟龋，与牙齿初萌有关；而到了 8 岁左右，乳磨牙的邻面龋开始多起来，与颌骨生长后牙间隙增大有关。青少年多发恒牙窝沟龋和上前牙的邻面龋，而中老年人则多见根面龋。

2. 好发牙齿　上前牙邻面、磨牙窝沟、义齿基牙、排列不齐的牙齿，都是常见的易患龋的牙齿。乳磨牙和第一恒磨牙是窝沟龋的好发牙齿，这是因为乳磨牙和第一恒磨牙一般在出生前开始发育并有部分矿化，出生后继续发育和矿化。由于经历新生儿环境的变化，这些牙更容易出现发育和矿化上的缺陷，因此患龋率较其他牙高。下颌前牙由于接近唾液导管口，表面光滑、易于自洁，因而很少发生龋。如果龋波及下颌前牙，该患者一般可被认作高危个体。

临床检查龋齿时，要注意对好发部位和好发牙齿的检查，同时要加强对患者的防龋指导。

三、龋的诊断技术

1. 问诊　问诊是诊病的基础。即便对于已发现的明显龋洞或患者没有明确的主诉，也要认真询问患者对患牙的感觉，以免判断片面或错误。龋洞由于直观，往往容易让人忽略问诊。其实问诊在所有疾病中都是重要的。龋病诊断过程中的询问，除了对患者患牙自觉症状的询问外，还应该针对与龋有关的因素，对患者的整体口腔保健情况有了解。这样的基本了解有助于接下来制定有效的针对个案的治疗计划。

2. 视诊　首先应该对待查患牙进行必要的清洁，牙齿表面应无软垢。然后，用气枪吹干表面。观察牙表面色泽的变化，应该在光线良好的条件下进行。如白垩色变、墨浸样变等都是由于牙体组织晶体破坏形成的特有光学现象。视诊重点观察边缘嵴、邻面、窝沟、牙颈部的变化。注意利用口镜和调整光照的角度。观察邻面龋的时候，要调整外部光源的角度，让光垂直透过观察区，在舌侧用口镜仔细观察。

3. 探诊　使用不同型号和大小的牙科探针，可以发现早期的窝沟龋和发生在邻面的龋。探查邻面时，要从正常牙面开始，注意感觉牙面的连续性。探查邻面牙颈部时，要注意感觉冠部牙釉质向根面牙骨质的过渡。探诊的同时还要感受牙齿硬度的变化。牙齿表面连续性发生变化或牙组织变软，都提示龋的可能性。探诊还有助于判断病变的深度和牙髓的反应。深龋时对探诊一般反应敏感，而死髓牙则对探诊完全无反应。探诊还有助于发现有否露髓。若已经见到暴露的牙髓部分，应避免对暴露部分的进一步探查，以免引起探诊患者的剧疼感觉。总之，探诊时，动作要轻柔，用力要恰当。

4. X 线照相检查　对于视诊和探诊不能确定的龋损或需要进一步确定龋损范围，应照患牙的 X 线片。需确定邻面龋时，理想的牙 X 线片应是咬合翼片。龋损部位的密度一般显示较周围正常组织低，但是 X 线片所显示的病变范围一般都小于临床上实际的脱矿范围。

5. 温度诊　温度诊对于确定牙髓的状态很有帮助。正常牙齿表面所能容忍的温度范围一般在 10℃ ~ 60℃ 之间。临床在进行热温度诊时，一般用超过 60℃ 的牙胶棒，冷测试可用自制的小冰棒（直径同牙胶棒）。测试时应放在唇颊或舌面的中部测试，以正常的对侧同名牙或邻牙作为对照。温度诊所测试的是牙髓的状态，受牙组织的厚度影响，因此要遵循上述原则所规定的测试部位。有些情况下，如老年患者，常规的测试部位无法测试牙髓的反应时，则可以根据情况，将温度测试的牙胶棒或小冰棒直接放在牙颈部、咬合面或窝洞内进行测试。

6. 光学检查　通过投射光直接检查或荧光反射获取局部图像。可用于发现早期邻面龋。优点是不需照 X 线片，缺点是灵敏度目前还达不到临床的要求。但此类技术有很好的应用前景。随着投射光源的改进，光学检查有可能部分或全部取代 X 线照相术用于对龋进行早期诊断。

7. 电导检测　根据龋坏组织电导值与正常组织的差别，区别不同深度的龋损。但影响因素多，灵敏度和可靠度均有待改进。

8. 龋损组织化学染色　碱性品红可以使变性的胶原组织和细菌着色，从而有助于区别正常的牙本质组织。根据这种原理有商品化的龋蚀检知液，用于临床指导去腐过程，对于初学者有一定帮助。

9. 其他相关技术　目前有许多商品化的测试菌斑产酸性和检测致龋菌的方法，有些已被用于测试个体对龋的危险程度。但由于龋的多因素致病特征，这些方法离临床实用尚有相当距离。

（王晓玲）

第六节　龋的临床分类、诊断与鉴别诊断

一、临床分类与诊断

（一）按病变侵入深度的分类与诊断

根据龋坏的深度分类，是最常用的临床分类方法，简单、可操作性强，有利于临床治疗方法的选择。这里，龋作为诊断名词，特指已经形成龋洞但又无牙髓临床病变的状况。临床上分为浅龋、中龋、深龋。但是，浅中深三级之间临床上并没有一个十分清楚的界限。

1. 浅龋　发生在牙冠部牙釉质或根面牙骨质。可以发生在牙的各个牙面，发生在牙冠部，龋的范围局限在牙釉质层，无明显临床症状。龋发生在邻面时，一般可用探针在探诊时发现，或在拍 X 线片时发现。发生在咬合面窝沟的浅龋，多在探诊时发现。洞口可有明显的脱矿或着色，洞底位于釉质层，用探针探查可以探到洞底，卡探针，质软。发生在牙根面的浅龋，多见于中老年人牙根暴露的情况。表面可呈棕色，质软，探查时可以感觉表面粗糙。浅龋时，一般患者很少有自觉症状，多数是在常规检查时发现。

2. 中龋　病变的前沿位于牙本质的浅层。临床检查时可以看到或探到明显的龋洞，或

在 X 线照相时发现。由于牙本质具有小管样的结构，小管内有小管液，受到刺激后可以向牙髓传导，或直接通过埋在牙本质中的成牙本质细胞胞浆突传至牙髓，引起相应的牙髓反应，如形成修复牙本质。

中龋时，患者多有自觉症状。主要表现为冷或热的食品进入窝洞，刺激窝洞引起的一过性敏感症状。有一部分患者，龋损发展缓慢，由于修复性牙本质的形成，可无明显临床症状。临床温度诊和牙髓活力测试时，患牙的反应应该是与正常的对照牙类似。

中龋的诊断要结合患者的牙龄，考虑牙本质的厚度和致密度，处理时应有所区别。刚萌出的牙齿，牙本质小管粗大、渗透性强，病变发展快，修复性牙本质量少，病变距正常牙髓的距离短，即使观察到的病变位于釉牙本质界的下方，其临床症状也会比较明显，处理时仍应特别注意护髓。而发生在中老年人的中龋，常有较多的修复牙本质形成，牙本质小管矿物密度高、渗透性弱，对刺激的反应也较弱。

3. 深龋　病变进展到牙本质深层，临床上可观察到明显的龋洞，患者有明显遇冷热酸甜的敏感症状，也可有食物嵌塞时的短暂疼痛症状，但没有自发性疼痛。探诊时敏感，去净腐质后不露髓。常规温度诊检查时反应正常。

发生在点隙沟裂处的深龋，有时临床上仅可见窝沟口的小洞，但墨浸样改变的范围较大，提示牙本质的病变范围很大。拍咬合翼 X 线片可显示病变范围，但较实际病变范围要小。有时病变沿着釉牙本质界发展，内部病变范围很大，但外部表现很轻。

以上按病变侵入深度的分类方法，有利于临床诊断治疗时使用。但确定治疗方案时，还应同时考虑病变进展的速度，患牙的牙龄等因素。

临床检查记录时，有时也可采取流行病学调查时的记录方法，即五度分类法。其中Ⅰ、Ⅱ、Ⅲ度相应为浅、中、深龋，Ⅳ度龋则相应为已出现自发痛症状或牙髓病变，发生在牙本质深层的龋，Ⅴ度龋则指患牙已为残冠或残根。

浅、中、深龋的分类方法多数是为了临床治疗的方便，如浅龋多数使用简单的充填治疗即可；中龋在保护牙髓的前提下也可进行充填治疗；而对于深龋则需要谨慎处理。除了要仔细鉴别牙髓状况之外，还要特别注意在治疗过程中保护牙髓。

在浅龋成洞之前，病变区仅表现为颜色的改变，而无牙体组织的明显缺损。常可见于牙的平滑面，擦去菌斑软垢之后，牙釉质表面可以是白垩色，也可以为棕色或褐色改变，但牙表面连续性正常。由于受累牙齿仅有部分脱矿和色泽改变，而没有成洞，此时一般不需手术干预。有人也将这种情况称为早期釉质龋，认为可以通过去除病因和再矿化治疗停止病变发展。对于不易判断的窝沟早期龋或可疑龋，应随访，定期检查，一旦发展成洞，则必须进行手术干预。

（二）按病变速度的分类与诊断

这种分类方法有利于对患者的整体情况综合考虑，有利于及时采取措施。

1. 急性龋　龋的发展速度可以很快，从发现到出现牙髓病变的时间可以短至数周。病变如发生在窝沟，可在窝沟底部沿釉牙本质界向两侧和牙本质深部发展，则形成临床上不易发现的隐匿性龋。病变部的牙本质质地较湿软，范围较广，容易以手用器械去除。由于进展速度快，可早期侵犯牙髓，就诊时可能已有牙髓病变。检查和诊断时要特别注意。由于发展速度快，病理上很难见到在牙髓腔一侧的修复性牙本质形成。

多发生在儿童和易感个体。儿童新萌出的牙结构比较疏松，尤其是牙本质中小管数目多，矿物成分少，有利于酸和细菌代谢物质的扩散。而另一方面，儿童期食糖不容易得到控制，口腔卫生的良好习惯没有养成，使局部的致龋力增强。窝沟发育的缺陷，如矿化不全、沟陡深、牙釉质缺如，都使病变发展迅速。成年人中当患有唾液分泌方面的问题，如分泌量过少时，则影响唾液的清洁缓冲功能，使局部菌斑的 pH 较长时间保持在一个低水平，致龋力相对加大，也可出现急性龋的情况。

2. 猛性龋（猖獗龋）　特殊类型的急性龋。表现为口腔在短期内（6~12 个月）有多个牙齿、牙面，尤其在一般不发生龋的下颌前牙甚至是切端的部位发生龋。可见于儿童初萌牙列，多与牙齿的发育和钙化不良有关，也可见于患者唾液腺功能被破坏或障碍时，如头颈部放疗后出现的龋损增加或患口干症时。有学者将由于头颈部放疗导致的猛性龋称为放射性龋。

3. 慢性龋　一般情况下龋呈现慢性过程、病变组织着色深、病变部位质地稍硬、不易用手用器械去除。多数情况下成年人发生的龋是这样。由于病程缓慢，在牙髓腔一侧可有较多的修复性牙本质形成。

4. 静止龋　由于致龋因素消失，已有的病变停止进展并再矿化。可见于发生在邻面的早期龋，如果相邻的患牙已拔除，患龋部位可以在口腔咀嚼时达到自洁，病变脱矿部位由于唾液的作用而再矿化。也见于磨牙患急性龋潜行发展时，使釉质失去支持，在咀嚼力的作用下破坏、崩溃、脱落，暴露的牙本质呈浅碟状，菌斑不能聚集，病变牙本质在唾液和氟化物的作用下再矿化，病变静止。临床检查时病变部位可以有轻度着色，但质地坚硬同正常组织或更硬，表面光亮。

（三）按病变发生的组织和部位分类与诊断

1. 釉质龋　发生在牙釉质的龋。由于牙釉质的主要成分是无机矿物磷灰石，脱矿是釉质龋的主要病理表现。正常釉质是半透明的，早期脱矿可以使釉质内部的结晶体光学性质发生变化，也可以使矿物含量降低，微孔增多，使早期釉质龋的光折射率发生变化，病变区呈白垩样色泽变化或呈位于釉质的浅洞。

2. 牙本质龋　病变发展到牙本质的龋。由于牙本质成分中含有较多的有机质，因而致龋过程不同于牙釉质，既有矿物的溶解，还应有胶原蛋白的溶解。有时候，牙本质的脱矿现象可以很严重，但只要胶原蛋白的基本结构存在，一旦致龋因素和受细菌感染的牙本质去除后，仅为少量脱矿的部分仍可修复或再矿化。再矿化的牙本质有时可能较正常组织矿化程度要高，如在静止龋时的牙本质。

3. 牙骨质龋　发生在牙骨质的龋，多见于中老年患者因牙周病暴露的牙骨质表面。由于牙骨质是一种类骨的组织，对于牙骨质在龋的状态的破坏机制，至今没有明确的答案。但可以肯定的是，矿物溶解总应是先于有机质的破坏的。

4. 根龋　发生在暴露的牙根表面的龋。多见于中老年人，一部分是由于患者患牙周病而导致牙根较早暴露，另一部分是由于牙周组织的生理性退缩。临床上常可见到有一部分患者，牙冠的部分很少有龋，但到了老年牙根暴露则多龋，提示根面龋的发病机制有可能不同于冠部的釉质龋。

5. 窝沟龋　发生在牙的点隙沟裂处的龋。这种情况多与该处的发育和解剖有关，常见于牙齿初萌的头几年。

6. 平滑面龋　发生在颊舌平滑面的龋。常见于唇颊牙颈部，由于菌斑聚集并得不到及时清洁而致。

7. 邻面龋　发生在牙的近远中面的龋。两个相邻的部位是最不易清洁的位置，因而更易患龋。

（四）按发病特点的分类与诊断

1. 继发龋　在已有修复体边缘或底部发生的龋。临床可见修复体边缘牙组织着色变软，拍 X 线片显示修复体周围牙组织密度降低。

2. 再发龋　已对原发龋病灶修复后在同一牙齿其他部位发生的龋损。用以与继发龋区别。

另外，在临床上有根据致病因素命名龋的，如放射治疗龋、喂养龋、奶瓶龋、青少年龋，不一一列举。

二、鉴别诊断

1. 与牙齿发育和矿化不良的鉴别　局部的或全身的疾病可导致牙齿的发育和矿化不良，表现为牙表面有实质性的缺损和色泽变化。如釉质发育不全时牙表面可出现陷窝状的缺陷，应与龋齿鉴别。一般这种缺陷呈不规则型、表面有光泽、质地坚硬。发生在咬合面常累及牙尖，而龋则主要累及窝沟。发育不全的缺陷还常发生在前牙的唇面和切缘，容易与龋鉴别。但是，釉质的这种缺陷也可能继发龋，表现为缺陷部位菌斑聚集，牙体组织脱矿变软。导致牙齿发育和矿化不良的非龋疾病还有氟牙症、四环素牙等多种疾病，多有矿化不良和色泽改变。多数情况下，牙表面组织有光泽、质地硬，容易与龋鉴别。有表面发育缺陷的牙，菌斑不易被清除，也可能成为龋的好发部位。

2. 与其他非龋疾患的鉴别　楔状缺损是发生在牙颈部的牙体组织缺损，但病变部位质地同正常组织，表面有光泽、无菌斑积累。酸蚀症和其他非龋性牙体组织缺损致牙本质暴露可出现牙本质敏感症，表现为对过冷和过热的敏感，但用暂封性材料覆盖敏感部位后，敏感症状消失。楔状缺损的部位有时也是菌斑易积聚的部位，有时可同时发生龋。

3. 深龋与可逆性牙髓炎的鉴别　龋深达牙本质深层，去腐干净后也未露髓，但进行常规温度诊检查时，出现较正常对照牙敏感的反应，如刺激时的一过性敏感症状。询问病史中从未出现自发痛症状，应考虑牙髓充血的可能，可诊断为可逆性牙髓炎。治疗应为间接盖髓观察，暂时充填，待充血症状消失后，再行永久充填。部分可逆性牙髓炎也可能进展为不可逆的牙髓炎。

4. 深龋与死髓牙的鉴别　有些情况下，尤其是在急性龋的时候，深龋时的毒素可以在龋还没有到达牙髓的情况下感染牙髓，致牙髓坏死，而患者可以没有临床症状。应通过温度诊、探诊和电活力测试予以鉴别。有时龋的过程缓慢，形成修复牙本质层后，可能降低牙对温度的反应性。遇到这种情况可以将温度测的部位放在窝洞内进行测试。必要时应拍 X 线片，观察根尖周组织的情况。

5. 深龋与慢性牙髓炎的鉴别　龋可以到达牙本质深层但未露髓，但龋坏过程产生的毒素可以穿过部分脱矿的牙本质刺激牙髓引起牙髓的慢性炎症。慢性牙髓炎一般会有相应的自发痛症状，但也因人而异。对于临床症状不明显的病例，可通过仔细询问病史、温度诊和电活力测试仔细鉴别。如临床有自发痛的经历，温度诊时较正常牙敏感或有延迟性疼痛，则应诊断为慢性牙髓炎。拍 X 线片有助于诊断。深龋时根尖周膜应该是正常的，而慢性牙髓炎时，有时可见根周膜的轻度增宽。

对于诊断不清或无法确定的病例，可先行间接盖髓治疗，随访观察，确诊后再行永久充填。

（王晓玲）

第七节 龋齿治疗方案

龋病的临床特点决定了确定其治疗方案时的特殊性。首先，由于龋的早期主要表现为矿物盐溶解，临床无症状，因此不易发现。其次，龋又是进行性发展的疾病，不能通过组织再生自行修复，形成龋洞必须由受过专门训练的口腔医师修复。同时，因龋就诊的患者常常存在其他的口腔卫生或口腔保健方面的问题，医师应该在修复局部龋洞的同时，指出患者口腔保健中的问题，指导患者养成好的口腔卫生习惯，使其具备正确的口腔科就诊态度和主动防治早期龋齿的主观愿望。

概括起来，在制订龋的治疗计划时，应该综合考虑。要考虑患者目前的主要问题，及时终止病变发展、防止对牙髓的损害、恢复外观和功能；还必须考虑患者整体的口腔情况，为患者制订个性化的整体预防和治疗计划。同时，要教育指导患者，调动其自身的防治疾病的主观能动性。患者自身对疾病的认知程度对于控制龋齿是十分关键的。治疗一个龋齿，教育一个患者，使其形成良好的口腔保健习惯，是医者的责任。

一、个案综合分析

1. 个案的龋危险性评估 龋病的发病因素很多，但对于每个就诊的患者来说，应该有其特殊或主要的原因。要全面询问患者的饮食习惯、口腔卫生保健方法、用氟情况和全身健康状况，同时要仔细检查患者每个牙齿的发育和矿化、牙面菌斑聚集、牙的排列、有无修复体和唾液分泌情况，要对患者当前的龋患情况有完整的了解，结合所收集的资料和已有的知识对其给出综合的龋危险性评估，以便有针对性地给患者以具体的指导和制订治疗方案。龋危险性评估要根据患者年龄、目前患龋程度、以往龋病史、牙齿发育排列状态、唾液分泌情况等综合考虑。多个龋齿同时存在、唾液分泌量少、牙齿矿化程度差，都应该判断为高危患者。一般情况下，根据临床发现，医师可以给出一个大致的个案龋危险性评估意见。更准确的龋危险性评估则是一项长期而复杂的研究工作，需依靠多个数据的综合分析，得出具体的具有指导意义的龋危险指数。

2. 具体而有针对性的饮食分析 尽管糖的消耗尤其是糖的进食频率是与龋齿最为密切的因素，但糖又是人类快速获取能量的最佳来源。因此，笼统地对患者讲不吃糖或少吃糖是起不到防止或减少龋齿的作用的。只有让患者真正了解了糖在龋齿发病中的作用，同时具体地与患者共同分析自己在饮食方面存在的问题及应该了解和注意的事项，才可能有助于预防和减少龋。要告诉患者什么时候不宜吃糖，如睡前或患口干症；吃糖后应该做些什么，如漱口和刷牙；应该怎样合理安排吃糖，如减少零食的次数；哪些食物更容易产酸致龋，如蔗糖、果糖等；哪些食物不致龋，如蔬菜、肉类等。

3. 菌斑控制指导 口腔卫生指导最主要的目的是教会患者自我控制菌斑的方法。让患者知道，清洁的牙面是不会得龋齿的。多数患者都有刷牙的习惯，但多数人做不到有效地清洁各个牙面。医师应该让患者了解哪些部位需要清洁，具体指导患者有效的清洁方法，包括如何使用牙线等。

4. 使用氟化物　氟的抗龋作用已为临床实践所证明，要教育每一个患者尤其是龋高危者，有规律地使用含氟牙膏。对儿童患者和高危患者，还应在每次就诊时，为牙面局部涂布氟化物，加强抗龋效果。

5. 定期看医师　要求患者定期到口腔科医师处检查，以便早期发现和处理早期的龋齿。一般患者每年检查一次。对于高危患者要加大频率，最少每年 2 次，必要时每 3 个月一次。对于猛性龋的患者除了严密观察，更应该积极预防和治疗。

龋病的治疗并不复杂，但治疗方案确定前的综合考虑则是一件需认真考虑的事情，是对医者综合素质的检验。口腔医师不仅是医者，还应成为口腔医学知识的教育者和传播者。

二、制订治疗计划

1. 告知义务　医务人员要对患者尽到告知义务，使患者充分了解自己口腔患龋的实际情况，了解医师计划采取的措施，知道自己应做的事情和应付的费用。制订治疗计划需要患者或其家属和监护人的参与。

2. 处理主诉牙　患者寻医就诊，一般都有主诉症状。医者首先应该针对患者的主诉症状或主诉牙进行诊断并制订治疗计划、采取措施。即使对于多发的问题，也必须遵循上述原则。对患龋的牙，如果确定没有牙髓病变的临床表现和 X 线影像表现，可以直接充填修复。如果存在牙髓充血或可疑炎症表现，则最好采取二步法充填，即先将龋坏的组织清理干净，用对牙髓无刺激或有安抚作用的暂时充填材料充填，一至数周后无反应，则可进行永久性充填修复或嵌体修复。对于龋坏范围尚未波及牙髓的病例应尽可能地保存牙髓活力。

3. 停止龋的发展　在对主诉牙进行了适当的处理后，要针对全口患龋的情况采取措施。对于口腔内同时发现多个牙齿患龋或者患龋呈急性发展的患者，应该采取措施，首先阻止龋的发展和蔓延。对于已有的龋洞，首诊时就应尽可能去净龋坏组织，以暂时封闭材料封闭窝洞，停止龋的发展。然后，再根据情况逐个修复龋损的牙齿。在处理龋坏牙的同时，应对易感牙齿采取措施，如牙面局部涂氟和窝沟封闭。

4. 修复龋损、恢复功能　对于多个牙齿同时患龋的病例要在停止和控制了龋发展之后，逐个的修复缺损的部分。修复龋病缺损可根据情况选择充填修复或嵌体修复。要根据个案与患者讨论选择修复的方法和所用材料。

5. 制定和落实预防措施　治疗期间和治疗后患者的口腔保健情况直接决定牙体修复体的效果和寿命。为此，必须针对患者的具体情况，制定个性化的口腔保健方法。复诊时应该检查患者执行的情况。

6. 定期复查防止复发　龋齿的治疗仅靠门诊的工作或只是修复了龋坏的部分是不够的。补了洞，不等于治了病。要求患者定期复查。复查的频率依据患龋的程度和危险性而定。一般间隔应在 6 个月到一年的时间。对于个别高危个体，应 3 个月一次。复查时除了检查口腔卫生和患龋情况之外，还应检查患者执行口腔保健计划的情况。

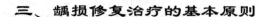

三、龋损修复治疗的基本原则

对于尚未形成窝洞的早期龋，可以通过去除病原物质、改变局部环境和再矿化的方法予以处理，并应定期复查。对于已形成龋洞的病损，只能人工修复，修复时应该遵循下述原则。

1. 生物学原则　去除龋损感染的组织，保护正常牙髓组织不受损害，尽可能保留健康的牙体组织，修复龋损、恢复功能、恢复美观，是治疗龋齿需要遵循的基本生物学原则。

感染的牙齿组织含有大量细菌和细菌毒素，修复前如果不能将其彻底去除，势必会使感染扩散。不能阻止病变的进一步发展，是造成龋复发的主要原因。另一方面，脱矿后的牙体组织渗透性增加，如果没有去净存在于洞缘的脱矿牙体组织，势必使洞缘的封闭性降低，增加微渗漏，增加外界刺激对窝洞深部组织的刺激，是治疗失败的重要原因。

牙本质－牙髓复合体是富含神经的生物组织。目前治疗龋齿时，主要依赖高速旋转的器械去除病变组织和预备窝洞。机械操作时的压力，器械摩擦产生的热、冷却过程造成的组织脱水及治疗所用药物和材料等因素都可能对牙本质，牙髓复合体尤其是牙髓组织造成不可逆的损伤。因此，治疗过程要特别注意对牙本质－牙髓复合体的保护。对所用器械设备要经常检查，及时更换损坏的部件，如变形的齿轮、钝旧的钻、喷水不准确的手机等。临床操作要十分的轻柔和仔细，避免过度用力、牙齿脱水及长时间切削等。同时，要充分了解所使用的材料和药物特性，避免药物或材料对牙髓的刺激。备好的窝洞应该立即封闭，避免牙本质小管的二次感染。

为了获得良好的通路和固位，龋齿治疗的过程中有时不得不牺牲部分正常的牙体组织。但是，保留健康的组织始终应该是牙体治疗应该追求的目标。粘接修复技术比较以往的银汞合金充填术和嵌体修复术能够较多地保留健康组织，是一项十分有前途、需要改进和发展的技术。

2. 功能和美学的原则　龋损修复的根本目的是恢复功能和美观。功能的恢复除了外形的考虑之外，咬合的考虑不可忽略。修复完好的牙齿应有良好的咬合关系。对美观的考虑，一是外形，一是色泽。良好的外形和色泽是恢复自然美的两要素。目前的直接粘接修复术和间接嵌体修复术均可达到较理想的美观修复效果。

修复后的牙齿除了自身的外形和色泽之外，还应该与相邻牙齿和组织有良好的生物学关系，不应形成新的食物嵌塞和菌斑滞留区。

3. 固位和抗力的原则　修复龋损需用生物相容的材料，这种材料必须与牙齿紧密结合或牢固地存在于窝洞中才可以行使功能。寻求合适的固位方法一直是龋损修复的重点。概括起来，目前获取固位的方法主要有两种，机械固位和化学粘接固位。

（1）机械固位：是应用银汞合金充填术修复牙体组织缺损的主要固位方法。充填前要求制作一定洞形，利用洞形的壁和形状通过摩擦和机械锁扣使充填材料获得固位。为了获得足够的抗力形，对抗咀嚼过程的各种力，充填体必须有一定厚度和强度。然而所有这些都不利于保留更多的健康牙体组织，不是理想的固位方法。粘接修复技术依赖材料与牙齿的化学粘接获取固位，是牙体修复所追求的目标。

（2）化学粘接固位：理想的粘接修复技术只需要全部或部分去除病变的牙体组织，在不破坏健康牙体组织的情况下，利用材料的化学粘接作用获得固位，利用材料的优越物理性能获得抗力。近代，粘接修复技术有了很大的发展。一方面，粘接剂的发展，已经突破了单纯粘接牙釉质或牙本质的界限。一种粘接剂可以同时对牙釉质和牙本质获得类似釉质和牙本质自然粘接的力量；另一方面，充填材料尤其是高分子的树脂类材料通过增加填料和改变填料特性的方法，已经获得基本能够满足咀嚼功能要求的复合树脂。然而，由于粘接修复材料中的基质材料为高分子的聚合材料，所以存在聚合收缩和材料老化的问题。尽管近年来的研究已经在克服这些问题方面有了巨大的发展，相关的材料也有了很大的改进，但是仍需要更多的长期临床观察和临床效果评估。

（王晓玲）

第八节　口腔临床实践中的龋病预防

疾病预防的概念不仅是防止疾病的发生，也包括对已发生疾病通过适当的治疗，防止疾病的发展和进一步的损害。近代，更有学者针对慢性疾病的特征提出了三级预防的概念。一级预防为针对病因的预防，通过去除病原和增强健康预防疾病的发生；二级预防是在疾病早期，通过人为干预，促进自身愈合，即早发现、早治疗，防止功能障碍；三级预防则是在疾病的阶段，通过有效的治疗和修复措施，修复病损、恢复功能，防止疾病的发展和进一步的危害。对龋病的预防应该坚持三级预防的理念。对于口腔临床医师来讲，更应全面了解龋病预防和控制的知识，将预防的工作贯穿于自己整个的临床工作实践中。

一、控制牙菌斑

龋齿只有在菌斑存在的环境中才可能发生。因此有效地清除或控制牙菌斑是预防龋齿的主要环节。控制菌斑主要靠患者自己。

1. 让患者了解菌斑　应该让患者了解自己牙面菌斑的积聚情况，知道牙菌斑的危害。临床上可以让患者拿一面镜子，医师通过镜子，向患者显示其牙面的菌斑。也可以使用菌斑显示剂染色后，向患者解释。同时，向患者介绍控制菌斑的方法。

2. 刷牙　是主要的清除菌斑的方法。教育患者根据自身情况选择合适的牙刷。牙刷的刷毛和刷头应该能够自由地到达全部牙齿的各个牙面，刷毛的硬度要适度。建议患者使用合格的保健牙刷。向患者解释：刷牙的主要目的是清洁暴露在口腔中的各个牙面。要让患者对自己牙齿的排列和各个牙齿的牙面数有基本的了解。要求刷牙时，"面面俱到"。强调清洁的效果，不要笼统地讲刷牙应持续的时间，也不要将刷牙的方法复杂化。患者只要理解了刷牙的目的，并且对自己的牙齿情况有所了解即可，方法本身实际并不是最主要的。对于市场上推广的各种牙刷，首先应是合格的经过临床验证的产品，同时还必须使用得当，才能起到有效清除牙菌斑的效果。应该尽可能做到餐后立刻刷牙，最起码也应该做到早晚各一次。晚上睡前的刷牙最重要。

3. 使用洁牙剂　目前主要的洁牙剂是牙膏。牙膏中最主要的成分是摩擦剂和表面活性剂（洁净剂）。刷牙时，洁牙剂中的表面活性成分有利于溶解菌斑中的有机成分，然后在刷毛和摩擦剂的共同作用下，去除大部附着在牙面上的菌斑。市场上现有的多数牙膏从预防龋齿的目的出发，一般加有适量的氟化物。从预防牙周病的角度考虑，还有些牙膏加有抗结石和抗菌斑的成分。也有的牙膏加有抗炎或其他有利于口腔清洁的成分。但是，不应提倡长期应用抗炎的药物牙膏。研究表明，长期使用抗生素牙膏有可能造成口腔菌群平衡的失调。牙膏的安全性是第一位的，因此任何添加成分都需要科学的验证，确认对人体无害方可使用。同时，市售牙膏必须经过有关卫生管理部门的审批。在我国，审批权属卫生部及其下属机构。在一些西方国家，如美国，审批权则归专业的学会组织，如美国牙科学会（ADA）。

4. 使用牙线　即使十分认真的刷牙也难以完全清除位于两牙邻面的菌斑。为此建议患者养成使用牙线的习惯。使用牙线能够有效清除邻面牙菌斑和嵌塞的食物碎屑。牙线有市售的商品，也可以用普通的丝线和尼龙线代替。用牙线清洁牙齿最好是刷牙后或在睡前。用时将一尺左右的牙线压入两牙之间的间隙，然后分别在相邻的两个牙面上做颊舌和上下的提拉，将菌斑或食物碎屑带出。使用牙线可先易后难，先学会清洁前牙，再逐渐向后移，逐个清洁后牙的间隙。要有耐心，只要肯实践，所有的后牙邻面都可以达到清洁的效果。

5. 漱口　餐饮后用清水或漱口液漱口，口含 10ml 左右的漱口液，用力鼓动口腔，30s 后将漱口液用力吐出，可以清除碎屑并有冲淡食物产酸的作用。

6. 洁牙　建议患者定期到合格的口腔医疗机构清洁牙齿。只有受过专门训练的医护人员才可能有效清洁患者牙面的各个部位。对于已形成的牙石更要靠医护人员帮助去除。

7. 化学方法去菌斑　尽管可能通过化学的方法控制菌斑，并且临床也确实有这样的制剂，如抗生素、酶、消毒剂等，但这些制剂在去除菌斑的同时可能产生的副作用不可忽略。一般不提倡长期应用化学制剂控制菌斑。

二、局部使用氟化物

氟化物是临床证明了的，最有效的预防龋齿的制剂。其抑龋作用主要是通过局部加强牙齿结构、抑制脱矿过程和增强再矿化实现的。利用氟化物防龋有三个途径，一是通过社区、学校、幼儿园，氟化饮水或结合健康教育的有组织的漱口项目；二是通过家庭或个人，自用含氟化物的口腔保健用品，如含氟牙膏、含氟漱口水等；三是由口腔专业人员在医疗机构使用，如氟涂料、氟溶液、氟凝胶、含氟粘接和修复材料。后者由于含氟浓度高，必须由专业人员使用。

1. 氟涂料　含有较高浓度的氟化物，如 2.26% 氟化钠，涂在清洁后的牙面上，可以在牙面上停留 24h。渗透出的氟可以进入牙齿内部，也可以与菌斑中的钙结合，形成氟化钙贮存。一般每年使用一次。适用于对高发龋患者龋的控制，也用于正畸治疗时的辅助预防。国外有一些相关的商品，但国内尚无同类产品。

2. 氟溶液　在口腔临床诊室可使用 2% 氟化钠溶液局部涂用。可常规在高发龋患者的牙面使用，可在每次就诊时使用，也可每周一次。

3. 氟凝胶　是一种方便的临床给氟方式，将氟溶液制成水性凝胶，用托盘或直接在牙面涂布。适用范围同氟溶液。每六个月一次。

4. 含氟粘接剂和含氟修复材料　市售的一些粘接材料和修复材料含有一定量的氟化物，可用于正畸治疗时的临时粘接，也可以用于处理高发龋患者时，为控制龋齿蔓延和发展，作为阶段性的修复材料修复缺损。

三、对含糖食品的限制

糖是菌斑代谢产酸的底物，限制糖的摄入或改变糖的摄入方式，可以起到减少龋的效果。

1. 了解致龋性食物　最普遍应用的评估食物致龋性的实验，是让受试者经口腔进食某种饮料或食物，在实验前和实验后的 30～60min 内不同的时间点分别测定牙菌斑和唾液的 pH 变化。然后以此画出 pH 随时间变化的 Stephan 曲线。由此可以了解产酸和酸在口腔内的滞留情况。致龋性食物应是那些可以迅速将菌斑 pH 降低到临界 pH5.5 以下并能维持较长时间的食品。研究表明，致龋食物主要是含糖的食物，尤其那些含糖量高（蔗糖或果糖）黏性大又不易清除的食物。

2. 合理进食含糖食物　适当控制对糖的摄入量，不仅可以防止龋齿，也对全身健康有益。在龋齿形成过程中，饮食中的糖在致龋时有双重作用，一是有助于形成牙菌斑；二是为致龋细菌产酸提供底物。细菌产酸的总量除了与细菌总量有关外，也与底物多少有关。在龋齿的形成过程中还与酸在牙面上停留的时间有关。根据 Stephan 曲线，菌斑产酸自然清除一般需要 30min 以上。当菌斑 pH 恢复到漱糖前的水平时，对牙齿矿物就可能恢复过饱和的状态，有助于再矿化即脱矿组织的恢复。然而，如果频繁进食糖，则菌斑中的 pH 难以有恢复的时间，脱矿的时间大大多于再矿化的时间，龋齿则容易发生。所以，在减少糖摄入总量的同时，强调减少进食糖的频率更为重要。黏性含糖食物不容易自然清除，要强调进食后刷牙或漱口的重要性。为了减少糖在牙面的停留时间，要特别强调不在睡前进食的重要性，强调睡前有效清洁牙齿的重要性。

3. 鼓励进食含纤维的食物　含纤维的食物，如蔬菜，除了本身不具有致龋性之外，有利于清除牙面的菌斑和存留的糖，应该鼓励进食。从预防龋齿的角度考虑，最好安排在餐饮的后期进食纤维类食品。

4. 关于糖代用品　糖的代用品指具有甜味作用，但所产能量很低，不会被细菌利用产酸的一类物质，如木糖醇、山梨醇等。这些物质取其甜味，满足于喜好甜食，又希望避免含糖饮食缺点的人类需求。有许多研究证明，木糖醇具有极低的产酸性，但并没有研究表明木糖醇具有防龋的功能。提倡食用木糖醇防龋，实在是一大误区。

在宣传和教育患者通过饮食的方式控制龋的时候，医师要有一定的营养学知识，避免片面性。

四、增强宿主的抗龋力

1. 发育健康的牙齿具有最强的抗龋力　牙齿发育时间的跨度很大，从胚胎期可以一直延续到青少年早期。此期间，母体和自体的全身健康状况都可能影响到牙齿的发育。因此牙齿的发育是母婴和人类儿童期最应受到关注的事情。牙发育期的均衡饮食和全身健康无疑是最重要的，而适量摄入氟化物也有利于牙齿发育。合理摄入氟化物需要专业人员的具体指导，如氟化饮水和服用氟的补充剂。个人也可以通过均衡饮食，安全地从食品中获取氟。海产品、豆类产品都含有合理量的氟，正常食用绝对是安全的。茶中含较多的氟，适量饮茶有利于摄入氟。

2. 唾液是重要的抗龋物质　唾液对于清除和缓冲菌斑产生的酸是必不可少的。唾液还含有多种蛋白质，其中的粘蛋白和溶菌酶是口腔中重要的抗菌物质，对维持口腔微生态平衡具有不可缺少的作用。除此之外，唾液中特有的蛋白，如分泌性 IgG、富脯蛋白、富组蛋白、富酪蛋白和富半胱氨酸蛋白等，与菌斑形成和抗龋过程有关。研究证实，唾液在龋齿中的作用主要是唾液流量对菌斑产酸的清除作用和缓冲作用。唾液量减少，势必增加酸在局部的滞留，是重要的致龋原因。人在睡眠时唾液分泌量极少，所以睡眠前不刷牙或者吃糖，必然增加局部细菌代谢产酸滞留的量，增加龋损的机会。患口干症、唾液腺病变（如放射线照射后的损害）、舍格伦综合征及服用影响唾液分泌的药物等，都明显地降低唾液流量，增加龋的机会。在唾液量减少的情况下，要加强其他防龋措施以减少龋的机会，如减少糖的消耗、增加清洁牙齿的次数和使用氟化物等。

3. 使用窝沟封闭剂　牙的窝沟发育非常独特，尤其是乳牙和第一恒磨牙发育和矿化过程经历出生这样巨大的环境改变，常存在结构和矿化上的薄弱环节。深的窝沟容易存留菌斑，且不容易清洁。预防窝沟龋最直接的方法是早期使用窝沟封闭剂将窝沟与外界隔绝，使致龋过程不能在窝沟内发生。

4. 其他增强自身抵抗力的防龋方法　免疫防龋旨在通过疫苗或增加抗体的方法抑制致龋细菌或致龋的重要环节。目前的研究已经具备构建针对某一种致龋细菌的疫苗的技术，但困难是无法确定特异的致龋菌或致龋环节。只要特定的致龋菌或致龋环节没有得到有效的认定，任何疫苗进入临床实验阶段都是困难的。激光防龋旨在通过改变牙面的晶体结构增加抗龋力。这项工作虽经 30 多年的探索，目前尚无实质性的进展。

五、治疗过程中的防龋措施

1. 椅旁口腔保健指导　按照本节开头所讲的三级预防概念，治疗过程本身也是预防疾病的一个环节，而且是不可缺少的重要部分。对患者来说一般缺少对疾病早期预防的知识。一旦因病就诊时，思想上才开始较为重视。此时是进行口腔保健指导和教育的最好时机。医护人员要抓住时机，结合患者的实际情况，进行口腔卫生保健的指导。这时候医师不需用很多话，就可使患者受益终生，起到事半功倍的良好效果。

2. 常规在门诊工作中使用氟化物　对于已经发生龋的患者，尤其对多发者，有条件时，应该常规在门诊就诊时使用氟化物，如局部涂氟等。

3. 使用含氟的材料　对于高发龋的个体或牙齿，为了控制龋齿，可选择性地使用含有氟化物的材料。如对一个老年人发生在邻面根面的龋，可考虑使用可释放氟的玻璃离子黏固剂，正畸粘接部件时可选用含氟的粘接剂等。

4. 减少由于治疗过程而引发的新龋　口腔的一些治疗过程可能增加患龋的危险。如进行义齿修复时，义齿与基牙之间很难十分密合，从而增加了基牙患龋的几率。再如正畸治疗时，较多的粘接附件必然增加了菌斑聚集的场所，增加龋的可能。因此，任何口腔治疗都要考虑对口腔微生态的改变，治疗前要对患者患龋的危险程度进行评估，事先对患者尽到告知的义务，并采取有效的措施，预防龋齿的发生。另外要重视对修复体外形和光洁度的要求。符合解剖特点，表面光洁的修复体，菌斑形成少，有利于减少龋。

（王晓玲）

第六章　牙体非龋性疾病

第一节　牙体慢性损伤

一、磨损

单纯的机械摩擦作用造成牙体硬组织缓慢、渐进性地丧失称为磨损。在正常咀嚼过程中，随年龄的增长，牙齿颌面和邻面由于咬合而发生的均衡的磨耗称为生理性磨损，牙齿组织磨耗的程度与年龄是相称的。临床上，常由某种因素引起个别牙或一组牙，甚至全口牙齿的磨损不均或过度磨损，称为病理性磨损。

（一）病因

（1）牙齿硬组织结构不完善，发育和矿化不良的釉质与牙本质易出现磨损。

（2）殆关系不良，殆力负担过重无殆关系的牙齿不发生磨损，甚至没有磨耗；深覆殆或有殆干扰的牙齿磨损重。缺失牙齿过多或牙齿排列紊乱可造成个别牙或一组牙负担过重而发生磨损。

（3）硬食习惯多吃粗糙、坚硬食物的人，如古代人、一些少数民族，全口牙齿磨损较重。

（4）不良习惯工作时咬紧牙或以牙咬物等习惯可造成局部或全口牙齿的严重磨损或牙齿特定部位的过度磨损。

（5）全身性疾病如胃肠功能紊乱、神经官能症或内分泌紊乱等，导致的咀嚼肌功能失调而造成牙齿磨损过度；唾液内黏蛋白含量减少，降低了其对牙面的润滑作用而使牙齿磨损增加。

（二）病理

因磨损而暴露的牙本质小管内成牙本质细胞突逐渐变性，形成死区或透明层，相应部位近髓端有修复性牙本质形成，牙髓发生营养不良性变化。修复性牙本质形成的量，依牙本质暴露的面积、时间和牙髓的反应而定。

（三）临床表现及其并发症

1. 磨损指数　测定牙齿磨损指数已提出多种，其中较完善和适合临床应用的是 SmithB-GN 和 Knight JK 提出的，包括牙齿的颌、颊（唇）、舌面、切缘及牙颈部的磨损程度在内的牙齿磨损指数（5 度）。

0　釉面特点未丧失，牙颈部外形无改变。

1　釉面特点丧失，牙颈部外形丧失极少量。

2 釉质丧失，牙本质暴露少于表面积的 1/3，切缘釉质丧失，刚暴露牙本质，牙颈部缺损深度在 1mm 以内。

3 釉质丧失，牙本质暴露多于牙面的 1/3，切缘釉质和牙本质丧失，但尚未暴露牙髓和继发牙本质，牙颈部缺损深达 1～2mm。

4 釉质完全丧失，牙髓暴露或继发牙本质暴露，切缘的牙髓或继发牙本质暴露，牙颈部缺损深度 >2mm。

2. 临床表现和并发症　随着磨损程度的增加，可出现不同的症状。

（1）釉质部分磨损：露出黄色牙本质或出现小凹面。一些磨损快、牙本质暴露迅速的病例可出现牙本质过敏症。

（2）当釉质全部磨损后：𬌗面除了周围环以半透明的釉质外，均为黄色光亮的牙本质（图 6-1）。牙髓可因长期受刺激而发生渐进性坏死或髓腔闭锁；亦可因磨损不均而形成锐利的釉质边缘和高陡牙尖，如上颌磨牙颊尖和下颌磨牙舌尖，使牙齿在咀嚼时受到过大的侧方𬌗力产生𬌗创伤；或因充填式牙尖造成食物嵌塞，发生龈乳头炎，甚至牙周炎；过锐的牙尖和边缘还可能刺激颊、舌黏膜，形成黏膜白斑或褥疮性溃疡。

（3）牙本质继续迅速磨损，可使髓腔暴露，引起牙髓病和根尖周病。

（4）全口牙齿磨损严重，牙冠明显变短，𬌗间距离过短可导致颞下颌关节病变和关节后压迫症状。

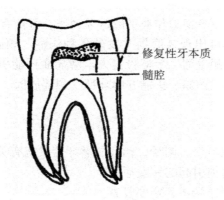

图 6-1　𬌗面釉质磨损

（四）防治原则

（1）去除病因：如改正不良习惯、调𬌗、修复缺失牙及治疗引起磨损的全身疾病等。

（2）对症治疗：磨损引起的牙本质过敏症可行脱敏治疗。

（3）个别牙齿重度磨损与对𬌗牙之间有空隙的，深的小凹面用充填法治疗；牙齿组织缺损严重者可在牙髓治疗后用高嵌体或全冠修复。

（4）多个牙齿重度磨损可用𬌗垫适当抬高𬌗间距离。

二、磨牙症

睡眠时有习惯性磨牙或清醒时有无意识的磨牙习惯称为磨牙症。

（一）病因

磨牙症的病因虽然至今尚未明确，但与下列因素有关。

1. 精神因素　口腔具有表示紧张情绪的功能。患者的惧怕、愤怒、敌对、抵触等情绪，若因某种原因难以表现出来，这些精神因素，特别是焦虑、压抑、情绪不稳等可能是磨牙症病因的重要因素之一。

2. 𬌗因素　神经紧张的个体中，任何𬌗干扰均可能是磨牙症的触发因素。磨牙症患者的𬌗因素多为正中𬌗早接触，即牙尖交错位𬌗干扰，以及侧方𬌗时非工作侧的早接触。临床上用调𬌗的方法也能成功地治愈部分磨牙症。𬌗因素是口腔健康的重要因素，但是否为引起磨牙症的媒介尚有争议。

3. 中枢神经机制　目前有趋势认为磨牙与梦游、遗尿、噩梦一样，是睡眠中大脑部分唤醒的症状，是一种与白天情绪有关的中枢源性的睡眠紊乱，由内部或外部的、心理或生理的睡眠干扰刺激所触发。

4. 全身其他因素　与寄生虫有关的胃肠功能紊乱、儿童营养缺乏、血糖血钙浓度、内分泌紊乱、变态反应等都可能成为磨牙症的发病因素。有些病例表现有遗传因素。

5. 职业因素　汽车驾驶员、运动员，要求精确性较高的工作，如钟表工，均有发生磨牙症的倾向。

（二）临床表现

患者在睡眠时或清醒时下意识地作典型的磨牙动作，可伴有嘎嘎响声。磨牙症可引起牙齿𬌗面和邻面的严重磨损，可出现牙磨损并发的各种病症。顽固性磨牙症会导致牙周组织破坏、牙齿松动或移位、牙龈退缩、牙槽骨丧失。磨牙症还能引起颞下颌关节功能紊乱症、颌骨或咀嚼肌的疲劳或疼痛、面痛、头痛并向耳部、颈部放散。疼痛为压迫性和钝性，早晨起床时尤为显著。

（三）治疗原则

1. 除去致病因素　心理治疗，调𬌗，治疗与磨牙症发病有关的全身疾病等。

2. 对症治疗　治疗因磨损引起的并发症。

3. 对顽固性病例　应制作𬌗垫，定期复查。

三、楔状缺损

牙齿的唇、颊或舌面牙颈部的硬组织在某些因素长期作用下逐渐丧失，形成的两个光滑斜面组成楔状缺损。

（一）病因

楔状缺损的发生和发展与下列因素有关。

1. 不恰当的刷牙方法　唇（颊）侧牙面的横刷法是导致楔状缺损的主要因素之一。其根据为：①此病不见于动物；②少发生在牙的舌面；③不刷牙者很少发生楔状缺损；④离体实验横刷牙颈部可以制造典型的楔状缺损，且为旋转法刷牙所造成牙体组织磨损量的 2 倍以上。

2. 牙颈部结构　牙颈部釉牙骨质交界处是整个牙齿中釉质和牙骨质覆盖量最少或无覆盖的部位，为牙体结构的薄弱环节，加之牙龈在该处易发生炎症和萎缩，故该部位耐磨损力最低。

3. 酸的作用　龈沟内的酸性环境可使牙颈部硬组织脱矿，受摩擦后易缺损。唾液腺的酸性分泌物、喜吃酸食、唾液 pH 值的变化、胃病返酸等均与缺损的发生有关。

4. 应力疲劳　牙齿萌出至建立咬合关系后，即开始承受咀嚼压力。根据断裂力学理论，牙齿硬组织中长期应力集中的部位可以产生应力疲劳微裂，导致硬组织的损伤甚至断裂。已有生物力学研究证实，当给牙齿与牙长轴呈 45°角方向的载荷时，颊侧颈部应力集中系数最大；模拟𬌗力疲劳的人牙离体实验已证明在实验牙颊舌向纵剖面的颊半侧颈部牙本质中，用扫描电镜见到多条方向一致的细微裂纹，而其他处无类似发现；该实验还表明横刷牙、酸蚀和𬌗力疲劳三因素作用的积累与协同导致了实验性楔状缺损的发生，其中𬌗力因素对楔形缺损的形成和加深起了重要的作用。临床研究结果证实楔状缺损的患病与咬合力的增加和积累关系密切，与患牙承受水平𬌗力和创伤𬌗力关系密切。

（二）临床表现

（1）多见于中年以上患者的前磨牙区，其次是第一磨牙和尖牙。有时范围涉及第二恒磨牙以前的全部牙齿，常见邻近数个牙齿，且缺损程度可不相同。偶见年轻患者单个牙齿的楔状缺损，均伴有该患牙的𬌗干扰。中老年人中，该病的发病率可达 60% ~ 90%。

（2）缺损多发生在颊、唇侧，少见于舌侧。调查资料表明老年人中，舌侧缺损的患病率达 15.2%，好发牙位是第一、二磨牙。

（3）楔状缺损由浅凹形逐渐加深，表面光滑、边缘整齐，为牙齿本色。

（4）楔状缺损达牙本质后，可出现牙本质过敏症，深及牙髓时可引起牙髓和根尖周病。缺损过多可导致牙冠折断。

（三）防治原则

1. 消除病因　检查𬌗干扰并行调整，改正刷牙方法。

2. 纠正口腔内的酸性环境　改变饮食习惯，治疗胃病，用弱碱性含漱液漱口，如 2% 小苏打溶液。

3. 修复缺损　患牙出现缺损必须进行修复，黏结修复效果好。

4. 对症治疗　出现其他病症应进行相应的治疗。

四、酸蚀症

酸蚀症是牙齿受酸侵蚀，硬组织发生进行性丧失的一种疾病。20 世纪，酸蚀症主要指长期与酸雾或酸酐接触的工作人员的一种职业病。随着社会进步和劳动条件的改善，这种职业病明显减少。近十几年来，饮食习惯导致的酸蚀症上升，由饮食酸引起的青少年患病率增高已引起了人们的重视。反酸的胃病患者，牙齿亦可发生类似损害。

（一）病因

酸蚀症的致病因素主要是酸性物质对牙组织的脱矿作用，而宿主的因素可以影响酸性物质导致酸蚀症的作用。有发病情况的调查研究发现无论饮食结构如何，酸蚀症仅发生于易感人群。

1. 酸性物质

（1）饮食酸：酸性饮料（如果汁和碳酸饮料）的频繁食用，尤其青少年饮用软饮料日趋增加。饮食酸包括果酸、柠檬酸、碳酸、乳酸、醋酸、抗坏血酸和磷酸等弱酸。酸性饮料 pH 值常低于 5.5，由于饮用频繁，牙面与酸性物质直接接触时间增加导致酸蚀症。

（2）职业相关酸性物质：工业性酸蚀症曾经发生在某些工厂，如化工、电池、电镀、化肥等工厂空气中的酸雾或酸酐浓度超过规定标准，致使酸与工人牙面直接接触导致职业性酸蚀症。盐酸、硫酸和硝酸是对牙齿危害最大的三类酸。其他酸，如磷酸、醋酸、柠檬酸等，酸蚀作用较弱，主要集聚在唇侧龈缘下釉牙骨质交界处或牙骨质上。接触的时间愈长，牙齿破坏愈严重。与职业相关的酸蚀症，如游泳运动员在氯气处理的游泳池中游泳，因为 Cl_2 遇水产生 $HClO_2$ 和 HCl；可发生牙酸蚀症，还如职业品酒员因频繁接触葡萄酒（pH3 ~ 3.5）发生酸蚀症等。

（3）酸性药物：口服药物，如补铁药、口嚼维生素 C、口嚼型阿司匹林及患胃酸缺乏症的患者用的替代性盐酸等的长期服用均可造成酸蚀症。某种防牙石的漱口液（含 EDTA）也可能使牙釉质表面发生酸蚀。

（4）胃酸：消化期胃液含 0.4% 盐酸。胃病长期返酸、呕吐及慢性酒精中毒者的胃炎和反胃均可形成后牙舌面和腭面的酸蚀症，有时呈小点状凹陷。

2. 宿主因素

（1）唾液因素：口腔环境中，正常分泌的唾液和流量对牙表面的酸性物质有缓冲和冲刷作用。如果这种作用能够阻止牙表面 pH 值下降到 5.5 以下，可以阻止牙酸蚀症发生。如果唾液流率和缓冲能力降低，如头颈部放疗、唾液腺功能异常或长期服用镇静药、抗组胺药等，则牙面接触酸性物质发生酸蚀症的可能性就更大。

（2）生活方式的改变：酸性饮食增多的生活习惯，尤其在儿童时期就建立的习惯，或临睡前喝酸性饮料的习惯是酸蚀症发生的主要危险因素。剧烈的体育运动导致脱水和唾液流率下降，加上饮用酸性饮料可对牙造成双重损害。

（3）刷牙因素：刷牙的机械摩擦作用加速了牙面因酸脱矿的牙硬组织缺损，是酸蚀症形成的因素之一。对口腔卫生的过分关注，如频繁刷牙，尤其是饭后立即刷牙，可能加速酸蚀症的进展。

（4）其他因素：咬硬物习惯或夜磨牙等与酸性物质同时作用，可加重酸蚀症。

（二）临床表现

（1）前牙唇面釉质的病变缺损（以酸性饮料引起的酸蚀症为例）可分为 5 度（图 6 - 2）。

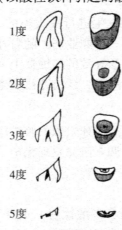

图 6 - 2　酸蚀症的程度

1 度：仅牙釉质受累。唇、腭面釉质表面横纹消失，牙面异样平滑、呈熔融状、吹干后色泽晦暗；切端釉质外表熔融状、咬合面牙尖圆钝、外表熔融状、无明显实质缺失。

2 度：仅牙釉质丧失。唇、腭面牙釉质丧失、牙表面凹陷、凹陷宽度明显大于深度；切端沟槽样病损；咬合面牙尖或沟窝的杯口状病损。

3 度：牙釉质和牙本质丧失，牙本质丧失面积小于牙表面积的1/2。唇、腭面牙釉质牙本质丧失、切端沟槽样病损明显、唇面观切端透明；咬合面牙尖或沟窝的杯口状病损明显或呈弹坑状病损。

4 度：牙釉质和牙本质丧失，牙本质丧失面积大于牙表面积的1/2。各牙面的表现同"3"度所描述，范围扩大加深，但尚未暴露继发牙本质和牙髓。

5 度：釉质大部丧失，牙本质丧失至继发牙本质暴露或牙髓暴露，牙髓受累。

（2）酸蚀患牙对冷、热和酸刺激敏感。

（3）酸蚀 3~4 度已近髓腔或牙髓暴露，可继发牙髓炎和根尖周病。

（4）与职业有关的严重患者，牙感觉发木、发酸，并可伴有其他口腔症状，如牙龈出血、牙齿咀嚼无力、味觉减退，以及出现全身症状，如结膜充血、流泪、畏光、皮炎、呼吸道炎症、嗅觉减退、食欲缺乏、消化障碍。

（三）防治原则

（1）对因治疗改变不良的生活习惯、改善劳动条件、治疗有关的全身疾病。

（2）个人防护与职业有关的患者使用防酸口罩，定期用3%的小苏打溶液漱口，用防酸牙膏刷牙。

（3）对症治疗对牙齿敏感症、牙髓炎和根尖周病的治疗。

（4）牙体缺损可用复合树脂修复或桩冠修复。

五、牙微裂

未经治疗的牙齿硬组织由于物理因素的长期作用而出现的临床不易发现的细微裂纹，称为牙微裂，习惯上称牙隐裂。牙微裂是导致成年人牙齿劈裂，继而牙齿丧失的一种主要疾病。

（一）病因

1. 牙齿结构的薄弱环节　正常人牙齿结构中的窝沟和釉板均为牙齿发育遗留的缺陷区，不仅本身的抗裂强度最低，而且是牙齿承受正常𬌗力时应力集中的部位，因此是牙微裂发生的内在条件。

2. 牙尖斜面牙齿　在正常情况下，即使受到应力值最小的0°轴向力时，由于牙尖斜面的存在，在窝沟底部同时受到两个方向相反的水平分力作用，即劈裂力的作用。牙尖斜度愈大，所产生的水平分力愈大。因此，承受力部位的牙尖斜面是微裂发生的易感因素。

3. 创伤性𬌗力　随着年龄的增长，可由于牙齿磨损不均出现高陡牙尖，正常的咀嚼力则变为创伤性𬌗力。原来就存在的窝沟底部劈裂力量明显增大，致使窝沟底部的釉板可向牙本质方向加深加宽，这是微裂纹的开始。在𬌗力的继续作用下，裂纹逐渐向牙髓方向加深。创伤性𬌗力是牙微裂发生的重要致裂因素。

4. 温度作用　釉质和牙本质的膨胀系数不同，在长期的冷热温度循环下，可使釉质出现裂纹。这点可解释与咬合力关系较小的牙面上微裂的发生。

（二）病理

微裂起自窝沟底或其下方的釉板，随殆力作用逐渐加深。牙本质中微裂壁呈底朝殆面的三角形，其上牙本质小管呈多向性折断，有外来色素与荧光物质沉积。该陈旧断面在微裂牙完全劈裂后的裂面上，可与周围的新鲜断面明显区分。断面及其周边常可见牙本质暴露和并发龋损。

（三）临床表现

（1）牙微裂好发于中老年患者的磨牙殆面，以上颌第一磨牙最多见。

（2）最常见的主诉较长时间的咀嚼不适或咬合痛，病史长达数月甚至数年。有时咬在某一特殊部位可引起剧烈疼痛。

（3）微裂的位置磨牙和前磨牙殆面细微微裂与窝沟重叠，如磨牙和前磨牙的中央窝沟，上颌磨牙的舌沟，向一侧或两侧延伸，越过边缘嵴。微裂方向多为殆面的近远中走行，或沿一主要承受殆力的牙尖，如上颌磨牙近中舌尖附近的窝沟走行。偶见颊舌向微裂纹（图6-3）。

（4）检查所见患牙多有明显磨损和高陡牙尖，与对殆牙咬合紧密，叩诊不适，侧向叩诊反应明显。不松动但功能动度大。

（5）并发疾病微裂纹达牙本质并逐渐加深的过程，可延续数年，并出现牙本质过敏症、根周膜炎、牙髓炎和根尖周病。微裂达根分歧部或牙根尖部时，还可引起牙髓－牙周联合症，最终可导致牙齿完全劈裂。

（6）患者全口殆力分布不均，患牙长期殆力负担过重，即其他部位有缺失牙、未治疗的患牙或不良修复体等。

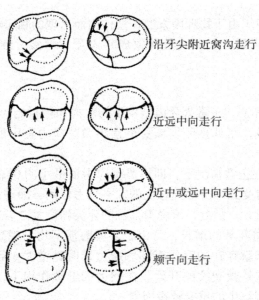

图6-3　微裂的位置（箭头指处为与牙面窝沟重叠的微裂）

（7）X 线片可见到某部位的牙周膜间隙增宽，相应的硬骨板增宽或牙槽骨出现 X 线透射区，也可以无任何异常表现。

（四）诊断

1. 病史和早期症状　较长期的咬合不适和咬在某一特殊部位时的剧烈疼痛。

2. 叩诊　分别各个牙尖和各个方向的叩诊可以帮助患牙定位，叩痛显著处则为微裂所在位置。（图 6 - 3）

3. 温度试验　患牙对冷敏感时，以微裂纹处最显著。

4. 裂纹的染色检查　2% ~ 5% 碘酊或其他染料类药物可使已有的裂纹清晰可见。

5. 咬楔法　将韧性物，如棉签或小橡皮轮，放在可疑微裂处作咀嚼运动时，可以引起疼痛。

（五）防治原则

1. 对因治疗　调整创伤性𬌗力，调磨过陡的牙尖。注意全口的𬌗力分布，要尽早治疗和处理其他部位的问题，如修复缺失牙等。

2. 早期微裂的处理　微裂仅限于釉质或继发龋齿时，如牙髓尚未波及，应作间接盖髓后复合树脂充填，调𬌗并定期观察。

3. 对症治疗　牙髓病、根尖周病应作相应处理。

4. 防止劈裂　在作牙髓治疗的同时，应该大量调磨牙尖斜面，永久充填体选用复合树脂为宜。如果微裂为近远中贯通型，应同时作钢丝结扎或戴环冠，防止牙髓治疗过程中牙冠劈裂。多数微裂牙单用调𬌗不能消除劈裂性的力量，所以在对症治疗之后，必须及时作全冠保护。

六、牙根纵裂

牙根纵裂系指未经牙髓治疗的牙齿根部硬组织在某些因素作用下发生与牙长轴方向一致的、沟通牙髓腔和牙周膜间隙的纵向裂缝，该病首先由我国报告。

（一）病因

本病病因尚不完全清楚，其发病与以下因素密切相关。

1. 创伤性𬌗力及应力疲劳　临床资料表明，患牙均有长期负担过重史，大多数根纵裂患者的牙齿磨损程度较正常人群严重，𬌗面多有深凹存在。加上邻牙或对侧牙缺失，使患牙较长时期受到创伤性𬌗力的作用；根纵裂患者光𬌗分析结果证实，患牙在正中𬌗时承受的接触合力明显大于其他牙；含根管系统的下颌第一磨牙三维有限元应力分析表明，牙齿受偏离生理中心的力作用时，其近中根尖处产生较大的拉应力，且集中于近中根管壁的颊舌面中线处。长期应力集中部位的牙本质可以发生应力疲劳微裂，临床根纵裂最多发生的部位正是下颌第一磨牙拉应力集中的这个特殊部位。

2. 牙根部发育缺陷及解剖因素　临床有 25% ~ 30% 的患者根纵裂发生在双侧同名牙的对称部位，仅有程度的不同。提示了有某种发育上的因素。上颌第一磨牙近中颊根和下颌第一磨牙近中根均为磨牙承担𬌗力较重而牙根解剖结构又相对薄弱的部位，故为根纵裂的好发牙根。

3. 牙周组织局部的慢性炎症　临床资料表明，牙根纵裂患者多患成人牙周炎，虽然患者牙周炎程度与患牙根纵裂程度无相关关系，但患牙牙周组织破坏最重处正是根纵裂所在的位点。大多数纵裂根一侧有深及根尖部的狭窄牙周袋，表明患牙牙周组织长期存在的炎症对根纵裂的发生、发展及并发牙髓和根尖周的炎症可能有关系。长期的颌创伤和慢性炎症均可使根尖部的牙周膜和牙髓组织变为充血的肉芽组织，使根部的硬组织——牙本质和牙骨质发生吸收。而且受损的牙根在创伤性𬌗力持续作用下，在根尖部应力集中的部位，沿结构薄弱部位可以发生微裂，产生根纵裂。

（二）病理

裂隙由根尖部向冠方延伸，常通过根管。在根尖部，牙根完全裂开，近牙颈部则多为不全裂或无裂隙。根尖部裂隙附近的根管壁前期牙本质消失，牙本质和牙骨质面上均可见不规则的吸收陷窝，偶见牙骨质沉积或菌斑形成。牙髓表现为慢性炎症、有化脓灶或坏死。裂隙附近的根周膜变为炎症性肉芽组织，长入并充满裂隙内。裂隙的冠端常见到嗜伊红物质充满在裂隙内。

（三）临床表现

（1）牙根纵裂多发生于中、老年人的磨牙，其中以下第一磨牙的近中根最多见。其次为上磨牙的近中颊根。可单发或双侧对称发生，少数病例有2个以上的患牙。

（2）患牙有较长期的咬合不适或疼痛，就诊时也可有牙髓病或（和）牙周炎的自觉症状。

（3）患牙牙冠完整，无牙体疾患，𬌗面磨损3度以上，可有高陡牙尖和𬌗面深凹，叩诊根裂侧为浊音，对温度诊的反应视并发的牙髓疾病不同而变化。

（4）患牙与根裂相应处的牙龈可有红肿扪痛，可探到深达根尖部的细窄牙周袋，早期可无深袋；常有根分歧暴露和牙龈退缩，牙齿松动度视牙周炎和颌创伤的程度而不同。

（5）患者全口牙𬌗力分布不均，多有磨牙缺失，长期未修复。患牙在症状发生前曾是承担𬌗力的主要牙齿。

（四）X线片表现

1. 纵裂根的根管影像　均匀增宽，增宽部分无论多长均起自根尖部。有四种表现（图6-4）：①根管影像仅在根尖1/3处增宽；②根管影像近1/2~2/3增宽；③根管影像全长增宽；④纵裂片横断分离。

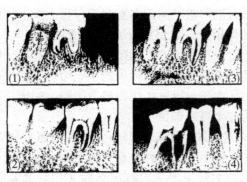

图6-4　根纵裂的X线表现

（1）患根的根管影像仅在根尖 1/3 处增宽。

（2）患根根管影像近 1/2～2/3 增宽。

（3）患根根管影像全长增宽。

（4）患根纵裂片横断分离，增宽部分无论多长均起自根尖部。

2. 牙周组织表现　可有患根周围局部性骨质致密，牙周膜间隙增宽，根分歧部骨质丧失及患根周围的牙槽骨垂直吸收或水平吸收。

（五）诊断

（1）中老年人牙冠完整的磨牙，有长期咬合痛，并出现牙髓、牙周炎症状，应考虑除外根纵裂。

（2）磨牙一侧有叩痛，叩诊浊音，有深及根尖的细窄牙周袋。

（3）患牙根髓腔特有的 X 线片表现是诊断牙根纵裂的主要依据。如 X 线片上根髓腔不清可改变投照角度。

（4）注意对照同名牙的检查与诊断。

（六）鉴别诊断

（1）牙根纵裂发生于未经牙髓治疗的活髓牙齿，可与根管治疗后发生的牙根纵裂鉴别。

（2）牙根纵裂 X 线片显示起自根尖部的呈窄条增宽的根管影像可与因牙髓肉芽性变造成的内吸收相鉴别，后者 X 线片表现为髓室或根管某部位呈圆形、卵圆形或不规则膨大的透射区。

（3）牙根纵裂患牙牙冠完整无任何裂损，可与牙冠劈裂导致的冠根纵劈裂相区别。

（七）治疗原则

（1）解除 （ ）干扰，修复牙体形态，充填 （ ）面深凹。

（2）对症治疗并发牙髓根尖周病、牙周炎时，作相应的牙髓、牙周治疗。

（3）如健根牙周组织正常，可行患根的截根术或半切除术，除去纵裂患根，尽量保留部分患牙。

（4）全口牙列的检查、设计治疗，使全口 （ ）力负担均衡。

七、 （ ）创伤性磨牙根横折

磨牙，尤其是第一、二恒磨牙是人类口腔中承担 （ ）力的主要牙齿，其中承受应力较大的牙根在创伤性 （ ）力作用下有可能发生折断，并导致一系列并发症。国内学者首先报道了这类 （ ）创伤性磨牙根横折病例。

（一）病因

1. 患牙长期承受过重的 （ ）力和创伤性 （ ）力　患者口内有多个缺失牙长期未修复，有不良修复体或其他患牙未治疗，根折患牙在出现症状前是承担咀嚼力的主要牙齿，而且侧方 （ ）时尤其在非工作侧有明显的 （ ）干扰。

2. 磨牙应力集中的解剖部位　生物力学实验证实多根牙因其解剖特点，在受力时各根的应力分布是不均衡的，如上第一磨牙，牙根分叉显著，在正中咬合时，腭根受力最大。当侧方 （ ）非工作侧有 （ ）干扰时，腭根颈 1/3 与中 1/3 交界处应力值最大，牙齿硬组织长期应力集中部位可以产生应力疲劳微裂。在牙体和牙周组织健康的磨牙，该部位是创伤性 （ ）力导致根横折的易感区。

3. 突然的咬合外伤　如吃饭时硌小砂子、不慎误咬筷子等。这种外力不同于一般的外伤力量，它选择性地作用在患牙咬合时承受压力最大的牙根特定部位，造成折断。

（二）临床表现

好发于中、老年人无牙体疾患的上磨牙腭根，其次是远中颊根。

（1）患牙长期咬合不适或痛，可有急性咬合外伤史。

（2）牙冠完整，叩诊不适或痛，根折侧叩诊浊音。

（3）可并发牙髓病、根尖周病及患根的牙周疾病。

（4）患牙可有 1~2 度松动，功能性动度 2~3 度。

（5）侧方𬌗干扰以非工作侧为主，全口𬌗力分布不均衡。

（三）X 线片表现

患牙的某一根有 X 线透射的横折线（图 6-5），还可有牙周膜间隙增宽，偶见折断的根尖移位。

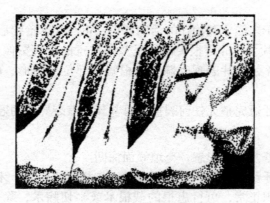

图 6-5　上磨牙腭侧根创伤性横折 X 线片

（四）诊断

除考虑临床表现之外，X 线片表现是主要诊断指征。开髓后患根在折断线处的异常，探诊可协助诊断。

（五）治疗原则

1. 调整咬合　去除患牙非工作侧𬌗干扰，注意均衡全口𬌗力负担。

2. 对症治疗　牙髓活力正常且患根牙周组织正常者，可不作牙髓治疗，定期观察。已并发牙髓、根尖周病者作相应治疗。

3. 折断根处理　折断的部位如不与龈袋相通，可行保守治疗（根管治疗）；如果相通，则行手术治疗（根尖手术、截根术或半根切除术）。

（李玉梅）

第二节　牙齿外伤

牙齿外伤指牙齿受到各种机械力作用所发生的急剧损伤，常见于上前牙。牙齿受急剧外伤后，可以引起牙体硬组织、牙周组织、牙髓组织的损伤，临床常见几种损伤同时发生。牙齿外伤多为急诊，处理时应首先注意患者的全身情况，查明有无颅脑损伤和其他部位的骨折等重大问题。牙齿外伤也常伴有牙龈撕裂和牙槽突的折断，均应及时诊断处理。常见的牙齿外伤有牙震荡、牙折、牙脱位和牙脱臼，其中牙折包括牙不全冠折、冠折、根折和冠根折。

突然加到牙齿上的各种机械外力，其性质、大小、作用方向不同，造成了各种不同类型的损伤。直接外力，如工具打在牙上、摔倒时前牙碰地，多造成前牙外伤；间接外力，如外力撞击颏部时，下牙猛烈撞击上牙，通常造成前磨牙和磨牙的外伤；高速度的外力易致牙冠折断，低速度强度大的外力易致牙周组织损伤。

下面分别叙述各类牙齿外伤的病理、临床表现和防治原则。

一、不全冠折

牙面釉质不全折断，牙体组织无缺损。临床常见，但易被忽略，又称为裂纹。

（一）病理

从牙釉质表面开始与釉柱方向平行的折断线可止于釉质内，也可到达釉牙本质界（图6-6）。裂纹常可在釉板的基础上加重。

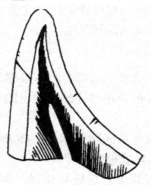

图6-6　不全冠折纵剖面磨片

（二）临床表现

在牙齿的唇（颊）面有与牙长轴平行、垂直或呈放射状的细微裂纹。可无任何症状或有对冷刺激一过性敏感的症状。

（三）治疗原则

（1）无症状者可不处理。

（2）年轻恒牙有症状者可作带环冠，用氧化锌丁香油糊剂黏着6~8周，以待修复性牙本质形成。

（3）少量调𬌗。

二、冠折

（一）临床表现

冠折有两种情况如下（图6-7）。

1. 冠折未露髓 仅限于冠部釉质或釉质和牙本质折断，多见于上中切牙近中切角或切缘水平折断，偶见折断面涉及大部分唇面或舌面。牙本质折断者可出现牙本质过敏症，有时可见近髓处透红、敏感。

2. 冠折露髓 折断面上有微小或明显露髓孔，探诊和冷热刺激时敏感。如未及时处理，露髓处可出现增生的牙髓组织或发生牙髓炎。

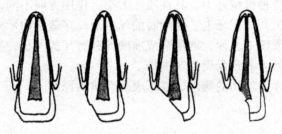

图6-7 冠折的各种表现

（二）病理

牙本质暴露后，成牙本质细胞突发生变性或坏死，形成透明牙本质、修复性牙本质或死区。牙髓如果暴露，其创面很快便有一层纤维蛋白膜覆盖，下方有多形核白细胞浸润；牙髓内组织细胞增多，以后这些炎症浸润向深部蔓延。

（三）治疗原则

1. 少量釉质折断 无症状者调磨锐利边缘，追踪观察牙髓情况。

2. 少量釉质、牙本质折断者 断面用对牙髓刺激小的水门汀覆盖，6~8周后若无症状，用复合树脂修复。

3. 牙本质折断 近髓者年轻恒牙应间接盖髓，6~8周后或待根尖形成后用复合树脂或嵌体修复。成人牙可酌情作间接盖髓或根管治疗。

4. 冠折露髓者 成年人可作根管治疗后修复牙冠；年轻恒牙应作直接盖髓或活髓切断术，待根尖形成后再作根管治疗或直接作牙冠修复。

三、根折

（一）病理

根折后，折断线处牙髓组织和牙周膜出血，然后发生凝血，牙髓和牙周膜充血。近牙髓端成牙本质细胞和牙髓细胞增殖，部分进入折断线；近牙周膜端，牙周结缔组织增生，并进入折断线。

（二）临床表现

1. 多发生在成年人。根折的部位不同，表现的松动度和叩痛不一（图6-8）。根折发生在根尖 1/3 处，无或轻度叩痛，有轻度松动或不松动；如果中 1/3 或近龈 1/3 根折，则叩痛明显，叩诊浊音，2~3 度松动；患牙对殆前伸时，用手指放在唇侧龈可扪及异常的松动度。有时可见患牙轻微变长。

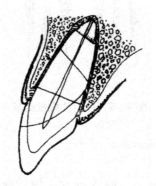

图 6-8　根折的不同部位和冠根折

2. 牙髓活力测定结果不一　牙齿外伤后，当时牙髓活力测验无反应，不一定说明牙髓坏死，不必立即作牙髓治疗，应定期观察。

3. X 线片表现　牙根不同部位有 X 线透射的折断线。如果颊舌面折断部位不在同一水平面上（斜行根折）或根部不止一处折断时，X 线片上可显示不止一条折断线。

（三）诊断

主要依靠 X 线片表现。根折后近期 X 线检查折断线显示不清时，应换不同角度投照，或待 2 周后再拍 X 线片，可清楚显示折断线。

（四）治疗原则

（1）测定并记录牙髓活力情况。活力尚存的患牙应定期复查，若日后发生牙髓坏死，再作根管治疗。

（2）根尖 1/3 处根折的患牙，如牙髓状况良好，可调后观察。

（3）其余部位的根折，如未与龈沟相通者需复位、固定。一般固定 3 个月。

（4）折断线与口腔相通者，一般应拔除。如残留断根有一定长度，可摘除断端冠，作根管治疗，然后作龈切除术；必要时作翻瓣术，并修整牙槽嵴的位置，以延长临床牙冠，或用正畸方法牵引牙根，再以桩冠修复。

（五）根折的愈合

动物实验观察到的根折后修复过程与骨折愈合过程类似，但断根处血液供应差，修复过程缓慢，易受口腔内多种因素的影响。如牙齿动度、感染、断端分离的程度和固定条件等。

根折的愈合有四种情况（图 6-9）。

1. 硬组织愈合　患牙无不适、临床检查无叩痛、不松动、牙龈正常、功能良好。牙髓活力正常或略迟钝，根管治疗后 X 线片上原折断线消失，是牙齿根折的理想愈合。修复的硬组织近髓端有牙本质、骨样牙本质，外周端为牙骨质。

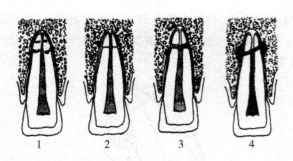

图 6 - 9 根折的愈合类型

1. 硬组织愈合；2. 结缔组织愈合；3. 骨和结缔组织
愈合；4. 折断处感染，不能愈合

2. 结缔组织愈合 临床表现同上，但 X 线片上原折断线仍清晰可见。临床该类愈合并不少见，常在复位、固定不当时出现。

3. 骨和结缔组织愈合 临床表现同上，X 线片见断片分离、有骨组织长入、断裂处围绕两断端的是正常的牙周组织。根折发生于牙槽突生长发育完成之前，即成年之前的病例可出现该类型愈合。

4. 折断线感染不能愈合 牙齿松动、有叩痛、牙髓坏死、牙龈有瘘管，可并发急、慢性根尖周炎。X 线片见折断线增宽，周围牙槽骨出现 X 线透射区。发生该种情况，则应该做折断根尖摘除手术或拔除。

四、冠根折

（一）临床表现

折断线累及牙冠和根部，均与口腔相通，牙髓往往暴露。患牙断片动度大，触痛明显。

（二）治疗原则

多数患牙需拔除。少数情况下，折断线距龈缘近或剩余牙根较长则可摘除断冠后，作根管治疗，再行牙冠延长术、正畸牵引或外科拔出方法。暴露残冠后，桩冠修复。

五、牙震荡

牙震荡是牙周膜的轻度损伤，又称为牙挫伤或外伤性根周膜炎。

（一）病理

根尖周围的牙周膜充血、渗出，甚至轻微出血。常伴有牙髓充血和水肿。

（二）临床表现

牙齿轻微酸痛感，垂直向或水平向叩痛（＋）~（＋＋），不松动，无移位。可有对冷刺激一过性敏感症状。X 线片表现正常或根尖牙周膜增宽。

（三）治疗原则

少量调𬌗，测定并记录牙髓活力情况。定期观察直至恢复正常。

六、牙脱位

(一) 病理

牙脱位时，部分牙周膜撕裂，血管神经断裂，使牙齿的相应部分与牙槽骨脱离，并常有部分牙槽骨骨折。

(二) 临床表现

临床有3种脱位情况：突出性脱位；侧向脱位；挫入性脱位（图6-10）。

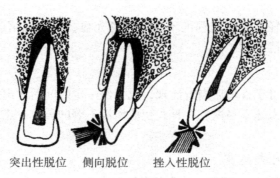

突出性脱位　　侧向脱位　　挫入性脱位

图6-10　牙脱位

1. 挫入性脱位　患牙牙冠明显短于正常邻牙，牙根嵌入牙槽窝中，有牙槽骨壁的折断。X线片见患牙根尖的牙周膜间隙消失。常见于乳牙或年轻患者的恒牙。

2. 突出性脱位　患牙松动3度，较邻牙长出，有时2~3个牙齿同时发生。X线片见根尖部牙周膜间隙明显增宽。

3. 侧向脱位　患牙向唇、舌或远中方向移位，常伴有牙槽窝侧壁的折断和牙龈裂伤。X线片有时可见一侧根尖周膜间隙增宽。

(三) 治疗原则

(1) 测定并记录牙髓活力情况，定期观察，发生牙髓坏死后，行根管治疗。

(2) 嵌入性脱位，年轻恒牙不必强行拉出，日后可自行萌出；成年人应用正畸方法牵引出患牙，或在局麻下复位、固定。

(3) 其他脱位牙齿应局麻下复位、固定。治疗愈早，预后愈好。

七、牙脱臼

(一) 病理

牙脱臼时，牙周膜完全断裂，牙齿与牙槽骨完全分离。

(二) 临床表现

患牙从牙槽窝中脱出，常见患者手拿牙齿就诊，有些患者则将患牙遗弃。

(三) 治疗原则

(1) 尽快作再植术，在脱臼后30min内再植，成功率可达90%以上；最好在脱臼后2h内再植，尚可有效地防止日后牙根吸收的发生；牙齿在口外停留 1d 以内再植，也有成功的可能。

（2）再植术后 1 周，作根管治疗，根管内封氢氧化钙制剂 3~6 个月，在此期间可更换氢氧化钙制剂 1~3 次。然后行根管充填。

（3）向患者宣教，脱臼的牙齿应立即冲洗后放入原位，或保存在生理盐水、口腔内舌下或牛奶内，并尽快就医。

八、牙齿外伤的并发症

（一）牙髓充血

牙齿外伤无论伤势轻重均引起程度不等的牙髓充血，其恢复情况与患者的年龄关系密切，应定期观察其恢复情况。

（二）牙髓出血

牙冠呈现粉红色，可于外伤后当时出现，也可经一定时间后才出现。年轻恒牙微量出血有可能恢复正常，成年人牙不易恢复，日久变成深浅不等的黄色。患牙如无其他症状，不一定作根管治疗。

（三）牙髓暂时失去感觉

牙齿外伤后，牙髓可能失去感觉，对活力测验无反应。经过一段时间（1~13 个月）以后，牙髓活力可能缓慢地恢复正常。这种情况多发生于年轻恒牙。因此牙齿外伤后当时，牙髓活力测验无反应不一定说明牙髓坏死，不必立即作牙髓治疗，应定期观察，诊断明确后再处理。

（四）牙髓坏死

脱位、根折、牙齿震荡和处理不当的冠折患牙均可发生牙髓坏死，其中嵌入性脱位的牙髓坏死发生率高达 96%。牙根发育完全的外伤牙牙髓坏死发生率明显增高。发生牙髓坏死后，应立即作根管治疗。

（五）牙髓钙变

多见于年轻恒牙的脱位损伤之后，患牙牙冠颜色可略变暗，牙髓活力迟钝或无反应。X线片表现牙髓腔和根管影像消失。如无症状可不处理。

（六）牙根吸收

脱位和根折的外伤牙后期可出现牙根外吸收和牙内吸收。根管治疗时，在根管内封入氢氧化钙可以预防和停止牙根吸收的发生和进行。牙根外吸收患牙偶伴有骨性愈合。

（李玉梅）

第三节　其他牙体病症

一、牙本质过敏症

牙本质过敏症是指牙齿上暴露的牙本质部分受到机械、化学或温度刺激时，产生一种特殊的酸、"软"、疼痛的症状。牙本质过敏症不是一种独立的疾病，而是多种牙体疾病共有的一种症状。因许多患者以该症为主诉而就诊，其发病机制和治疗均有特殊之处，故在此单独叙述。

（一）病因与机制

1. 牙本质的迅速暴露　因磨损、酸蚀、楔状缺损、牙周刮治及外伤等原因导致牙本质迅速暴露，而修复性牙本质尚未形成。此时，由于牙髓神经末梢穿过前期牙本质层分布在牙本质中，直达釉牙本质界；牙本质内的造牙本质的细胞突亦从牙髓直达釉牙本质界，并可延伸到釉质内部，形成釉梭；当牙本质暴露后，外界刺激经由神经传导或牙本质小管内的流体动力传导，可立即引起疼痛症状，故牙齿出现对机械、化学、温度刺激后的特殊敏感症状。牙本质过敏症状可自行缓解。

2. 全身应激性增高　当患者身体处于特殊状况时，如神经官能症患者、妇女的月经期和妊娠后期或抵抗力降低时，神经末梢的敏感性增高，使原来一些不足以引起疼痛的刺激亦引起牙齿过敏症；当身体情况恢复正常之后，敏感症状消失。

（二）临床表现

主要表现为激发痛，刺激除去后，疼痛立即消失，其中以机械刺激最为显著。诊断时可用探针尖在牙面上寻找1个或数个敏感点或敏感区，引起患者特殊的酸、"软"、痛症状。敏感点可发现在1个牙或多个牙上。在殆面牙本质界或牙颈部釉牙骨质界处最多见。

牙本质敏感指数，根据机械探测和冷刺激敏感部位的疼痛程度分为4度：0°，无痛；1°，轻微痛；2°，可忍受的痛；3°，难以忍受的痛。

（三）治疗原则

（1）治疗相应的牙体疾病，覆盖暴露的牙本质。

（2）调磨过高的牙尖。

（3）敏感部位的脱敏治疗

1）殆面个别敏感点用麝香草酚熨热脱敏。

2）颌面多个敏感点或区，用碘化银、氨硝酸银或酚醛树脂脱敏。

3）牙颈部敏感区用含氟糊剂，如75%氟化钠甘油糊剂涂擦脱敏。

4）全口多个牙殆面或牙颈部敏感，可用氟离子和钙离子导入法脱敏。也可嘱患者自行咀嚼茶叶、生核桃仁或大蒜，前两者中含大量鞣酸，可使牙本质小管中的蛋白质凝固，从而起脱敏作用。或用含氟牙膏涂擦，均可收到一定脱敏效果。近年来，激光脱敏也已取得一定疗效。

（4）全身应激性增高引起的牙灰质过敏症，除局部处理外，可用耳穴刺激疗法。选用喉、牙、肾、神门、交感、心、皮质下等穴位。

二、牙根外吸收

牙根吸收通常分为牙根外吸收和牙内吸收。牙根表面发生的进行性的病理性吸收称为牙根外吸收。

（一）病因

1. 牙齿外伤　创伤和牙周组织的炎症是引起外吸收最常见的原因。

2. 牙根周局部的压迫作用　如颌骨内囊肿、肿瘤或阻生、埋伏牙等的压迫作用常引起根尖区的外吸收，使牙根变短。

3. 某些口腔科的治疗过程　如无髓牙用高浓度过氧化氢漂白治疗，可引起牙颈部外吸收；根管治疗、根尖手术、正畸治疗以及自体牙移植或再植后引起的外吸收亦不少见。

4. 全身性疾病　某些造成体内钙代谢紊乱的系统病，如甲状旁腺功能减退或亢进，钙质性痛风、Gaucher 病、Paget 病等，也与外吸收发生有关。

5. 还有一种少见的原因不明的特发性外吸收　表现为多个牙、广泛的、进展迅速的外吸收。

（二）病理

牙根表面类牙骨质层消失，牙骨质出现蚕食状小凹陷，逐渐进行到牙本质。凹陷内可见破骨细胞，根据病理特征可分为以下几类。

1. 表面吸收　牙骨质局部而浅表吸收，损伤因素除去后，可由造牙骨质细胞修复。
2. 炎症性吸收　如炎症持续存在，则吸收过程继续进行。
3. 置换性吸收　骨组织置换了被吸收的牙根，进展缓慢，根吸收与骨性愈合同时存在。

（三）临床表现

一般患牙可长期无任何症状，仅于外吸收发生相当量后在 X 线片上显示牙根表面深浅不等的虫蚀状缺损（图 6 - 11）。炎症性吸收时，周围有 X 线透射区。置换性吸收时，牙周膜间隙消失，牙槽骨直接与根面附着。严重的进行性根外吸收，牙根全部吸收导致牙冠脱落。

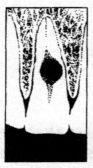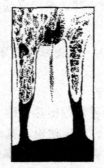

牙内吸收　　　　　牙根外吸收

图 6 - 11　牙齿吸收 X 线片

（四）防治原则

（1）正确及时地处理：外伤牙齿和变色牙漂白脱色的正确操作，可以防止外吸收的发生。

（2）根管治疗和根管内封置氢氧化钙制剂，可以防止牙根外吸收的发生和发展。

（3）除去压迫因素，如调𬌗、拔除埋伏牙、肿瘤摘除等可以停止外吸收的进行。

（4）牙颈部的外吸收，可在相应牙周或牙髓治疗后，充填修复。

三、牙齿外源性着色

牙颜色的改变指由各种外因和内因造成的牙齿颜色的改变，即牙齿外源性着色和牙齿变色。进入口腔的外来色素或口腔中细菌产生的色素、沉积在牙面称为牙齿外源性着色。

（一）病因及临床表现

1. 饮食中的色素　如长期喝茶、吸烟或嚼槟榔的人，牙齿表面，特别是舌面有褐色或黑褐色着色，刷牙不能除去。牙齿的窝沟和表面粗糙处也易有着色。

2. 口腔卫生不良　外来色素首先沉着于牙面的黏液膜和菌斑中。口腔卫生不良者，菌斑滞留处易有色素沉着，如近龈缘处、邻接面是经常着色的部位。随着菌斑下方牙面的脱矿，色素也可渗入牙体组织内。

3. 药物　长期用氯己定或高锰酸钾溶液漱口或用药物牙膏，如氯己定牙膏，可在牙面形成浅褐或深褐色着色；牙齿局部氨硝酸银浸镀治疗后，相应部位变成黑色。

4. 职业性接触　某些矿物质如铁、硫等，牙齿可着褐色；接触铜、镍、铬等，牙面易出现绿色沉着物。

5. 其他因素　唾液的黏稠度、酸碱度及口腔内产色素细菌的生长，均与外来色素沉积有关。

（二）防治原则

（1）保持口腔卫生，每日早晚两次正确刷牙，注意要刷净各个牙面。

（2）已有色素沉积的牙面用洁治术清除，注意术后的磨光。

四、牙齿变色

正常牙齿为有光泽的黄白色，因身体和（或）牙齿内发生改变所致的颜色或色泽的变化称为牙齿变色，又称为内源性牙齿着色。牙齿变色包括局部因素造成的个别牙齿变色和全身因素引起的多数牙或全口牙齿的变色，如四环素牙、氟斑牙等。

（一）病因、病理和临床表现

1. 牙髓出血　牙齿外伤或使用砷剂失活牙髓时牙髓血管破裂，或因拔髓时出血过多，血液渗入牙本质小管，血红蛋白分解为有色化合物使牙齿变色。血液渗入牙本质小管的深度和血红蛋白分解的程度直接影响牙齿变色的程度。外伤牙髓出血近期，牙冠呈现粉红色，随血红蛋白分解逐渐变成棕黄色；如果血液仅渗入髓腔壁牙本质浅层，日后牙冠呈现浅灰色；若已渗入牙本质的外层，则牙冠呈浅棕或灰棕色。

2. 牙髓组织分解　这是牙齿变色最常见的原因。坏死牙髓产生硫化氢，与血红蛋白作用形成黑色的硫化铁。黑色素也可来自产色素的病原菌。黑色物质缓慢渗入牙本质小管，牙齿呈灰黑色或黑色。

3. 食物　食物在髓腔内堆积和（或）在产色素细菌作用下，产生有色物质进入牙本质使牙齿变色。

4. 窝洞和根管内用的药物和充填材料　如碘化物、金霉素，可使牙齿变为浅黄色、浅褐色或灰褐色；银汞合金和铜汞合金可使充填体周围的牙齿变黑色；酚醛树脂使牙齿呈红棕色等。

5. 牙本质脱水　无髓牙失去来自牙髓的营养，牙本质脱水致使牙齿表面失去原有的半透明光泽而呈现晦暗灰色。

（二）鉴别诊断

（1）潜行龋患牙冠部可呈墨浸状，看似牙齿变色，但去净龋坏腐质后，牙齿组织色泽正常。

（2）严重牙内吸收患牙的牙冠呈粉红色，并非牙齿变色，而是因髓腔扩大，硬组织被吸收变薄，透出牙髓组织颜色所致。

（三）防治原则

1. 牙体牙髓病　治疗过程中预防牙齿变色除净牙髓，尤其是髓角处的牙髓；前牙禁用失活剂失活牙髓；牙髓治疗时，在拔髓后彻底清洗髓腔，尽快封闭髓腔，选用不使牙齿变色的药物和材料等。

2. 已治疗的无髓牙变色　用30%过氧化氢溶液从髓腔内漂白脱色。

3. 脱色效果不佳者　用复合树脂直接贴面或作桩冠修复。

（李玉梅）

第七章　根尖周组织疾病

第一节　根尖周组织疾病的病因学

根尖周病主要继牙髓病而来，所以凡能引起牙髓病的因素都能直接或间接地引起根尖周病。

一、感染

来自坏死牙髓和根管中的细菌感染物质是根尖周病的主要致病因素。在有细菌存在的环境里，暴露的牙髓受到细菌感染而产生炎症进而坏死，导致根尖区的炎症病变。造成牙髓感染的细菌主要是一些厌氧菌，如普氏球菌、卟啉单胞菌、真细菌和消化链球菌。而有些卟啉单胞菌则只能从感染的牙髓中分离到。在坏死牙髓中，丙酸菌、真细菌和梭状杆菌是优势菌。而双歧杆菌、乳杆菌、放线菌和韦荣菌也能分离出来，但所占比例较小。

感染根管中大多是多细菌混合感染，最多时从一个根管中可以分离出 20 种不同的细菌，这些细菌中 60% 以上是专性厌氧菌，其中的优势菌包括消化链球菌、普氏菌、真细菌和梭状杆菌。关于感染根管内细菌的种类，20 世纪 50 年代前，由于未采用厌氧菌培养技术，只能从根管中分离出需氧菌和少数兼性厌氧菌，当时发现多数细菌是链球菌。20 世纪 60 年代以后，采用严格的厌氧培养技术，发现根管内有大量的厌氧菌。有许多研究表明厌氧菌所占比例相当高，占根管内细菌的 70% 以上。有人从 18 例感染根管中共分离出 88 种细菌，其中 83 种为专性厌氧菌。在密封的根管中，专性厌氧菌占优势，在开放的根管中，则有较多的兼性厌氧菌和一些需氧菌。越靠近根尖取样培养，专性厌氧菌所占比例越大。专性厌氧菌中、产黑色素普雷沃菌（P. melaninogenica）和牙髓卟啉单胞菌（P. endodontalis）对导致根尖周病起重要作用。有专性厌氧菌的细菌群比兼性厌氧菌细菌群引起更重的炎症。有研究发现，从急性根尖周炎的根管中分离出牙髓卟啉单胞菌，而顽固性慢性根尖周炎和再治疗的根管中常分离出粪肠球菌（E. faecalis）和放线菌（Actinomyces）。

定量分析的结果显示感染根管含细菌量为 108 个/g。在感染根管中有人认为不存在螺旋体，也有人观察到有螺旋体，但其数量低于 10%。目前尚未发现病毒。感染不但存在于主根管中，还存在于侧支根管和牙本质小管中，其深入牙本质小管的深度约为 0.2 ~ 0.5mm。离根管口越近的地方，细菌入侵牙本质小管的深度也越深，而近根尖处则牙本质小管内的感染较表浅。

感染根管中的专性厌氧菌多为革兰阴性菌，其产物内毒素为脂多糖，是致病的主要物质。内毒素为非特异性弱抗原，不易被抗体中和，能激活补体系统，对中性粒细胞产生趋化作用。并能使肥大细胞分解和释放肝素和组胺，组胺使血管通透性增高，而且在内毒素和组胺同时存在时，明显地抑制蛋白质的合成。内毒素能刺激巨噬细胞释放白细胞介素，还能激活 Hageman 因子，形成缓激肽，缓激肽是作用很强的疼痛介质，有疼痛症状时，根尖区内毒素的含量较高。

产黑色素普雷沃菌是根管中常见的病原菌，为革兰阴性菌，有荚膜和纤毛，有较强的抗吞噬作用和附着能力。骨和结缔组织的细胞间质为基质和胶原两种成分组成，产黑色素普雷沃菌能产生透明质酸酶和胶原酶，能同时破坏这两种成分，具有较强的破坏力。产黑色素普雷沃菌能合成磷酸酯酶，参与前列腺素介导骨吸收过程。它不但具有很强的致病力，对机体的防御系统还有很强的抵抗力。但是单独的产黑色素普雷沃菌不能引起化脓性感染，在其他细菌的协同作用下才引起弥散的化脓性感染。

感染根管中常见的革兰阳性细菌有链球菌、丙酸菌和放线菌，其细胞壁成分包括肽葡聚糖（peplidoglyans，黏肽）和脂磷壁酸（lipoteichoic acids），能激活补体，并能刺激巨噬细胞和淋巴细胞。淋巴细胞释放淋巴毒素，如破骨细胞激活因子、成纤维细胞激活因子和前列腺素，与炎症和骨质破坏有关（图 7-1）。

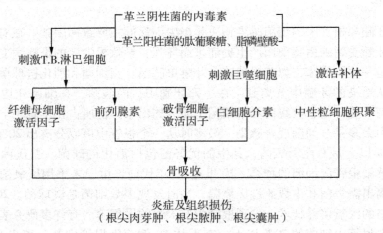

图 7-1 细菌成分致病机制

二、创伤

创伤常常是引起急性根尖周炎的诱发因素。例如在慢性根尖周炎的基础上，患牙在受到碰撞、猛击的暴力时，可引起急性根尖周炎。创伤造成牙髓坏死或炎症时，如夹杂感染，即引起根尖周炎。此外，在进行牙髓治疗时，若操作不当，如清理和成形根管时将根管内容物推出根尖孔，或根管器械超预备穿出根尖孔，或在根管充填时根充物超出根尖孔，均能引起根尖周炎。上述不当的操作不但可对根尖周组织造成机械刺激和损伤，同时还可能将感染带到根尖周区。

三、化学刺激

在治疗牙髓病和根尖周病时，若使用药物不当，将造成化学性刺激，引起根尖周炎。在行牙髓失活时，封砷剂时间过长，药物继续作用达根尖周组织，引起炎症和坏死。在行牙髓塑化治疗时，将塑化剂导入根尖周区，或选择适应证不当，对根尖孔粗大的患牙作塑化治疗，使塑化剂由粗大的根尖孔流失到根尖周区，塑化剂刺激根尖周组织引起炎症。根管治疗时，使用强刺激的消毒剂封入根管，并使其作用穿过根尖孔，例如用蘸有甲醛甲酚合剂饱和棉捻充满在根管内的封药法，便会有药液穿出根尖孔，激发根尖周炎。

操作不当时，往往造成多因素的刺激，如机械预备根管使根尖孔被扩大，器械损伤根尖周组织，并可将感染带出根尖孔，这时若再于根管内封入强烈消毒剂，就使根尖周组织承受感染、化学刺激和机械刺激，这种复杂的刺激因素造成的炎症较难治愈。

四、免疫学因素

根尖部被牙槽骨包围，虽然血运丰富，但因有这一道硬组织屏障，可使根尖周组织作为抗原长期停留的区域。由于咀嚼压力的影响，使少量抗原进入到淋巴或血循环中，激发抗体的形成及局部淋巴结产生淋巴细胞，同时也使根尖周组织致敏，逐渐产生病变。微生物及其成分作为抗原与机体之间的相互作用即构成免疫学反应，根尖周组织的炎症反应基本体现了免疫学现象。

除微生物及其产生的毒素可以作为抗原外，在牙髓治疗中一些常用的低分子化学药物，如酚类、醛类等，可以成为半抗原，这些药物在体内与组织内的蛋白质结合成为全抗原，激发引起变态反应，产生过敏性炎症。此外根管充填用的氧化锌、预备根管用的 EDTA 和过氧化氢，局部麻醉剂及抗生素（特别是青霉素）都有可能引起变态反应。

（陈书宝）

第二节　急性根尖周炎

一、病理变化

急性根尖周炎（acute apical periodontitis，AAP）的初期，表现为浆液性炎症变化，即牙周膜充血，血管扩张，血浆渗出形成水肿。这时根尖部的牙槽骨和牙骨质均无明显变化。炎症继续发展，则发生化脓性变化，即急性根尖脓肿（acute apical abscess，AAA），有多形核白细胞溢出血管，浸润到牙周膜组织中。牙周膜中的白细胞被细菌及其产生的毒素所损害而坏死，坏死的细胞溶解、液化后形成脓液。脓液最初只局限在根尖孔附近的牙周膜中，炎症细胞浸润主要在根尖附近牙槽骨的骨髓腔中。若炎症继续发展，则迅速向牙槽骨内扩散，脓液通过骨松质达牙槽骨的骨外板，并通过骨密质上的营养孔而达到骨膜下；脓液在骨膜下积聚达到相当的压力时，才能使致密结缔组织所构成的骨膜破裂，然后脓液流注于黏膜之下，最后黏膜破溃，脓液排除，急性炎症缓解，转为慢性炎症。当机体抵抗力减低或脓液引流不畅时，又会发展为急性炎症。

急性根尖周炎的发展过程，大多按上述规律进行，但并非都是如此典型。当脓液积聚在根尖附近时可能有三种方式排出。

1. 通过根尖孔经根管从龋洞排脓　这种排脓方式对根尖周组织的损伤最小，但是只有在根尖孔粗大且通畅及龋洞开放的患牙，炎症才容易循此通路引流。

2. 通过牙周膜从龈沟或牙周袋排脓　这种情况多发生在有牙周病的患牙，因根尖脓灶与牙周袋接近，脓液易突破薄弱的牙周膜从此途径排出，常造成牙周纤维破坏，使牙齿更加松动，最后导致牙齿脱落，预后不佳。儿童时期乳牙和年轻恒牙发生急性根尖周炎时，脓液易沿牙周膜扩散由龈沟排出，但是因处于生长发育阶段，修复再生能力强，且不伴有牙周疾病，当急性炎症消除并经适当的治疗后，牙周组织能愈合并恢复正常。

3. 通过骨髓腔突破骨膜、黏膜向外排脓　这种排脓方式是急性根尖周炎最常见的自然发展过程，脓液必然向阻力较弱的骨髓腔扩散，最终突破骨壁，破口的位置与根尖周组织解剖学的关系密切。一般情况，上颌前牙多突破唇侧骨板及相应的黏膜排脓；上颌后牙颊根尖炎症则由颊侧排脓，腭根由腭侧突破；下颌牙齿多从唇、颊侧突破。牙根尖弯曲时，排脓途径变异较大。脓液突破骨膜后，也可以不突破口腔黏膜而经皮下突破颌面部皮肤进行排脓。下面是四种可能发生的排脓途径（图 7 - 2）。

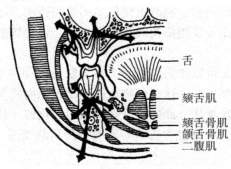

图7 - 2　牙槽脓肿脓液排泄的通道

（1）穿通唇、颊侧骨壁：唇、颊侧的骨壁较薄，脓液多由此方向穿破骨的外侧壁在口腔前庭形成骨膜下脓肿、黏膜下脓肿，破溃后排脓于口腔中。破溃于口腔黏膜的排脓孔久之则形成窦道，叫作龈窦。有少数病例不在口腔内排脓，而是穿通皮肤，形成皮窦。下切牙有时可见在相应部位下颌骨的前缘穿通皮肤；上颌尖牙有时在眼的内下方穿透皮肤形成皮窦。

（2）穿通舌、腭侧骨壁：若患牙根尖偏向舌侧，则脓液可由此方向穿破骨壁及黏膜，在固有口腔内排脓。上颌侧切牙和上颌磨牙的腭根尖常偏向腭侧，这些牙的根尖脓肿多向腭侧方向扩张。但腭黏膜致密、坚韧，脓肿不易自溃。下颌第三磨牙舌侧骨板较薄，因此脓液也常从舌侧排出。

（3）向上颌窦内排脓：多发生于低位上颌窦的患者，上颌前磨牙和上颌磨牙的根尖可能突出在上颌窦中，尤其是上颌第二前磨牙和上颌第一、二磨牙。不过这种情况较为少见，如果脓液排入上颌窦时，会引起上颌窦炎。

（4）向鼻腔内排脓：这种情况极为少见，只有上中切牙的牙槽突很低而牙根很长时，根尖部的脓液才能穿过鼻底沿骨膜上升，在鼻孔内发生脓肿并突破鼻黏膜排脓。

排脓孔久不愈合，特别是反复肿胀破溃者，在急性根尖周炎转为慢性时，便形成窦道。窦道口的位置多在患牙根尖的相应部位，但有时也可以出现在远离患牙的其他牙齿的根尖部，有的窦道口还可以出现在近龈缘处，或与患牙相邻缺失牙的牙槽嵴处。

急性根尖周炎的病理学表现为根尖部牙周组织中显著充血，有大量渗出物，并伴有大量中性粒细胞浸润。在脓肿的边缘区可见有巨噬细胞、淋巴细胞集聚，周围有纤维素沉积形成包绕屏障。当脓液到达骨膜下时，局部有较硬的组织浸润块。脓液从骨质穿出后，相应部位的软组织出现肿胀，即疏松结缔组织发生炎症，称为蜂窝织炎。如上切牙可引起上唇肿胀；上颌前磨牙及磨牙可引起眶下、面部肿胀；下颌牙齿则引起颏部、下颌部肿胀；有时下颌第三磨牙的根尖周化脓性炎症可引起口底蜂窝织炎。

二、临床表现

急性根尖周炎是从根尖周牙周膜有浆液性炎症反应到根尖周组织的化脓性炎症的一系列反应过程，症状由轻到重，病变范围由小到大，是一个连续过程。实际上在病程发展到高峰时，已是牙槽骨的局限性骨髓炎，严重时还将发展为颌骨骨髓炎。病损的进行虽然为一连续过程，但由于侵犯的范围不同，可以划分为几个阶段。每一不同发展阶段都有基本的临床表现，可以采用不同的治疗措施以求取得良好的效果。

1. 急性浆液期（急性浆液性根尖周炎）　此期是急性根尖周炎的开始阶段，常为一较短暂的过程，临床上表现为患牙牙根发痒，或只在咬合时有轻微疼痛，也有患者反映咬紧患牙时，能缓解疼痛。这是因为咬合压力暂时将充血血管内的血液挤压出去之故。此时如果接受适当治疗，则急性炎症消退，症状缓解。否则炎症很快即发展为化脓性炎症。

2. 急性化脓期（急性化脓性根尖周炎或急性牙槽脓肿）　急性浆液期的轻咬合痛很快即发展为持续性的自发性钝痛，咬合时不能缓解而是加重疼痛，因为这时牙周膜内充血和渗出的范围广泛，牙周间隙内的压力升高，咬合时更加大局部压力而疼痛。自觉患牙有伸长感，对𬌗时即有疼痛，此时即已开始了炎症的化脓过程，可根据脓液集中的区域再划分为三个阶段（图7-3）。

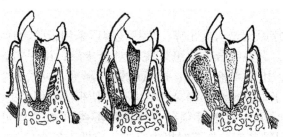

图7-3　急性牙槽脓肿的典型过程
1. 根尖脓肿阶段；2. 骨膜下脓肿阶段；3. 黏膜下脓肿阶段

（1）根尖脓肿阶段：由于根尖部牙周间隙内有脓液聚集，得不到引流，故有剧烈疼痛。患牙的伸长感加重，以至咬合时首先接触患牙，并感到剧痛，患者更加不敢对𬌗。患牙根尖部黏膜潮红，但未肿胀，扣时痛。所属淋巴结可以扪及，有轻微痛。全口牙列除下颌切牙及尖牙影响颏淋巴结外，其他牙齿均影响下颌下淋巴结。

（2）骨膜下脓肿阶段：由于脓液已扩散到骨松质，且由骨松质内穿过骨壁的营养孔，在骨膜下聚集。骨膜是致密、坚韧的结缔组织，脓液集于骨膜下便产生很大压力，患者感到极端痛苦，表现为持续性、搏动性跳痛。病程发展到此时，疼痛达最高峰，患者感到难以忍受。患牙浮起、松动，轻触患牙时，如说话时舌、颊接触患牙亦感到疼痛。牙龈表面在移行沟处明显红肿，移行沟变平，有明显压痛及深部波动感。所属淋巴结肿大、压痛。相应颌面部形成蜂窝织炎而肿胀，引起面容的改变，病情发展到这一阶段，逐日加剧的疼痛，影响到睡眠及进食，患者呈痛苦面容，精神疲惫。此时多伴有全身症状，白细胞增多，计数多在

$10\,000 \sim 12\,000 mm^3$，体温升高达 38℃ 左右。若白细胞、体温继续升高，则应考虑并发颌骨骨髓炎或败血症的可能。

（3）黏膜下脓肿阶段：如果骨膜下脓肿未经切开，脓液压力加大可穿透骨膜流注到黏膜下。由于黏膜下组织较松软，脓液达黏膜下时的压力大为减低，疼痛也随之减轻，患牙的松动度和咬合痛也明显减轻，根尖部扪诊有明显的波动感。这时所属淋巴结仍可扪及，有压痛。白细胞计数和体温升高也有所缓解。

三、诊断

主要根据症状，患牙多有牙髓炎病史，叩诊患牙时疼痛较剧烈，温度试验或电活力试验患牙无反应或极为迟钝。

若为多根牙，有时会出现牙髓炎合并急性根尖周炎，临床上则兼有牙髓炎和根尖周炎的症状，如温度刺激引起疼痛，同时叩诊疼痛较重。

若为急性化脓性根尖周炎，诊断则主要根据疼痛的程度；患牙多有松动而不存在牙周袋，有触痛、浮起；根尖部牙龈潮红或有黏膜下脓肿，扪及根尖肿胀处疼痛，并有波动感；叩诊时轻叩即引起疼痛；一般牙髓已失去活力等。

急性根尖周炎可以由牙髓病继发而来，也可以由慢性根尖周炎转化而来，后者又称为慢性根尖周炎急性发作。两者的鉴别主要依靠 X 线检查，由慢性根尖周炎转化来的，在 X 线像上可见根尖部骨质有透射区。多有反复肿胀的历史，疼痛的剧烈程度略轻。

四、治疗原则

急性根尖周炎的治疗原则是消炎止痛，症状缓解后采用根管治疗或牙髓塑化治疗。

消炎止痛的措施为：调整咬合，使患牙脱离对合接触；用手指扶住患牙开髓（轻柔操作以减轻振动）、拔髓，用消毒液（如：次氯酸钠）浸泡、冲洗根管，准确测量工作长度后，可用小号根管器械于根尖狭窄部轻穿刺根尖孔，使根尖周组织的炎症渗出液通过根管引流，缓解压力；有条件时可完成根管预备，再用固醇类（如氢化可的松）加广谱抗生素（如金霉素）糊剂封入根管并使药物接触根尖组织，有助于局部的抗炎；或擦干根管，在髓腔中放置一个松软的棉球，暂封洞口，使根尖周的炎症有引流的空间。如果疼痛仍不能缓解，可在复诊时根据情况行根管清洗换药或开放髓腔。但后者，口腔细菌可能会进一步污染患牙根管，进而形成顽固性生物膜，影响治疗效果。在口腔局部处理的同时，应全身给予抗生素、抗炎药及止痛药物，还可辅以维生素等支持疗法。

若为骨膜下脓肿或黏膜下脓肿，临床上已检查出有根尖部的波动感，除上述处理外，还应切开脓肿以便脓液引流。

急性根尖周炎从浆液期到化脓期的三个阶段是一连续的发展过程，是移行过渡的，不能截然分开，临床上只能相对地识别这些阶段，选用对应的消炎措施。例如骨膜下脓肿的早期，也可能是根尖脓肿的晚期，如尚未发现明显的深部波动感时，可采用开放髓腔或环钻术来引流根尖部骨质内的炎症渗出物或脓液。

慢性根尖周炎急性发作的治疗原则与急性根尖周炎同。

（吴晓飞）

第三节　慢性根尖周炎

慢性根尖周炎（chronic apical periodontitis，CAP）多无明显的自觉症状，有的病例可能在咀嚼时轻微痛，有的病例可能诉有牙龈起小脓包，也有的病例无任何异常感觉。有的病例在身体抵抗力降低时易转化为急性炎症，因而有反复疼痛、肿胀的病史。

一、病理变化

由于根管内存在感染和其他病源刺激物，根尖孔附近的牙周膜发生慢性炎症反应，主要表现为根尖部牙周膜的炎症，并破坏其正常结构，形成炎症肉芽组织。在肉芽组织的周围分化破骨细胞，并逐渐吸收其邻近的牙槽骨和牙骨质。炎症肉芽组织中有大量淋巴细胞浸润，同时成纤维细胞也增多，这种反应也可以看作是机体对抗疾病的防御反应。慢性炎症细胞浸润可以吞噬侵入根尖周组织内的细菌和毒素。成纤维细胞也可以增殖产生纤维组织，并常形成纤维被膜，防止和限制感染及炎症扩散到机体的深部。慢性炎症反应可以保持相对稳定的状态，并可维持较长时间。当身体抵抗力较强或病源刺激物的毒力较弱时，则肉芽组织中的纤维成分增加，可以在肉芽组织的周围形成被膜。牙槽骨吸收也暂时停止，甚至可以产生成骨细胞，在周围形成新生的骨组织，原破坏的骨组织有所修复，病变区缩小。相反，当身体抵抗力降低，或病源刺激物的毒力增强时，则肉芽组织中的纤维成分减少，炎症成分增多，产生较多的破骨细胞，造成更大范围的骨质破坏，骨质破坏的地方为炎症肉芽组织取代。由于炎症肉芽组织体积增大，从血运来的营养难以到达肉芽组织的中心部，在根尖孔附近的肉芽组织可发生坏死、液化，形成脓腔，成为慢性脓肿。发育期间遗留的牙周上皮剩余，经慢性炎症刺激，可以增殖为上皮团块或上皮条索。较大的上皮团块的中心由于缺乏营养，上皮细胞发生退行性变、坏死、液化，形成囊肿。囊腔与根管相通者，称为袋状囊肿；囊腔不与根管通连而独立存在者，又称为真性囊肿。有研究表明，根尖周病变中有59.3%为根尖肉芽肿、22%为根尖囊肿、12%为根尖瘢痕及6.7%的其他病变。概括以上所述，慢性根尖周炎的主要病理变化是根尖周有炎症组织形成，破坏牙槽骨。这种组织变化过程不是单一的破坏，是破坏与修复双向进行的。但是如果不清除病源刺激物，虽有骨质修复过程，而根尖病变区只能扩大、缩小交替进行，不能完全消除。

另外，在身体抵抗力强的患者，患牙接受的刺激又极微弱时，根尖部牙槽骨不发生吸收，而是增殖在局部形成围绕根尖周的一团致密骨，称为致密性骨炎（图7-4）。

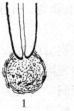 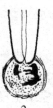 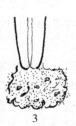

1　　　　2　　　　3

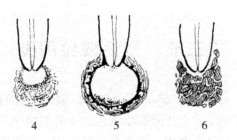

图 7-4　慢性根尖周炎的病理解剖类型

1.单纯性肉芽肿 ⎫
2.上皮性肉芽肿 ⎬ 根尖肉芽肿
3.肉芽性骨炎 ⎭
4.根尖脓肿
5.根尖囊肿
6.致密性骨炎

1. 根尖肉芽肿　是根尖周受到来自感染根管的刺激产生的一团肉芽组织。镜下可见有坏死区,肉芽组织中有慢性炎症细胞浸润,主要是淋巴细胞和浆细胞,成纤维细胞也增多。毛细血管在病变活动时增多,接近纤维化时减少。肉芽组织的周围常有纤维被膜,被膜与牙周膜相连。

肉芽肿的形成与从根尖孔、侧支根管孔来的感染刺激紧密相关,因而可发生在与这些部位相应的地方,可发生在根尖,也可以发生在根侧,磨牙可以发生在根分叉处。

2. 慢性根尖脓肿（慢性牙槽脓肿）　可以由根尖肉芽肿转化而来,也可由急性牙槽脓肿转化而来。肉芽肿中央的细胞坏死、液化,形成脓液,脓液中多是坏死的多形核白细胞。肉芽组织周围缺乏纤维被膜。

慢性牙槽脓肿有两型,即有窦型和无窦型。无窦型在临床上难以和根尖肉芽肿鉴别;有窦型则有窦道与口腔黏膜或颌面部皮肤相通连。

窦道可能是急性牙槽脓肿自溃或切开后遗留的,也可能是根尖部脓液逐渐穿透骨壁和软组织而形成的。窦道壁有上皮衬里,上皮可来源于肉芽肿内的上皮团,也可由口腔黏膜上皮由窦道口长入。上皮下的结缔组织中有大量炎症细胞浸润。

3. 根尖囊肿　可以由根尖肉芽肿发展而来,也可由慢性根尖脓肿发展而来。在含有上皮的肉芽肿内,由于慢性炎症的刺激,上皮增生形成大团块时,上皮团块的中央部得不到来自结缔组织的营养,因而发生变性、坏死、液化,形成小的囊腔。囊腔中的渗透压增高,周围的组织液渗入,成为囊液。囊液逐渐增多,囊腔也逐渐扩大。肉芽组织内的上皮也可以呈网状增殖,网眼内的炎症肉芽组织液化后形成多数小囊肿,小囊肿在增大的过程中互相融合,形成较大的囊肿。

囊肿也可由慢性脓肿形成,即脓肿附近的上皮细胞沿脓腔表面生长,形成腔壁的上皮衬里而成为囊肿。根尖囊肿由囊壁和囊腔构成,囊腔中充满囊液。囊壁内衬以上皮细胞,外层为致密的纤维结缔组织,囊壁中常有慢性炎症细胞浸润。囊液为透明褐色,其中含有含铁血黄素,由于含有胆固醇结晶漂浮其中而有闪烁光泽。囊液在镜下直接观察时,可见其中有很多菱形或长方形的胆固醇结晶,是从上皮细胞变性分解而来（图 7-5）。

由于慢性炎症的刺激，引起细胞变性、坏死，囊液中含有这些内容而使渗透压增高，周围的组织液渗透入囊腔中。囊腔内液体增加的同时，囊腔也逐渐增大。囊肿增大的压力压迫周围牙槽骨，使其吸收，同时在颌骨的外表则有新生骨质补充，因此有些较大的囊肿往往在表面膨隆处尚有较薄的一层骨质。囊肿再增大时，最终可使其周围某一处骨壁完全被吸收而长入软组织中，这时囊肿就会发展很快。由于囊肿的发展缓慢，周围骨质受到这种缓慢刺激而形成一种致密骨板。

从慢性根尖脓肿发展而来的囊肿囊液中含有脓液，较为混浊。根尖囊肿可以继发感染，形成窦道，或表现为急性炎症。

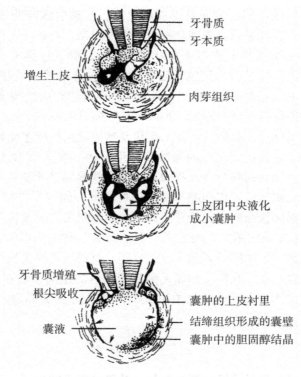

图7-5 从上皮性根尖肉芽肿发展成为根尖囊肿的步骤

4. 致密性骨炎 表现为根尖周局部骨质增生，骨小梁的分布比周围的骨组织更致密些。骨髓腔极小，腔内有少许纤维性的骨髓间质，纤维间质中仅有少量的淋巴细胞浸润。有时硬化骨与正常骨组织之间并无明显分界。

二、临床表现

慢性根尖周炎一般无自觉症状。由于是继发于牙髓病，故多有牙髓病史。有些病例可曾转化为急性炎症又予缓解，故可有反复疼痛，或反复肿胀的历史。患牙多有深龋洞、无探痛，牙体变为暗灰色。有窦型慢性根尖脓肿在相应根尖部有窦道，有时窦道口呈乳头状，窦道口也可出现在离患牙较远的地方。大的根尖囊肿在患牙根尖部有半球形膨隆，黏膜不红，扣时不痛，有乒乓球感。有的患牙在咀嚼时有不适感。

三、诊断

诊断慢性根尖周炎可根据有反复疼痛、肿胀的病史、牙体变色、牙髓失去活力或反应极其迟钝，或已出现窦道或局部无痛膨隆等临床表现。诊断的关键是依据 X 线片上所显示的根尖周骨密度减低影像。因此，临床上比较容易作出诊断。但是要辨别属于何种类型则较困难，从 X 线片所显示根尖透射区影像的特点可以作为鉴别的参考。

根尖肉芽肿在 X 线片的特点是：根尖部有较小的、规则的圆形或椭圆形透射区，边界清晰，周围骨质影像正常或略致密，透射区的直径一般不超过 0.5cm。肉芽肿和小囊肿在 X 线片上不易区别，若透射区周围有致密骨形成的白线，且透射区与非透射区的骨密度反差大，则应怀疑为小囊肿；若开髓时有囊液从根尖孔引流出来，可证实为囊肿。慢性根尖脓肿除可能发现窦道口外，在 X 线片上的影像也有其特点，透射区边界不清，形状不规则，透射区周围的骨质影像模糊，这是因为周围骨质有进行性破坏的缘故。根尖囊肿在 X 线片上的影像一般范围较大（其直径超过 1cm），为圆形，边界清楚有白线围绕。除 X 线片上的表现外，大囊肿可见相应部位有半球形隆起，扪时不痛，有乒乓球感。

X 线诊断慢性根尖周炎时，必须结合临床症状及其他诊断指标才能和那些非根尖周炎的根尖区病损鉴别。例如非牙源性的颌骨内囊肿和其他肿物，在 X 线片上呈现与各型慢性根尖周炎极为相似的影像，这些病损与慢性根尖周炎的主要鉴别是牙髓活力正常、缺乏临床症状，并且仔细观察时可见根尖区牙周间隙与其他部位的牙周间隙呈连续、规则的黑线影像。根旁囊肿时，囊肿的透射影像与侧支根管感染造成的慢性根尖周炎者极为相似，但患牙牙髓活力正常。有些解剖结构，如颏孔、切牙孔等，其影像易与相应部位牙齿的根尖区重叠，但是这些牙齿牙髓活力正常，牙周间隙影像连续、规则。有的慢性根尖周炎的窦道口出现的部位与患牙的关系不甚明确，例如在两个相邻无髓牙根尖区的中间，或在远离患牙的部位时，可以从窦道口插入牙胶尖作为示踪诊断丝拍摄 X 线片，从牙胶尖影像所指的部位便可确定窦道来源的患牙。

四、治疗原则

治愈根尖周病的主要原理是消除病源刺激物、杜绝再感染的途径，为机体修复被炎症破坏的组织提供有利的生物学环境，促使根尖周组织愈合、恢复健康。根尖周炎主要的病源刺激物来自感染根管，因此消除根管内的感染，是治愈根尖周病的首要条件。由于牙髓坏死，根管内已失去血液及淋巴循环，为一储存坏死组织、感染物质的死腔，不能为机体的自身免疫能力所消除，故必须依靠相应的治疗措施才能除去病源。根尖周骨质的破坏、肉芽组织的出现可以看作是机体对抗病源的防御性反应，但是这种反应不能消除病源，只能相对地防止感染的扩散。一旦病源被除去后，病变区的炎症肉芽组织即转化为纤维结缔组织，从而修复已破坏的牙槽骨和牙骨质，并使牙周膜重建。消除病源的有效措施是根管治疗，即用机械和化学的方法对根管进行清创，再通过严密地封闭根管，防止再感染。

在消除病源的前提下，病变才有可能愈合。病变能否被修复，还受一些因素的影响。病变性质、病变范围及部位、患者年龄和全身健康状况等都与病变的愈合有密切关系。因此制订治疗方案时，必须考虑这些因素，采取相应的措施才能治疗成功。破坏范围较小的、局限于根尖部的病变，预后较好；病变范围较大、发生在根分叉处者，预后较差。当较大的根尖囊肿单纯用根管治疗难以治愈时，可采用根尖外科手术以除去病变。全身健康不佳的患者，在治疗时容易并发急性炎症，治疗后病变愈合慢或恢复困难，治疗时应加以注意。如果患有风湿病或神经、眼、心脏等疾病而怀疑患牙病变为病灶时，应当及时拔除患牙，以免造成病灶感染的蔓延。另外，对于病变严重破坏牙槽骨，或牙冠严重破坏而难以修复者，也应拔除患牙。

（陈书宝）

第八章 牙髓病

第一节 牙髓炎

一、牙髓炎

是怎么引起的牙髓位于牙齿内部，周围被矿化程度较高的牙本质所包围，外界刺激不易进入牙髓腔，引起牙髓病变，只有在刺激强度极大时，才可能使牙髓受到损害。牙髓组织通过一或数个窄小的根尖孔与根尖周组织密切联系，牙髓中的病变产物和细菌很容易通过极尖孔向根尖周组织扩散，使根尖周组织发生病变。

在大多数情况下，牙髓的病变是在牙釉质、牙骨质和牙本质被破坏后产生的。牙髓的感染多用由细菌引起，这些细菌都来自口腔，多数是来自深龋洞中，深龋洞是一个相当缺氧的环境，这些地方有利于厌氧菌的生长繁殖，当龋洞接近牙髓或已经空通牙髓时，细菌或其产生的毒素可进入髓腔引起牙髓炎。其他一些近牙髓的牙体硬组织非龋性疾病，如外伤所致的牙折，楔状缺损过深使牙髓暴露，畸形中央尖，磨损后露髓，畸形舌侧窝，隐裂，严重的磨损等也可引起牙髓炎。牙齿患牙周病时，深达根尖的牙周袋可以使感染通过根尖孔或侧支根管进入髓腔，引起逆行性牙髓炎。另外菌血症或脓血症时，细菌可随血液循环进入牙髓，引起牙髓炎。除感染外，一些不当的刺激也会引起牙髓炎，如温度骤然改变，骤冷骤热便会引起牙髓充血，甚至转化为牙髓炎；治疗龋病时，某些充填材料含刺激性物质，会引起牙髓病变；消毒窝洞的药物刺激性过强，牙髓失活剂使用不当，备洞时操作不当产热过多等。

二、牙髓炎的分类及临床表现

牙髓病是临床上常见的口腔疾病，可以表现为急性或慢性的过程，也可以互相转变，牙髓炎是牙髓病中发病率最高的一种疾病。牙髓病是指牙齿受到细菌感染、创伤、温度或电流等外来物理及化学刺激作用时，牙髓组织发生一系列疾病。在组织病理学上一般将牙髓分为正常牙髓和各种不同类型的病变牙髓。由于它们常存在着移行阶段和重叠现象，所以采用组织病理学的方法，有时要将牙髓状况的各段准确地分类也很困难，对于临床医生来说，重要的是需要判断患牙的牙髓是否通过实施一些临床保护措施而得以保留其生活状态且不出现临床症状。因此，根据牙髓的临床表现和治疗预后可分为：可复性牙髓炎，不可复性牙髓炎、牙髓坏死、牙髓钙化和牙内吸收。其中不可复性牙髓炎又分为急性牙髓炎、慢性牙髓炎、残髓炎、逆行性牙髓炎。现将常见的牙髓病表现介绍如下：

可复性牙髓炎是一种病变较轻的牙髓炎，受到温度刺激时，产生快而锐的酸痛或疼痛，但不严重，刺激去除后，疼痛立即消失，每次痛的时间短暂，不拖延。检查可见无穿髓孔。

如果致病时刺激因子被消除，牙髓可恢复正常，如果刺激继续存在，炎症继续发展，成为不可复性牙髓炎。

有症状不可复性牙髓炎是有间断或持续的自发痛，骤然的温度可诱发长时间疼痛。患者身体姿势发生改变时也引起疼痛，如弯腰或躺卧，这是由于体位改变使牙髓腔内压力增加所致。疼痛可以是锐痛，也可以是钝痛，但多数人不易指出患牙的确切位置，有时疼痛呈放散性，有时呈反射性。如果炎症渗出物得到引流，炎症可以消退，疼痛缓解。如得不到引流，刺激继续存在，则炎症加重而使牙髓坏死。

逆行性牙髓炎是牙周病患牙当牙周组织破坏后，使根尖孔或侧支根尖孔外露，感染由此进入牙髓，引起牙髓炎症。表现为锐痛，近颈部牙面的破坏和根分歧处外露的孔所引起的炎症，多为局限性，疼痛不很剧烈。牙周袋深达根尖或接近根尖，冷热刺激可引起疼痛。

残髓炎是指经过牙髓治疗后，仍有残存的少量根髓，并发生炎症时。如干髓治疗的牙齿，经常发生残髓炎。常表现为自发性钝痛，放散到头面部，每日发作一、二次，疼痛持续时间较短，温度刺激痛明显，有咬合不适感或有轻微咬合痛，有牙髓治疗史。

牙髓坏死是指牙髓组织因缺氧而死亡的病变，经常是由于不可复性牙髓炎继续发展的结果，也可能由于化学药物的刺激产生的，也可能由于牙齿受到外伤或牙周炎破坏达根尖区，根尖周组织和根管内组织发生栓塞而使牙髓坏死，牙冠可变为黄色或暗灰色，冷热刺激时都无反应。如不及时治疗，则病变可向根尖周组织扩展，引起根尖周炎。

三、急性牙髓炎的应急措施

俗话说"牙痛不算病，痛起来真要命"，这是急生牙髓炎的典型写照，急性牙髓炎发病急，疼痛剧烈。在没有受到任何外界刺激的情况下，可突然发生自发性锐痛，阵发性发作或加剧，牙髓化脓时可出现跳痛。夜间疼痛较白天剧烈，患者常因牙痛难以入眠，或从睡眠中痛醒。冷热刺激可激发或加剧疼痛，冷刺激可使之疼痛缓解，这是由于牙髓的病变产物中有气体，热刺激可使其膨胀，髓腔内压力增加，疼痛加重，冷刺激使其体积收缩，压力减少，疼痛缓解。疼痛呈放射性，可沿三叉神经分布区放射至患牙同侧的上下颌牙或头、颊、面部等，患者大多不能明确指出患牙的位置。检查时可发现，患牙有深龋或其他接触牙髓的牙体硬组织疾患，或可见有充填体，或可查到深牙周袋，叩诊可有不适或轻度疼痛。当患有急性牙髓炎，疼痛难忍又不能去医院时，患者可采取些自我救治的方法。口服镇痛剂有一定的镇痛效果，掐按双侧的谷穴或周侧的平安穴（耳屏与口角边线的中点），效果较好，上颌牙可加按太阳穴，清除龋洞内嵌塞的食物，把浸有止痛药物如牙痛水、细辛、花椒等棉球放入洞内，也能收到止痛的效果。患急性牙髓炎时，应当及时到医院就诊，因牙髓急性发炎时，体积膨胀，炎症渗出物积聚，使髓腔压力明显增加，牙髓腔周围都是硬壁，牙髓仅通过狭窄的根尖孔与根尖周组织相通，压力得不到缓解，加上毒素的作用，使牙髓受到强烈刺激，疼痛剧烈。治疗的关键在于迅速止痛，最有效的方法是注射麻药后，在牙齿表面离牙髓最近的地方，用牙钻打一个洞，让炎症渗出物从洞口流出，称为开髓引流。当牙髓已坏死时，还要尽可能消除发炎坏死的牙髓，然后在髓腔内放入消炎镇痛的药物。经过这样治疗后，绝大多数患者可收到立竿见影的效果，此外还可以再给患者口服一些止痛药物。当急性炎症控制以后，再进行彻底的牙髓治疗，如塑化术，根管治疗等，使患牙得以保存。

四、什么是开髓治疗

为了减轻髓腔的压力，消除或减少牙髓组织所受到的刺激，缓解剧烈疼痛，医生常常在龋洞的底部或患牙的咬合面上，用牙钻钻开一个孔通到牙髓腔内，使髓腔内的渗出物或脓液排出，冲洗髓腔后，龋洞内放入樟脑酚棉球，它有安抚镇痛的作用。

人们经常对开髓有恐惧心理，认为开髓十分疼痛，因而牙痛也不肯去医院。开髓时的疼痛程度取决于牙髓的状态。牙髓已经坏死的，牙神经失去了活力，开髓时患者根本就没有疼痛感。当牙髓部分坏死或化脓时，在钻针穿通髓腔的瞬间，患者有疼痛感，但一般都能耐受。在牙髓活力正常而敏感时，患者会感到锐痛难忍，这种情况医生会使用局部麻醉剂，达到抑制痛觉的作用，即使出现疼痛，也很轻微且持续时间短。

开髓时，患者应尽力与医生配合。首先应张大口，按医生要求摆好头部姿势，让医生在最佳视野，体位下操作。其次，开髓时医生一般使用高速涡轮钻磨牙，钻针锋利，转速高达每分钟25万～50万转，切割力很强，患者在医生操作时，切忌随便乱动，以免损伤软组织。若想吐口水或有其他不适，可举手或出声示意，待医生把机头从口中取出后再吐口水或说话。如果在磨牙时，患者突然移动头部或推医生手臂是十分危险的。

五、牙髓炎的大致治疗步骤

当牙病发展到牙髓炎时，治疗起来很复杂。首先要备洞开髓引流，牙髓坏死的一次即可清除冠髓和根髓，而牙髓有活力的，开髓引流后，还需牙髓失活，即人们常说的"杀神经"，然后才能清除患病牙髓。经过局部清洗，暂封消炎药等步骤，牙髓炎症清除后，才能最后充填。

患者常常抱怨，治一颗牙，却需多次去医院。有些人误认为牙痛是龋洞引起的，把洞一次补上，牙就不疼了。单纯的龋病一次就可以治疗完毕，但牙髓炎就不同了，如果仅单纯将牙充填只会使牙髓炎症渗出增多，髓腔压力增高，疼痛加重。所以牙髓炎必须经过治疗后才能充填。无论是采用干髓术还是塑化术或根管治疗，都经过牙髓失活或局麻下拔髓，局部消炎、充填等步骤。牙髓失活和消炎封药要经过一定的时间，一次不能完成，所以，发现了龋病，一定要尽早治疗，一旦发展到牙髓炎，到医院就诊的次数就多了，一次治不完。

六、急性牙髓炎开髓后仍然剧烈疼痛的原因

急性牙髓炎疼痛机制可分为外源性和内源性两个方面。急性牙髓炎时，由于血管通透性增加，血管内血浆蛋白和中性粒细胞渗出到组织中引起局部肿胀，从而机械压迫该处的神经纤维引起疼痛。这就是引起疼痛的外源性因素。另一方面渗出物中各种化学介质如5-羟色胺、组织胺、缓激肽和前列腺素在发炎牙髓中都能被检出。这些炎性介质是引起疼痛的内源性因素。据报道有牙髓炎症状时其牙髓内炎性介质浓度高于无症状患者牙髓内浓度。

急性牙髓炎时行开髓引流术能降低髓腔内压力而缓解疼痛，但不能完全去除炎性介质，加上开髓时物理刺激和开放髓腔后牙髓组织受污染，有些患者术后疼痛加重。本组研究急性牙髓炎开髓引流术疼痛缓解率为78.2%，术后疼痛加重率为21.8%。

急性牙髓炎时采用封髓失活法，甲醛甲酚具有止痛作用，并能使血管壁麻痹，血管扩张出血形成血栓引起血运障碍而使牙髓无菌性坏死。暂封剂中丁香油也有安抚止痛作用。154

例急性牙髓炎行封髓失活疗法疼痛缓解率为 92.2% 疼痛加重率为 7.8%，与开髓引流比较有显著差异（P＜0.01）。剧烈疼痛患者一般服用镇静止痛药后疼痛缓解。剧痛一般在术后 24h 内出现，持续 2h 左右，其后疼痛逐渐消退。本组研究观察到急性牙髓炎时采用封髓疗法完成牙髓治疗总次数少于开髓引流术组（P＜0.01）。该结果与 Weine 结果相近。急性牙髓炎现最好治疗方法是行根管治疗术，但由于受国情所限，对部分有干髓适应证患者行干髓治疗术。

七、常用治疗牙髓炎的方法

1. 牙髓失活术　牙髓失活术即"杀神经"是用化学药物使发炎的牙髓组织（牙神经）失去活力，发生化学性坏死。多用于急、慢性牙髓炎牙齿的治疗。失活药物分为快失活剂和慢失活剂两种。临床上采用亚砷酸、金属砷和多聚甲醛等药物。亚砷酸为快失活剂，封药时间为 24~48h；金属砷为慢失活剂，封药时间为 5~7d；多聚甲醛作用更加缓慢温和，一般封药需 2 周左右。

封失活剂时穿髓孔应足够大，药物应准确放在穿髓孔处，否则起不到失活效果，邻面洞的失活剂必须用暂封物将洞口严密封闭，以防失活剂损伤牙周组织。封药期间，应避免用患牙咀嚼，以防对髓腔产生过大的压力引起疼痛，由于失活剂具有毒性，因此应根据医生嘱咐的时间按时复诊，时间过短，失活不全，给复诊时治疗造成困难，时间过长，药物可能通过根尖孔损伤根尖周组织。封药后可能有暂时的疼痛，但可自行消失，如果疼痛不止且逐渐加重，应及时复诊除去失活剂，敞开窝洞，待症状有所缓解后再行失活。

（1）拔髓通常使用拔髓针：拔髓针有 1 个"0"、2 个"0"和 3 个"0"之分，根管粗大时选择 1 个"0"的拔髓针，根管细小时，选择 3 个"0"的拔髓针。根据我们临床经验，选择拔髓针时，应细一号，也就是说，如根管直径应该使用 2 个"0"的拔髓针，实际上应使用 3 个"0"的拔髓针。这样使用，可防止拔髓针折断在根管内。特别是弯根管更要注意，以防断针。

（2）活髓牙应在局麻下或采用牙髓失活法去髓：为避免拔髓不净，原则上应术前拍片，了解根管的结构，尽量使用新的拔髓针。基本的拔髓操作步骤如下：拔髓针插入根管深约 2/3 处，轻轻旋转使根髓绕在拔髓针上，然后抽出。牙髓颜色和结构，因病变程度而不同，正常牙髓拔出呈条索状，有韧性，色粉红；牙髓坏色者则呈苍白色，或呈瘀血的红褐色，如为细菌感染则有恶臭。

（3）对于慢性炎症的牙髓，组织较糟脆，很难完整拔出，未拔净的牙髓可用拔髓针或 10 号 K 形挫插入根管内，轻轻振动，然后用 3% 过氧化氢和生理盐水反复交替冲洗，使炎症物质与新生态氧形成的泡沫一起冲出根管。

（4）正常情况下，对于外伤露髓或意外穿髓的前牙可以将拔髓针插到牙根 2/3 以下，尽量接近根尖孔，旋转 1∶80 度将牙髓拔出。对于根管特别粗大的前牙，还可以考虑双针术拔髓。

双针术：先用 75% 的酒精消毒洞口及根管口，参照牙根实际长度，先用光滑髓针，沿远中根管侧壁，慢慢插入根尖 1/3 部，稍加晃动，使牙髓与根管壁稍有分离，给倒钩髓针造一通路。同法在近中制造通路，然后用两根倒钩髓针在近远中沿通路插至根尖 1/3 部，中途如有阻力，不可勉强深入，两针柄交叉同时旋转 180°，钩住根髓拔除。操作时避免粗暴动作，以免断于根管内，不易取出。双针术在临床实践中能够较好的固定牙髓组织，完整拔除牙髓组织的成功率更高，避免将牙髓组织撕碎造成拔髓不全，不失为值得推广的一种好方法。

（5）后牙根管仅使用拔髓针很难完全拔净牙髓，尤其是后牙处在牙髓炎晚期，牙髓组织朽坏，拔髓后往往容易残留根尖部牙髓组织。这会引起术后疼痛，影响疗效。具体处理方法是：用小号挫（15 到 20 号的，建议不要超过 25 号的），稍加力，反复提拉（注意是提拉）。这样反复几次，如果根管不是很弯（小于 30 度），一般都能到达根尖，再用 2 个 0 或 3 个 0 的拔髓针，插到无法深入处，轻轻旋转，再拉出来，通常能看到拔髓针尖端有很小很小的牙髓组织。

（6）如根管内有残髓，可将干髓液（对苯二酚的乙醇饱和液）棉捻在根管内封 5～7d（根内失活法），再行下一步处置。

（7）拔髓前在根管内滴加少许 EDTA，可起到润滑作用，使牙髓更容易的从根管中完整拔出。这是一种特别有效的方法，应贯穿在所有复杂的拔髓操作中。润滑作用仅仅是 EDTA 的作用之一，EDTA 有许多其他的作用：①与 Ca 螯合使根管内壁的硬组织脱钙软化，有溶解牙本质的作用。既可节省机械预备的时间，又可协助扩大狭窄和阻塞的根管，具有清洁作用，最佳效能时间 15min；②具有明显的抗微生物性能；③对软组织中度刺激，无毒，也可用作根管冲洗；④对器械无腐蚀；⑤使牙本质小管管口开放，增加药物对牙本质的渗透。

EDTA 作用广泛，是近年来比较推崇的一种口内用药。如果临床复诊中不可避免的出现因残髓而致的根管探痛，应在髓腔内注射碧兰麻，然后将残髓彻底拔除干净。最后补充一点就是，拔髓针拔完牙髓后很难将拔髓针清洗干净，有一种很快的方法也很简单，也许大家都会，具体操作如下：右手拿一根牙刷左手拿拔髓针，用牙刷从针尖向柄刷，同时用水冲。最多两下就可以洗干净。如果不行，左手就拿针顺时针旋转两下，不会对拔髓针有损坏。

（8）砷剂外漏导致牙龈大面积烧伤的处理方法：在局麻下切除烧伤的组织直至出现新鲜血在用碘仿加牙周塞止血，一般临床普遍用此法，使用碘仿纱条时应注意要多次换药，这样效果才会好一点。

防止封砷剂外漏的方法：止血；尽可能地去净腐质；一定要注意隔湿，吹干；丁氧膏不要太硬；棉球不要太大。注意：尽可能不用砷剂，用砷剂封药后应嘱患者，如出现牙龈瘙痒应尽快复诊以免出现不良的后果。医生应电话随访，以随时了解情况。

2. 盖髓术　　盖髓术是保存活髓的方法，即在接近牙髓的牙本质表面或已经露髓的牙髓创面上，覆盖具有使牙髓病变恢复效应的制剂，隔离外界刺激，促使牙髓形成牙本质桥，以保护牙髓，消除病变。盖髓术又分为直接盖髓术和间接盖髓术。常用的盖髓剂有氢氧化钙制剂，氧化锌丁香油糊剂等。

做盖髓术时，注意要把盖髓剂放在即将暴露或已暴露的牙髓的部位，然后用氧化锌丁香油糊剂暂时充填牙洞。作间接盖髓术需要观察两周，如果两周后牙髓无异常，可将氧化锌去除部分后行永久充填；若出现牙髓症状，有加重的激发痛或出现自发痛，应进行牙髓治疗。作直接盖髓术时，术后应每半年复查 1 次，至少观察两年，复诊要了解有无疼痛，牙髓活动情况，叩诊是否疼痛，X 线片表现，若无异常就可以认为治疗成功。

当年轻人的恒牙不慎受到外伤致使牙髓暴露，以及单纯龋洞治疗时意外穿髓（穿髓直径不超过 0.5mm）可将盖髓剂盖在牙髓暴露处再充填，这是直接盖髓术。当外伤深龋去净腐质后接近牙髓时，可将盖髓剂放至近髓处，用氧化锌丁香油黏固剂暂封，观察 1～2 周后若无症状再做永久性充填，这是间接盖髓术。

无明显自发痛，龋洞很深，去净腐质又未见明显穿髓点时，可采取间接盖髓术作为诊断性治疗，若充填后出现疼痛，则可诊断为慢性牙髓炎，进行牙髓治疗，盖髓术成功的病例，表现为无疼痛不适，已恢复咀嚼功能，牙髓活力正常，X 线片示有钙化牙本质桥形成，根尖未完成的牙齿，根尖继续钙化。但应注意的是，老年人的患牙若出现了意外穿髓，不宜行直接盖髓术，可酌情选择塑化治疗或根管治疗。

直接盖髓术的操作步骤如下。

（1）局部麻醉，用橡皮障将治疗牙齿与其他牙齿分隔，用麻醉剂或灭菌生理盐水冲洗暴露的牙髓。

（2）如有出血，用灭菌小棉球压迫，直至出血停止。

（3）用氢氧化钙覆盖暴露的牙髓，可用已经配制好的氢氧化钙，也可用当时调配的氢氧化钙（纯氢氧化钙与灭菌水、盐水或麻醉剂混合）。

（4）轻轻地冲洗。

（5）用树脂改良型玻璃离子保护氢氧化钙，进一步加强封闭作用。

（6）用牙釉质/牙本质黏结系统充填备好的窝洞。

（7）定期检查患者的牙髓活力，并拍摄 X 线片。

3. 活髓切断术 活髓切断术是指在局麻下将牙冠部位的牙髓切断并去除，用盖髓剂覆盖于牙髓断面，保留正常牙髓组织的方法。切除冠髓后，断髓创面覆盖盖髓剂，形成修复性牙本质，可隔绝外界刺激，根髓得以保存正常的功能。根尖尚未发育完成的牙齿，术后仍继续钙化完成根尖发育。较之全部牙髓去除疗法，疗效更为理相，也比直接盖髓术更易成功，但疗效并不持久，一般都在根尖孔形成后，再作根管治疗。

根据盖髓剂的不同，可分为氢氧化钙牙髓切断术和甲醛甲酚牙髓切断术。年轻恒牙的活髓切断术与乳牙活髓切断术有所不同，年轻恒牙是禁止用甲醛甲酚类药物的，术后要定期复查，术后 3 个月，半年，1 年，2 年复查 X 线片。观察牙根继续发育情况，成功标准为无自觉症状，牙髓活力正常，X 线片有牙本质桥形成，根尖继续钙化，无根管内壁吸收或根尖周病变。

活髓切断术适用于感染局限于冠部牙髓，根部无感染的乳牙和年轻恒牙。深龋去腐质时意外露髓，年轻恒牙可疑为慢性牙髓炎，但无临床症状，年轻恒牙外伤露髓，但牙髓健康；畸形中央尖等适合做活髓切断术。病变发生越早，活髓切断术成功率越高。儿童的身体健康情况也影响治疗效果，所以医生选择病例时，不仅要注意患牙情况，还要观察全身状况。

（1）牙髓切断术的操作步骤：牙髓切断术是指切除炎症牙髓组织，以盖髓剂覆盖于牙髓断面，保留正常牙髓组织的方法。其操作步骤为无菌操作、除去龋坏组织、揭髓室顶、髓腔入口的部位、切除冠髓、放盖髓剂、永久充填。在这里重点讲髓腔入口的部位。为了避免破坏过多的牙体组织，应注意各类牙齿进入髓腔的部位：①切牙和尖牙龋多发生于邻面，但要揭开髓顶，应现在舌面备洞。用小球钻或裂钻从舌面中央钻入，方向与舌面垂直，钻过釉质后，可以感到阻力突然减小，此时即改变牙钻方向，使之与牙长轴方向一致，以进入髓腔。用球钻在洞内提拉，扩大和修复洞口，以充分暴露近、远中髓角，使髓室顶全部揭去。②上颌前磨牙的牙冠近、远中径在颈部缩窄，备洞时可由颌面中央钻入，进入牙本质深层后，向颊、舌尖方向扩展，即可暴露颊舌髓角，揭出髓室顶。注意备洞时近远中径不能扩展过宽，以免造成髓腔侧穿。③下颌前磨牙的牙冠向舌侧倾斜，髓室不在颌面正中央下方，而是偏向颊尖处。颊尖大，颊髓线角粗而明显，钻针进入的位置应偏向颊尖。④上颌磨牙近中颊、舌牙尖较大，其下方的髓角也较为突出。牙冠的近远中径在牙颈部缩窄，牙钻在颌面备洞应形成一个颊舌径长，颊侧近、远中径短的类似三角形。揭髓室顶应从近中舌尖处髓角进入，然后扩向颊侧近远中髓角，注意颊侧两根管口位置较为接近。⑤下颌磨牙牙冠向舌侧倾斜，髓室偏向颊侧，颊髓角突出明显，备洞应在合面偏向颊侧近颊尖尖顶处，窝洞的舌侧壁略超过中央窝。揭髓室顶也应先进入近中颊侧髓角，以免造成髓腔舌侧穿孔。

（2）活髓切断术的应用指征和疗效：①临床上根髓的状况可根据断髓面的情况来判断。如断面出血情况，出血是否在短时间内可以止住。另外从龋齿的深度，患儿有没有自发症状等情况辅助你判断。②疗效方面，我个人感觉成功率比较高，对乳牙来说，因为要替换所以效果还可以，但是恒牙治疗远期会引起根管钙化，增加日后根管治疗的难度。所以如果根尖发育已经完成的患牙，我建议还是做根管治疗。如果根尖发育未完成，可以先做活切，待根尖发育完成后改做根管治疗，这样可以减轻钙化程度。

乳牙牙髓感染，长处于持续状态，易成为慢性牙髓炎。本来牙髓病的临床与病理诊断符合率差别较大。又因乳牙牙髓神经分布稀疏，神经纤维少，反应不如恒牙敏感，加上患儿主诉不清，使得临床上很难提出较可靠的牙髓病诊断。因此在处理乳牙牙髓病时，不宜采取过于保守的态度。临床明确诊断为深龋的乳牙，其冠髓组织病理学表现和牙髓血象表示，分别有 82.4% 和 78.4% 的冠髓已有慢性炎症表现，因此也提出采用冠髓切断术治疗乳牙近髓深龋，较有实效。

（3）常用的用于活髓切断术的盖髓剂有：FC，戊二醛和氢氧化钙。①FC 断髓术：FC法用于乳牙有较高的成功率，虽然与氢氧化钙断髓法的临床效果基本相似，但在 X 片上相比时，发现 FC 断髓法的成功率超过 $Ca(OH)_2$ 断髓法。采用 $Ca(OH)_2$ 的乳牙牙根吸收是失败的主要原因，而 FC 法可是牙根接近正常吸收而脱落。②戊二醛断髓术：近年来发表了一些甲醛甲酚有危害性的报道，认为 FC 对牙髓组织有刺激性，从生物学的观点看不太适宜。且有报道称成功率只有 40%，内吸收的发生与 $Ca(OH)_2$ 无明显差异。因此提出用戊二醛做活髓切断的盖髓药物。认为它的细胞毒性小，能固定组织不向根尖扩散，且抗原性弱，成功率近 90%。③$Ca(OH)_2$ 断髓术：以往认为有根内吸收的现象，但近年来用 $Ca(OH)_2$ 或 $Ca(OH)_2$ 碘仿做活髓切断术的动物试验和临床观察，都取得了较好的结果，也是应用最广泛的药物。

4. 干髓术　用药物使牙髓失活后，磨掉髓腔上方的牙体组织，除去感染的冠髓，在无感染的根髓表面覆盖干髓剂，使牙髓无菌干化成为无害物质，作为天然的根充材料隔离外界的刺激，极尖孔得以闭锁，根尖周组织得以维持正常的功能，患牙得以保留。这种治疗牙髓炎的方法叫干髓术。常用的干髓剂多为含甲醛的制剂，如三聚甲醛，多聚甲醛等。

做干髓术时要注意将干髓剂放在根管口处，切勿放在髓室底处，尤其是乳磨牙，以免药物刺激根分叉的牙周组织。一般干髓术后观察两年，患牙症状及相关阳性体征，X 线片未见根尖病变者方可认为成功。

干髓术的远期疗较差，但是操作简便，经济，在我国尤其是在基层仍被广泛应用。干髓术适用于炎症局限于冠髓的牙齿，但临床上不易判断牙髓的病变程度，所以容易失败。成人后牙的早期牙髓炎或意外穿髓的患牙；牙根已形成，尚未发生牙根吸收的乳磨牙牙髓炎患牙；有些牙做根管治疗或塑化治疗时不易操作，如上颌第三磨牙，或老年人张口受限时，可考虑做干髓术。

由于各种原因引起的后牙冠髓未全部坏死的各种牙髓病可行干髓术。干髓术操作简便，便于开展，尤其是在医疗条件落后地区。随着我国口腔事业的发展，干髓术能否作为一种牙髓治疗方法而继续应用存在很大的争议。干髓术后随着时间延长疗效呈下降趋势，因我们对干髓剂严格要求，操作严格，分析原因如下。

（1）严格控制适应证，干髓术后易变色，仅适用于后牙且不伴尖周炎，故对严重的牙周炎、根髓已有病变的患牙、年轻恒牙根尖未发育完成者禁用。

（2）配制有效的干髓剂，用以尽可能保证治疗效果，不随意扩大治疗范围。

（3）严格操作规程，对失活剂用量、时间及干髓剂的用量、放置位置均严格要求。

（4）术后适当降殆，严重缺损的可行冠保护。

5. 牙髓息肉　慢性牙髓炎的患牙，穿髓孔大，血运丰富，使炎症呈息肉样增生并自髓腔突出，称之为牙髓息肉。牙髓炎息肉呈红色肉芽状，触之无痛但易出血，是慢性牙髓炎的一种表现，可将息肉切除后按治疗牙髓炎的方法保留患牙。

当查及患牙深洞有息肉时，还要与牙龈息肉和牙周膜息肉相鉴别。牙龈息肉多是牙龈乳头向龋洞增生所致。牙周膜息肉发生于多根牙的龋损发展过程中，不但髓腔被穿通，而且髓室底亦遭到破坏，外界刺激使根分叉处的牙周膜反应性增生，息肉状肉芽组织穿过髓室底穿孔处进入髓腔，外观极像息肉。在临床上进行鉴别时，可用探针探察息肉的蒂部以判断息肉的来源，当怀疑是息肉时，可自蒂部将其切除，见出血部位在患牙邻面龋洞龈壁外侧的龈乳头位置即可证实判断。当怀疑是牙周膜息肉时，应仔细探察髓室底的完整性，摄 X 线片可辅助诊断，一旦诊断是牙周膜息肉，应拔除患牙。

八、年轻恒牙的治疗特点

乳牙脱落后新萌出的恒牙牙根未发育完成，仍处在继续生长发育阶段，此阶段的恒牙称为年轻恒牙。年轻恒牙髓腔大，根管粗，牙本质薄，牙本质小管粗大，所以外来刺激易波及牙髓；年轻恒牙的牙根在萌出 3~5 年才能完全形成年轻恒牙的牙髓组织与乳牙相似，因根尖开口较大，髓腔内血液供给丰富，发生炎症时，感染容易扩散，如得到及时控制，也可能恢复。

年轻恒牙牙髓组织不仅具有对牙有营养和感觉的功能，而且与牙齿的发育有密切关系。因此，牙髓炎的治疗以保存生活牙髓为首选治疗。年轻恒牙萌出后 2~3 年牙根才达到应有的长度，3~5 年根尖才发育完成。所以，年轻恒牙牙髓炎应尽力保存活髓组织，如不能保存全部活髓，也应保存根部活髓，如不能保存根部活髓，也应保存患牙。治疗中常常选择盖髓术和活髓切断术，对根尖敞开，牙根未发育完全的死髓牙应采用促使根尖继续形成的治疗方法，即根尖诱导形成术。

九、牙髓炎治疗过程中可能出现的并发症

治疗牙髓炎可采用干髓术、塑化术、根管治疗等方法，治疗过程中可能出现一些并发症。

1. 封入失活剂后疼痛　封入失活剂后一般情况下可出现疼痛，但较轻可以忍受，数小

时即可消失。有些患牙因牙髓急性炎症未得缓解，暂封物填压穿髓孔处太紧而出现剧烈疼痛。此时应去除暂封药物，以生理盐水或蒸馏水充分冲洗窝洞，开放安抚后再重新封入失活剂或改用麻醉方法去除牙髓。

2. 失活剂引起牙周坏死　当失活剂放于邻面龋洞时，由于封闭不严，药物渗漏，造成龈乳头及深部组织坏死。

3. 失活剂引起药物性根尖周炎　主要是由于失活剂药时间过长造成的患牙有明显的咬合痛、伸长感、松动，应立即去除全部牙髓，用生理盐水冲洗，根管内封入碘制剂。因而使用失活剂时，应控制封药时间，交代患者按时复诊。

4. 髓腔穿孔　由于髓腔的形态有变异，术者对髓腔解剖形态不熟悉，或开髓的方向与深度掌握失误，根管扩大操作不当等原因造成的。探入穿孔时出血疼痛，新鲜穿孔可在用生理盐水冲洗、吸干后，用氢氧化钙糊剂或磷酸锌黏固粉充填。

5. 残髓炎　干髓术后数周或数年，又出现牙髓炎的症状，可诊断为残髓炎，这是由于根髓失活不全所致，是干髓术常见的并发症。塑化治疗的患牙也可出现残髓炎，是由于塑化不全，根尖部尚存残髓未被塑化或有遗漏根管未做处理。若出现残髓炎，则应重新治疗。

6. 塑化剂烧伤　牙髓塑化过程中，塑化液不慎滴到黏膜上，可烧伤黏膜，出现糜烂、溃疡，患者感觉局部灼痛。

7. 术后疼痛、肿胀　由于操作过程中器械穿出根尖孔或塑化液等药物刺激所致根尖周炎症反应所致。

8. 器械折断于根管内　在扩大根管时使用器械不当，器械原有损伤或质量不佳；或当医生进行操作时患者突然扭转头等原因，可导致器械折断于根管内。

9. 牙体折裂　经过牙髓治疗后的患牙，牙体硬组织失去了来自牙髓的营养和修复功能，牙体组织相对薄弱，开髓制洞时要磨去髓腔上方的牙齿组织，咀嚼硬物时易致牙折裂，所以在治疗时要注意调整咬合，并防止切割牙体组织过多。必要时要注意洞整咬合，并防止切割牙体组织过多，必要时作全冠保护，并嘱患者不要咬过硬的食物。

十、牙髓－牙周联合病变的治疗

1. 原发性牙髓病变继发牙周感染　由牙髓病变引起牙周病变的患牙，牙髓多已坏死或大部坏死，应尽早进行根管治疗。病程短者，单纯进行根管治疗，牙周病变既可完全愈合。若病程长久，牙周袋已存在当时，则应在根管治疗后，观察3个月，必要时再行常规的牙周治疗。

2. 原发性牙周病变继发牙髓感染　原发性牙周病继发牙髓感染的患牙能否保留，主要取决于该牙周病变的程度和牙周治疗的预后。如果牙周袋能消除或变浅，病变能得到控制，则可做根管治疗，同时开始牙周病的一系列治疗。如果多根牙只有一个牙根有深牙周袋而引起牙髓炎，且患牙不太松动，则可在根管治疗和牙周炎控制后，将患根截除，保留患牙。如牙周病已十分严重则可直接拔除之。

3. 牙髓病变和牙周病变并存　对于根尖周病变与牙周病变并存，X线片显示广泛病变的牙，在进行根管治疗与牙周基础治疗中，应观察半年以上，以待根尖病变修复；若半年后骨质仍未修复，或牙周炎症不能控制，则再行进一步的牙周治疗，如翻瓣术等。总之，应尽量查清病源，以确定治疗的主次：在不能确定的情况下，死髓牙先做根管治疗，配合一般的牙周治疗，活髓牙则先做牙周治疗和调𬌗，若疗效不佳，再视情况行根管治疗。

在牙髓－牙周联合病变的病例中，普遍存在着继发性咬合创伤，纠正咬合创伤在治疗中是一个重要环节，不能期待一个有严重骨质破坏的牙，在功能负担很重的情况下发生骨再生和再附着。

牙髓－牙周联合病变的疗效基本令人满意，尤其是第一类，具有相当高的治愈率，而第二类和第三类，其疗效则远不如前者。

十一、恒牙髓腔解剖特点及开髓方法

1. 上颌前牙

（1）髓腔解剖特点：一般为单根管，髓室与髓腔无明显界限，根管粗大，近远中纵剖面可见进远中髓角突向切方，唇舌向纵剖面可见髓室近舌隆突部膨大，根管在牙颈部横断面呈圆三角形。

（2）开髓方法：在舌面舌隆突上方垂直与舌面钻入，逐层深入，钻针应向四周稍微扩展，以免折断。当有落空感时，调整车针方向与牙体长轴方向一致进入髓腔，改用提拉动作揭去髓室顶，形成一顶向根方的三角形窝洞。

2. 下颌前牙

（1）髓腔解剖特点：与上颌前牙基本相同，只是牙体积小，髓腔细小。

（2）开髓方法：开髓时车针一定要局限于舌隆突处，勿偏向近远中，开髓外形呈椭圆形，进入髓腔方向要与根管长轴一致，避免近远中侧穿。

3. 上颌前磨牙

（1）髓腔解剖特：点：髓室呈立方形，颊舌径大于近远中径，有两个细而突的髓角分别伸入。颊舌尖内，分为颊舌两个根管，根分歧部比较接近根尖 1/3 部，从洞口很难看到髓室底，上颌第一前磨牙多为两个根管，上颌第二前磨牙可为一个根管，约 40%，为双根管。

（2）开髓方法：在𬌗面作成颊舌向的椭圆形窝洞，先穿通颊舌两髓角，不要将刚穿通的两个髓角误认为根管口，插入裂钻向颊舌方向推磨，把颊舌两髓角连通，便可揭开髓室顶。

4. 下颌前磨牙

（1）髓腔解剖特点：单根管，髓室和根管的颊舌径较大，髓室和根管无明显界限，牙冠向舌侧倾斜，髓腔顶偏向颊侧。

（2）开髓方法：在𬌗面偏颊尖处钻入，切勿磨穿近远中壁和颊舌侧壁，始终保持车针与牙体长轴一致。

5. 上颌磨牙

（1）髓腔解剖特点：髓腔形态与牙体外形相似，颊舌径宽，髓角突入相应牙尖内，其中近中颊髓角最高，颊侧有近远中 2 个根管，根管口距离较近，腭侧有一粗大的根管，上颌第二磨牙可出现 2 个颊根融合为一个较大的颊根。

（2）开髓方法：开髓洞形要和牙根颈部横断面根管口连线一致，作成颊舌径长、近远中径短的圆三角形，三角形的顶在腭侧，底在颊侧，其中一边在斜嵴的近中侧与斜嵴平行，另一边与近中边缘嵴平行。

6. 下颌磨牙

(1)髓腔解剖特点：髓腔呈近远中大于颊舌径的长方体。牙冠向舌侧倾斜，髓室偏向颊侧。髓室在颈缘下2mm，髓室顶至底的距离为2mm，一般有近远中两根，下颌第一磨牙有时有3根，近中根分为颊舌两根管，远中根可为一粗大的根管，也可分为颊舌两根管。下颌第二磨牙有时近远中两根在颊侧融合，根管也在颊侧融合，根管横断面呈"C"形。

(2)开髓方法：在颌面近远中径的中1/3偏颊侧钻入。开髓洞形为近远中边稍长，远中边捎短，颊侧洞缘在颊尖的舌斜面上，舌侧洞缘在中央沟处，开髓洞形的位置应在颊舌向巾线的颊侧，可避免造成舌侧颈步部侧穿和髓底台阶。

十二、牙体牙髓病患者的心理护理

1. 治疗前的心理护理　首先为患者提供方便、快捷、舒适的就医环境，以"一切以患者为中心，将患者的利益放在首位"为服务宗旨，热情接待患者，以简洁的语言向患者介绍诊疗环境、手术医师和护士的姓名、资历、治疗过程、术中配合及注意事项，以高度的责任心和同情心与患者交谈，耐心解答患者所担心的问题，通过交谈了解病情及病因，根据患者的病情及要求，讲明治疗的必要性，不同材料的优缺点，治疗全过程所需费用及疗效。对经济条件差的患者，尽量提供经济实用的充填材料。其次美学修复可以改变牙齿的外观，在一定程度上可以改善牙齿的颜色和形态，但无法达到与自然牙一致。因此对美学修复方面要求较高的患者，应注意调整患者对手术的期望值，治疗前向患者讲明手术的相对性、局限性、慎重选择，避免出现治疗后医生满意而患者不满意的情况，提高患者对术后效果的承受力，必要时向他们展示以治疗患者的前后照片，使其增强自信心。这样在治疗前使患者对治疗全过程及所需费用，有了充分的了解和心理准备，以最佳的心理状态接受治疗。

2. 治疗中的心理护理　临床发现80%以上的患者均有不同程度的畏惧心理，主要是害怕疼痛。对精神过于紧张，年老体弱、儿童允许家属守护在旁，对于老年人应耐心细致解释治疗中可能出现的情况，由于不同的人疼痛阈值不同，不能横向比较，说伤害患者自尊心的话、而对于儿童在治疗过程中多与儿童有身体接触，给以安全感，但不要帮助儿童下治疗椅，减少其依赖性，树立自信心，不必和儿童解释牙科治疗问题，与儿童讨论一些他们所感兴趣的问题，对患者的配合给予鼓励。无家属者护士守护在旁，减轻对"钻牙"的恐惧，医护人员操作要轻，尽量减少噪音，在钻牙、开髓术中，如患者感到疼痛难忍或有疑问，嘱其先举手示意，以免发生意外，同时应密切观察患者的脉搏、血压，轻声告知治疗进程，随时提醒放松的方法，使医、护、患、配合默契，顺利地实施治疗。根据患者治疗进程，告知患者下次复诊时间，在根备或根充后可能会出现疼痛反应，多数是正常反应。如果疼痛严重、伴有局部肿胀和全身反应，应及时复诊，酌情进一步治疗。

3. 治疗后的心理护理　患者治疗结束后，征求患者意见，交代注意事项，稳定患者情绪。牙髓治疗后的牙齿抗折断能力降低，易劈裂，治疗后嘱患者避免使用患牙咀嚼硬物或遵医嘱及时行全冠或桩核修复。美学修复可以改变牙齿的外观，但不会改变牙齿的抵抗疾病的能力，因此术后更要注重口腔保健的方法和效率。教给患者口腔保健知识，养成良好的口腔卫生习惯，有条件者应定期口腔检查、洁牙，防止龋病和牙周病的发生。以求从根本上解决问题。

十三、看牙要用橡皮障

对于大多数患者来说，橡皮障是个非常陌生的概念。其实在欧美很多发达国家橡皮障已经被广泛使用，甚至在一些口腔治疗过程中，不使用橡皮障是违反医疗相关法规的。在国内，橡皮障也正逐步被一些高档诊所以及口腔医院的特诊科采纳，使得口腔治疗更专业、更无菌、更安全、更舒适。

什么是橡皮障呢？简单地说，橡皮障是在齿科治疗中用来隔离需要治疗的牙齿的软性橡皮片。当然，橡皮障系统还需要有不同类型的夹子以及面弓来固定。橡皮障的优点在于它提供了一个干燥清洁的工作区域，即强力隔湿，同时防止口腔内细菌向牙髓扩散，避免伤害口腔内舌、黏膜等软组织。橡皮障还能减少血液、唾液的飞溅，做好艾滋病、肝炎等相关传染病的普遍防护，减少交叉感染。对于患者，橡皮障可以提供安全、舒适的保障，这样在治疗过程中就不必注意要持续张口或者担心自己的舌头，也不必担心会有碎片或者小的口腔器械掉到食管或者气管里，营造一个更轻松的术野。

从专业角度来讲，橡皮障技术的必要性更毋庸置疑。例如，目前齿科最常见的根管治疗应该像外科手术一样在无菌环境下，如果不采用橡皮障，就不能保证治疗区域处于无菌环境，这样根管感染及再感染的可能性将会大大提高。因此，我们常说有效控制感染是根管治疗成功的关键，而使用橡皮障是最重要的手段之一，它可以有效地避免手术过程中口腔环境对根管系统的再污染。此外，橡皮障技术可以更好地配合大量的根管冲洗，避免冲洗液对口腔黏膜的刺激，节约消毒隔离时间，减少诊间疼痛和提高疗效。正是由于橡皮障在根管治疗中如此的重要性，因此在美国，口腔根管治疗中不采用橡皮障是非法的。其实，橡皮障最早使用应该是在齿科的粘连修复中。国外目前流行的观点是：如果没有橡皮障，最好就不要进行粘连修复。因为在粘连修复中，无论酸蚀前后都需要空气干燥，强力隔湿，这样才能避免水蒸气，唾液等污染。橡皮障的应用明显提高粘连的强度，减少微渗。尽管放置橡皮障不是治疗，但它却是提高治疗效果的有效手段。当然在国内，作为一个较新的技术，牙医们还需要投入一定时间来熟悉新的材料和学习新的操作要求，这样才能达到掌握必要技术来有效率地应用产品。但是，毫无疑问，一旦条件成熟，大多数患者都将享受到橡皮障技术带来的安全舒适。

十四、C形根管系统的形态、诊断和治疗

1. C形根管系统的形态与分类　C形根管系统可出现于人类上、下颌磨牙中，但以下颌第二磨牙多见。下颌第二磨牙C形根管系统的发生率在不同人种之间差异较大，在混合人群中为8%，而在中国人中则高达31.5%。双侧下颌可能同时出现C形根管系统，Sahala等对501例患者的全口曲面断层片进行了回顾性研究，结果显示在下颌第二磨牙出现的C形根管中有73.9%呈现对称性。

C形牙根一般表现为在锥形或方形融合牙根的颊侧或舌侧有一深度不一的冠根向纵沟，该纵沟的存在使牙根的横断面呈C形。一般认为，Hertwig上皮根鞘未能在牙根舌侧融合可导致牙根舌侧冠根向纵沟的出现。从人类进化的角度讲，下颌骨的退化使牙列位置空间不足，下颌第二磨牙的近远中根趋于融合而形成C形牙根；C形牙根中的根管系统为C形根管系统。C形根管最主要的解剖学特征是存在一个连接近远中根管的峡区，该峡区很不规

则，可能连续也可能断开。峡区的存在使整个根管口的形态呈现 180 度弧形带状外观。

Melton 基于 C 形牙根横断面的研究，发现 C 形根管系统从根管口到根尖的形态可发生明显变化，同时提出了一种分类模式，将所有 C 形根管分为三型：C1 型表现为连续的 C 形，近舌和远中根管口通常为圆形，而近颊根管口呈连续的条带状连接在它们之间，呈现 180 度弧形带状外观或 C 形外观；C2 型表现为分号样，近颊根管与近舌根管相连而呈扁长形，同时牙本质将近颊与远中根管分离，远中根管为独立圆形；C3 型表现为 2 个或 3 个独立的根管。范兵等对具有融合根的下颌第二磨牙根管系统进行研究，结果显示 C 形根管从根管口到根尖的数目和形态可发生明显变化。

2. C 形根管系统的诊断　成功治疗 C 形根管系统的前提是正确诊断 C 形根管系统，即判断 C 形根管系统是否存在及其大致解剖形态。仅仅从临床牙冠的形态很难判断是否存在 C 形根管系统，常规开、拔髓之后可以探清根管口的形态。敞开根管口后，用小号锉进行仔细探查可更准确地了解 C 形根管口的特点。手术显微镜下，增强的光源和放大的视野使 C 形根管口的形态更清晰，诊断更容易、准确。

Cooke 和 Cox 认为通过术前 X 线片很难诊断 C 形根管，所报道的三例 C 形根管的 X 线片均表现为近远中独立的牙根。第一例 C 形根管是在根管治疗失败后进行意向再植时诊断的，第二和第三例则是因为根管预备过程中持续的出血和疼痛类似第一例而诊断。最近的研究表明可以通过下颌第二磨牙术前 X 线表现诊断 C 形根管的存在和了解整个根管系统的大致形态。具有 C 形根管系统的牙根多为从冠方向根方具有连续锥度的锥形或方形融合根。少数情况下由于连接近远中两根的牙本质峡区过于狭窄，C 形根管的 X 线影像表现为近远中分离的两个独立牙根。将锉置于近颊根管内所摄的 X 线片似有根分叉区的穿孔，这种 X 线特征在 C1 型 C 形根管中更多见。

3. C 形根管系统的治疗　C 形根管系统的近舌及远中根管可以进行常规根管预备，峡区的预备则不可超过 25 号，否则会发生带状穿孔。GG 钻也不能用来预备近颊根管及峡区。由于峡区存在大量坏死组织和牙本质碎屑，单纯机械预备很难清理干净，使用小号锉及大量 5.25% 的次氯酸钠结合超声冲洗是彻底清理峡区的关键。在手术显微镜的直视下，医师可以看清根管壁及峡区内残留的软组织和异物，检查根管清理的效果。

C 形根管系统中，近舌及远中根管可以进行常规充填。放置牙胶以前应在根管壁上涂布一层封闭剂，采用超声根管锉输送技术比手工输送技术使封闭剂在根管壁上的分布更均匀。为避免穿孔的发生，C 形根管的峡区在预备时不可能足够敞开，侧方加压针也不易进入到峡区很深的位置，采用侧方加压充填技术往往很难致密充填根管的峡区，用热牙胶进行充填更合适。热牙胶垂直加压充填可以使大量的牙胶进入根管系统，对峡区和不规则区的充填比侧方加压和机械挤压效果好。Liewehr 等采用热侧方加压法充填 C 形根管取得了较好的效果。手术显微镜下，医师可以清楚地观察到加压充填过程中牙胶与根管壁之间的密合度，有利于提高根管充填的质量。因此，要有效治疗 C 形根管系统须采用热牙胶和超声封闭剂输送技术。

C 形根管系统治疗后进行充填修复时，可以将根管口下方的牙胶去除 2~4mm，将银汞充入髓室和根管形成银汞桩核；也可以在充填银汞前在根管壁上涂布黏结剂以增加固位力和减少冠方微渗漏的发生。如果要预备桩腔，最好在根管充填完成后行即刻桩腔预备，以减少根管微渗漏的发生。桩腔预备后，根管壁的厚度应不小于 1mm 以防根折，根尖区至少保留

4～5mm 的牙胶。桩钉应置入呈管状的远中根管，因为桩钉与根管壁之间的适应性以及应力的分布更合理，而在近舌或近颊根管中置入桩钉可能导致根管壁穿孔。所选用桩钉的宽度应尽可能小，以最大限度保存牙本质和增加牙根的强度。

4. C 形根管系统的治疗预后 严格按照生物机械原则进行根管预备、充填和修复，C 形根管的治疗预后与一般磨牙没有差别：随访时除观察患牙的临床症状和进行局部检查外，应摄 X 线片观察根分叉区有无病变发生，因为该区很难充填，而且常常有穿孔的危险。由于 C 形牙根根分叉区形态的特殊性，常规根管治疗失败后无法采用牙半切除术或截根术等外科方法进行治疗。可以视具体情况选择根管再治疗或意向再植术。

十五、髓腔和根管口的解剖规律

（1）髓室底的水平相当于釉牙骨质界的水平，继发牙本质的形成不会改变这个规律，所以，釉牙骨质界可以作为寻找和确认髓室底的固定解剖标志。

（2）在釉牙骨质界水平的牙齿横截面上，髓腔形状与牙齿断面形状相同，并且位于断面的中央，就是说，髓室底的各个边界距离牙齿外表面是等距离的。

（3）继发性牙本质形成有固定的位置和模式，在髓腔的近远中颊舌四个侧壁，髓室顶和髓室底表面成球面状形成。

（4）颜色规律：①髓室底的颜色比髓腔壁的颜色深，即髓室底的颜色发黑，髓腔壁的颜色发白，黑白交界处就是髓室底的边界。②继发性牙本质比原发性牙本质颜色浅，即继发性牙本质是白色的，原发性牙本质是黑色的。

（5）沟裂标志：根管口之间有深色的沟裂相连，沟裂内有时会有牙髓组织。当根管口被重重地钙化物覆盖时，沿着沟裂的走向去除钙化物，在沟裂的尽头就能找到根管，这是相当快速而安全的技巧。

（6）根管口一定位于髓腔侧壁与髓室底交界处。

（7）根管口一定位于髓室底的拐角处。

（8）根管口分布对称性规律：除了上颌磨牙之外的多根牙，在髓室底画一条近远中方向的中央线，根管口即分布在颊舌两侧，并且对称性排列。就是说，颊舌根管口距离中央线的距离相等，如果只有一个根管口，则该根管口一定位于中线上或其附近不会偏离很大。根据这个规律可以快速地判断下磨牙是否存在远中舌根管。

十六、寻找根管口的几种方法

（1）多根管牙常因增龄性变化或修复性牙本质的沉积，或髓石，或髓腔钙化，或根管形态变异等情况，而使根管口不易查找时，可借助于牙齿的三维立体解剖形态，从各个方向和位置来理解和看牙髓腔的解剖形态；并采用多种角度投照法所拍摄的 X 线片来了解和指出牙根和根管的数目、形状、位置、方向和弯曲情况；牙根对牙冠的关系；牙根及根管解剖形态的各种可能的变异情况等。

（2）除去磨牙髓腔内牙颈部位的遮拦根管口的牙本质领圈，以便充分暴露髓室底的根管口。

（3）采用能溶解和除去髓腔内坏死组织的根管冲洗剂，以彻底清理髓室后，根管口就很可能被察觉出来。

（4）探测根管口时，应注意选择髓室底较暗处的覆盖在牙骨质上方的牙本质和修复性牙本质上作彻底地探查。并且还应注意按照根管的方向进行探查。

（5）髓室底有几条发育沟，都与根管的开口方向有关，即沿髓室底的发育沟移行到根管口。所以应用非常锐利的根管探针沿着发育沟搔刮，可望打开较紧的根管口。

（6）当已经指出一个根管时，可估计其余根管的可能位置，必要时可用小球钻在其根管可能或预期所存的发育沟部位除去少量牙本质，然后使用锐利探针试图刺穿钙化区，以找出根管口，除去牙颈部的牙本质领圈以暴露根管口的位置：注意钻磨发育沟时不要过分地加深或磨平发育沟，以免失去这些自然标志而向侧方磨削或穿刺根分叉区。

（7）在髓室底涂碘酊，然后用稍干的酒精棉球擦过髓底以去碘，着色较深的地方常为根管口或发育沟。

（8）透照法：使用光导纤维诊断仪的光源透照颊舌侧牙冠部之硬组织，光线通过牙釉质和牙本质进入髓腔，可以看到根管口是个黑点；而将光源从软组织靠近牙根突出处进行透照，光线通过软组织、牙骨质和牙本质进入髓腔，则显示出根管口比附近之髓底部要亮些。

（陈书宝）

第二节　牙体牙髓病科常用药物

一、氟化物制剂

氟化物制剂的应用是口腔医学领域的重大进展，它在防龋、脱敏等方面应用极广。氟化物的作用包括：①抑制致龋菌生长；②减少牙菌斑内酸的形成；③降低釉质的溶解度；④促进脱钙釉质的再矿化。氟化物控制在一定浓度和剂量时对防龋有效。如果剂量或浓度过大，则可吸引起氟中毒。氟为细胞原浆性毒物，当使用剂量过大、浓度过高或使用不慎时，将给机体造成严重后果。$6 \sim 8mg/kg$（体重）的氟，即可致人死亡。曾有报告，一次口服$100mg$，即导致急性氟中毒。儿童急性氟中毒剂量为$2mg/kg$体重，婴儿期用量达$1g$的氟化钠，可危及生命安全。长期摄入过量的氟，可致机体发生慢性氟中毒。

急性氟中毒极少见，可引起急性肠胃道刺激症状；氟与血清钙结合可形成不溶性的氟化钙，其结果是造成肌肉痉挛、虚脱和呼吸困难等；慢性中毒可影响牙齿、骨或其他组织。饮水中加氟含量为$2 \sim 4mg/L$，时可能引起氟牙症；$4 \sim 14mg/L$时可引起氟骨症、佝偻病、贫血和关节病变等。所有这些都说明在饮水中加适量氟化物或用氟化物通过其他途径来防龋，只要应用得当，是不会引起多大副作用的。一种方法是氟化物的联合使用，既可降低局部氟的使用量，又可提高防龋效果，是值得提倡的防龋手段。

二、脱敏制剂

1. 极固宁　阿尔法韦士曼制药公司产品，包装：$2 \times 7ml$ 瓶/盒。

（1）主要成分：绿瓶内为液体1（无色）：含磷酸钾、碳酸钾、羟苯甲酯钠、无离子水；橙瓶内为液体2（无色）：含氯化钙、氯化锶、苯甲酸钠、无离子水。极固宁™具有双重脱敏作用：①深度封闭牙本质小管；②抑制牙神经纤维的去极化作用，阻止刺激的传播。

（2）适应证：①深龋的洞衬患者，②桩核预备时牙本质暴露患者；③嵌体预备时牙本质暴露患者；④牙颈部缺损或酸蚀患者；⑤牙龈退缩和釉质－牙骨质界暴露或牙颈部根面外露；⑥口腔保健前后使用（如刷牙、漂白牙齿等）。

（3）使用方法：①用消毒剂清洁治疗面，用气枪仔细吹干约10s；②用小刷子或小海绵将1液涂擦于干燥面上约10s；③立即用同种方法涂擦2液；④对于非常敏感的患者续重复治疗2次。

（4）注意事项：不要将两种液体混合，这将使材料失效。目前尚无明显禁忌证和副作用，但仅供专业使用。室温下保存（24℃），保存时盖紧瓶盖。

2. Gluma脱敏剂　1×5ml/瓶，为贺利氏古莎公司生产。主要成分：1 000mg GLUMA脱敏剂含361mg 2-羟乙基甲基丙烯酸酯；51mg戊二醛；无离子水。

（1）适应证：消除暴露的牙颈部的过敏症状；减轻和预防因牙本质预备而引起的牙齿过敏症状。

（2）方法：①清洁牙齿，冲洗干燥，有效隔离；②蘸少量GLUMA脱敏剂涂布于过敏牙齿表面，然后保持60s；③用气枪轻轻吹干牙面，使液体薄膜消失，牙齿表面不再发亮，水冲洗；④可重复做2次。

3. Seal&Protect　1×45ml/瓶，为Dentsply公司生产，主要成分：二甲基或三甲基丙酸酯、PENTA、功能性无定型硅、光引发剂、稳定剂、十六胺氢氟酸、三氯苯氧氯酚、醋酮酸。

（1）适应证：牙齿过敏患者；洞衬。

（2）使用方法：①清洁牙齿，冲洗干燥，有效隔离；②蘸足量Seal&Protect液，涂布于过敏牙面20s；③气枪吹去溶剂；④光固化10s，⑤再次涂布Seal&Protect液，即刻用气枪吹干；⑥光固化10s。

（3）禁忌证：对脱敏剂中任何一种成分过敏的患者、牙髓炎患者。

三、水门汀类制剂

1. 氢氧化钙

（1）种类：氢氧化钙的通常有粉液剂型和双糊剂型两种。组成中的氢氧化钙是材料的活性成分，为碱性，具有杀菌和促进牙本质中钙沉积作用，氧化锌具有弱收效和消毒作用，二氧化钛是惰性填料，硬脂酸锌是固化反应加速剂，钨酸钙具有X线阻射能力。

（2）凝固原理：粉剂与液剂或A糊剂与B糊剂调拌后发生螯合反应，最后形成水杨酸β-丁醇酯与Ca^{2+}的螯合物，并包裹过量未反应的$Ca(OH)_2$，及其他物质。此反应速度极慢，加入微量硬脂锌或水分能使其在数分钟内凝固。

（3）性能：①强度：氢氧化钙水门汀凝固后的强度较低，其抗压强度为6~30MPa，直径抗拉强度为10~31MPa，因此，用它垫底时，需做二次垫底。②凝固时间：在室温下及80%湿度下，凝固时间为3~5min，调拌好后，在口腔潮湿环境中能加速其凝固。粉液剂型的材料极易受空气湿度影响，湿度大凝固速度快，湿度小凝固速度慢。双糊剂型受影响较小。③溶解性：可溶于水、唾液中，在水中可逐渐崩解。接触37%磷酸溶液60s，溶解值为2%~3%。将该材料浸入水中1个月，溶解值为28%~35%，浸入水中3个月，溶解值为32%~48%。④抗菌性：氢氧化钙水门汀具有强碱性，对龋坏牙本质的细菌有一定的杀菌及抑菌作用。可杀死及抑制龋洞中或根管中残留的细菌。⑤对牙髓的影响：由于该水门汀的强碱性，用它进行深洞垫底时，初期水门汀对牙髓产生中等程度的炎症反应，以后逐渐减轻，并有修复性牙本质的形成。用该材料盖髓时，最初使与材料接触的牙髓组织发生凝固性坏死，坏死区域下有胶原屏障形成。以后胶原矿化，有骨样组织和前期牙本质样的组织形成，最终形成修复性牙本质。实验证明，氢氧化钙具有促进牙本质和牙髓的修复反应，可诱导龋坏牙本质再矿化，促进牙本质桥的形成。

（4）临床应用：①盖髓剂：包括间接盖髓或直接盖髓剂。②根管消毒剂：可作为根管消毒剂，通常使用粉液剂型，成稀糊剂状，易取出。③根管充填剂：用氢氧化钙水门汀充填根管，可以早期诱导根尖封闭，在根尖孔形成骨样组织及钙化区域，而且根尖周的炎症也较轻。④牙本质脱敏：可用于牙颈部及根面的脱敏，其可能的原理有3个。它可以阻塞牙本质小管；它具有矿化作用；它可以刺激继发性牙本质的形成。应用时，将调和好的氢氧化钙水门汀黏附于过敏处，任其自然脱落。

2. 氧化锌丁香油水门汀（ZOE）

（1）组成：氧化锌丁香油水门汀由粉、液两部分组成。

（2）凝固机制：粉剂与液剂混合后发生螯合反应，最后生成无定形的丁香酚锌的螯合物，反应极缓慢，约12h左右，加入微量醋酸盐能使其在数分钟内初步结固。已结固的水门汀中，含有未反应的氧化锌、松香等，它们被螯合物形成的基质所包埋。

（3）性能：①强度：强度比较低，普通型的抗压强度在25~35MPa范围内，不足承受咀嚼力，故用其作基底时，尚需在其上垫一层磷酸锌水门汀。增强型的抗压强度较高，在45~55MPa范围内。我国医药行业标准规定，氧化锌丁香油水门汀的抗压强度应不低于25MPa。②凝固时间：凝固时间为3~10min，调和后在口腔潮湿环境中能加速其凝固。③溶解性：可溶于水、唾液中，在水中的溶解性较高，仅次于氢氧化钙水门汀，主要是由于丁香油的析出。但是，氧化锌丁香油水门汀在凝固过程中体积收缩小（0.1%），短期内与洞壁的密合度是基底料中最好的，故常用它作为暂封材料使用。④对牙髓的影响：在基底材料中，对牙髓刺激性最小，并具有按抚、抗炎、抑菌作用，能保护牙髓免受磷酸锌类水门汀及热、电的刺激，因此，常用作接近牙髓的深洞基底料以及根管充填材料。氧化锌丁香油水门汀还可用于小穿髓点的盖髓。

（4）适应证：主要用于接近牙髓的深洞基底料、意外穿髓的盖髓剂、暂封材料、根管充填材料及牙周术后的牙周敷料，也用做暂时冠、桥的封固材料。

3. 玻璃离子体水门汀（GIC）　GIC是20世纪70年代初问世的一种新型水门汀类材料，它是在聚羧酸锌水门汀的基础上发展起来的。由于其独特的美观性能和黏接性能，一经问世便引起广泛注意，在随后的近30年间得到迅速的发展。目前临床上可选择的玻璃离子体水门汀种类较多，应用范围也较最初有了很大的扩大。

（1）分类：①国际标准化组织（ISO）根据用途将GIC分为3型，Ⅰ型用于冠、桥、嵌体等固定修复体的黏固，Ⅱ型用于牙体缺损的修复，Ⅲ型用于洞衬及垫基底。②根据剂型可分为粉液型、粉液胶囊型、单粉水硬型和单糊剂型。③根据固化方式可分为一般酸碱反应固化型和光固化与酸碱反应固化双重固化型。④根据树脂改性情况可分为一般玻璃离子水门汀（即粉液型酸碱反应固化玻璃离子水门汀）、粉液型光固化玻璃离子水门汀（光固化与酸碱反应双重固化型，又称为树脂增强玻璃离子水门汀）和复合体（单糊剂型光固化玻璃离子水门汀，又称为聚酸改性复合树脂）。

（2）组成：传统的玻璃离子体水门汀为粉液剂型。粉剂为氟铝硅酸钙玻璃粉，液剂为聚丙烯酸或聚丙烯酸与依康酸共聚物的水溶液，其浓度一般不超过50%，此外，液体中还加有少量的酒石酸，以改善其操作性能和凝固性能。与聚羧酸锌水门汀相似，聚丙烯酸可做成粉状，与铝硅酸钙玻璃粉混合，使用时与水混合即可，此为单粉剂型玻璃离子体水门汀。

光固化玻璃离子体水门汀是一种树脂改性产品，可以是粉液型，也可以是单糊剂型。粉液型产品的粉剂主要是氟铝硅酸钙玻璃粉，并含有聚合反应促进剂（有机叔胺）。液剂主要是具有多个羟基的甲基丙烯酸酯、甲基丙烯酸β-羟乙酯、光引发剂和水。这类产品既具有复合树脂的一些特点，又具有玻璃离子水门汀的一些特性，被称为聚酸改性复合树脂，又称为复合体。

（3）性能：①色泽：与聚羧酸锌水门汀相比，由于选用了玻璃粉，玻璃离子体水门汀凝固后具有半透明性，色泽也与牙齿相似，可以作为前牙牙体缺损修复。光固化玻璃离子体水门汀可提供多种不同颜色的材料供选择，可使修复体颜色与牙齿颜色更加匹配，达到美观修复的目的。一般的粉液型玻璃离子体水门汀凝固后，材料中含有较多的气泡，不易抛光，容易黏附色素，影响美观。单糊剂型材料含气泡较少，抛光性明显改善，尽管如此，这类材料仍易受咖啡、茶等染色。②黏接性：一般的玻璃离子体水门汀与釉质的黏接强度为30~50MPa，与牙本质的黏接强度为20~40Mpa。光固化玻璃离子体水门汀与釉质的黏接强度可达60MPa，与牙本质的黏接强度可达55Mpa，使用表面处理剂后，与釉质的黏接强度可达100MPa，与牙本质的黏接强度可达75Mpa。由于材料中加入了带有羧基的树脂单体成分，黏接时又使用底涂剂及黏接剂，单糊剂型光固化玻璃离子体水门汀（复合体）与牙釉质的黏接强度可达10~17MPa，与牙本质的黏接强度可达7~12MPa。③吸水性及溶出性：一般玻璃离子体水门汀在凝固过程中有较强的吸水性，吸水后材料呈白色垩状，溶解性增加，容易被侵蚀。只有在凝固后才具有良好的强度和低溶出率，所以，临床上充填牙齿后，一般需在材料表面涂一层保护剂，以防凝固过程接触水分。一般的玻璃离子体水门汀水中吸水率（6个月）为5%~9%，溶出率为0.07%~0.35%。粉液型光固化玻璃离子水门汀在浸水后早期吸水率较大，7d吸水率可达89%，6个月吸水率为93%。单糊剂型光固化玻璃离子体水门汀吸水率较小，6个月吸水率为30%。玻璃离子水门汀吸水后体积膨胀，能补偿固化过程中的体积收缩，提高修复体的边缘密封性能。④强度：一般的玻璃离子水门汀在凝固后1h，抗压强度可达100~140MPa，24h后可达140~200MPa，完全凝固（数日）后强度达到最大。光固化玻璃离子体水门汀24h抗压强度可达200~300MPa，尤其是单糊剂型强度最好。复合体的力学性能处于玻璃离子水门汀和复合树脂之间。⑤凝固特性：一般初步凝固时间为25~60min，24h后初步完全固化，7d后达到完全固化。由于引入了光固化树脂成分，光固化玻璃离子体水门汀早期固化程度高，强度好，不怕水。⑥边缘封闭性：由于玻璃离子体水门汀吸水后有一定的膨胀以及对牙齿有一定的化学黏接性，该材料的边缘闭性较好，优于磷酸锌水门汀，其中光固化玻璃离子体水门汀优于一般的玻璃离子体水门汀，尤其以单糊剂型玻璃离子体水门汀边缘封闭性能最好。⑦牙髓刺激性：与聚羧酸锌水门汀相似，玻璃离子体水门汀的牙髓刺激性很小。在保留牙本质厚度不小于0.1mm时，该材料对牙髓几乎无刺激作用。⑧防龋作用：现在的玻璃离子体水门汀大多含有氟化物，在口腔唾液中能缓慢释放氟离子，这也是该材料的优点之一。所释放的氟离子可与紧邻的牙齿硬组织中的羟基磷灰石中的羟基进行交换，提高牙齿硬组织中的氟含量，从而提高牙齿的抗龋能力。

（4）应用：Ⅰ型玻璃离子体水门汀主要用于冠、桥、嵌体等固定修复体的黏固，Ⅱ型主要用于牙体缺损的修复，如乳牙的充填修复、恒牙颈部楔状缺损的修复及Ⅴ、Ⅳ类洞的充填修复，Ⅲ型主要用于洞衬及垫基底。用玻璃离子体水门汀垫底，一般只需垫一层即可。光固化玻璃离子水门汀可用于楔状缺损、Ⅲ类洞、Ⅴ类洞的Ⅰ、Ⅱ类洞及桩核修复。单糊剂型光固化玻璃离子水门汀可用于楔状缺损、Ⅲ类洞、Ⅴ类洞、小Ⅰ类洞、儿童的Ⅰ、Ⅱ类洞修复，不能用于恒牙咬合面较大面积缺损修复。在玻璃离子水门汀中混入银合金粉可以显著增强玻璃离子水门汀的强度，可用于后牙咬合面小缺损及桩核修复，由于呈银灰色，该材料的应用范围受到限制。

四、酚制剂

1. 樟脑酚（CP）　主要由樟脑、酚和乙醇配制而成，为白色晶体，味臭，轻度挥发，微溶于水，易溶于乙醇、乙醚中。本制剂镇痛性能较好，渗透力较强，腐蚀性和防腐蚀性能均较低，主要用于窝洞和根管轻度感染的消毒以及牙髓安抚剂等，作为局部封药使用。

2. 木馏油　为多种酚类的混合物，包括愈创木酚、木馏酚。甲酚等，淡黄色，味异臭，易溶于乙醇、乙醚氯仿等。具有酚类的抗菌作用，防腐、消毒、轻度镇痛和除臭功能，遇脓、血、坏死组织时仍有消毒作用。常用于根管消毒。

3. 麝香草酚　无色或白色结晶体粉末，具特异芳香，难溶于水，易溶于乙醇、乙醚氯仿。对真菌和放线菌有较强的杀菌作用，杀菌作用比苯酚强30倍，而毒性则为苯酚的1/10，对革兰阴性菌作用较弱，主要用于窝洞和根管消毒剂。

五、牙髓失活剂

1. 多聚甲醛失活剂　为甲醛的聚合物，为白色结晶体，常温下缓慢挥发甲醛，具有较强的杀菌力，渗透性较好，作用持久，对组织刺激性较小。多聚甲醛的主要成分为多聚甲醛、适量的表面麻醉剂（如可卡因、丁卡因等）、氮酮。

方法步骤对需做牙髓失活的牙髓病患者，在露髓的牙髓表面，放置4～6号球钻大小的多聚甲醛失活剂，以丁香油水门汀暂时封闭窝沟，一定时间后复诊抽出牙髓。

牙髓失活作用：多聚甲醛失活剂由于没有砷失活剂剧烈的毒副作用，失活作用缓慢且较安全，习惯上常用于乳牙的牙髓失活，又称乳牙失活剂。用于恒牙时效果常不稳定，有时需再次封药。谢欣梅研究报告：经过改进后的失活剂，其可靠性与砷制剂基本相似，且可失活整个牙髓。

2. 蟾酥制剂　于20世纪末开始用于无痛切髓，主要成分：蟾酥700ml/L乙醇提取物粉与可卡因按2∶1重量比混合后，加入适量950ml/L乙醇、甘油（1∶1）调制成膏状。

操作方法：暴露穿髓点，取5#球钻大小药物置于穿髓点，暂封约1h后去除封药，揭髓室顶，切除冠髓（或同时拔除根髓），清理髓室，行一次法干髓术（或去髓术）。

蟾酥制剂能够用于快速无痛切髓的机制可能是由于蟾酥内含有作用较强的局麻成分——脂蟾毒配基类物质（其中，蟾毒灵的表面麻醉效力为可卡因的近90倍）。由于该类物质在其麻痹作用发生前有一定的刺激，可引起组织疼痛反应，故在蟾酥制剂内加入一定量的可卡因，以减少该刺激引起的疼痛反应。

六、无髓牙纵裂

1. 病因

（1）合创伤与牙周支持组织丧失：合创伤与牙根纵裂有直接关系。合创伤使牙根部受力点发生改变。尤侧向咬合时，产生扭力，使应力过于集中在某些部位，另外，咬合创伤会造成牙槽嵴吸收或本身有牙周炎致牙周支持组织丧失，牙槽嵴高度降低，都会使根管壁的应力增高，如果个别牙的根管壁长期处于高应力状态，势必对牙体组织产生损害，从而引起牙根纵裂。

（2）牙体组织结构发育缺陷：扫描电镜观察发现，纵裂牙的牙本质小管数目明显减少，有些区域小管有断裂、扩张、弯曲等变化，有些区域出现裂纹和裂隙，小管方向紊乱，这些结构上的缺陷，可使患牙对咬合的承受能力下降，尤其出现创伤合力时，可使结构缺陷部位发生折裂。

（3）冷牙胶侧压充填：侧方加压充填，尤其是冷牙胶侧压充填，由于加压时管腔内已有部分充填物（牙胶尖），而冷牙胶尖又缺乏一定的流动性，术者为使之充填密合，往往可能会用较大压力。若使用的侧压充填器锥度过大或弹性欠佳，都有可能导致根管内应力过高，造成根管变形，从而留下牙根纵裂的隐患。

（4）桩或桩核修复：桩的长度、形态和直径与牙根纵裂有直接关系。根管内的应力与桩钉的长度呈反比例关系而与桩的直径呈正比例关系。同时，桩道预备过多会丧失过多的牙体组织，进一步削弱牙的抗折能力。

（5）年龄因素：主要发生于 50 岁以上的中老年人，可能与牙髓发生退行性变，牙体组织失水变脆有关，另外，中老年人多伴有牙周支持组织的丧失，也是易发生牙根纵裂的原因之一。

2. 临床表现和诊断　X 线检查早期仅表现为牙槽骨的吸收，类似于咬合创伤或慢性根尖周炎的表现，晚期由于裂隙侧壁牙本质的吸收，折裂片移位，管腔增宽，与根管内充填物之间出现透射区，根充不密合，甚至充填物会移位或被吸收。翻瓣检查目前认为是最可靠的方法，一般根面上有"V"型或呈窗形的骨吸收，去除炎性肉芽组织后常可见根面折裂线，染色有助于诊断。当纵裂累及牙根的中上部分时，根管显微镜下可以观察到纵裂线，染色剂可以使纵裂线深染，有利于观察。

3. 防治　以预防为主。

（1）去除咬合创伤，减轻咬合压力，合理设计修复体。

（2）避免过大的根管充填压力和过度的根管预备。

（3）选择合适的桩钉。

（4）多根牙发生纵裂可考虑到截根或牙半切除术，单根牙则需拔除。

无髓牙牙根纵裂呈多样性和不典型性。早期可无明显症状，有的仅有咬合不适或乏力，随着病程延长，牙槽骨的破坏，表现为牙龈的反复肿胀，类似牙周脓肿的症状，临床检查时在牙根的纵裂侧可以探到深而窄的牙周袋，多根牙也可能发生于根分叉处。

七、髓室底穿通和根管旁穿的治疗

髓室底穿通和根管旁穿是牙髓治疗、病理吸收或龋坏等原因造成的髓腔和牙周组织的联通。牙体科和修复科的医生都会遇到的意外事故。其中医源性穿孔占有相当大的比例。根管旁穿的发生率是 3%。ingle 指出意外穿髓是牙髓治疗失败的第二大原因。seltzer 也指出3.5% 的牙髓治疗失败与意外穿孔有关。而且髓室底穿通和根管旁穿常导致患牙被拔除，造成不应有的损失。因此意外穿孔除预防外，穿孔后的治疗也有重要的意义。

1. 病因和部位

（1）医源性穿孔：多发生在去龋、开髓、寻找和扩大根管口、根管预备和修复植桩时。前三者多造成髓室底穿通，而后二者多造成根管旁穿。尤其是根管形态异常，根管钙化和弯曲等因素存在的时候。如果操作失误和经验不足时更易发生。徐根源统计了 26 例髓室底穿通的病例，发现下颌磨牙近舌侧穿孔的占 16 例，近颊侧穿孔的占 8 例，上颌磨牙近颊侧穿孔的占 2 例。下颌磨牙发生率高于上颌磨牙。根管旁穿的发生率为 3%。kvinnsland 统计了55 例意外穿髓病例，认为各个牙位都可能发生。上颌牙多见于下颌牙。上颌尖牙的发生率最高，其次是侧切牙、中切牙、前磨牙及磨牙。下颌则以第一磨牙多见，其次是第二前磨牙、第一前磨牙和尖牙。发生率和该牙位的牙髓治疗频率相一致。颊侧和近中根面的穿孔最多。其次是远中根面，而髓室底穿孔居第三位，舌侧的穿孔最少。其中颊侧的穿孔大都发生在上颌前牙。前磨牙和磨牙多发生根的近中旁穿，在医源性的穿孔中制备根管钉道和根管内固位型时的发生率多于根管预备，而后者中钙化根管的穿孔最多，其次是弯曲根管和寻找根管口时。

（2）病理性、生理性和特发性吸收：这种吸收多发生于乳牙替牙期。恒牙多见于尖周和根分叉区的慢性炎症。下颌发生率高于上颌特发性吸收的发生率不确定，但一般和外伤有关。髓室底穿通的病例中以病理性吸收多见。

（3）龋坏穿孔多引起髓室底穿通：下颌多见于上颌，与龋坏的牙位一致。

2. 意外穿髓后的组织变化　穿孔后的组织变化为：严重的炎症反应，牙周纤维破坏和重建，穿孔区的牙周附着丧失，牙槽骨、牙骨质及牙本质发生吸收，上皮出现在穿孔区的下方，而后上皮层和结合上皮发生融合，牙周附着丧失，牙周袋形成，支持组织丧失，牙齿因松动而被拔除。在临床上多因牙周脓肿、疼痛、根折、牙周脓肿而拔除。炎症的程度和下列因素有关。

（1）机械性创伤程度。

（2）穿孔的大小和部位及与龈沟的关系。

（3）有无感染存在。

（4）充填材料的毒性和密闭性。

（5）超填的存在和程度。

3. 穿孔的诊断　较大的穿孔可由于出血和疼痛易于诊断。根管旁穿或不易发现的穿孔可以插入根管器械或牙胶尖，借助 X 线诊断。

4. 穿孔治疗的不利因素　但穿孔多狭小，而且因为出血，环境潮湿，对材料的结固和性能产生影响。许多的穿孔器械不易达到。而且穿孔为无底洞型，充填时易发生超填，使充填物压入根周组织造成不良后果。因此治疗是一个棘手的问题。

5. 处理方法　过去患牙多无恰当的处理而被拔除。随着材料学的发展，以及生物活性材料的研究，目前有很多的处理方法，但应视具体的病例而定。

（1）在常规的根管充填中处理旁穿，无需特殊的处理。只适用于两种情况：①发生在弯曲根管的近根尖部的穿孔；②内吸收造成的小穿孔。

（2）将穿孔作为侧支根管来充填：arieh 提出用根尖孔探测器测定穿孔的部位和深度。在穿孔平面以下常规充填，取比穿孔稍大的并比穿孔口短 2mm 的牙胶尖填入穿孔后用热牙胶技术完成充填。

（3）采用根尖切除术、截根术和牙半切术。多适用于根管无法打通，穿孔修复失败，尖周和穿孔区有严重炎症的患者。根据保留的原则，手术应尽可能地少切。有的病例，如手术不易达到的上颌磨牙的近颊根腭侧旁穿，下颌磨牙的近中根远中旁穿则采用截根和半切术，术中逆充填。kvinnsland 提出颈 1/3 的根管旁穿可以翻瓣去骨暴露穿孔，而后完成根管治疗和穿孔的修复。但是手术常造成牙周附着不可逆的破坏。

（4）采用牙体手术、逆充填和牙周组织诱导再生技术处理穿孔。牙周组织诱导再生技术在牙周治疗中已经有了长足的发展，其机械性的阻止结合上皮向下生长，为牙周膜和牙槽骨的生长提供了时间和空间。duggins 提出使用 gTR 技术和牙体手术相结合修复穿孔。其使用牙体手术截除穿孔以下的牙根和逆充填，缺骨区植入冻干脱钙骨，再用 gTR 膜覆盖植骨区和牙龈之间，缝合牙龈。7 个月后取出该膜。duggins 为修复穿孔提供了另一个途径。

（5）髓室底穿通更适宜充填修复：许多的研究都在能达到生物愈合的材料。已经研究过的材料有：银汞合金，玻璃离子水门汀，银化玻璃离子水门汀，牙胶，金属无机盐聚合物（mTX），zOE，复合树脂，氢氧化钙，钙维他，石膏，三磷酸钙，冻干脱矿骨，铟油，牙本质粉，bMP 复合牙本质陶瓷。各种材料都有一定优缺点。除材料方面外，超填也是应解决的问题。

理想材料的选择。理想的充填材料应具有良好的生物相容性，无毒，不致癌，不致敏，可诱导或引导牙骨质及牙槽骨的再生，取材方便经济，封闭性能好。himel 指出充填材料在组织的修复过程中可被降解，并被健康组织所取代。为减少超充的危险，材料应具有流动性和非压填性能。新近发展的穿孔填充材料还要求其具有快速凝固、潮湿环境中凝固及一定的强度要求。

超填问题。材料在就位时常常需要施加一定的压力，而穿孔又是一个无底洞型，易将材料压出穿孔，加重穿孔时造成根周组织的创伤，同时也妨碍牙周组织的愈合和牙骨质封闭，更不利于牙周组织再附着。为解决超填问题，目前有两种研究方向。①用具有一定流动性的材料，在充填时不必加过大的压力，就减少了超填的可能，玻璃离子水门汀具有流动性及与牙本质黏结的特点，即使超出穿孔，也沿根面分布，不会压入牙槽骨中。其有两种结固类型，光固化和化学固化。光固化的操作性和潮湿环境中结固的性能较好。无机金属聚合物呈胶态，就位性、凝固性及水性都较好，超填发生只有 3.3%。有学者也提出 tCP 的颗粒结构也减少超填。②用生物相容性好，可降解并可诱导或引导骨再生的材料垫于穿孔下层，在其上充填机械性能好的材料。垫底材料有良好的生物相容性，在组织修复中可降解，即使超填也不会有明显不利的影响。而且为其他材料的充填提供了良好的操作环境。最早曾使用过铟油垫底，但由于其引起严重的炎症而被淘汰。目前有人使用硫酸钙和冻干脱矿骨垫底，并用酸蚀解决了垫底材料引起的闭合性不好的缺点，这样既利用了垫底材料的生物活性，又利用其他材料的机械性能，为充填开拓了新的途径。

6. 研究中出现的问题

（1）炎症：穿孔区组织的炎症反应主要取决于机械创伤程度和修复材料的生物相容性，

炎症是修复成败的关键。生物相容性又是主要因素，银汞、铟油、复合树脂生物相容性差，炎症反应重，愈合不好。而硫酸钙、hA 和冻干脱矿骨的生物相容性好，炎症反应轻，有较好的效果。炎症程度和创伤有关，故修复时应尽可能减少对穿孔区的刺激，避免超填。

（2）上皮层问题：在髓室底穿通和颈 1/3 根旁穿的组织学研究发现，常有上皮层出现于穿孔与牙周组织之间，阻碍了牙周组织的再附着，而一些生物相容性好的材料，如氢氧化钙或结合上皮水平以下的穿孔病例中部分组织中未发现上皮层。上皮细胞的来源有两种：一种是龈沟上皮来源；二是 malassez 上皮来源，炎症刺激可引起上皮组织增生，故减少炎症，阻止结合上皮下侵，加快牙周组织再生速度，减少上皮层的出现。目前也有学者使用 gTR 技术，阻止上皮向下生长。

（3）牙骨质、牙槽骨再生和牙周膜再附着：穿孔最理想的修复是生物性修复，即牙骨质封闭穿孔，牙周膜再附着。研究发现只要有炎症就会引起牙周组织的破坏。而修复材料中没有生物活性不被降解的材料，组织修复很难。无生物活性但可被降解的材料可表现出良好的硬组织修复。因为材料降解为组织修复提供空间。既有生物相容性又可以被降解的材料则有良好的临床表现。牙骨质封闭穿孔是生物愈合的基础。

（4）封闭性：严密的隔绝髓腔和根周组织是减少炎症的先决条件。与牙本质没有黏结性的材料，如银汞合金可以辅以护洞漆提高封闭性。而可以与牙本质结合的材料则有更好的表现。实验中发现光固化材料明显好于化学固化的同类材料。

总之，应该尽可能减少意外穿孔的发生。事故发生后应视情况予以修复，尽量保存患牙。随着材料和生长因子的发展和牙周组织再生技术的成熟，将会为更多穿孔牙的保存提供可能。

（吴晓飞）

第九章　牙龈疾病

第一节　菌斑性龈炎

菌斑性龈炎在牙周病国际新分类（1999）中归属牙龈病中的菌斑性龈病（dental plaque - induced gingival disease）类，本病在过去称为慢性龈炎（chronic gingivitis）、慢性龈缘炎（chronic marginal gingivitis）、单纯性龈炎（simplegingivitis）等。牙龈的炎症主要位于游离龈和龈乳头，是牙龈病中最常见的疾病，简称牙龈炎（gingivitis）。世界各地区、各种族、各年龄段的人都可以发生。在我国儿童和青少年的患病率在 70% ~90% 左右，成人的患病率达 70% 以上。几乎每个人在其一生中的某个时间段都可发生不同程度和范围的龈炎。该病的诊断和治疗相对简单，且预后良好，但因其患病率高，治愈后仍可复发。相当一部分的龈炎患者可发展成为牙周炎，因此预防其发生和复发尤为重要。

一、病因

菌斑性龈炎是慢性感染性疾病，主要感染源为堆积在牙颈部及龈沟内的牙菌斑中的微生物。菌斑微生物及其产物长期作用于牙龈，首先导致牙龈的炎症反应，继而引起机体的免疫应答反应。因此菌斑是最重要的始动因子（initial factor），其他局部因素，如牙石、不良修复体、食物嵌塞、牙错位拥挤、口呼吸等可加重菌斑的堆积，加重牙龈炎症。

患牙龈炎时，龈缘附近一般有较多的菌斑堆积，菌斑中细菌的量也较健康牙周时为多，种类也较复杂。此时菌斑中的 G^+ 球、杆菌的比例较健康时下降，而 G^- 厌氧菌明显增多，牙龈卟啉单胞菌、中间普氏菌、梭形杆菌和螺旋体比例增高，但仍低于深牙周袋中此类细菌的比例。

二、临床病理

牙龈炎是一种慢性疾病，早期轻度龈炎的组织学表现与健康龈无明显界限，因为即使临床健康牙龈的沟内上皮下方的结缔组织中也有少量的炎症细胞的浸润。1976 年，Page 和 Schroeder 根据动物实验的研究、临床和组织学的观察资料，将从健康牙龈到牙周炎的发展过程分为四个阶段，但它们之间并无明确界限，而是移行过程。然而这四个阶段在人类并没得到组织学的全部证实。近年来，对人健康牙龈的组织学观察表明，大多数临床表现为健康的牙龈，其组织学表现类似动物（狗）实验性龈炎的初期和早期病损。牙龈炎的病变局限于牙龈上皮组织和结缔组织内，当炎症扩延到深部牙周组织，引起牙龈及牙周膜胶原纤维溶解破坏，以及牙槽骨吸收，导致牙周袋的形成，此时即为牙周炎。牙龈炎为牙周炎的前期（先导）阶段，包括初期病损（initial lesion）、早期病损（early lesion）、确立期病损（established lesion）三个阶段。重度病损（advanced lesion）是牙龈炎发展到牙周炎的阶段，但并非所有牙龈炎均会发展成牙周炎。初期、早期和确立期病损三者在牙龈组织中的病理和临床表现十分相似，均为慢性非特异性炎症，只是炎症的范围和程度有所不同。

显微镜下所见的牙龈组织学变化不一。最轻度的变化临床可无表现，亚临床状况往往是炎症的早期，只是在龈沟下结缔组织中存在很少量的中性粒细胞、巨噬细胞、淋巴细胞和极少量的浆细胞，局部区域尤其是在沟上皮下方有结缔组织纤维的松解。

菌斑诱导的龈炎特征是红、肿、探诊出血，病变是可逆的，可持续存在，不会进一步发展为结缔组织附着丧失的牙周炎。

三、临床表现

牙龈炎症一般局限于游离龈和龈乳头，严重时也可波及附着龈，炎症状况一般与牙颈部和龈沟内的菌斑及牙石量有关。牙龈炎一般以前牙区为多见，尤其是下前牙区最为显著。

1. 患者的自觉症状　刷牙或咬硬物时牙龈出血常为牙龈炎患者就医的主诉症状，但一般无自发性出血，这有助于与血液系统疾病及其他原因引起的牙龈出血鉴别。有些患者可感到牙龈局部痒、胀、不适，口臭等症状。近年来，随着社会交往的不断增加和对口腔卫生的逐渐重视，口腔异味（口臭）也是患者就诊的重要原因和较常见的主诉症状。

2. 牙龈色、形、质的变化　健康龈组织暴露于牙菌斑引起牙龈炎症，其临床的典型特征为牙龈色、形、质的改变和龈沟出血（表9-1）。

表9-1　健康龈向龈炎发展的临床变化

	正常龈	龈炎
色泽	粉红（某些人群可见黑色素）	鲜红或暗红
外形	龈缘菲薄紧贴牙面呈扇贝状，龈乳头充满牙间隙，龈沟深度≤3mm	龈缘和乳头组织水肿圆钝，失去扇贝状，牙龈冠向和颊舌向肿胀形成假袋（false pocket）
质地	韧有弹性	松软，水肿，施压时易引起压痕
出血倾向	正常探诊和刷牙不出血	探诊后出血，刷牙时出血

（1）色泽：健康龈色粉红，某些人还可见附着龈上有黑色素。患牙龈炎时，由于牙龈组织内血管增生、充血导致游离龈和龈乳头色呈鲜红或暗红，病变严重时，炎症充血范围可波及附着龈。

（2）外形：健康龈的龈缘菲薄呈扇贝状紧贴于牙颈组织水肿牙龈冠向和颊舌向肿胀，龈缘变厚，失去扇贝状，不再紧贴牙面。龈乳头圆钝肥大。附着龈水肿时，点彩也可消失，表面光滑发亮。少数患者的牙龈炎症严重时，可出现龈缘糜烂或肉芽增生。

（3）质地：健康龈的质地致密坚韧。患龈炎时，由于结缔组织水肿和胶原的破坏，牙龈质地松软、脆弱、缺乏弹性，施压时易引起压痕。当炎症较轻且局限于龈沟壁一侧时，牙龈表面仍可保持一定的致密度，点彩仍可存在。

3. 龈沟深度和探诊出血

（1）龈沟深度：健康的龈沟探诊深度一般不超过2~3mm。当牙龈存在炎症时，探诊会出血，或刺激后出血。有时由于牙龈的炎性肿胀，龈沟深度可超过3mm，但龈沟底仍在釉牙骨质界处或其冠方，无结缔组织附着丧失，X线片示无牙槽骨吸收。只要消除病因，牙龈组织即可消炎而恢复正常。故牙龈炎是一种可逆性的牙周疾病。

（2）探诊出血：在探测龈沟深度时，还应考虑到炎症的影响。组织学研究证明，用钝头的牙周探针探测健康的龈沟时，探针并不终止于结合上皮的最冠方（即组织学的龈沟底位置），而是进入到结合上皮内约 1/2～1/3 处（图9-1）。当探测有炎症的牙龈时，探针尖端会穿透结合上皮而进入有炎症的结缔组织内，终止于炎症区下方的正常结缔组织纤维的冠方（图9-1）。这是因为在炎症时，结缔组织中胶原纤维破坏消失，组织对机械力的抵抗减弱，易被探针穿通。消炎后，组织的致密度增加，探针不再穿透到结缔组织中，使探诊深度减小。因此在炎症明显的部位，牙周探诊的深度常大于组织学上的龈沟（袋）深度。有些患牙的牙龈炎症局限于龈沟（袋）壁上皮的一侧，牙龈表面红肿不明显，然而探诊后却有出血，这对牙龈炎的诊断和判断牙周炎症的存在有很重要的意义。

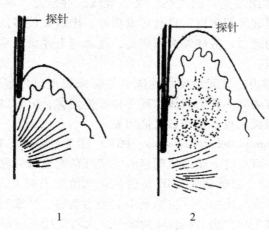

图9-1 探诊深度

1999 年，国际牙周病新分类提出的龈炎标准中包括了经过彻底的治疗后炎症消退、牙龈退缩、牙周支持组织的高度降低的原牙周炎患者。此时若发生由菌斑引起的边缘龈的炎症，但不发生进一步的附着丧失，亦可诊断为龈缘炎，其治疗原则及转归与单纯的慢性龈缘炎一样。然而，应明确原发的牙龈炎是指发生在没有附着丧失的牙龈组织的慢性炎症。

4. 龈沟液量 健康龈的龈沟内存在极少量的龈沟液，牙龈有炎症时，龈沟液量较健康龈增多，其中的炎症细胞、免疫成分也明显增多，炎症介质增多，有些患者还可出现龈沟溢脓。龈沟液量的增加是评估牙龈炎症的一个客观指标。也有人报告牙龈炎时，龈沟内的温度升高，但此变化尚未用作临床指标。

本病在去除菌斑、牙石和刺激因素后，病损可逆转，牙龈组织可恢复正常。

四、诊断与鉴别诊断

1. 诊断 菌斑性牙龈炎的诊断主要根据临床表现，即牙龈的色、形、质的改变，但无牙周袋、无新的附着丧失、无牙槽骨吸收，龈缘附近牙面有明显的菌斑、牙石堆积及存在其他菌斑滞留因素等即可诊断。牙龈炎的主要诊断特征见表9-2。

表 9 - 2　菌斑性龈炎的诊断特征

1. 龈缘处牙面有菌斑，疾病主要限于龈缘和龈乳头
2. 牙龈色泽、形状、质地的改变，刺激后出血
3. 无附着丧失和牙槽骨吸收
4. 龈沟液量增加
5. 龈沟温度升高
6. 菌斑控制及其他刺激因素去除后病损可逆

2. 鉴别诊断

（1）早期牙周炎：应仔细检查磨牙及切牙的邻面有无附着丧失，𬌗翼片有无早期的牙槽嵴顶吸收。牙龈炎应无附着丧失，牙槽嵴顶的骨硬板完整连续。

（2）血液病引起的牙龈出血：白血病、血小板减少性紫癜、血友病、再生障碍性贫血等血液系统疾病，均可引起牙龈出血，且易自发出血，出血量较多，不易止住。对以牙龈出血为主诉且有牙龈炎症的患者，应详细询问病史，注意与上述血液系统疾病相鉴别。血液学检查有助于排除上述疾病。

（3）坏死性溃疡性龈炎：坏死性溃疡性龈炎的临床表现以牙龈坏死为特点，除了具有牙龈自发性出血外，还有龈乳头和边缘龈坏死等特征性损害，可有口臭和假膜形成，疼痛症状也较明显，而菌斑性龈炎无自发痛和自发性出血。

（4）HIV（human immunodeficiency virus，HIV）相关性龈炎：HIV 相关性龈炎在 HIV 感染者中较早出现，临床可见游离龈缘呈明显的线状红色充血带，称作牙龈线形红斑（linear gingival erythema，LGE）。目前认为 LGE 与白色念珠菌感染有关，附着龈可有点状红斑，患者可有刷牙后出血或自发性出血。在去除局部刺激因素后，牙龈的充血仍不易消退。艾滋病患者的口腔内还可出现毛状白斑、Kaposi 肉瘤等，血清学检测有助于确诊。

五、治疗

1. 去除病因　牙菌斑是引起菌斑性龈炎的直接病因。通过洁治术彻底清除菌斑、牙石，去除造成菌斑滞留和刺激牙龈的因素，牙龈的炎症可在一周左右消退，牙龈的色、形、质可完全恢复正常。对于牙龈炎症较重的患者，可配合局部药物治疗。常用的局部药物有 1% 过氧化氢溶液、0.12% ~ 0.2% 氯己定及碘制剂，一般不应全身使用抗生素。

2. 防止复发　菌斑性龈炎是可逆的，其疗效较理想，但也容易复发。在去除病因的同时，应对患者进行椅旁口腔卫生指导（chairside oral hygiene instmction），教会患者控制菌斑的方法，使之能够持之以恒地保持良好的口腔卫生状况，并定期（间隔 6 ~ 12 个月）进行复查和治疗，才能保持疗效，防止复发。如果患者不能有效地控制菌斑和定期复查，导致菌斑再次大量堆积，菌斑性牙龈炎是很容易复发的（约在一至数月内）。

六、预防

牙龈炎的预防应从儿童时期做起，从小养成良好的口腔卫生习惯，并定期接受口腔检查，及早发现和治疗。目前我国公众普遍缺乏口腔卫生知识和定期的口腔保健，口腔医务工作者的迫切任务是广泛开展口腔健康教育，牙周病的预防关键在于一生中坚持每天彻底地清除菌斑。

（李玉梅）

第二节 青春期和妊娠期龈炎

一、青春期龈炎

青春期龈炎是与内分泌有关的龈炎，在新分类中隶属于菌斑性龈病中受全身因素影响的牙龈病（gingival diseases modified by systemic factors）。

牙龈是性激素作用的靶器官。性激素波动发生在青春期、月经期、妊娠期和绝经期。妇女在生理期和非生理期（如性激素替代疗法和使用性激素避孕药）激素的变化可引起牙周组织的变化，尤其是已存在菌斑性牙龈炎时变化更明显。这类龈炎的特点是非特异性炎症伴有突出的血管成分，临床表现为明显的出血倾向。青春期龈炎为非特异性的慢性炎症，是青春期最常见的龈病。

（一）病因

青春期龈炎与牙菌斑和内分泌明显有关。青春期牙龈对局部刺激的反应往往加重，可能由于激素（最重要的是雌激素和睾丸激素）水平高使得龈组织对菌斑介导的反应加重。不过这种激素作用是短暂的，通过口腔卫生措施可逆转。这一年龄段的人群，由于乳牙与恒牙的更替、牙齿排列不齐、口呼吸及戴矫治器等，造成牙齿不易清洁。加之该年龄段患者一般不注意保持良好的口腔卫生习惯，如刷牙、用牙线等，易造成菌斑的滞留，引起牙龈炎，而牙石一般较少。

成人后，即使局部刺激因素存在，牙龈的反应程度也会减轻。但要完全恢复正常必须去除这些刺激物。此外，口呼吸（常伴有安氏分类 2.1 的错𬌗）、不恰当的正畸治疗、牙排列不齐等也是儿童发生青春期龈炎的促进因素。青春期牙龈病的发生率和程度均增加，保持良好的口腔卫生能够预防牙龈炎的发生。

（二）临床表现

青春期发病，牙龈的变化为非特异性的炎症，边缘龈和龈乳头均可发生炎症，好发于前牙唇侧的牙间乳头和龈缘。其明显的特征是：龈色红、水肿、肥大，轻刺激易出血，龈乳头肥大常呈球状突起。牙龈肥大发炎的程度超过局部刺激的程度，且易于复发。

（三）诊断

（1）青春期前后的患者。

（2）牙龈肥大发炎的程度超过局部刺激的程度。

（3）可有牙龈增生（gingival hyperplasia）的临床表现。

（4）口腔卫生情况一般较差，可有错𬌗、正畸矫治器、不良习惯等因素存在。

（四）治疗

（1）口腔卫生指导。

（2）控制菌斑洁治，除去龈上牙石、菌斑和假性袋中的牙石。

（3）纠正不良习惯。

（4）改正不良修复体或不良矫治器。

（5）经上述治疗后仍有牙龈外形不良、呈纤维性增生者可行龈切除术（ginglvectomy）和龈成形术（gingivoplasty）。

（6）完成治疗后应定期复查，教会患者正确刷牙和控制菌斑的方法，养成良好的口腔卫生习惯，以防止复发。对于准备接受正畸治疗的青少年，应先治愈原有的牙龈炎，并教会他们掌握正确的控制菌斑的方法。在正畸治疗过程中，定期进行牙周检查和预防性洁治（prophy），对于牙龈炎症较重无法控制者应及时中止正畸治疗，待炎症消除、菌斑控制后继续治疗，避免造成对深部牙周组织的损伤和刺激。

二、妊娠期龈炎

妊娠期龈炎是指妇女在妊娠期间，由于女性激素水平升高，原有的牙龈炎症加重，牙龈肿胀或形成龈瘤样的改变（实质并非肿瘤）。分娩后病损可自行减轻或消退。妊娠期龈炎的发生率报告不一，约在30%～100%之间。国内对上海700名孕妇的问卷调查及临床检查的研究结果显示，妊娠期龈炎的患病率为73.57%，随着妊娠时间的延长，妊娠期龈炎的患病率也提高，妊娠期龈瘤患病率为0.43%。有文献报告，孕期妇女的龈炎发生率及程度均高于产后，虽然孕期及产后的菌斑指数均无变化。

（一）病因

妊娠期龈炎与牙菌斑和患者的黄体酮水平升高有关。妊娠本身不会引起龈炎，只是由于妊娠时性激素水平的改变，使原有的慢性炎症加重。因此，妊娠期龈炎的直接病因仍然是牙菌斑，此外与全身内分泌改变即体内性激素水平的变化有关。

研究表明，牙龈是雌性激素的靶器官，妊娠时雌激素水平增高，龈沟液中的雌激素水平也增高，牙龈毛细血管扩张、瘀血，炎症细胞和液体渗出增多。有文献报告，雌激素和黄体酮参与调节牙龈中花生四烯酸的代谢，这两种激素刺激前列腺素的合成。妊娠时雌激素和黄体酮水平的增高影响龈上皮的角化，导致上皮屏障的有效作用降低，改变结缔组织基质，并能抑制对菌斑的免疫反应，使原有的龈炎临床症状加重。

有学者发现妊娠期龈炎患者的牙菌斑内中间普氏菌（Prevotella intermedia）的比率增高，并与血浆中雌激素和黄体酮水平的增高有关。因此在妊娠期炎症的加重可能是由于菌斑成分的改变而不只是菌斑量的增加。分娩后，中间普氏菌的数量降至妊娠前水平，临床症状也随之减轻或消失。有学者认为黄体酮在牙龈局部的增多，为中间普氏菌的生长提供了营养物质。在口腔卫生良好且无局部刺激因素的孕妇，妊娠期龈炎的发生率和程度均较低。

（二）临床病理

组织学表现为非特异性、多血管、大量炎细胞浸润的炎症性肉芽组织。牙龈上皮增生、上皮钉突伸长，表面可有溃疡，基底细胞有细胞内和细胞间水肿。结缔组织内有大量的新生毛细血管，血管扩张充血，血管周的纤维间质水肿，伴有慢性炎症细胞浸润。有的牙间乳头可呈瘤样生长，称妊娠期龈瘤，实际并非真性肿瘤，而是发生在妊娠期的炎性血管性肉芽肿。病理特征为明显的毛细血管增生，血管间的纤维组织可有水肿及黏液性变，并有炎症细胞浸润，其毛细血管增生的程度超过了一般牙龈对慢性刺激的反应，致使牙龈乳头炎性过长而呈瘤样表现。

（三）临床表现

1. 妊娠期龈炎　患者一般在妊娠前即有不同程度的牙龈炎，从妊娠 2~3 个月后开始出现明显症状，至 8 个月时达到高峰，且与血中黄体酮水平相一致。分娩后约 2 个月时，龈炎可减轻至妊娠前水平。妊娠期龈炎可发生于个别牙或全口牙龈，以前牙区为重。龈缘和龈乳头呈鲜红或暗红色，质地松软、光亮，呈显著的炎性肿胀，轻触牙龈极易出血，出血常为就诊时的主诉症状。一般无疼痛，严重时龈缘可有溃疡和假膜形成，有轻度疼痛。

2. 妊娠期龈瘤　亦称孕瘤。据报告妊娠期龈瘤在妊娠妇女中发生率约为 1.8%~5%，多发生于个别牙列不齐的牙间乳头区，前牙尤其是下前牙唇侧乳头较多见。通常在妊娠第 3 个月，牙间乳头出现局限性反应性增生物，有蒂或无蒂、生长快、色鲜红、质松软、易出血，一般直径不超过 2cm。有的病例在肥大的龈缘处呈小分叶状，或出现溃疡和纤维素性渗出。严重病例可因巨大的妊娠瘤妨碍进食，但一般直径不超过 2cm。妊娠期龈瘤的本质不是肿瘤，不具有肿瘤的生物学特性。分娩后，妊娠瘤大多能逐渐自行缩小，但必须除去局部刺激物才能使病变完全消失。

妊娠妇女的菌斑指数可保持相对无改变，临床变化常见于妊娠期 4~9 个月时，有效地控制菌斑可使病变逆转。

（四）诊断

（1）孕妇，在妊娠期间牙龈炎症明显加重且易出血。

（2）临床表现为牙龈鲜红、松软、易出血，并有菌斑等刺激物的存在。

（3）妊娠瘤易发生在孕期的第四个月到第九个月。

（五）鉴别诊断

（1）有些长期服用避孕药的育龄妇女也可有妊娠期龈炎的临床表现，一般通过询问病史可鉴别。

（2）妊娠期龈瘤应与牙龈瘤鉴别。牙龈瘤的临床表现与妊娠期龈瘤十分相似，可发生于非妊娠的妇女和男性患者。临床表现为个别牙间乳头的无痛性肿胀、突起的瘤样物、有蒂或无蒂、表面光滑、牙龈颜色鲜红或暗红、质地松软极易出血，有些病变表面有溃疡和脓性渗出物。一般多可找到局部刺激因素，如残根、牙石、不良修复体等。

（六）治疗

（1）细致认真的口腔卫生指导。

（2）控制菌斑（洁治），除去一切局部刺激因素（如牙石、不良修复体等），操作手法要轻巧。

（3）一般认为分娩后病变可退缩。妊娠瘤若在分娩以后仍不消退则需手术切除，对一些体积较大妨碍进食的妊娠瘤可在妊娠 4~6 个月时切除。手术时注意止血。

（4）在妊娠前或早孕期治疗牙龈炎和牙周炎，并接受口腔卫生指导是预防妊娠期龈炎的重要举措。

虽然受性激素影响的龈炎是可逆的，但有些患者未经治疗或不稳定可引发牙周附着丧失。

（李玉梅）

第十章　牙周疾病

第一节　概述

　　牙周炎是侵犯牙齿支持组织及牙骨质的慢性感染性破坏性疾病。多数病例由长期存在而未经彻底治疗的牙龈炎发展而来。牙龈炎只侵犯牙龈组织，是可逆性病变。若牙龈炎症向深部组织发展，造成牙槽骨吸收和牙周袋，牙周袋内存在的大量细菌及毒素可引发机体的一系列免疫和炎症反应，造成牙龈红肿、出血、溢脓和口臭；细菌和毒素还可以通过咀嚼、刷牙等进入血液，造成菌血症，加上免疫产物的作用，牙周炎可能成为身体其他部位某些疾病的危险因素。牙周炎病程缓慢，早期无明显痛苦，患者常不及时就医，及至晚期，除引起牙齿松动、咀嚼功能降低并影响消化功能外，最终导致牙齿的丧失。牙周炎是成年人拔牙的首位原因（约占40%以上）。牙周炎造成的组织破坏是不可逆的。经彻底的治疗后，虽能使病变停止进展或有少许修复，但难以全部恢复正常，这一点与牙龈炎有本质的不同。

一、流行病学

　　牙周炎是人类最古老最普遍的疾病之一，世界各地出土的古人颅骨上均可见到牙槽骨破坏。我国陕西宝鸡出土的新石器时代人颅骨上牙槽骨破坏的发生率为42.3%（人），按牙计算为11%。

　　牙周炎可发生于任何年龄，在儿童少见，35岁以后患病率明显增高，主要是患病人数、牙数和程度的加重。由于缺乏统一、有效的流行病学调查标准和指数，各地的调查报告缺乏可比性。从世界范围来看，西方发达国家的患病率低于发展中国家。我国目前尚缺乏对成年人的可靠的大范围调查资料。据一些不同的报告，牙周炎的发生率为50%左右，这些调查还不包括全口无牙和已拔除的牙齿。牙周炎的患病率随年龄增大而增高。我国已进入老龄化社会，牙周炎的患病率和严重程度将日益增加，对牙周炎的防治需求也将日益显得迫切。从世界总体趋势来看，随着人群口腔卫生情况的改善，牙龈炎和轻度牙周炎的患病率在下降，但重度牙周炎的患病率并未下降，约为10%～15%，说明重度牙周炎集中发生在少数人的少数牙位。牙周炎具有个体特异性和部位特异性，寻找并发现牙周炎的高危个体，对于牙周炎的预防和提高疗效具有重要意义。当前学者们认为，在流行病学研究中应尽量寻找与疾病有关的危险因素。

　　流行病学调查还表明牙周炎的患病率与菌斑量有高度相关性。西方国家的资料表明口腔卫生的好坏与社会经济因素及受教育程度一致，社会经济条件良好者的牙周炎的患病率较低。但我国由于口腔卫生知识普及不够，菌斑量与文化程度及经济收入的关系不明显，文化程度高者患病率不一定低。某些类型的牙周炎可能与种族有关，如侵袭性牙周炎在非洲裔人中较多发。

二、病因学

牙周炎是人体一种特殊的慢性感染性疾病，这是由牙周组织的结构和组织学特点所决定的。牙冠暴露于半开放的、有菌的口腔环境中，唾液中的微生物容易附着于牙齿表面，形成菌斑生物膜。牙龈附着于牙颈部，起着封闭和屏障作用，防止外界的生物学、物理学或化学的刺激直接损害上皮下方的软硬组织。牙根则是通过牙周支持组织直立在牙槽骨内，牙周组织内的血管、神经、淋巴组织等与机体有着密切的联系，对于菌斑中的微生物及其产物具有广泛、复杂的防御和反应能力。机体的防御体系若能抗衡致病因素，则不发病或仅有轻度的牙龈炎；若致病菌的毒力过于强大，机体的保护作用不够或免疫系统过激地反应，引起广泛的炎症反应，则可能造成牙周组织的破坏，引发牙周炎。

牙周炎是一种慢性、多因素的感染性疾病，龈下菌斑生物膜是必不可少的致病因素。还有一些能促进菌斑滞留的局部促进因素。除此之外，宿主反应在发病中也起极其重要的作用。能促进牙周炎发病的全身性和环境因素称为易感（易患）因素，包括遗传、内分泌、白细胞数目和功能、某些全身疾病（如糖尿病等）、吸烟等。

（一）牙菌斑

光滑坚硬的牙齿为细菌提供了一个稳定而不脱落的附着表面，加上有些部位不易清洁，使菌斑生物膜得以积聚，最初形成龈上菌斑。堆积日久的菌斑会引起牙龈炎症，使龈沟加深、龈沟液增多后，菌斑也逐渐向龈下延伸发展。龈下环境的氧分压低，有利于厌氧菌及螺旋体等的繁殖生长，加上有丰富的龈沟液提供营养，又不易受刷牙等机械性干扰。因此，龈下菌斑得以发展成为对牙周组织有较大毒力的生物膜。本节主要介绍龈下菌斑。

1. 龈下菌斑的结构　龈下菌斑可分为附着菌斑和非附着菌斑两部分（图 10－1）。前者附着于牙根和龈下牙石表面，它与龈上菌斑相延续。其细菌成分及结构均与龈上菌斑相似，其中一些细菌能产酸和其他致龋物质，导致根面龋；也可矿化后形成龈下牙石。非附着菌斑是位于附着菌斑表面的、松散而无一定排列结构的细菌群，其中主要为革兰阴性细菌、大量螺旋体和有活动能力的细菌。非附着菌斑与袋上皮和接近结合上皮处的牙根面接触，有些细菌能进入上皮内和（或）上皮下的结缔组织。在一些发展迅速的牙周炎，非附着菌斑明显增厚，其中革兰阴性厌氧菌和螺旋体增多，这些微生物的毒性较大，使炎症和破坏加剧进行。

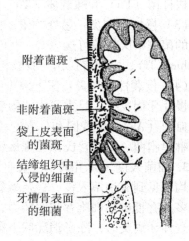

附着菌斑

非附着菌斑

袋上皮表面
的菌斑

结缔组织中
入侵的细菌

牙槽骨表面
的细菌

图 10－1　龈下菌斑的结构

近年来认为牙菌斑是一种生物膜，其中的细菌相互黏附成无氧的小团块，包裹在由自身分泌的基质内，在基质中有液体通道，起输送氧气、营养和代谢物的作用。菌斑生物膜的这种结构不利于宿主的防御成分，如白细胞、抗体、补体等，接近并消灭微生物，使细菌得到自我保护。因此须用机械方法清除菌斑。关于牙周致病菌虽然还了解得不够，但这方面的研究受到极大重视。因为这对不同类型牙周病的诊断和鉴别、疾病活动期的判断、了解病因及机制、预防和控制疾病等均有很重要的意义。

2. 菌斑微生物的特异性 在20世纪70年代以前，人们一直认为在牙周健康者与牙周病患者之间、患病的不同个体之间及同一个体的不同牙位之间，其菌斑成分是相似的；导致牙周疾病的原因主要是细菌数量增多，或机体抵抗力降低所致，此即非特异菌斑学说。然而此观点却不能解释为何有的个体长期存在多量菌斑和牙龈炎症，却不发展为牙周炎；而另一些人则菌斑量少，炎症较轻，但牙槽骨吸收却很严重。20世纪70年代初期，厌氧微生物培养技术的发展，使菌斑中的厌氧菌得以被分离检测出来，由此了解到龈下菌斑和龈上菌斑的成分有很大不同。目前估计口腔和牙菌斑中的微生物已达700多种，但其中还有约一半不能被培养分离出来，在深牙周袋中革兰阴性厌氧菌达70%以上。不同个体之间，甚至同一人的不同牙位，菌斑微生物的成分有很大差别。1976年，Loesche正式提出特异菌斑学说。该假说认为牙周疾病可能是一组病因和临床进程各异而症候相似的疾病，菌斑中大多数细菌不会致病，只是某些特殊细菌数目增多或占优势时，才导致牙周病发生。迄今为止的牙周微生物学研究报告，虽然结果不尽一致，但总的规律支持此学说，即健康牙位的菌斑成分与牙周疾病处大不相同，各类牙周疾病的优势菌群也各不相同。

(1) 健康牙龈：牙周健康者的龈沟很浅，其龈上和龈下菌斑的内容大致相似。主要为革兰阳性球菌和杆菌，也有少数革兰阴性菌，很少出现螺旋体和能自主运动的细菌（能动菌），正常龈沟内螺旋体不超过2%~3%。经常地清除龈上菌斑可防止陈旧的、致病力强的"成熟"菌斑，也有利于防止龈下菌斑的形成。

(2) 慢性龈缘炎：龈上菌斑的厚度和细菌数目均大大超过正常部位，且以革兰阴性杆菌为主。在长期的龈炎患者中，革兰阴性菌，如牙龈卟啉单胞菌（Pg）、中间普氏菌（Pi）、具核梭杆菌（Fn）和螺旋体（Td）的比例明显增高，螺旋体可达25%~45%。

(3) 慢性牙周炎：患处的龈上菌斑与慢性牙龈炎时的龈上菌斑无大区别，但其深牙周袋中的菌斑中厌氧菌可达70%~90%。如牙龈卟啉单胞菌、福赛拟杆菌（现改名Tannerella forsythia，Tf）、中间普氏菌、具核梭杆菌等，螺旋体占龈下微生物的40%~50%。

(4) 侵袭性牙周炎：龈下菌斑中，虽然革兰阴性厌氧菌亦占65%左右，但菌斑总量一般较慢性牙周炎少，且主要为非附着菌斑。欧美学者报告本型牙周炎的主要致病菌为伴放线菌嗜血菌（Aa），但我国和日本的该型患者中此菌的检出率很低，且多为低毒性株，而以牙龈卟啉单胞菌、中间普氏菌、螺旋体等为优势菌。

3. 细菌入侵牙周组织 在重症牙周炎患牙的牙周袋壁上皮和结缔组织内，甚至牙槽骨表面均可见到有细菌入侵，包括螺旋体、产黑色素普雷沃菌群、伴放线菌嗜血菌等。这些微生物多具有抵御白细胞吞噬的能力，因而能越过机体防御线而进入牙龈组织。有人主张在治疗侵袭性牙周炎时，除了消除龈下菌斑及牙石外，还应全身使用抗生素或用手术方法彻底消除入侵到牙周组织内的微生物，才能防止细菌重新定植牙面而使病变复发。

(二) 殆创伤

殆创伤的字面含义是指由于不正常的咬合力造成咀嚼系统某些部位的病理性损害或适应性变化。过大的咬合力可造成牙周组织病变、牙体硬组织磨损、牙根吸收、牙髓病变、颞下颌关节功能紊乱及咀嚼肌群痉挛疼痛等。本节仅叙述殆创伤对牙周组织的影响。

牙周组织对于增大的殆功能具有一定的适应能力，这种适应能力因人而异，也因殆力的大小、方向、频度及持续时间等而异，其中以力的作用方向最为重要。牙周膜主纤维束的排列及结构对于与牙齿长轴一致的粭力具有最大的耐受性，此时占主纤维束大多数的斜纤维处于张力状态，可将粭力传递到牙槽骨壁，促使新骨形成；此时只有根尖区的牙周膜纤维处于受压状态，该区可发生骨吸收。牙周组织对水平方向（侧方）或扭转力的耐受性较差，易造成损伤。持续的压力或频繁地受压力均对牙周组织损伤较大。

1. 牙周组织对过大粭力的反应　正常的咬合功能刺激对于保持牙周组织的正常代谢和结构状态是必需的，牙周组织也对咬合功能有一定的适应调整能力。当粭力超过其适应能力时，即发生牙周组织的损伤，称为粭创伤。但它是指组织学所见到的损伤性变化，而不是指咬合力本身，与粭力的大小不一定相关。导致创伤的粭关系称为创伤性粭（traumatic occlusion），如牙齿的过早接触、过高的修复体、牙尖干扰、夜间磨牙及正畸治疗加力不当等。但并非所有错粭畸形或不协调的粭关系均会造成粭创伤。

2. 粭创伤可分为原发性粭创伤和继发性粭创伤　前者指异常的粭力作用于健康的牙周组织，如过高的修复体、基牙受力不当、牙齿倾斜、正畸加力过大等；继发性粭创伤是指正常或过大的粭力作用于病变的牙周支持组织或虽经治疗但支持组织已减少的牙齿，这种原来可以耐受的正常强度的粭力对患牙来说已成为超负荷，因而导致继发性粭创伤。在临床上，牙周炎患者常两者并存，难以区分，也无必要区分。

3. 粭创伤与牙周炎的关系　关于粭创伤在牙周炎发生、发展中的作用，虽然早在将近一个世纪前即开始了研究，却直到20世纪70年代才有较多的有严格对照的动物实验研究，但临床研究仍如凤毛麟角，主要因为缺乏明确的对粭创伤的临床诊断指标。长期以来临床医师认为，创伤性粭是引起垂直性骨吸收和牙周袋的原因。然而，20世纪80年代大量的研究，包括流行病学调查、尸检标本观察及对实验动物的观察，对此问题有了新的认识。Waerthaug从尸体标本上观察到，垂直性骨吸收也可发生于无粭创伤、但有菌斑及慢性牙周炎的牙齿。他认为垂直性和水平性骨吸收都是由菌斑引起的炎症所致，只是垂直吸收发生在牙槽间隔较宽处，在菌斑多而炎症重的一侧骨吸收多，而邻牙的炎症较轻，骨吸收较少，因此形成了垂直性骨吸收。

动物实验的结果提供了可靠的证据。在无牙龈炎症的情况下，对猴或犬的实验牙施以"摇晃性"的双向过大粭力，使实验牙的近、远中侧均受到压力和张力，出现牙槽嵴的垂直吸收、牙周膜楔形增宽和牙齿松动。但所有的实验牙均不形成牙周袋或牙龈炎，不发生附着丧失。明确的结论是：单纯的粭创伤只引起牙周支持组织（牙槽骨、牙周膜、牙骨质）的改变，而不影响牙龈组织（图10-2）。然而，当牙周组织原已存在因菌斑引起的炎症时，粭创伤就可能起协同的破坏作用（codestructive）。对已患有人工牙周炎的猎犬施加过大的粭力后，牙周组织的破坏明显地重于无粭创伤的单纯牙周炎侧。有人报告，对牙周炎和粭创伤并存的动物，如果只消除粭创伤而不治疗炎症，则牙周破坏继续发展，组织不能修复；只有当炎症和粭创伤均消除后，牙槽骨才能有适当的修复，牙齿动度减轻。动物实验和临床观察均表明，牙周炎经过治疗，炎症消除后，即使仍存在一定程度的粭干扰，牙齿动度仍可减轻，咀嚼功能改善，牙周破坏不再进展。若在消炎后再进行调粭，建立平衡粭，则牙齿动度进一步减轻，功能改善。

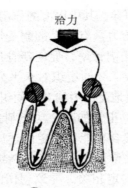

○ 对菌斑反应区

→ 对殆力反应区

图 10-2　菌斑和殆创伤作用于牙周组织的不同部位

归纳起来，目前关于殆创伤对牙周组织作用的认识如下：

（1）单纯的殆创伤不会引起牙龈的炎症或形成牙周袋，仅使受压侧的牙槽骨吸收，牙周膜间隙增宽，牙松动。当过大的殆力消除后，或牙因受力而移位，使该殆力不再是过强时，牙槽骨可以修复，牙周膜宽度恢复正常，或虽仍较宽，但病变静止。

（2）当长期的殆创伤伴随明显的牙周炎或局部刺激因素时，它会加重牙周袋和牙槽骨吸收。在牙周炎的治疗中，消除炎症是第一位的，在正畸治疗前必须先治疗已有的牙龈炎症。

（3）殆创伤会增加牙齿的动度，但动度增加并不一定是诊断殆创伤的指征。因为牙周膜增宽和牙齿松动可能是以往有过殆创伤的结果。自限性牙齿松动在没有牙龈炎症的情况下，不造成牙周组织的破坏。

（三）全身易感因素

牙周炎是多因素疾病，宿主对细菌的应答反应是决定牙周炎发生与否，以及病情轻重、范围大小、发展速度、疗效好坏等的必要因素。1986 年，Loe 等报告，在对斯里兰卡某茶场工人进行的牙周疾病自然发展状况的研究中，发现在没有人工干预的情况下，15 年内有 8% 个体的牙周病情进展迅速，81% 的个体呈缓慢加重，而 11% 则几乎无进展。这种差异与菌斑、牙石量及牙龈炎的程度无关，说明机体的差异起主要作用。能影响机体对微生物反应的全身因素和环境因素简介如下。

1. 遗传因素　牙周炎不是遗传性疾病，但某些遗传因素可以增加宿主对牙周炎的易感性。有些类型的牙周炎具有家族聚集性和种族好发性；关于双生子的研究结果也表明遗传对临床病情的影响约占 38%～82%；某些遗传疾病患者有严重的牙周炎（如 Down 综合征、掌跖角化－牙周破坏综合征等）。近年来学者们对牙周炎患者的基因多态性进行深入研究，发现不吸烟的慢性牙周炎患者中，IL-1α 和 IL-1β 基因多态性与牙周组织的破坏程度有关，该基因阳性的不吸烟者有重度牙周炎症的几率比阴性者高 6.8 倍。对其他基因，如 TNF-α、FcγR、维生素 D 受体、雌激素受体等的研究方兴未艾，但是牙周炎是多基因疾病，某些基因的影响尚需经过大量的综合研究才能确定。

Page 等近来重新提出先天性牙骨质发育不全使牙周膜的附着及更新受阻，可能是本病的原因。也有人认为同一家庭内的多发患者，可能是由于伴放线菌嗜血菌等主要致病菌的交叉感染。总之，关于牙周炎的遗传背景尚需进一步研究。

2. 白细胞数目减少或功能缺陷　中性粒细胞是机体针对菌斑微生物的第一道防线。有大量的文献报道，某些类型的牙周炎患者中性粒细胞和（或）单核细胞的功能缺陷，主要为白细胞的趋化功能低下，有的患者吞噬功能和胞内杀菌功能也有缺陷。此类情况多见于侵袭性牙周炎患者，常有家族聚集倾向（患者的同胞可以无牙周炎，但却有白细胞功能异常；或反之）和种族特点（如黑色人种侵袭性牙周炎的患病率高，且易有白细胞功能缺陷）。此种患者虽有白细胞功能缺陷，但一般并无身体其它处的感染性疾病。然而也有不少侵袭性牙周炎患者的白细胞功能正常。其他一些有白细胞缺陷的遗传疾病，如周期性白细胞减少症、白细胞黏附缺陷症、Down 综合征、掌跖角化 – 牙周破坏综合征等均可有重度的牙周炎并伴有全身其他症状。

3. 某些系统性疾病

（1）糖尿病：糖尿病患者易患牙周炎，是早已有大量报道的事实。近年来，有科学证据表明糖尿病是牙周炎的危险因素之一（比值比 2.1～3.0）。糖尿病并不直接引起牙周炎，近年来发现糖化终末产物（AGEs）与其细胞受体作用的加强是使糖尿病患者的牙周破坏加重的机制。AGEs 刺激吞噬细胞释放细胞因子，如 TNFα 和白介素等，导致胶原和骨的破坏。Ⅰ 型糖尿病（胰岛素依赖型）比 Ⅱ 型糖尿病（非胰岛素依赖型）更易发生牙周炎，且其病情及进展程度均重于 Ⅱ 型糖尿病者。近年来公认糖尿病与牙周炎之间有双向影响，任何一方病情的控制均有利于另一疾病的好转和控制。其机制值得深入研究。

（2）艾滋病：1981 年，人类首例艾滋病被报道，1987 年，Winkler 等即报告了艾滋病患者的牙周炎。人在受到人类免疫缺陷病毒（HIV）感染后，血清呈现抗体阳性，但临床上尚无症状，为 HIV 携带者。从感染到发病的潜伏期可长达数年乃至十年。HIV 感染者的 T 淋巴细胞受到攻击，牙龈组织内和周缘血中的 T 辅助细胞明显减少，由于全身免疫功能的降低，容易发生口腔内的机遇性感染，包括真菌、病毒、细菌等。HIV 阳性的龈炎或牙周炎处的微生物与 HIV 阴性者并无明显差别，主要为牙龈卟啉单胞菌、伴放线菌嗜血菌、中间普氏菌和具核梭杆菌等。龈下菌斑中白色念珠菌的检出率显著高于非 HIV 感染的牙周炎患者。

（3）骨质疏松：雌激素对骨质有保护作用，妇女绝经期后由于雌激素水平的下降，易使骨量减少、骨的脆性增加，虽不引起明显症状，但易发生骨折或骨的畸形。有学者报告，正常人下颌骨密度与脊柱和腕骨的骨量相关，骨质疏松者的下颌骨密度也低。然而对于牙槽骨部位的骨密度与脊柱骨密度的比较尚缺乏可靠的手段，而且现有的关于骨质疏松与牙周炎关系的研究结果也缺乏一致性，两者的关系尚有待进一步研究。

4. 吸烟　吸烟过程中产生 4 000 种以上的有害物质，如尼古丁、亚硝基胺、一氧化碳等。大量的研究已证实，吸烟是牙周病尤其是牙周炎的高危因素，吸烟者的牙周炎患病率、病情程度、失牙率和全口无牙率均明显高于非吸烟者，牙周炎的治疗效果差、易复发，且与吸烟量正相关。戒烟者的牙周炎程度及治疗效果介于吸烟者和非吸烟者之间。有学者报告，对牙周治疗反应不佳的"顽固性牙周炎"中有 86%～90% 为吸烟者。

吸烟导致牙周病的机制可能有下列方面：①使局部小血管收缩，影响血运；②降低中性粒细胞的趋化和吞噬功能；③降低牙龈局部的氧张力，有害物质进入龈沟液，有利于龈下厌氧致病菌的生存；④吸烟者的口腔卫生一般较差，牙面的烟垢、牙石有碍菌斑控制；⑤抑制成纤维细胞生长，还可能抑制成骨细胞。

5. 精神压力　精神压力（stress）是机体对不幸事件或精神紧张的心理和生理反应。导致肾上腺皮质激素、促皮质激素的过度分泌，以及炎症免疫介质，如细胞因子、前列腺素的释放，甚至影响宿主的防御系统功能。最明显的例子是急性坏死性溃疡性牙龈炎患者绝大多数有精神压力作为发病因素，如学生考试、工作极度劳累等（同时也常有大量吸烟）。至于精神压力与牙周炎的关系则尚不能确切肯定。有报告认为，精神压力中以经济拮据与牙周炎的附着丧失和骨吸收的关系最明显，然而个体对这种压力的应对能力（coping ability）更为重要。此外在精神压力下，机体的行为、生活方式也可改变，如吸烟增多、忽视口腔卫生、酗酒等也会对牙周病产生影响。

三、临床病理学

（一）牙周袋形成及牙龈的炎症

牙周袋是病理性加深的龈沟，是牙周炎最重要的临床和病理学表征之一。龈沟的加深可由下列情况引起：①由于牙龈肿大使龈缘位置向牙冠方向移动，因牙周支持组织并未破坏，称为龈袋或假性牙周袋；②上皮附着向根尖方向迁徙，并与牙面分离，形成牙周袋。这种袋是真性牙周袋；③以上两种情况同时存在。

1. 牙周袋的组织病理学

（1）软组织壁：上皮显著增殖和变性，上皮钉突和侧壁上皮都由于炎症而受到白细胞的浸润，上皮水肿，细胞呈空泡变性。由于上皮细胞的变性和坏死，形成袋内壁溃疡，使下方炎症严重的结缔组织暴露。袋底的结合上皮呈不规则的增殖。结缔组织水肿，其中有浆细胞（约80%）和淋巴细胞致密地浸润，多形核白细胞散布其间。血管增多、扩张及充血。用电镜观察重度牙周炎的袋内壁，可见上皮细胞剥脱，细菌可进入上皮细胞的间隙，并深入结缔组织中。也可见白细胞吞噬细菌的各阶段，以及内壁炎症区、出血区及溃疡区。

牙周袋的软组织壁处于组织破坏和修复的动态平衡中。破坏性变化包括炎性渗出物及由于局部刺激所引起的变性；修复性变化包括血管的形成、成纤维细胞和胶原纤维的新生、企图修复因炎症而破坏的组织，但由于局部刺激继续存在，组织无法彻底愈合。

炎症渗出与修复之间的强弱关系决定着牙周袋壁的颜色、致密度和表面结构。若渗出占优势，则袋壁呈暗红色、松软易碎、表面光亮；若修复过程占优势，则袋壁坚韧且呈粉红色。临床上医师不应只观察牙周袋的外表，因为牙周袋最严重的病变发生于内壁。有的牙周袋内壁有炎症和溃疡，而其外侧则被胶原纤维所包围，使牙龈外观似乎正常。这时，进行牙周袋探诊以观察探诊后有无出血，对了解袋内壁的炎症状况很有帮助。

（2）牙周袋的内容物：牙周袋内主要是细菌及其产物（酶、内毒素及其他有害产物）、脱落的上皮细胞、食物残渣及有活力或已变性坏死的白细胞，后者即为脓液。牙周袋内还有龈沟液，其中含有多种具有防御功能的物质，如抗体、补体等，也含有组织分解和炎症的产物。将牙周袋的内容物及牙垢的过滤液注入动物皮下，仍能引起感染和脓肿，证明其含有毒性。牙周袋溢脓是牙周炎的常见症状，但它的有无或脓的多少与牙周袋的深度及支持组织破坏程度无直接关系。

（3）根面壁：根面壁是指暴露于牙周袋内的牙根面。未经治疗的牙周袋内的根面一般都有牙石沉积，龈下牙石的表面永远有菌斑。因此根面壁可以使感染留驻，使牙周治疗复杂化。在牙石下方的牙骨质可发生结构和化学性质方面的改变。

1）结构改变：①牙骨质表面脱矿：由于菌斑内细菌产酸，以及蛋白溶解酶使 Sharpey 纤维破坏，导致牙骨质脱矿、软化。细菌还可进入牙本质小管，严重时，坏死的牙骨质可以从牙根表面剥脱，易产生根面龋；②牙骨质高矿化区：当牙龈退缩，牙根暴露于口腔时，与唾液中的无机成分可使牙根面发生再矿化，主要为羟磷灰石，再矿化层约厚 $10\sim20\mu m$。

2）化学改变：袋内根面的牙骨质脱矿，钙、磷含量降低，而暴露于口腔的牙根面中，钙、磷、镁、氟等均可增高，成为高矿化层而抗龋。但牙骨质中也可渗入有害物质，如内毒素等，细菌可进入牙骨质深达牙骨质－牙本质界。体外试验表明将牙周病患牙的根面碎片与牙龈成纤维细胞共同培养时，成纤维细胞发生不可逆的形态变化，且无贴附作用；而对照组的正常牙根则对细胞生长和贴附无毒害作用。

2. 临床表现

（1）用牙周探针沿着牙面进行探诊，可确定牙周袋的位置及其范围。通常以≤3mm 作为正常龈沟的深度。若探诊深度超过 3mm，则应根据袋底所在位置来判断其为真性或假性牙周袋。有时，牙周袋的形成可同时存在牙龈的退缩，此时龈缘的位置就不在牙冠上，而在牙根上。因而不能单凭探诊所得的牙周袋深度，即从龈缘到袋底的距离来判断疾病的严重程度，而应看袋底在根面上的位置，即牙周附着丧失（attachment loss）的程度而定。相同的牙周袋深度可以有不同的牙周附着丧失（图 10－3）。

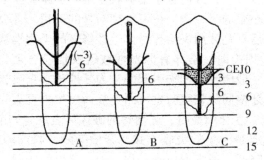

图 10－3 探诊深度（PD）与附着水平

A. PD = 6mm，（－3）为假性袋，附着丧失 3mm；B. PD 和附着丧失均为 6mm；C. PD = 6mm，龈退缩 3mm，附着丧失为 9mm CEJ = 釉牙骨质界

（2）有牙周袋部位的牙龈呈现不同程度的炎症，色鲜红或暗红。牙龈光亮水肿、松软，点彩消失。龈缘圆钝并与牙面分离。轻压牙龈时可有脓液，有口臭。深袋引流不畅时，可发生急性脓肿。

（3）刷牙、进食时或探查牙周袋时，牙龈流血。

（4）一般无疼痛，但有的患者可有局部发胀。

3. 牙周袋的类型

（1）根据袋的形态及袋底与相邻组织的关系，可分为三类

1）龈袋：由于牙龈炎引起的牙龈肥大或增生而使龈缘向冠方延伸，从而使龈沟加深。下方的结缔组织并无破坏，龈袋底仍位于釉牙骨质界处，亦称假性牙周袋。

2）骨上袋：牙周支持组织发生破坏后所形成的真性牙周袋，袋底位于釉牙骨质界的根方。骨上袋的袋底位于牙槽骨嵴的冠方，牙槽骨一般呈水平型吸收。

3）骨下袋：牙周袋底位于牙槽骨嵴的根方，此种袋的袋壁位于牙根面和牙槽骨之间，牙槽骨为垂直型吸收。

（2）牙周袋也可按其累及牙面的情况分为三类

1）单面袋：只涉及一个牙面的牙周袋。

2）复合袋：涉及两个以上牙面的牙周袋。

3）复杂袋：是一种螺旋形袋，起源于一个根面，但扭曲旋回于一个以上的牙面或磨牙的根分叉区，临床检查中应避免遗漏复合袋及复杂袋。

（二）牙槽骨吸收

牙槽骨吸收是牙周炎的另一个主要病理变化。由于牙槽骨的吸收，使牙齿失去支持而逐渐松动，最终脱落或拔除。牙槽骨是人体骨骼系统中代谢和改建最活跃的部分。在生理情况下，牙槽骨的吸收与新生是平衡的，故牙槽骨高度保持稳定。当骨吸收增加或骨新生减少，或两者并存时，即发生骨丧失。

1. 牙槽骨吸收的组织病理学　牙周炎时的牙槽骨吸收主要是由局部因素所引起，全身因素的作用尚不明确。局部因素为慢性炎症和咬合创伤。

（1）炎症：当牙龈的慢性炎症向深部扩延达到牙槽骨附近时，骨表面和骨髓腔内分化出破骨细胞，发生陷窝状骨吸收，或使骨小梁吸收变细。在距炎症中心较远处，可有骨的修复性再生。在被吸收的骨小梁的另一侧，也可见到新骨的沉积。骨吸收和修复性再生常在不同时期、不同部位出现。后者是牙周炎治疗后再生性修复的生物学基础。

（2）咬合创伤：在牙周炎时，常伴有原发性或继发性咬合创伤。受压侧发生骨吸收，受牵引侧发生骨质新生。一般因咬合创伤引起的常为牙槽骨垂直吸收，形成骨下袋，而炎症则多引起水平吸收，但在牙槽间隔较宽时也可因炎症而发生垂直吸收。

2. 牙槽骨破坏的形式　在牙周炎时，牙槽骨的破坏可表现为如下几种形式。

（1）水平型吸收：这是最常见的吸收方式。牙槽间隔、唇颊侧或舌侧的嵴顶边缘呈水平吸收，而使牙槽嵴高度降低，通常形成骨上袋。同一牙齿的四周，牙槽骨破坏的程度不一定相等。

（2）垂直型吸收：牙槽骨发生垂直型或斜行的吸收，与牙根面之间形成角形的骨缺损。牙槽嵴顶的高度降低不多，而牙根周围的骨吸收较多。垂直骨吸收多形成骨下袋（骨内袋），即牙周袋底位于骨嵴的根方。

骨下袋根据骨质破坏后剩余的骨壁数目，可分为下列几种。

1）一壁骨袋：骨质破坏严重，仅存一侧骨壁，这种袋常见于牙槽间隔区，因颊、舌侧骨壁均被破坏而仅有一侧的邻面骨壁残留。若发生在颊、舌侧，则为仅剩颊或舌侧的一个骨壁。

2）二壁骨袋：骨袋仅剩留两个骨壁。最多见于邻面骨间隔破坏，仅剩颊、舌两个骨壁。此外亦可有颊、邻骨壁或舌、邻骨壁。

3）三壁骨袋：袋的一个壁是牙根面，其他三个壁是骨质，即邻、颊、舌侧均有骨壁存在。这种三壁骨袋还常见于最后一个磨牙的远中区，由于该处牙槽骨宽而厚，较易形成三壁骨袋。

4) 四壁骨袋：牙根四周均为垂直吸收形成的骨下袋，因此具有颊、舌、近中、远中四面骨壁。牙根位于骨下袋中央，而骨壁与牙根不相贴合，因此虽称四壁袋，实质上相当于一壁袋，治疗效果较差。

5) 混合壁袋：垂直吸收在各个骨壁的进展不同，牙周手术中常可见骨内袋的近根尖部分的骨壁数目多于近冠端的骨壁数。例如：颊侧骨板吸收较多，则可在根方为颊、舌、远中的三壁袋，而在冠端则仅有舌、邻的二壁袋，称为混合壁袋。

（3）凹坑状骨吸收：牙槽中隔的骨嵴顶中央吸收较多，而颊舌侧骨较高，形成弹坑状或火山口状的骨缺损。它的形成是因为龈谷区菌斑易于堆积，又易受局部刺激而发生牙周破坏；此外由于邻面接触关系不佳，造成食物嵌塞，也是引起凹坑状骨吸收的原因之一。有人报道，凹坑状骨吸收约占全部牙周炎骨缺损的35.2%，在下颌牙占62%，后牙的凹坑状骨吸收约为前牙区的2倍。

（4）其他形式的骨变化：由于各部位牙槽骨吸收不均匀，使原来整齐而呈薄刃状的骨缘成为参差不齐。正常情况下牙间骨隔较高，而颊舌侧骨嵴较低，呈波浪形。当邻面骨破坏而下凹，而颊舌面骨嵴未吸收，使骨缘呈现反波浪形的缺损。

由于外生骨疣或扶壁性骨增生、适应性修复等而使唇、颊面的骨增生，使牙槽嵴呈"唇"形或骨架状增厚。这些虽是骨组织对破坏的代偿性修复的表现，但常造成不利于菌斑控制的形态改变。

3. 临床表现　牙槽骨吸收的方式和程度可以用X线片来显示，但X线片主要显示牙齿近远中的骨质破坏情况，颊、舌侧骨板因与牙齿及其他组织重叠而显示不清晰。牙周炎最初表现为牙槽嵴顶的硬骨板消失，或嵴顶模糊呈虫蚀状，以后，牙槽骨高度降低。正常情况下，牙槽嵴顶到釉牙骨质界的距离约为1~2mm，若超过2mm则可视为有牙槽骨吸收。骨吸收的程度一般按吸收区占牙根长度的比例来描述，如吸收为根长的1/3、1/2、2/3等。邻面的垂直吸收在X线片上很容易发现，大多数垂直吸收都形成骨下袋。但在X线片上难以确定是几壁骨袋，只有在手术翻开牙龈后才能确定。凹坑状吸收也难以在X线片上显示。应该指出，良好的X线片投照条件及正确的投照角度是提供正确的临床诊断的保证。用长焦距球管的平行投照，可减少失真程度。

（三）牙松动及病理性移位

1. 牙松动度　正常的牙有一定范围的动度，主要是水平向的，也有极微小的轴向动度，但临床不易观察到。生理性的动度随人而异，也随不同的时间而异。晨起时动度最大，日间动度较小。牙周炎病程进展缓慢，早期牙齿并不松动，直到牙槽骨破坏到一定程度时牙齿才松动。临床医师易将没有严重骨吸收的牙齿松动与𬌗创伤等同起来。实际上牙齿松动既可以反映检查当时存在着过度的功能，也可反映过去曾有的𬌗创伤已经过组织改建而适应。后者可称为自限性松动，此时除牙松动和X线片显示牙周膜间隙增宽外，硬骨板是完整、连续的，甚至可以比正常增厚。此种情况应与进行性松动区别，后者是指𬌗创伤继续存在，松动度逐渐加重，硬骨板消失或模糊。

影响牙齿松动的因素如下：①支持骨减少；②咬合创伤及不正常的咬合习惯，如夜间磨牙、不自觉地咬紧牙；③牙周膜的急性炎症；④牙周手术后，松动度有暂时性增加；⑤妊娠期、月经期及应用激素类避孕药者；⑥局部解剖因素，如牙根短小、接触点丧失等。

临床上确定松动度的标准为：

1 度：略大于生理性松动度，颊舌向松动度相加小于 1mm。

2 度：颊舌向或近远中松动度 1～2mm。

3 度：颊舌向及近远中向松动度大于 2mm，并伴有垂直向松动。

2. 病理性移位　牙齿在牙弓中的正常位置是由许多因素平衡着的，例如：①健康的牙周支持组织及其正常的高度；②施于牙齿的力包括咬合力及来自唇、舌、颊的力，相互平衡；③牙的形态及牙尖的倾斜度；④完整的牙列；⑤生理的近中移位倾向；⑥接触点的形状、位置和接触关系。其中任何一种或数种因素的改变，都可能导致病理性移位。然而，牙周炎的患牙由于支持组织的破坏和丧失，是造成牙病理性移位的最常见原因。当牙槽骨高度降低后，发生继发性咬合创伤，原来健康的牙周组织可以耐受的咬合力对患牙已成为过大的咬合力，使患牙发生移位。

病理性移位好发于前牙，也可发生于后牙。一般向殆力方向移位，常和牙扭转同时发生。侵袭性牙周炎患者早期即可发生上、下前牙向唇侧移位，出现较大的牙间隙。缺失的牙若不及时修复，常造成邻牙向空隙倾斜或移位。这种移位并非因牙周病引起的，但牙周病患牙更易发生，而且此种移位常易导致或加重牙周病。

（四）病程进展及活动期

20 世纪 70 年代以来，一些学者对有关牙周病的病程及活动性的传统概念提出异议。旧概念认为牙周炎的破坏过程是缓慢的、直线形进行性的。1983 年，Socransky 等对 65 名未接受治疗的成人牙周炎患者随访 7 年，观察其附着水平的变化，平均每人每个牙位的附着丧失为 0.18mm/年。但实际上，在全面观察过程中，仅 12% 的部位有明显的附着丧失。1984 年，他们提出了关于人类慢性破坏性牙周炎的进展可能有三种模式（图 10 - 4）。

1. 传统的观点　认为有些牙位发生牙周支持组织破坏，而且持续地缓慢进展和加重，而另一些牙则不发生破坏。

2. 无规则的暴发型　牙周破坏可发生于任何牙位，呈不规则的、短期的发作，然后进入缓解期。

3. 不同步的多部位暴发型　某些牙位表现为在某一特定时期内暴发活动性的破坏，然后是一段较长的静止期。在此期间可此起彼伏，甚至个别部位可以有好转。

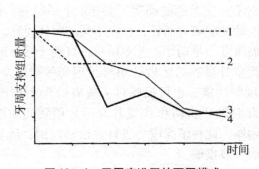

图 10 - 4　牙周病进展的不同模式

1. 全口多数牙保持稳定；2. 部分牙位发生新的病变或爆发活动期，随后静止；3. 多个牙
位发生多次活动性破坏，期间也可有修复；4. 传统的观点：持续、缓慢的进展

当前认为牙周炎的发生有部位特异性（site specific），而且呈现偶发（episodic）的活动性破坏。目前尚缺乏理想的判断活动期的客观指标，一般以定期测量附着丧失程度来监测。

四、检查和诊断

牙周炎的病理变化和临床表现比较复杂，累及的组织包括软、硬组织；每位患者常有多个牙患病，且各个患牙的病情不尽相同。要求对每位患者在细致全面地检查的基础上，不仅作出牙周炎的诊断，还应确定其所患牙周炎的类型、总体及各个患牙的组织破坏程度、目前是否处于疾病的活动期等，还应检查和发现有关的致病危险因素。这样才能作出完善、正确的治疗计划和判断预后。

（一）全身情况及系统病史

初诊时应观察患者的一般状况，如有无急性病容、体质等。应询问有无与牙周病关系较密切的系统病，如①异常的出血倾向；②过敏史；③高血压、糖尿病、肝病、风湿热、心脏病等；④传染性疾病；⑤职业病；⑥女性应询问月经情况，是否妊娠或服用激素类避孕药等。若有上述病史，则应询问治疗及用药情况。还应询问牙周病史及治疗情况、家族史、口腔卫生习惯等。

（二）牙周检查

1. 牙龈　擦干牙龈，观察全口牙龈的颜色、外形有无肿胀或退缩、质地松软或坚韧、表面有无点彩、是否易出血或有自动出血、有无脓肿、附着龈的宽度、龈缘的位置（有无退缩或增生）等。临床常以牙龈指数或出血指数来客观地表示牙龈炎症的程度。

（1）牙龈指数（Cingival Index，GI）：由 Loe 和 Sil－ness 提出。

0＝正常牙龈

1＝轻度水肿和颜色改变，探诊后不出血

2＝中度炎症：发红、水肿，探诊后出血

3＝重度炎症：明显发红、水肿，有溃疡或自动出血倾向

（2）出血指数（Bleeding Index，BI）

0＝正常牙龈

1＝牙龈轻度水肿，探诊不出血

2＝牙龈有炎症，探诊后点状出血

3＝牙龈有炎症，探诊后有线状出血

4＝牙龈炎症明显，探诊后流血溢出龈沟（袋）

5＝牙龈炎症明显，有自动出血倾向

有的学者以患者全口牙有探诊后出血的百分比，来反映该患者的牙龈炎症程度（bleeding on probing，BOp%）。探诊时探针一般不直插袋底，而是轻触袋内壁。

2. 菌斑、牙石及其他局部刺激因素　目前常用的菌斑指数均为检测龈上菌斑的量，着重观察龈缘附近的菌斑量，对龈下菌斑的量，尚缺乏有效的客观指标。

（1）菌斑指数（plaque index，PlI）：由 Silness 和 Loe 提出。

0＝在近龈缘处牙面无菌斑

1＝肉眼看不到龈缘区有菌斑，只有用探针尖的侧面划过牙面时才能发现

2 = 在龈缘区或邻面看到中等量的菌斑

3 = 在龈缘区及邻近牙面有大量软垢

（2）改良的 Quigley – Hein 菌斑指数

0 = 牙面无菌斑

1 = 在龈缘附近的牙面有斑点状散在的菌斑

2 = 牙颈部的菌斑呈薄而连续的带状，但不超过1mm 宽

3 = 牙颈部菌斑超过1mm 但未超过牙冠的1/3

4 = 菌斑覆盖牙面超过1/3，但未超过2/3

5 = 菌斑覆盖牙面超过2/3

本指数较适用于临床试验中观察某一疗法对菌斑的影响。为了显示菌斑，可用2%碱性品红溶液涂布于牙面，等待数秒钟后嘱患者漱口，牙面有菌斑处染为红色。还应检查有无其他加重菌斑、牙石堆积的因素，如不良修复体、食物嵌塞、解剖异常等。

3. 牙周袋探诊　应包括袋的位置、深度、类型及内容物等，应使用钝头、带刻度的牙周探针。探诊的力量约为20~25g，不可过大，以免穿透结合上皮。

为了探明不同牙面、不同形态的牙周袋（如复杂袋、窄而深的袋等），应将牙周探针沿着牙体长轴对各个牙面探查。以颊侧为例，探针插入颊侧远中袋内后，以提插行走的方式向颊面中央和颊面近中移动，以探明同一牙齿上不同深度的牙周袋。

牙周探针应与牙长轴平行，探针尖端贴紧牙根面向袋底方向深入。在探邻面时，应将探针紧靠接触区，并保持与牙长轴平行。当邻面的龈谷区有骨吸收形成凹坑状骨袋时，应将探针紧靠接触点并向邻面中央略倾斜，以探得邻面袋的最深处（图10 –5）。

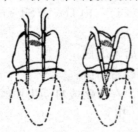

图 10 –5　探查邻面袋时探针的角度

牙周袋探诊除了测得深度外，还应观察探后有无出血、龈下石的多少等。有时还应探查牙周附着水平，即从牙周袋底到釉牙骨质界的距离，这对了解牙周组织的破坏程度比较可靠。先用牙周探针探得牙周袋深度，然后将探针沿牙根面退出，同时用探针尖端"寻找"釉牙骨质界，到达釉牙骨质界时，得到一个由釉牙骨质界到龈缘的毫米数。将袋深度减去由釉牙骨质界到龈缘的距离，即为该部位附着丧失的程度。若两个读数相减为零，说明无附着丧失。若牙龈退缩使龈缘位于釉牙骨质界的根方，则应将两个读数相加，得出附着丧失的程度。

全口牙周袋探诊深度及附着水平的探测十分费时，根据条件及需要，可对每个牙只记录一个最严重的部位，也可记录一个牙齿的 4 个部位（颊面的近中、中央和远中，舌面中央），或 6 个部位（颊面和舌面各记录近中、中央及远中）。

4. 根分叉病变的检查　用牙周探针探查多根牙的分叉区有无深袋及分叉区骨质的破坏。

在发现有根分叉病变时，可用牙科尖探针以水平方向探入分叉区，以确定病损的严重程度。还应注意分叉的大小、根柱的长短、是否有釉突等，这些都关系到预后及疗效。X线片在根分叉病变的诊断中有一定参考价值，但因影像重叠及投照角度的影响，通常实际病变要比X线片的表现更为严重。

5. 牙松动度　将牙科镊的喙部并拢后，放在后牙面窝沟内，向颊舌方向或近远中方向轻摇牙冠，观察牙冠水平位移的方向和幅度。前牙可用镊子夹住切缘并摇动牙冠。

6. 𬌗及𬌗功能的检查　包括上下颌闭合状态下的𬌗关系，以及下颌运动时的状况。

（1）𬌗关系检查：观察牙列是否完整。当上下牙弓相对时，覆𬌗覆盖关系是否正常，有无深覆𬌗或反𬌗、对刃𬌗、锁𬌗等；上下前牙的中线是否一致；有无排列拥挤；𬌗关系的类型；牙齿有无过度的不均匀磨耗等。

（2）检查与咬合有关的颌位是否正常：嘱患者放松地端坐，上下牙微分开，然后轻轻闭口，当上下牙任何一处刚有轻微接触时即停止闭口，此时即为肌位（MCP）。再嘱其将上下牙全部咬紧达牙尖交错位（ICP），简称牙位。观察由肌位至牙位的过程中，牙齿有无滑动，下颌有无偏移。若无滑动或偏移，表示牙位与肌位一致；若由轻咬至重咬过程中牙有滑动或下颌偏移，则表示牙位与肌位不一致，𬌗不稳定。

（3）检查有无𬌗干扰：正常的𬌗应在下颌水平运动中平滑无阻；前伸𬌗前牙接触时，后牙应无接触；工作侧接触时，非工作侧应无接触。如果非工作侧有接触，或前伸𬌗时后牙有接触，则形成𬌗干扰。

嘱患者下颌前伸至上下切牙的切缘相对，若前牙并非均匀接触而有个别高点，则为前伸𬌗的前牙早接触；若后牙有接触，则为前伸𬌗干扰。可用薄型的脱色纸或蜡片来检查早接触点，也可用牙线或用血管镊夹住玻璃纸条放在后牙区，若前伸时后牙能咬住牙线或玻璃纸，说明后牙有𬌗干扰。

嘱患者下颌向一侧运动，先检查工作侧牙齿是否有均匀接触，有无高点（工作侧早接触）；再用牙线或玻璃纸条检查非工作侧有无𬌗干扰。

7. X线检查　X线片对于了解牙周炎骨组织破坏的情况具有重要的参考价值，但它在很大程度上受X线片投照质量的影响，故应结合临床检查进行判断。𬌗翼片对于发现早期的牙槽骨吸收有较好的效果，用长焦距牙科X线机拍摄的牙片，由于X线与牙长轴垂直，使牙槽骨及牙根的影像比较接近实际，可减少因投照角度所造成的假象。曲面体层片的牙槽骨影像较模糊，一般不宜用于牙周炎患者牙槽骨的准确判断。

在分析牙周炎的X线片时，应注意以下各点：①牙冠、牙根的形态，牙根有无吸收或牙骨质增生；②牙槽嵴顶的高度及形态；③牙槽骨的吸收方式；④硬骨板有无增厚、连续性中断或消失；⑤骨小梁的排列和密度；⑥牙周膜间隙的宽度（正常为0.18～0.25mm）；⑦根分叉部有无病变；⑧根面牙石附着情况；⑨其他牙体、根尖周疾病及修复体的情况等。

8. 特殊检查　上述各项是牙周病的常规检查内容，对于确诊牙周炎以及确定患病的严重程度十分有用，但对于牙周炎的分型以及活动期的确定则尚感不足。近年来有不少新发展的检查方法，能在一定程度上辅助常规检查的不足。

（1）微生物学检查：用厌氧培养法来分离和鉴定龈下菌群对了解患处致病菌的种类和量、判断疗效及监测活动期和复发，有重要意义。但其方法复杂、费时，且目前对哪些菌能引起牙周炎尚不够明确，还有大量的微生物尚不能用培养法分离。临床可用暗视野显微镜或相差显微镜观察龈下菌斑中螺旋体和能动菌的百分比，若超过15%则提示有较重的感染。球菌的百分比越高，则越接近健康。也可用2%刚果红负染色法，计数螺旋体和球菌的百分比。用间接免疫荧光法，可检测菌斑中的多种微生物，有较好的特异性和敏感性（80%～100%）。其他如用DNA探针、单克隆抗体、聚合酶链反应（PCR）和细菌酶等来快速检测某些致病菌，也是十分有前途的方法。

（2）恒压电子探针：牙周探诊深度与牙周组织炎症程度及胶原纤维破坏的程度有关，也受探诊力量大小、探针直径等因素的影响。同一部位在不同时间，甚至同一时间由不同医师探诊所得结果的重复性较差（经常在1mm左右）。因此，近年来，国外研制了能固定探诊压力（一般为20～25g）的电子探针，与计算机相连，能自动记录探诊深度，还有的电子探针能自动测得釉牙骨质界。这些使牙周探诊的误差能明显减少。但探针放置的位置及角度仍会影响结果，因此在一些严格设计的纵向临床试验中还须采用固定的参照物，如特制的树脂殆垫等。

（3）免疫学检查：包括体液免疫和细胞免疫。大量研究表明患者血清和龈沟液内存在高滴度的针对某些致病菌（或其毒性产物）的特异抗体。如60%～90%的侵袭性牙周炎患者的血清中抗伴放线菌嗜血菌的抗体IgG明显高于正常人，治疗后该抗体水平显著下降；龈沟液中特异抗体水平与龈下菌斑中同一细菌的量相关等。有些侵袭性牙周炎患者或反映全身疾病的牙周炎，有中性粒细胞和（或）单核细胞的趋化功能或吞噬功能异常。进行白细胞功能的测定有助于分类诊断。

（4）龈沟液的量和生化成分的分析牙龈发炎时和深袋中，龈沟液量增多。龈沟液中还含有多种来源于细菌或宿主组织的生化成分，如酶、炎症介质、细菌毒素、组织破坏分解的产物等。这些物质的量及其动态变化，可能成为发现或预测牙周炎活动期的客观指标。

（5）放射学诊断首先要求采用可重复的、标准的投照方法，使图像清晰、准确。然后采用计算机辅助方法进行精确的测量和显示。对于治疗前和治疗后不同时期所拍摄的X线片，可采用数字减影技术进行骨密度和骨量的比较，能观察到牙槽骨微细的变化。其他如用放射性核素示踪观察骨的新生和吸收等。

（王晓斐）

第二节　白血病龈病损

白血病（leukemia）是造血系统的恶性肿瘤，各型白血病均可出现口腔表征，其中以急性非淋巴细胞白血病（或称急性髓样白血病）最常见。牙龈是最易侵犯的组织之一，不少病例是以牙龈肿胀和牙龈出血为首发症状，因此早期诊断往往是由口腔科医师所作出，应引起高度重视。

一、病因和病理

白血病的确切病因虽然至今不明，但许多因素被认为和白血病的发病有关，病毒可能是主要的因素。此外，尚有遗传因素、放射线、化学毒物或药物等因素。以往的研究已证实，C型RNA肿瘤病毒或称逆转录病毒是哺乳类动物，如小鼠、猫、牛、绵羊和灵长类动物自发性白血病的病因。这种病毒能通过内生的逆转录酶按照 RNA 顺序合成 DNA 的复制品，即前病毒，当其插入宿主的染色体 DNA 中后可诱发恶变；遗传因素和某些白血病发病有关，白血病患者中有白血病家族史者占 8.1%，而对照组仅 0.5%。近亲结婚人群急性淋巴细胞白血病的发生率是普通人群的 30 倍；电离辐射有致白血病作用，其作用与放射剂量大小及辐射部位有关，一次较大剂量或多次小剂量均有致白血病作用；全身和放射野较大的照射，特别是骨髓受到照射，可导致骨髓抑制和免疫抑制，照射后数月仍可观察到染色体的断裂和重组。放射线能导致双股 DNA 可逆性断裂，从而使细胞内致瘤病毒复制和排出；在化学因素中，苯的致白血病作用较明确，且以急性粒细胞白血病和红白血病为主，烷化剂和细胞毒药物可致继发性白血病也较肯定。

白血病本身不会引起牙龈炎，而是由于白血病患者的末梢血中存在大量不成熟的无功能的白细胞，这些白细胞在牙龈组织内大量浸润积聚，使牙龈肿大，并非结缔组织本身的增生。患者由于全身衰弱和局部牙龈的肿胀、出血，使菌斑大量堆积，更加重了继发的炎症。引起牙龈过长的大多为急性或亚急性白血病，单核细胞性白血病较多见，慢性白血病一般无明显的牙周表现。

组织学所见为牙龈上皮和结缔组织内充满密集的、不成熟的白细胞，偶见正常中性白细胞、淋巴细胞和浆细胞。结缔组织高度水肿变性，胶原纤维被幼稚白细胞所代替。血管腔内可见白血病细胞形成栓塞，并常见坏死和假膜。细胞性质取决于白血病的类型。

二、临床表现

急性白血病患者多数存在口腔症状。患者常因牙龈肿胀，出血不止而首先到口腔科就诊。白血病的主要表现有以下几种。

（1）大多为儿童及青年患者。起病较急，表现为乏力，不同程度发热，热型不定，有贫血及显著的口腔和皮下、黏膜自发出血现象。

（2）口腔表现多为牙龈明显肿大，波及牙间乳头、边缘龈和附着龈，外形不规则呈结节状，颜色暗红或苍白（为病变白细胞大量浸润所致，并非牙龈结缔组织本身的增生）。

（3）有的牙龈发生坏死、溃疡，有自发痛、口臭、牙齿松动。

（4）牙龈和黏膜自发性出血，且不易止住。

（5）由于牙龈肿胀、出血，口内自洁作用差，使菌斑大量堆积，加重牙龈炎症。

（6）还可表现为牙齿松动、口臭、局部淋巴结肿大等，并有低热、乏力、贫血等全身症状。

三、诊断和鉴别诊断

1. 诊断　根据上述典型的临床表现，及时作血细胞分析及血涂片检查，发现白细胞数目异常（多数病例显著增高，个别病例减少）及形态的异常（如血涂片检查见大量幼稚细胞），便可作出初步诊断。骨髓检查可明确诊断。对于可疑患者还应注意其他部位，如皮肤、黏膜是否存在出血和瘀斑等。

2. 鉴别诊断　表现为牙龈肿大的龈病损应注意与牙龈的炎症性增生、药物性龈增生和龈纤维瘤病鉴别；以牙龈出血为主要表现的龈病损应与菌斑性龈炎和血液系统其他疾病鉴别。

四、治疗

（1）及时转诊至内科确诊，并与血液科医师密切配合治疗。

（2）切忌牙龈手术和活体组织检查。

（3）牙龈出血以保守治疗为主，压迫止血。局部可用止血药，如用含有肾上腺素的小棉球压迫止血，牙周塞治剂、云南白药等都可暂时止血。

（4）在全身情况允许时可进行简单的洁治术以减轻牙龈炎症，但应避免组织创伤。给含漱药，如 0.12% 氯己定、2% ~4% 碳酸氢钠液、1% ~3% 过氧化氢液及 1% 次氯酸钠液，并指导含漱。

（5）伴有脓肿时，在脓肿初期禁忌切开，待脓液形成时，尽可能不切开引流，以避免病情复杂化（感染扩散、出血不止、伤口不愈）。为减轻症状，可局部穿刺、抽吸脓液（仅脓液多时切开）手术时，避免过度挤压，切口过大。

（6）口腔卫生指导，加强口腔护理应指导患者使用软毛牙刷、正确地刷牙和使用牙线等，保持口腔清洁，减轻牙龈的炎症。每日 2 次使用 0.12% ~0.2% 氯己定溶液漱口有助于减少菌斑，消除炎症。

（王晓斐）

第三节 慢性牙周炎

慢性牙周炎（CP）原名成人牙周炎（adult peridontitis，AP）或慢性成人牙周炎（chronic adult periodontitis，CAP）。更改名称是因为此类牙周炎虽最常见于成年人，但也可发生于儿童和青少年，而且由于本病的进程缓慢，通常难以确定真正的发病年龄。大部分慢性牙周炎呈缓慢加重，但也可出现间歇性的活动期。此时牙周组织的破坏加速，随后又可转入静止期。大部分慢性牙周炎患者根本不出现爆发性的活动期。

本病为最常见的一类牙周炎，约占牙周炎患者的 95%，由长期存在的慢性牙龈炎向深部牙周组织扩展而引起。牙龈炎和牙周炎之间虽有明确的病理学区别，但在临床上，两者却是逐渐、隐匿地过渡。因此早期发现和诊断牙周炎十分重要，因为牙周炎的后果远比牙龈炎严重。

一、临床表现

本病一般侵犯全口多数牙齿，也有少数患者仅发生于一组牙（如前牙）或少数牙。发病有一定的牙位特异性，磨牙和下前牙区以及邻接面由于菌斑牙石易堆积，故较易患病。牙周袋的炎症、附着丧失和牙槽骨吸收在牙周炎的早期即已出现，但因程度较轻，一般无明显不适。临床主要的症状为刷牙或进食时出血，或口内有异味，但通常不引起患者的重视。及至形成深牙周袋后，出现牙松动、咀嚼无力或疼痛，甚至发生急性牙周脓肿等，才去就诊，此时多已为晚期。

牙周袋处的牙龈呈现不同程度的慢性炎症，颜色暗红或鲜红、质地松软、点彩消失、边缘圆钝且不与牙面贴附。有些患者由于长期的慢性炎症，使牙龈有部分纤维性增生、变厚，表面炎症不明显，但牙周探诊后，袋内壁有出血，也可有脓。牙周袋探诊深度（PD）超过

3mm，且有附着丧失。如有牙龈退缩，则探诊深度可能在正常范围，但可见釉牙骨质界已暴露。因此附着丧失能更准确地反映牙周支持组织的破坏。

慢性牙周炎根据附着丧失和骨吸收的范围（extent）及其严重程度（severity）可进一步分型。范围是指根据患病的牙数将其分为局限型和广泛型。全口牙中有附着丧失和骨吸收的位点（site）数占总位点数≤30%者为局限型；若＞30%的位点受累，则为广泛型。也可根据牙周袋深度、结缔组织附着丧失和骨吸收的程度来分为轻度、中度和重度。上述指标中以附着丧失为重点，它与炎症的程度大多一致，但也可不一致。一般随病程的延长和年龄的增长而使病情累积、加重。流行病学调查资料表明，牙周病的患病率虽高，但重症牙周炎只发生于约 10% ~15% 的人群。

轻度：牙龈有炎症和探诊出血，牙周袋深度≤4mm，附着丧失 1 ~2mm，X 线片显示牙槽骨吸收不超过根长的 1/3。可有轻度口臭。

中度：牙龈有炎症和探诊出血，也可有脓。牙周袋深度≤6mm，附着丧失 3 ~4mm，X 线片显示牙槽骨水平型或角型吸收超过根长的 1/3，但不超过根长的 1/2。牙齿可能有轻度松动，多根牙的根分叉区可能有轻度病变。

重度：炎症较明显或发生牙周脓肿。牙周袋 >6mm，附着丧失≥5mm，X 线片示牙槽骨吸收超过根长的 1/2，多根牙有根分叉病变，牙多有松动。

慢性牙周炎患者除有上述特征外，晚期常可出现其他伴发症状，如①由于牙松动、移位和龈乳头退缩，造成食物嵌塞；②由于牙周支持组织减少，造成继发性𬌗创伤；③牙龈退缩使牙根暴露，对温度敏感，并容易发生根面龋，在前牙还会影响美观；④深牙周袋内脓液引流不畅时，或身体抵抗力降低时，可发生急性牙周脓肿；⑤深牙周袋接近根尖时，可引起逆行性牙髓炎；⑥牙周袋溢脓和牙间隙内食物嵌塞，可引起口臭。

二、诊断特征

（1）多为成年人，也可见于儿童或青少年。

（2）有明显的菌斑、牙石及局部刺激因素，且与牙周组织的炎症和破坏程度比较一致。

（3）根据累及的牙位数，可进一步分为局限型（＜30% 位点）和广泛型（＞30%）；根据牙周附着丧失的程度，可分为轻度（AL 1 ~2mm）、中度（AL 3 ~4mm）和重度（AL≥5mm）。

（4）患病率和病情随年龄增大而加重，病情一般缓慢进展而加重，也可间有快速进展的活动期。

（5）全身一般健康，也可有某些危险因素，如吸烟、精神压力、骨质疏松等。

中度以上的慢性牙周炎诊断并不困难，但早期牙周炎与牙龈炎的区别不甚明显，须通过仔细检查而及时诊断，以免贻误正确的治疗（表10 – 1）。

表10 –1 牙龈炎和早期牙周炎的区别

	牙龈炎	早期牙周炎
牙龈炎症	有	有
牙周袋	假性牙周袋	真性牙周袋
附着丧失	无*	有，能探到釉牙骨质界

续　表

	牙龈炎	早期牙周炎
牙槽骨吸收	无	嵴顶吸收，或硬骨板消失
治疗结果	病变可逆，牙龈组织恢复正常	炎症消退，病变静止，但已破坏的支持组织难以完全恢复正常

注：＊1999 年对牙龈炎的定义增加了"在一定条件下可以有附着丧失"。

在确诊为慢性牙周炎后，还应通过仔细的病史询问和必要的检查，发现患者有无牙周炎的易感因素，如全身疾病、吸烟等；并根据病情确定其严重程度、目前牙周炎是否为活动期等，并据此制定针对性的治疗计划和判断预后。

三、治疗原则

慢性牙周炎早期治疗的效果较好，能使病变停止进展，牙槽骨有少量修复。只要患者能认真清除菌斑并定期复查，则疗效能长期保持。治疗应以消除菌斑、牙石等局部刺激因素为主，辅以手术等方法。由于口腔内各个牙的患病程度和病因刺激物的多少不一致，必须针对每个患牙的具体情况，制定全面的治疗计划。

1. 局部治疗

（1）控制菌斑：菌斑是牙周炎的主要病原刺激物，而且清除之后还会不断在牙面堆积。因此必须向患者进行细致的讲解和指导，使其充分理解坚持不懈地清除菌斑的重要性。此种指导应贯穿于治疗的全过程，每次就诊时均应检查患者菌斑控制的程度，并作记录。有菌斑的牙面应占全部牙面的 20% 以下才算合格。牙周炎在龈上牙石被刮除以后，如菌斑控制方法未被掌握，牙石重新沉积的速度是很快的。

（2）彻底清除牙石，平整根面：龈上牙石的清除称为洁治术，龈下牙石的清除称为龈下刮治或深部刮治。龈下刮治除了刮除龈下石外，还须将暴露在牙周袋内的含有大量内毒素的病变牙骨质刮除，使根面平整而光滑。根面平整使微生物数量大大减少，并搅乱了生物膜的结构，改变了龈下的环境，使细菌不易重新附着。牙龈结缔组织有可能附着于根面，形成新附着。

经过彻底的洁治和根面平整后，临床上可见牙龈的炎症和肿胀消退，出血和溢脓停止，牙周袋变浅、变紧。袋变浅是由于牙龈退缩及袋壁胶原纤维的新生，使牙龈变得致密，探针不再穿透结合上皮进入结缔组织内；也可能有新的结缔组织附着于根面。洁治和刮治术是牙周炎的基础治疗，任何其他治疗手段只应作为基础治疗的补充手段。

（3）牙周袋及根面的药物处理：大多数患者在根面平整后，组织能顺利愈合，不需药物处理。对一些炎症严重、肉芽增生的深牙周袋，在刮治后可用药物处理袋壁。必要时可用复方碘液，它有较强的消炎、收敛作用，注意避免烧灼邻近的黏膜。

近年来，牙周袋内局部放置缓释型的抗菌药物取得较好的临床效果，药物能较长时间停留于牙周袋内，起到较好的疗效。可选用的药物如甲硝唑、四环素及其同族药物如米诺环素、氯己定（洗必泰）等。有人报道，用含有上述药物的凝胶或溶液冲洗牙周袋，取得良好的临床疗效，袋内的微生物也消失或明显减少。但药物治疗只能作为机械方法清除牙石后的辅助治疗，不能取代除石治疗。

（4）牙周手术：上述治疗后，若仍有较深的牙周袋，或根面牙石不易彻底清除，炎症不能控制，则可进行牙周手术。其优点是可以在直视下彻底刮除根面的牙石及不健康的肉芽组织，必要时还可修整牙槽骨的外形或截除患根、矫正软组织的外形等等。手术后牙周袋变浅、炎症消退、骨质吸收停止、甚至可有少量骨修复。理想的手术效果是形成新附着，使牙周膜的结缔组织细胞重新在根面沉积牙骨质，并形成新的牙周膜纤维束和牙槽骨。这就是牙周组织的再生性手术，是目前临床和理论研究的热点，临床取得一定的成果，但效果有待提高。

（5）松动牙固定术：用各种材料和方法制成牙周夹板，将一组患牙与其相邻的稳固牙齿连结在一起，使𬌗力分散于一组牙上，减少了患牙承受的超重力或侧向扭转力的损害。这种固定术有利于牙周组织的修复。一般在松牙固定后，牙齿稳固、咀嚼功能改善。有些病例在治疗数月后，X线片可见牙槽骨硬骨板致密等效果。本法的缺点是，对局部的菌斑控制措施有一定的妨碍。因此，一定要从有利于菌斑控制方面改善设计，才能使本法持久应用。如果患者有缺失牙齿需要修复，而基牙或邻近的患牙因松动而需要固定，也可在可摘式义齿上设计一定的固定装置，或用制作良好的固定桥来固定松动牙。并非所有松动牙都需要固定，主要是患牙动度持续加重、影响咀嚼功能者才需要固定。

（6）调𬌗：如果X线片显示牙槽骨角形缺损或牙周膜增宽，就要对该牙做有无𬌗干扰的检查。如有扪诊震颤，再用蜡片法或咬合纸法查明早接触点的部位及大小，然后进行选磨。如果不能查到𬌗干扰，说明该牙目前并不存在创伤，可能是曾经有过创伤，但由于早接触点已被磨损，或由于牙周组织的自身调节，创伤已经缓解，这种情况不必作调𬌗处理。

（7）拔除不能保留的患牙：严重而无法挽救的患牙必须及早拔除，以免影响治疗和增加再感染的机会。拔牙创的愈合可使原来的牙周病变区破坏停止而出现修复性改变，这一转机对邻牙的治疗有着良好的影响。

（8）坚持维护期治疗：牙周炎经过正规治疗后，一般能取得较好的效果，但长期疗效的保持取决于是否能定期复查和进行必要的后续治疗，患者的自我菌斑控制也是至关重要的。根据患者的病情以及菌斑控制的好坏来确定复查的间隔时间，每次复查均应对患者进行必要的口腔卫生指导和预防性洁治。若有病情未被控制的牙位，则应进行相应的治疗。总之，牙周炎的治疗绝非一劳永逸的，维护期治疗是保持长期疗效的关键。

2. 全身治疗 慢性牙周炎除非出现急性症状，一般不需采用抗生素类药物。对严重病例可口服甲硝唑0.2g，每日3~4次，共服一周。或服螺旋霉素0.2g，每日4次，共服5~7日。有些患者有慢性系统性疾病，如糖尿病、心血管疾患等，应与内科医师配合，积极治疗和控制全身疾病。成功的牙周治疗对糖尿病的控制也有积极意义。

大多数慢性牙周炎患者经过恰当的治疗后，病情可得到控制，但也有少数患者疗效很差。1978年，Hirschfeld等报告，对600名牙周炎患者追踪观察平均22年后，83%患者疗效良好、13%病情加重、4%则明显恶化（人均失牙10~23个）。过去把后两类患者称为难治性牙周炎或顽固性牙周炎。这些患者可能有特殊的致病菌，或牙体和牙周病变的形态妨碍了彻底地清除病原刺激物。有人报告此类患者常为重度吸烟者。

（王晓斐）

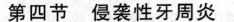

第四节　侵袭性牙周炎

侵袭性牙周炎（aggressive periodontitis，AgP）是一组在临床表现和实验室检查（包括化验和微生物学检查）均与慢性牙周炎有明显区别的、相对少见的牙周炎。它包含了1989年旧分类中的三个类型，即青少年牙周炎、快速进展性牙周炎和青春前期牙周炎，一度曾将这三个类型合称为早发性牙周炎（EOP）。实际上这类牙周炎虽多发于年轻人，但也可见于成年人。本病一般来说发展较迅猛，但也可转为间断性的静止期，而且临床上对进展速度也不易判断。因此在1999年的国际研讨会上建议更名为侵袭性牙周炎。

一、侵袭性牙周炎的危险因素

对侵袭性牙周炎的病因尚未完全明了，大量的病因证据主要源于过去对青少年牙周炎的研究结果。现认为某些特定微生物的感染及机体防御能力的缺陷是引起侵袭性牙周炎的两方面主要因素。

1. 微生物　大量的研究表明伴放线菌嗜血菌（Aa）是侵袭性牙周炎的主要致病菌，其主要依据如下。

（1）从局限性青少年牙周炎患牙的龈下菌斑中可分离出Aa，阳性率高达90%～100%，而同一患者口中的健康牙或健康人则检出率明显的低（＜20%），慢性牙周炎患者Aa的检出率也低于局限性青少年牙周炎。但也有些学者（尤其是中国和日本）报告未能检出Aa，或是所检出的Aa为低毒性株，而主要分离出牙龈卟啉单胞菌、腐蚀艾肯菌、中间普氏菌、具核梭杆菌等。这可能是由于重症患者的深牙周袋改变了微生态环境，使一些严格厌氧菌成为优势菌，而Aa不再占主导；也可能确实存在着种族和地区的差异。广泛型侵袭性牙周炎的龈下菌群主要为牙龈卟啉单胞菌、福赛拟杆菌（现名为Tanncrella forsythia，Tf）、腐蚀艾肯菌等。也有学者报告，在牙周健康者和儿童口腔中也可检出Aa，但占总菌的比例较低。

（2）伴放线菌嗜血菌产生多种对牙周组织有毒性和破坏作用的毒性产物，例如白细胞毒素，能损伤乃至杀死中性粒细胞和单核细胞，并引起动物的实验性牙周炎。Aa表面的膜泡脱落可使毒素播散。还产生上皮毒素、骨吸收毒素、细胞坏死膨胀毒素和致凋亡毒素等。

（3）引发宿主的免疫反应：局限型侵袭性牙周炎（LAgP）患者的血清中有明显升高的抗Aa抗体，牙龈局部和龈沟液内也产生大量的特异抗体甚至高于血清水平，说明这种免疫反应发生于牙龈局部。Aa产生的内毒素可激活上皮细胞、中性粒细胞、成纤维细胞和单核细胞产生大量的细胞因子，引发炎症反应。

（4）牙周治疗可使Aa量明显减少或消失，当病变复发时，该菌又复出现。Slots等报告，由于Aa能入侵牙周组织，单纯的机械治疗不能消除Aa，临床疗效欠佳，口服四环素后，Aa消失，临床疗效转佳。

近年来有些学者报告，从牙周袋内分离出病毒、真菌甚至原生动物，可能与牙周病有关。

2. 全身背景

（1）白细胞功能缺陷：已有大量研究证明本病患者有周缘血的中性粒细胞（PMN）和（或）单核细胞的趋化功能降低。有的学者报告，吞噬功能也有障碍，这种缺陷带有家族性，患者的同胞中有的也可患侵袭性牙周炎，或虽未患牙周炎，却也有白细胞功能缺陷。但侵袭性牙周炎患者的白细胞功能缺陷并不导致全身其他部位的感染性疾病。

（2）产生特异抗体：研究还表明与 Aa 的糖类抗原发生反应的抗体主要是 IgG_2 亚类，在局限型侵袭性牙周炎患者中升高，而广泛型侵袭性牙周炎则缺乏此亚类。提示 IgG_2 抗体起保护作用，可阻止病变的扩散。

（3）遗传背景：本病常有家族聚集现象；也有种族易感性的差异，如 1987 年，Saxby 报告，7 266 名 15 ~ 19 岁的英国学生中，局限性青少年牙周炎的总患病率为 0.1%，其中白种人 0.2%、非洲裔人为 0.8%、亚裔人 0.2%。黑人中患局限性青少年牙周炎的几率远高于白人和亚洲人。本病也可能有遗传背景。有研究报告，$Fc\gamma R \, II$ 基因多态性、维生素 D 受体基因多态性等可能为本病的易感因素。

（4）牙骨质发育异常：1928 年，Gottlieb 曾提出本病的原因是牙骨质的继续形成受到抑制，妨碍了牙周膜纤维附着于牙体。此后有少量报道，发现局限性青少年牙周炎患者的牙根尖而细，牙骨质发育不良，甚至无牙骨质，不仅已暴露于牙周袋内的牙根如此，在其根方尚未发生病变处的牙骨质也有发育不良。说明这种缺陷不是疾病的结果，而是发育中的问题。国内有报告侵袭性牙周炎患者发生单根牙牙根形态异常的几率高于牙周健康者和慢性牙周炎患者；有牙根形态异常的牙，其牙槽骨吸收重于形态正常者。

3. 环境和行为因素　吸烟的量和时间是影响年轻人牙周破坏范围的重要因素之一。吸烟的广泛型侵袭性牙周炎患者比不吸烟的广泛型侵袭性牙周炎患者患牙数多、附着丧失量也多。吸烟对局限型患者的影响似较小。口腔卫生的好坏也对疾病有影响。

总之，现代的观点认为牙周炎不是由单一种细菌引起的，而是多种微生物共同和相互作用；高毒性的致病菌是必需的致病因子，而高易感性宿主的防御功能低下和（或）过度的炎症反应所导致牙周组织的破坏是发病的重要因素；吸烟、遗传基因等调节因素也可能起一定的促进作用。

二、组织病理学改变

侵袭性牙周炎的组织学变化与慢性牙周炎无明显区别，均以慢性炎症为主。免疫组织化学研究发现，本病的牙龈结缔组织内也以浆细胞浸润为主，但其中产生 IgA 的细胞少于慢性牙周炎者，游走到袋上皮内的中性粒细胞数目也较少，这两种现象可能是细菌易于入侵的原因之一。电镜观察到在袋壁上皮、牙龈结缔组织甚至牙槽骨的表面可有细菌入侵，主要为革兰阴性菌及螺旋体。近年还有学者报告，中性粒细胞和单核细胞对细菌的过度反应，密集的白细胞浸润及过量的细胞因子和炎症介质表达，可能导致严重的牙周炎症和破坏。

三、临床表现

根据患牙的分布可将侵袭性牙周炎分为局限型（LAgP）和广泛型（GAgP）。局限型大致相当于过去的局限型青少年牙周炎；广泛型相当于过去的弥漫型青少年牙周炎和快速进展性牙周炎。局限型侵袭性牙周炎和广泛型侵袭性牙周炎的临床特征有相同之处，也各有其不同之处。在我国，典型的局限型侵袭性牙周炎较为少见，这一方面可能由于患者就诊较晚，病变已蔓延至全口多个牙，另一方面可能有种族背景。

1. 快速进展的牙周组织破坏　快速的牙周附着丧失和骨吸收是侵袭性牙周炎的主要特

点。严格来说,"快速"的确定应依据在两个时间点所获得的临床记录或 X 线片来判断,然而此种资料不易获得。临床上常根据"严重的牙周破坏发生在较年轻的患者"来做出快速进展的判断。有人估计,本型患者的牙周破坏速度比慢性牙周炎快 3 ~ 4 倍,患者常在 20 岁左右即已须拔牙或牙自行脱落。

2. 年龄与性别　本病患者一般年龄较小,发病可始于青春期前后,因早期无明显症状,患者就诊时常已 20 岁左右。有学者报告,广泛型的平均年龄大于局限型患者,一般也在 30 岁以下,但也可发生于 35 岁以上的成年人。女性多于男性,但也有人报告年幼者以女性为多,稍长后性别无差异。

3. 口腔卫生情况　本病一个突出的表现是局限型患者的菌斑、牙石量很少,牙龈表面的炎症轻微,但却已有深牙周袋,牙周组织破坏程度与局部刺激物的量不成比例。牙龈表面虽然无明显炎症,实际上在深袋部位是有龈下菌斑的,而且袋壁也有炎症和探诊后出血。广泛型的菌斑、牙石量因人而异,多数患者有大量的菌斑和牙石,也可很少;牙龈有明显的炎症,呈鲜红色,并可伴有龈缘区肉芽性增殖,易出血,可有溢脓,晚期还可以发生牙周脓肿。

4. 好发牙位　1999 年,新分类法规定,局限型侵袭性牙周炎的特征是"局限于第一恒磨牙或切牙的邻面有附着丧失,至少波及两个恒牙,其中一个为第一磨牙。其他患牙(非第一磨牙和切牙)不超过两个。"换言之,典型的患牙局限于第一恒磨牙和上下切牙,多为左右对称。X 线片可见第一磨牙的近远中均有垂直型骨吸收,形成典型的"弧形吸收",在切牙区多为水平型骨吸收。但早期的患者不一定波及所有的切牙和第一磨牙。广泛型的特征为"广泛的邻面附着丧失,侵犯第一磨牙和切牙以外的牙数在三颗以上。"也就是说,侵犯全口大多数牙。

5. 家族聚集性　家族中常有多人患本病,患者的同胞有 50% 患病机会。其遗传背景可能与白细胞功能缺陷有关,也有人认为是 X 连锁性遗传或常染色体显性遗传等。但也有一些学者认为是由于牙周致病菌在家族中的传播所致。临床上并非每位侵袭性牙周炎患者均有家族史。

6. 全身情况　侵袭性牙周炎患者一般全身健康,无明显的系统性疾病,但部分患者具有中性粒细胞及(或)单核细胞的功能缺陷。多数患者对常规治疗,如刮治和全身药物治疗,有明显的疗效,但也有少数患者经任何治疗效果都不佳,病情迅速加重直至牙齿丧失。

广泛型和局限型究竟是两个独立的类型,抑或广泛型侵袭性牙周炎是局限型发展和加重的结果,尚不肯定。但有不少研究结果支持两者为同一疾病不同阶段的观点,例如:①年幼者以局限型较多,而年长者患牙数目增多,以广泛型为多;②局限型患者血清中的抗 Aa 特异抗体水平明显地高于广泛型患者,起保护作用的 IgG_2 亚类水平也高于广泛型。可能机体对致病菌挑战所产生的免疫反应使感染局限,而广泛型患者的抗体反应较弱,使感染扩散;③有些广泛型侵袭性牙周炎患者的第一磨牙和切牙病情较重,且有典型的"弧形吸收"影像,提示这些患者可能由局限型病变发展而来。

四、诊断特点

本病应抓住早期诊断这一环,因患者初起时无明显症状,待就诊时多已为晚期。如果一名青春期前后的年轻患者,菌斑、牙石等刺激物不多,炎症不明显,但发现有少数牙松动、移位或邻面深袋,局部刺激因子与病变程度不一致等,则应引起重视。重点检查切牙及第一磨牙邻面，并拍摄 X 线片，殆翼片有助于发现早期病变。有条件时，可做微生物学检查，发现伴放线菌嗜血菌或大量的牙龈卟啉单胞菌，或检查中性多形核白细胞有无趋化和吞噬功能的异常，若为阳性，对诊断本病十分有利。早期诊断及治疗对保留患牙和控制病情极为重要。对于侵袭性牙周炎患者的同胞进行牙周检查，有助于早期发现其他病例。

临床上常以年龄（35 岁以下）和全口大多数牙的重度牙周破坏，作为诊断广泛型侵袭性牙周炎的标准，也就是说牙周破坏程度与年龄不相称。但必须明确的是，并非所有年轻患者的重度牙周炎均可诊断为侵袭性牙周炎，应先排除一些明显的局部和全身因素。如：①是否有严重的错殆导致咬合创伤，加速了牙周炎的病程；②是否曾接受过不正规的正畸治疗，或在正畸治疗前未认真治疗已存在的牙周病；③有无食物嵌塞、邻面龋、牙髓及根尖周病、不良修复体等局部促进因素，加重了菌斑堆积，造成牙龈的炎症和快速的附着丧失；④有无伴随的全身疾病，如未经控制的糖尿病、白细胞黏附缺陷、HIV 感染等。上述①～③的存在可以加速慢性牙周炎的牙槽骨吸收和附着丧失；如有④则应列入伴有全身疾病的牙周炎中，其治疗也不仅限于口腔科。如有条件检测患者周缘血的中性粒细胞和单核细胞的趋化及吞噬功能、血清 IgG_2 水平，或微生物学检测，则有助于诊断。有时阳性家族史也有助于诊断本病（表 10-2）。

表 10-2 侵袭性牙周炎的诊断特点

1. 年龄一般在 35 岁以下，但也可超过
2. 无明显的全身疾病
3. 快速的骨吸收和附着丧失
4. 家族聚集性
5. 牙周组织破坏程度与菌斑及局部刺激量不一致

注：＊慢性牙周炎与侵袭性牙周炎的鉴别主要应排除后者（AgP）。

最近有学者提出，在有的年轻人和青少年，有个别牙齿出现附着丧失，但其他方面不符合早发性牙周炎者，可称之为偶发性附着丧失。例如个别牙因咬合创伤或错殆所致的牙龈退缩、拔除智齿后第二磨牙远中的附着丧失等。这些个体可能为侵袭性牙周炎或慢性牙周炎的易感者，应密切加以复查和监测，以利早期诊断。

五、治疗原则

1. 早期治疗，防止复发　本病常导致患者早年失牙，因此特别强调早期、彻底的治疗，主要是彻底消除感染。治疗原则基本同慢性牙周炎，洁治、刮治和根面平整等基础治疗是必不可少的，多数患者对此有较好的疗效。治疗后病变转入静止期。但因为伴放线菌嗜血菌及其他细菌可入侵牙周组织，单靠机械刮治不易彻底消除入侵的细菌，有的患者还需用翻瓣手术清除组织内的微生物。本病治疗后较易复发（国外报道复发率约为 1/4），因此应加强定期的复查和必要的后续治疗。根据每位患者菌斑和炎症的控制情况，确定复查的间隔期。开始时约为每 1～2 个月一次，半年后若病情稳定，可逐渐延长。

2. 抗菌药物的应用　Slots 等报告，本病单纯用刮治术不能消除入侵牙龈中的伴放线菌嗜血菌，残存的微生物容易重新在牙根面定植，使病变复发。因此主张全身服用抗生素作为辅助疗法。国外主张使用四环素 0.25g 每日 4 次，共服 2～3 周。但在我国，由于 20 世纪四环素的滥用导致耐药菌株，对国内患者效果不理想。也可用小剂量多西环素（强力霉素），50mg 每日两次。这两种药除有抑菌作用外，还有抑制胶原酶的作用，可减少牙周组织的破坏。近年来还主张在龈下刮治后口服甲硝唑和阿莫西林（羟氨苄青霉素），两者合用效果优于单一用药。在根面平整后的深牙周袋内放置缓释的抗菌制剂，如甲硝唑、米诺环素、氯己定等，也有良好疗效。文献报道，可减少龈下菌斑的重新定植，减少病变的复发。

3. 调整机体防御功能　宿主对细菌感染的防御反应在侵袭性牙周炎的发病和发展方面起重要的作用。近年来人们试图通过调节宿主的免疫和炎症反应过程来减轻或治疗牙周炎。例如多西环素可抑制胶原酶，非甾体类抗炎药（NSAID）可抑制花生四烯酸产生前列腺素，阻断和抑制骨吸收，这些均有良好的前景。祖国医学强调全身调理，国内有些学者报告用六味地黄丸为基础的固齿丸（膏），在牙周基础治疗后服用数月，可提高疗效和明显减少复发率。服药后，患者的白细胞趋化和吞噬功能以及免疫功能也有所改善。吸烟是牙周炎的危险因素，应劝患者戒烟。还应努力发现和调整其他全身因素及宿主防御反应方面的缺陷。

4. 综合治疗　在病情不太重而有牙移位的患者，可在炎症控制后，用正畸方法将移位的牙复位排齐，但正畸过程中务必加强菌斑控制和牙周病情的监控，加力也宜轻缓。牙体或牙列的修复也要注意应有利于菌斑控制。

如前所述，侵袭性牙周炎的治疗需要强化的、综合的治疗，更要强调基础治疗后的定时维护治疗。Buchmann 等对 13 名侵袭性牙周炎患者进行基础治疗、阿莫西林＋甲硝唑和手术治疗后，每年 3~4 次复查、复治。共追踪观察 5 年。临床附着水平从基线到治疗后 3 个月时改善 2.23mm，此后的 5 年内，94.6% 的人附着水平保持稳定，仅 2%~5% 有加重或反复发作的附着丧失。

总之，牙周炎是一组临床表现为慢性炎症和支持组织破坏的疾病，它们都是感染性疾病，有些人长期带菌却不发病，而另一些人却发生牙龈炎或牙周炎。牙周感染与身体其他部位的慢性感染有相同之处，但又有其独特之处，主要是牙体、牙周组织的特点所决定。龈牙结合部直接暴露在充满各种微生物的口腔环境中，细菌生物膜长期不断地定植于表面坚硬且不脱落（non-shedding）的牙面上，又有丰富的来自唾液和龈沟液的营养；牙根及牙周膜、牙槽骨则是包埋在结缔组织内，与全身各系统及组织有密切的联系，宿主的防御系统能达到牙周组织的大部分，但又受到一定的限制。这些都决定着牙周炎的慢性、不易彻底控制、容易复发、与全身情况有双向影响等特点。

牙周炎是多因素疾病，决定着发病与否和病情程度的因素有微生物的种类、毒性和数量；宿主对微生物的应战能力；环境因素（如吸烟、精神压力等）；某些全身疾病和状况的影响（如内分泌、遗传因素）等。有证据表明牙周炎也是一个多基因疾病，不是由单个基因所决定的。

牙周炎在临床上表现为多类型（CP，AgP 等）。治疗主要是除去菌斑及其他促进因子，但对不同类型、不同阶段的牙周炎及其并发病变，需要使用多种手段（非手术、手术、药物、正畸、修复等）的综合治疗。

牙周炎的治疗并非一劳永逸的，而需要终身维护和必要的重复治疗。最可庆幸和重要的一点是：牙周炎和牙龈炎都是可以预防的疾病，通过公众自我保护意识的加强、防治条件的改善及口腔医务工作者不懈的努力，牙周病是可以被消灭和控制的。

（代　婧）

第五节 反映全身疾病的牙周炎

在 1989 年制定的牙周炎分类法中，有一项"伴有全身疾病的牙周炎"。它是指一组伴有全身性疾病的、有严重而迅速破坏的牙周炎。1999 年的分类法基本保留了此范畴，而将名称改为"反映全身疾病的牙周炎"。这个改动似乎更强调了它所涵盖的是一组以牙周炎作为其突出表征之一的全身疾病，而不仅仅是"相伴"或某些全身因素（如内分泌、药物等）对牙周炎的影响。

属于本范畴的牙周炎主要有两大类，即血液疾病（白细胞数量和功能的异常、白血病等）和某些遗传性疾病。本节重点介绍一些较常见而重要的全身疾病在牙周组织的表现。

一、掌跖角化-牙周破坏综合征

本病又名 Papillon - Lefevre 综合征，由这两人在 1924 年首次报告本病。其特点是手掌和足跖部的皮肤过度角化，牙周组织严重破坏，故由此得名。有的病例还伴有硬脑膜的钙化。患者全身一般健康，智力正常。本病罕见，患病率约为百万分之一至四。

（一）临床表现

皮损及牙周病变常在 4 岁前共同出现，有人报告，可早在出生后 11 个月。皮损包括手掌、足底、膝部及肘部局限的过度角化、鳞屑、皲裂，有多汗和臭汗。约有 1/4 患者易有身体它处感染。牙周病损在乳牙萌出不久即可发生，深牙周袋炎症严重，溢脓、口臭，骨质迅速吸收，约在 5～6 岁时乳牙即相继脱落，创口愈合正常。待恒牙萌出后又发生牙周破坏，常在 10 多岁时自行脱落或拔除。有的患者第三磨牙也会在萌出后数年内脱落，有的则报告第三磨牙不受侵犯。

（二）病因

（1）本症的菌斑成分与成人牙周炎的菌斑较类似，而不像侵袭性牙周炎。在牙周袋近根尖区域有大量的螺旋体，在牙骨质上也黏附有螺旋体。有人报告，患者血清中有抗伴放线菌嗜血菌的抗体，袋内可分离出该菌。

（2）本病为遗传性疾病，属于常染色体隐性遗传。父母不患该症，但可能为血缘婚姻（约占 23%），双亲必须均携带常染色体基因才使其子女患本病。患者的同胞中也可有患本病者，男女患病机会均等。有人报告本病患者的中性粒细胞趋化功能异常。

（三）病理

与慢性牙周炎无明显区别。牙周袋壁有明显的慢性炎症，主要为浆细胞浸润，袋壁上皮内几乎见不到中性粒细胞。破骨活动明显，成骨活动很少。患牙根部的牙骨质非常薄，有时仅在根尖区存在较厚的有细胞的牙骨质。X 线片见牙根细而尖，表明牙骨质发育不良。

（四）治疗原则

对于本病，常规的牙周治疗效果不佳，患牙的病情常持续加重，直至全口拔牙。近年来有人报告，对幼儿可将其全部乳牙拔除，当恒切牙和第一恒磨牙萌出时，再口服 10～14d 抗生素，可防止恒牙发生牙周破坏。若患儿就诊时已有恒牙萌出或受累，则将严重患牙拔除，重复多疗程口服抗生素；同时进行彻底的局部牙周治疗，每 2 周复查和洁治一次，保持良好的口腔卫生。在此情况下，有些患儿新萌出的恒牙可免予罹病。这种治疗原则的出发点是基于本病是伴放线菌嗜血菌或某些致病微生物的感染，而且致病菌在牙齿刚萌出后即附着于该牙面。在关键时期（如恒牙萌出前）拔除一切患牙，造成不利于致病菌生存的环境，以防止新病变的发生。这种治疗原则取得了一定效果，但病例尚少，仍须长期观察，并辅以微生物学研究。患者的牙周炎控制或拔牙后，皮损仍不能痊愈，但可略减轻。

二、Down 综合征

本病又名先天愚型，或染色体 21 - 三体综合征，为一种由染色体异常所引起的先天性疾病。一型是典型的染色体第 21 对三体病，有 47 个染色体；另一型为只有 23 对染色体，第 21 对移到其他染色体上。本病可有家族性。

患者有发育迟缓和智力低下。约一半患者有先天性心脏病，约 15% 患儿于 1 岁前夭折。面部扁平、眶距增宽、鼻梁低宽、颈部短粗。常有上颌发育不足、萌牙较迟、错殆畸形、牙间隙较大、系带附着位置过高等。几乎 100% 患者均有严重的牙周炎，且其牙周破坏程度远超过菌斑、牙石等局部刺激物的量。本病患者的牙周破坏程度重于其他非先天愚型的弱智者。全口牙齿均有深牙周袋及炎症，下颌前牙较重，有时可有牙龈退缩。病情迅速加重，有时可伴坏死性龈炎。乳牙和恒牙均可受累。

患者的龈下菌斑微生物与一般牙周炎患者并无明显区别。有人报告，产黑色素普雷沃菌群增多。牙周病情的快速恶化可能与中性粒细胞的趋化功能低下有关，也有报告白细胞的吞噬功能和细胞内杀菌作用也降低。

对本病的治疗无特殊。彻底的常规牙周治疗和认真控制菌斑，可减缓牙周破坏。但由于患儿智力低下，常难以坚持治疗。

三、糖尿病

糖尿病是与多种遗传因素有关的内分泌异常。由于胰岛素的生成不足、功能不足或细胞表面缺乏胰岛素受体等机制，产生胰岛素抵抗，引起患者的血糖水平升高，糖耐量降低。糖尿病与牙周病在我国的患病率都较高，两者都是多基因疾病，都有一定程度的免疫调节异常。对于两者之间的关系，是人们长期研究的课题。

1999 年的牙周病分类研讨会上，专家们认为糖尿病可以影响牙周组织对细菌的反应性。他们把"伴糖尿病的牙龈炎"列入"受全身因素影响的菌斑性牙龈病"中，然而在"反映全身疾病的牙周炎"中却未列入糖尿病。在口腔科临床上看到的大多为Ⅱ型糖尿病患者，他们的糖尿病主要影响牙周炎的发病和严重程度。尤其是血糖控制不良的患者，其牙周组织的炎症较重，龈缘红肿呈肉芽状增生，易出血和发生牙周脓肿，牙槽骨破坏迅速，导致深袋和牙松动，牙周治疗后也较易复发。血糖控制后，牙周炎的情况会有所好转。有学者提出将牙周炎列为糖尿病的第六并发症（其他并发症为肾病变、神经系统病变、视网膜病变、大血管病变、创口愈合缓慢）。文献表明，血糖控制良好的糖尿病患者，其对基础治疗的疗效与无糖尿病的、牙周破坏程度相似的患者无明显差别。近年来国内外均有报道，彻底有效的牙周治疗不仅使牙周病变减轻，还可使糖尿病患者的糖化血红蛋白（HbAlc）和 TNFa 水平显著降低，胰岛素的用量可减少，龈沟液中的弹力蛋白酶水平下降。这从另一方面支持牙周炎与糖尿病的密切关系。但也有学者报告，除牙周基础治疗外，还需全身或局部应用抗生素，才能使糖化血红蛋白下降。

四、艾滋病

（一）临床表现

1987 年，Winkler 等首先报告 AIDS 患者的牙周炎，患者在 3～4 个月内牙周附着丧失可达 90%。目前认为与 HIV 有关的牙周病损主要有两种。

1. 线形牙龈红斑（linear gingival erythema，LGE）　在牙龈缘处有明显的、鲜红的、宽约 2～3mm 的红边，在附着龈上可呈瘀斑状，极易出血。此阶段一般无牙槽骨吸收。现认为该病变是由于白色念珠菌感染所致，对常规治疗反应不佳。对线形牙龈红斑的发生率报告不一，它有较高的诊断意义，可能为坏死性溃疡性牙周炎的前驱。但此种病损也可偶见于非 HIV 感染者，需仔细鉴别。

2. 坏死性溃疡性牙周病（necrotizing ulcerative periodontal diseases）　1999 年的新分类认为尚不能肯定坏死性溃疡性牙龈炎（NUG）和坏死性溃疡性牙周炎（NUP）是否为两个不同的疾病，因此主张将两者统称为坏死性溃疡性牙周病。

AIDS 患者所发生的坏死溃疡性牙龈炎（NUG）临床表现与非 HIV 感染者十分相似，但病情较重，病势较凶。需结合其他检查来鉴别。坏死性溃疡性牙周炎（NUP）则可由于患者抵抗力极度低下而从坏死性溃疡性牙龈炎迅速发展而成，也可能是在原有的慢性牙周炎基础上，坏死性溃疡性牙龈炎加速和加重了病变。在 HIV 感染者中坏死性溃疡性牙周炎的发生率约在 4%～10% 之间。坏死性溃疡性牙周炎患者的骨吸收和附着丧失特别重，有时甚至有死骨形成，但牙龈指数和菌斑指数并不一定相应的高。换言之，在局部因素和炎症并不太重，而牙周破坏迅速，且有坏死性龈病损的特征时，应引起警惕，注意寻找其全身背景。有人报告，坏死性溃疡性牙周炎与机体免疫功能的极度降低有关，T 辅助细胞（CD_4^+）的计数与附着丧失程度呈负相关。正常人的 CD_4^+ 计数为 600～1 000/mm^3，而 AIDS 合并坏死性溃疡性牙周炎的患者则明显降低，可达 100/mm^3 以下，此种患者的短期死亡率较高。严重者还可发展为坏死性溃疡性口炎。

AIDS 在口腔黏膜的表现还有毛状白斑、白色念珠菌感染、复发性口腔溃疡等，晚期可发生 Kaposi 肉瘤，其中约有一半可发生在牙龈上，必要时可做病理检查以证实。

如上所述，线形牙龈红斑、坏死性溃疡性牙龈炎、坏死性溃疡性牙周炎、白色念珠菌感染等均可发生于正常的无 HIV 感染者，或其他免疫功能低下者。因此不能仅凭上述临床表征就做出艾滋病的诊断。口腔科医师的责任是提高必要的警惕，对可疑的病例进行恰当和必要的化验检查，必要时转诊。

（二）治疗原则

坏死性牙龈炎和坏死性牙周炎患者均可按常规的牙周治疗，如局部清除牙石和菌斑，全身给以抗菌药，首选为甲硝唑 200mg，每日 3～4 次，共服 5～7d，它比较不容易引起继发的真菌感染；还需使用 0.12～0.2% 的氯己定含漱液，它对细菌、真菌和病毒均有杀灭作用。治疗后疼痛常可在 24～36h 内消失。线形牙龈红斑（LGE）对常规牙周治疗的反应较差，难以消失，常需全身使用抗生素。

（代　婧）

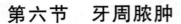

第六节　牙周脓肿

牙周脓肿是发生于牙周袋壁的急性局限性化脓性炎症，并非独立的疾病，而是牙周炎发展到中、晚期出现深牙周袋后的一个常见的伴发症状，可以发生于任何一型牙周炎。

一、发病因素

在下列情况下，易发生急性牙周脓肿。

（1）深牙周袋内壁的化脓性炎症向深部结缔组织扩展，而脓液不得向袋内排出时，即形成袋壁软组织内的脓肿。

（2）迂回曲折的、涉及多个牙面的深牙周袋，特别是累及根分叉区时，该处脓液及渗出物排出受阻。

（3）洁治或龈下刮治时，操作不当，感染或牙石碎片被推入牙周深部组织，或损伤牙龈组织。

（4）深牙周袋的刮治术不彻底，袋口虽然紧缩，但袋底处的炎症仍然存在，并得不到引流。

（5）牙根纵裂、牙髓治疗时根管或髓室底侧穿等牙体疾患，有时也可引起牙周脓肿。

（6）机体抵抗力下降或有严重的全身疾患，如糖尿病患者。

二、病理

镜下可见牙周脓肿形成于牙周袋壁。上皮水肿并有白细胞移出。结缔组织中有局限的生活或坏死的中性粒细胞浸润。坏死的白细胞释放各种酶，使周围的细胞和组织坏死、溶解，形成脓液，位于脓肿中心，周围有急性炎症反应。在脓肿组织内的细菌主要为革兰阴性球菌、梭杆菌和螺旋体等。

三、临床表现

急性牙周脓肿发病突然，在患牙的唇颊侧或舌腭侧牙龈形成椭圆形或半球状的肿胀突起。牙龈发红、水肿，表面光亮。脓肿的早期，炎症浸润广泛，使组织张力较大，疼痛较剧烈，可有搏动性疼痛。因牙周膜水肿而使患牙有"浮起感"，叩痛，松动明显。

脓肿的后期，脓液局限，脓肿表面较软，扪诊可有波动感，疼痛稍减轻，此时轻压牙龈可有脓液从袋内流出，或脓肿自行从表面破溃，肿胀消退。急性牙周脓肿患者一般无明显的全身症状，可有局部淋巴结肿大，或白细胞轻度增多。

脓肿可以发生在单个牙齿，磨牙的根分叉处较为多见，也可同时发生于多个牙齿，或此起彼伏。此种多发性牙周脓肿的患者十分痛苦，也常伴有较明显的全身不适。牙周脓肿由于位置较浅（与根尖脓肿和牙槽脓肿相比），多数能自行破溃引流，但在有全身疾病背景者，或存在其他不利因素时，也可有炎症范围扩散。

牙周脓肿一般为急性过程，并且可自行破溃排脓和消退，但急性期过后若未及时治疗，或反复急性发作，可成为慢性牙周脓肿。一般无明显症状，可见牙龈表面有窦道开口，开口处可以平坦，须仔细检查；也可呈肉芽组织增生的开口，压时有少许脓液流出。叩痛不明显，有时可有咬合不适感。

四、诊断与鉴别诊断

牙周脓肿的诊断应结合病史、临床表现和 X 片表现，主要应与牙龈脓肿及牙槽脓肿鉴别：

1. 牙周脓肿与龈脓肿的鉴别诊断　龈脓肿仅局限于龈乳头，呈局限性肿胀，探诊为龈袋，有时可探及刺入牙龈的异物，X 线片示无牙槽骨吸收和破坏，仅需局部排脓引流，治疗效果较好。牙周脓肿是牙周支持组织的局限性化脓性炎症，有较深的牙周袋，X 线片可显示牙槽骨吸收，在慢性牙周脓肿，还可见到牙周和根尖周围弥散的骨质破坏。

2. 牙周脓肿与牙槽脓肿的鉴别　二者的感染来源和炎症扩散途径不同，因此临床上表现的区别如下（表 10-3）。

表 10-3　牙周脓肿与牙槽脓肿的鉴别

症状与体征	牙周脓肿	牙槽脓肿
感染来源	深牙周袋	牙髓炎或根尖周炎
牙周袋	有	一般无
牙体情况	一般无龋	有龋齿或非龋疾病，或修复体
牙髓活力	有	无
脓肿部位	局限于牙周袋壁，较近龈缘	范围较弥散，中心位于龈颊沟附近
疼痛程度	相对较轻	较重
牙松动度	松动明显，消肿后仍松动	松动可轻，可重。治愈后可恢复稳固
叩痛	相对较轻	很重
X 线相	牙槽骨嵴有破坏，可有骨下袋	根尖周围可有骨质破坏，也可无
病程	相对较短，一般 3~4d 可自溃	相对较长。脓液从根尖周围向黏膜排出约需 5~6d

表 10-3 所列只是一般情况下的鉴别原则，有时二者容易混淆。如牙周-牙髓联合病变时，根尖周围的炎症可向牙龈沟内排脓；长期存在的深牙周袋中的感染可逆行性引起牙髓坏死；牙周炎症兼有殆创伤时，既可形成窄而深的牙周袋，又可影响根尖孔区的血运而致牙髓坏死；有的牙周脓肿可以范围较大，波及龈颊移行沟处，或因脓肿张力较大，探诊时疼痛严重，使牙周袋不易被发现和探入，易被误诊为牙槽脓肿；有些慢性牙槽脓肿形成的瘘口位于靠近龈缘处，易误诊为牙周脓肿。总之，二者的鉴别诊断应依靠仔细地询问病史，对牙体、牙髓和牙周组织的检查以及 X 线片的综合分析。

五、治疗原则

急性牙周脓肿的治疗原则是消炎止痛、防止感染扩散以及使脓液引流。

（代　婧）

第十一章　口腔黏膜疾病

第一节　复发性阿弗他溃疡

复发性阿弗他溃疡（recurrent aphthous ulcer，RAU）又称复发性阿弗他性口炎（recurrent aphthous stomatitis，RAS）、复发性口腔溃疡（recurrent oral ulcer，ROU），是最常见的口腔黏膜溃疡类疾病。调查发现，10%～25% 的人群患有该病，在特定人群中，RAU 的患病率可高达 50%，女性的患病率一般高于男性，好发于 10～30 岁。本病具有周期性、复发性、自限性特征，溃疡灼痛明显，故病名被冠以希腊文"阿弗他"（灼痛）。目前病因及致病机制仍不明，无确切的实验室指标可作为诊断依据。

本病相当于中医的"口疮"，属于中医"口破"、"口疡"等范畴。

一、病因病理

1. 西医病因病理

（1）病因：病因不明，但存在明显的个体差异。有遗传、环境和免疫"三联因素论"，即遗传背景加上适当的环境因素（包括精神神经体质、心理行为状态、生活工作和社会环境等）引发异常的免疫反应而出现 RAU 特征性病损。也有"二联因素论"，即外源性感染因素（病毒和细菌）和内源性诱导因素（激素的变化、精神心理因素、营养缺乏、系统性疾病及免疫功能紊乱）相互作用而致病。学界的趋同看法是 RAU 的发生是多种因素综合作用的结果。

1）免疫因素：近年对 RAU 的病因研究多集中在免疫学方面，其中又以细胞免疫为主。患者存在细胞免疫功能的下降和 T 淋巴细胞亚群失衡。对 RAU 患者 T 淋巴细胞亚群的分析、功能测定和淋巴因子研究提示，T 淋巴细胞在 RAU 的发病中起重要作用。也有研究发现，RAU 患者的血液循环中存在抗口腔黏膜抗体，血清中循环免疫复合物（CIC）阳性率及依赖抗体的杀伤细胞（ADCC）在 RAU 早期阶段即有活性增加。但作为自身免疫性疾病普遍存在的抗核抗体却未能找到，说明体液免疫和自身免疫反应是 RAU 发病的可能因素之一。所以有学者认为，它可能是一种自身免疫性疾病。

2）遗传因素：家系研究发现，无论父母是否患 RAU，子女出现该病几率不同。父母都患病，其子女的患病几率为 62.1%；父母一方患病者，其子女的患病几率为 43.2%；父母双方均无该病者，其子女的患病几率为 22.8%。进一步以遗传性疾病的单基因遗传、多基因遗传、遗传标记物和遗传物质等三方面对 RAU 的研究表明，RAU 的发病有遗传倾向。

一是单基因遗传研究，常采用家族系谱分析法作为遗传病的重要诊断依据。有人对六个家族四代人中 318 人的患病情况进行分析，发现 RAU 的发病第一代为 23.3%，第二代为

39.9%，第三代为40%，第四代为39.4%，有明显的家族性，但没有找到性连锁遗传等单基因遗传的证据。

二是RAU患者血液中的HLA基因产物—HLA抗原的研究表明，患者携带HLA～HLA－A2、B12、B5、AW29、DR4的频率明显高于正常人。利用HLA－A、B、C和抗HLA－DR的单克隆抗体对RAU局部病损组织的上皮细胞进行HLA－Ⅰ、Ⅱ类抗原的研究，结果发现，溃疡前期HLA－Ⅰ、Ⅱ类抗原只存在于基底细胞层，溃疡期大量出现于整个上皮层，愈合后HLA重新大大减少，其规律与T淋巴细胞亚群CD_8^+Tc的变化完全吻合，说明CD_8^+Tc对上皮的破坏与遗传标记物HLA基因产生的调控有极其密切的关系。

三是遗传物质研究，微核是染色体断片在细胞分裂过程中形成的一种核外遗传物质。微核出现率反映染色体脆性大小。研究发现，RAU患者微核率较正常人高，且与溃疡数目有一定关系，外周血淋巴细胞姐妹染色单体交换率（SCE）也有增多现象。患者的染色体结构畸变率、分布及类型在亲子两代均与健康人有明显不同，说明染色体不稳定性结构和DNA修复缺损可能是遗传获得方式，对RAU发病有影响。

3）系统性疾病因素：临床经验总结和流行病学调查发现，RAU与消化道疾病（包括胃溃疡、十二指肠溃疡、溃疡性结肠炎、局限性肠炎、肝胆疾病及由寄生虫感染等）和内分泌紊乱（例如月经紊乱）密切相关。

4）感染因素：基于RAU某些类型与单纯疱疹病毒引起的疱疹性龈口炎有相似的临床表现，并有人从溃疡表面培养出L型链球菌，用分子生物学技术检出幽门螺杆菌且抗菌治疗效果较好，还有人对283例RAU患者行结核菌素试验，结果73.5%阳性，67.3%抗结核抗体阳性，故被认为RAU与感染有关。另外，有人从病损中分离出腺病毒，然而大部分对病毒进行培养的研究都没能从RAU病损区直接分离到HSV、HHV、EBV、HCMV等病毒；而且有人认为，由于腺病毒在体内广泛分布，即使在RAU病损中检测出阳性结果，其临床意义也不大。因此大多数学者认为，这些感染证据是病因还是继发现象值得进一步探讨，感染是否作为RAU的发病因素或RAU是否属于感染性疾病目前仍有争议。

5）环境因素：人格问卷调查结果表明，RAU患者的A型行为类型得分高于正常人，回顾发病1年内多数人有明显的重要生活事件存在。有人发现，学生的RAU复发率在考试前明显上升；经常更换工作岗位的人在工作环境变化时期容易复发RAU；男性RAU患者的好发月份与气候环境的急剧变化呈正相关，说明RAU与紧张刺激的心理反应密切相关；国外有人对RAU患者常用的12种食品添加剂、维生素B_1、B_2、B_6、B_{12}及叶酸等摄入情况，血清中缺锌、缺铁、高铜等进行研究，发现均与RAU发生有一定的相关性。说明生活节奏和生活习惯、工作、气候、食物、营养等等生活工作环境和社会环境均对RAU的发生有一定的影响。

6）其他因素：有关RAU发病因素远远不止上述5个方面，尚有许多其他因素值得探讨。例如：戒烟、牙膏成分12－烷硫酸钠、氧自由基、微循环状态异常等等。

（2）病理：病损早期黏膜上皮细胞内及细胞间水肿，可形成上皮内疱。上皮内及血管周围有密集的淋巴细胞、单核细胞浸润；随后有多形核白细胞、浆细胞浸润，上皮溶解破溃脱落形成溃疡。RAU病损的溃疡期表现为溃疡表面有纤维素性渗出物形成假膜或坏死组织覆盖；固有层内胶原纤维水肿变性、均质化或弯曲断裂，甚至破坏消失；炎症细胞大量浸润；毛细血管充血扩张，血管内皮细胞肿胀，管腔狭窄甚至闭塞，有小的局限性坏死区，或见血管内玻璃样血栓。重型 RAU 病损可深及黏膜下层，除炎症表现外，还有小唾液腺腺泡破坏、腺管扩张、腺管上皮增生，直至腺小叶结构消失，由密集的淋巴细胞替代，呈淋巴滤泡样结构。

2. 中医病因病机　中医对 RAU 病因病机的认识，可概括为实证与虚证两方面。

（1）实证：多见于年轻或体质较强患者，溃疡表面呈黄色，周围充血发红明显，灼热疼痛。

1）心火上炎：邪毒内蕴，心经受热；或思虑过度，情志之火内郁，心火亢盛，或心火移于小肠，循经上攻于口均可致口舌溃烂生疮。

2）胃肠积热：平素饮食不节，过食膏粱厚味、辛辣炙煿之品，以致运化失司，胃肠蕴热，热盛化火，循经上攻，熏蒸于口，而致口舌生疮。

3）肝郁化火：内伤七情，情志不舒，肝失条达，肝郁化火；经行之时，经气郁遏更甚，肝火旺盛，上灼口舌而致口疮。

（2）虚证：多见于老龄或衰弱患者，溃疡表面呈灰黄色，周围红晕不明显，疼痛隐隐，病程较长，缠绵不愈。

1）阴虚火旺：由于素体阴虚，或久病伤阴，或因思虑过度，睡眠不足，耗伤阴血，阴虚火旺，虚火上炎而发口疮。

2）脾虚湿困：脾气虚损，而水湿不运，或湿邪困脾，脾失健运，导致脾阳不升，浊阴不降，化生湿热，上熏口腔而导致黏膜溃疡。

3）脾肾阳虚：先天禀赋不足，或久用寒凉，伤及脾肾。脾肾阳虚，阴寒内盛，寒湿上溃口舌，寒凝血瘀，肌膜失却濡养，口疮经久不愈。

二、临床表现

为反复发作的圆形或椭圆形溃疡，具有"黄、红、凹、痛"的临床特征，即溃疡表面覆盖黄色假膜、周围有红晕带、中央凹陷、疼痛明显。溃疡的发作周期长短不一，可分为发作期（前驱期－溃疡期）、愈合期和间歇期，且具有不治自愈的自限性。

根据临床特征通常将 RAU 分为三种类型。

1. 轻型复发性阿弗他溃疡（minor aphthous ulcer, MiRAU）　初发患者多为此型，为最常见的一型，约占 80%。起初局灶性黏膜充血水肿，呈粟粒状红点，灼痛明显，继而形成圆形或椭圆形浅表溃疡，直径 5~10mm。溃疡数一般 3~5 个，最多不超过 10 个。散在分布。约 5d 左右开始在溃疡面有肉芽组织形成，创面缩小，红肿消退，疼痛减轻。10~14d 溃疡愈合，不留瘢痕。复发间隙期从半月至数月不等，也有此起彼伏迁延不断的情况。一般无明显全身症状与体征。

2. 重型复发性阿弗他溃疡（major aphthous ulcer, MaRAU）　重型复发性阿弗他溃疡亦称复发性坏死性黏膜腺周围炎（Periadenitis mucosa necrotica recurrens）或腺周口疮。此型好发于青春期。溃疡大而深，似"弹坑"，深达黏膜下层腺体及腺周组织，直径大于 10mm，周围组织红肿微隆起，基底微硬，表面有灰黄色假膜或灰白色坏死组织。溃疡期持续可达 1~2 个月或更长。每次 1~2 个，疼痛剧烈，愈后有瘢痕或导致组织缺损，溃疡也可在先前愈合处再次复发，导致更大的瘢痕和组织缺损。影响语言及吞咽。初始好发于口角，其后有向口腔后部移行的发病趋势。常伴低热、乏力等全身不适症状和局部区域淋巴结肿痛。

3. 疱疹型复发性阿弗他溃疡（herpetiform ulcers，HU） 疱疹型复发性阿弗他溃疡亦称口炎型口疮。其特点是溃疡小，直径 1～2mm，但数目多，有数十个或更多，散在分布如"满天星"，以舌腹、口底多见。相邻的溃疡可融合成片，黏膜充血发红，疼痛加重，唾液分泌增加。可伴有头痛、低热等全身不适及局部淋巴结肿痛等症状。

三、诊断与鉴别诊断

1. 诊断要点 由于 RAU 没有特异性的实验室检测指标，因此 RAU 的诊断主要以病史特点（复发性、周期性、自限性）及临床特征（黄、红、凹、痛）为依据，一般不需要做特别的实验室检查以及活检。必要时可做三大常规、免疫功能检查、血液流变学测定、微量元素及内分泌测定，对及时发现与 RAU 关联的系统性疾病有积极意义。对大而深、病程长的溃疡，应警惕癌性溃疡的可能，必要时可以做活检明确诊断。

2. 鉴别诊断

（1）重型复发性阿弗他溃疡（MaRAU）：与创伤性溃疡、癌性溃疡、结核性溃疡、坏死性涎腺化生的鉴别：见表 11-1。

（2）疱疹型复发性阿弗他溃疡（HU）：与急性疱疹性龈口炎的鉴别：见表 11-2。

表 11-1 重型复发性阿弗他溃疡（MaRAU）与其他溃疡的鉴别

项目	MaRAU	创伤性溃疡	癌性溃疡	结核性溃疡	坏死性涎腺化生
龄、性别	多见中青年	不限	多见老年	多见中青年	多见男性
好发部位	口腔后部	唇、颊、舌、磨牙后区	舌腹舌缘、口底、软腭复合体	唇、前庭沟、舌	硬腭、硬软腭交界
溃疡特征	深在，形状规则，边缘齐，无浸润性	深浅不一，形状不规则，与损伤因素吻合	深浅不一，边缘不齐，周围有浸润，质硬，底部菜花状	深在，形状不规则，周围轻度浸润，呈鼠噬状，底部肉芽组织	深及骨面，边缘可隆起，底部肉芽组织
周期性复发	有	无	无	无	无
自限性	有	无	无	无	有
全身情况	较好	弱或恶病质	肺结核体征	弱或较好	
病理	慢性炎症	慢性炎症	细胞癌变	朗汉斯巨细胞	小涎腺坏死

表 11-2 疱疹型复发性阿弗他溃疡（HU）与急性疱疹性龈口炎的鉴别

项目	HU	急性疱疹性龈口炎
好发年龄	中青年	婴幼儿
发作情况	反复发作	急性发作
病损特点	1. 密集小溃疡，散在不融合，无发疱期 2. 损害一般限于口腔的非角化黏膜 3. 无皮肤损害	1. 成簇小水疱，水疱破裂后融合成大片浅表溃疡 2. 损害可发生于口腔黏膜各处，包括牙龈、硬腭、舌、颊、唇 3. 可伴皮肤损害
全身反应	较轻	较重

四、治疗

1. 治疗原则

（1）积极寻找 RAU 发生的相关诱因，并加以控制。

（2）加强心理疏导，缓解紧张情绪。

（3）优先选择局部治疗，其中局部应用糖皮质激素已成为治疗 RAU 的一线药物。对于症状较重及复发频繁的患者，采用中西医结合的局部和全身联合用药。

由于 RAU 的病因及发病机制尚未完全明确，目前国内外还没有根治 RAU 的特效方法，因此 RAU 的治疗以对症治疗、减轻疼痛、促进愈合、延长间歇期为主。中医辨证论治和外治法在改善患者全身脏腑气血功能状态和减轻局部症状方面疗效较好，中西医结合治疗对病情较重患者具有优势。

2. 西医治疗

（1）局部用药：目的是消炎、止痛、防止继发感染、促进愈合，是改善 RAU 症状的有效方法，对此研究报道最多。常用的药物有：

1）消炎类药物

a. 膜剂：用羧甲基纤维素钠、山梨醇为基质，加入金霉素、氯己定以及表面麻醉剂、皮质激素等制成药膜，贴于患处。也可用羧丙基甲基纤维素（HPC）和鞣酸、水杨酸、硼酸制成霜剂，涂布于溃疡表面，通过脂化作用形成具有吸附作用的难溶性薄膜，起到保护溃疡表面的作用。

b. 软膏或凝胶：用 0.1% 曲安西龙（去炎松、醋酸氟羟泼尼松）软膏等涂于溃疡面。

c. 含漱剂：用 0.1% 高锰酸钾液、0.1% 依沙吖啶液（利凡诺）、0.02% 呋喃西林液、3% 复方硼砂溶液、0.02% 盐酸双氯苯双胍乙烷（氯己定）液等含漱，每天 4～5 次，每次 10ml，含于口中 5～10min 后唾弃。但应注意，长期使用氯己定漱口有舌苔变黑、牙齿染色等副作用，停药后舌苔发黑会自行消除。

d. 含片：含服西地碘片，每日 3 次，每次 1 片，具有广谱杀菌、收敛作用；含服溶菌酶片，每日 3～5 次，每次 1 片，有抗菌、抗病毒和消肿止痛作用。

e. 超声雾化剂：将庆大霉素注射液 8 万单位、地塞米松注射液 5ml、2% 利多卡因或 1% 丁卡因 20ml 加入生理盐水到 200ml，制成合剂后用于雾化，每日 1 次，每次 15～20min，3d 为 1 个疗程。

2）止痛类药物：包括利多卡因凝胶、喷剂，苯佐卡因凝胶，苄达明喷雾剂、含漱液等。仅限在疼痛难忍、严重影响进食和生活质量时使用，以防成瘾。擦干溃疡面后可用棉签蘸取少量止痛药液涂布于溃疡处，有迅速麻醉止痛效果。

3）促进愈合类药物：重组人表皮生长因子凝胶、外用溶液，重组牛碱性成纤维细胞生长因子凝胶、外用溶液。

4）糖皮质激素类药物：曲安奈德口腔糊剂，地塞米松软膏、喷雾剂、含漱液，强的松龙软膏，倍他米松含漱液，氢化可的松黏附片，氟轻松乳膏，丙酸倍氯米松喷雾剂、乳膏等。

5）局部封闭：对经久不愈或疼痛明显的 MaRAU，可做溃疡黏膜下封闭注射，每个封闭点局部浸润注射 5～10ml，有止痛和促进愈合作用。常用曲安奈德混悬液加等量的 2% 利多卡因液，每 1～2 周局部封闭 1 次；或醋酸泼尼松龙混悬液加等量的 2% 利多卡因液，每周局部封闭 1~2 次。

6）其他局部制剂：氨来咕诺糊剂、口腔贴片，甘珀酸钠含漱液，环孢素含漱液，5－氨基水杨酸乳膏，双氯芬透明质酸酯凝胶，硫糖铝混悬液。

（2）全身用药：目的是对因治疗、减少复发、争取缓解。全身治疗有望在消除致病因素、纠正诱发因子的基础上，改变 RAU 患者的发作规律，延长间歇期，缩短溃疡期，使病情得到缓解。常用的药物和方法有：

1）糖皮质激素：包括泼尼松、地塞米松、泼尼松龙等。该类药物有抗炎、抗过敏、降低毛细血管通透性、减少炎性渗出、抑制组胺释放等多重作用，但长期大剂量使用可出现类似肾上腺皮质功能亢进症、向心性肥胖、痤疮、多毛、闭经、乏力、低血钾、血压升高、血糖尿糖升高、骨质疏松、胃肠道反应、失眠、血栓症等不良反应，已有感染或胃溃疡者可能加重。长期使用后骤然停药可能引起撤药反应。

用药方法以泼尼松片为例，每片 5mg，开始时每日 10~30mg，每日 3 次等量服用；或采取"晨高暮低法"，即早晨服用全日总剂量的 3/4 或 2/3，午后服用 1/4 或 1/3；或采用"隔日疗法"，即将 2 天的总剂量在隔日早晨机体肾上腺皮质激素分泌高峰时 1 次顿服，可提高药效。待溃疡控制后逐渐减量，每 3~5d 减量 1 次，每次按 20% 左右递减，维持量为每日 5~10mg。当维持量已减至正常基础需要量（每天 5~7.5mg）以下，视病情稳定即可停药。

2）免疫抑制剂：包括沙利度胺、硫唑嘌呤、环磷酰胺、甲氨蝶呤、环孢素、已酮可可碱等等。这类药物有非特异性地杀伤抗原敏感性小淋巴细胞、抑制其转化为淋巴母细胞、抑制细胞 DNA 合成和细胞增殖等作用。长期大量使用有骨髓抑制、粒细胞减少乃至全血降低、肾功能损伤，可见恶心、呕吐、皮疹、皮炎、色素沉着、脱发、黄疸、腹水等不良反应，故使用前必须了解肝肾功能和血象。

例如，沙利度胺片原是抗晕药和抗麻风反应药，后发现有免疫抑制作用，临床应用于 MaRAU 等顽固性溃疡有较好疗效。每片 25mg，开始剂量为每日 100mg，分 2 次服用，1 周后减为每日 50mg，连续 1~2 个月。该药的严重副作用为致畸胎（"海豹婴儿"），故生育期的 RAU 患者慎用，孕妇禁用。其他副作用有过敏性皮炎、干燥、头晕、嗜睡、恶心、下肢水肿、腹痛等等，停药后一般均能消失。

硫唑嘌呤片每片 50mg，每日 2 次，每次 25mg，口服，一般疗程应控制在 2 周之内，最长为 4~6 周。

3）免疫增强剂：包括转移因子、胸腺素、丙种球蛋白等。其中，主动免疫制剂有激发机体免疫系统产生免疫应答的作用。例如，转移因子注射液（TF）注射于上臂内侧或大腿内侧皮下淋巴组织较丰富部位，每周 1~2 次，每次 1 支，1ml。胸腺素每支 2mg 或 5mg，每日或隔日肌肉注射 1 次，每次 1 支。卡介苗（BCG），每支 0.5mg，每周 2~3 次，每次 1 支，肌肉注射，20d 为 1 个疗程。

被动免疫制剂丙种球蛋白等，对免疫功能降低者有效。肌肉注射，每隔 1~2 周注射 1 次，每次 3~6ml。

4）生物治疗：干扰素 α－2a、粒－巨噬细胞集落刺激因子、前列腺素 E_2、阿达木、依那西普、英夫利昔单抗。

5）其他治疗药物：包括针对系统性疾病、精神神经症状、营养状态等等内科用药，以及民间不少有效的单方、验方值得研究。

3. 中医治疗

（1）辨证论治

1）心火上炎证：溃疡多位于舌尖、舌前部或舌侧缘，数目较多，面积较小，局部红肿疼痛明显；伴口干口渴，心中烦热，小便黄赤。舌尖红，苔薄黄，脉略数。

治法：清心泻火，解毒疗疮。

方药：泻心导赤散加味。火毒甚者，加金银花、连翘、青黛、地丁等；若心热口渴，加栀子、麦冬、玄参；尿赤者，加白茅根、竹叶、大蓟、小蓟等。

2）胃肠积热证：溃疡多位于唇、颊、口底部位，基底深黄色，周围充血范围较大；伴口干口臭，大便秘结，小便黄赤。舌红绛，苔黄腻，脉滑数。

治法：清热泻火，凉血解毒。

方药：清胃散合凉膈散加减。

3）肝郁化火证：溃疡数目大小不一，周围黏膜充血发红，常随情绪改变或月经周期而发作或加重；可伴有胸胁胀闷，心烦易怒，口苦咽干，失眠不寐。舌尖红或略红，舌苔薄黄，脉弦数。

治法：疏肝理气，泻火解毒。

方药：丹栀逍遥散加味。若口苦咽干重者，加龙胆草；尿赤热者，加泽泻、车前草；大便燥结者，加瓜蒌仁、大黄。

4）阴虚火旺证：溃疡数目少，分散，边缘清楚，基底平坦，呈灰黄色，周围绕以狭窄红晕，有轻度灼痛；常伴有头晕目眩，五心烦热，口干咽燥，唇赤颧红。舌红，脉细数。

治法：滋补心肾，降火敛疮。

方药：知柏地黄汤加味。若口干渴明显者，加沙参、麦冬、天花粉；阴虚肝旺者，加夏枯草、决明子、龙胆草、生龙骨、生牡蛎；出现失眠多梦、心肾不交之证，加黄连、肉桂，以引火归原。

5）脾虚湿困证：溃疡数目少，面积较大，基底深凹，呈灰黄或灰白色，边缘水肿，红晕不明显；常伴头身困重，口黏不渴，食欲不振，胃脘胀满，时有便溏。舌质淡，有齿痕，苔白滑腻，脉沉缓。

治法：健脾祛湿。

方药：参苓白术散合平胃散加味。若口疮疼痛、覆盖黄色假膜者，加黄连、车前草；若口疮疼痛深在、经久不愈者，加生黄芪、丹参等。

6）脾肾阳虚证：溃疡量少，分散，表面紫暗，四周苍白，疼痛轻微，或仅在进食时疼痛，遇劳即发；可伴有面色㿠白，形寒肢冷，下利清谷，少腹冷痛，小便多。舌质淡，苔白，脉沉弱无力。

治法：温补脾肾，引火归原。

方药：附桂八味丸加减。若口疮边缘充血者，去附片，加黄柏；口干者去附子、熟地，加生地、麦冬。

（2）外治法

1）外用散剂：使用时撒敷或吹敷患处。

锡类散：适用于各型口疮，有祛腐解毒生肌之功效。

冰硼散：适用于实火口疮，有清热解毒止痛之功效。

珠黄散：适用于实火口疮，有清热解毒止痛之功效。

西瓜霜：适用于实火口疮，有消肿止痛之功效。

珍珠散：适用于疮面深大、经久不愈之溃疡，有清热消肿解毒之功效。

2）含漱药液：选用金银花、竹叶、白芷、薄荷等量，或黄柏、菊花、决明子、桑叶等量，煎煮过滤，含漱口腔，有清热解毒、消肿止痛的作用。

（3）针灸疗法

1）体针：选用廉泉、足三里、合谷、曲池、颊车、内关穴。上唇溃疡加入中，下唇溃疡加承浆，颊部溃疡加地仓，舌体溃疡选廉泉。针刺单侧或双侧，针法采用平补平泻，或强刺激，不留针。5～10 次为 1 个疗程。穴位交替选用。

2）耳针：常用穴位有口、舌、神门、胃、皮质下、内分泌、肾上腺、脾、心等。每次可选 3~4 个穴，用王不留行籽贴敷压于穴位，每日稍加压力按摩 3 次，每次 10min。隔日或每 3 日治疗 1 次，双耳交替治疗。

3）穴位封闭：采用维生素 B_1 或维生素 B_{12}、当归注射液等行穴位封闭。取足三里、牵正、曲池、颊车穴。每日 1~2 穴，每次 0.2~0.5ml，隔日或 3d 1 次。

（4）单方、验方

1）吴茱萸粉末 12g，用醋调成糊剂，晚睡前敷于两足涌泉穴处，次日晨取下，连敷 3d，亦可换以附子粉 10g 外敷。

2）细辛研末，用蜂蜜调成糊状，晚睡前敷以伤湿止痛膏，贴敷双侧天枢穴处和脐部，次日晨取下，连敷 3d。

五、预防与调护

（1）加强体育锻炼，提高机体对疾病的抗御能力。

（2）保持乐观精神，避免焦虑情绪。保证充足睡眠，提高睡眠质量。

（3）避免过食辛辣、肥甘厚腻等刺激之品，以免伤及脾胃。防止粗糙、硬性食物（膨化、油炸食品）和过烫食物对黏膜的创伤。营养均衡，饮食清淡，少食烧烤、腌制、辛辣食物，保持有规律的进餐习惯。

（4）注意生活起居规律，避免过度劳累。

（5）去除口腔局部刺激因素，避免口腔黏膜损伤，保持口腔环境卫生。

六、预后

本病预后良好，很少有严重的并发症。但因迁延反复、缠绵不愈的特点，给患者带来痛苦和不便。有的可迁延反复数十年而不愈，亦可有反复发作一段时间后而自行缓解，不再反复，亦可过一时期又再反复。

（蔡鸿丹）

第二节　口腔单纯性疱疹

口腔单纯性疱疹由感染单纯疱疹病毒（herpes simplex virus，HSV）引起。人类是单纯疱疹病毒的天然宿主，口腔、皮肤、眼、阴部、神经系统是易感染部位，临床上根据是否首次感染分为原发性疱疹性口炎（primary herpetic stomatitis）和复发性疱疹性口炎（recurrent herpetic stomatitis）两大类。前者以口腔黏膜充血、水疱、浅表性溃疡为临床特征。后者是因潜伏于体内的病毒在感冒、发烧、疲劳等条件下发生的复发性损害，以口唇及口周成簇小水疱、溃破、渗出、结痂为临床特征。本病有自限性，可复发。儿童多原发性疱疹性口炎，成人多复发性疱疹性口炎。原发感染可能在体内广泛扩散，引起脑炎、脑膜炎以及其他危及生命的并发症，但临床较少见。

本病属中医的"口疳"、"口舌生疮"、"热疮"、"热毒口疮"、"口糜"等范畴。

一、病因病理

1. 西医病因病理

（1）病因：病原体为单纯疱疹病毒，是疱疹病毒的一种，根据病毒核苷酸序列的差别，分为Ⅰ型和Ⅱ型。原发性疱疹性口炎由Ⅰ型病毒引起。该病毒初次感染人体后常潜伏于神经节或泪腺、唾液腺，在情绪烦躁、重病、曝晒、外伤、疲劳等因素刺激下，潜伏的病毒沿感觉神经干向外迁移到神经末梢，并在邻近的上皮细胞复制，引起复发性损害。

（2）病理：有特殊的细胞学改变，包括病毒侵入宿主易感上皮细胞后产生的细胞核包涵体、细胞气球样变性和因胞浆水肿而出现的网状变性、多核巨细胞、上皮内疱或上皮下疱。受害细胞坏死脱落后形成溃疡和糜烂，多个相邻的损害相互融合则形成边界不规则的浅溃疡。

2. 中医病因病机　可归纳为以下4个方面：

（1）外邪侵袭：外感风寒，或风热邪毒侵袭，灼伤口腔黏膜，溃破成疮而致本病。

（2）心脾积热：素体心脾蕴热，复感外邪，外邪引动内热，循经上攻，熏灼口舌而成本病。

（3）阴虚火旺：素体阴虚，或温热病后期余热未尽，气阴两伤，阴津不足，虚火上炎于口而致本病。

（4）脾经湿困：嗜食肥甘，膈肠难化，水湿内生，膀胱湿热，上溢脾经，热气熏蒸于口而发病。

二、临床表现

1. 原发性疱疹性口炎　初次感染而发本病。儿童多见，以6岁以下尤其是6个月到2岁更多，成人亦可见。感染单纯疱疹病毒后经潜伏期4~7d，儿童出现发热、流涎、拒食、烦躁不安，成人则有发热、头痛、肌肉疼痛、乏力、咽喉疼痛等症状。再经1~2d后口腔黏膜广泛充血水肿，出现成簇小水疱，疱壁较薄，不久溃破，形成浅表溃疡，甚者融合成大面积糜烂，附着龈和边缘龈也有明显的急性炎症损害，整个病程7~10d，自限性痊愈。部分患者可于口周皮肤、鼻翼、颏下等处并发疱疹。

2. 复发性疱疹性口炎　初次感染后30%~50%患者可复发。复发性疱疹性口炎多见于成年人。复发部位一般多在原先发作过的位置或邻近。复发时间一般间隔数月，但也可数周、数日后再次发作。病损局部先有灼热疼痛、肿胀发痒感觉，继之出现红斑发疱，水疱逐渐扩大融合，疱破后糜烂或干涸结痂。病程有自限性，约10d愈合，不留瘢痕，但可有色素沉着。

复发的诱因包括情绪烦躁、重病、曝晒、外伤、疲劳、感冒发热等，对免疫功能正常的患者，复发性口腔内单纯疱疹病毒感染实际上很少见，并且比初次发作症状轻。有免疫缺陷的患者口腔面部感染较重，且易播散。

三、实验室及其他检查

1. 补体结合试验　初发者可有补体结合抗体升高。

2. 病理涂片　取疱疹的基底物直接涂片，可发现被病毒损害的上皮细胞，如气球样变性水肿的细胞，以及多核巨细胞、核内包涵体等。

四、诊断与鉴别诊断

1. 诊断要点　根据"成簇的小水疱、疱破后浅溃疡、结痂、自限性愈合后不留瘢痕"等临床特点可对大多数病例做出诊断。一般不需借助实验室检查。

2. 鉴别诊断　口腔单纯性疱疹需与球菌性口炎、疱疹型复发性阿弗他溃疡（口炎型口疮）、带状疱疹、手-足-口病、疱疹性咽峡炎、多形性红斑等疾病相鉴别。

（1）口腔单纯性疱疹与球菌性口炎的鉴别：球菌性口炎小儿、成人均可发病，无季节性。可发生于口腔任何部位，起病较急，病损局部充血、潮红、糜烂，但界限清楚。可融合成片，上覆光滑致密的灰白色或黄褐色假膜，不易拭去，涂片培养可找到致病性球菌。

（2）口腔单纯性疱疹与口炎型口疮的鉴别：损害为散在分布的口腔内单个小溃疡，皮肤损害少见，溃疡数量较多，但不丛集成簇，不造成龈炎。

（3）口腔单纯性疱疹与带状疱疹的鉴别：带状疱疹由水痘-带状疱疹病毒引起，疱疹病损沿三叉神经的分支走向分布于颜面皮肤和口腔黏膜。水疱较大，疱疹聚集成簇，排列呈带状，但不超过中线。疼痛剧烈，愈合后原损害处仍持续疼痛较长时间。本病任何年龄都可发生，愈合后不再复发。

（4）口腔单纯性疱疹与手-足-口病的鉴别：手-足-口病由柯萨奇病毒A16感染引起。前驱症状有低热、困倦与局部淋巴结肿大，其后口腔黏膜、手掌、足底出现散在水疱、丘疹与斑疹，数量不等。斑疹周围有红晕，中央为小水疱，无明显压痛，口腔损害遍布于唇、颊、舌、腭等处，疱破成为溃疡，经5~10d后愈合。

（5）口腔单纯性疱疹与疱疹性咽峡炎的鉴别：疱疹性咽峡炎因感染柯萨奇病毒A4引起。以口腔后部疱疹性损害为主，不累及皮肤，牙龈不受损害。临床表现似急性疱疹性龈口炎，但前驱症状和全身反应较轻，病损限于软腭、悬雍垂、扁桃体等处，初起为丛集成簇的小水疱，不久溃破成溃疡。病程约7d。

（6）口腔单纯性疱疹与多形性红斑的鉴别：多形性红斑为口腔黏膜突发性广泛糜烂性急性疾病。常涉及唇部，有糜烂、结痂、出血，但弥散性龈炎非常少见，皮肤损害为特征性靶形红斑或虹膜状红斑。诱发的因素包括感染、药物的使用，但也可无明确诱因而发病。

五、治疗

1. 治疗原则

（1）以抗病毒药物治疗为首选：可用阿昔洛韦（无环鸟苷）、利巴韦林（病毒唑）、干扰素、聚肌胞等等，但迄今为止，对于口腔单纯疱疹病毒感染仍缺乏理想的抗病毒药物。

（2）免疫调节剂胸腺素、转移因子等有调节和增强免疫功能的作用，但不能解决复发问题。

（3）中医药辨证施治，可以减轻局部和全身症状，缩短病程。

（4）局部使用抗病毒药物对复发性唇疱疹有效；急性疱疹性龈口炎有全身症状时，应采取卧床休息、供给足够营养等支持措施，并防止继发感染。

2. 西医治疗

（1）抗病毒药物：阿昔洛韦（无环鸟苷），每次 200mg，每日 4 次，共 5d；利巴韦林（病毒唑），每次 200mg，每日 3 次。

（2）免疫增强剂：①聚肌胞：肌注，每次 2mg，每 3 日 1 次，共 5 次；②胸腺素：肌注，每次 5mg，隔日 1 次；③左旋咪唑：每次 50mg，每日 3 次，每周服用 2d，停 5d。

（3）局部治疗：5% 碘苷（疱疹净）的二甲基亚砜液，或 5% 无环鸟苷膏，局部涂抹每日 4～6 次；唇疱疹继发感染用温生理盐水或 0.01% 硫酸锌，湿敷患处，每日 2 次；新霉素或杆菌肽软膏涂搽局部，每日 2 次。

3. 中医治疗

（1）辨证论治

1）外邪侵袭证：口腔黏膜或有成簇、散在小水疱；伴有恶寒发热，口渴心烦，小儿有夜间啼哭不休、拒食、烦躁不安等。舌质淡或红，舌苔薄白或薄黄，脉浮数有力。

治法：疏散外邪。

方药：银翘散加黄芩、板蓝根。若口渴心烦，加生地黄、栀子、麦冬；便秘者，加大黄。

2）心脾积热证：口腔黏膜及牙龈红肿，疱破溃成糜烂面，可相互融合成片；伴发热面赤，口渴，心烦不安，大便秘结，小便黄赤。舌质红，舌苔黄，脉洪数。

治法：清心泻脾，凉血解毒。

方药：凉膈散加味。口渴烦躁者，加生石膏；小便短赤者，加生地；溃烂不敛，加入中白、五倍子。

3）阴虚火旺证：病程缠绵，反复发作，口唇起疱，病损范围小，不甚疼痛，但久不愈合；可伴有咽干口燥，五心烦热，精神困倦。舌质红，苔少，脉细数。

治法：滋阴降火，凉血解毒。

方药：知柏地黄汤加味。可加金银花、板蓝根；若病损久不愈合，加生黄芪、人中白。

4）脾经湿困证：口舌糜烂，上覆黄白色假膜，口周皮肤小疱溃烂流黄水，纳呆口臭，脘腹闷胀，尿少尿赤尿痛，便溏肢软，身重困倦。舌苔厚腻，脉滑。

治法：清热利湿，健脾化浊。

方药：导赤散加味。可加生地黄、淡竹叶、黄连、藿香、佩兰；若脘腹闷胀，加焦山楂、谷麦芽、神曲。

（2）外治法

1）含漱：板蓝根 30g，煎水含漱；金银花、竹叶、白芷、薄荷各适量，水煎，含漱；金银花、紫花地丁、侧柏叶各 15～30g，水煎，含漱。

2）外敷：可选用冰硼散、锡类散、青黛散、青吹口散等吹患处，每日 5～6 次。

（3）针刺疗法

体针：取地仓、颊车、承浆、合谷等穴，每次取 1~2 穴，平补平泻，每日 1 次。

（4）单方验方

1）板蓝根 30g，桑叶 6g，灯芯草 1.5g，竹叶 10g。水煎，1 日 3 次，口服。

2）马齿苋 30g，板蓝根 15g，紫草 10g，败酱草 10g。每日 1 剂，水煎服。

六、预防与调护

（1）增强体质，预防感冒。

（2）不宜过食膏粱厚味及辛辣之品。

（3）对原发性疱疹性口炎患者应予以隔离休息，特别要避免与其他儿童、婴儿接触。

（4）感染患者应注意保持口腔卫生，以防继发感染。

（蔡鸿丹）

第三节 口腔念珠菌病

口腔念珠菌病（oral candidiasis）是由念珠菌引起的急性、亚急性或慢性真菌病。念珠菌是一种真菌，属隐球酵母科。在迄今发现的 150 种里仅有白色念珠菌、热带念珠菌、类星形念珠菌、克柔念珠菌、近平滑念珠菌、高里念珠菌、假热带念珠菌等 7 种有致病性。其中又以白色念珠菌的正常人群带菌率最高，致病力最强。但白色念珠菌是条件致病菌，即健康带菌者可以表现为无临床症状，只在防御能力下降时才转化为有临床体征的口腔念珠菌病。近年来，抗生素和免疫抑制剂的滥用易引发菌群失调和免疫力降低，艾滋病的出现和蔓延，亦增多了口腔黏膜念珠菌病的发生率。同时，由于真菌耐药性的增加，使得口腔念珠菌病的治疗难度上升。因此，提高对口腔念珠菌病的认识，防止因漏诊、误诊延误治疗十分重要。

本病相当于中医的"鹅口疮"、"雪口"。

一、病因病理

1. 西医病因病理

（1）病因：白色念珠菌呈椭圆形酵母细胞样，以芽生孢子型存在，其毒力与其菌丝、黏附力、侵袭酶，以及表面受体有关。白色念珠菌是口腔念珠菌病的主要病原菌。该菌在大多数正常人的口腔中可以检出，与宿主有共生关系，正常情况下并不致病。

下述诱因可使宿主致病：①念珠菌本身毒力增强：当白色念珠菌由芽生孢子型转为假菌丝型时毒力增强，具有致病性。②患者的防御功能降低：年老体弱或长期患病，特别是干燥综合征、消化道溃疡、恶性疾病放疗后、大手术后致使身体抵抗力极度低下时；新生儿出生半年内，血清白色念珠菌抑制因子含量比母体低，易感染致病。③原发性或继发性免疫缺陷：先天免疫功能低下，如胸腺萎缩，X 线的大量照射，无 α-球蛋白血症，以及影响免疫功能的网状内皮系统疾病，如淋巴瘤、霍奇金病、白血病等均易并发念珠菌病。获得性免疫缺陷综合征（艾滋病）也可引起本病发生。④代谢或内分泌疾病：铁代谢异常，血中铁含量降低；糖尿病引起糖代谢异常，血糖升高；甲状腺功能低下、艾狄森病、脑垂体功能低下、内分泌功能低下易合并念珠菌病；妊娠妇女孕激素水平升高而致阴道念珠菌病，分娩时易感染婴儿。⑤维生素缺乏：维生素 A 缺乏、上皮细胞角化变性、角层增厚而致白色念珠菌大量繁殖而致病；维生素 B 及叶酸缺乏引起黏膜的退行性病变、机械屏障作用下降，使白色念珠菌易于侵入，导致感染。⑥医源性因素：医治疾病过程中使用抗生素、肾上腺皮质激素、免疫抑制剂、化疗、放疗等，使宿主防御功能下降，破坏体内生态平衡，致菌群失调，而利于念珠菌的感染。⑦其他因素：环境因素和工作条件均与白色念珠菌发病有关。如在低温潮湿的条件下工作易发生皮肤念珠菌病；慢性局部刺激，如义齿、矫形器、过度吸烟等均可为白色念珠菌感染的因素；接触传染也是致病的重要因素。

（2）病理：口腔白色念珠菌病的病理以上皮不全角化增生为特征。PAS 染色可见白色念珠菌菌丝垂直侵入棘层细胞上方的角化层，棘层增厚，基底层以及固有层大量炎性细胞聚集可有微脓肿形成。

2. 中医病因病机　中医对多发于婴幼儿的"鹅口疮"有较多论述，认为发病有内因与外因之分。内因为体质差异；外因为口腔不洁，或乳母乳头不净，婴儿吮乳后染毒而发。

（1）心脾积热：乳母孕期嗜食辛辣炙煿之品，郁久化热，遗患胎儿，胎中伏热，蕴积心脾，出生后护理不当，复感外邪，引动内热，循经上炎，熏灼口舌发为本病。

（2）脾虚湿热：患儿素体脾虚，或久病久泻，脾胃受损，或过食苦寒药物损伤脾胃，致使脾运失职，水湿上泛，浸渍口舌，变生白腐而致本病。

（3）阴虚火旺：婴儿先天禀赋不足，或久病久泻损伤肾阴，致使阴虚火旺，虚火上炎，熏蒸口舌而致本病。

二、临床表现

口腔念珠菌病临床分型并不统一，目前比较公认的是按主要病变部位的分类法，包括念珠菌性口炎、念珠菌性唇炎与口角炎、慢性黏膜皮肤念珠菌病。本节主要介绍念珠菌性口炎（candidal stomatitis）的临床表现类型。

1. 急性假膜型　又称"新生儿鹅口疮"、"雪口病"，因该型好发于出生后 2~8d 的新生婴儿而名之，发生率达 4%。好发部位为颊、舌、软腭及唇。损害区先黏膜充血、水肿，有灼热、干燥、刺痛感。后出现散在的色白如雪的柔软小斑点，状如凝乳略高出黏膜，不久相互融合为白色或蓝白色丝绒状斑片。斑片稍用力可擦去，暴露出红的黏膜糜烂面和轻度出血。患儿烦躁不安、啼哭、哺乳困难，有时有轻度发热，全身反应较轻。极少数病例可能蔓延至咽、食道、肺或进入血液循环，引起心内膜或脑膜念珠菌病，可危及生命。涂片可见典型念珠菌菌丝。该型也可发生于任何年龄，但少见。

2. 急性萎缩型　多见于成年人，根据其临床表现特点和常见发病因素又称"急性红斑型口炎"、"抗生素性口炎"。临床表现特点是外形弥散的口腔黏膜红斑，以舌背黏膜多见，两颊、上腭及口角亦可发生红斑，唇部亦偶有发生。严重者舌乳头萎缩消失，舌背黏膜呈光滑鲜红状或糜烂充血，损害周围丝状乳头增生。在后牙前庭沟等不易摩擦部位可伴鹅口疮样损害。同时患者常有味觉异常或丧失，口干，黏膜灼痛。涂片不易见到典型念珠菌菌丝。该型常见于广谱抗生素长期应用者，或患者原患消耗性疾病、白血病、营养不良、内分泌紊乱、肿瘤化疗后等。

3. 慢性萎缩型　该型因红色病损以及多见于戴义齿者而又称为"慢性红斑型口炎"或

"义齿性口炎"。临床表现为义齿基托承托区黏膜形成鲜红色界限弥散的广泛红斑。严重者腭黏膜水肿和牙槽嵴边缘水肿，上颌义齿基托后缘线腭部病损区与正常区间分界清晰。基托组织面和承托区黏膜密合状态不佳者，红斑表面可有颗粒形成。患者自觉灼痛、不适感。该型患者多数为日夜戴义齿的老年人，女性多于男性。

4. 慢性增生型　因病损色白如白斑，又称为"念珠菌性白斑"，是口腔黏膜一种慢性增生性念珠菌病。该型病程长、病情较重，有癌变危险，多见于颊、舌背及腭黏膜、颊黏膜病损，常对称地位于口角内侧三角区，呈结节状或颗粒状增生，或为固着紧密的白色角质斑块。腭部病损可由"义齿性口炎"发展而来，黏膜呈乳头状增生或肉芽肿样增生。舌背病损，多见于长期吸烟者，表现为丝状乳头增殖，色灰黑，称为"黑毛舌"。

三、实验室及其他检查

1. 直接镜检法　轻刮损害表层，刮取物置于载玻片上，滴10%氢氧化钾数滴，覆盖玻片，在微火焰上加热以溶解角质，于低倍或高倍镜下直接观察菌丝和孢子。

2. 唾液培养法　收集非刺激性混合唾液 1～2ml，接种于沙氏平皿上，常规培养，记录每毫升唾液形成的念珠菌菌落数。

3. 病理学检查法　活检标本光镜下可见前述病理特征。

4. 其他方法　包括免疫法、基因检测法等。因假阳性率高或操作不便，而未能在临床上大量使用。

四、诊断与鉴别诊断

1. 诊断要点　根据各型典型的临床症状、病史、全身情况，可以判断有无念珠菌感染以及可能的诱因。病损区涂片直接镜检及唾液念珠菌培养阳性，可以确诊。慢性增生型白色念珠菌病属癌前病变应引起重视，必要时需要病理学检查做出疾病程度的诊断。

2. 鉴别诊断　口腔念珠菌病需与球菌性口炎、白喉、扁平苔藓等疾病相鉴别。

（1）口腔念珠菌病与球菌性口炎（膜性口炎）的鉴别：球菌性口炎是由金黄色葡萄球菌、溶血性链球菌、肺炎双球菌等球菌感染引起的口腔黏膜急性感染性炎症，可发生于口腔黏膜任何部位，病损区充血水肿明显，有大量纤维蛋白原从血管内渗出，凝结成灰白色或灰黄色假膜，表面光滑致密，略高于黏膜面，可伴有全身反应，区域淋巴结肿大，涂片检查或细菌培养可确定病原菌。

（2）口腔念珠菌病与白喉的鉴别：白喉为明显的灰白色假膜覆盖于扁桃体，不易擦去，若强行剥离则创面渗血。局部无明显炎症反应，但全身中毒症状明显，淋巴结肿大，涂片可见白喉杆菌。

（3）口腔念珠菌病与扁平苔藓的鉴别：扁平苔藓呈白色网纹状病损，可交替出现糜烂，病程较长。

五、治疗

1. 治疗原则　因含片溶解缓慢，药物与口腔黏膜接触充分，随吞咽可覆盖咽喉与食管，故片剂被认为是较为有效的局部制剂。口腔念珠菌病以局部治疗为主，但严重病例及慢性念珠菌病需辅以全身治疗。对黏膜明显充血水肿、萎缩发红、全身症状明显者，可采用辨证施治与抗真菌药物配合治疗。

2. 西医治疗

（1）局部治疗：①2%～4%碳酸氢钠（小苏打）溶液：含漱或清洗局部，每1～2h 1次，每次5min。②氯己定：可选用0.5%溶液或1%凝胶局部涂布、冲洗或含漱。③甲紫：选用0.05%甲紫液外涂口腔黏膜病损区，每日3次。

（2）抗真菌药物治疗：①制霉菌素：局部用5万～10万U/ml的水混悬液涂布，每2～3h 1次，可咽下。儿童口服每次10万U，每日3次；成人口服每次50万～100万U，每日3次。口服副作用小，偶有恶心、腹泻或食欲减退，疗程7～10d。②硝酸咪康唑：硝酸咪康唑商品名达克宁，可局部使用。散剂可用于口腔黏膜，霜剂适用于舌炎及口角炎，疗程一般为10d。③克霉唑：成人每日口服3次，每次0.5g，剂量不超过3g。该药的主要不良反应为肠道反应，长期应用可能引起肝功能异常和白细胞减少，目前多作为局部制剂使用。④酮康唑：剂量为每日1次口服，每日200mg，2～4周为1个疗程。该药不可与制酸药或抗胆碱药同服，以免影响吸收。

（3）免疫治疗：对身体衰弱，有免疫缺损病或与之有关的全身疾病及慢性念珠菌感染的患者，常需辅以增强免疫力的综合治疗。可选用：①转移因子：淋巴结周围皮下注射，每次3U，每周1～2次。②胸腺素：肌注，每次2～10mg，每周1～2次。③脂多糖：肌注，每次2ml，每日1次，20次为1个疗程。④其他：补充铁剂、维生素A、多次少量输血等。

（4）手术治疗：是非常规治疗方法。特对慢性增殖型念珠菌病经治疗3～4个月疗效不显著者使用，以防止癌变为目的。

3. 中医治疗

（1）辨证论治

1）心脾积热证：口腔黏膜充血发红，初期出现散在白色斑点，以后融合成片，呈白色绒状斑膜，迅速满布；并见面赤唇红，口臭流涎，烦躁不安，便秘尿赤。舌尖红赤，苔黄或腻，指纹紫滞。

治法：清泻心脾积热。

方药：导赤散合清热泻脾散。若便秘者，加大黄；若烦躁不安，加钩藤、蝉蜕。

2）脾虚湿盛证：口腔黏膜充血不甚，上布白屑，范围广泛，且较湿润；并见面色萎黄无华，形体消瘦，倦怠无力，纳呆食少，大便溏薄。舌体肥胖，舌质淡白，苔白腻，脉沉缓无力，指纹淡红。

治法：健脾燥湿，芳香化浊。

方药：参苓白术散加味。若口干者，加黄连、麦冬；若恶心、呕吐，加生姜、半夏；若四肢不温，脉沉微，加附子、干姜。

3）阴虚火旺证：口腔黏膜暗红无光，或见白屑散在、稍干；伴有形体消瘦，潮热盗汗，两颧发红，倦怠乏力，口干。舌质光红，苔少，脉沉细数无力，指纹淡紫。

治法：滋阴清热降火。

方药：六味地黄汤加味。可加黄连、肉桂；若舌质光红无苔者，加沙参、麦冬、石斛等；若脾气虚者，加党参、生黄芪。

（2）外治法

1）含漱或清洗局部：黄连、金银花、甘草各适量，煎水含漱；儿茶、青黛适量，煎水漱口。

　　2）外用散剂：冰硼散、锡类散、青吹口散、柳花散、养阴生肌散等撒患处，每日3次。

六、预防与调护

　　（1）哺乳期婴儿、久病患儿应注意保持口腔清洁卫生，可选用淡盐水或2%碳酸氢钠溶液搽洗口腔。

　　（2）乳母哺乳前洗净乳头，奶瓶要经常消毒。

　　（3）注意义齿卫生，义齿性口炎患者在治疗的同时，需行义齿重衬。

　　（4）合理应用抗生素及免疫抑制剂，有系统性疾病需长期应用者，应经常用1%～2%小苏打水漱口。

　　（5）冬季防止口唇干裂，可应用甘油等护肤品，纠正舔唇习惯。

　　（6）避免产房交叉感染，接生工具以及分娩过程注意消毒。

七、预后

　　预后一般良好。急性假膜型损害通过正确的治疗可以得到痊愈。但据报道，慢性增殖型白色念珠菌病有4%的癌变可能，故应引起高度重视。

（蔡鸿丹）

第四节　口腔扁平苔藓

　　口腔扁平苔藓（Oral Lichen Planus，OLP）是一种非感染性慢性浅表性炎症。病变可于口腔黏膜和皮肤先后或同时发生，也可以单独发生。口腔黏膜表现为珠光色白色条纹交织成条索状、网状、树枝状、环状及斑块状等多种形态，也可以先后出现或重叠发生丘疹、水疱、糜烂、萎缩、色素沉着等病损。该病发病率不超过1%，好发年龄为13～80岁。男女比例为1：1.5，患者伴皮肤损害的几率约有54%，因有恶变可能，有人将其归于癌前状态。

　　本病属于中医"口藓"、"口蕈"、"口破"等范畴。

一、病因病理

1. 西医病因病理

　　（1）病因：尚未明确，可能与下列因素有关

　　1）细菌与病毒感染：有人提出与幽门螺杆菌感染有关，也有人在病损上皮细胞中发现类似病毒的核内小体，但都需要更多研究和更直接的证据证实。

　　2）神经精神因素：临床可以发现很多口腔扁平苔藓患者有精神紧张、精神抑郁、精神创伤病史，并在精神神经功能紊乱时病情加重。有人做了临床调查，结果有50%的患者存在精神紧张和焦虑。

　　3）内分泌功能紊乱：有人报道，本病与雌二醇 E_2 以及睾酮 T 水平下降有关。

4）免疫因素：日益增多的对口腔扁平苔藓免疫状态的研究发现，本病与病损部位的淋巴细胞浸润带直接有关。进一步的研究表明，口腔扁平苔藓很可能是一种 T 淋巴细胞介导的机体免疫应答。

5）遗传因素：有人发现，本病有家族集聚现象，并找到一些家系进行基因研究，报道了一些出现频率较高的白细胞抗原位点，但也有人提出不同意见。

6）系统性疾病因素：有报道称，有超过30%的本病患者同时存在肝病、消化道疾病、高血压病、糖尿病等。但不能证明本病是由这些系统性疾病引起的。

（2）病理：本病的特征性病理表现为上皮不全角化、基底层液化变性、固有层密集的淋巴细胞浸润带。

2. 中医病因病机　可归纳为以下三方面：

（1）湿热上蒸：风热湿毒之邪侵袭口腔留滞不去，或脾失健运，湿浊内生，郁而化热，湿热上蒸于口，邪毒蓄积于局部引起糜烂、充血。

（2）肝郁气滞：情志不畅，肝气郁滞，气机失和，气滞血瘀于局部，运行不畅形成黏膜斑纹和疼痛。

（3）阴虚内燥：肝肾阴虚，阴虚火旺，虚火上炎于口；或血虚黏膜失于濡养，发生黏膜粗糙、萎缩或增厚。

二、临床表现

1. 口腔病损　特征性表现为口腔黏膜珠光白色条纹，以颊部、舌部、下唇、附着龈、移行部黏膜多见，病损可累及口腔黏膜任何部位。珠光白色条纹的形状、范围、轻重程度可不相同，并可转变为糜烂、充血、萎缩等损害。多种病损可重叠发生，病损消退后留有色素沉着。颊部病损最具典型性，左右对称，黏膜柔软，弹性正常。患者有异物感、粗糙感、牵拉感、疼痛感。病情迁延，反复发作。根据临床表现口腔扁平苔藓可分为以下三型：

（1）斑纹型：与上述典型临床表现相同，多见于颊、舌、唇、附着龈及移行部黏膜。

（2）糜烂型：在白色斑纹基础上出现剥脱状充血糜烂面，上覆淡黄色假膜，糜烂面形状不规则，多见于颊黏膜、舌背、舌腹。发生于软腭的病损可有上皮菲薄的水疱，疱破后呈糜烂面。

（3）萎缩型：常见于舌背、硬腭部。舌背表现为圆形、椭圆形的乳头萎缩斑片，呈稀疏云雾状白色损害，表面平伏。硬腭部呈不规则星状形萎缩斑，略红，周围有乳白角化斑点。

2. 皮肤病损　本病的皮肤损害特点为扁平而有光泽的多角形扁平丘疹，微高出皮肤表面，绿豆大小，浅紫色，融合后状如苔藓。病损区粗糙，用石蜡油涂在丘疹表面在放大镜下可观察到细白纹。指（趾）也可受累，多见于拇指（趾）。病损表现为甲增厚，有甲板纵沟及变形。

三、实验室及其他检查

1. 病理检查　典型表现如上述。

2. 血液流变学测定　全血比黏度、红细胞电泳时间、细胞聚集指数、血小板黏附率、全血还原比黏度、血小板聚集率、血浆纤维结合蛋白率、纤维蛋白原等指数均增高。

3. T 细胞亚群（OKT 单克隆抗体）测定　OKT3 下降，OKT4 下降或升高，OKT4/OKT8 比例下降。

4. 血清干扰素（IFN－r）、白细胞介素（IL－2）　检查二者均增高。

5. 幽门螺杆菌检测　部分患者病损区幽门螺杆菌检测阳性。

四、诊断与鉴别诊断

1. 诊断要点　口腔颊、舌、唇、龈等黏膜有白色斑纹，呈条索状、网状、树枝状、环状等，间或有糜烂、充血。反复发作，病程迁延不愈。

2. 鉴别诊断　口腔扁平苔藓需与皮脂腺异位、口腔白斑、口腔红斑、盘状红斑狼疮等鉴别。

（1）口腔扁平苔藓与皮脂腺异位的鉴别：皮脂腺异位呈淡黄色颗粒状，而非条纹，分布密集或散在，表面光滑，质地柔软，多发于颊黏膜与唇红。

（2）口腔扁平苔藓与口腔白斑的鉴别：单独发生于舌背部的口腔扁平苔藓需与白斑区别。舌背扁平苔藓病损灰白而透蓝色，舌乳头萎缩微凹，质地较软，平滑润泽。白斑多为白色斑块，有裂隙，界限清楚，触之较粗糙，病程进展缓慢，无自觉症状。

（3）口腔扁平苔藓与口腔红斑的鉴别：口腔红斑临床表现特征为持续存在的鲜红色斑，边缘清楚，触诊柔软，类似"天鹅绒"样。无明显疼痛或不适。

（4）口腔扁平苔藓与盘状红斑狼疮的鉴别：盘状红斑狼疮多发于下唇唇红缘与皮肤黏膜交界处，病损中央萎缩如盘状，周围有白色放射状条纹。可有糜烂、出血、结痂。

五、治疗

1. 治疗原则　目前尚无特效疗法。西医治疗本病以肾上腺皮质类固醇和磷酸氯喹为主，对改善黏膜充血糜烂有一定效果，但对过度角化无作用，长期服用有副作用。中医药治疗有安全、持久、稳定的特点，对糜烂充血及白纹均有一定的改善作用。临床应根据患者病情采取中西医结合治疗。

2. 西医治疗

（1）病情稳定者可选用维生素 B_1、维生素 B_{12}、维生素 E、维生素 A、维生素 B_6 等口服。

（2）糜烂病损长期不愈者，可考虑应用肾上腺皮质类固醇及免疫抑制剂，但细胞免疫功能低下者应以免疫增强剂治疗。幽门螺杆菌检测阳性者可选用抗幽门螺杆菌药物。

1）肾上腺皮质类固醇：如泼尼松，每次 15mg，每日 3 次，共服 1～2 周。可用角炎舒松注射液等激素类药物局部注射。

2）免疫抑制剂：磷酸氯喹，每次 0.25g，每日 2 次，1 个月为 1 个疗程，需定期检查白细胞数。雷公藤，每日 2 次，每次 3～4 片。昆明山海棠，每日 3 次，每次 2 片，需定期检查肝功能。

3）免疫增强制：转移因子皮下注射，每次 1mg，每周 1～2 次，10 支为 1 个疗程。

4）抗幽门螺杆菌：三钾二枸橼酸铋剂，每次 110mg，每日 4 次，2 个月为 1 个疗程。配合甲硝唑，每次 200mg，每日 3 次；羟氨苄青霉素，每次 250mg，每日 3 次。

5）伴真菌感染者参照有关章节适当选用抗真菌药物治疗。

3. 中医治疗

（1）辨证论治

1）湿热内阻证：两颊、舌、唇部白色斑纹，间有形状不规则糜烂，并有黄色渗出物覆盖，局部疼痛明显；伴有口干或口苦，便结溲赤。舌红，苔薄黄或腻，脉滑数。

治法：清热解毒祛湿。

方药：平胃散合二妙丸加薏苡仁、土茯苓、夏枯草。便秘者，加瓜蒌仁；咽干甚者，加北沙参。

2）肝郁血瘀证：口腔颊、舌、唇、龈等出现白色斑纹，中间夹有充血红斑，轻度疼痛不适，进食时局部敏感；往往伴有性情急躁或抑郁，胸胁胀满，月经不调。舌紫暗有瘀点，脉弦涩。

治法：疏肝理气，活血化瘀。

方药：柴胡疏肝散加丹参、藏红花、郁金。充血红斑明显者，加丹皮、生地。

3）阴虚内燥证：黏膜呈白色损害，表面粗糙、萎缩或增厚，无光泽。

治法：滋阴清热，养血润燥。

方药：知柏地黄汤加麦冬、当归、白芍、丹参、生黄芪等。

（2）外治法

1）中药含漱：金银花、黄芩、白鲜皮等量煎水含漱。

2）中药外敷：养阴生肌散、锡类散等涂敷糜烂面。

（3）针刺疗法

1）体针：取双侧侠溪、中渚，留针15min，每日1次，2周为1个疗程。

2）耳针：神门、交感、皮质下及压痛点，每次留针20~30min，隔日1次，10次为1个疗程。

六、预防与调护

（1）生活有规律，适当进行体育锻炼。保持精神愉快。

（2）避免酸、辣、烫、麻、涩等刺激性食物，戒烟酒。

（3）保持口腔卫生，消除口腔内的局部刺激物，例如去除不良修复体、残根残冠、牙结石等。

七、预后

本病一般预后良好，患者可长期处于稳定状态。但对反复急性发作而充血、糜烂经治不愈或基底变硬的患者应提高警惕，需要及时进行活体组织检查，防止癌变。

（陈书宝）

第五节 口腔黏膜下纤维变性

口腔黏膜下纤维变性（oral submucosa fibrosis，OSF）是以病理特征为主要依据命名的一种口腔黏膜慢性疾病，属癌前病变。可侵犯口腔黏膜的各个部位，但以颊、腭部多见。本病多发生于东南亚、印度，我国主要见于台湾地区以及湖南的湘潭、长沙，海南、云南等地，20～40岁成人多见，性别差异不大。患病率约为1%。

本病与咀嚼槟榔、过食辣椒等有关，也有报道与免疫、遗传、维生素缺乏等其他因素有关。

一、病因病理

1. 西医病因病理

（1）病因：确切病因尚不明，可能与以下因素有关：①咀嚼槟榔：细胞培养显示，槟榔中的生物碱能促进黏膜成纤维细胞增殖及胶原的合成，所含鞣酸能抑制胶原纤维的降解。研究发现，槟榔含有高浓度铜，氯化铜作用于体外培养的人口腔成纤维细胞，能使成纤维细胞合成胶原明显增加，而且铜可介导OSF基因畸变。②刺激性食物：喜食辣椒、吸烟、饮酒等因素可能加重黏膜下纤维化。③其他因素：研究发现，OSF还可能与维生素缺乏、免疫功能异常、遗传、微循环障碍、微量元素缺乏、血液流变学异常等因素有关。

（2）病理：结缔组织胶原纤维出现以变性为主要表现。在病程不同时期，其特点有所不同。

早期：有一些细小的胶原纤维，并有明显水肿。血管有扩张充血和中性粒细胞浸润。继而上皮下方出现一条胶原纤维玻璃样变性带，再下方的胶原纤维间水肿，伴淋巴细胞浸润。

中期：胶原纤维玻璃样变逐渐加重，有淋巴细胞、浆细胞浸润。

晚期：胶原纤维全部玻璃样变，结构完全消失，折光性强。血管狭窄或闭塞。上皮萎缩，钉突变短或消失。有时有上皮增生、钉突肥大、棘层增生肥厚、上皮各层内有细胞空泡变性，并以棘细胞层较为密集。张口度严重受损的患者，可见大量肌纤维坏死。上皮有时可见异常增生。上皮下结缔组织弹力纤维变性，并有慢性炎性细胞浸润。

电镜检查可见上皮细胞间隙增宽，有大量游离桥粒或细胞碎片。线粒体数量减少，部分线粒体肿胀，伴有玻璃样变的胶原纤维呈束状分布。

2. 中医病因病机

（1）气滞血瘀：外邪侵袭，毒邪郁积于局部，引起局部气机不畅，血运受阻，气血失和，瘀血滞留，导致本病。

（2）气血不足：素体禀赋不足或后天失养，气血亏虚，肌肉黏膜失于濡养；加之外邪毒气（烟草、槟榔、辣椒及局部慢性理化刺激）乘虚而入，导致气血失调，发为本病。

二、临床表现

可发生于口腔黏膜任何部位，以颊、咽、软腭多见。初起为反复发生的小水疱与溃疡，灼痛，后渐形成淡黄、不透明、无光泽的条索样损害，损害区色泽与周围正常组织有明显差别，患者张口受限，甚至吞咽进食困难、语言障碍。指检可于苍白的黏膜下触及质地坚韧、无痛的条索状物，但在舌背常表现为舌乳头萎缩。病损区黏膜可出现混杂分布的不规则的苍白、淡黄、鲜红与黑色素沉着等色泽改变，如大理石样。本病不会累及内脏或身体其他部位。

三、实验室及其他检查

病理学检查的典型表现如上所述。

四、诊断与鉴别诊断

1. 诊断要点　患者来自本病的高发地区，临床表现为口腔黏膜变白、发硬、张口受限，纤维组织增生，扪诊有明显的条索感。病理学检查可帮助确诊。

2. 鉴别诊断　口腔黏膜下纤维变性需与口腔白斑、硬皮病相鉴别。

（1）口腔黏膜下纤维变性与白斑的鉴别：口腔白斑的外形多见斑块状，触之柔软，无僵硬的纤维条索感。白斑可无症状或轻度不适；但不会有张口受限、吞咽困难等症状。病理检查有上皮增生或异常增生。

（2）口腔黏膜下纤维变性与硬皮病的鉴别：可能是自身免疫性疾病罹患口腔的硬皮病患者，可因张口受限而变小，形成苍白纤维化"鸡"舌，口腔毛细血管扩张，吞咽困难。某些患者 X 片显示牙周间隙增宽，但牙齿不松动。皮肤变紧且呈蜡样。

五、治疗

1. 目前尚无特效疗法　禁食槟榔、辣椒、烟草等刺激物是首要措施。局部治疗可缓解病情发展。早期以中药或西药扩张血管治疗为主。后期有严重功能障碍者，可选择手术治疗。

2. 西医治疗

（1）选用维生素 A、维生素 E、烟酰胺类药物治疗。

（2）扩张血管：硝苯地平，每次 10mg，每日 3 次；地巴唑，每次 10mg，每日 3 次；菸酸，每次 100mg，每日 3 次。

（3）抗代谢药物：硫唑嘌呤，每次 50mg，每日 2 次。

（4）用依曲替酸、类固醇制剂等病损下局部注射。

（5）雷公藤多苷片，每次 10mg，每日 3 次。

（6）手术切断纤维条索，创面植皮。

3. 中医治疗　中医辨证论治。

（1）气滞血瘀证：口腔黏膜苍白或灰白、发硬，张口受限。情绪不畅，口苦咽干。舌质偏暗或偏紫，舌旁或见瘀点，苔薄白，脉弦或涩。

治法：理气活血，化瘀软坚。

方药：桃红四物汤加丹参、郁金、枳壳、威灵仙等。若口苦咽干，加柴胡、龙胆草、玄参；若伴水疱、糜烂，加薏苡仁、土茯苓。

（2）气血失和证：口腔黏膜苍白，质地较韧，或见舌背质地变薄光滑，面色㿠白，乏力。舌质淡，苔薄白，脉细缓。

治法：补益气血，调和营卫。

方药：八珍汤加丹参、香附、黄芪等。若伴糜烂、疼痛，加白扁豆、薏苡仁。

六、预防与调护

（1）戒除咀嚼槟榔的不良习惯，戒烟酒，避免辛辣食物。

（2）饮食清淡，起居有节，心情愉悦。

七、预后

本病属癌前病变，印度的统计资料表明：1/3 的 OSF 会发展为口腔鳞癌，有 40% 的口腔鳞癌患者伴发 OSF，在 OSF 病损区常会发生白斑的叠加性病损。因此，早期诊断、及时治疗、制止发展对于防止发生癌变具有重要意义。

（陈书宝）

第十二章　儿童口腔疾病

第一节　儿童龋病

一、乳牙龋病的治疗

儿童的乳牙在萌出后不久即可患龋，临床上最早可见 6 个月的儿童，上颌乳中切牙尚未完全萌出其唇面即可发生龋坏。乳牙龋病治疗计划制定时不仅要考虑龋坏的程度，还应考虑患牙在口腔内的保存时间、牙根的吸收程度及继承恒牙的发育状况、患儿罹患龋病的风险及患儿对治疗的合作程度等。

（一）好发牙位及好发牙面

乳牙龋病好发的牙位依次为上颌乳中切牙、下颌第一乳磨牙、下颌第二乳磨牙、上颌第一乳磨牙、上颌第二乳磨牙。

乳牙龋好发的牙面在上颌乳牙为乳中切牙之近中面，其次为远中面和唇面；乳侧切牙以近中面、唇面多见；乳尖牙则多见于唇面，其次为远中面；第一乳磨牙多见于咬合面，其次为远中面；第二乳磨牙则多发于咬合面和近中面。在下颌为：第一乳磨牙咬合面，其次为远中面；第二乳磨牙咬合面，其次为近中面；乳尖牙多见于唇面，其次为远中和近中面；下颌乳中切牙和侧切牙少患龋，如患龋则多出现在近中面。

各年龄段的乳牙龋病发生部位有其明显特点，2 岁以下时主要发生于上颌乳前牙的唇面和邻面，3~4 岁时乳牙龋多发于乳磨牙咬合面的窝沟，4~5 岁时好发于乳磨牙的邻面。

由于左右侧同名乳牙的形成期、萌出期、解剖形态及所处位置等相似，又处于同一口腔环境，故在乳牙龋病中左右侧同名牙同时患龋的现象较恒牙突出。

（二）乳牙龋的特殊类型

由于乳牙自身的解剖和组织结构特点及儿童的饮食特点，乳牙龋在临床上除了可根据龋坏波及的程度分为浅、中、深龋以外，还可表现为一些不同于恒牙龋的特殊类型，如环状龋、奶瓶龋、低龄儿童龋等。

1. 环状龋　发生在乳前牙唇面、邻面的牙冠中 1/3 至颈 1/3 处、围绕牙冠的广泛性环形龋损称为环状龋。最早由 Neuman 于 1987 年报道，在恒牙很少见，多见于乳牙。有学者认为与乳牙新生线的矿化薄弱有关，但有学者经病理组织学观察分析，认为环状龋的形成与出生后乳牙牙颈部釉质的矿化程度低有关。龋向两侧扩展，而不易向矿化程度高、抗酸力强的出生前釉质扩展，以致形成环状。环状龋的发生还与幼儿的自洁作用较差及局部食物滞留相关。

2. 奶瓶龋　延长哺乳时间或者长时间的奶瓶喂养可导致幼龄儿童发生较为严重的龋患，这一类乳牙龋损称为奶瓶龋。Fass（1962 年）首次提出了"奶瓶喂养龋（nursing – bottle caries）"的概念，此后，这一儿童乳牙龋病类型又出现过各种名称，如"喂养龋（nursing careis）""婴幼儿奶瓶龋（baby bottle caries）""奶瓶喂养综合征（nursing bottle syndrome）""婴幼儿奶瓶牙龋损（baby – bottle tooth decay，BBTD）"等。许多学者认为由于长时期用奶瓶人工喂养，瓶塞贴附于上颌乳前牙，奶瓶内多为牛奶、果汁等易产酸发酵的饮料，加之低龄儿童的乳牙刚萌出不久，牙齿表面不成熟，更易受酸的作用而使低龄儿童发生龋损。近年来随着对奶瓶龋研究的深入，逐渐认识到奶瓶喂养虽与奶瓶龋的发生有关，但并不是唯一因素。

3. 低龄儿童龋　1994 年美国疾病控制中心（CDCP）会议上首次提出低龄儿童龋（Early Childhood Caries，ECC）的概念，其定义不是依据受累牙的个数，而是患者的年龄和患牙的位置。ECC 可较好地反映儿童龋多因素致病的特征，但在各国学者的调查中其发生率差异较明显（3% ~ 79.9%）。Damle（2006 年）将重症低龄儿童龋（Severe early chilclhood caries，SECC）定义为 3 岁以下的儿童发生有光滑面的乳牙龋患，或 3 ~ 5 岁的儿童发生 1 个以上的上颌乳前牙的光滑面龋损或 3 岁的儿童 dmf > 4，4 岁的儿童 dmf > 5，5 岁的儿童 dmf > 6。ECC 患儿在 2 岁、3 岁或 4 岁时具有典型的临床特征，可早期累及上颌乳前牙，也可累及上下颌第一乳磨牙，上颌乳前牙光滑面患龋是其主要特征，且病损牙位呈明显的对称性，下颌乳前牙少有累及。

（三）乳牙龋的临床特点

与恒牙龋相比，乳牙龋的临床表现有如下的特点。

1. 患龋率高，发病时间早　乳牙的患龋率高，且发病时间早，在牙齿刚萌出不久，甚至牙尚未完全萌出，即可发生龋坏。

2. 龋患发展速度快　由于乳牙的釉质和牙本质均较薄，且矿化程度低，髓腔大、髓角高，龋坏易波及牙髓，很快发展为牙髓病、根尖周病甚至形成残冠和残根。

3. 自觉症状不明显　因为乳牙龋进展快，自觉症状不明显，常被患儿家长忽视。临床上常见患儿龋已发展成牙髓病或根尖周病时才来就诊。

4. 龋齿多发，龋坏范围广　在同一儿童的口腔内，多数牙齿可同时患龋，如两侧上下颌第一、第二乳磨牙可同时患龋；也常在一颗牙的多个牙面同时患龋。

（四）乳牙龋病的治疗

1. 药物治疗　也称非手术性治疗，包括阻断性治疗和再矿化治疗两种方式，主要是指不切割或少切割牙体龋损组织，仅在龋损部位涂抹适当的药物，使龋损停止发展或消失。

（1）适应证：主要适用于龋损面广泛的浅龋、白垩斑或剥脱状的环状龋及一些不易制备洞型的乳牙。这类龋损常见于乳前牙邻面和唇面，有时也可见于乳磨牙的咬合面与颊面。若有条件应尽可能做修复治疗，因为药物治疗并不能恢复牙体外形，仅起抑制龋损进展的作用。药物治疗也可对龋高风险儿童作预防用。

（2）常用药物：2% 氟化钠溶液、8% 氟化亚锡溶液、1.23% 酸性氟磷酸钠溶液、75% 氟化钠甘油糊剂、10% 氨硝酸银溶液和 38% 氟化氨银溶液、氟保护漆等。

1）药物作用原理：①氟与牙中的羟磷灰石作用形成氟化钙，起到再矿化和抑龋作用。

形成氟磷灰石，因氟磷灰石较羟磷灰石抗酸力提高，起到防龋和抑龋作用。②氨硝酸银涂抹，又称氨银浸镀法，主要是氨硝酸银中的银离子与有机质中的蛋白质作用，形成蛋白银，凝固蛋白，起到抑菌和杀菌的作用。③氟化氨银涂抹时，形成氟化钙和磷酸银，增加牙的抗酸力。另外，氟化氨银中的银离子又能与蛋白质结合成蛋白银而起作用。但是，氟化氨银对软组织有腐蚀作用，且可和使牙局部着色变黑，影响美观。

2）操作步骤和注意事项：①操作步骤如下。一是修整外形。当龋蚀周围有明显的无基釉或尖锐边缘时，应予去除，并修整外形，形成自洁区。二是清洁牙面、干燥防湿。涂药前去除牙面上的软垢，清洁前可借助菌斑染色剂，明确清除范围，以便彻底清洁。欲用含氟药物涂抹者，清洁牙面时不宜使用含碳酸钙的摩擦剂，因药物中的氟离子易与碳酸钙中的钙离子结合形成氟化钙，影响氟化物对牙的作用。牙面清洁后需吹干，用棉卷隔湿、辅以吸唾器，以免唾液污染牙面或将药物溢染他处。三是涂药。涂药要有足够的时间浸润牙面，操作时应反复涂搽 2~3min，每周涂 1~2 次，3 周为 1 个疗程。使用有腐蚀性的药物时，药棉切忌浸药过多，结束时应拭去过多的药液，以免流及黏膜造成损伤。涂药后 30min 内不漱口、不进食。②注意事项。大部分用于阻断龋发展的药物需隔湿干燥后再进行操作，且需严格按照各种制剂的说明书严格规范进行。一些制剂具有腐蚀性，因此，应避免对黏膜及牙龈的腐蚀和刺激。另外，考虑儿童吞咽药物的危险，需在操作过程中使用排唾设备和保护黏膜。

2. 修复治疗　乳牙龋损后可致咀嚼功能降低，多个乳牙牙冠破坏严重时可致乳牙牙弓长度缩短、咬合高度降低，对颌面部的正常生长发育及恒牙列的形成均带来不良影响。故去除病变组织、恢复牙体形态、提高咀嚼功能的修复治疗非常重要。

充填修复治疗指去除龋坏组织，制备大小与形态适当的窝洞，在保护牙髓的状况下，选用合适的充填材料充填窝洞、恢复牙体外形的一种治疗方法。

乳牙窝洞的制备基本原则同恒牙的牙体窝洞制备，但应考虑乳牙牙体解剖结构的特点，如牙釉质、牙本质薄，牙髓腔大，髓角高，牙颈部缩窄，牙冠向咬合面聚拢及易磨耗等。目前儿童口腔临床常用的备洞器械仍然是高速钻机，近年来在一些发达国家采用了一些备洞新技术以减轻由于钻机备洞可能给儿童造成恐惧和疼痛，如化学机械备洞、激光备洞和喷砂备洞新技术。激光备洞去除龋坏组织可不用术前麻醉，且几乎无术后反应。喷砂备洞需要橡皮防水障和强吸唾装置，否则儿童有吸入石英砂的危险。

充填修复牙体外形时凡位于牙本质中层以下的窝洞均应护髓后再充填。由于磷酸锌黏固粉中的游离磷酸对牙髓有刺激，应尽量避免使用。

儿童口腔临床常用的牙体修复材料有玻璃离子水门汀，复合树脂材料、复合体材料及银汞合金材料。银汞合金因其毒性和不美观在儿童牙体缺损修复治疗中的应用越来越少，逐渐被一些性能优良的牙色材料，如树脂改良型玻璃离子材料、复合体材料所替代。

儿童乳牙牙体缺损修复的操作基本同于恒牙牙体修复，但在修复乳牙邻面外形时应考虑到乳牙列生理间隙的存在，不必勉强恢复接触点。在多个牙的牙冠崩坏时，应恢复其咬合高度，以恢复患牙的咀嚼功能。

（1）复合树脂充填（resin-based composite restoration）：复合树脂充填材料在乳牙的牙体缺损修复中应用时，操作步骤基本同于恒牙的复合树脂修复术，但因乳牙的解剖及组织结构有异于恒牙，故在儿童口腔临床的使用有不同于恒牙充填修复的特点。复合树脂充填材料种类多样，使用前应了解其特点及使用步骤，才能取得良好的临床效果。

在制备乳牙Ⅰ、Ⅱ类洞形时，以去除活跃性龋坏组织及无基釉为原则，不需要制作特殊的抗力形与固位形，不必受银汞合金充填所需洞型的限制。制备乳牙Ⅳ类洞时，因切端为直接承受咬合压力之处，不宜过薄，故洞缘不能达切端。

在临床应用于乳牙时，还需注意酸处理时间应适当增加。合适的酸蚀时间是酸处理后经清洗、适当吹干，肉眼可见牙面呈白浊样，失去正常光泽，即可认为已达到良好的酸蚀效果。

近牙髓的窝洞应在充填前行氢氧化钙护髓。由于丁香油能阻止复合树脂的聚合，故不宜用氧化锌丁香油酚水门汀垫底，必要时可用聚羧酸水门汀垫底。乳牙深窝洞的复合树脂充填前，可选用合适的玻璃离子水门汀垫底，利用其良好黏结性、持续性释放氟离子的优点，既可避免复合树脂材料对牙髓的刺激性，又降低了因树脂固化时的聚合收缩及其导致的微渗漏，既弥补了单独使用玻璃离子充填材料在强度和抗压等机械性能方面不如复合树脂的缺点，又发挥和增强了复合树脂材料抗压和美观的优点。

（2）玻璃离子水门汀（glass ionomer cements，GIC）充填：因GIC材料生物相容性好、对牙髓的刺激性小，在临床修复中的黏结为化学性黏结，能释氟、降低继发龋的发生，应用于乳牙充填修复日益增多。

1）GIC的种类：根据组分差异分为传统型玻璃离子水门汀（conventional GIC）、金属加强型玻璃离子水门汀（mental-reinforced GIC）及树脂改良型玻璃离子水门汀（resin-modified GIC，RIVIGIC）。传统型玻璃离子水门汀的固化机制为酸碱反应，RMGIC的固化机制既有传统GIC的酸碱反应固化特征，又有单体聚合的固化特征。根据组分中引发剂的不同，RMGIC有双重固化机制（即酸碱反应固化+丙烯酸酯的光固化）和三重固化机制（即酸碱反应固化+丙烯酸酯的化学固化+光固化）。

2）GIC充填乳牙窝洞的特点：①因GIC为亲水性材料，因此，在充填体固化早期，应避免与唾液接触；②根据相邻乳牙的颜色选择合适颜色的GIC充填材料；③防水制剂的应用。临床上常用凡士林等防水药涂抹于GIC充填体表面以隔绝水分。完全固化后的玻璃离子水门汀在口腔的环境中仍具有一定的吸水性，吸水后产生轻微的体积膨胀，可补偿固化时的体积收缩，以提高修复体的边缘密闭性，降低继发龋的发生。

（3）金属预成冠（performed mental crown）修复

1）适应证：①大面积龋坏的乳牙的修复；②龋病活跃性强或高龋风险儿童的乳磨牙牙体修复；③牙髓治疗后，面临冠折危险的乳牙修复；④广泛牙体缺损，难以获得抗力形和固位形者；⑤牙釉质或牙本质发育不全的乳牙；⑥各种口腔不良习惯的固位体及各种间隙维持器的固位体。

2）优缺点：预成冠牙体制备所需去除的组织较少，较容易恢复牙冠的解剖形态、近远中径和功能，操作简单。缺点是成品冠与牙颈部的密合需要操作者用冠钳处理，受医师操作技能、熟练程度的影响较大；成品冠较薄而易磨损。

临床常用的金属成品冠为厚度0.14mm的镍铬合金冠，富有弹性，且具有各乳磨牙的不同解剖形态及不同大小。在恒牙牙冠修复中已用烤瓷铸造冠代替锤造冠，而乳牙牙冠小、牙颈部明显缩窄、髓腔宽大、髓角高以及釉牙本质薄，若以铸造冠修复的要求制备牙体组织，对正常牙体组织破坏较大且易露髓，因此，在乳牙基本不做铸造冠修复，而以成品冠修复乳牙牙冠大面积缺损。

3）操作步骤：①牙体制备：首先清洁牙面，去除龋坏组织。用细金刚砂针切割邻面使近远中面相互平行。若第二乳磨牙为牙列中最后一颗牙时，远中面的制备比近中面稍深达龈下。颊舌面制备时应注意颊面近颈部 1/3 处隆起，此处应较多地切割，但应掌握适度，以免使牙体与成品冠之间的空隙过大。颊面与邻面相交处应制备成圆钝状，咬合面磨除 0.5 ~ 1mm 的间隙。若牙冠短时可移行至龈下 0.5mm。②成品冠的选择：根据牙的种类和大小选择合适的成品冠。可选用直接法或间接法。直接法：用蜡片在患牙处做咬合记录或直接用圆规测量患牙的近远中距离，根据蜡片上患牙印迹的近远中距离或圆规测量结果选择大小合适的 SSC。间接法：在牙体制备完成后，对该牙局部取模，翻制石膏模型，在模型上测量患牙的近远中径，选择合适的成品冠。③修整成品冠：参照模型上患牙的牙冠高度及颈缘曲线形态，剪除、修整成品冠的高度及颈缘，颈缘需达龈下 0.5 ~ 1.0mm。用各种冠钳调整冠的形态，恢复牙冠应有的隆起，缩紧牙颈部，尽量恢复患牙的解剖形态。④磨光颈缘、试戴。用金属剪修剪过的成品冠颈缘必须用细砂轮、橡皮轮等磨光，以免刺伤牙龈。试戴时应检查咬合面有无高点，牙颈部是否密合及成品冠与邻牙的关系等。⑤黏固：经确认为适用的成品冠后，用玻璃离子材料或聚羧酸黏固粉黏固。

（4）树脂冠套（resln composite strip crown）修复：对于大面积缺损或环状龋的乳前牙可以采用前牙树脂冠修复。严格地讲，它不是一种完整的冠，而属于黏结修复的范畴，其优点是美观、不易脱落，一次完成，操作简单，缺点是颈缘黏结和修复不太理想。操作步骤如下。

1）牙体预备：以去净龋坏组织为原则进行牙体预备，深龋近髓处用氢氧化钙护髓。

2）选择合适的冠套：根据牙冠的近远中径选择大小合适的成品树脂冠套并试戴，剪去颈缘以下的多余部分，在其远中切角处用探针扎一个小排气孔。

3）充填：按黏接修复的常规步骤酸蚀、干燥牙面，涂黏结剂，将装满流动树脂的冠套入待修复的乳前牙，固定后光照固化。光照前可用棉球拭去牙颈部和排气孔溢出的多余的流动树脂。

4）去除树脂冠套：固化后用探针从唇面和远中面相交的轴面颈部挑破并去除成品冠套，修整颈部边缘和排气孔处多余的树脂，调整咬合，打磨抛光。

二、年轻恒牙龋病的治疗

年轻恒牙（young permanent teeth，或 immature permanent teeth）是指恒牙已萌出，在形态和结构上尚未形成和成熟的恒牙。保护与及时治疗年轻恒牙，形成健全的恒牙列是儿童口腔科的主要任务之一。

（一）年轻恒牙龋的临床特点

1. 第一恒磨牙发病早，龋患率高　第一恒磨牙于儿童 6 岁左右即萌出，因萌出时间早又处于口腔的后位，因而发生龋患率最高（约占年轻恒牙患龋率的 90%），且常被家长将其误认为乳牙，不予重视，从而耽误其早期发现早期治疗的时机。第一恒磨牙的龋坏可影响到整个混合牙列和恒牙列的功能，影响到颌骨的发育及面颌的形态。值得注意的是，儿童的第一恒磨牙患龋常常呈左右对称，40% 以上的第一恒磨牙龋累及 2 个以上的牙面。

2. 耐酸性差，龋坏进展快　因年轻恒牙萌出后 2 年左右才能进一步矿化完全，存在萌出后的再矿化现象，因此，刚萌出的年轻恒牙表面釉质不成熟，硬度较差，渗透性较大，耐酸性差而易患龋，且进展较快。不仅如此，年轻恒牙的髓腔大、髓角尖高，牙本质小管粗大，病变快，容易引起牙髓感染和根尖周组织的炎症。

3. 受乳牙患龋状态的影响　有研究已证实乳牙患龋可增加年轻恒牙患龋的概率，相邻乳牙的龋坏可能波及相邻年轻恒牙的邻面。

（二）年轻恒牙易患龋的因素

1. 年轻恒磨牙解剖形态复杂　新萌出的年轻恒磨牙咬合面较大，窝沟点隙复杂，易滞留细菌和食物残渣。上下颌恒磨牙的咬合面、上颌恒磨牙的腭沟、下颌恒磨牙的颊沟、上颌切牙的舌侧窝均为龋易发生且发展迅速的部位。

2. 年轻恒磨牙萌出时间长，难自洁　恒磨牙新萌出时其咬合面远中部分龈瓣覆盖时间较长，龈瓣下的牙面长期处于不洁状态，容易发生龋坏。另年轻恒磨牙的咬合面在较长时间内低于咬合平面，容易滞留菌斑，也容易导致龋病的发生。

3. 第一恒磨牙萌出时期儿童年幼，口腔卫生措施常不彻底　因第一恒磨牙多在6岁左右萌出，这时候的儿童因年龄小，口腔健康意识薄弱，刷牙效果相对较差，加上第一恒磨牙位于口腔后部，常被家长误认为是乳牙而不予重视，导致第一恒磨牙患龋率高居恒牙列榜首。

4. 替牙期的暂时性拥挤　年轻恒牙新萌出时可出现暂时性拥挤和不规则排列，被拥挤的隐蔽部位很难自洁，也容易导致菌斑堆积，龋病发生。

（三）好发部位

在混合牙列期，随着恒牙逐渐萌出，恒牙的患龋率开始升高。其好发部位为第一、二恒磨牙咬合面、上颌舌面和下颌颊面沟，上颌中切牙邻面。

（四）年轻恒牙龋的治疗

1. 再矿化治疗　适用于早期脱矿无牙体缺损的牙釉质龋，或正畸治疗后托槽周围的白垩斑治疗，应用方法见乳牙龋病的再矿化治疗。

2. 预防性树脂充填（preventlve resln restoration，PRR）治疗　当牙面窝沟有可疑龋或小范围龋坏时，仅去除窝沟处的病变牙釉质或牙本质，采用酸蚀技术和树脂材料充填窝洞，并在此基础上施行窝沟封闭术，这就是儿童口腔临床对年轻恒牙沟裂龋常用的PRR治疗。这是一种治疗与预防相结合的措施，符合目前提倡的微创牙科的观点。

其优点是充填洞型不要求预防性扩展，保留了更多的健康牙体组织，同时也达到了预防窝沟龋再次发生的目的。

（1）适应证：①年轻恒牙窝沟点隙能卡住探针者；②年轻恒牙窝沟深在，封闭剂不易流入窝沟基部者；③窝沟有早期龋迹象，牙釉质混浊或呈白垩色者。

（2）操作步骤：①用钻机去除龋坏组织，球钻大小依龋坏范围而定，若窝沟仅有患龋倾向或可疑龋，需用最小号球钻去除脱矿牙釉质；若龋坏有一定范围和深度，则采用小号或中号球钻去除龋损，但要求尽可能地多保护健康牙体组织。②清洁牙面，彻底冲洗、干燥、隔湿。③若去除龋坏组织后牙本质暴露，需用氢氧化钙垫底。④酸蚀咬合面和窝洞。⑤对窝洞宽度超过1mm的窝洞，在涂抹牙釉质黏结剂用复合树脂充填后再涂抹并固化封闭剂；对窝洞宽度不超过1mm的窝洞，可直接用流动树脂充填，注意避免产生气泡。⑥术后应检查充填及固化情况，有无漏涂、有无咬合高点。

3. 充填治疗　银汞合金充填适用于后牙 I、II 类洞，基本方法同恒牙龋的银汞合金充填术，应注意预防性扩展，减少继发龋，正确恢复咬合面和邻接面的形态，以防影响日后正常的咬合与邻接关系。

复合树脂及树脂改良型 GIC 充填适用于年轻恒牙前牙 I、III、V 类洞和后牙 V 类洞，复合树脂还可用于前牙 IV 类洞和后牙 I、II 类洞的修复，传统型 GIC 在年轻恒牙仅用于 V 类洞及后牙的非创伤性充填术中。

4. 嵌体修复　适应于面积较大或邻接面咬合面年轻恒牙窝洞。嵌体在年轻恒牙的应用有金属嵌体，树脂嵌体和陶瓷嵌体等种类，由于 20k 的金合金嵌体边缘强度，耐磨性较为理想，适用于磨牙，II 类洞以及高嵌体的修复。制备洞形时要注意预防性扩展及边缘的移行。

5. 预成冠修复　年轻恒牙尚在不断萌出，多牙面龋洞的修复需做冠修复时可选用成品冠或冠套做暂时修复，待恒牙列发育完成后再改做永久性修复。

预成冠多选用抗压性能好的不锈钢成品冠，操作步骤基本同与乳牙的预成冠修复。

（五）年轻恒牙龋修复治疗的临床特点

在进行年轻恒牙的龋病治疗时，应考虑到年轻恒牙的形态、组织结构和生理特点。由于年轻恒牙的牙体硬组织硬度比成熟恒牙差，弹性、抗压力及抗曲挠力也低，故制备洞形时宜用金钢钻针减速切削，减少釉质裂纹的产生。

年轻恒牙髓腔大，髓角高，而龋损多为急性龋、龋损组织染色淡、分界不清，故在去龋和制备洞型时应小心操作，用龋蚀显示液较稳妥。可用大小合适的球钻低速去龋，去除深部软化牙本质时，可选用挖匙挖除，应避免造成不必要的露髓。

年轻恒牙龋由于进展迅速而缺乏继发性牙本质的保护，加之牙本质小管粗大，其牙髓易受细菌、化学及物理等外来刺激的影响，对机械刺激尤为敏感，在去腐时钻磨时间不宜长，不宜用刺激性强的药物消毒窝洞，对中龋以上的窝洞充填时要注意护髓，不宜用磷酸锌黏固粉直接垫底。

对深龋一次去净腐质可能导致穿髓者，应分次去腐质，第 1 次可保留近髓处的软化牙本质，窝洞干燥后用氢氧化钙垫底，再用封闭性能好的充填材料进行暂时充填。10～12 周后再次治疗，去除全部充填物，常见首次淡褐色湿润的牙本质已变为灰色或黑褐色的干燥牙本质。用挖匙去除所残留的软化牙本质，确见未露髓，再做间接盖髓、垫底及永久性充填修复。

年轻恒牙未经磨耗，牙尖、沟、嵴均极为清晰，窝沟形状又复杂，在磨牙咬合面制备洞形时很难确定洞形的边缘，对这种情况可采用 PRR 处理。

当年轻恒磨牙萌出不全，远中尚有龈瓣覆盖部分牙冠时发生龋齿，若龋患波及龈瓣下，需推开龈瓣，去腐备洞，进行充填；若龋患边缘与龈瓣边缘平齐，可去腐后用玻璃离子水门汀暂时充填，待完全萌出后，进一步永久充填修复。

年轻恒牙在混合牙列中有一定的垂直向和水平向的移动度，所以其修复治疗以恢复解剖形态为主，不强调邻面接触点的恢复。

三、儿童龋病的预防

儿童龋病的治疗应紧密结合龋病的预防工作才能防止继发龋及新发龋的发生，更好地预防和控制儿童龋病。为达到这个目的，需针对人群的每一个个体进行患龋风险的评估，对临床治疗后的每一个患儿进行个性化的龋病预防。

(一) 龋风险评估

儿童的龋风险评估 (caries risk assessment) 是儿童口腔健康理论的一个分支，儿童也许暴露在容易患龋的风险下，但不一定患龋。通过在龋发生前尽可能地去除患龋风险因素，儿童龋病是可以被预防的。龋病治疗的干预也应着力于改变儿童的口腔健康不良习惯并降低儿童龋病发生的风险。表 12 -1 为美国儿童牙科学会 (American Associationof Pediatric Dentistry，AAPD) 推荐的儿童龋风险评估工具 (caries assessment tool，CAT)，用以分析 6 个月以上儿童患龋的风险，并以此来作为制定个性化防龋方案的依据。

表 12 -1　儿童患龋风险评估

	低风险	中度风险	高风险
临床检查	过去 24 个月内没有新发龋 没有釉质脱矿 (釉质白垩斑) 没有可见菌斑 没有牙龈炎	过去 24 个月内有新发龋 有 1 个区域的釉质脱矿 (釉质白垩斑) 有牙龈炎	过去 12 个月内有新发龋 多于 1 个区域的釉质脱矿 (釉质白垩斑) 有可见菌斑 影像学检查可见釉质龋 高检出率的变形链球菌 佩戴矫正器 釉质发育不全
环境特征	最佳的全身和局部用氟 主要在用餐时间摄取单纯的糖类或其他致龋食物 看护人员社会经济地位较高 在牙医处进行定期规律的口腔保健	非最佳的全身和局部用氟 偶尔 (每天 1~2 次) 在非用餐时间摄取单纯的糖类或其他致龋食物 看护人员社会经济地位中等水平 口腔保健不规律	无或非优化局部涂氟 经常 (每天 3 次以上) 在非用餐时间摄取单纯的糖类或其他致龋食物 看护人员社会经济地位较低 缺乏口腔保健资源
一般健康状况			需要特殊照顾的儿童 唾液成分或量受损的儿童

(二) 儿童龋病治疗中的个性化防龋

儿童龋病治疗前后及治疗过程中，针对每个患儿的个性化防龋可有效防止继发龋及新发龋，其内容包括以下几方面。

1. 实施治疗前　通过与其父母的交流，详细了解患儿的发育过程及现状、饮食和口腔卫生习惯及其父母的患龋状况，综合分析，找出患儿发生龋病的主要因素并予以纠正。

2. 治疗中　积极治疗活动性龋坏，充填材料要选择得当，并严格遵守操作规程，以保证良好的远期效果。

3. 治疗后　视患儿不同的患龋风险选择不同的防龋措施，如选用各种含氟制剂 (含氟牙膏、含氟漱口水、含氟凝胶、含氟泡沫、氟保护膜等) 或进行窝沟封闭。儿童龋病治疗后还应对家长和患儿进行口腔卫生知识宣教，儿童良好口腔卫生的维持需要家长的参与，甚至起主导作用，尤其在婴幼儿期和学龄前期。

4. 定期口腔检查　对于学龄前儿童建议每 3 个月进行口腔检查，学龄儿童建议每 6 个月进行口腔检查，以达到早期发现和治疗龋齿的目的。对于高龋风险的儿童可缩短定期进行口腔检查的时间。

（王晓斐）

第二节　儿童牙髓病和根尖周病

一、乳牙牙髓病和根尖周病的检查和诊断方法

乳牙牙髓病和根尖周病的诊断主要依赖于病史、临床检查及 X 线检查。经过各种检查，结合临床症状，综合推断牙髓病和根尖周病的性质和程度。

（一）收集病史

疼痛的病史和性质对于判断牙髓是否需要治疗是非常重要的。但有深大龋洞并伴有牙龈瘘管的儿童，常常没有疼痛的病史。如早期出现牙齿病变（婴幼儿龋），患儿可能没有牙齿感觉的经验，所以要先辨别疼痛的性质。

1. 疼痛的发作方式　激发痛和自发痛。自发痛意味着牙髓的严重损害，通常无法保留；但也可由食物嵌塞导致的龈乳头炎引起，这些牙的牙髓可以保留。激发痛可根据激发因素、持续时间提示牙髓状态。

2. 疼痛发作时间　牙髓炎常有夜间疼痛发作或加重。

3. 疼痛发作频率　持续性和阵发性。炎症早期一般是持续时间短，缓解时间长；晚期时持续时间长，缓解过程短或消失。发作频率越高，说明炎症越严重，范围越广。

4. 疼痛能否定位　急性牙髓炎表现为牵涉痛，往往不能定位；根尖周感染引起的疼痛可较好定位。

5. 疼痛的程度　一般来说，急性牙髓炎可引起跳痛、锐痛及难以忍受的剧痛；急性根尖周炎可表现为持续性剧痛、肿痛或跳痛；慢性炎症表现为钝痛、隐痛或不适等。

（二）临床检查

1. 软组织肿胀和瘘管　主要依靠视诊和触诊。儿童牙周组织的特点是牙槽骨疏松、骨皮质薄、血供丰富等，这就导致根尖炎症容易扩散，引起颜面部肿胀，易突破骨壁，在颊舌侧牙龈黏膜上形成瘘管。牙龈的红肿，或有瘘管排出脓液的严重龋坏的牙齿都提示牙髓病变。此外，充填体的折断和脱落以及边缘继发龋坏，也是牙髓病变的指征。

2. 叩诊和松动度检查　一般来说，叩诊敏感意味着牙髓的炎症已经累及牙根周围组织；松动度病理性增加则意味着患牙存在慢性炎症，牙槽骨或牙根已吸收。叩诊检查从正常牙到可疑牙，力量由轻至重。幼小患儿，注意观察其眼神和表情的变化。Belanger 认为，不能使用口镜叩诊，而用手温和地进行，使儿童免于不必要的不适刺激。松动度检查注意病理性动度与生理性动度的区别，注意与对侧正常同名牙或邻牙对比，必要时 X 线检查确诊。

3. 露髓和出血　露髓孔的大小与牙髓感染的范围不一定成正比关系，如龋源性露髓。露髓孔处的出血量及颜色对判断牙髓状态有帮助，如露髓处出血量大，颜色暗红，常说明牙

髓有感染。

4. 牙髓活力测试　牙髓状况的初步检查。由于乳牙解剖和组织学结构特点及儿童感知能力和语言表达能力的限制，使得温度测试和电测试的结果可信度低。

（三）X线检查

主要是根尖片和骀翼片。乳牙X线应注意观察的内容。

（1）龋病的深度与髓腔的关系。

（2）髓腔内有无钙变，有无牙体内吸收。

（3）根尖周组织病变的状况和程度：根分歧区域硬骨板的消失和骨密度的降低是牙髓坏死或即将坏死的最早体征。

（4）乳牙牙根是否出现生理性或病理性吸收。

（5）恒牙牙胚发育状况及其牙囊骨壁是否完整。

但X线片有其局限性，如只能显示二维图像，同时由于周围结构的干扰和影像重叠，不易明确病变的有无及范围的大小。

二、乳牙牙髓病和根尖周病的临床表现和诊断

（一）各型乳牙牙髓病的临床表现及诊断要点

乳牙牙髓病多由龋源性感染引起，也可由牙外伤引起，由于其临床表现和组织病理学改变的不一致，导致诊断符合率低。按临床表现可将其分为急性牙髓炎（acute pulpitis）、慢性牙髓炎（chronic pulpitis）、牙髓坏死（necrosis of pulp）和牙内吸收（internal resorption of teeth）。

1. 急性牙髓炎　临床特点是发病急、疼痛剧烈，多数为慢性炎症的急性发作，无慢性过程的多出现在牙髓受到物理损伤、化学刺激以及感染的情况下。

（1）临床表现

1）症状：自发痛、阵发痛、夜间痛及不能自行定位，温度刺激诱发或加重疼痛，对化脓性或部分坏死者"热痛冷缓解"。

2）检查：牙体硬组织疾病或有充填物；可有叩诊不适。

（2）诊断要点：疼痛的特征、临床检查。痛侧有几个患牙时，逐一检查，确定患牙。

2. 慢性牙髓炎　最常见，根据穿髓与否分为慢性闭锁性牙髓炎和慢性开放性牙髓炎，后者又可分为慢性溃疡性牙髓炎（chronic ulcerative pulpitis）和慢性增生性牙髓炎（chronic hyperplastic pulpitis）。

（1）临床表现：多数患牙症状轻微，X线检查可示根分歧部位牙周膜腔增宽，硬骨板破损。

1）慢性溃疡性牙髓炎：髓室已穿孔，症状轻微，食物等刺激嵌入洞内疼，持续性疼痛。

2）慢性增生性牙髓炎：常见于穿髓孔较大的乳磨牙及外伤露髓的乳前牙，丰富的血供使炎症牙髓组织过度增生形成息肉，对刺激不敏感。

3）慢性闭锁性牙髓炎：未露髓，可有不定时的自发痛，冷热刺激痛，持续性疼痛。

（2）诊断要点：各型慢性炎症的表现，无明显症状的慢性闭锁性牙髓炎需与深龋鉴别，后者仅有激发痛，刺激去除后疼痛即可消失。

3. 牙髓坏死　常是牙髓炎症的自然结局，细菌感染、牙外伤或毒性药物都会引起牙髓坏死。

（1）临床表现：一般无疼痛症状，但有牙变色；引起根尖周炎时可有疼痛；龋源性炎症开髓时可有恶臭。坏死是个演变的过程，部分坏死的临床表现取决于尚未坏死的部分牙髓的炎症的类型。X 线检查可能显示根分歧区域硬骨板破损、骨质稀疏现象。

（2）诊断要点：主要是牙髓有无活力、牙髓炎、外伤史、牙齿变色等。

4. 牙髓钙化　两种形式：结节性钙化（又称髓石）游离于牙髓组织或附在髓腔壁上；弥漫性钙化可造成整个髓腔闭锁，多见于外伤后的牙。

（1）临床表现：一般无明显症状，可出现与体位相关的自发痛，与温度刺激无关。X 线检查示髓腔内有阻射钙化物或弥漫性阻射影像而使原有髓腔的透射区消失。

（2）诊断要点：X 线检查是重要诊断依据，外伤史及氢氧化钙治疗史可作为参考。

5. 牙内吸收　指正常的牙髓组织肉芽性变，分化成破牙本质细胞，从髓腔内部吸收牙体硬组织，致髓腔壁变薄。原因与机制尚不明确，临床上多发生于乳牙。

（1）临床表现：一般无自觉症状，常在 X 线检查时发现。当髓室吸收接近牙面时，牙冠内富有血管的肉芽组织颜色可透过菲薄的牙釉质，使牙冠显示出"粉红色"；当吸收使牙面破坏穿孔，牙髓暴露时，可引起疼痛、出血等症状。位于乳磨牙髓室的吸收也可使髓底穿通，位于根管的内吸收可使牙根折断。

（2）诊断要点：X 线检查是主要的诊断依据，可出现髓腔内窝状透射区。

（二）乳牙根尖周病的临床表现和诊断

指根尖周围或根分歧部位的牙骨质、牙周膜和牙槽骨等组织的炎症性疾病，又称根尖周炎。

1. 病因

（1）牙髓来源的感染（最主要）。

（2）牙外伤、牙齿发育异常、牙髓治疗过程中药物或充填材料使用不当等。

2. 临床表现

（1）急性根尖周炎：常是慢性根尖炎症的急性发作，引流不畅、破坏严重而集体抵抗力差时可导致急性发作，表现为剧烈的自发性疼痛、咀嚼痛和咬合痛，穿通髓腔时见穿髓孔溢血或溢脓；患牙松动并有叩痛，根尖部牙龈红肿，有的出现颌面肿胀，所属淋巴结肿大，并伴全身发热等症状。X 线检查示根尖周无明显改变或仅有牙周膜间隙增宽现象。

（2）慢性根尖周炎：无明显的自觉症状，可有咀嚼不适感，牙龈瘘管。临床检查可查及深龋洞或修复体、牙冠变色、瘘管等。X 线检查示根尖部和根分歧部牙槽骨破坏的透射影像。

3. 诊断要点　急性根尖周炎可有典型的咬合痛或自发痛、剧烈持续的跳痛，牙龈或颈部肿胀，叩诊敏感等；慢性根尖周炎确诊的关键是患牙 X 线片上根尖或根分歧区域骨质破坏。

4. 乳牙根尖周病特点

（1）根尖周炎时可存在部分活髓：乳牙侧支根管和副根管较多，组织疏松，血供丰富。

（2）易累及根分歧区域：乳牙副根管和副孔较多。

（3）易引起软组织肿胀：乳牙根尖牙周膜宽，纤维组织疏松且不成束，导致感染易扩散。

（4）易导致牙根吸收：特别是不稳定期，生理性及病理性吸收共同作用，加快吸收。

（5）牙槽骨骨质疏松，代谢活跃，对治疗反应较好。

三、乳牙牙髓治疗

（一）治疗目的

（1）去除感染和慢性炎症，消除疼痛是首要目的。

（2）延长患牙保存时间，乳牙早失会影响儿童的咀嚼功能及对继承恒牙的引导作用。

（3）防止对继承恒牙产生病理性影响，包括继承恒牙的发育和萌出。

（二）治疗原则

首选保存活髓，如不能保存全部活髓，也应保存部分活髓，如不能保存部分活髓，也要考虑保存患牙。

（三）治疗方法

根据牙髓的状态或感染程度做出适当的治疗方案。治疗方法大致分为两类，非手术治疗（目的在于保存活髓）和彻底治疗（包括牙髓摘除术和根管充填）。当感染不能被以上方法控制，不能获得新骨支持，牙应被拔除。

1. 盖髓术　盖髓术（pulp capping）是活髓保存的重要方法，即在接近牙髓的牙本质表面或已暴露的牙髓创面上，覆盖能使牙髓组织恢复的制药，以保护牙髓，消除病变。

盖髓术可分为间接盖髓术与直接盖髓术，主要的材料是盖髓剂。

理想的盖髓剂应具备以下几个优点：①能促进牙髓组织修复再生，诱导修复性牙本质形成；②对牙髓组织具有较好的生物相容性；③有较强的杀菌或抑菌作用；④有较强的渗透作用；⑤对牙髓有安抚、镇痛、消炎作用；⑥X线阻射，便于检查；⑦价格低廉，易于保存，便于操作。

（1）间接牙髓治疗

1）概念：间接牙髓治疗（indirect pulp therapy，IPT）是指治疗深龋近髓患牙，为避免露髓，有意识地保留洞底近髓的部分龋坏牙本质，用氢氧化钙等生物相容性材料覆盖龋坏牙本质，以抑制龋病发展，促进被保留的龋坏牙本质再矿化及其下方修复性牙本质的形成，保存牙髓活力。适用于乳牙，也适用于恒牙（图12-1）。据报道，乳牙的成功率可超过90%，总体成功率高于直接盖髓术和冠髓切断术。

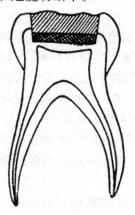

图12-1　间接盖髓术

2）适应证：深龋近髓患牙，没有不可逆性牙髓炎症和体征，X线检查无病理性改变。

3）治疗步骤：①去腐：临床标志是牙本质的质地，软泥状的应被去除，坚硬而变色的牙本质可被间接覆盖。近年来，化学去腐开始出现，其方法包括使用3种氨基酸和低浓度的次氯酸钠凝胶，使用特殊设计的手工器械放入龋洞内，但治疗速度明显慢于车针去腐。②盖髓：最常用氢氧化钙和氧化锌糊剂，促进修复性牙本质形成和龋坏牙本质再矿化。③垫底、充填玻璃离子水门汀等材料垫底，常规充填。④2次去腐及充填3~6个月后去净软龋，如无露髓，护髓垫底，永久充填；露髓者根据临床症状、体征等进行相应治疗。⑤定期复查：周期为3~6个月，临床及X线检查。患牙修复体应完整、封闭性好；牙髓活力正常，术后无敏感、疼痛或软组织肿胀等症状或体征；X线检查无病理性牙根内吸收或外吸收及其他病理性改变。

（2）直接盖髓术

1）概念：直接盖髓术（direct pulp capping）是一种用药物覆盖于牙髓暴露处，以保护牙髓、保存牙髓活力的方法。

2）适应证：牙髓活力正常，无任何症状或体征，备洞或外伤导致的机械性露髓，露髓孔<1mm。

3）治疗步骤：①隔湿：橡皮障或消毒棉纱卷隔离唾液，吸引器排唾。②消毒：消毒手术区。③盖髓：生理盐水冲洗，棉球拭干，覆盖盖髓剂。④充填：玻璃离子水门汀等材料垫底，常规充填，也可在盖髓后，用丁香油氧化锌糊剂暂时充填，观察4~6周，若无症状，再进行常规充填。⑤定期复查：周期为3~6个月，临床及X线检查。牙髓活力正常，无敏感、疼痛或肿胀等症状或体征；X线检查无病理性牙根内吸收或外吸收，无根分歧或根尖区骨密度降低，术后1~3个月可在盖髓处观察到牙本质桥的出现。

2. 乳牙牙髓切断术

（1）概念：乳牙牙髓切断术（pulpotomy – primary teeth）是在局麻下去除冠方牙髓组织，用药物如甲醛甲酚、硫酸亚铁、氢氧化钙制剂等处理牙髓创面以保存根部健康牙髓组织的治疗方法。

（2）适应证

1）深龋或外伤露髓，不能进行直接盖髓者。

2）部分冠髓牙髓炎。

（3）禁忌证：任何提示感染从冠髓向周围扩散的症状体征，如肿胀、牙髓钙化等。

（4）牙髓切断术药物：理想的覆盖根髓的材料应具备的特性为抗菌性；对牙髓和周围组织结构无害；促进根髓恢复；不影响牙根的生理性吸收。

1）甲醛甲酚合剂（formocresol，FC）：有效成分是甲醛（组织固定药）和三甲酚（强效抗菌药）。优点是可使牙髓断面发生凝固性坏死，其根尖部的牙髓仍保持活力；缺点是术后可能发生牙根内吸收或牙根病理性吸收；甲醛的强渗透性易刺激尖周、牙周组织，甲醛甲酚的半抗原作用，可导致根尖周、牙周组织的免疫学反应。临床和影像学研究表明其牙髓切断术的成功率为70%~97%。

2）戊二醛（glutaraldehyde）：强有力的组织固定剂，浓度2%~4%，与甲醛甲酚相比，其优点是固定性更好、作用缓慢、刺激性小、毒性低。缺点是非生物相容性的药物、稳定性差、保存困难，需常更换，接触组织还会导致局部损伤。

3）硫酸亚铁溶液（ferric sulfate）：一种止血药，浓度一般为 15.5%，与血接触后形成铁与蛋白的复合体膜，机械性地封闭被切割的血管达到止血的目的。金属蛋白血凝块在牙髓断面形成一个屏障，减少牙髓感染和内吸收。

（5）治疗步骤

1）术前摄取 X 线片了解根尖周组织和牙根吸收状况，若牙根吸收超过根长的 1/2，则不宜牙髓切断术。

2）麻醉和隔湿：局部麻醉，使用橡皮障，吸引器排除唾液。

3）去腐、制备洞型。

4）揭髓顶、去冠髓。

5）牙髓断面处理：生理盐水冲洗并用其棉球轻压止血，选择甲醛甲酚溶液、硫酸亚铁溶液、MTA 或氢氧化钙制药对断面做相应的处理。

6）修复：冠髓切断术的患牙首选的是不锈钢全冠。

7）定期复查：首次是在术后 3 个月，以后周期为 6 个月，临床检查应无病理性症状或体征，X 线检查无病理性骨吸收或根吸收。

3. 牙髓摘除术

（1）概念：牙髓摘除术（pulpectomy）或称拔髓术、去髓术，是去除牙髓后进行根管消毒和充填，最后修复窝洞，恢复外形，从而保存牙的方法。

（2）适应证

1）乳牙外伤、各类牙髓炎。

2）恒牙的急、慢性牙髓炎，牙髓退变，牙体内吸收，外伤牙冠折断在龈上者，外伤露髓因修复需要利用髓室或根管加强固位的，以及牙体病变引起疼痛而治疗无效的患者。

（3）治疗步骤：麻醉患牙；除去腐质、制洞；揭髓室顶；切除冠髓；拔髓和预备根管；封根管消毒药；充填根管；牙体修复，预成冠修复。

4. 乳牙根管治疗术

（1）概念：乳牙根管治疗术（root canal therapy of primary teeth）是指通过根管预备和药物消毒去除感染性物质对根尖周组织的不良刺激，并用可吸收的充填材料充填根管，防止发生根尖周病或促进根尖周病愈合。

（2）适应证

1）牙髓炎症涉及根髓，不宜行牙髓切断术之患牙。

2）牙髓坏死而应保留的乳牙。

3）根尖周炎症而应具有保留价值的乳牙。

（3）禁忌证

1）牙冠破坏严重，已无法再修复的乳牙。

2）髓室底穿孔。

3）根尖及根分叉区骨质破坏范围广，炎症已累及继承恒牙牙胚。

4）广泛性根内吸收或外吸收超过根长的 1/3。

5）下方有含牙囊肿或滤泡囊肿。

（4）治疗步骤

1）术前 X 线片，了解根尖周病变和根吸收情况。

2）局部麻醉或牙髓失活。

3）髓腔的开通：去除腐质，制备洞型，开髓揭顶，去冠髓，找根管口。

4）根管预备：清理根管内病变牙髓组织及其分解产物、细菌及各种毒素，除去根管壁上感染的牙本质。乳牙的根管长度一般较 X 线片上根尖孔距离短 2mm，根管器械扩挫根管，3% 的过氧化氢溶液、2% ~ 5.25% 的次氯酸钠溶液交替冲洗根管内的残余物质和碎屑。注意急性症状先建议引流，炎症消退后再继续治疗。

5）根管消毒：干燥根管后，将氢氧化钙制剂、甲醛甲酚或木馏油小棉球放置髓室内，氧化锌丁香油糊剂封固窝洞。

6）根管充填：3 ~ 7d 后无症状前提下，去除原封物，冲洗、吸干，有效隔湿条件下，根管充填材料注入根管，黏固粉垫底，常规充填。

7）预成冠修复：防止牙齿折裂。

（5）注意事项

1）预备时勿将器械超出根尖孔，以免感染物质推出根尖孔或损伤恒牙胚。

2）理想的根管充填材料应具有同乳牙牙根一样的吸收速率，并对根尖周组织和恒牙胚无害，在对根尖有压力的情况下吸收、抗菌、充填容易、黏附于管壁、不收缩、必要时容易取出、X 线阻射作用，且不使牙着色。现在没有一种材料能满足以上要求。近年来最常用碘仿、氢氧化钙制剂和氧化锌丁香油糊剂。

3）不宜对乳磨牙牙龈瘘管进行深搔刮术，避免伤及根分歧下方的继承恒牙。

（6）定期观察：周期 3 ~ 6 个月，进行临床检查和 X 线影像学检查，缺一不可。

1）临床评价和 X 线片评价：①临床评价指有无症状或不适，有无异常松动、叩痛、龈瘘或脓肿。②X 线片评价指根尖或根分歧区有无骨吸收或病变，继承恒牙的发育有无受累。

2）成功的标准：临床无异常松动、龈瘘或肿胀，原有的龈瘘已愈合。

X 线片显示，根尖周无病变或原有病变已消失，继承恒牙牙胚发育未受损。

5. 干髓术 干髓术又称失活牙髓切断术，是用药物使牙髓失活，切除冠髓，将多聚甲醛干髓剂覆盖于根髓断面，通过干髓剂的作用，使根髓干燥、硬化、固定，成为无菌干化组织的治疗方法，用于乳牙牙髓炎的治疗。乳牙根管粗大，根髓组织不易被干髓剂完全干尸化，所有对距离替换期远而又处于重要位置的乳牙应慎用。

四、年轻恒牙的牙髓病和根尖周病

年轻恒牙是指正在生长发育中的恒牙，其根尖孔尚未完全形成。

1. 硬组织特点 年轻恒牙矿化度低，易脱矿，一旦发生龋齿，进展迅速；牙本质小管粗大，感染易侵犯牙髓；由于是新萌出的牙齿，继发性牙本质很少，相对而言髓腔大，髓角高，易受外界感染。

2. 牙髓组织特点 年轻恒牙的髓腔较大且牙髓组织较多，牙髓组织中血管多，血供丰富，这样既能使牙髓内的炎症产物被很快运送出去，使牙髓具有较强的修复能力。

3. 牙根组织的特点 由于根尖孔较大，髓腔内血液丰富，发生感染时易扩散，但其抗感染能力强，如能及时治疗，牙髓可恢复，这为年轻恒牙尽量保存活髓提供了生理基础；萌出后 3 ~ 5 年牙根才能发育完成，在此之前，保存活髓，尤其是保存活的根尖牙乳头是牙根继续发育的关键。

年轻恒牙的牙髓炎症多数是由龋病引起，但牙齿结构异常、牙齿外伤、医源性因素也可以引起。龋源性的牙髓炎多是慢性炎症，常形成慢性牙髓息肉，其引起的急性牙髓炎往往是慢性牙髓炎的急性发作。严重的牙齿创伤或制洞过程中的意外露髓也可使牙髓发生急性炎症，或牙髓坏死。

恒牙的根尖周病多是由牙髓炎症或牙髓坏死发展而来，此时的牙髓感染可通过宽阔的根尖孔引起根尖周组织的炎症和病变。若病原刺激强，机体抵抗力弱，局部引流不畅，则可能很快发展成为急性根尖周炎；若病原刺激作用弱，机体抵抗力增强，炎性渗出物得到引流，急性炎症又转为慢性炎症，其中由于机体抵抗力较强，根尖组织长时间受到轻微刺激而表现出的根尖周骨小梁密度增强的根尖周致密性骨炎较为多见。

由于年轻恒牙髓和根尖周组织疏松，血液丰富，一旦发生炎症感染易于扩散，如治疗及时，炎症也易控制和恢复。

（一）年轻恒牙牙髓病和根尖周病的检查和诊断方法

牙髓治疗中最重要和最困难的步骤是判断牙髓的健康或炎症状态，从而选择合适的治疗方法。其判断方法与乳牙相似，主要依靠病史、临床检查及 X 线检查。

1. 病史采集　牙科病史、疼痛史以及与牙外伤、牙齿发育异常（如畸形中央尖折断）有关的病史。通常牙髓疾病在临床上可根据疼痛的时间和强度分为可复性和不可复性牙髓炎。

2. 临床检查

（1）软组织检查：牙龈出现肿胀或瘘管是诊断年轻恒牙牙根周围组织存在炎症的可靠指标。注意患牙牙髓虽有炎症但仍可能有一定活力。

（2）叩诊和松动度检查：年轻恒牙生理动度大，个体差异大，注意与健康的对照牙比较。

（3）露髓和出血：龋源性露髓在露髓孔周围存在较硬的牙本质，孔的大小与牙髓感染范围成正比。

（4）牙髓活力测试：年轻恒牙的牙根尚未发育完成，或尚未建立完善的神经传导，牙髓活力测试尤其电活力测试准确性较低，可能出现假阴性或假阳性反应，所以临床上并不主张过分依赖牙髓活力测试结果。

3. X 线检查　对判断牙根发育中患牙的牙髓状态十分关键。

（1）正常情况下，健康年轻恒牙开放的根尖周围，有一骨密度稀疏区域，为根尖牙乳头的部位，其外围有一致密的牙乳头骨硬板，应与牙髓坏死导致的病理性骨吸收密度稀疏影鉴别。

（2）脱位性牙外伤后可能发生暂时性的根尖周组织破坏，有可能导致临床误诊，需注意。

（二）年轻恒牙牙髓治疗原则

应尽力保存活髓组织，如不能保存全部活髓，也应保存根部活髓。如不能保存根部活髓，也应保存牙齿。保存活髓组织，可以保证牙根的继续发育和生理性牙本质的形成，尤其是保存活的牙乳头是使牙根继续发育的关键。

一般情况下，年轻恒牙在牙根形成 2/3 左右开始萌出，萌出后 2～3 年达到牙根的应有长度，3～5年后根尖孔完全发育完成；牙根发育完成后，牙髓室和根管内有继发性牙本质持续形成并以相对慢的速度持续终生，使根管壁的厚度不断增加；此外修复性牙本质的沉积也增加牙根的强度，萌出后的一系列的继续发育都有赖于牙髓的作用，保存活髓十分必要。

（三）年轻恒牙活髓保存治疗

活髓保存，主要是指间接牙髓治疗、直接盖髓术、部分牙髓切断术和牙髓切断术。

间接牙髓治疗和直接盖髓术是保存全部活髓的治疗；部分牙髓切断术和牙髓切断术是切除部分活髓，保存部分牙髓的治疗。

年轻恒牙活髓保存的成功要素包括治疗前的临床诊断；治疗中的无菌操作和最小的损伤程度；良好的盖髓剂及良好的牙封闭治疗。

1. 间接牙髓治疗　又称二次去腐法（Gross caries removal therapy）是在年轻恒牙深的龋洞治疗时，如果临床判断牙髓仅存在极轻微的可逆性炎症，而完全去净腐质会导致露髓时，可采用的治疗术。

（1）适应证：深的龋洞近髓但无牙髓症状，如果一次完全去净腐质会导致露髓的年轻恒牙。

（2）禁忌证：闭锁性牙髓炎、牙髓坏死等牙髓感染。

（3）治疗步骤

1）拍摄术前X线片。

2）无痛状态下尽可能去除腐质，特别是湿软的细菌侵入层，保护髓角，避免穿髓。

3）操作中注意冷却，避免用高压气枪强力吹干，尽量减少对牙髓的刺激。

4）间接盖髓（常用速硬氢氧化钙制药）后应严密充填龋洞，避免继发感染。

5）二次去腐（初步去腐6个月后）：间接盖髓剂被去除后，可见原残留的腐质颜色变浅，质地变干变硬。待去净腐质后，应再次间接盖髓和严密垫底，方可完成永久性充填。

6）定期复查：3个月左右在X线片上可观察到修复性牙本质层的出现，术后6个月左右，常可观察到连续的有一定厚度的修复性牙本质层；修复性牙本质层的出现，是间接牙髓治疗成功的重要指征。

2. 直接盖髓术

（1）原理：牙髓暴露多发生于牙外伤或深龋治疗时的意外穿髓，伴热损伤、压力升高、牙髓出血等病理过程。直接盖髓后，露髓孔处常形成血凝块，牙髓组织充血并出现暂时性炎症反应，随后血凝块机化，成牙本质细胞样细胞形成修复性牙本质，封闭穿髓孔。

（2）适应证：机械性或外伤性露髓，意外露髓，露髓孔＜1mm；外伤露髓在4～5h，且露髓孔表面无严重污染。

（3）禁忌证：湿软的细菌侵入层腐质未去净而露髓；外伤后露髓时间过长或露髓孔有严重污染；有自发痛史等各种牙髓炎症状态。

（4）治疗步骤

1）拍摄术前X线片。

2）制备洞型、清除龋坏组织严格隔湿、消毒、防污染，去除腐质。

3）放置盖髓剂。

4）充填玻璃离子水门汀等材料垫底，常规充填，也可在盖髓后，用丁香油氧化锌糊剂暂时充填，观察4～6周，若无症状，再进行常规充填。

由于牙髓有一定的修复能力，所以盖髓剂的作用主要是为牙髓的自我修复和牙本质桥的形成提供一个诱导因素，隔离外界环境、保护健康牙髓、提供牙髓修复的环境，激发牙髓细胞的分化，从而形成牙本质桥。人们在探索保存活髓的研究中常用的盖髓剂有氢氧化钙、无机三氧化物聚合物（mineral trioxide aggregate，MTA）、骨形成蛋白等生物材料。

氢氧化钙是目前临床应用最广泛的直接和间接盖髓材料，它集盖髓剂、诱导剂、根管消毒剂三者作用于一体。氢氧化钙制剂类型较多，如 Dycal、Life 及 Nu - Cap 等，呈碱性，pH 9 ~ 12，可中和炎症所产生的酸性产物，有利于消除炎症和减轻疼痛。氢氧化钙抗菌作用仅对牙髓表面的细菌有效，对存在于牙髓组织中的细菌作用不大。

氢氧化钙盖髓的机制尚不明确，一般认为：①氢氧化钙直接接触牙髓后，表层牙髓组织发生凝固性坏死，而坏死下方则出现炎症反应，可诱导牙髓细胞分化为成牙本质样细胞并分泌牙本质基质；②高浓度氢氧根离子可维持牙髓组织碱性环境，增强碱性磷酸酶活性；③钙离子可增强焦磷酸酶活性，分解矿化抑制剂，从而维持矿化过程的进行；④钙离子抑制副交感神经，降低血管通透性，致牙髓组织发生营养不良性钙化；⑤氢氧化钙可溶解牙本质基质，释放其中的生长因子，从而调控牙髓细胞成牙本质向分化，形成修复性牙本质。

氢氧化钙的缺点：不能与牙本质紧密连接，易导致微渗漏；物理特性不稳定；盖髓后牙髓表面出现炎症和坏死；盖髓后易导致髓腔及根管闭锁，增加根管治疗难度；压缩强度不足，在充填物下方形成裂隙，继发充填物或牙体折裂。

MTA：是 1993 年由 Lee 首次报道的一种牙髓治疗材料，1998 年获美国 FDA 许可应用于临床。MTA 是由多种亲水氧化矿物质混合形成的灰色粉末状制剂，主要成分为硅酸三钙、硅酸二钙、铝酸三钙、铝酸四钙以及少量三氧化二铋等，在潮湿环境下发生水合作用，硬固后形成坚硬的屏障。临床上，MTA 不仅可用于直接盖髓术和活髓切断术，还广泛用于髓室底穿孔修补、根管侧穿修补、根尖诱导成形和根尖倒充填等，具有良好的临床疗效。

MTA 具有以下特点：①强碱性和抗菌性：粉状 MTA 和蒸馏水以一定比例混合后，初期为碱性凝胶，pH10.2，3h 后固化（在口腔等湿润环境下，MTA 固化时间延长至 4h），pH 升至 12.5，呈强碱性，可持续 24h 以上。MTA 的强碱性赋予其一定的抗菌效能，主要对少数兼性厌氧菌有效。②封闭性：盖髓材料微渗漏导致的牙髓组织炎症是盖髓术成败的重要影响因素。MTA 固化时微膨胀，且不受血液潮湿环境的影响，封闭性能优于银汞合金。③生物活性：MTA 盖髓初期可形成不规则晶体沉积，为牙髓细胞生长和增殖提供活性底物，诱导牙髓细胞极化和分泌矿化基质，增强碱性磷酸酶活性，促进生长因子和白介素等炎性因子释放，形成修复性牙本质。④生物相容性：电子探针显微分析表明，MTA 主要成分为钙和磷，与牙体硬组织的主要成分一致，具有良好的生物相容性。⑤X 线阻射性：三氧化二铋主要赋予 MTA X 线阻射性能。

与氢氧化钙相比，MTA 盖髓效果更佳，导致的牙髓炎症反应更轻，产生的牙本质桥厚度更均一。在 MTA 作为诱导剂进行根尖诱导成形术可以避免使用传统氢氧化钙造成的治疗时间和封闭效果的不确定性，可以减少复诊的次数。但存在混合和填放困难、凝固时间长、价格昂贵等缺点。

3. 牙髓切断术

（1）概念：年轻恒牙牙髓切断术（pulpotomy - young permanent teeth）是在局部麻醉下去除冠方牙髓组织，用活髓保存剂覆盖牙髓创面以保存根部正常牙髓组织的方法。

（2）原理：活髓切断术治疗后的牙齿保持活髓状态，X 线片检查牙根发育、无根内外吸收、根尖无病变、切髓断面的下方有牙本质桥形成，一般 3 个月左右在 X 线片上可观察到牙本质桥。

影响牙本质桥形成的因素：血凝块；牙本质碎屑；修复性牙本质的钙化速度；牙髓的健康状况；盖髓剂的种类。

（3）适应证

1）年轻恒牙龋源性、外伤性或机械性露髓，不能行直接盖髓术者。

2）年轻恒牙牙髓感染局限于冠髓而根髓尚未受到侵犯的冠髓炎。

（4）禁忌证：各种牙髓的弥漫性感染的患牙。

（5）治疗步骤

1）术前摄取 X 线片。

2）麻醉与隔湿：严格隔湿、消毒、防污染。

3）去腐、制备洞型。

4）揭髓室顶、去冠髓：用慢速手机大球钻或尖锐挖匙去除冠髓。

5）牙髓断面处理：生理盐水冲洗，去除组织碎屑，充分止血，断面放置盖髓剂，勿加压。

6）充填：速硬材料严密垫底充填修复，避免继发牙髓感染。

7）定期复查：定期临床和 X 线片检查，首次复查术后 3 个月，以后周期为 6 个月。

治疗后的牙，应牙髓活力正常，术后无敏感、疼痛或软组织肿胀等症状或体征；X 线检查应该无病理性吸收，无异常根管钙化，无根尖低密度影；一般术后 3 个月左右 X 线片检查可观察到牙髓断面上牙本质桥的形成，牙根继续发育。预后与患者的年龄、牙位及病变程度有关。

（6）牙髓切断术后：牙髓断面发生急性炎症反应或表层坏死，可出现以下 3 种组织学变化。

1）断面处形成规则的牙本质桥，封闭根管口，根髓活力正常。

2）断面处形成不规则钙化物，预备窝洞时牙本质碎屑被压到根髓断面，成为钙化中心，形成不规则钙化物。

3）断面处有部分牙本质桥形成，根髓已发展为慢性炎症，或发生内吸收。

4. 牙根形成　牙根形成（apexogenesis，root formation），即当年轻恒牙部分根髓受到感染，根尖牙髓和牙乳头组织基本正常时，清除感染部分牙髓，保留根尖基本正常的牙髓和牙乳头组织，使牙根继续发育形成的方法，又称部分根髓切断术。

（四）年轻恒牙感染牙髓的治疗方法

1. 根尖诱导成形术　根尖诱导成形术（apexification）是指牙根完全形成之前发生牙髓严重病变或根尖周炎症的年轻恒牙，在消除感染或治愈根尖周炎的基础上，用药物充填根管，诱导根尖部的牙髓或使根尖周组织沉积硬组织，使牙根继续发育和根尖形成的治疗方法。

根尖诱导成形术于 1960 年由 Kaiser 首先提出，1966 年，Frank 等学者提出"感染一经控制，使用根尖诱导剂可使牙根再度形成"的观点。因此，控制根管内感染，消除残留牙髓或根尖周组织的炎症以及诱导剂的应用是根尖诱导成形术成功的重要环节。

（1）原理

1）牙根未发育完全的年轻恒牙根端形态：根管壁喇叭口状、根管壁平行状、根管壁内聚状（如图 12-2），治疗时的根端状态取决于牙髓病变或发生坏死时的牙根发育。

2）根尖诱导成形术所依赖的组织：①根尖部残留的生活牙髓。通过生活牙髓的分化或去分化产生成牙本质样细胞，沉积牙本质，促使牙根继续发育，形成的牙根近似于正常牙根。②根尖部的牙乳头。根尖存活的牙乳头，可分化为成牙本质样细胞，使牙根继续发育。③根尖周组织的上皮根鞘。当感染控制炎症消除后，部分上皮根鞘功能得以恢复，使根端闭合。

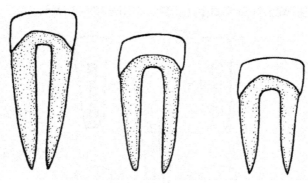

图 12-2　牙根未发育完全的年轻恒牙根端形态

（2）治疗特点：根尖诱导成形术是在遵循根管治疗原则的基础上，通过消除根管内感染物质，增强根管消毒，并经根管内药物诱导，使根尖继续形成，延长牙根，缩小根尖孔，封闭根端的治疗。

治疗的特点是在根管预备、根管消毒和根管充填的步骤中，加强了根管消毒和增加了药物诱导。根尖诱导成形术的关键是控制根管内感染和尖周组织炎症。因而有的甚至在清理根管、消除感染和炎症之后，牙根则可继续发育，封闭根尖。

（3）适应证

1）牙髓炎症已波及根髓，而不能保留或不能全部保留根髓的年轻恒牙。

2）牙髓坏死或并发根尖周炎症的年轻恒牙。

3）影像学指征表现为骨髓炎的患牙。

（4）操作步骤

1）第一阶段：消除感染和尖周病变，诱导牙根继续发育。①术前 X 线片。②常规备洞开髓：制洞开髓的位置和大小应尽可能使器械直线方向进入根管。③根管预备：急性根尖周炎患牙，应先建立有效的引流，待急性炎症消退后再进行封药及后续治疗。根据 X 线检查估算根管长度，清理根管，3% 过氧化氢溶液与生理盐水交替冲洗，彻底去除根管内感染组织。④根管消毒：吸干根管，封入消毒力强、刺激性小的药物，如氢氧化钙，氧化锌丁香油黏固剂暂封。定期换药，直至无渗出或无症状。彻底清除根管内感染物质、消除根尖周围炎症是促进根尖形成的重要因素。⑤药物诱导：封药后若无症状，去除暂封物及原封药，根管冲洗；干燥根管，封入诱导药物，充填患牙。⑥定期检查：每 3~6 个月复查 1 次，临床检查和 X 线检查。

2）第二阶段：永久根管充填，使根尖孔封闭，修复患牙。

当 X 线片显示根尖形成或有钙化组织沉积，而且根管内探查根尖钙化屏障形成完全时，可行永久性根管充填，并用封闭性好的材料修复患牙。根管充填后可继续随访观察。

（5）牙根继续发育的类型

1）根尖继续发育，管腔缩小，根尖封闭。

2）根管腔无变化，根尖封闭。

3）X线片上未见牙根继续发育，但根管内探测有明显阻力，说明根尖处有薄的钙化屏障。

4）X线片上见在根端1/3处形成钙化屏障。如图12-3所示。

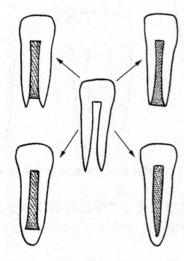

图12-3　牙根继续发育的类型

（6）疗效评价

1）评价的依据：①根尖周炎症和病变愈合情况；②牙根继续发育状况。

2）评价的标准：①成功：根尖周病变消失，牙根延长，管腔缩小，根尖形成。②进步：根尖周病变消失，牙根延长，根尖未完全形成或形成不规则。③失败：牙根未能延长，或根尖周病变未见缩小或消失。

成功与进步均视为治疗有效，失败则为无效。

2. 根尖屏障术　根尖屏障术是指用非手术的方法将生物相容性材料充填到根管尖部，即刻在根尖部形成一个人工止点。

所用的材料较多，如磷酸三钙、冻干骨、冻干牙本质及 MTA 等，其中 MTA 应用最为广泛。

与氢氧化钙根尖诱导成形术相比，MTA 的根尖屏障术的优点有以下几点。

（1）疗程短，对患者依从性要求低。

（2）MTA 具有良好生物学封闭性能，可提高治疗成功率。

（3）可降低根折发生率。

3. 牙髓血管再生治疗　牙髓血运重建术于 2001 年由 Iwaya 首次提出，指通过有效的根管消毒、再生支架的建立及完整的冠方封闭等，利用根管内血凝块为牙髓干细胞、牙乳头间充质干细胞和牙周韧带干细胞等的增殖和分化提供良好的微环境，诱导干细胞分化为成牙本质细胞和成骨细胞等，从而促使牙根继续发育的治疗方法。牙髓血供重建术能促进年轻恒牙的牙根继续形成和根尖周病变的愈合，是治疗年轻恒牙牙髓坏死的新方法。牙髓血供重建术除减小根尖周病变、促进牙根继续发育外，还具有局部恢复牙髓电活力的作用。与根尖诱导成形术相比，治疗后的患牙牙根更长、根管壁更厚、患牙远期根折的风险更低、操作方便、治疗周期短，具有广泛的应用前景。

（杨　芳）

第三节　儿童牙周组织疾病及常见口腔黏膜病

一、儿童牙周组织疾病

长期以来人们认为牙周病是一种成人疾病（adult disease）。目前已有证据表明，牙周病可以在儿童时期产生并随年龄增长进入破坏期。近年来对成人牙周病的研究已进入分子生物学水平，对儿童青少年牙龈、牙周病的研究有利于牙周病的早期诊断和治疗，有利于牙周病的预测和早期控制。

（一）儿童牙周组织特点

（1）儿童时期由于颌骨的生长发育，乳牙的萌出和脱落，年轻恒牙的萌出，儿童的牙周组织随年龄增长而发生着不断的变化。

（2）乳牙列时期的儿童牙龈上皮薄，角化程度差，血管丰富，固有层的结缔组织疏松，质地松软，颜色通常呈粉红色。

（3）儿童龈沟深度平均为1.00mm左右。新萌出恒牙的龈沟深度可达5~7mm，随着牙冠逐渐达到咬合平面，其龈沟逐渐接近成年人正常龈沟深度。

（4）儿童乳牙附着龈宽度随年龄增长而增加，下颌乳尖牙及下颌第一乳磨牙的附着龈最窄，上颌乳中切牙和侧切牙的附着龈最宽。

（5）年轻恒牙列，附着龈的宽度为（0.75±0.71）mm至（3.53±0.73）mm，下颌尖牙及下颌第一前磨牙的附着龈最窄，上颌侧切牙及上颌第一磨牙的附着龈最宽。

（6）儿童各牙列时期附着龈上的点彩均不明显。乳牙牙龈乳头扁平，乳牙列尚无生理间隙时，牙接触紧密，牙龈乳头充满牙间隙。随着乳牙间生理间隙出现，牙龈上皮呈鞍状完全填充牙间隙。

（7）混合牙列期的牙龈色淡红而柔软，年轻恒牙初萌时，常致牙龈局部充血水肿，龈缘圆钝，稍似卷曲状，牙龈与牙冠连接疏松，龈沟深。磨牙的远中可有龈瓣覆盖，随着恒牙的萌出而逐渐退缩至牙颈部。

（8）儿童的牙周膜较宽，纤维束不太致密，单位面积内的纤维含量较少，细胞含量多，血管、淋巴管丰富，活力较强。

（9）儿童的牙槽骨硬骨层较薄，骨小梁较少，骨髓腔较大，骨质钙化度低，血液和淋巴液的供应也较丰富。乳牙的牙槽嵴稍呈扁平状，牙槽骨内有正在发育的恒牙胚，恒牙完全萌出后牙槽嵴逐渐达到最大高度。随着儿童咀嚼功能的增强、年龄的增大，牙槽骨进一步钙化，血管减少，纤维增加，逐渐接近成年人的正常牙周组织结构。

（二）儿童牙龈病

1. 儿童牙龈病的概念　儿童牙龈病是指一组发生于儿童牙龈组织的病变，包括儿童牙龈组织的炎症及全身疾病在牙龈的表现。牙龈病一般不侵犯深层牙周组织。

牙龈炎（gingivitis）在儿童和青少年中较普遍，患病率70%～90%，最早可见于3～5岁的儿童，随着年龄的增长，其患病率和严重程度逐渐增加，在青春期达到高峰。青春期后，牙龈炎的患病率随年龄的增长而缓慢下降。

2. 儿童牙龈病的分类　1999年美国召开的关于牙周病分类的国际研讨会提出了新的分类法，将牙龈病分为菌斑引起的牙龈病和非菌斑引起的牙龈病。菌斑的刺激是导致牙龈组织感染的主要原因。

儿童由于牙龈上皮薄、角化差，受细菌感染或外伤刺激后易发生炎症，不良修复体如金属冠边缘伸展不当、充填体的悬突、不合适的矫治器以及一些口腔不良习惯、新生恒牙萌出等都可能造成牙龈的损伤和菌斑的滞留堆积而诱发牙龈炎。

（1）单纯性龈炎：单纯性龈炎（simple gingivitis）又称为边缘性龈炎（marginal ginglvitis），是菌斑性牙龈病中最常见的疾病，在1999年牙周病的新分类法中，属于"仅与牙菌斑有关的牙龈炎"，牙龈的炎症只位于游离龈和龈乳头，是一种在儿童和青少年中患病率较高的牙龈病。

1）病因：龈缘附近牙面上堆积的牙菌斑是单纯性龈炎的始动因子，其他如不良修复体、牙错位拥挤、口呼吸等因素均可促进菌斑的积聚，引发或加重牙龈的炎症。

2）临床表现：龈炎症一般局限于游离龈和龈乳头，以前牙区为主，表现为龈缘和龈乳头红肿、易出血，龈沟液量增多，局部有牙垢和食物残渣附着，一般无自发性出血，探诊出血（bleeding on probing，BOP）对龈炎的早期诊断有意义。

3）诊断：根据上述主要临床表现，龈缘附近牙面有明显的菌斑、牙石堆积，以及存在牙列拥挤等菌斑滞留因素即可诊断。

4）治疗：彻底清除菌斑、牙石，消除造成菌斑滞留和局部刺激牙龈的因素，帮助掌握正确的刷牙方法，保持患儿的口腔清洁。如有口呼吸不良习惯的患儿，应注意检查患儿鼻咽部的疾病，经治疗去除口唇闭锁不全的有关因素，改变其口呼吸习惯。牙列不齐和拥挤引起的菌斑牙石堆积，经矫治和掌握良好的口腔卫生习惯后牙龈炎症会逐渐减轻、消失。

（2）萌出性龈炎：萌出性龈炎（eruption gingivitis）是在乳牙和第一恒磨牙萌出时常可见的暂时性牙龈炎。乳牙萌出前，临床上有时可见覆盖牙的黏膜局部肿胀，呈青紫色，内含组织液和血液，称为萌出性囊肿（eruption cyst）。

1）病因：牙齿萌出时，牙龈常有异样感，使儿童喜用手指、玩具等触摸或咬嚼，使牙龈黏膜擦伤；牙萌出过程中，尚有部分残留的牙龈覆盖于牙面，易因咀嚼咬及而受伤；在牙冠周围或覆盖牙冠的龈袋内常由食物残屑等堆积而易导致炎症发生。

2）临床表现：正在萌出的牙冠周牙龈组织充血，但无明显的自觉症状，随着牙齿的萌出而渐渐自愈。第一恒磨牙萌出时常见冠周红肿，远中龈袋内可有溢脓，患儿诉疼痛，严重时炎症扩散可引起间隙感染、面肿。

3）诊断：患者处于乳牙或恒牙萌出期，牙冠周围的牙龈组织或远中龈瓣充血或红肿，探诊出血，感染较重时可扪及同侧淋巴结大等，即可诊断。

4）治疗：轻微的炎症无须特殊处理，改善口腔卫生即可减轻牙龈症状。炎症较重时可用3%的过氧化氢（双氧水）和0.9%的生理盐水冲洗，局部上消炎防腐药。伴发淋巴结大或间隙感染时需要全身应用抗生素。萌出性囊肿可以随着牙齿的萌出而消失，影响萌出时可切除部分组织暴露牙冠。

（3）青春期龈炎：菌斑引起的慢性龈炎在某些全身或局部因素的影响下，其临床表现、组织病理学改变以及疾病转归可发生变化。牙周病新分类法将菌斑引起的牙龈病分为"仅与菌斑有关的"和"受全身因素影响的牙龈病"，青春期龈炎（puberty gingivitis，或 puberty – associated gingivitis）是受内分泌影响的牙龈炎之一，男女均可患病，女性稍多于男性。

1）病因

a. 局部因素：菌斑仍然是青春期龈炎的主要病因。这个年龄段的儿童由于乳恒牙的更替、牙齿排列的暂时性不齐、口呼吸或佩戴矫治器等原因，牙齿不容易清洁，加之孩子不易保持良好的口腔卫生习惯，容易造成菌斑在牙面及邻面间隙的滞留，引起牙龈炎的发生，而牙石一般较少。

b. 全身因素：青春期儿童体内性激素水平的变化是青春期龈炎发生的全身原因。牙龈是性激素的靶向组织，由于内分泌的改变，牙龈组织对菌斑等局部刺激物的反应性增强，产生较明显的炎症反应，或使原有的慢性龈炎加重。

2）临床表现：好发于前牙唇侧的牙龈乳头和龈缘，唇侧牙龈肿胀明显，龈乳头常呈球状突起，颜色暗红或鲜红，松软发亮，探诊出血明显，龈沟可加深形成龈袋，但附着水平无变化，也无牙槽骨的吸收。舌侧和后牙区牙龈炎症较轻。患儿主诉常为刷牙或咬硬物时出血，口腔有异味等。患儿因害怕刷牙出血而不刷牙，口腔卫生差时可加重病情。

3）诊断：患儿处于青春期，且牙龈的炎症反应较重，主要累及前牙唇侧牙龈，据此，诊断较易。

4）治疗：青春期龈炎反映了性激素对牙龈炎症的暂时性增强，青春期过后牙龈炎症可有部分消退，但原有的龈炎不会自然消退。因此，去除局部刺激因素、改善口腔卫生状况仍是青春期龈炎治疗的关键。多数患儿经基础治疗后可痊愈，对个别病程长且牙龈过度肥大增生的患儿，必要时可采用牙龈切除术。完成治疗后应定期复查，同时教会患儿正确刷牙和控制菌斑的方法，养成良好的口腔卫生习惯。特别是对于准备接受正畸治疗的患儿，在正畸治疗过程中更应进行仔细的牙周检查和预防性洁治，避免正畸过程中由于矫治器或患儿口腔卫生不良造成的对牙周组织的刺激和损伤。

（4）药物性牙龈增生：药物性牙龈增生（druginduced gingival hyperplasia）主要是指因长期服用某些药物，如抗癫痫药和免疫抑制药等所致的牙龈纤维性增生和体积增大。

1）病因：长期服用抗癫痫药苯妥英钠（大仑丁）、钙通道阻滞药、免疫抑制药等药物是本病发生的主要原因。药物引起牙龈增生的真正机制目前尚不十分清楚，一般认为牙龈增生程度与性别、服药剂量、持续用药的时间、血清和唾液中苯妥英钠的浓度均无关系，但也有报道，认为牙龈增生程度与服药剂量有关。另有研究认为，药物性牙龈增生患者的成纤维细胞对苯妥英钠的敏感性增强，易产生增殖性变化，这可能是本病的基因背景，但关于此病的遗传因素尚无定论，有待进一步的探讨。

2）临床表现：苯妥英钠所致的牙龈增生一般开始于服药后的1~6个月，增生起始于唇颊侧或舌腭侧龈乳头，呈小球状突起于牙龈表面，继而增生的龈乳头继续增大而互相靠近或相连，并向龈缘扩展，盖住部分牙面，使牙龈外观发生明显的变化。增生牙龈的表面呈颗粒状或小叶状。近、远中增生的龈乳头在牙面相接处如呈裂沟状。牙龈增生严重时能使牙齿发生移位、扭转，以致牙列不齐。增生的牙龈组织一般呈淡粉红色，质地坚韧，略有弹性，不易出血，多数患儿无自觉症状，无疼痛。增生的好发区域依次为上颌前牙唇面最好发，其次是下颌前牙唇面、上颌后牙颊面和下颌后牙颊面。牙龈增生的临床表现与服药的年龄阶段有关。在恒牙萌出前开始服用，牙龈组织增生和纤维化会使恒牙萌出受阻。

3）诊断：根据牙龈实质性增生的特点以及长期服用上述药物的病史，对药物性牙龈增生做出诊断并不困难。

4）治疗

a. 立即停止使用引起牙龈增生的药物：这是对药物性牙龈增生最根本的治疗。对那些病情不允许停药的患儿，需与相关医师协商，考虑更换使用其他药物或与其他药物交替使用，以减轻不良反应。

b. 去除局部刺激因素：通过洁治、刮治清除菌斑、牙石，并消除一切可能导致菌斑滞留的因素。一些症状较轻的病例，经上述处理后，牙龈增生可明显好转或痊愈。

c. 局部药物治疗：对于牙龈有明显炎症的患儿，可用3%过氧化氢溶液冲洗龈袋，并可在袋内放置抗菌消炎药物，待炎症减轻后再做进一步的治疗。

d. 手术治疗：对于牙龈增生明显，虽经上述治疗，增生牙龈仍不能完全消退者，可采用牙龈切除术可以去除增生的牙龈组织，并修整其外形。

e. 口腔卫生指导：教会患儿控制菌斑、保持口腔清洁的方法，以减少和避免术后的复发。对于需要长期服用苯妥英钠、环孢素或钙通道阻滞药的患儿，应在开始用药前先进行口腔检查，消除一切可能引起牙龈炎的刺激因素，减少本病的发生。

（5）遗传性牙龈纤维瘤病：遗传性牙龈纤维瘤病（hereditary gingival fibromatosis）又名家族性（familial）或特发性（idiopathic）牙龈纤维瘤病，为牙龈组织的弥漫性纤维结缔组织增生疾病。此病的发病率很低，未发现有性别差异。

1）病因：病因尚不清楚。有的患儿有家族史，但有的患儿并无家族史，有家族史者可能为常染色体显性或隐性遗传。

2）临床表现：牙龈开始纤维增生可在乳牙萌出时、恒前牙萌出时或恒后牙萌出时，一般开始于恒牙萌出之后，牙龈逐渐增生，可累及全口的牙龈缘、龈乳头和附着龈，甚至达膜龈联合处，但不影响牙槽黏膜。增生的牙龈组织致密而硬，色泽正常略白。增生的范围可呈局限性，也可呈广泛性增生。增生通常是对称性，也有单侧增生。一般下颌症状轻于上颌，上颌磨牙区、上颌结节部及下颌磨牙区的病变，均为舌腭侧比颊侧明显，其中以上颌磨牙腭侧最为严重。

3）诊断：根据典型的临床表现，或有家族史，即可作出诊断。无家族史者并不能排除诊断本病。诊断本病时应与药物性牙龈增生和以增生为主要表现的慢性龈炎进行鉴别。药物性牙龈增生有服药史而无家族史，且牙龈增生主要累及龈缘和龈乳头，一般不波及附着龈。

4）治疗：牙龈纤维瘤病的治疗以牙龈成形术为主，切除增生的牙龈并修整成形，以恢复牙龈的生理功能和外观。但是应注意恰当地选择手术的时期。在发病后1~2年，或是X线片显示牙已萌出于牙槽骨，表面仅为软组织所覆盖时行手术为宜。7、8岁时行前牙区牙龈切除术，14岁左右行后牙区牙龈切除术，疗效较佳。

（6）急性龈乳头炎：急性龈乳头炎（acute inflammation of gingival papilla）是指病损局

限于个别牙龈乳头的急性非特异性炎症，是一种较为常见的牙龈急性病损。

1）病因：因儿童乳牙相邻之间为面的接触，且存在一定的生理间隙，或乳牙邻面龋的发生，使儿童进食时容易引起食物嵌塞，造成牙龈乳头的压迫，再加上食物发酵产物的刺激，引起龈乳头的急性炎症。充填体的悬突、预成冠不良的边缘等均可刺激龈乳头，造成龈乳头的急性炎症。

2）临床表现：牙龈乳头发红肿胀，探触和吸吮时易出血，可有自发性的胀痛感。有时局部可检查到刺激物或邻面龋，去除嵌塞的食物牙龈可有渗血，患牙可有轻叩痛。

3）诊断：单个牙龈乳头出现上述临床表现，不难诊断为本病。

4）治疗：去除嵌塞的食物、充填体的悬突等局部刺激物，去除邻面的菌斑、牙石，局部使用抗菌消炎药物如3%的过氧化氢溶液冲洗等，待龈乳头的急性炎症消退后，彻底去除病因，如消除食物嵌塞的原因，治疗邻面龋和调改不良修复体的边缘等。

（三）儿童牙周病

1. 儿童牙周病的概念　儿童牙周炎也是由牙菌斑生物膜引起的牙周组织的感染性疾病，导致牙齿支持组织的破坏——牙周袋形成、进行性附着丧失和牙槽骨吸收。大多数学者认为，儿童易患牙龈炎，但很少患牙周炎。有的学者认为，儿童可能存在防御因素，或许是免疫因子阻止了牙龈炎发展成为牙周炎，这方面还需要进一步研究证实。

乳牙列由于牙槽骨丧失引起牙早失往往伴有全身性疾病，如低磷酸酯酶血症、慢性粒细胞减少症、掌跖角化牙周破坏综合征等。

2. 儿童牙周病的分类　1999年在美国召开的牙周病分类临床研讨会上，将牙周炎分为慢性牙周炎（chronic periodontitis，CP）、侵袭性牙周炎（aggressive periodontitis，AgP）、反映全身疾病的牙周炎（periodontitis as a manifestation of systemic diseases）等多种类型。慢性牙周炎患者大多数为成人，1999年以前称此类牙周炎为成人牙周炎，实际上CP也偶可发生于青少年和儿童，整个病情进展较平缓，因此，学者们主张将其更名为慢性牙周炎。

发生在儿童的慢性牙周炎的病因、临床表现及治疗并无特异性，故本章节不再赘述。1999年以前牙周病分类中的青少年牙周炎（juvenile periodontitis，JP）、快速进展性牙周炎（rapidly progressive periodontitis，RPP）及青春前期牙周炎（prepubertal periodontitis，PPP）一度合称为早发性牙周炎（early onset periodontitis，EOP），实际上这类牙周炎虽多发生于年轻人，也可见于成人，因此，在1999年的国际研讨会上更名为侵袭性牙周炎。

（1）侵袭性牙周炎：侵袭性牙周炎按其患牙的分布可分为局限型（localized AgP，LAgP）和广泛型（generalized AgP，GAgP）。局限型侵袭性牙周炎相当于过去的局限型青少年牙周炎，广泛型侵袭性牙周炎相当于过去的广泛型青少年牙周炎和快速进展性牙周炎。

1）病因：侵袭性牙周炎的病因虽未完全明了，但某些特定微生物的感染及机体防御能力的缺陷可能是引起本病的两个主要因素。大量研究表明伴放线菌聚集杆菌（Actinobacillus actlnomycetencomitans）是侵袭性牙周炎的主要致病菌。此外，AgP的龈下优势菌还有牙龈卟啉单胞菌（Porphyromonas gingivalis）、福赛坦氏菌（Tannerella forsythia）、牙垢密螺旋体（Treponema denticola）等牙周其他致病微生物。

已有一些研究证明本病患儿可出现外周血的中性粒细胞和（或）单核细胞的趋化功能降低，宿主自身的易感因素可降低宿主对致病菌的防御能力和组织修复能力，也可加重牙周组织的炎症和破坏。但不同的研究结果显示不同地区和人种可能存在吞噬细胞功能的差异。

2) 临床表现：局限型侵袭性牙周炎 （localized aggressive periodontitis, LAgP）：LAgP 的发病始于青春期前后，女性多于男性，进展快速，早期出现牙齿松动和移位。局限于第一恒磨牙或切牙的邻面有附着丧失，至少波及 2 个恒牙，其中 1 个为第一恒磨牙，其他患牙（非第一恒磨牙和切牙）不超过 2 个，多为左右对称。牙的移位多见于上切牙，呈扇形散开排列，后牙移位较少见，可出现不同程度的食物嵌塞。本病的早期患者菌斑、牙石量很少，牙龈炎症轻微，但却能探及深牙周袋，袋壁有炎症和探诊后出血，晚期可发生牙周脓肿。牙周组织的破坏程度与局部刺激物的量不成比例。X 线片可见第一恒磨牙的邻面有垂直型骨吸收，若近远中均有垂直型骨吸收则形成典型的"弧形吸收"，在切牙区多为水平型骨吸收。

广泛性侵袭性牙周炎 （General aggressive periodontitis, GAgP）：GAgP 受累的患牙广泛，LAgP 和 GAgP 究竟是 2 个独立的类型，抑或后者是前者发展和加重的结果尚不肯定，但有不少研究支持两者为同一疾病不同阶段的观点。GAgP 在临床上可见广泛的邻面附着丧失，累及除切牙和第一恒磨牙以外的牙至少 3 颗；有严重而快速的附着丧失和牙槽骨破坏，在活跃期牙龈有明显的炎症；患者有时伴有发热、淋巴结大等全身症状。

3) 诊断：侵袭性牙周炎初期时无明显症状，待就诊时多已为晚期。如果青少年患者的牙石等刺激物不多，炎症不明显，但发现少数牙松动、移位或邻面深牙周袋，应引起高度警觉 LAgP 的可能性。重点检查切牙及第一恒磨牙邻面，拍摄 X 线片有助于发现早期病变。有条件时可作微生物学检测，观察有无 Aa 等的异常，有助于本病的诊断。早期诊断及治疗对保留患牙极为重要。

临床上常以全口多数牙齿的重度牙周破坏作为诊断 GAgP 的标准，但应注意排除一些明显的影响因素，如是否曾接受过不正规的正畸治疗，有无伴随 1 型糖尿病、HIV 感染等全身疾病。

4) 治疗：本病特别强调早期、彻底消除感染的治疗。通过洁治、刮治等牙周基础治疗大多数患者可有较好的疗效。但因 Aa 可入侵牙周组织而不易清除，不少学者主张全身服用抗生素作为洁治、刮治的辅助疗法。近年来的研究和临床实践证明，甲硝唑和阿莫西林配伍使用可有效抑制 Aa 和厌氧致病菌，对于一些单纯刮治术效果不佳的病例可起到很好的效果。

（2）反映全身疾病的牙周炎：反映全身疾病的牙周炎所涵盖的是一组以牙周炎作为其突出表征之一的全身疾病，而不仅仅是受某些全身的影响而出现或加重的牙周病变。过去大多数被诊断为 GAgP 的患儿实际上都患有某种全身疾病，这些疾病能影响患儿对细菌的抵抗力，因而大大增加了牙周炎的易感性。

1) 低磷酸酯酶症患儿的口腔表征：按发病年龄低磷酸酯酶血症一般分为婴儿型、儿童型和成人型 3 型。婴儿型为常染色体隐性遗传，6 个月前发病，骨骼为佝偻病表现，许多患儿在婴儿期就已死亡。儿童型为常染色体显性或隐性遗传，6 个月以后发病，症状较婴儿型轻，主要口腔表征为乳牙早失，下颌前牙好发，其次为上前牙，磨牙较少累及。成人型为常染色体显性遗传，是 3 型中较轻的一型，在病史中可有乳牙早失和佝偻病的表现。X 线片显示牙槽骨水平性破坏，主要在前牙区。牙本质钙化不良和髓腔扩大，牙根牙骨质形成不全或发育不良。

其治疗方案包括积极治疗全身性低磷酸酯酶血症，义齿修复早失乳牙，注意口腔卫生，控制菌斑，并定期复查。

2）郎格罕斯细胞组织细胞增生症患儿的口腔表征：郎格罕斯细胞组织细胞增生症（Langerhans' cell histocytosis）可发生在任何年龄、任何器官，主要好发于儿童和青少年，发病率为百万分之三左右，1~4岁是发病高峰期，牙槽骨或颌骨经常被累及。

可在口腔表现为牙龈糜烂、红肿、出血，牙根暴露，牙松动甚至脱落。发育不同时期的牙由于牙槽骨破坏而萌出于口腔。X线片显示牙槽骨或颌骨内有单发或多发的边缘不规则的溶骨性缺损，不同发育期的牙悬浮在病灶中成为"浮牙"（floatlng teeth）。组织病理学检查是本病诊断的重要依据，镜下可见大量的组织细胞浸润，电子显微镜可见病损细胞中有诊断意义的 Birbeck 颗粒。

确诊本病后，应及时将患儿转诊到儿童专科医院，继续做全面细致的检查并按分型施治。目前的治疗方法有免疫治疗、化学药物治疗、手术及放射治疗。

（3）创伤性牙周炎：咬合时牙的早接触、牙尖干扰、正畸治疗时加力不当均可造成牙周组织创伤。不正常的咬合力除了引起牙周组织病变外，还可以引起牙根吸收和牙髓病变。

1）橡皮圈引起的创伤性牙周炎：在混合牙列期恒中切牙萌出时牙冠常向远中倾斜，其中间产生一暂时性的间隙，此间隙随着侧切牙和尖牙的萌出而逐渐关闭。有些家长和牙医不了解此生理现象，擅自用橡皮圈直接套在中切牙上进行间隙的关闭。橡皮圈逐步滑向根尖，可引起急性创伤性牙周炎。

橡皮圈引起的急性创伤性牙周炎病变仅局限于2个中切牙，牙龈红肿，牙周袋深，可伴有溢脓，患牙松动，甚至伸长。

本病的处理首先要去除埋人牙龈中的橡皮圈，局部涂抹消炎防腐药物，松动患牙可应用超强石英纤维或正畸托槽固定法予以固定。

其预后与病程长短有关，若发现及时、治疗得当、牙槽骨吸收未达根尖尚可保留患牙。发现时牙周破坏已达根尖、牙槽骨吸收明显、松动明显的患牙多数情况下无法保留。

2）个别牙反𬌗引起的创伤性牙周炎：个别恒前牙反𬌗可引起对𬌗牙的牙周组织创伤，常合并下切牙的唇侧牙龈退缩和牙周袋形成，下切牙突出于下颌拾曲线唇侧，出现异常松动度。

引起个别恒前牙反𬌗的常见原因有：①唇向的多生牙导致恒切牙位置发生扭转和舌向异位；②受外伤的乳切牙可引起正常发育的继承恒切牙牙胚位置发生改变；③由于外伤或龋齿导致乳牙牙髓坏死，引起乳牙脱落延迟，滞留乳牙阻挡了继承恒切牙的唇向移动，导致恒前牙异位萌出；④牙弓长度不足引起上颌侧切牙舌向萌出，发生反𬌗。

临床上对个别恒牙反𬌗的矫治详见咬合诱导一章。一旦解除个别恒牙的反𬌗，经局部的牙面清洁及菌斑控制，下颌前牙的牙周破坏会逐渐修复。

二、儿童常见口腔黏膜疾病

（一）急性假膜型念珠菌口炎

婴幼儿口腔黏膜因白色念珠菌感染所患之念珠菌性口炎主要是急性假膜型念珠菌口炎（acute pseudomembranous candidiasis），损害的临床表现为凝乳状的假膜，又称"鹅口疮"或"雪口"（thrush）。

1. 病因　病原菌为白假丝酵母菌（Candida albicans）。新生儿、婴儿体内的抗真菌成分含量低于成人，因此，新生儿和6个月以内的婴儿最易患此病。

分娩是使新生儿受感染的重要环节。乳头或哺乳用具等感染白假丝酵母菌时，也常致婴儿纤嫩的口腔黏膜发生感染。

2. 临床表现　婴幼儿多表现为假膜型，感染好发于唇、舌、颊、软腭与硬腭等黏膜，若不及时治疗，任其扩展，假膜可蔓延至咽喉部。最初，受损黏膜充血、水肿，随后表面出现散在的凝乳状斑点，并逐渐扩大而相互融合，形成色白微凸的片状假膜。假膜由纤维蛋白、脱落的上皮细胞、炎症细胞等构成，内含菌丛，假膜与黏膜粘连，若强行剥离假膜，则露出黏膜的出血创面。患儿全身反应多不明显，部分婴儿可稍有体温升高，拒食与啼哭不安等症状较为多见。

3. 诊断　通常根据发病年龄、临床表现不难作出诊断。若需做涂片法检查，可取少许假膜置于载玻片上加 1 滴 10% 氢氧化钾，镜下观察可见菌丝及孢子即可确诊。

4. 治疗　由于白假丝酵母菌不适合在碱性环境中生长繁殖，用 1% ~ 2% 碳酸氢钠溶液轻轻搽洗患儿口腔可起到抑制白假丝酵母菌生长繁殖的作用。该溶液为治疗婴幼儿鹅口疮的常用药物，用于哺乳前后擦洗口腔，以消除能分解产酸的残留凝乳或糖类，使口腔成为碱性环境，阻止白假丝酵母菌的生长和繁殖。轻症患儿不用其他药物，病变在 2 ~ 3d 即可消失，但仍需继续用药数日，以预防复发。也可用本药在哺乳前后洗净乳头，以免交叉感染或重复感染。重症患儿可口服克霉唑，给药量为 20 ~ 60mg/（kg·d），1d 3 次。克霉唑的毒性低，口服后能迅速吸收，并可进入黏膜和唾液中，使真菌细胞膜缺损，内含物溢出，导致真菌死亡。

在药物治疗的同时，应提醒家长注意口腔卫生及食具的消毒。母乳喂养者应用碳酸氢钠溶液清洗乳头，及时换洗内衣，以消除感染源。

（二）疱疹性口炎

疱疹性口炎（herpetic stomatitis）属于一种急性感染性炎症，多发于 6 岁前的儿童，特别是在出生后 6 个月至 3 岁的婴幼儿更为多见，因为多数婴儿出生后即有对抗单纯疱疹病毒的抗体，这是一种来自母体的被动免疫，4 ~ 6 个月时即行消失，2 岁前不会出现明显的抗体效价。

1. 病因　病原体为单纯疱疹病毒（herpes simplex virus，HSV）。口腔周围与颜面部皮肤等部位的疱疹主要由单纯疱疹病毒 I 型感染所致。单纯疱疹病毒属 DNA 病毒，可通过接触或呼吸道传染。

2. 临床表现　患者常有与疱疹患者的接触史，潜伏期为 4 ~ 7d，儿童发病多急骤。可出现唾液增多而流涎，拒食、烦躁不安，发热，且有时发生高热，颌下淋巴结大、压痛、咽喉部轻度疼痛等前驱症状。全身症状往往在出现口腔损害后逐渐消退。

疱疹可发生于口腔黏膜角化程度不等的任何部位，例如，唇、颊、舌、牙龈与上腭等处，而且并不完全局限于单侧。初期为部分黏膜充血、水肿、平伏而不隆起和界限清楚的红斑。随后于红斑基础上出现针头大小或直径为 2mm 左右数量不等的圆形小水疱。水疱一般都丛集成簇，但少数也可为单个散在。由于口腔黏膜上皮很薄，疱壁容易破裂，故临床上难以看到完整的黏膜疱疹而多见溃疡。初裂时，常在水疱周围留有隆起的灰白色疱壁。单个水疱所形成的溃疡一般较小，簇集的水疱则融合成大而不规则的溃疡面，边缘常呈不规则弧形的痕迹。儿童患者常伴有急性龈炎，舌背有明显的白苔。

患儿的症状随机体产生抗体而缓解。抗病毒的抗体在发病后 14 ~ 21d 可达高水平，以后逐渐下降至较低水平。临床症状一般在 7 ~ 14d 逐渐消失。溃疡愈合，不留瘢痕。

3. 诊断　根据临床表现不难作出诊断，如儿童急性发作时，发热、淋巴结大等全身反应明显，口唇周围皮肤出现成簇的小水疱及口腔黏膜常见散在的有簇集迹象的溃疡，疱液中分离病毒诊断最为准确。临床应与儿童易罹患的疱疹性咽峡炎和手－足－口病相鉴别。

4. 鉴别诊断

（1）疱疹性咽峡炎（herpangina）：为柯萨奇病毒（Coxsackie virus）A4 所引起的口腔疱疹损害，临床表现较似急性疱疹性龈口炎，但前驱期症状和全身反应都较轻，病损的分布只限于口腔后部，如软腭、悬雍垂、扁桃体等口咽部，初为丛集或成簇的小水疱，破裂后形成溃疡。损害少发于口腔前部，牙龈不受损害，病程约 1 周。

（2）手－足－口病（hand－foot－mouth disease）：由肠道病毒引起的婴幼儿常见传染病，最常见的病原微生物为柯萨奇 A16 型病毒与肠道病毒 71 型。在我国主要为前者。柯萨奇 A16 型病毒多在婴幼儿中流行，肠道病毒常致较大儿童及成人罹患。患者口咽部分分泌物及唾液中的病毒可通过空气飞沫传播，或唾液、粪便污染手和用具，接触或饮用被污染的水源也可致病。

托幼单位是本病的主要流行场所，3 岁以下的幼儿是主要罹患者。手－足－口病可发生于四季，但夏秋季最易流行。前驱症状为低热、困倦、淋巴结大，口腔和咽喉部疼痛，皮疹多在第 2 天出现，呈离心性分布，多见于手指、足趾背面及指甲周围，也可见于手掌、足底、会阴及臀部。开始时为玫红色丘疹，1d 后形成半透明的小水疱，如不破溃感染，常在 2~4d 吸收干燥，呈深褐色薄痂，脱落后无瘢痕。口腔黏膜发生散在的水疱、丘疹或斑疹，斑疹直径为 2~10mm，数量不等，可数个至近百个。斑疹四周红晕，无明显压痛，中央有小水疱，数日后干燥结痂。唇、颊、舌、腭等口腔黏膜出现小水疱后极易破溃变为溃疡，上覆灰黄色假膜，周围黏膜充血红肿，患儿常有流涎、拒食、烦躁等症状。本病的整个病程为 5~7d，个别长达 10d。一般可自愈，预后良好，并发症少见。

5. 治疗与预防

（1）局部治疗：消炎防腐止痛药涂抹或撒敷，年龄较大的儿童尚可用含漱法。局部涂抹 1%~5% 5－碘－去氧尿嘧啶核苷的混悬液，以抑制 DNA 单纯疱疹病毒。也可用 0.1% 疱疹净眼药水，使用时应注意有无疼痛加重，水肿加剧等变态反应迹象，以便及时停药。

皮肤损害的治疗以保持洁净、防止感染、促使干燥结痂为主。若疱疹已破裂，且范围比较广泛时应采用湿敷。湿敷法可用 6~8 层纱布浸在复方硼酸液中，取出后即覆在病损表面，随时滴加该溶液，直至痂皮脱落为止。在无渗出液时可局部涂疱疹净霜。

（2）全身治疗：保证患儿充分休息，并给予大量维生素 B、维生素 C 及有营养价值的易消化的饮食，进食困难者可静脉输液。可给患儿肌肉注射板蓝根注射液。体温升高者给解热药，必要时可考虑补液。为预防继发感染，可加用抗生素或磺胺类药物，但局部或全身禁用皮质类固醇药物，以免病毒扩散产生严重后果。

（3）预防：由于儿童初发者症状比较严重，因此，在托儿所及幼儿园等儿童聚集的场所，一旦出现本病应立即做好消毒隔离工作。除隔离患儿外，尚需做到以下各点：衣服被褥暴晒，食具、玩具消毒，房间需有良好的通风换气。

（三）创伤性溃疡

创伤性溃疡（traumatic ulceration）是由物理性、机械性或化学性刺激引起的病因明确的黏膜病损，婴幼儿创伤性溃疡多由于局部机械刺激与不良习惯所致。

1. Riga – Fede 病（Riga – Fede disease）　Riga – Fede 病专指发生于儿童舌腹的创伤性溃疡。

（1）病因：本病的发生主要有两种原因，一是新萌出的下颌乳中切牙的锐利切缘不断与舌系带摩擦而发生溃疡；另一个原因是舌系带过短，且偏近舌尖，或下颌乳中切牙萌出过早，即使是正常的吮乳动作也可发生此病。

（2）临床表现：损害常位于舌系带中央的两侧，类似希腊字母的"φ"形，左右对称。局部起始为充血、糜烂，随后形成溃疡。由于常受摩擦刺激，溃疡面可扩大。病程长者可形成肉芽肿，甚至局部发生质硬、颜色苍白的纤维瘤而影响舌的运动。

（3）治疗：局部可涂 1% 甲紫（龙胆紫）或亚甲蓝（美蓝），忌用腐蚀性药物。牙齿应做磨改，以减少刺激。损害明显者可适当改变喂养方式，尽量减少吸吮动作，促进溃疡的愈合。对舌系带过短者，可行舌系带修整术。

2. Bednar 溃疡（Bednar's ulcer）　婴儿上腭黏膜较薄，常因吸吮拇指、橡胶乳头或玩具等摩擦，或在护理婴儿口腔时用纱布擦洗不当，造成上腭黏膜损伤。损伤为浅在性溃疡，常呈圆形或椭圆形，且左右对称。上腭翼钩处易致糜烂溃疡，用指轻压即可触及翼钩。问明病史，去除刺激因素，局部涂抹消毒防腐类药物，能促使损害愈合。

3. 创伤性溃疡（traumatic ulcer）　乳牙残冠、残根以及慢性根尖周炎而根尖外露等刺激，持续损伤相对应的黏膜，可形成局部溃疡。

幼儿在口腔注射局部麻醉药物后，尤其是下颌神经阻滞麻醉后，颊、舌、唇黏膜出现增厚和麻木感，患儿常用牙咬麻木部位的黏膜造成口腔黏膜损伤，形成糜烂、溃疡。

对儿童乳牙残冠、残根以及慢性根尖周炎引起的创伤性溃疡治疗时，应及时拔除患牙，局部应用消毒、抗感染药物；对需要应用局部麻醉进行治疗的患儿，应在治疗后向家长及患儿交代勿在麻木感未消失前进食，勿咬麻木侧的黏膜；如已经产生局麻注射后的咬伤，应局部应用消炎、抗感染药物，注意保持口腔清洁，避免溃疡的进一步扩大和感染。

（四）儿童常见唇舌疾病

1. 地图舌　地图舌（geographic glossitis）又称地图样舌，是一种浅表性非感染性的舌部炎症。因其表现类似地图样标示的蜿蜒国界，故名地图舌。其病损的形态和位置多变，又被称为游走性舌炎（migratory glossitis）。

（1）病因：确切病因尚不明了，可能与遗传、免疫因素、微量元素及维生素缺乏有关。任何年龄都可发病，但多见于幼儿期和少儿期，随年龄增长有可能自行消失。

（2）临床表现：地图舌好发于舌背、舌尖、舌缘部。病损部位由周边区和中央区组成。中央区表现为丝状乳头萎缩微凹，黏膜充血发红、表面光滑的剥脱样红斑。周边区表现为丝状乳头增殖而形成的白色或黄白色的弧形边界，此边界的宽度 2 ~ 3mm，且微微隆起，与周围正常黏膜形成明晰的分界。红斑和边缘可不断地变动形态和改变所处的部位，故有游走性。多个红斑的扩大、融合，损害区呈边缘清楚的地图状。损害区移动位置后，原部位能自行愈合。患儿一般无明显的自觉症状，局部无痛，可有灼热感、轻度瘙痒或对刺激性食物稍有敏感。女童发病多于男童。

（3）诊断：根据舌背、舌尖、舌缘等病损好发部位和地图状形态不断变化的游走特征不难做出诊断，一般不需要进行病理检查。

（4）治疗：分析其有关的发病因素，尽可能地去除这些因素的影响，尽量避免食用热、辣、酸及干咸坚果等食物。局部以注意口腔卫生为主，适当地给予消毒防腐药含漱、清洗。症状明显时可用0.05%氯己定溶液含漱，1%金霉素甘油等涂抹。

2. 口角炎　口角炎（angular cheilitis）是发生于上、下唇两侧联合处口角区的炎症，好发于儿童，特点为口角区皮肤对称性的潮红、脱屑、糜烂及皲裂。

（1）病因：口角炎的发病因素大致包括以下几个方面。

1）创伤：如口腔治疗时使用粗糙的一次性口镜，口角牵拉时间过长造成口角破损；儿童经常以舌舔口角与口唇，咬手指，咬铅笔等异物摩擦口角等不良习惯导致口角损害。

2）感染：儿童唾液分泌过多经常使口角区潮湿，给链球菌、葡萄球菌或白色念珠菌感染提供了有利条件。口角潮湿、皲裂或长期服用抗生素容易导致白假丝酵母菌感染，小儿患猩红热时口角区易感染链球菌，此外还有疱疹性病毒感染、梅毒螺旋体感染、HIV感染等，分别引起念珠菌性口角炎、球菌性口角炎、疱疹性口角炎、艾滋病非特异性口角炎等。

3）变态反应：患儿常有过敏体质，一旦接触变应原或毒性物质即可引起发病，常与变态反应性唇炎相伴发生。变应原通常是某些唇膏等化妆品以及可能引起Ⅰ型或Ⅳ型变态反应的某些食物药品。

4）维生素 B_2 缺乏：维生素 B_2（核黄素）是各种黄素酶辅基的组成成分，广泛地参与生物氧化过程中的递氢作用，在维生素 B_2 缺乏的情况下，可引起生物氧化、脂肪与蛋白质的代谢障碍。维生素 B_2 缺乏长达 1~2 年者，有可能发生典型的黏膜皮肤损害。维生素 B_2 缺乏常因由食物摄入的量不足，或因消化功能不良，机体吸收少所致。烟酸、泛酸、吡多醇和维生素 B_1 等缺乏时，也可发生口角炎。

（2）临床表现：主要为对称性的口角区皮肤的潮红、脱屑、形成糜烂面，发生皲裂，皲裂呈水平状，可见浅表的裂隙。局部皮肤因被口角溢出的唾液浸湿而呈苍白色，其周围为范围不等的轻度皮炎。皮肤皲裂长约数毫米，并与黏膜皲裂相连，但黏膜损害不如皮肤明显。皲裂的渗出液可结成淡黄色痂，化脓性感染后为黄褐色痂，张口可导致痂裂出血、疼痛，影响患儿的说话与进食，口唇的活动又延缓损害的愈合。

一般口角炎为双侧性，但因咬手指、铅笔、钢笔或其他异物摩擦唇角所致的口角炎则为单侧性。

（3）治疗：局部可用消炎防腐类溶液清洗，如0.1%高锰酸钾溶液、1.5%过氧化氢溶液等。裂缝处可涂抹1%甲紫（龙胆紫）溶液。无渗出时可涂含有抗生素或激素的软膏。在疑有白假丝酵母菌感染时，可涂以克霉唑霜或10万U/ml的制霉菌素混悬液。

由接触变应原或毒性物质引起者，首要措施是去除过敏原，其次是合理应用抗过敏药物。口角渗出减少后，可用软膏等局部涂抹。

缺乏维生素 B_2 引起者，应给予维生素 B_2 5mg，每日3次口服，即可获得良好的效果。也可同时给予复合维生素 B，每次 1~2 片，每日3次。

3. 慢性唇炎　慢性唇炎（chronic cheilitis）又称慢性非特异性唇炎，是一种病程迁延、反复发作、不能归为各种有特殊病因或病理变化的唇部炎症。

（1）病因：病因不明，可能与温度、化学、机械性因素的长期持续性刺激有关，如气候干燥、风吹、身处高原寒冷地区，喜欢舔唇或咬唇等不良习惯等。

（2）临床表现：寒冷、干燥季节多发。下唇唇红部好发，以干燥脱屑、发痒灼痛、渗出结痂为主要临床表现。唇红部淡黄色干痂，伴灰白色鳞屑，周围轻度充血。患处干胀、痒痛。患儿经常舔唇或咬唇，有时可引起皲裂，可见血痂形成于唇红部，反复感染可有脓痂。

（3）诊断：根据病程反复，时轻时重，寒冷干燥季节好发，唇红部反复干燥、脱屑、痛痒、渗出结痂等临床特点，排除各种特异性唇炎后即可作出诊断。

（4）治疗：消除刺激因素是首要的治疗措施，如改变咬唇、舔唇的不良习惯，避免风吹、寒冷刺激，保持唇部湿润等。干燥脱屑者可涂抹抗生素软膏，如金霉素眼膏等局部涂抹，进食前应用温水将残留的软膏洗净，然后涂抹医用甘油。

（杨　芳）

第十三章　牙拔除术

牙拔除术（exodontia），是临床上口腔疾病的重要治疗手段之一。对经过治疗而不能保留，对局部或全身健康状况产生不良影响的病灶牙，应尽早拔除。

第一节　拔牙器械及其使用

（一）牙钳

牙钳（forceps）由钳喙（beak）、关节（hinge）和钳柄（handle）三部分组成。钳喙是夹持牙的工作部分，外凸内凹，内凹侧作为夹住牙冠或牙根之用。根据牙冠和牙根的不同形态，设计的形状多种多样，大多数钳喙为对称型的，上颌磨牙钳为非对称型，左右各一。关节是连接钳喙和钳柄的可活动部分。钳柄是术者握持的部分。牙钳的钳喙与钳柄各呈不同的角度以利于拔牙时的操作。前牙与后牙不同，上颌牙与下颌牙不同。夹持牙根的牙钳又称为根钳（图13-1）。

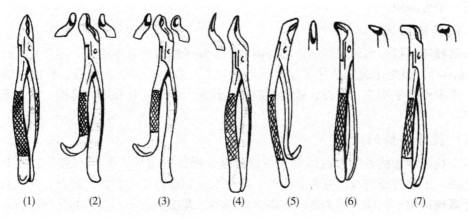

(1)　　(2)　　(3)　　(4)　　(5)　　(6)　　(7)

图13-1　各类牙钳

1. 上颌前牙钳；2. 右上磨牙钳；3. 左上磨牙钳；4. 上颌根钳；5. 下颌前磨牙钳；
6. 下颌前牙钳；7. 下颌磨牙钳

使用牙钳时，钳喙的内侧凹面应与牙冠唇（颊）、舌（腭）侧面，牙颈部的牙骨质，以及牙根面成面与面的广泛接触。

（二）牙挺

牙挺（elevator）由刃（blade）、杆（shank）、柄（handle）三部分组成。按照功能可分为牙挺、根挺和根尖挺；按照形状可分为直挺、弯挺和三角挺等（图13-2）。牙挺的刃宽，根挺的刃较窄，根尖挺的刃尖而薄。

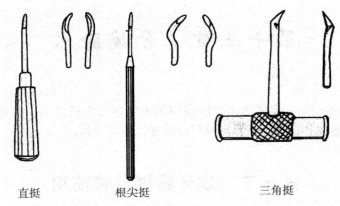

直挺　　　　　　根尖挺　　　　　　三角挺

图 13 - 2　各类牙挺

牙挺常用于拔除阻生牙、埋伏牙、错位牙、残根、残冠、断根或较牢固的患牙。其工作原理包括杠杆、楔和轮轴三种，三者既可单独使用，亦可相互结合，其目的是将牙或牙根从牙槽窝中松动、脱位，便于拔除。

使用牙挺时要注意：①不能以邻牙为支点；②龈缘水平处的颊、舌侧骨板一般不应作为支点；③必须用手指保护周围组织，用力的方向应正确，力量大小必须加以控制。如牙挺使用不当，常常导致邻牙松动，牙挺刺伤周围软组织，将牙根推入到上颌窦或下颌神经管，甚至到口底、咽旁间隙。

（三）其他器械

拔牙器械还包括分离牙龈用的牙龈分离器，刮除牙槽窝内肉芽组织、碎骨片、碎牙片的刮匙（curette），阻生牙或复杂牙拔除时需经历切开、翻瓣、去骨、劈冠、分根、修整骨创等步骤，手术涉及手术刀、剪刀、骨膜剥离器、骨凿、锤子、咬骨钳、骨挫、动力系统及缝合器械等。

（四）拔牙器械的改进

为减少拔牙后牙槽骨的吸收以利于后期修复，操作时应尽力做到不去骨、减少微小骨折、不翻瓣、不使骨膜与骨面分离。为此，近年来人们提出了微创拔牙理念，并已有一系列微创拔牙器械应用于临床。此类器械刃端薄而锋利，宽度适应不同直径的牙根而成系列，并有不同的弯角。使用时渐次将挺刃楔入根面和牙槽骨间，离断牙周韧带，扩大根尖周间隙，最终使牙脱离牙槽窝。目前微创拔牙器械主要用于单根牙的拔除。

（李立恒）

第二节　拔牙的适应证和禁忌证

（一）适应证

拔牙的适应证是相对的，过去很多属于拔牙适应证的病牙，现在也可以保留。因此，要认真对待拔牙。

1. **严重龋病** 因龋坏不能保留的牙，牙冠严重破坏已不能修复，而且牙根或牙周情况不适合做桩冠或覆盖义齿等。

2. **严重牙周病** 晚期牙周病，牙周骨质丧失过多，牙松动已达Ⅲ度，经常牙周溢脓，影响咀嚼功能。

3. **牙髓坏死** 牙髓坏死或不可逆性牙髓炎，不愿做根管治疗或根管治疗失败的患者，严重的根尖周病变，已不能用根管治疗、根尖手术或牙再植术等方法进行保留。

4. **多生牙、错位牙、埋伏牙等**导致邻近软组织创伤，影响美观，或导致牙列拥挤。如上颌第三磨牙颊向错位导致口腔溃疡，无对颌牙伸长，影响对颌义齿修复。

5. **阻生牙** 反复引起冠周炎，或引起邻牙牙根吸收和破坏，位置不正，不能完全萌出的阻生牙，一般指第三磨牙。

6. **牙外伤** 导致牙冠折断达牙根，无法进行根管及修复治疗并出现疼痛的牙，如仅限于牙冠折断。牙根折断不与口腔相通，通过治疗后仍可保留。牙隐裂、牙纵折、创伤导致的牙根横折，以往均需拔除，现在也可考虑保留。

7. **乳牙** 乳牙滞留，影响恒牙正常萌出，或根尖外露造成口腔黏膜溃疡。如恒牙先天缺失或埋伏，乳牙功能良好，可不拔除。

8. **治疗需要的牙** 因正畸需要进行减数的牙，因义齿修复需拔除的牙，颌骨良性肿瘤累及的牙，恶性肿瘤进行放射治疗前为预防严重并发症而需拔除的牙。

9. **病灶牙** 引起上颌窦炎、颌骨骨髓炎、颌面部间隙感染的病灶牙，可能与某些全身性疾病，如风湿病、肾病、眼病有关的病灶牙，在相关科室医师的要求下需拔除的牙。

10. **其他** 患者因美观或经济条件要求拔牙，如患者因四环素牙、氟牙症、上前牙明显前突治疗效果不佳，牙体治疗经费高，花费时间过长，要求拔牙者。

(二) 禁忌证

禁忌证也是相对的。以上相对适应证可行牙拔除术，还需考虑患者的全身和局部情况。有些禁忌证经过治疗可以成为适应证，当严重的疾病得不到控制，则不能拔牙。

1. **血液系统疾病** 对患有贫血、白血病、出血性疾病的患者，拔牙术后均可能发生创口出血不止以及严重感染。急性白血病和再生障碍性贫血患者抵抗力很差，拔牙后可引起严重的并发症，甚至危及生命，应避免拔牙。轻度贫血，血红蛋白在 8g/L 以上可以拔牙，白血病和再生障碍性贫血的慢性期，血小板减少性紫癜以及血友病的患者，如果必须拔牙，要慎重对待。在进行相应治疗后可以拔牙，但在拔牙术后应继续治疗，严格预防术后出血和感染。

2. **心血管系统疾病** 拔牙前了解患者属于哪一类高血压病和心脏病。重症高血压病，近期心肌梗死，心绞痛频繁发作，心功能Ⅲ～Ⅳ级，心脏病合并高血压等应禁忌或暂缓拔牙。

一般高血压患者可以拔牙，但血压高于 180/100mmHg，应先行治疗后，再拔牙。高血压患者术前 1h 给予镇静、降压药，麻醉药物中不加血管收缩药物，临床上常用利多卡因。

心功能Ⅰ或Ⅱ级，可以拔牙，但必须镇痛完全。对于风湿性和先天性心脏病患者，为预防术后菌血症导致的细菌性心内膜炎，术前、术后要使用抗生素。冠心病患者拔牙可诱发急性心肌梗死、房颤、室颤等严重并发症，术前服用扩张冠状动脉的药物，术中备急救药品，请心内医师协助，在心电监护下拔牙，以防意外发生。

3. 糖尿病 糖尿病患者抗感染能力差，需经系统治疗，血糖控制在 160mg/dl 以内，无酸中毒症状时，方可拔牙。术前、后常规使用抗生素控制感染。

4. 甲状腺功能亢进 此类患者拔牙可导致甲状腺危象，有危及生命的可能。应将基础代谢率控制在 +20 以下，脉搏不超过 100 次/min，方可拔牙。

5. 肾脏疾病 各种急性肾病均应暂缓拔牙。慢性肾病，处于肾功能代偿期，临床无明显症状，术前后使用大量的抗生素，方可拔牙。

6. 肝脏疾病 急性肝炎不能拔牙。慢性肝炎需拔牙，术前后给予足量维生素 K、维生素 C 以及其他保肝药物，术中还应加止血药物。术者应注意严格消毒，防止交叉感染。

7. 月经及妊娠期 月经期可能发生代偿性出血，应暂缓拔牙。妊娠期的前 3 个月和后 3 个月不能拔牙，因易导致流产和早产。妊娠第 4、5、6 个月期间进行拔牙较为安全。

8. 急性炎症期 急性炎症期是否拔牙应根据具体情况。如急性颌骨骨髓炎患牙已松动，拔除患牙有助于建立引流，减少并发症，缩短疗程。如果是急性蜂窝织炎，患牙为复杂牙，手术难度大，创伤较大，则可能促使炎症扩散，加重病情。所以，要根据患牙部位，炎症的程度，手术的难易，以及患者的全身情况综合考虑，对于下颌第三磨牙急性冠周炎，腐败坏死性龈炎，急性染性口炎，年老体弱的患者应暂缓拔牙。

9. 恶性肿瘤 位于恶性肿瘤范围内的牙，因单纯拔牙可使肿瘤扩散或转移，应与肿瘤一同切除。位于放射治疗照射部位的患牙，在放射治疗前 7～10d 拔牙。放射治疗时以及放射治疗后 3～5 年内不能拔牙，以免发生放射性颌骨骨髓炎。

10. 长期抗凝药物治疗 常用者为肝素与阿司匹林，其主要不良反应为出血。如停药待凝血酶原时间恢复至接近正常时可拔牙。如停药需冒着导致严重后果的栓塞意外之险，则不主张停药，可进行局部处理，如缝合、填塞加压、局部冷敷等手段控制出血。

11. 长期肾上腺皮质激素治疗 此类患者机体应激反应能力和抵抗力较弱，遇感染、创伤等应激情况时可导致危象发生，需要及时抢救。术后 20h 左右是发生危象最危险的时期。此类患者在拔牙前应与专科医师合作，术前迅速加大皮质激素用量，减少手术创伤、消除患者恐惧、保证无痛、预防感染。

12. 神经精神疾患 如帕金森病，不能合作，需全麻下拔牙。癫痫者术前给予抗癫痫药，操作时置开口器，如遇大发作应去除口内一切器械、异物，放平手术椅，头低 10°角，保持呼吸道通畅，给氧，注射抗痉剂。发作缓解后，如情况许可，可继续完成治疗。

（李立恒）

第三节 拔牙前的准备

（一）术前准备

术前详细询问病史，包括既往麻醉、拔牙或有其他手术史，是否有药物过敏，术中及术后的出血情况。患者的全身情况，是否有拔牙的禁忌证，必要时应进行化验以及药物过敏试验等检查。

根据患者的主诉，检查要拔除的患牙是否符合拔牙的适应证，同时还进一步做口腔全面检查，注意牙位、牙周情况以及牙破坏的程度，并拍摄牙片或全景 X 线片检查。向患者介绍病情，拔牙的必要性，拔牙术的难易程度，术中和术后可能出现的情况，以及牙拔除后的修复问题等，在征求患者的意见后，使其积极主动地配合手术后，方可做出治疗计划。

一般每次只拔除一个象限内的牙，如一次要拔除多个牙，要根据患者的全身情况，手术的难易程度，以及麻醉的方法等而定。通常先拔下颌牙再拔上颌牙，先拔后面的牙再拔前面的牙。

（二）患者体位

合适的体位应使患者舒适、放松，同时便于术者操作。拔牙时，大多采用坐位。拔上颌牙时，患者头后仰，张口时上颌牙的平面与地面成 45°～60°角。拔下颌牙时，患者端坐，椅位放低，张口时下颌牙的平面与地平面平行，下颌与术者的肘部平齐。不能坐起的患者可采取半卧位，但需注意防止拔除的牙和碎片掉入患者的气管内。拔除下前牙时，术者应位于患者的右后方；拔除上颌牙和下颌后牙时，术者应位于患者的右前方。

（三）手术区准备

口腔内有很多种细菌存在，不可能完全达到无菌要求，但不能因此而忽视无菌操作。手术前嘱患者反复漱口，如牙结石多，应先进行洁牙。口腔卫生不好的患者，应先用 3% 过氧化氢溶液棉球擦洗牙，然后用生理盐水洗漱干净或用 1：500 高锰酸钾液冲洗术区。

口内手术区和麻醉进针点用 1% 或 2% 碘酊消毒，因碘酊对口腔黏膜有刺激性，不宜大面积涂抹，消毒直径在 1～2cm 范围内即可。复杂牙需切开缝合者，要用 75% 乙醇消毒口周及面部下 1/3，在颈前和胸前铺无菌巾或孔巾。

（四）器械准备

除常规口腔科检查器械，如口镜、镊子以及探针外，根据需拔除牙选择相应的牙钳和牙挺，同时准备牙龈分离器和刮匙。如需行翻瓣、劈冠、分根、去骨或进行牙槽突修整的病例，则应准备手术刀、剪、骨膜分离器、带长钻头的涡轮机、骨凿、锤、骨钳、骨锉、持针器、血管钳、组织钳以及缝针、缝线等。

（李立恒）

第四节　拔牙的基本步骤

在完成上述拔牙前的准备并且进行局部麻醉后，拔牙前先肯定局部麻醉的效果，然后再次核对需拔除的牙，让患者有足够思想准备，且能配合手术的前提下，进行以下操作：

（一）分离牙龈

牙龈紧密地附着于牙颈部，将牙龈分离器插入龈沟内，紧贴牙面伸入到沟底，沿牙颈部推动，先唇侧后舌侧，使牙龈从牙颈部剥离开（图 13 - 3）。如没有牙龈分离器用探针也可分离牙龈。不仔细分离牙龈，在安放牙钳或拔牙时会使牙龈撕裂，导致术后牙龈出血。

（二）挺松患牙

对于阻生牙、坚固不易拔除的牙、残冠、残根、错位牙等不能用牙钳夹住的牙，应先用牙挺将牙挺松后，再拔除。使用牙挺的方法是手握挺柄，挺刃由准备拔除患牙的近中颊侧插入到牙根与牙槽之间，挺刃内侧凹面紧贴牙根面，以牙槽嵴为支点做楔入、撬动和转动等动作，使患牙松动、脱出（图13-4）。

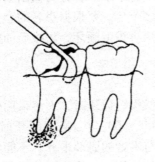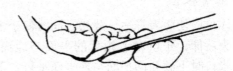

图13-3　牙龈分离　　　　图13-4　使用牙挺

（三）安放牙钳

正确选用牙钳，将钳喙分别安放于患牙的唇（颊）、舌（腭）侧，钳喙的纵轴与牙长轴平行。安放时钳喙内侧凹面紧贴牙面，先放舌腭侧，再放唇颊侧，以免夹住牙龈，喙尖应伸入到龈下，达牙根部的牙骨质面与牙槽嵴之间。手握钳柄，近末端处，将患牙夹牢（图13-5）。再次核对牙位，并确定钳喙在拔除患牙时不会损伤邻牙。

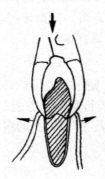

图13-5　安放牙钳

（四）拔除患牙

安放好牙钳，夹紧患牙后，拔除患牙运用三种力：摇动、扭转和牵引。摇动主要用于扁根的下颌前牙，上下颌前磨牙和多根的磨牙，将牙做唇（颊）和舌（腭）侧缓慢摇动，并且逐渐加大幅度，使牙槽窝向两侧扩大，牙完全松动。摇动时动作不能过急、过猛。应向阻力较小的骨板方向多用力，防止发生断根或牙槽骨折裂。

扭转只适用于圆锥形根的上颌前牙，沿牙长轴向左右反复旋转，以撕裂牙周韧带，扩大牙槽窝，使牙松动。如此方法误用于扁根牙或多根牙则会造成断根。

牵引是在进行上述动作，牙已松动后，将牙拔除的最后一个步骤。牵引时应从阻力小的方向进行。一般前牙向唇侧，后牙向颊侧，而不是垂直牵引。牵引时用力要适度，动作缓慢，注意稳定患者的头部，掌握支点，防止用力过大、过猛导致的意外损伤。

（五）拔牙创的处理

牙拔除术后，检查拔除的患牙是否完整，有无断根，如发现有断根，应予拔除。检查拔牙创口内有无牙碎片、骨碎片、牙结石以及炎性肉芽组织。用刮匙清理拔牙创，清除根尖病变和进入牙槽窝内的异物，防止术后出血、疼痛或感染而影响拔牙创的愈合。对过高或过尖的骨嵴、牙槽中隔或牙槽骨板，可用骨凿、咬骨钳、骨锉等进行修整，以利于创口愈合和后期义齿修复。对被扩大的牙槽窝或裂开的牙槽骨板，可用手指垫纱布将其复位。对切开、翻瓣拔牙或牙龈撕裂病例均应进行牙龈对位缝合。一般拔牙创不需进行缝合。

在进行上述处理后，使拔牙创内充满血液，然后在拔除牙创面上放置消毒的纱布棉卷。令患者稍用力咬住压迫止血，半小时后可自行取出。对有出血倾向的患者应观察30min，对不合作的儿童、无牙的老人、残障患者或不能自行咬纱布棉卷患者，可由医护人员或陪同家属用手指压迫纱布棉卷，观察30min后无异常可离开。

（六）拔牙后注意事项

拔牙后当天不能漱口刷牙，次日可刷牙，不要用舌尖舔或吸吮伤口，以免拔牙创口内的血凝块脱落。拔牙当天进半流质或软食，食物不宜过热，避免用拔牙侧咀嚼。

拔牙当天口内有少量血液渗出，唾液内带有血丝，属正常现象。嘱患者不要惊慌，不能用手触摸伤口。如拔牙后有大量鲜血流出，应及时就诊。麻醉作用消失后伤口可感到疼痛，必要时可服用止痛药物。如术后2~3d再次出现疼痛并逐级加重，可能发生了继发感染，应就诊检查，做出相应的处理。

拔牙后一般可以不给予抗生素药物治疗。如果是急性炎症期拔牙或复杂牙以及阻生牙拔除，可在术前、后给予抗生素控制感染。

（李立恒）

第五节　各类牙拔除术

（一）上颌前牙

上颌前牙均为单根，根似圆锥形，唇侧骨板较薄。拔除时先向唇侧和腭侧摇动，向唇侧的力量要大一些，然后向左右两侧旋转，使牙韧带撕裂。牙脱位后，顺扭转方向向前下方牵引拔出。上颌尖牙牙根粗大，对保持牙列完整、咀嚼、修复以及美观均有重要意义，应尽量保留。上颌尖牙唇侧骨板薄，拔牙时易将骨板折断与牙一同拔除。所以要先用摇动力量，向唇侧再向腭侧，反复摇动后再加用旋转力量并向前下方牵拉拔出。

（二）上颌前磨牙

上颌前磨牙均为扁根，近牙颈部2/3横断面似哑铃形，在近根尖1/3或1/2处分为颊、腭2个根。拔牙时先向颊侧，后向腭侧摇动，开始摇动的力量和幅度均不能过大，反复摇动，逐渐加力，摇松后，顺牙长轴从颊侧方向牵引拔出。上颌前磨牙牙根细，易折断，要避免用旋转力。

（三）上颌第一、第二磨牙

上颌第一、第二磨牙均为3个根，颊侧分为近中和远中2个根，较细；腭侧的1个根，粗大。上颌第一磨牙3个根分叉大,上颌第二磨牙牙根较短,分叉也小,颊侧近远中根常融合。拔牙时主要使用摇动的力量,向颊侧的力量应比腭侧大,反复而缓慢地摇动后,牙松动可沿阻力较小的颊侧牵引拔出。上颌第一、第二磨牙的拔除不能用旋转力,避免牙根折断。

（四）上颌第三磨牙

上颌第三磨牙牙根变异很大,大多数为锥形融合根,根尖向远中弯曲。颊侧骨板较薄,牙根后方为骨质疏松的上颌结节,而且后方无牙阻挡,较易拔除。一般用牙挺向远中方向挺出,可不用牙钳。如用牙钳应先向颊侧,然后向腭侧摇动,摇松后向颊侧𬌗面牵引拔除。在拔除上颌第三磨牙之前应拍X线片,了解牙根变异情况。如发生断根,因位置靠口腔后上,不易直视下操作,取根困难,所以应尽量避免断根。

（五）下颌前牙

下颌前牙均为单根,切牙牙根扁平,较短而细。尖牙牙根较粗大,呈圆锥形。切牙拔除时,充分地向唇及舌侧摇动,使牙松动后向外上方牵引拔出。尖牙拔除时,如摇动的力量不够,可稍加旋转力,然后向外上方牵引拔出。

（六）下颌前磨牙

下颌前磨牙均为圆锥形单根,牙根较长而细,有时略向远中弯曲。颊侧骨板较薄。主要摇动方向是颊舌侧,颊侧用力可较大,然后向颊侧上外方向牵引拔出。有时可稍加旋转力,但弧度应很小。

（七）下颌第一、第二磨牙

下颌第一磨牙多为近远中2个扁平宽根,少数有3个根,即远中有2个根,下颌第二磨牙多为2个根,形状与下颌第一磨牙相似,但牙根较小,分叉也小,有时2个根融合。下颌第一、第二磨牙颊侧骨板厚而坚实,拔牙时摇动需较大的力量,并且要反复多次。有时可借助牙挺,挺松患牙后,再将患牙从颊侧上外方牵引拔出。

（八）下颌第三磨牙

下颌第三磨牙的生长位置、方向、牙根形态变异较大。正位和颊向错位的下颌第三磨牙较易拔除。舌侧的骨板薄,摇动时向舌侧多用力,再拔除。也可以用牙挺向远中舌侧方向将下颌第三磨牙挺出。

（九）乳牙

乳牙拔除的方法与恒牙相同,因儿童颌骨骨质疏松,乳牙形态小,阻力也较小,一般采用钳拔法,少数情况下使用牙挺。由于乳牙牙根大多已逐级吸收,拔出时,可见牙根变短,呈锯齿状,有时甚至完全吸收而没有牙根,不要误认为牙根折断,乳牙拔除后不要搔刮牙槽窝,以免损伤下方的恒牙胚。

（李立恒）

第六节　阻生牙拔除术

阻生牙（impacted teeth）是由于邻牙、骨或软组织的阻碍,只能部分萌出或完全不能萌出。常见的阻生牙有下颌第三磨牙、上颌第三磨牙、上颌尖牙以及某些多生牙。

下颌第三磨牙又称智牙，是最易发生阻生的牙。由于此牙多引起冠周炎反复发作，常需拔除。本节主要描述下颌阻生第三磨牙拔除方法。

（一）应用解剖

下颌阻生第三磨牙常被包埋于厚的颊侧牙槽骨和较薄的舌侧牙槽骨之间，并在牙根的下方与下颌骨体形成突起。厚的颊侧骨板因有外斜线的加强，去骨以及拔牙视野的暴露均较困难。舌侧骨板较薄，根尖处的骨质更薄，甚至可穿透骨板。所以在拔牙时，特别是在取断根时，有可能将牙或断根推出舌侧骨板之外，进入骨膜下或穿透骨膜，进入舌下间隙或下颌下间隙。

下颌阻生第三磨牙的内侧有舌神经，常位于黏膜下，其位置有的较高，必须避免对其损伤。下颌阻生第三磨牙的下方为下颌管。牙根与下颌管的关系较复杂：牙根可以在管的上方或侧方，根尖可紧贴下颌管或甚至进入管内等。拔除时，特别是在取断根时，必须避免盲目操作，以免将根尖推入下颌管，损伤血管神经束。下颌阻生第三磨牙位于下颌体后部与下颌支交界处，此处骨质由厚变薄，抗外力的强度较弱。拔牙时，如用力劈牙冠、分根或用牙挺不当，有发生骨折的可能性。磨牙后区的疏松结缔组织较多，分离时易出血。

下颌阻生第三磨牙解剖形态变异很大。牙冠常略小于邻牙，牙尖及发育沟也不如邻牙明显。颊面的发育沟常有 2 个，舌面的发育沟为 1 个。牙根比邻牙短，有 2 根、3 根、合并根、锥形根、融合根等，根的情况与拔牙时阻力关系很大，拔牙前应参考 X 线片检查做出判断。

（二）下颌阻生第三磨牙拔除的适应证和禁忌证

下颌阻生第三磨牙拔除的适应证除与一般牙拔除的适应证相同外，主要起预防作用，包括预防第二磨牙牙体、牙周破坏，防止邻牙牙根吸收，冠周炎的发生，预防牙列拥挤引起的关系紊乱，防止发生牙源性囊肿、肿瘤以及成为颞下颌关节紊乱病的病因，预防完全骨阻生引起的某些原因不明性疼痛。另外，还有正畸、正颌、修复重建以及牙移植的需要。

下颌阻生第三磨牙拔除的禁忌证与拔牙禁忌证相同。另有下列情况，可考虑保留：下颌阻生第三磨牙与升支前缘之间有足够的间隙，可正常萌出。有正常对殆牙，牙已正位萌出，表面有软组织覆盖，但切除后冠面能全部露出。第二磨牙不能保留时，如下颌阻生第三磨牙牙根尚未完全形成，拔除第二磨牙后，下颌阻生第三磨牙能前移代替第二磨牙。完全埋伏于骨内，与邻牙牙周不相通又不压迫神经引起疼痛，可暂保留，但应定期检查。

（三）下颌阻生第三磨牙的临床分类

根据牙与下颌升支及第二磨牙的关系，分为三类：第 I 类：在下颌升支前缘和第二磨牙远中面之间，有足够的间隙可以容纳阻生第三磨牙牙冠的近远中径；第 II 类：升支前缘与第二磨牙远中面之间的间隙不大，不能容纳阻生第三磨牙牙冠的近远中径；第 III 类：阻生第三磨牙的全部或大部位于下颌升支内。

根据牙在骨内的深度，分为高位、中位及低位 3 种位置。高位：牙的最高部位平行或高于平面；中位：牙的最高部位低于平面，但高于第二磨牙的牙颈部；低位：牙的最高部位低于第二磨牙的牙颈部。骨埋伏阻生（即牙全部被包埋于骨内）也属于此类。

根据阻生智牙的长轴与第二磨牙长轴的关系，分为垂直阻生、水平阻生、近中阻生、远中阻生、颊向阻生、舌向阻生及倒置阻生。

根据在牙列中的位置，分为颊侧移位、舌侧移位、正中位。

（四）术前检查

应按常规询问病史并做详细检查。口外检查，注意颊部有无红肿，下颌下及颈部有无淋巴结肿大。下唇有无麻木或感觉异常。口内检查，包括有无张口困难，第三磨牙的阻生情况，第三磨牙周围有无炎症，第一及第二磨牙情况，注意第二磨牙有无龋坏、是否应在拔除第三磨牙前予以治疗。对全口牙及口腔黏膜等做相应检查。

常规拍摄第三磨牙根尖片，最好投照定位片，以避免失真。但根尖片投照范围有限，有时不能包括根尖及下牙槽神经管的影像，应当拍摄全景片。注意观察阻生牙的位置、牙囊间隙、下颌管情况以及与下颌阻生第三磨牙牙根的关系、外斜线等。随着 CBCT 在口腔科学中逐渐得到广泛应用，对于相对复杂的阻生牙可常规拍摄 CT 片，从三维角度观察阻生牙，这对分析阻生牙的邻牙关系、牙根数量、是否弯曲、牙根与下牙槽神经管的关系、牙周围是否存在骨质异常等有很大帮助。

（五）阻力分析

第三磨牙的情况复杂，拔除前必须对拔牙时可能遇到的阻力仔细分析，设计用何种方法解除。故阻力分析是必要步骤，应与上述各种检查一并进行。

牙冠部有软组织及骨组织阻力，软组织阻力来自殆面覆盖的软组织，多在垂直阻生时出现。如软组织覆盖不超过殆面的 1/2，则多无阻力，牙可直接拔出或挺出。如覆盖超过殆面的 1/2，需将其切开、分离，才能解除阻力。骨阻力是牙冠周围骨组织对拔除该牙的阻力。高位阻生者，此种骨阻力不大。低位者冠部骨阻力大，需去除较多骨质才能解除骨阻力。

牙根部阻力是阻生牙牙根本身解剖形态所产生的阻力，所以在术前必须充分了解牙根的情况。根部的骨阻力应结合其他阻力情况分析，应用骨凿或涡轮机进行分根或去骨。

邻牙阻力是第二磨牙所产生的阻力，这种阻力需根据第二磨牙是否与阻生牙紧密接触和阻生的位置而定。邻牙阻力解除的原则与解除牙根骨阻力的原则相同。

（六）拔除方法

下颌阻生第三磨牙拔除术是一项复杂的手术，手术大多需要切开软组织、翻瓣、去骨、劈开牙冠或用涡轮机磨开牙冠，用牙挺挺出、缝合等步骤。

1. 麻醉　除常规的下牙槽、舌、颊神经一次阻滞麻醉外，应在下颌阻生第三磨牙颊侧近中、颊侧近中角及远中三点注射含肾上腺素的局麻药，这可在翻瓣时减少出血，保证视野清晰。

2. 切开及翻瓣　拔牙前应彻底冲洗盲袋，切开翻瓣后还应进一步冲洗。高位阻生一般不需翻瓣，或仅切开及分离覆盖在表面的软组织以解除阻力。在去骨范围较少的病例，可用此种切口。

如牙未完全萌出，需作远中切口及颊侧切口，远中切口是在下颌升支外斜线的舌侧，距离第二磨牙远中面约 1.5cm 处开始向前切开，直到抵达第二磨牙远中面的中央，注意切口不要过于偏向舌侧，以防明显的出血。然后转向颊侧，沿第二磨牙颈部切开，直到第一、第二磨牙的牙间间隙处。颊侧切口是从远中切口的末端向下，并与远中切口成 45° 角，切至颊侧前庭沟上缘处，注意勿超过前庭沟。翻瓣时，由远中切口之前端开始，向下掀起颊侧黏骨膜瓣。用薄的骨膜分离器，直抵骨面，紧贴骨面将瓣掀起。再从远中切口前端，向后向颊侧将瓣掀开。有时遇颊肌肌腱附着于磨牙后垫后部，翻瓣困难，可以用刀片进行锐性分离。

3. 去骨　翻瓣后决定去骨的量和部位。去骨量决定于阻生牙在骨内的深度、倾斜情况及根的形态等。最好采用高速涡轮机或其他动力系统去骨，可以灵活掌握去骨量。骨凿去骨时，骨凿的斜面应向后。平行于牙槽嵴顶部或呈弧线向后凿，深度达阻生牙表面。先将整块颊侧骨板去除，暴露牙冠部后，再去除覆盖牙冠远中部的骨质。此时，根据情况可选择劈开法，或再去除阻生牙的舌侧板，这种去骨法创伤较大，现已少用。

4. 分牙　过去常用劈开法，劈开方向为正中劈开，将骨凿置于正中发育沟处，骨凿的长轴与牙的长轴一致，在两根之间。用锤子迅速敲击骨凿的末端，即可将牙从中一分为二。注意握持骨凿必须有支点。有时可将近中牙冠劈开，解除邻牙阻力。近中冠劈开后，邻牙阻力解除，再用薄挺，先挺出远中冠及根，再挺出近中冠。目前广泛应用高速涡轮机或其他动力系统进行分牙，对于近中阻生和水平阻生者在牙颈部将冠根分开，先去除近中的牙冠阻力，再挺出牙根，有时根据实际情况还需进一步分割牙冠和牙根，原则是"多分牙、少去骨"。

（李立恒）

第七节　牙根拔除术

牙根拔除术包括拔除残根和断根两种。

残根是龋病破坏或死髓牙牙冠折断后遗留在牙槽窝内，由于时间较长，在根周和根尖存在慢性炎症和肉芽组织，根尖吸收，牙根缩短而松动，易于拔除。

断根是在拔牙过程中，将牙根折断而遗留于牙槽窝内。断根的断面锐利有光泽，拔除较困难。

残根或断根无明显炎症，特别是单根牙，无松动，可经根管治疗后做桩冠修复。不适合做桩冠修复者，还可保留作覆盖义齿。

拔牙时折断的牙根原则上均应立即取出，否则会影响拔牙创的愈合，引起炎症和疼痛，以及成为慢性感染病灶。如患者年老体弱，不能坚持拔除断根，可延期拔除。如断根短小，仅为根尖部折断，取根困难，可将其留在牙槽窝内。经长期观察，这种断根在体内无不良后果，拔牙创愈合良好。

在拔除牙根之前，应了解牙根的数目、大小、部位，必要时拍摄 X 线片。残根拔除一般较容易完成。拔断根时，必须有良好的照明，视野清楚，良好的止血，合适的器械，准确的操作。如果盲目操作，可增加手术创伤，甚至会将断根推入到邻近结构，如上颌窦、下牙槽神经管、口底间隙、翼腭窝内，造成术后出血、组织肿胀、感染、下唇麻木以及口腔上颌窦瘘等并发症。

拔除牙根的常用方法有以下几种。

（一）根钳拔除法

高出牙槽嵴的牙根或低于牙槽嵴的牙根，去除少许牙槽骨壁后，可用根钳夹住的牙根，适于根钳拔除。残根上端常因龋坏，夹持时易碎，所以在安放根钳时，尽量将钳喙的尖推向根尖的方向，夹持较多的牙根部分，夹持时不宜用力过大。圆根用旋转的力，扁根用摇动的力，缓慢用力，使牙根松动，然后牵引拔出。

（二）根挺拔除法

根钳不能夹持的牙根，应使用根挺拔除。常用的根挺有直根挺、弯根挺、根尖挺和三角挺。

根挺拔除牙根时，应将挺刃插入到牙根的根面与牙槽骨板之间。如牙根断面为斜面，根挺应从断面较高一侧插入（图 13-6）。根挺一般从颊侧近中插入，上颌牙也可从牙根与腭侧骨板之间插入。如根尖周间隙狭窄，挺刃难以插入时可用小骨凿增宽间隙后，再将根挺插入。

前牙牙根用直根挺，后牙牙根用弯根挺，根尖折断用根尖挺。多根牙互相连接，可用骨凿或涡轮钻分根，然后逐个拔除。如遇多根牙，已有一个根拔除，其他牙根在根中或根尖折断的情况，可用三角挺将牙根与牙根间隔一同挺出（图 13-7）。

根挺插入后，使用楔力、撬力和旋转力，几种力交替使用，并逐渐将根挺深入使牙根松动，最后用撬力使牙根脱出。在拔除上下颌磨牙牙根时，注意不要垂直加力，以免将牙根推入到上颌窦或下颌管内。

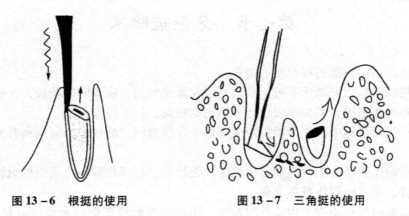

图 13-6 根挺的使用   图 13-7 三角挺的使用

（三）翻瓣去骨法

死髓牙的牙根、根端肥大以及牙根与牙槽骨壁粘连牙周间隙消失等情况，用根钳、根挺均不易拔除的牙根，需应用翻瓣去骨法拔除牙根。

在牙根的颊侧牙龈作角形或梯形切口，切口深达骨面。从牙的近中、远中颊侧交角的游离龈处，斜行向下，龈瓣的基底要宽，下方不超过前庭沟。用骨膜剥离器翻瓣，显露颊侧骨板。用骨凿或钻头去骨，暴露部分牙根，再用牙挺将牙根取出（图 13-8）。修整尖锐的骨缘或骨尖，将黏骨膜瓣复位、缝合。

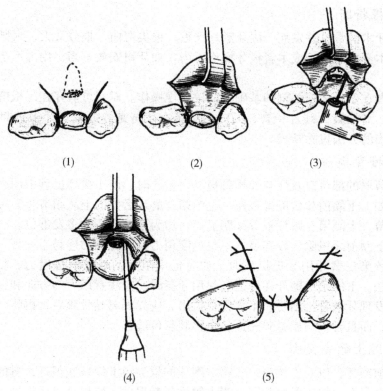

(1)　　　　　　　(2)　　　　　　　(3)

(4)　　　　　　　(5)

图 13 - 8　翻瓣去骨法拔除牙根
1. 切口；2. 翻瓣；3. 去骨；4. 挺出牙根；5. 缝合

（李立恒）

第八节　拔牙术的常见并发症及防治

一、术中并发症

（一）软组织损伤

牙龈组织撕裂伤最常见。在安放牙钳之前，分离牙龈不彻底，安放牙钳时，钳喙咬住牙龈，在摇动、旋转和牵拉时牙龈仍与患牙附着而将其撕裂。使用牙挺时，未掌握好支点，用力不当，缺乏保护，导致牙挺滑脱刺伤口腔软组织。使用牙钳夹持时，未将口角牵开，牙钳的关节夹住下唇而导致下唇损伤。上颌牙拔出时，用力不当，牙钳柄打到下唇。翻瓣手术时，切开的深度不够，瓣过小，导致黏骨膜瓣的撕裂等。

防治：拔牙前认真仔细地分离牙龈，安放牙钳时将钳喙紧贴牙面推向牙颈部，避免夹住牙龈，同时注意上下唇是否被牙钳夹住，操作时用左手防护，使用牙钳时注意掌握好支点，缓慢加力，防止牙挺滑脱。翻瓣手术应设计足够大小的龈瓣，切开口要深达骨面，如发生软组织撕裂伤应仔细复位缝合，防止术后出血。全麻拔牙时，要保护好口腔软组织。

（二）牙根折断

断根是拔牙术的常见并发症。因牙龋坏严重，根尖弯曲，根分叉大，根肥大，牙根与牙槽骨粘连等牙本身的原因，或术者拔牙操作不当，如牙钳安放不当，用力不当，牵引方向不当而造成断根。

防治：术者在熟悉牙根解剖的基础上，按正规操作。对有可能存在牙根解剖异常或出现病理性改变者，需拍摄 X 线片检查，同时向患者交代清楚。如发现牙根折断，则根据断根的情况，用适当的方法拔除断根。

（三）牙槽骨损伤

在牙槽骨薄弱的部位以及牙与牙槽骨板发生粘连时，由于拔牙过程中用力不当，可造成牙槽骨折断。如上下颌前牙唇侧骨板薄，上颌第三磨牙后方的上颌结节骨质疏松，下颌第三磨牙舌侧骨板薄，上颌第一磨牙根分叉明显等，均为牙槽骨折的多发部位。

防治：上下颌前牙拔除比较容易，不要过度用力，有骨性粘连易于发现，应尽量避免损伤牙槽骨。上颌第三磨牙用牙挺挺出时，如有远中阻力，不应强行用力，拍摄 X 线片后，再决定手术方法。下颌第三磨牙在劈冠和使用牙挺时，应注意用力的方向和大小，避免损伤舌侧骨板。如发现牙槽骨折断时，不要强行拉出，应先剥离黏骨膜后，再将骨板取出。如骨板与牙无粘连，而且骨板与黏骨膜相连，可将其复位缝合。

（四）口腔上颌窦交通

上颌第二前磨牙，以及上颌第一、第二磨牙的根尖距上颌窦底很近，有的仅隔一层薄的骨板，有时甚至只有上颌窦黏膜相隔。当上颌后牙断根后，取根易将牙根推入上颌窦内，或根尖有炎症，拔牙后出现上颌窦与口腔交通。

防治：当拔除上颌后牙时，术前仔细观察 X 线片，了解牙根与上颌窦的关系，尽量避免断根。如出现断根，应仔细检查断根的情况，在视野清楚的情况下插入根挺，用力的方向不要垂直，楔力与旋转力相结合。如牙根与牙槽骨有粘连，薄刃的根尖挺不易插入时，可考虑翻瓣去骨取根法。如断根被推入到上颌窦内，一般很难取出。

对于有根尖病变的牙槽窝不必搔刮，需清除肉芽组织时，应用刮匙紧贴牙槽窝壁插入，轻轻地刮除肉芽组织。

如怀疑上颌窦与口腔相交通，可令患者鼻腔鼓气，测试是否出现上颌窦底穿孔。如穿孔小于 0.2cm，可按拔牙后的常规处理，压迫止血，待其自然愈合。同时嘱患者术后避免鼻腔鼓气和用吸管吸饮，以免压力增加使血凝块脱落。1 个月后复查，一般情况下可痊愈。如穿孔未愈合，也可等待创口的进一步缩小。半年后仍未愈合可考虑上颌窦瘘孔修补术。

如断根被推入到上颌窦内，一般很难取出。如窦底穿孔很大，可令患者改变头位，使其从牙槽窝内掉出，或用生理盐水冲洗，使其流出。如穿孔小或牙根在窦底黏膜之外，可不作处理，术后抗感染症治疗，观察。

（五）其他损伤

牙拔除术中会遇到出血、神经损伤、颞下颌关节脱位、下颌骨骨折、牙及牙根的丢失以及邻牙损伤等并发症。

术中出血过多可能与患者有凝血功能障碍的疾病、拔牙术中损伤血管有关。神经损伤最多见的是下颌第三磨牙拔除时，损伤下牙槽神经，导致下唇麻木。另外也可有舌神经、颊神经、鼻腭神经和颏神经的损伤。这些神经的损伤均与拔牙或翻瓣去骨有关。有习惯性颞下颌关节脱位的患者拔牙时易发生关节脱位。在下颌第三磨牙埋伏阻生的拔牙过程中，有颌骨肿瘤特别是巨大囊肿的患者以及骨质疏松等疾病的患者拔牙时易出现下颌骨骨折，但这种病例很少见。在拔牙过程中，会发生牙及牙根的丢失，如下颌阻生第三磨牙拔除时，牙及牙根被推向舌侧，进入到口底间隙。或者患者将拔除的牙及牙根吞到胃内。拔牙时，安放牙钳、牙挺的支点以及用力方向不正确，会导致邻牙以及对颌牙的损伤。

防治：拔牙术前详细了解患者有无出血史，有无拔牙禁忌证。术中出血较多，应压迫止血，并给予相应的处理。拔除下颌阻生智牙时，应拍摄 X 线片。了解下颌管与牙根的关系，避免损伤神经，使用牙挺及劈冠时，避免用力过大，以免引起舌侧骨板及下颌骨骨折。熟悉神经解剖，翻瓣时避免手术切断神经。如切断神经应立即行神经端端吻合术。在拔牙过程中，尽量避免过长时间的大张口。如出现颞下颌关节脱位，应立即手法复位。对可能发生下颌骨病理性骨折的病例，术前要拍摄 X 线片，一旦发生下颌骨骨折，应按下颌骨骨折的治疗原则处理。患者将拔除的牙及牙根吞到胃内，需拍 X 线观察，随访证实牙及牙根排出。下颌阻生第三磨牙拔除时，牙及牙根进入到口底间隙，需拍 X 线片了解牙及牙根的位置，决定取出的方法。安放牙钳、牙挺的支点以及用力方向要正确，避免邻牙以及对颌牙的损伤。

另外，在临床上由于工作的疏忽，可发生拔错牙，所以，在拔牙之前必须确定要拔除的患牙，需要向患者交代清楚并得到认可。拔牙前，安放牙钳或插入牙挺时要再次核对。如出现拔错牙，应立即进行牙再植术，并向患者做好解释工作。

二、术后并发症

（一）拔牙后出血

在正常情况下，拔牙创压迫半个小时后不会再出血。如在吐出消毒纱布棉卷后仍出血不止，或拔牙后第 2 天再次出血，则为拔牙后出血，拔牙后当时出血未停止是原发性出血，拔牙后第 2 天因其他原因发生出血是继发性出血。

出血的原因有全身因素和局部因素。全身原因包括各种血液疾病、高血压、肝胆疾病等。局部原因是牙龈撕裂、牙槽骨骨折、牙槽窝内有肉芽组织或异物、血凝块脱落或继发感染等。

防治：术前详细询问病史，对有全身疾病的患者应请相关科室医师会诊，必要时转科治疗。拔牙操作应仔细，减少创伤。拔牙创要认真处理，向患者和家属仔细交代拔牙后的注意事项。拔牙创伤大、有出血倾向的患者，在拔牙创咬纱布棉卷半小时后，经检查无异常方可离开。

发生拔牙后出血，首先应进行局部检查。一般可见到高出牙槽窝的凝血块，并有血液从凝血块的下方渗出。处理方法是：先清除高出牙槽窝的凝血块，检查出血部位，用生理盐水冲洗，局部外用止血药，再次压迫止血。如牙槽窝内有异物，可在局麻下彻底搔刮牙槽窝，让牙槽窝充满新鲜血液后，再压迫止血。如出血明显，可在牙槽窝内填塞吸收性明胶海绵或碘仿纱条，然后将创口拉拢缝合。在局部处理后，与全身因素有关的患者需进行化验和对症处理，如输鲜血或输凝血因子等。

(二) 拔牙创感染

一般牙拔除后不发生拔牙创感染，复杂牙拔除和阻生牙拔除易发生拔牙创感染，拔牙创感染分为急性感染、干槽症和慢性感染 3 种。

1. 急性感染 与拔牙局部创伤大、拔牙前有局部感染灶、患者有糖尿病等有关。多发生于拔牙后第 2 天，局部或面部疼痛、肿胀以及开口受限。阻生牙以及翻瓣去骨或创伤严重的病例术后 12~24h 内可出现明显的面颊部肿胀以及疼痛反应，但在 3~5d 后可逐渐消退，不属于急性感染。

防治：拔牙术中坚持无菌操作，尽量减少手术创伤。有局部感染灶者拔牙后严禁粗暴的搔刮，以免引起感染扩散。糖尿病患者在病情得到控制的前提下，才能进行拔牙。术前术后给予抗生素治疗。

2. 干槽症 干槽症 (dry socket) 是拔牙创急性感染的另一种类型，以下颌后牙多见，特别是在阻生下颌第三磨牙拔除术后。在正常情况下，即使是翻瓣去骨拔牙术，其创口的疼痛 2~3d 后会逐渐消失。如果拔牙后 2~3d 后出现剧烈的疼痛，疼痛向耳颞部、下颌下区或头顶部放射，用一般的止痛药物不能缓解，则可能发生了干槽症。临床检查可见牙槽窝内空虚，或有腐败变性的血凝块，呈灰白色。在牙槽窝壁覆盖的坏死物有恶臭，用探针可直接触及骨面并有锐痛。颌面部无明显肿胀，张口无明显受限，下颌下可有淋巴结肿大、压痛。组织病理表现为牙槽窝骨壁的浅层骨炎或轻微的局限型骨髓炎。

防治：干槽症与手术创伤和细菌感染有关。所以术中应严格遵守无菌操作，减少手术创伤。一旦发生干槽症，治疗原则是彻底清创以及隔离外界对牙槽窝的刺激，促进肉芽组织的生长。

治疗方法是在阻滞麻醉下，用 3% 过氧化氢溶液清洗，并用小棉球反复擦拭牙槽窝，去除腐败坏死物质，直至牙槽窝干净，无臭味为止。然后再用过氧化氢溶液和生理盐水反复冲洗，在牙槽窝内放入碘仿纱条。为防止碘仿纱条脱落，还可将牙龈缝合固定一针。一般愈合过程为 1~2 周，8~10d 后可取出碘仿纱条，此时牙槽窝骨壁上已有一层肉芽组织覆盖，并可逐渐愈合。

3. 慢性感染 主要是由局部因素所致，如牙槽窝内遗留残根、肉芽组织、牙石、碎牙片或碎骨片等异物。临床表现为拔牙创经久不愈，留下一个小创口，创口周围牙龈组织红肿，可见少量脓液排出或有肉芽组织增生，一般无明显疼痛。

防治：牙拔除术后应仔细清理牙槽窝，特别是慢性根尖周炎的患牙，根尖炎性病灶不刮治干净，既可发生拔牙术后出血，也可形成慢性炎症而长期不愈。多根牙拔除时应防止残根遗留。如发生慢性感染，应拍摄 X 线片，了解牙槽窝内病变情况，是否有异物遗留，牙槽窝的愈合情况等，然后在局麻下，重新进行牙槽窝的刮治，让血液充满后，消毒纱布棉卷压迫止血，并给予口服抗生素治疗。

(李立恒)

第十四章　口腔种植

第一节　口腔种植外科

口腔种植成功的重要因素是口腔外科医师正确地施行口腔种植手术，为口腔修复医师与技工后期的义齿修复创造好的条件。因此口腔外科医师的重要职责是：①选择好种植手术的适应证；②选用适合于不同患者、不同缺失部位的高质量的种植体；③保证种植体植入的位置与方向正确，为后期合理的修复提供保障；④对各类骨量不足难以进行常规种植的患者，通过各类植骨技术、上颌窦底提升技术、下牙槽神经游离技术、生物膜技术等创造良好的种植条件；⑤确保种植体植入后的初期稳定性，为良好骨结合（osseointegration）创造条件。口腔外科医师必须清醒地认识到，种植外科只是口腔种植修复治疗中的一个重要环节，而不是其全部工作。

一、种植体的选择

目前国际上应用于临床的种植体系统达数百种之多。为患者选择一个设计合理，加工精度符合要求，有较长期临床应用良好记录，适合于患者牙齿缺失部位的高质量种植体是成功种植的基本保证。

早期应用于临床的种植体可因其放置部位、所用材料、形状、表面形态的不同，分成不同类型。进入 20 世纪 90 年代以来，随着一系列基础研究和大量样本临床应用研究成果的出现，上述争论渐趋一致。目前国际上已公认以纯钛金属制成的骨内种植体是能够产生良好骨结合的种植体，其形状可为圆柱形、锥形，可带螺纹，也可不带螺纹。目前国际上主流的种植体表面为非喷涂粗糙表面，因为这样的表面处理为种植体与骨组织之间最大面积的骨结合创造了条件，不仅提高了近期种植成功率，而且可延长种植体的使用寿命（图 14 - 1，2）。

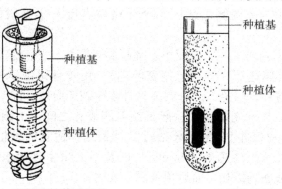

图 14 - 1　有螺纹柱状种植体　　图 14 - 2　无螺纹柱状种植体

二、种植外科手术的基本程序

种植外科需在严格的无菌条件下进行，操作需轻柔、准确与精细，手术应避免损伤鼻底、上颌窦黏膜及下牙槽神经管等重要结构，而且必须保证种植体安放的位置与方向正确。

为此，手术前要在排除X线放大率的前提下对颌骨的高度、宽度进行精确的测量。目前国际上已有专为种植修复设计的头颅CT软件，可精确测量上下颌骨每一部位的颌骨高度与宽度，可以用于复杂牙列缺损、缺失的诊断测量。临床上大多采用全口牙位曲面体层X线片来测量，但需排除X线片的放大率。具体做法是在每一需作种植的缺失牙部位用蜡片黏固一直径大小确定的钢球（作者使用5mm直径钢球）然后拍片，再测量X线片上钢球的垂直向、水平向高度与宽度以及该部位颌骨X线片上的高度与宽度，使用计算公式，计算颌骨该部位的实际高度与宽度。

这一测量对在靠近鼻底、上颌窦以及可能累及下牙槽神经管的部位十分重要。精确测量一方面可精确选用适当长度的种植体，合理利用颌骨高度，同时可为避免这些重要结构损伤提供精确数据。

在多个牙缺失的情况下，特别是上前牙缺失需行种植修复的情况下，为保证种植体植入的位置与方向准确，应事先由修复医师设计制作种植引导模板。手术时，外科医师严格按照模板确定的位置与方向植入种植体。此类模板可分为用透明塑料压制的简单模板，用原可摘式义齿改制的模板，或用专用金属套筒制作的精确模板。

种植外科采用两期手术完成。Ⅰ期手术为植入种植体后，用黏骨膜瓣完全覆盖种植创面，并使种植体在无负重条件下于颌骨内顺利产生骨结合（上颌一般需5~6个月，下颌需3~4个月），然后行Ⅱ期手术，暴露种植体顶端，并安装愈合基台。

种植手术的基本操作程序因不同种植体系统而不同，大体上可因冷却系统设计的不同分为内冷却系统和外冷却系统，冷却的目的是为了保证种植外科手术操作中的钻孔、扩洞、预备螺纹、旋入种植钉等过程中局部温度不超过42℃，从而保证骨细胞的活性不受损伤，有利于骨结合。内冷却系统即喷水装置与各种种植床预备钻头中心部位相通，操作过程中冷却水流可从钻头中心喷出，冷却效果好，可提高钻速，节省时间。目前的种植系统多采用内冷却系统。现将常规种植外科的基本程序介绍如下。

（一）第一次手术（种植体植入术，the operation ofimplant placement）

1. 手术步骤与方法

（1）切口：局麻下，于两侧尖牙区剩余牙槽嵴高度一半处唇侧做一横切口，切开黏骨膜。

（2）翻瓣：用骨膜剥离子紧贴骨面小心翻起黏骨膜瓣，注意避免损伤黏骨膜造成穿孔，充分暴露牙槽嵴顶，外侧达颏孔（或上颌窦前部），用咬骨钳修整骨面，去除锐利的骨嵴，注意不要过多暴露牙槽骨，以免因过分剥离黏骨膜而破坏血运，同时要保护颏神经血管束。

（3）预备种植窝：按预先设计（一般下颌双侧颏孔之间、上颌双侧上颌窦前壁之间的牙槽突可种植4~6个种植体），根据牙槽骨的骨量选择适宜的种植体及相应的系列钻头。使用种植用的高速钻（最大转速3 000r/min）以及用大量生理盐水冲洗，先用圆钻定位钻孔，再用导航钻、裂钻逐步扩孔，而后预备洞口处肩台。

（4）预备螺纹：改用慢速钻（15~20r/min），同样用大量生理盐水冲洗，用丝锥预备螺纹。

（5）植入种植体：将种植体缓缓植入并小心加力旋紧，避免用力过度造成骨折或破坏螺纹。用金属剥离子叩击种植体，发出清脆声响，表示种植体与其周围骨床紧密相连。确认种植体就位良好后，拧入顶部的覆盖螺帽，彻底冲洗术区，间断缝合黏骨膜，缝合时务使骨膜层包括在内，并在无张力情况下，将种植体顶部完全覆盖。

2. 术中注意事项

（1）种植体之间要尽量保持相互平行，尽量避免向唇、舌侧偏斜，可用方向指示器置入已备好的种植窝内，作为定向标志杆。

（2）减少组织损伤至关重要，根据有关研究，骨组织在47℃时仅1min即可造成坏死，因此，术中要用大量生理盐水冲洗降温。在预备种植窝时，应使用专用系列钻，不要过度用力下压钻头，以减少骨组织的热损伤。术中要注意保护颏神经血管束，勿穿入上颌窦、鼻底。分离黏骨膜时要适度，以免破坏血运。

（3）预备好螺纹后，种植窝底的血块不要去除，待植入种植体后再用生理盐水冲洗手术区域，以免生理盐水被压入骨髓腔内。

3. 术后处理　术后嘱患者咬纱布卷至少1h，使用抗生素10d，给予漱口水含漱，保持口腔卫生，2周内暂不戴义齿，术后7d拆除缝线，定期复查。两周后重新戴入义齿，相应种植骨床部位应作适当磨改缓冲，以免使种植体过早负重。

（二）第二次手术（种植基台连接术，abutment operation）

手术步骤与方法

（1）根据第一次手术记录、X线片及触诊，用探针探得覆盖螺丝帽的部位。

（2）局麻下，在螺帽上方近远中向切开牙龈，切口应尽可能位于螺帽中心。切口要小，长度不要超过螺帽区。

（3）用旋转切孔刀（punch）多次旋转，环形切除螺帽表面的软硬组织。

（4）用螺丝刀小心旋拧，卸下覆盖螺帽，在覆盖螺丝与种植体之间常有薄层结缔组织长入，应予以彻底清除，以免影响种植基台固位。

（5）依黏骨膜的厚度，选择适宜长度的种植基台，在固位钳的配合下，拧入种植基台，种植基台顶部应高出其周围牙龈1~2mm，以利于保持口腔卫生。旋紧种植基台，以金属剥离子叩击种植基台，听到清脆的声响，表示种植体与其周围骨床已紧密结合为一体。

（6）严密缝合种植基台之间的切口。

三、种植外科的植骨技术

实际上，在种植临床中大约近50%的患者需采用多种植骨技术，进行骨增量术同期或二期行种植手术。

在许多上颌后牙区牙齿缺失的患者，因上颌窦的存在加之牙槽骨的吸收，使牙槽嵴顶距上颌窦底的距离小于10mm，加之上颌后区骨质较疏松，更为种植带来不利，远期的成功率一直较低。近年来，上颌窦底提升技术的成功应用解决了这一临床难题，使这一部位种植修复的成功率大大提高。

1. 植骨类型　种植骨可分为三种不同类型，即外置法植骨（onlay bone graft）、夹心面包式植骨（sandwich bone graft）和碎骨块植骨（particulate bone graft）。外置法植骨用于较大骨缺损部位；碎骨块植骨则用于范围较小的骨缺损区，或种植过程中种植体穿出等情况；而夹心面包式植骨常与骨劈开技术（bone splitting）同时应用。根据大量临床研究，对种植骨床的基本要求是：牙槽嵴顶的宽度至少要大于 5mm，种植体唇腭（舌）侧至少要保留1.5mm 以上的骨壁厚度，才能保证种植体长期的成功率。当牙槽嵴顶的宽度小于 5mm，大于 3mm 时，可采用骨劈开技术在牙槽嵴顶中央将其裂开（保证唇侧骨板不完全断裂），然后于中央裂隙处植入种植体，并在种植体周围间隙内植入碎骨块。无论是碎骨块移植，还是夹心面包式植骨，移植骨表面都应覆盖固定防止结缔组织长入移植骨块之间的生物屏障膜。生物屏障膜可分为可吸收性生物膜及不可吸收性生物膜，其作用是阻止快速生成的纤维结缔组织长入移植骨块而对成骨质量产生不良影响，因为骨细胞的生成速度远较纤维结缔组织细胞慢，生物膜的覆盖可为缓慢生成的骨细胞的生长提供良好条件。

2. 骨移植成功的基本条件　移植骨块的稳定与植骨床密切贴合是移植骨块愈合的基本条件，因此，外置法植骨，必须使用螺钉坚固内固定以保证其稳定并与植骨床密切贴合。

软组织黏骨膜瓣的充分覆盖并在无张力条件下缝合是保证骨移植成功的另一重要条件，因此，在植骨病例中，合理设计黏骨膜切口、缝合时松解软组织瓣等都是必要的。

3. 供骨源的选择　大的骨缺损常需切取自体髂骨以供移植。例如严重吸收萎缩的牙槽嵴的重建等。

大多数情况下，自体下颌骨常常是种植骨移植最为方便的供骨区，即使是双侧上颌窦底提升、多个牙缺失的局部块状植骨、下颌骨都可提供足量的供骨，且膜内成骨的下颌骨易成活，不易吸收，骨密度高等都利于种植修复。因此，种植骨移植最好的供骨区是下颌骨。

下颌骨供骨区通常为颏部及升支外斜线部位。颏部因预备方便，视野好，更为大多数学者所首选。切取颏部骨块可使用微型骨锯、骨钻或直径 1cm 左右的空心钻。一般仅切取骨皮质及部分骨松质。但应注意：①保留正中联合部的完整性不被破坏，否则将影响患者的颏部外形；②保证取骨部位位于下前牙根下方 5mm 之下，不损伤颏神经血管；③遗留骨缺损部位于植入 HA 或其他人工骨，以避免术后愈合过程中粗大的局部瘢痕给患者带来不适的感觉。

4. 上颌窦底提升植骨技术（sinus bone graft）　在上颌后部牙槽嵴顶与上颌窦底距离小于 10mm 的情况下，需行上颌窦底提升植骨技术。也就是使用一系列特殊手术器械，遵照上颌窦底提升植骨技术手术操作程序，首先用圆钻在上颌窦外侧骨壁开窗，暴露其深面的黏骨膜，然后将上颌窦底的黏骨膜连同开窗面上的骨壁完整地向上颌窦顶方向掀起，以开窗面上的骨壁作为新的上颌窦底，新的上颌窦底与原窦底之间的间隙内植骨，从而增加上颌后区牙槽骨高度。

上颌窦底植骨材料最好选用自体骨。如果混合人工骨移植，人工骨的比例也不宜过大（一般不超过 50%），以免影响成骨质量。

在上颌后部骨高度大于 5mm，小于 10mm 的情况下，可同期行种植体植入，在其高度不足 5mm 时，可先期行上颌窦底提升，Ⅱ期行种植手术。

上颌窦底提升植骨手术成功的保证是不损伤上颌窦黏膜。上颌窦黏膜任何小的破损都将导致这一手术的失败，因此，操作需精确仔细，术者应具有较多经验及良好外科操作技巧。如果出现上颌窦黏膜破损或撕裂，应采用生物胶粘堵或停止植骨。植骨后的创面最好覆盖生物屏障膜，以保证成骨质量。

植骨的高度取决于在完成种植后，种植体的根端至少有2mm以上的骨组织，切不可使种植体紧贴于上颌窦底，以免种植体负重后向上颌窦内移位。

四、种植外科技术的新进展

1. 骨劈开及骨挤压（bone splitting and bone condense）技术　针对种植骨床局部骨量不足或骨密度较低影响种植体初期稳定性的情况，学者们开发研制了骨劈开及骨挤压技术，以及相配套的专用工具。骨劈开技术主要应用于上颌前牙区，骨挤压技术主要应用于上颌后牙区。它们共同的优点是保留了种植骨床的骨组织不丢失，又改善了种植骨床的骨质量，减少了植骨量，保证种植体良好的初期稳定性。

2. 即刻种植技术（immediate implant）　种植修复周期较长，即刻种植大大缩短了疗程。即刻种植也就是在拔除无法保留的牙齿的同时即行种植外科手术，于拔牙窝内植入种植体。在患牙有慢性炎症或无法保证其拔牙窝处于无菌状况的情况下，也可先拔除患牙，然后翻瓣，封闭牙槽窝，1~2个月后待牙槽窝骨壁尚未吸收，而牙槽窝已成为无菌环境时，再植入种植体。这一技术被称之为延期即刻种植。

成功的即刻种植，一方面要求拔牙操作务必不破坏牙槽骨壁，还需选择形状类似于自然牙根的锥体状种植体；此外，在种植体与牙槽窝之间的间隙内植骨，表面覆盖生物屏障膜。

即刻种植的优点是：①缩短疗程；②减少了植骨；③种植体的位置方向更接近于自然牙列；④牙龈形态自然、逼真、美学效果更佳。

3. 正颌外科与种植修复　利用正颌外科技术可为那些错𬌗、颌骨位置关系不良者提供种植修复的必要条件，而且在正颌外科手术的同时，可以同期进行种植体植入手术。

4. 功能性颌骨重建修复　因外伤、肿瘤切除等诸多原因造成的颌骨缺损与缺失，已往的重建与修复无法恢复患者良好的咀嚼功能。种植修复为这类患者提供了功能性重建的可能。也就是说，不仅恢复其颌骨的连续性，改善其容貌，而且从恢复咀嚼功能的意义上完成其重建，从而极大地提高了这类患者的生活质量。

5. 种植体固位的颌面器官赝复体修复　颌面部器官，如眼、耳、鼻、唇、颊缺损缺失，传统的修复方法，一是整形外科手术，二是依靠眼镜架携带的赝复体修复。前者疗程长，最终效果并不理想，后者则容易脱落，常难以被患者接受。

近年来，使用种植体固位的赝复体修复为这类临床难题的解决提供了新的途径，它具有疗程短、手术简单、固位效果好、形态色泽逼真等优点，越来越多地受到患者的欢迎。

6. 牙槽骨垂直牵引技术　骨牵引成骨技术最早被用于骨科的矫治长管骨长度不足的畸形。1996年，M. Chen Hidding等报告用于牙槽骨垂直骨量不足的牵引成骨。尽管该项技术是一项正在发展中的技术，其牵引器的设计，临床应用技术都在不断地改进，但初步的临床效果显示，牙槽骨垂直牵引技术对于矫治重度牙槽骨骨缺损，对增加颌骨重建后牙槽突的垂直高度，提供了一种新的有效的手段，且具有以下优点：①在短期内形成自体新生骨；②避免取骨手术；③软组织包括神经亦随骨组织延长而延长；④减小植骨手术的创伤；⑤新生骨的高度可达20mm以上；⑥并发症发生率低。

目前，牙槽骨垂直骨牵引术的不足是：①牵引器成本较高；②牵引器需二次手术取出。

7. 即刻负重技术　BraJlemark教授经典的当代种植学理论包括：骨结合理论、微创的种植外科技术、根形种植体（相对叶片状种植体而言）及一个不受干扰的愈合期（4~6个月）。由于现代医学模式的发展，为满足患者的需求，缩短患者的缺牙时间，长期以来，众多学者都在探讨能否在植入种植体之后立即进行修复这一热点课题。然而，效果均不理想，导致高失败率。直至 20 世纪 90 年代末期，即刻修复技术趋于成熟，其基本时间定义为：在种植手术后一个月内完成上部结构修复的均可称为即刻修复。即刻修复技术的原则亦臻于成熟：①非吸烟患者；②微量植骨或不植骨患者；③螺纹粗糙面种植体；④改良的外科技术；⑤极好的初期稳定性；⑥专用于即刻修复的上部结构；⑦功能性𬌗接触。

（吴晓飞）

第二节　牙列缺损的种植义齿修复

一、概述

以牙种植方式行义齿修复牙列缺损，通常的种植义齿修复方式是固定局部种植修复。较之传统的基托义齿修复和以自然牙为基牙的固定桥修复，它具有能有效地保护口腔软硬组织及减少损伤的特点，是在有经济条件和患者能承受外科种植手术情况下首选的义齿修复方法。

二、诊断

按临床位置分型，可分为上颌前牙区、上颌后牙区、下颌前牙区、下颌后牙区和全口牙列缺失。

诊断简单明确，当两个或多个相邻牙缺失称为牙列缺损。全口无牙颌称为牙列缺失。

三、治疗

（一）治疗原则

用牙种植义齿修复的方法恢复牙列形态和功能，尽可能减少软硬组织的损伤。

（二）术前准备

（1）同单牙缺失种植修复术前准备。

（2）牙列缺损的种植手术之前，最好制作牙颌石膏模型，准备外科模板

（三）治疗方案

1. 手术指征

（1）患者要求牙种植修复。

（2）全身情况无明显的手术禁忌证。

（3）牙列缺损部位邻牙健康无根尖周炎、牙周炎及活动性龋病，口腔清洁卫生情况良好，无口腔黏膜疾病。

（4）影像学辅助检查确定种植区骨量（长度及宽度）足够，或通过植骨、引导骨再生、上颌窦提升等方法可以获得足够骨量。

（5）龈颌高度在 5mm 以上。

2. 手术时机

（1）牙缺失后经 3～6 个月的伤口愈合和骨形成改建期，然后行牙种植是通常的手术时机选择。

（2）在条件许可的情况下，如骨量充足的情况下可以行拔牙后即刻种植。

3. 前牙区牙列缺损的种植修复

（1）影响前牙区种植修复牙列缺损的因素。上下颌关系；覆盖和覆𬌗；清洁间隙；牙齿修复状态。而解剖因素有一定的临床性特点：可植入长种植体提供足够稳定的义齿修复，两个种植体即可支持 4 个牙齿的功能。

（2）近远中距离。当 2 个牙齿缺失不能采用 2 个种植体修复时，可考虑用正畸的方法缩小缺牙区近远中距离，再改用一个种植体修复。

（3）垂直高度骨量不足。用两个种植体修复 4 个下颌切牙缺失时，取决于垂直高度骨量。如垂直骨丧失小于 5mm 时应使种植体与尖牙的距离为 2mm 以上。如垂直骨丧失大于 5mm 时应使种植体位于尖牙与侧切牙之间的位置，避免损伤尖牙近中牙槽骨及留有清洁空隙，同时义齿的修复应考虑义龈联合修复。

（4）垂直高度骨量足够时，可考虑行即刻种植，选用两个或三个种植体植入的设计。

（5）需要的垂直高度骨量不足时可选用引导骨再生术、三文治骨增高术、自体骨块上置术、牵引成骨术等加以解决。

（6）颊舌向宽度不足时，简单的处理方法是磨除尖锐的牙槽骨嵴突，形成有一定宽度的平整的牙槽嵴顶部，也可采用骨劈开术或自体骨移植增宽牙槽骨。

（7）对于双颌前牙前倾的患者，下颌前牙牙列缺损，可采用种植方法修复，但种植体植入的位置和方向不同于自然牙的排列。

4. 后牙区牙列缺损的种植修复　下颌后牙区缺损种植修复主要问题是避免下牙槽神经损伤，其解决方法有如下几点：

（1）X 光全景片测量下牙槽神经管与牙槽骨嵴顶之间的可用骨高度。注意 X 光全景片的放大效应，应为实际测量的骨高度减去放大率（10%～15%）

（2）CT 扫描测量。可从下颌骨多平面图像，尤其是下颌骨横断面测量可用骨量的高度。

（3）种植体植入应在下牙槽神经管上方 2mm。

（4）局部麻醉为浸润麻醉。

（5）可采用种植体颊舌向或舌颊向植入，避开下牙槽神经，以获得足够的可用骨量支持较长的种植体。

（6）可采用下颌神经移位术。

（7）避开颏孔区下牙槽神经直接可靠的方法是同时暴露颏孔，于颏孔上方植入种植体。

5. 牙槽骨的形状与体积　尖削及狭窄的牙槽骨或舌向倾斜的牙槽骨常存在，可选用自体骨骨块贴附增宽牙槽骨，改善形态。

（陈书宝）

第三节　上颌窦底提升植骨牙种植技术

一、概述

上颌磨牙区由于各种生理、病理性原因，常导致牙槽突高度不足，缺乏足够的骨组织支持，在行牙种植时，上颌窦底至牙槽嵴顶之间骨量不足 10mm 而需在该区植入种植体，一般采用上颌窦底提升植骨牙种植技术来解决骨量不足的问题。

二、诊断

（一）临床表现

上颌后牙区牙槽突低平，后牙区颌间距离过长。

（二）体格检查

一般情况　发育、营养、体重、精神。

1. 局部检查　上颌后部牙槽突高度、丰满度、黏膜软组织厚度。颌间距离，对侧、对颌牙列以及牙槽突情况。全口牙咬𬌗关系。

2. 全身检查　①血常规、出凝血时间、血型。②血压。③心电图。④胸部透视。⑤肝、肾功能检查。

（三）辅助检查

拍摄 X 线曲面断层片，按其放大率计算上颌窦底—牙槽嵴的距离。

如有条件可采用三维 CT 行上颌牙槽突断层，这种方法不仅可以准确地测量出上颌窦底—牙槽嵴的实际距离，而且可以显示牙槽嵴的形态。

三、治疗

（一）治疗原则

上颌窦底牙槽突高度不足治疗方法是行上颌窦底提升牙种植技术。

（三）术前准备

全面检查患者全身情况，血常规、出凝血时间、血型、血压、心电图、胸透、肝肾功能。

上颌后部牙槽突高度、丰满度、黏膜软组织厚度，颌间距离，对侧、对颌牙列以及牙槽突情况，全口牙咬𬌗关系。

取上下颌石膏模型，将患者𬌗关系转移到𬌗架，在石膏模型上设计确定种植体植入的方向、位置、数目，确定种植义齿修复后应达到的效果。制作种植定位定向导板。

全口洁治，口内用 0.2% 碘伏消毒。

（三）治疗方案

上颌窦底提升、植骨牙种植，手术是一次完成，还是两次完成，是根据上颌窦底牙槽骨厚度来决定。一次手术法即在行上颌窦底提升植骨或者不植骨同期植入种植体。一般认为，牙槽骨高度至少5mm适应于一次手术法。而牙槽骨高度少于5mm采取两次法，第一次行上颌窦底提升植骨，6月后行种植体植入。

（四）手术方式

有冲顶式、上颌窦开窗法。

1. 冲顶式　此种手术方式最早由Summers提出和发展起来，手术器械是一种特殊的Summers骨凿形状为圆柱形，顶端呈凹状，直径由小到大分成6号。

麻醉：上牙槽后神经、腭大孔、眶下孔阻滞，上颌结节到中线浸润麻醉。

切口：在上颌后牙牙槽嵴顶顺牙弓方向及颊侧做垂直切口，翻瓣。

先用小直径骨钻备洞，再逐号插入Summers骨凿，锤轻敲骨凿，逐渐将骨洞扩张、提升上颌窦底。如需植骨，可用Summers骨凿将颗粒状移植骨放入种植窝洞顶，最后安放种植体，缝合牙槽嵴顶及颊侧做切口，1周后拆线。

2. 上颌窦开窗法　麻醉方法同冲顶式。

切口：从上颌尖牙到第一磨牙龈颊沟横行切口，切开黏膜、骨膜，分离翻起黏骨膜瓣。显露上颌窦外侧壁骨面，注意勿损伤到眶下神经。

在骨面上用高速水冷手机圆钻磨出开窗进入上颌窦的骨线。形状似长方形，下界位于上颌窦底平面，上界约位于眶下孔下4~5mm，前后垂直线分别位于拟种植区稍前方及后方，在充分水冷下以点磨式逐渐磨除骨皮质，直到所有切开线口能见到上颌窦淡蓝色的透明窦黏膜。

用钝性器械轻敲将开窗部位之上颌窦侧壁推起，同时使用骨膜剥离器剥离窦底黏膜，窦内黏膜剥离也可用Tatum's骨膜玻璃器剥离。黏膜从窦底和窦内侧壁剥离后，将活动骨块进一步推向内并将其向上旋转成水平位，利用鼻黏膜剥离子贴骨壁仔细分离、上推窦黏膜直至植骨高度。切记勿穿通上颌窦黏膜。

修整骨壁下方组织，以备植骨块就位贴附。

取自体髂骨或异体骨，修整后使其与植骨床一致，植入上颌窦底，应使其紧密无明显间隙。

沿着颊沟切口向腭侧分离翻转黏骨膜瓣，显露牙槽突骨面，在设计的位置上逐级钻孔，同时用手指抵住植骨块，使其同时钻通，最后将种植体旋入就位并起到固定骨块作用。

如为延期种植，则用医用不锈钢细丝缝合固定，或用细钛螺钉在非种植区固定该植骨块，1年后再从牙槽突钻孔，植入种植体。

（五）临床常用的骨移植方式

（1）单纯自体骨移植：是最好的骨移植材料，常作为评价骨移植的金标准。所以临床只要有可能，应尽量采用自体骨移植。但临床上采取髂骨或肋骨需第二术区病员常难以接受，如果所需骨量少，则可以采取口内取骨方式，口内取骨部位：下颌升枝，颏部，上颌结节，下颌正中联合。

（2）单纯骨代用品移植：只有少数具有骨诱导特性，多数仅具备骨引导特性，所以单纯骨代用品移植仅限于骨缺损较小。

（3）骨代用品＋自体血或血小板富集凝胶。

（王晓玲）

第四节　上颌骨重建术

一、上颌骨缺损重建的历史沿革

几十年来，大型上颌骨缺损的修复均通过赝复体的阻塞作用完成。在复杂的重建技术发展以前，赝复装置是恢复复杂缺损上颌骨功能和美观的唯一手段。赝复体是一种中空的阻塞器，利用上颌残留牙齿的固位，充填上颌骨切除后形成的创腔，同时能一定程度恢复患者的咀嚼功能和外形。赝复体要求剩余上颌骨有足够的软硬组织支持，对于超过中线或双侧的大型上颌骨缺损往往显得无能为力。随着种植技术的发展，应用颧骨种植体和磁性固位体制作全上颌赝复体来修复上颌骨缺损已经成为现实，但仍存在一些不可避免的缺陷，如需要经常清洁、不能完全封闭口鼻腔瘘、不能完成吸吮功能、无法在柔软的组织面戴用、固位不佳和口腔卫生维持困难等。

自体组织移植是上颌骨缺损修复的合理选择，可以避免赝复体修复的各种缺陷，并且是永久性的。自体组织移植修复上颌骨缺损经历了从简单到复杂，从应用局部组织瓣、带蒂皮瓣和肌皮瓣到游离复合组织瓣，从修复小型缺损到修复大型缺损，从单纯消除创腔到功能性修复的发展阶段。早期的额瓣、上唇瓣、咽部瓣及舌瓣等局部组织瓣只能局部转位，受其旋转弧度及组织量的限制只能修复小型缺损。后来随着带蒂组织瓣的出现和应用，胸三角皮瓣、胸大肌皮瓣、颞肌瓣、背阔肌皮瓣、胸锁乳突肌皮瓣及斜方肌皮瓣等均应用于上颌骨缺损的修复。虽然它们能满足大型上颌骨缺损修复的要求，但是移植组织过于臃肿，不易塑形，若要完成骨性重建尚需结合颅骨、肋骨及髂骨等非血管化骨移植，很难达到预期的修复效果。

近20年来，显微外科技术的发展为上颌骨及面中份缺损的修复带来了一场革命。各种游离组织瓣，如前臂皮瓣、肩胛瓣、腹直肌皮瓣、腓骨瓣及髂骨瓣等，尤其是游离复合骨瓣的应用，使上颌骨缺损的修复从单纯的创腔充填进入到功能性修复阶段。而且随着坚固内固定技术、牙种植体技术及骨牵引技术的发展和应用，上颌骨缺损的功能性修复日趋成熟。

二、上颌骨缺损修复的目标及上颌骨缺损的分类

由于上颌骨特殊复杂的解剖结构和生理功能，理想的上颌骨重建应达到以下要求：①消灭死腔和口鼻瘘，达到封闭性修复；②恢复咀嚼、语言等面中份基本功能，能完成功能性义齿修复；③为面中份诸多重要结构提供足够支持；④恢复外形。简而言之，上颌骨缺损的修复要完成功能和外形的恢复，但实际上这是一项富有挑战性的临床工作。

不同程度的上颌骨缺损需要不同组织量的组织瓣进行修复，因而有必要对上颌骨的缺损进行分类，以指导临床治疗。Corderio等依据切除范围将上颌骨缺损分为四类：Ⅰ类缺损为上颌骨部分切除后的缺损，仅波及上颌窦的一或两个壁；Ⅱ类缺损为上颌骨次全切除后的缺损，包括上颌窦两个壁以上的缺损，但眶底完整；Ⅲ类缺损为包括眶底在内上颌骨全切除后的缺损，根据眼球是否保留又分为Ⅲa（保留眼球）和Ⅲb（不保留眼球）两个亚类；Ⅳ类缺损为上颌骨及眼眶切除后的缺损。

Brown 等对上颌骨缺损提出了改良分类，它包含了垂直和水平两个方向缺损的情况。垂直方向分为四类：Ⅰ类为上颌骨低位切除，无口腔上颌窦瘘；Ⅱ类为上颌骨次全切除，保留眶底；Ⅲ类为上颌骨全部切除，不保留眶底；Ⅳ类为上颌骨扩大切除，不保留眶内容物。在水平方向附加缺损亚分类：a. 单侧上颌骨牙槽突和硬腭缺损（a≤1/2）；b. 双侧上颌骨牙槽突和硬腭缺损（1/2＜b＜1）；c. 全上颌骨牙槽突和硬腭缺损（c＝1）。（图14－3）

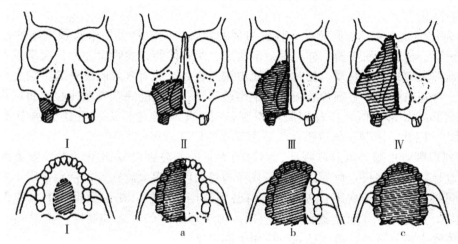

图14－3 上颌骨缺损分类示意图

三、用于上颌骨缺损修复的常用游离组织瓣

1. 游离前臂皮瓣 前臂皮瓣由我国杨果凡于1978年发明，最早应用于四肢瘢痕挛缩的治疗，但很快就被应用到头颈缺损的修复与重建。前臂皮瓣具有很多优点：解剖恒定，制备简单；血管口径粗大，血管吻合容易成功；血管蒂长，避免了静脉移植；供区远离头颈部术区，允许实施"双组手术"；皮瓣组织菲薄而质地优良，适于口腔内组织修复；通过吻合皮瓣与受区的感觉神经，可恢复皮瓣感觉功能；可以携带一片桡骨，用于颌骨重建。其缺点为切取皮瓣要牺牲前臂一条主要供血动脉，而且前臂创面需植皮，留有明显瘢痕，影响美观。

小型上颌骨缺损，如腭部缺损，可应用前臂皮瓣来修复，其组织菲薄及良好顺应性，允许日后成为义齿的承托区。"三明治"式前臂桡骨瓣修复次全切除术后的上颌骨缺损，即桡骨重建上颌牙槽突，皮瓣折叠后分别修复口腔面和鼻腔面黏膜，但桡骨骨量过小，难以满足牙种植的要求。折叠前臂皮瓣还可用于封闭上颌骨缺损后的口鼻腔瘘，能较好地恢复语言及进食功能，但由于未行骨性修复，无法行义齿修复，且外形稍差。对于无残余上颌牙的高龄患者，由于术后无法戴用腭托，折叠前臂皮瓣修复不失为一种合理的选择。

2. 游离大腿前外侧皮瓣 游离大腿前外侧皮瓣最早由我国的宋业光于1984年介绍，其后国内外学者对该皮瓣作了详细的解剖学和临床应用研究，并使其成为常用的游离皮瓣供区之一。皮瓣的制备简单，血管蒂长，可开展"双组手术"，供区的病变较小，对于宽度8cm以下的皮瓣，供区可以直接拉拢缝合，所遗留的疤痕相对较为隐蔽。由于其皮肤穿支血管解剖变异较大，这也是影响该皮瓣广泛应用的主要原因。

3. 游离腹直肌皮瓣 以腹壁下动、静脉为蒂的腹直肌皮瓣在头颈部大型缺损修复中占据十分重要的地位。该组织瓣的血管蒂可靠，解剖恒定，制备时无须改变患者体位，允许实施"双组手术"。其组织量丰富，适于大型缺损，如全舌、上颌骨及颅底缺损等修复。其潜在的供区并发症切口疝可以通过聚丙烯酸膜片修复腹直肌前鞘而得以解决。

腹直肌皮瓣适用于大型上颌骨缺损的修复，应用腹直肌皮瓣修复上颌骨眶区大型缺损，不仅能充分充填死腔，而且术后获得良好的语音及吞咽功能，部分患者还能完成传统义齿的修复。但是，对于肥胖患者，腹直肌皮瓣修复上颌骨缺损仍略显臃肿，在一定程度上影响外形和功能的恢复。

4. 游离背阔肌皮瓣　以胸背动、静脉为蒂的背阔肌皮瓣是可用于头颈重建的面积最大的游离组织瓣。与腹直肌皮瓣一样，其解剖恒定，制备简便，血管口径大，组织量丰富，非常适于头颈部大型缺损的修复。相对腹直肌皮瓣而言，肥胖对背阔肌皮瓣的影响更小，不会过于臃肿。背阔肌皮瓣在上颌骨缺损修复中用途广泛，不仅能完全充填死腔，而且能非常好地恢复面颊部的外形。但是，背阔肌皮瓣制备时需要侧卧位，头颈重建手术中无法实施"双组手术"，因此，限制了该皮瓣在头颈重建中的广泛应用。

5. 游离肩胛骨皮瓣　以旋肩胛动、静脉为血管蒂的肩胛骨皮瓣也是头颈重建常用的皮瓣，其优点是：血管蒂长，血管口径大，皮岛与骨块间有很大旋转度，特别适用于颧弓眶底和腭部的同时重建。由于肩胛骨皮瓣制备时必须采用侧卧位，在头颈重建手术中无法实施"双组手术"，这也限制了该皮瓣的广泛应用。由于肩胛骨的形态和厚度，不易塑形和难以满足种植体要求是其缺点，现在已较少应用于颌骨重建。

6. 游离髂骨瓣　以旋髂深动、静脉为血管蒂的游离髂骨瓣常用于下颌骨缺损的重建，它具有血管解剖恒定，血管口径大，骨量充足，适于种植体植入，可开展"双组手术"等优点，游离髂骨瓣修复上颌骨缺损可以得到良好的功能恢复。但是毫无疑问，髂骨瓣也存在许多无法避免的缺点，髂骨对于上颌骨修复显得组织量过多，不易塑形，皮岛臃肿，活动度差，不易修复口内黏膜缺损，而且其血管蒂过短，很难充分达到上颈部进行血管吻合。随着游离腓骨瓣的进一步推广，游离髂骨瓣的应用已经越来越少。

7. 游离腓骨瓣　游离腓骨瓣最早由 Taylor 于 1975 年报告，随后应用于长骨缺损的修复。直到 1989 年，Hidalgo 才首次报告利用游离腓骨瓣修复下颌骨缺损。目前，游离腓骨瓣已广泛用于下颌骨重建，并被认为是下颌骨重建的最佳选择，近年来，其还被用来修复上颌骨缺损。其优点主要包括：①血管蒂长，通过切取较为远端的腓骨，可以达到延长血管蒂的目的，使其很容易通过口内隧道到达上颈部；②血管口径大，腓骨瓣是所有游离组织瓣中血管口径最大者，游离移植非常容易吻合成功；③腓骨瓣可以根据需要制备成各种形式的复合瓣，其中腓骨可用来修复骨缺损，皮岛用来修复黏膜缺损，肌肉用来填塞死腔；④腓骨瓣制备简单，供区并发症少；⑤腓骨瓣供区远离头颈部，可以实施"双组手术"；⑥腓骨可以根据需要作多处截骨后行三维塑形，恢复牙槽突的形态。

北京大学口腔医学院已完成 60 例腓骨复合组织瓣重建上颌骨缺损，成功率达 98.3%。其中有 46 例为 Ⅰ 类和 Ⅱ 类缺损，也就是说大部分病例为上颌骨低位或次全切除术后的缺损，这正是腓骨瓣修复上颌骨缺损的最佳适应证。由于腓骨重建牙槽突，其后方需与颧骨或颧牙槽嵴进行固定，对于 Ⅲ 类和 Ⅳ 类病例常伴有眼眶、颧骨及翼突的缺损，使腓骨的固定存在困难，对于这样的大型缺损可选择组织量相对丰富的软组织皮瓣来进行修复。在随访时间 6 个月以上的 38 例患者中，5 例完成种植义齿修复，21 例完成传统义齿修复，义齿修复率达 68.4%；外形评价达"优"和"良"者为 84.2%；语音清晰度检测达到 98.4%，达到正常人水平；生存质量问卷分析和调查显示，游离腓骨瓣上颌骨重建患者的术后生存质量明显高于赝复体修复患者，通过对腓骨瓣上颌骨重建患者的术前和术后生存质量分析，患者的术后生存质量较术前有下降，但两者间的差异无统计学意义。这说明腓骨瓣能非常完好地恢复上颌骨缺损造成的功能缺陷，基本上能达到术前无上颌骨缺损时的生活质量水平。所以，游离腓骨复合瓣上颌骨重建能显著提高上颌骨切除术后患者生存质量，是上颌骨重建的良好选择。

腓骨复合组织瓣上颌骨重建术的注意事项包括以下几点。

（1）供区的选择应为同侧小腿，只有这样才能保证腓骨就位后，皮岛下垂于腓骨骨段下方，有足够的自由动度来修复腭部软组织缺损。

（2）腓骨皮岛对于同期完成上颌骨软硬组织的缺损修复非常重要，而皮岛的血供来自于腓动脉穿支。术前可通过超声多普勒血流探测仪测定皮岛的腓动脉穿支，以此来确定切口线的位置，避免损伤穿支血管。

（3）术前按照手术设计，完成模型外科，制作手术模板，为术中腓骨就位与固定的位置提供明确的参照依据。

（4）由于腓骨瓣血管蒂是从上颌经下颌骨内侧至上颈部进行血管吻合，要求血管蒂长，其长度要明显长于腓骨瓣下颌骨重建。因此，要求腓骨瓣上端截骨线尽量靠上，通过去除尽量多的上端骨段以获得尽可能长的血管蒂。

（5）手术操作顺序：先腓骨瓣就位固定，后血管吻合，避免在腓骨瓣就位时过度牵拉已经完成的血管吻合口。

（6）避免血管蒂局部受压：下颌骨内侧的血管蒂隧道至少达两指；术区放置引流管时与血管蒂应有一定距离，并进行固定，保证不因体位改变而出现引流管位置改变；术中充分止血，避免出现血肿而压迫血管蒂。

（7）术后严格头部制动，避免颈部过度运动，影响血管蒂。

（8）术后对腓骨瓣进行严密观察，一旦发生血管危象，应立即抢救探查。

由于游离腓骨复合瓣修复上颌骨缺损技术难度较大，手术创伤也较大，种植义齿修复治疗周期长，因此，应严格掌握适应证。目前手术适应证主要包括：①良性肿物或创伤导致的上颌骨缺损；②上颌骨恶性肿瘤病变比较局限，手术可以达到彻底根治者；③双侧全上颌骨缺损，如不作骨性修复，将遗留十分严重的面部畸形和功能障碍者；④肿瘤切除术后2年以上无复发拟行二期修复者；⑤Ⅰ类和Ⅱ类的上颌骨缺损；⑥年轻患者，有修复上颌骨缺损要求者。

8. 双游离瓣移植 对于某些复杂的上颌骨缺损，单一的游离组织瓣往往无法同时满足恢复功能和外形的要求，可以采用双游离瓣进行修复。同时应用游离腓骨瓣和前臂皮瓣可进行面中份大型软硬组织缺损的重建，用游离腓骨瓣重建牙槽突，用前臂皮瓣修复较大范围的黏膜和皮肤缺损。有时游离腓骨复合瓣在行上颌骨重建时，若无法制备皮岛而口内黏膜缺损必须修复时，也可再加用前臂皮瓣。一般而言，如果能用一个游离组织瓣完成修复要求，应尽量避免采用两个游离瓣。

与传统赝复体修复方法相比，应用自体游离组织瓣修复上颌骨缺损有其很大的优越性。无论是哪种组织瓣，其均能完好地封闭口、鼻腔瘘和口腔上颌窦瘘，使得患者能恢复正常的吞咽和进食功能，解除了患者在吞咽、进食和语言方面的问题，提高了患者的生活质量，这与赝复体相比，是巨大的进步。对于无牙骀和双侧上颌骨缺损的患者，赝复体由于难以固位而无法对此类缺损进行修复。游离组织瓣则不受此限制，借助于血管吻合技术，远离受区的游离组织瓣可以良好地修复上颌骨缺损。腓骨复合组织瓣上颌骨重建的患者由于上颌骨缺损得到了三维骨性重建，不仅可以进行传统义齿修复，而且结合牙种植技术可以进一步达到上颌骨功能性重建的最终目的。即便是软组织皮瓣只要上颌余留牙条件允许，依然可以进行传统义齿修复。

目前，我们选择头颈修复重建最常用的四种皮瓣：前臂皮瓣、大腿前外侧皮瓣、腓骨瓣和腹直肌皮瓣来进行上颌骨重建，主要原因是其具有很高的可靠性。此外这四种组织瓣还具有以下共同优点：①血管蒂长，很容易通过口内隧道到达上颈部而无须血管移植；②血管口径大，游离移植时很容易吻合成功，并且吻合口不易发生血栓；③供区远离头颈部，可在仰卧位完成制备，开展"双组手术"；④制备简单快速，手术创伤小，术后供区并发症小。

至于选择何种游离组织瓣来进行上颌骨缺损的修复，这要根据上颌骨缺损的具体情况和患者的全身状态来决定。高龄患者通常全身情况不佳，耐受手术的抵抗力弱，而前臂皮瓣相对手术创伤小，手术时间短，适于高龄患者。前臂皮瓣和腓骨瓣多用于Ⅰ类和Ⅱ类的上颌骨缺损，大腿前外侧皮瓣和腹直肌皮瓣则更多用于Ⅲ类和Ⅳ类缺损。

（吴晓飞）

第五节　颅面部缺损的种植修复

一、概述

由于外伤、肿瘤切除导致颅颌面组织缺损，其缺损畸形将给患者带来的不良影响远较一般牙列缺损和缺失为大，它不仅可以造成咀嚼、言语、吞咽、呼吸等功能障碍，而且由于残缺的面部器官、不对称的颜面畸形影响患者的心理健康。所以临床上认识和分析颅颌面缺损畸形的原因及其不良影响，充分理解这类患者积极要求恢复颅颌面正常形态和功能的迫切心情十分重要。

长期以来，诸如颌骨、耳、鼻、眶等颅颌面缺损的修复，一般是通过采用组织瓣、骨、软骨、骨肌瓣的移植，或应用赝复体通过黏膜皮肤负压吸合、胶粘剂黏合、软硬组织倒凹等方法进行塑形固位来完成。不少患者因缺乏上述固位条件，而成为临床上的困难病例。尽管采用的补救方法有从力学及解剖因素方面考虑的眼睛式、眼镜框架式固位体或应用各种黏合剂等，但其功能、美观及固位效果均不甚理想。

以骨内种植体为基础的现代颅颌面种植学是在近代牙种植技术日益成熟之后发展起来的一门新兴医学工程；20余年来，随着新型材料、生物力学、生物技术以及细胞、分子水平的基础与临床研究的推动，牙种植体及其相应种植系统的研制开发和种植义齿的临床研究，特别是自引进牙种植体作为颜面赝复体的固位装置之后，颅颌面重建的概念发生了巨大变化，以恢复功能与形态为目的的颅颌面修复重建外科领域在其基础与临床方面获得了重大进展。

骨内种植体分类及特点：骨内种植体是种植修复体的基础部件，为颅颌面缺损后赝复体的固位与支持装置。骨内种植体可从多方面特征来进行分类。如根据所用材料可分为金属类种植体、陶瓷类种植体、碳素类种植体、高分子聚合物种植体和复合材料种植体等。根据作用和目的可分为牙种植体、赝复体固位支持种植体、耳助听器固位种植体等。按其所需种植手术次数分为一期完成式种植体（single stage implant），又称为一段式种植体和二期完成式种植体（two stage implant），即二段式种植体。不同部位、不同外形的种植体需采用不同的手术器具和植入术式，这些均可从相应的种植系统获得配置与方法指导。

目前用于颅面骨内的种植体多为纯钛螺旋形种植体（screw root form implants），其形状酷似螺丝钉。与口内应用情况类似，即利用螺旋原理，在术中借助扭力手机将其旋入就位。不过颅面骨内种植的植入体形态与口腔内螺旋形植入体有所不同。虽然都是螺旋形，但该种植体有两个特点：一是较短，仅为3mm或4mm长，二是在其冠部有一宽大多孔的帽檐样扩展区。这一独特设计的目的是为了防止种植体偶然受意外的外力作用而嵌入骨内或颅内，帽檐上的簧孔区有利于骨的内生长，借此增加种植体的固位力。

颅面部骨内种植系统的整套部件包括：种植体、基台、中央螺栓及赝复体固位装置（杆状固位或磁性固位）。目前，在临床上应用的颅面种植系统主要有Branemark种植系统、ITI种植系统、Entific种植系统等。

二、诊断

对于颅颌面缺损的患者，根据其病史及外形畸形表现不难诊断。

基于颅颌面缺损的原因，实际上符合解剖学原则及力学原理的赝复体、移植骨依靠其骨内种植体及微夹板的良好固位，或结合磁性固位体等方法的种植修复重建技术适应于各类缺损畸形的形态与功能恢复。临床上包括先天性因素，发育性因素，手术性、外伤性或感染性等后天性因素所致的外耳、鼻、颌骨或眼眶缺损、缺失畸形者。

三、治疗

术前检查与治疗计划：

一是通过病史的详细询问、局部及全身系统周密的检查、结合影像学观察，确认颅颌面缺损患者是否属于骨内种植修复重建的适应证。

二是在适应证确立之后，须对受植部位做进一步详细检查，尤其是通过复制的模型分析以及颌面曲面体层片、头颅正侧位定位片、螺旋CT等影像学观察，为治疗方案的确立提供有价值的信息。

颅颌面种植医师在治疗计划制订前后与患者交谈沟通十分重要。交谈内容除介绍种植赝复体、种植义齿重建修复特点、效果及手术修复基本过程与周期之外，还须告知和说明可能出现的问题、并发症及与术后随访、保健等有关注意事项，目的在于实施种植修复的过程中能取得患者的充分理解和积极配合。

总体治疗方案的正确性与种植手术的合理性是最终种植重建修复体在其功能与形态方面成功的重要条件，在确定手术计划时须从①患者颅颌面缺损骨的质与量。②受植部位的选择与外科模板。③种植体数量的确定。④种植体上部结构的设计。⑤种植系统及种植体的选择。⑥种植术式与种植时机的确定等6个方面入手加以考虑。

（一）骨内种植体植入手术

骨内种植体植入术可从以下 3 个方面特征进行分类：一是根据不同种植手术时相分为即刻种植、半即刻种植和延期种植；二是按种植使命分为一期完成植入术（即植入体与基台一体植入并同时完成穿皮过程，又称二段式种植体植入术）和二期完成植入术（即植入体和基台分两次植入，又称两段式种植体植入术）；三是依据口腔内外解剖区域及修复的目的分为口腔内种植术和口腔外颅面赝复体种植术及口腔内外赝复体联合种植术。虽然临床上许多商品化种植系统及相应的不同种类的骨内种植体都有其特定的外科种植程序和要求，而且口内穿龈种植与口外穿皮种植的操作要领有所不同，但其骨内种植的基本步骤与方法大致相仿。

1. 一期手术

（1）术前用药与麻醉：术前可静脉给予 10～20mg 地西泮（安定），一般选用局部浸润麻醉法；采用 2% 利多卡因肾上腺素局麻药液 10～20ml 作受植部位骨膜上、下浸润即可。

（2）切口设计与翻瓣：用美兰在受植区皮肤上标记出需种植的部位，植入位点须与骨面垂直，切开皮肤，锐分离翻瓣后显露骨面。

（3）种植窝制备：先用球钻在受植部位的骨面上轻触作一标记，再用裂钻逐级置备相应深度和直径的种植窝，最后在种植体冠部骨边缘成型，以适应种植体冠部的帽檐形状。钻孔同期始终维持适量的水冷却。

（4）植入种植体：在慢速状态下用力扭动手机，以慢速旋入骨孔内，手机自动停止后，若植入体尚未到位，可用手动扳手夹持后逐步旋紧，此过程仍需用生理盐水冷却，然后将覆盖螺帽旋入种植体的内螺孔。随后依次间断缝合骨膜及皮肤，创面常规放置油纱及无菌纱布。

术后注意事项：术后常规给予抗炎及对症治疗，以预防感染和过度水肿。1 周内注意保持口腔的清洁，术后 7～10d 拆线。

2. 二期手术　一期术后 3～4 个月即可进行第二期穿皮基台连接。

（1）术前准备与麻醉：基本与第一期手术相同。术前根据前次手术记录及局部检查结果，明确第一期植入种植体的确切位置后，术区常规消毒铺巾，局部皮下及骨膜上浸润 2% 利多卡因肾上腺素 5～10ml。

（2）切口设计与组织切除：依据穿皮种植体所在的不同部位，采取相应的手术切口设计，一般沿原切口切开。切除种植体周围皮肤及皮下组织，仅保留骨膜，同时将周边皮肤下方皮下组织作楔形切除，使其周边皮肤变薄，以便能与骨膜接触，达到愈合后皮肤制动的目的。

（3）穿皮环切与基台连接：在皮肤上方触摸到种植体后，用皮肤环形切取器在其上方中点垂直定位，围绕种植体一并环切皮肤及骨膜，使下方种植体冠部外露。卸下覆盖螺帽，将基台连接于植入体上。最后旋入直径 10～20mm 的愈合帽，在其愈合帽与种植体周围植皮区之间环绕填塞含有抗生素的油纱布，其上覆盖无菌纱布保护。

3. 术后注意事项

（1）术后 1～2d 去除覆盖的无菌纱布。

（2）术后第 3 天卸下愈合帽及中间缠绕的抗生素的油纱布，清洗基台及周围皮肤，重新缠绕更换的抗生素油纱布。

（3）术后第 10 天去除环绕之油纱布，让其开放。

种植体周围组织的卫生保健十分重要。种植体周围的上皮碎屑一般可由患者家属清洁或复诊由专科医师清除。

（4）修复体的连接：基台连接术后 3~5 周，在种植体穿皮周缘伤口愈合良好条件下，可考虑上部修复体的安装与连接。

（二）颅颌面种植赝复体修复与重建

1. 眶部缺损种植修复与重建 术前、术中注意事项。

对于眼球和眶部肿瘤患者，术前的治疗设计若考虑术后将应用种植赝复体修复时，须注意如下问题。

（1）如因结膜缺损、瘢痕等因素导致上、下睑穹隆消失，眼窝缩小及眼睑凹陷者，种植前应行眼窝眼睑成形术。

（2）手术切除眶部肿瘤的同时，如有可能，尽量保留眉毛，这一解剖结构的保存特别有助于整个眼眶赝复体的真实和美观效果。

（3）眼窝创面的覆盖所选用的皮片不宜过厚，否则眼窝过浅不利在缺损边缘眶骨上植入种植体及其上部支架的连接；也不利于赝复体设计及就位后的稳定性。

（4）植入部位的选择：无骨质缺损的患者植入部位为眼眶的外半侧壁。右眼植入部位多在 1 点、4 点和 5 点方向。左眼植入部位多见于 11 点、7 点和 8 点方向。

2. 眼眶种植赝复体附着固位方式的选择 赝复体固位方式的选择主要根据缺损的大小、种植体的位置、方向及种植体的数目而定。眶部种植赝复体固位附着方式主要有以下 3 种。

（1）杆卡式附着固位。

（2）磁性体附着固位。

（3）球槽附着固位。

3. 眼眶种植赝复体（义眼、义眶）的制作

（1）取印模：根据缺损情况和拟修复范围确定取印模的范围。

（2）修整模型及赝复体制作：①在模型上标记出修复体边缘。②根据测量数据初雕修复体蜡形。③常规装盒冲蜡。④配色，根据不同部位的颜色再分别加入内染色剂。⑤种植体上方安放磁块，特殊处理磁体表面。⑥装胶，装胶时注意按照调色时不同的区域分别填胶。⑦烘烤成型，修整赝复体。⑧试戴，外染色，制作人工睫毛和眉毛，完成赝复体制作。

4. 耳缺失种植修复与重建

（1）适应证：耳郭先天性、后天发育性畸形、肿瘤术后、外伤或感染等因素所致部分或全外耳缺失者。

部分耳缺损或全耳缺失经整形重建外科手术效果不佳或失败者。

（2）手术步骤与方法：手术分两期完成，一期手术及二期手术步骤如前所述。

作为耳赝复体的支持固位需用 2~4 个种植体，在右耳区植入 2 枚种植体时，理想的种植部位应在 8 点和 11 点；左耳时应在 1 点和 4 点。植入 4 枚种植体时，适宜的种植体部位右耳区可在 7 点、9 点、11 点和 12 点；左耳区相对在 12 点、1 点、3 点和 5 点。种植体相距最小不能短于 1cm，通常大于 2cm 为宜。

（3）术后注意事项：除每周更换愈合帽下方油纱布 2 次，连续 2 周后让其开放之外，其余术后护理同前述。

（4）并发症及其防治：术中并发症主要表现为穿透颞骨骨内板，因此在备置种植窝时，深度应严格控制在4mm以内。另外，术前CT检查也有助于避免术中并发症的发生。

术后常见的并发症常见为种植体周围炎，通常将种植体周缘皮肤反应分为0~4级：0级为无炎症反应；1级指轻微发红；2级指皮肤充血伴渗出；3级有炎性肉芽组织；4级为严重感染而必须取出种植体。种植体周附着皮肤的不稳定、频繁移动是引起皮缘炎症或感染的主要因素。此外，两种植体相距过近（<1cm）或基台松动的刺激、皮肤疾病如皮脂溢性皮炎或局部卫生不良、过多清洁刺激均会导致种植体周围炎。为提高成功率，术中要尽量去除种植体周围足量的皮下组织，移植皮片削薄有利移植成活，同时加强患者卫生习惯和对种植体及周围皮缘的精心护理。

5. 义耳赝复体的制作　义耳赝复体的制作基本同义眼制作相似，包括取模、蜡型的制作、配色、硅橡胶充填、外染色等。

6. 鼻缺损种植修复与重建

（1）适应证：因鼻部或面中13区恶性肿瘤切除后缺损者。面中份外伤或烧伤等所致鼻部缺损者。鼻部缺损经皮瓣修复失败者。

（2）术前及术中注意事项：计划行全鼻切除时，鼻骨不宜保留。全鼻切除后须修整鼻中隔基底部。有条件时尽量保留前鼻嵴。采用薄断层皮片移植覆盖手术切除后遗留的受植区创面。

（3）手术步骤及方法：手术分两期完成，具体步骤和方法如前所述。

根据缺损的形态和范围，最常见的植入部位为额骨、颧骨、残留的上颌骨和上颌结节。

7. 术后面部缺损区临时修复体　对于面中份恶性肿瘤患者，手术切除的洞穿性缺损畸形的遗留会造成心理上的严重创伤。为此，在手术前先取面部模型，肿瘤切净后即刻取制面部印模，记录缺损部位及相邻结构的三维形态。再根据石膏模型，参照术前面部模型制作符合患者面部形态的鼻部临时假体，并在术后24h内放置于患者面中份缺损区。

8. 上颌骨缺损的颧骨种植修复与重建

（1）适应证：肿瘤及外伤造成的上颌骨和腭骨缺损。上颌骨牙槽骨严重吸收的无牙颌患者或上颌游离端缺失患者。

（2）颧骨种植体的形态及规格：颧骨种植体由螺纹状的种植体根部和光滑的头部组成，长度由30~52.5mm不等。头部与根部成45°或55°角，以弥补种植方向与颌平面的交角。

（3）手术方法：手术通常于全麻下进行。在上颌牙槽嵴顶做切口，翻瓣暴露眶下神经。在上颌窦靠近颧骨的部位开窗。翻开窦黏膜，使操作可以在直视下进行。开窗的同时也有利于备洞时的散热，逐级备洞，低速自攻植入颧骨种植体，其长度用特殊的测量仪确定。种植体植入后，顶部放入覆盖螺帽，关闭窗口。

手术钻孔时要注意：①必须用大量的水冲洗，防止骨坏死。②不要将软组织吸入种植窝，妨碍骨结合，导致种植失败。③植入颧骨部分不可以太靠近眶侧壁，防止损伤眶内容物。

术后6个月放置基台并制作临时义齿。

（4）修复方法：通常采用螺丝固位的固定式修复，可以更好地调整咬𬌗。但由于种植体头部偏腭侧，容易产生较大的悬臂作用，故也可采用杆卡式固位的义齿修复。

（三）术后观察及处理

1. 一般处理 术后常规全身用药，抗炎及对症治疗。

颅面部种植手术应保持术区皮肤清洁，颧骨种植手术应保持口腔清洁。

家庭护理：每天一次用普通清洁剂及清水清洗假体，桥基和接触支架用湿盐水纱布每日擦洗干净，清除桥基周围的所有废屑。

2. 并发症的观察及处理

（1）种植体松动或脱落：由于种植体没有达到完整的骨结合可以导致种植体松动或脱落。因此，对于种植体的植入应有一套完整的方案，包括术前定位设计、术中精确植入及术后护理。当种植体发生松动或脱落时，可将种植体取出，局部严密缝合，待骨愈合后行二次手术。

（2）种植体周围皮肤炎：由于种植体周围皮肤与基台之间存在微小间隙，不易清洁，容易发生慢性炎症。所以对于种植体基台及赝复体应每日清洗，定期随访观察。

（3）赝复体变色及破裂：引起赝复体变色及脆性加大导致的破裂因素主要有：紫外线照射、空气污染、湿度和温度的改变、清洗赝复体的操作，以及使用化妆品等。因此，赝复体在 1～3 年内一般需要重新制作。

（吴晓飞）

第六节 种植体周围病

种植体周围病（peri‐implant disease）为种植体周围组织的病理改变的统称。它包括种植体周围黏膜炎（peri‐implant mucositis）：炎症仅累及种植体周围软组织；种植体周围炎（peri‐implantitis）：除软组织炎症外尚有深袋形成及牙槽骨丧失。如不及时治疗，就会导致种植失败。

一、种植体与周围组织的界面结构特点

（一）黏骨膜‐种植体界面

黏骨膜的成功愈合是种植成功的关键因素之一。与其他种植体不同，牙种植体需要穿透上皮组织，建立一个良好的结缔组织封闭，为种植体提供防止口腔细菌及其毒素进入内环境的一道屏障。

种植体周围的上皮组织类似于自然牙周围的龈组织，也有口腔上皮、沟内上皮和结合上皮，无角化的沟内上皮与角化的口腔上皮相连续，与种植体之间形成种植体龈沟，在健康的位点，龈沟深一般为 3～4mm。种植体的沟内上皮和结合上皮的细胞层次较真牙少，沟内上皮没有角化，由 5～15 层基底细胞和基底上细胞组成，结合上皮有 2～5 层细胞，与种植体表面黏附。对这一附着的超微结构研究显示，结合上皮细胞与种植体表面的附着为基底板和半桥粒，类似自然牙。基底板‐半桥粒复合体与种植体表面是化学结合，两者间有 10～20mm 无定形糖蛋白层。

种植牙周围结缔组织的排列方向与自然牙不同。由于种植体表面无牙骨质，因此，胶原

纤维平行于种植体表一面。对牙和种植体结缔组织成分的分析结果表明，种植体周围结缔组织较牙龈组织的胶原纤维多（85%：60%），成纤维细胞少（1%：5%）。换言之，种植体牙槽嵴上部分的钛表面的结缔组织是一种瘢痕组织，胶原丰富，血管很少。沟内上皮与牙槽嵴顶之间是由基本无血管的致密的环形纤维包绕种植体，宽约 50 ~ 100μm，约高 1mm，这些胶原纤维与种植体之间经超微结构研究发现，约有 20 nm 厚的无定形层将种植体表面与胶原纤维和细胞突起分隔开。结缔组织似乎是粘在种植体表面，这种黏附可能阻挡结合上皮向牙槽嵴顶的根向增殖。但是，与牙齿相比，这层相对无血管的软组织防御机制很弱。

（二）骨 - 种植体界面

对界面区的超微结构研究有许多技术难点，界面的本质仍不完全明确。超微研究发现，在骨整合区域，骨与种植体之间有一层无定形物质，用组织化学染色发现这一物质由蛋白多糖（proteoglycans）和糖胺多糖（glycosamin - oglycan，GAG）组成，它们的厚度因种植材料的不同在 100 ~ 3 000μm 之间不等。这一无定形层与金属种植体表面的连结仍不清楚，可能是直接的化学连结（direct chemical bonding，如离子键 ionic covalent），也可能是弱范德华连结（weak van der waals bonding）或两者的结合，种植材料是决定这一界面性质的最重要因素，这一无定形层将牙槽骨中突出的胶原和细胞与种植体表面分隔。

（三）种植体周围组织的生物学宽度

种植体周围黏膜的生物学宽度：临床健康的种植体周围黏膜颜色粉红、致密。显微镜下可见角化良好的口腔上皮与约 2mm 长的结合上皮相延续，结合上皮与骨之间有一层高约 1mm 的结缔组织相隔，不论是一阶段式还是二阶段种植体，与真牙一样有一恒定的生物学宽度，即包括 2mm 长的结合上皮和 1mm 高的结缔组织，这种附着保护了骨结合种植体免受菌斑及其他刺激因素的损害作用。

Beerglundh 和 Lindhe（1996）为了进一步证实黏膜、种植体附着宽度，在狗的模型上进行研究，拔除所有下颌前磨牙，并植入骨结合种植体。一侧保持原有牙槽嵴黏膜高度，另一侧降低其高度约 2mm，经 6 个月的菌斑控制后，双侧临床健康的种植体周围均有 2mm 长的结合上皮和 1mm 高的结缔组织。这样，尽管在基台两侧黏膜高度不一致，但最终形成的黏膜、种植体附着是相同的，即生物学宽度是恒定的。

（四）种植体周围黏膜的血液供给

牙龈的血供有两个不同来源：首先来源于大的牙槽嵴骨膜上血管，它的分支形成：①口腔上皮下结缔组织乳头的毛细血管；②结合上皮旁的血管丛。第二个来源是牙周膜血管丛，由此分支向冠方，经过牙槽骨嵴，终止于牙槽嵴上方的游离龈。种植体周围无牙周膜，也因而没有牙周膜血管丛。其血供来源于牙槽嵴外侧的大的骨膜上血管，它发出分支形成口腔上皮下结缔组织乳头的毛细血管和结合上皮下方的毛细血管丛及小静脉。由于没有牙周膜血管丛，结合上皮的根方至牙槽嵴上方的结缔组织几乎没有血液供应。

二、病因

（一）种植体表面菌斑中细菌及其产物

虽然菌斑附着于钛表面的速率小于自然牙，但一旦开始堆积，其菌群的致病性是一样的，牙种植体和自然牙一样需要良好的黏膜封闭以保护无细菌的种植体根面。如果这一封闭被破坏，致病菌便获得到达种植体根面的通道，造成牙槽骨吸收，种植体松动以致失败。通过对一系列种植体的口腔微生物的研究得出以下结论：①健康种植体周围的菌群与健康自然牙相似；②因感染而失败或患病的种植体周围的菌群与患牙周病的自然牙相似；③部分缺牙患者的种植体周围的菌群与余留牙相似；④全口无牙患者种植体周围菌群与部分无牙患者的种植体周围的菌群大不相同；⑤种植体周围组织对菌斑引起的炎症防御能力及修复作用较真牙弱；⑥牙列缺损患者种植体周围的牙周致病菌比例明显高于无牙颌患者。

1. 细菌的黏附　在自然的生态系统中，细菌通过短链弱键，主要是疏水作用黏附到物体表面。种植体及其修复体与自然牙一样，表面都覆盖着一层源于唾液糖蛋白的获得性膜。获得性膜上的受体就是细菌细胞黏附的特异结合位点。首先移居在获得性膜上的是血链球菌（streptococcus sanguis），并与获得性膜形成复合体。细菌的移居受黏附素介导，并能被细菌细胞表面的蛋白酶所阻断，或被直接抗黏附素蛋白的抗体与细菌细胞共孵而抑制细菌的移居。

影响细菌在种植体表面黏附的因素包括：①获得性膜表面受体与细菌表面黏附之间的特异反应；②非特异反应包括疏水性（hydrophobicity）、Zeta 电位（potential）、表面粗糙度（surface roughness）及表面自由能（surface free energy）。后两者对种植体的细菌黏附的影响更为重要。粗糙面则有利于细菌的黏附，粗糙面的菌斑堆积是光滑面的 2～4 倍。上部结构修复体粗糙度（Ra）可有 0.1～2.0μm 的不同。表面粗糙度比表面自由能对菌斑形成的影响更大，因此，应避免对种植体进行刮、擦、磨。

2. 种植体基台的菌斑堆积　动物模型研究及种植体患者的观察都表明，种植体基台的菌斑堆积，会使结合上皮的半桥粒和细胞间桥粒减少，黏膜封闭遭到破坏，上皮的结缔组织有炎性细胞浸润，上皮细胞层附着松散出现溃疡，与牙相比菌斑导致的病损在种植体周围更为明显，累及的组织更广泛。如果菌斑向根方迁移，炎症浸润层可扩散至骨膜上的结缔组织层，并可达骨髓腔。炎症细胞的产物可以导致破骨作用，形成临床及 X 线片上可见的支持骨丧失。如果仔细、经常地去除基台表面菌斑能显著减少袋内细菌总数，增加革兰阳性菌的比例，减少螺旋体、牙龈卟啉单胞菌（P. gingivalis，Pg）、中间型普氏菌（P. intermedia，Pi）的比例，因此，种植体基台是种植体周围细菌的来源，应强调菌斑控制和口腔卫生对种植体患者的重要性。

3. 牙种植体的龈下微生物　与自然牙一样，健康位点主要为革兰阳性球菌和杆菌，优势菌多为链球菌和放线菌。炎症位点以革兰阴性厌氧菌为主，如牙龈卟啉单胞菌（Porphyromonas gingivalis，Pg）、中间型普氏菌（P. intermedia，Pi）、直肠韦荣菌（W. recta）、微小消化链球菌（peptostreptococcusmicros）、核梭杆菌属（fuso bacterium species）、螺旋体，也能发现少量的伴放线共生放线杆菌（actionbacillus actinomycetem - comitans，Aa）。失败种植体龈下有大量螺旋体、丝状菌、能动菌、弯曲菌、核梭杆菌属和产黑色素普雷沃菌属（black pig - mented bacteroides，BPB），螺旋体在活动病损中占较高的比例（可达50% 以上）。总之，感染失败种植体的龈下细菌与成人牙周炎相似。

4. 无牙颌种植体与部分无牙颌种植体　通过相差显微镜、暗视野显微镜及厌氧培养，对无牙颌和部分无牙颌种植体龈下菌斑的研究已确认：部分无牙颌的种植牙和自然牙的龈下细菌种类几乎无差异，但与无牙颌患者种植体的龈下细菌却明显不同，产黑色素普雷沃菌和嗜二氧化碳嗜细胞菌占较高比例，球菌较少，能动杆菌较多，余留牙上的菌落可作为种植体接种或移居细菌的来源。所以要反复强调严格的口腔卫生的重要性，尤其对部分无牙患者。

5. 菌斑导致种植体失败的可能机制 导致种植体失败的机制仍未明确。由于失败种植体的龈下菌群与牙周炎相似，因此认为种植体周围组织的破坏亦是内毒素（endotoxin）、细胞因子、周围组织内各种细胞相互作用的结果。内毒素是革兰阴性菌细胞壁普遍具有的成分，与种植体失败有关的革兰阴性菌包括 Aa、Bf（B. forsythus，福赛类杆菌）、Pg、Pi、Wvecta 和口腔螺旋体（oral spirochetes）。内毒素首先激活巨噬细胞（macrophage）产生蛋白酶，降解胶原和蛋白多糖（proteoglycans），最终降解细胞外基质。进而，被激活的巨噬细胞产生白细胞介素 – 1（interleukin – 1，IL – 1）和地诺前列酮（prostaglandin E$_2$，PGE$_2$）。

IL – 1 有两类靶细胞：巨噬细胞和成纤维细胞。IL – 1 刺激巨噬细胞产生更多的 IL – 1。IL – I 又用两种方式激活成纤维细胞：一种是激活成纤维细胞产生能降解胶原和蛋白多糖的蛋白酶；另一种是被激活的成纤维细胞产生 PGE$_2$。

被内毒素激活的巨噬细胞和被 IL – 1 激活的成纤维细胞产生的 PGE$_2$ 的靶细胞是破骨细胞。PGE$_2$ 激活破骨细胞，而导致牙槽骨吸收和支持组织丧失。这一完整的循环反应使种植体周围软硬组织遭到破坏。

（二）吸烟在种植体周围病中的作用

长期的纵向研究已证明，吸烟是种植体周围骨丧失有关因素中最为重要的因素之一。其主要依据是：吸烟者每年种植体边缘骨丧失为非吸烟者的 2 倍；如果吸烟者同时伴有口腔卫生不良，其骨丧失量是不吸烟者的 3 倍；吸烟量与骨吸收的高度呈正相关关系；种植术前后戒烟者可减少牙槽骨的吸收。

吸烟危害的可能机制：大多数的研究资料证实，吸烟者与非吸烟者的龈下致病菌（Aa，Pg，Pi）的水平无显著差异，但为什么吸烟者中种植体失败率明显高于非吸烟者？最一致的观点是吸烟对免疫系统的作用。关于吸烟降低免疫功能的机制，可能是尼古丁（nicotine）及其代谢产物——cotinine，能使中性核白细胞氧化破裂（oxidative burst），抑制原发性中性脱颗粒（priinary neutrophil degranulation）和增加继发性中性脱颗粒（secondary neutrophildegranulation）。无烟性烟草能刺激单核细胞分泌 PGE$_2$ 和 IL – 1β，PGE$_2$ 和 IL – 1β 与破骨及骨吸收有关。

体外研究发现，尼古丁能改变成纤维细胞的排列，细胞内空泡随尼古丁水平增加而增加，核仁的数目亦增加，以致影响胶原的合成和伤口的愈合。尼古丁还可减少血浆中维生素 C 的水平，维生素 C 是牙周组织更新和愈合过程中的重要营养物质。另外，吸烟者组织中毛细血管直径变小，形状不规则，血流量有可能减少，不利于伤口的愈合。

总之，吸烟是种植体周围病的主要危险因素，随烟草用量增加，发病的相对危险性增加。当同时有菌斑、牙石存在时，更加重了对种植体周围组织的损害。无烟性烟草能引起与种植体周围组织破坏有关的炎症介质水平升高。对早期种植体周围炎进行治疗并配合戒烟能明显改善预后，曾吸烟者比继续吸烟者的种植体周围组织破坏减轻，继续吸烟者尽管接受治疗，仍可能会有进一步的周围组织破坏。

（三）验力因素

1. 负载过早 是造成种植体松动的早期因素。手术创伤所造成的骨坏死区必须被吸收和被新骨取代之，才能形成骨结合。如果负载过早，种植体松动就会导致纤维包裹种植体，抑制新骨形成，血管长入坏死区，种植体的松动又刺激了巨噬细胞释放细胞因子和金属蛋白酶。松动又促使种植材料磨损，产生颗粒状的碎屑和金属离子，又进一步刺激炎症细胞释放其他细胞因子和酶，改变间质细胞的分化，导致骨吸收和纤维包裹。愈合期的骨改建速度决定于骨局部坏死的量、骨局部的生理状态及患者的全身状况。因此，推荐种植体维持无负载状态 2~8 个月，具体时间应根据种植材料、种植部位及是否植骨等而定。

2. 过大的𬌗力　种植体骨结合后，过大的𬌗力是失败的原因之一。过大的𬌗力常见于以下情况：①种植体的位置或数量不利于𬌗力通过种植体表面合理地分布到牙槽骨；②上部修复体未与种植体精确就位；③修复体的外形设计不良增加了负荷；④种植体植入区骨量不足；⑤由于患者功能异常而有严重的咬合问题。

不伴感染的𬌗力因素引起的种植体周围病，其临床症状主要是咬合疼、骨丧失及种植体松动，龈下菌斑为球菌和非能动杆菌，以链球菌和放线菌为主。但是随着骨丧失的进展，所形成的深袋易堆积菌斑，出现菌斑和𬌗力共同导致的骨吸收，所以𬌗力过大同时伴感染者，形成继发性的微生物相关的炎症反应而导致骨丧失，此时，除了有咬合疼及松动外，还有探诊出血、溢脓等临床症状，龈下菌斑与种植体周围炎的龈下菌群基本相同。

（四）余牙的牙周状况

牙列缺损患者的余留牙的龈下菌斑中细菌可移居到种植体，引起种植体周围炎。正在患牙周炎的患者种植体的失败率高，因此，种植前须先行牙周状况检查及牙周炎治疗，待病情稳定后再决定可否行牙种植修复。

（五）其他因素

某些全身因素不利于种植后的组织愈合，如骨质疏松症、糖尿病、口服避孕药，长期使用皮质激素、抗肿瘤药物，酗酒、精神压力等。手术时创伤过大，植入手术时温度过高（>47℃）亦不利于种植体早期愈合。附着龈的宽度对种植体成功亦有直接影响。

三、临床检查

（一）改良菌斑指数（mPLI）

菌斑是种植体周围组织炎症的主要致病因素，所以几乎对所有的种植体都需进行菌斑指数评价。

Mobelli 等将常用的菌斑指数（plaque index，PLI；Silness 和 Le，1964）略作改动，提出了改良菌斑指数（modification plaque index mPLI）：0：无菌斑；1：探针尖轻划种植体表面可发现菌斑；2：肉眼可见菌斑；3：大量软垢。

Lindquist 将口腔卫生分 3 度：0：无菌斑；1：局部菌斑堆积（小于基台暴露面积的25％）；2：普遍菌斑堆积（大于基台暴露面积的25％）。

（二）改良出血指数（mSBI）

多数种植体可获得良好的周围组织状况，很少有牙龈炎症及探诊出血。种植体组织炎症与牙周炎一样，也有组织充血、水肿、探诊出血等典型的临床表现。一些常用的牙周指数，如龈沟出血指数（sulcus bleeding index，SBI；Mhlemann 和 Mazor 1971）、出血指数（bleeding index，BI；Mazza 1981）、牙龈指数（gingival index GI；Le&Silness 1967）也常被用来评价种植体周围组织状况。在上述这些指数中，牙龈的外形和颜色会影响其分值，而在种植体周围，软组织多为未角化黏膜，要比角化龈明显的红，而且种植体周围软组织的外形和色泽受术前植入区的软组织状况及种植体表面性质的影响，有些学者将充血和水肿单独记录。Mobelli 等提出改良龈沟出血指数（modifcation sulcus bleeding index，mSBI）：0：沿种植体龈缘探诊无出血；1：分散的点状出血；2：出血在龈沟内呈线状；3：重度或自发出血。

（三）牙间乳头指数（GPI）

本指数可用来评价单个种植体周围的龈乳头位置，由 Jemt（1997）提出。牙间乳头指数（gingival papilla index）分 5 级表示龈乳头的大小，以通过冠修复体和相邻恒牙唇侧牙龈缘曲度最高点的连线为参考进行测量，测定从该参考线到自然牙、冠的接触点之间的距离：0：无龈乳头；1：龈乳头高度不足一半；2：龈乳头高度超过二分之一，但未达两牙的接触点；3：龈乳头完全充满邻间隙并与相邻牙的乳头一致，软组织外形恰当；4：龈乳头增生，覆盖单个种植修复体和（或）相邻牙面过多。

（四）探诊

多数有关种植体周围组织的研究都将探诊作为重要的检查手段。成功种植体的平均探诊深度（probing depth，PD）小于 3~4mm，故有学者将 PD = 5mm 作为种植体周围组织健康与炎症的阈值。失败种植体的 PD 值增大，但 PD 大的并不一定都是失败种植体，因为植入时黏膜骨膜厚度对植入后的袋深有影响。

附着水平（attachment level，AL）能准确地反映组织破坏情况。种植钉与基台连接处可用作参考点。探诊力量的大小、组织的炎症状况对探诊结果有影响，在健康或仅有黏膜炎的种植体，探针尖止于结合上皮的基底，即反映了结缔组织附着水平。种植体周围炎时，探针尖止于炎症细胞浸润的基底，接近骨面。动物实验表明，当使用 0.5N 力进行探诊时，探针尖接近或达到骨面，而使用与牙周探针相似的 0.2N 力时，可获得与牙周探诊意义相似的结果。

探诊检查时应注意：①为减少对钛种植体基台表面的摩擦，推荐用带刻度的塑料或尼龙探针，而不用金属探针；②由于钛种植体周围的界面结构较薄弱，探诊的力量应控制在 0.2N 力，探针的直径≤0.5mm；③必要时行探诊检查，切忌反复多次探查。

（五）溢脓

与牙周炎一样，种植体周围组织炎症时，龈沟中白细胞数目增多，约为健康种植体的 5 倍，当种植体周围有溢脓时，表明已有大量中性粒细胞浸润；炎症已到晚期。溢脓不能作为种植体周围炎症的早期诊断指标。

（六）松动度

与自然牙不同，即使种植体周围组织的炎症很重，但只要有部分骨结合存在，种植体也可无松动，因而种植体的临床动度不能用于检测早期病变。

牙周动度仪（periotest）近年来被用于种植体动度的检测，以读数（periotest value，PTV）表示，动度越大读数越高，成功种植体的 PTV 多在 - 8 ~ + 5 之间，失败种植体的 PTV 可达 + 50。

（七）X 线检查

成功的种植体周围无 X 线透影区，承受哈力后第一年的骨丧失不大于 2mm，以后每年的骨丧失不大于0.2mm。由于种植体有明显的肩台、螺纹等外形特征，为骨高度的测量提供了一定的参考依据。用平行定位投照根尖X线片及计算机数字减影技术对骨高度进行纵向测量，提高了检测的灵敏度。

种植体周围骨质情况可分3度：1：松质骨包绕整个种植体；2：边缘有致密的皮质骨包绕；3：皮质骨包绕整个种植体，此指标不能定量。用平行定位投照根尖X线片及计算机图像密度分析仪可进行精确的定量分析。

（八）龈沟液及其成分的检测

与自然牙一样，种植体周围龈沟中也有龈沟液，其生物特性与真牙极相似。因而，龈沟液（GCF）的量及其成分进行监测亦是有价值的生化指标。对GCF量的检测结论不尽相同：①临床健康的种植体与自然牙的GCF量无明显差异；但另外的学者研究结论是真牙的GCF量为上部结构修复后种植体的2倍，因为种植体无牙周膜；②种植体的愈合期和功能改建期（大约种植体植入后一年至一年半）GCF量增加；③种植体周围炎的GCF量高于健康种植体；④在有Aa、Pg、Pi聚集位点的GCF量明显增高。

GCF中多种酶可作为监测种植体健康状况的生化指标。总的酶活性和浓度均与各临床指标和骨吸收程度呈正相关关系。种植体周围黏膜炎的GCF中胶原酶（collage－nase）和弹性蛋白酶（elastase）的活性都较健康种植体高。种植体周围炎GCF中的弹性蛋白酶、髓过氧化物酶（myeloperoxidase，MPO）和β－葡萄糖醛酸酶（β－lucu－ronidase，BG）水平明显高于成功种植体。天门冬氨酸氨基转移酶（aspartate aminotransferase，AST）和碱性磷酸酶（alkaline phosphatase，ALP）在螺旋体阳性位点明显高于阴性位点。因此，这些GCF酶水平可作为种植体失败的检测指标。另外，和真牙一样，种植体GCF中的糖胺多糖（glyco-saminoglycan，GAG，一种组织降解产物）的两种主要成分，即透明质酸（hyaluronic acid）和硫酸软骨素4（chondroitin 4 sulphate，C4S）与炎症状况有关，失败种植体的C4S及透明质酸明显高于成功种植体，它能反映骨吸收的程度。

四、临床分型及临床表现

（一）种植体周围黏膜炎

种植体周围黏膜炎仅局限于种植体周围的软组织，牙龈充血发红，水肿光亮，质地松软，龈乳头圆钝或肥大。刷牙、咬物或碰触牙龈时出血，探诊有出血。种植体与基台接缝处堆积菌斑或牙石，由于牙龈的炎症肿胀，龈沟深度超过3mm，可达4~5mm。X线片检查种植体与牙槽骨结合良好，无任何透影区及牙槽骨的吸收。种植体不松动，炎症的晚期可有溢脓，并会出现疼痛。GCF量增加，渗出增加，主要病因是菌斑，应着重强调控制菌斑。

（二）种植体周围炎

除了种植体周围黏膜炎的症状外，临床检查附着丧失，探诊深度增加，X线检查出现透影区，牙槽骨吸收，种植体松动，早期骨吸收仅累及牙槽嵴顶，根方仍保持骨结合状态，种植体可以无松动。龈黏膜可能出现瘘管。单纯因创伤引起的种植体周围炎，如外科创伤、义齿设计不良、负荷过重等，可以只有咬合疼痛，没有感染的相关症状，而且龈下微生物与牙周健康者相似，主要为球菌和非能动杆菌，培养的菌落主要为链球菌属和放线菌属。相反，由于感染而失败者，显微镜下可见螺旋体、能动杆菌及非能动杆菌和球菌，培养的龈下细菌包括：牙龈卟啉单胞菌（Pg）、中间型普氏菌（Pi）、福赛类杆菌（B forsythus）、直肠韦荣菌（W. recta）、微小消化链球菌（peptostreptococcus mlcros），也能发现较少的放线共生放线杆菌（Aa）及较高比例的核梭杆菌属（fuso bacterium species）和产黑色素类杆菌属（black pigmented bacteroides），因此，感染和失败的种植体的龈下细菌与成人牙周炎的龈下菌斑相似。螺旋体在失败种植体的龈下菌斑中占很高比例，推测螺旋体是继发入侵者而不是原发致病菌，因为龈下菌斑中有 Pg 并不一定有牙密螺旋体，但有牙密螺旋体则总是有 Pg，认为 Pg 分泌某些物质刺激牙密螺旋体的生长。

五、种植体周围病的预防

（一）严格选择种植牙的适应证

已决定牙种植的患者必须建立良好的口腔卫生习惯，种植前牙菌斑指数应控制到 0。患边缘性龈炎者已治愈；早期牙周炎者经过系统治疗后病情稳定，牙周组织健康状况已得到恢复；吸烟者同意戒烟；患者有良好的依从性。

（二）定期复查

目前普遍认为种植体的长期成功很大程度上取决于种植体周围软硬组织的健康和适当的咬合力分布。术后至少应每 3 个月复查一次，并参照种植体成功的标准：①种植体无临床动度及 X 线片所示的透射区；②手术后第一年骨吸收不超过 2mm，行使功能 1 年后，每年的垂直骨丧失不大于 0.2mm；③无持久的疼痛、软组织炎症、溢脓及不适。每次复查的内容应包括：①菌斑控制状况；②用手工或自动探针细致地检查 PD 和 AL 随时间的变化；③拍摄标准根尖 X 线片进行数字减影分析，以了解种植体行使功能期的骨变化；④牙龈的颜色变化、外形及肿胀情况；⑤探诊出血及溢脓等；⑥监测种植体周围细菌成分的变化，对于评价种植体周围组织的健康状况、评价致病的病因和选择抗生素等治疗方案均有利。

（三）种植体周围菌斑的清除

1. 自身维护　患者自我维护的方法有局部用 0.12% ~2% 氯己定等含漱剂含漱或擦洗，含漱可以每天 2 次，每次 30s ~1min。自我用的清洁种植体的工具有间隙刷、单束牙刷、牙线、橡皮头等。

2. 定期的专业去除牙石及菌斑　应定期地到医院请专业医师去除种植体的菌斑及牙石，一般间隔三个月至半年需取下种植体上部结构，使用碳纤维洁牙头的超声洁治既省时，又对钛种植体表面无损伤。塑料洁治器对钛种植体表面亦无损伤，但效率低。橡皮杯和磨光糊剂可用来去除菌斑和抛光。

六、种植体周围病的治疗

种植体周围病的治疗应包括以下步骤：首先要找出原因，如果是菌斑所致，应取下上部结构，清除基台及种植体表面菌斑。如因上部结构的不恰当修复所致，应重新制作上部结构，进行咬合调整，在此同时进行口腔卫生指导。如果已有附着丧失，应进入第二步，拍定位平行投照 X 线片了解牙槽骨吸收的情况。经过治疗后骨丧失仍持续增加，应进入第三步，即手术治疗，包括翻瓣术、引导组织再生术、骨移植术等。

去除种植体的参考指征：①快速进展的骨破坏；②一壁骨缺损；③非手术或手术治疗无

效；④种植体周围骨丧失超过种植体长度二分之一以上，且种植体松动。

（一）种植体周围黏膜炎的治疗

种植体周围黏膜炎主要表现为软组织的炎症和水肿，种植体基台周围有菌斑的堆积，探诊有出血，X线片显示，种植体有稳固的骨支持。主要病因可能是菌斑，治疗也应着重清除菌斑。一般采取非手术治疗。

和牙龈炎的治疗一样，对种植体周围黏膜炎的患者应进行口腔卫生指导，教育患者如果不清除菌斑会导致种植体周围组织病的进展，甚至种植失败。如果牙石存在于种植体—基台表面（应取下基台和修复体进行检查），用碳纤维器械，塑料器械进行清洁，并用橡皮杯加磨光糊剂进行磨光，但不能用不锈钢器械和钛头器械，以防损伤种植体表面。

检查软组织情况，看是否有足够的角化附着龈维持种植体周围封闭，如果需增加附着龈的宽度，可行膜龈手术。

（二）种植体周围炎的治疗

种植体周围炎常因骨丧失和黏膜炎症而有进行性的深袋形成，除了有种植体周围黏膜炎的表现外，X线片上有明显的骨丧失，探诊深度大于5mm，常有探诊出血和溢脓。如果此时伴有种植体周围组织的增生，应先取下基台和修复体，可全身用抗生素一周，在不作药敏试验的情况下，常用的抗生素为多西环素和甲硝唑。如有条件做药敏试验，则可根据其结果选用适应的抗生素。当软组织的炎症得到控制后，探诊深度能在早期较准确地反映骨丧失的情况。此时，再拍根尖平行投照X线片，检查骨丧失情况。

由于过大的咬合力可造成骨的改变而导致种植体颈部骨的丧失。应全面地检查种植修复体，减少咬合干扰。如果有功能异常性的咬合力存在，应当用适当的咬合夹板或夜间导板。

在纠正咬合关系以及软组织炎症得到控制后1~2个月，应对患者进行复查，检查组织对治疗的反应和口腔卫生。如果黏膜表现已属正常范围，出血和渗出已消退，骨水平稳定，那么可以让患者每3个月复查一次，每6个月拍一次X线片检查骨水平。如果探诊深度和X线片上的骨丧失进一步增加，应当采取手术疗法来阻止或修复丧失的牙槽骨。如果骨丧失很严重且已扩散到根尖三分之一的种植体松动，那么就应当去除种植体，因为此时种植体几乎不可能行使正常的功能。

手术治疗目前提倡用羟基磷灰石（HA）、同种异体的脱矿冻干骨、自体骨加GTR技术来治疗种植体周围的骨缺损。其他一些被推荐使用的方法包括：翻瓣术后清创、牙槽骨外形修整、附着龈加宽术。研究表明种植体周围骨组织有较强的再生的能力。

（吴晓飞）

第十五章 唾液腺疾病

第一节 急性化脓性腮腺炎

一、概述

急性化脓性腮腺炎（acute purulent，parotitis）是由化脓性致病菌感染引起的腮腺的急性化脓性炎症，最常见的致病菌是金黄色葡萄球菌，临床上最多见于患有系统性疾病或外科手术后的老年患者，所以又称为手术后腮腺炎（postoperative parotitis），属于严重并发症之一。由于抗生素应用的发展并注意维持正常出入量及水、电解质平衡，目前已少见。除此情况外，腮腺的急性炎症病员仍时有所见。感染源可来自口腔内的脓性病灶，例如慢性扁桃体炎和牙齿感染，诱发因素包括营养不良、脱水，口腔肿瘤。正常时，腮腺分泌大量唾液经腮腺导管排入口腔，有帮助消化及冲洗自洁作用。重病及消耗性疾病，如急性传染病后期或胸、腹部大手术后的病员，机体抵抗力下降，全身及口腔的免疫能力减弱，唾液分泌功能障碍，致病菌经腮腺导管逆行进入腺体而发生急性化脓性腮腺炎。此外，外伤或周围组织炎症的扩展，涎石、瘢痕挛缩等影响唾液排除，亦可引起本病。

二、诊断

（一）临床表现

局部病变表现为以耳垂为中心的腮腺肿大，皮肤发红，皮温增高，明显压痛，由于腮腺包膜致密，故扪之较硬。口内腮腺导管口红、肿，分泌减少，病变后期当挤压腮腺腺体，可有淡黄色较稠的脓性分泌物溢出。由于腮腺腺体呈分叶状，故其脓肿形成后可表现为多灶性，即多个分散的脓肿，加之腮腺筋膜坚韧，故即使有脓肿形成亦难以扪及波动感。

（二）体格检查

1. 一般情况　发病急骤。多数病员有高热、寒战、全身不适、白细胞增多等全身症状。少数患者由于机体状况衰竭，上述全身反应可不明显。

2. 局部检查　急性化脓性腮腺炎多发生于一侧。患侧腮腺区红肿明显，下颌后凹消失，耳垂上翘。由于腮腺包膜致密，肿胀受到约束，内部压方增高，故疼痛剧烈，触压痛明显。有程度不等的强口受限。患侧腮腺导管开口处红肿，有脓性分泌物排出。由于筋膜分隔，脓肿常为多个、分散的小脓灶，故早期无典型的波动感。

3. 全身检查　全身情况较差的患者，急性期感染可向相邻组织间隙扩散，而表现相应间隙的蜂窝组织炎的临床体征。病程后期脓肿穿破腮腺筋膜及相邻组织，可由外耳道溃破溢脓，亦可在颌后或下颌角区形成皮下脓肿。

（三）辅助检查

1. 实验室检查　周围血象：化脓性腮腺炎可见白细胞总数增高，分类个性核白细胞比例明显增高。细菌培养：化脓性腮腺炎时腮腺管口引流培养，可培养出致病菌。

2. 影像学检查　急性化脓性涎腺炎时，腮腺影像学改变不明显。

3. 特殊检查　腮腺炎根据其流行病学特征、临床表现及实验室资料并不难诊断，常不需要超声检查；而急性化脓性涎腺炎，超声检查可以提示脓肿以及其发展情况，较 X 线和其他检查方法具有优越性，故超声在涎腺炎性疾病诊断亦有较高应用价值。

（四）鉴别诊断

1. 流行性腮腺炎　多发生于儿童，有流行病接触史，多为双侧腮腺受累，腮腺腺体肿大，但疼痛较轻，导管口无红肿，唾液分泌清亮无脓液，周围血白细胞总数不增高，但淋巴细胞比例增大。腮腺不形成脓肿，常经 7～10d 而痊愈。

2. 嚼肌间隙感染　主要为牙源性感染，表现为以下颌角为中心的肿胀、压痛，张口受限明显，但腮腺导管口无红肿，分泌清亮，脓肿形成可扪得深液动感。

3. 腮腺区淋巴结炎　又称假性腮腺炎，表现为区域性腮腺肿痛，病变与腮腺解剖形态不一致，腮腺导管口无红肿，唾液分泌清亮。

三、治疗

本病虽少见，但病情常较严重，应积极预防。对重病及大手术后的病员，应特别加强口腔护理，保持口腔卫生，鼓励咀嚼运动，给酸性饮料或食物刺激唾液分泌，增强冲洗自洁作用。

发病后要注意改善全身情况。对体质衰弱的重病员，应维持机体的体液平衡，纠正电解质紊乱，必要时输少量新鲜血以增强机体抵抗力。及早选用大剂量抗生素控制感染，内服、外敷中草药。如脓肿形成，需作切开引流。切开时要注意防止损伤面神经。一般在耳屏前作切口，切开皮肤、皮下组织、暴露腮腺，用小血管钳沿面神经走行方向行钝性分离，对分散的小脓灶作多处引流。

（程维平）

第二节　慢性腮腺炎

一、概述

慢性腮腺炎为最常见的涎腺炎症，本病以前称为慢性化脓性腮腺炎，现在分为复发性和阻塞性两类。慢性复发性腮腺炎，以儿童多见，发病年龄多在 5 岁左右，男性发病率高，为周期性发作，年龄越小，间歇时间较短，易复发，随着年龄增长，发作次数减少且症状减轻，青春期后一般逐渐自愈。半数以上患者首次发病有流行性腮腺炎接触史。临床主要表现为腮腺反复肿胀不适，有脓性分泌物自导管口溢出。慢性阻塞性腮腺炎又称腮腺管炎，大多数为局部原因所致，中年人发病率高，多为单侧受累，临床主要表现为阻塞症状和腮腺反复肿胀。本病预防的关键是消除病因，减少感染。

二、诊断

（一）体格检查

1. 一般情况　慢性复发性腮腺炎有周期性发作，半数以上患者首次发病有流行性腮腺炎接触史，大多数患者由局部原因引起。如智齿萌出时，导管口黏膜咬伤，瘢痕愈合后引起导管口狭窄。不良义齿修复后使导管口、颊黏膜损伤，也可以引起瘢痕而造成导管狭窄。少数由导管结石或异物引起。

2. 局部检查

（1）慢性复发性腮腺炎：①腮腺反复肿胀、不适。②导管口轻度红肿，挤压腺体可见导管口有脓液或胶冻状液体溢出。③周期性发作、年龄小、发作次数多。

（2）慢性阻塞性腮腺炎：①多为单侧腮腺反复肿胀，与进食有关。②晨间感腮腺区胀，有"碱味"液体自导管口流出，随之有轻快感。③导管口有混浊唾液流出。病程久者，可扪及粗硬，呈索条状导管。④腮腺稍肿大、质中、轻压痛。

3. 全身检查　慢性腮腺炎一般很少表现出全身症状。

（二）辅助检查

1. 实验室检查　慢性腮腺炎在无全身症状出现时，一般实验室检查的指标很少出现异常。

2. 影像学检查　慢性复发性腮腺炎的诊断主要根据临床表现和腮腺造影。造影之前摄普通 X 平片是必要的，可以排除结石的存在。造影表现为末梢导管呈点状、球状扩张，排空迟缓，因此，文献上有称本病为慢性斑点状腮腺炎（chronic punctate parotitis），主导管及腺内导管无明显异常。临床表现为单侧腮腺肿胀者，做双侧腮腺造影，约半数患者可见双侧腮腺末梢导管点状扩张，故建议常规做双侧腮腺造影。从涎腺造影观察，不少儿童患者双侧均显示涎腺末梢导管呈点状扩张（sialectasis），但常常只一侧发生肿胀。由于儿童复发性腮腺炎有自愈倾向，不少认为是先天发育不全所致。因为不少研究报告表明儿童期诊断为复发性腮腺炎者，成年后再作腮腺造影，原来所见的末梢点状扩张消失。但真正的原因仍不很清楚。

慢性阻塞性腮腺炎腮腺造影显示主导管、叶间、小叶间导管部分狭窄、部分扩张，呈腊肠样改变。部分患者伴有"点状扩张"，但均为先有主导管扩张，延及叶间、小叶间导管后，才出现"点状扩张"。

3. CT 检查　慢性腮腺炎由于纤维结缔组织增生、腺组织萎缩，CT 平扫可见腺体体积缩小，密度增高，部分患者的腺体内可有散在的点状钙化灶，提示导管内结石。

4. MRI 检查　慢性腮腺炎的凸显表现为腺体体积缩小，在 T_1 加权上其信号较正常腮腺为低，呈中等信号或略高信号，在 T_2 加权上其信号也比正常腮腺低，且不均匀。对腮腺导管扩张和涎石的显示不如 CT 敏感。

（三）鉴别诊断

（1）慢性复发性腮腺炎的涎腺造影表现和 Sjogren 综合征现已明确为自身免疫性疾病，

但两者的关系和区别仍不十分清楚。组织病理方面二者有所不同：慢性复发性腮腺炎表现为腺泡萎缩，甚至消失，代之以增生的纤维组织。腺导管增生扩张并有黏液细胞化生，周围及间质有慢性炎症细胞浸润。而 Sjogren 综合征主要表现为良性淋巴上皮病变。

（2）流行性腮腺炎：常双侧腮腺同时发生，伴发热，肿胀更明显，腮腺导管口分泌正常，罹患后多终身免疫，无反复肿胀史。

（3）舍格伦综合征继发感染：多见于中年女性，无自幼发病史。常有口干、眼干及自身免疫病。腮腺造影显示主导管扩张不整，边缘毛糙，呈羽毛状等改变，末梢导管呈点、球状扩张。

（4）腮腺内淋巴结炎：又称假性腮腺炎，可引起腮腺区红肿和疼痛，挤压腮腺腺体一般无脓液自导管口流出，当炎症后期破坏淋巴结包膜，侵及周围腺体和导管时，导管口可有浑浊唾液或脓液流出。CT 表现为边界清楚，密度不均，1.5cm 左右大小的椭圆形病灶，常为于腮腺的边缘区。

三、治疗

（一）治疗原则

阻塞性治疗：①以去除病因为主，有涎石者，先去除涎石；导管口狭窄者，逐步扩张导管口等。②慢性炎症期，行导管内灌注药物治疗（如庆大霉素、板蓝根注射液等），亦可注入碘化油（具有扩张导管和抑菌作用）。③保持口腔卫生，自行按摩腮腺，进食酸性食物，促进唾液分泌等。④腮腺炎反复发作，保守治疗无效者，可选用导管结扎术或保留面神经的腮腺切除术。

慢性复发性腮腺炎儿童和成人的治疗有所不同。儿童要多饮水，每天按摩腺体帮助排唾，保持口腔卫生等；若有急性炎症表现则可用抗生素。成年人慢性复发性腮腺炎的治疗基本原则同上，但治疗效果并不理想。如能发现发病因素如结石、导管口狭窄，可先去除结石或扩张导管口（用钝头探针仔细插入导管内，先用较细者，再用较粗者逐渐扩大）。也可向导管液入药物，如碘化油、各类抗生素等。经上述治疗仍无效，可考虑手术。

（二）术前准备

术前予以全口洁牙，保持口腔清洁，可予以含抗菌药物的溶液漱口和使用抗生素。局部麻醉药物过敏试验。术前可以从腮腺导管口内注入 1% 亚甲蓝溶液使腮腺染色，以便于术中识别和解剖面神经。

（三）手术指征

无严重系统性疾病，能耐受局部或全身麻醉和一般性手术。慢性腮腺炎反复发作，经保守治疗无效者。

（四）手术方法

手术治疗方式有二：一是作导管结扎术，可从口腔内进行。适应症的选择条件必须是腮腺导管系统经抗生素反复冲洗，黏液脓性分泌物明显减少或停止方可施行。结扎术后可口服硫酸阿托品片，每日 1～3 次，每次 0.3mg，共服用 3～5d。腮腺区加压包扎，以促使腺体萎缩。术后并发症主要是黏液脓性分泌物自发破溃疡或形成潴留脓肿。二是在各种保守治疗及导管结扎术失败而病员有手术愿望时，可行保存面神经的腮腺腺叶切除术。由于长期炎症的影响，纤维组织形成而周围组织粘连，分离面神经较为困难。术后如有面瘫表现可用维生素 B_1 及维生素 B_{12} 并配合理疗。必须强调的是应将腺组织尽可能摘除，并应将腮腺导管全长完全切除，否则术后在残存导管段仍可能形成潴留脓肿。

（五）手术注意事项

因为存在慢性炎症反复发作，所以腮腺区存在局部组织粘连，易出血，分离困难，应仔细操作，注意保护和防止面神经损伤。

（六）术后观察及处理

1. 一般处理

（1）术后进流质饮食，并注意保持口腔卫生。使用抗菌漱口液漱口和口服抗生素预防创口感染。

（2）应用拟制唾液分泌药物，如阿托品或海俄辛等口服或肌肉注射。

（3）如术中牵拉或损伤面神经，术后可以酌情服用营养神经药物。

（4）术后 24～48h 拔除引流条或负压引流管，然后加压包扎至术后 7d 拆线，并继续加压包扎 3～5d。

2. 并发症的观察及处理

（1）面瘫：应用维生素 B_1、维生素 B_{12} 等药物，促进面神经功能恢复。

（2）涎瘘：用注射器将涎液抽去后继续加压包扎。口服抑制涎腺分泌药物如阿托品等。也可采用局部放射治疗的方法，使残留腺体萎缩和失去分泌涎液功能。

（3）感染：积极地选用抗生素治疗，局部切口低位放置引流条引流，每日换药和加压包扎。

（4）味觉出汗综合征（frey 综合征）：味觉出汗综合征是腮腺肿瘤术后常见的一种后遗症，其可能机制为外伤或手术切断了分布于腮腺的副交感神经纤维和分布于汗腺及皮肤血管的交感神经纤维，两神经断端经过一段时间后发生交叉再生联合，受味觉刺激并有咀嚼运动时，副交感神经兴奋，出现术区皮肤出汗和潮红现象，目前尚无特效治疗方法，应在术中尽量避免。

（程维平）

第三节 颌下腺炎

一、概述

颌下腺炎（submandibular adenitis）常与涎石病并发，最常见于青壮年，男性多于女性，病史短者数天，长者可达数年或更长。主要原因是由于涎石堵塞导管系统后产生的排唾障碍和继发感染的炎性反应，常见的主要症状是进食时颌下腺部位肿胀和疼痛。若涎石为不完全堵塞导管，餐后肿胀可很快消失。

颌下腺炎，若经久不愈，反复发作，颌下腺呈退行性变，甚至纤维化，腺体呈硬结性肿块。

颌下腺炎除少数由于小涎石所致炎症，可用保守疗法和催唾及按摩促排外，大多需手术摘除。

二、诊断

（一）临床表现

（1）发热、全身不适，血白细胞计数增多。

（2）颌下区肿胀、疼痛：颌下腺肿大，压痛。

（3）患侧舌下区红肿，导管口红肿，有脓性分泌物溢出。

（4）慢性者可有颌下区反复肿痛史，颌下腺肿大，质稍硬，轻压痛。

（5）颌下腺导管口轻度红肿，有脓液或混浊液排出。

（6）口底咬𬤊片可能显示导管结石。

（二）体格检查

1. 一般情况

（1）发热、脉搏、呼吸增快。

（2）颌下、口底区明显水肿，舌下皱襞红肿。

（3）颌下腺疼痛、压痛，导管口发红、有脓性分泌物排出。

（4）慢性者，常有颌下区不适或胀痛；有咸味分泌物自导管口排出。

（5）导管阻塞时，颌下腺肿大，胀痛，尤其在进酸性饮食后更明显，但食后逐渐缓解。

（6）颌下腺肿大，质稍硬、压痛，挤压颌下腺时，导管口有咸味或脓性分泌物排出。

2. 局部检查　颌下腺炎以慢性多见，但亦可急性发作。在急性颌下腺炎时，患侧口底肿胀、疼痛，有时还可出现因结石在管壁的嵌顿而致导管痉挛，发生剧烈疼痛，吞咽因疼痛而不便。下颌部皮肤红肿、压痛，颌下三角界限不清。颌下腺导管口发红，压挤颌下腺时可见有脓液自导管口流出。慢性颌下腺炎，病史较长，可由数月至数年，并可能反复急性发作。病员自感有咸味分泌物自导管流出。当看见食物或进食时特别是进酸性食物时，肿胀和疼痛加剧，在临床上有时可采用令患者口服维生素C以检查导管是否完全阻塞。颌下腺经过长期反复的急性发作后，进食不再肿大。临床检查颌下区时，于颌下三角区内可扪得肿大的颌下腺，质稍硬，有压痛，如反复发炎腺泡萎缩的颌下腺，则体积变小而质硬，在口底的颌下腺导管内有时可扪及结石，导管口可见发红，挤压颌下腺，可有脓性或黏液脓性分泌物流出。

3. 全身检查　全身反应有体温上升、脉搏及呼吸加快、白细胞总数增加、中性白细胞增多等一般症状。

（三）实验室检查

1. 血常规检查　炎症急性发作者可见白细胞计数升高。

2. 影像学检查

（1）X线检查：若因导管涎石阻塞引起的炎症，X线检查可见阳性涎石。口底咬𬤊片也可能显示导管结石。

（2）涎腺导管造影：碘油造影检查，X线呈现导管不均匀的扩张与缩窄，腺体内分支导管末梢扩张，呈囊状或葡萄状外观。

（3）涎腺B超检查：颌下腺炎以慢性多见，多见于成年人。其主要发病原因为导管的阻塞和狭窄。慢性颌下腺炎病史较长，从几个月至几年不等，其间可见轻重不同的急性炎症过程。长期炎性改变导致纤维组织形成，超声表现为腺体回声增强，当伴有淋巴结肿大时，超声可见低回声团形成。涎石在颌下腺内表现为强光点，声影不明显。由于颌下腺导管管壁较薄，超声一般不能显示。急性颌下腺炎，腺实质炎性水肿，超声表现为回声减低，由于颌下腺包膜疏松，感染易于累及周围，故超声所见颌下腺边界不清，且伴有周围淋巴结肿大。

（4）CT检查：CT平扫可见颌下或舌下区散在分布的高密度结石。若结合造影，可以显示腺体导管内低密度缺损的阴性结石和导管扩张。

3. 特殊检查　分泌物及组织培养＋药敏。

（四）鉴别诊断

在诊断慢性颌下腺炎时，要与颌下区慢性淋巴结炎相鉴别。淋巴结炎有较长期的反复肿大历史，但肿大的淋巴结位于下颌下缘内下方，较颌下腺表浅而活动，颌下腺导管口正常，挤压腺体时流出的是正常涎液。还应与来自颌下腺的肿瘤相鉴别。颌下腺的肿瘤，可扪得明确的周界，且持续长大，无炎症症状，颌下腺导管口正常，碘油造影片可见颌下腺导管系统正常可有肿瘤压迫的占位性表现，恶性肿瘤侵犯腺泡时，则可见导管系统影像的消失和充盈缺损区域，据此则可加以鉴别。

三、治疗

（一）治疗原则

急性颌下腺炎的处理与一般急性炎症相同。加强营养，应用抗生素抗炎。局部理疗等。如化脓，则应切开引流，待炎症消退后，摘除涎石或异物。慢性颌下腺炎，应及早除去病因，如摘除涎石，即可痊愈，若发病期长，颌下腺已纤维化而失去功能，或在腺体内或腺体与导管交界处有结石而手术无法摘除者，皆因做颌下腺切除术。

（1）病原治疗（去除涎石、导管扩大术）。

（2）物理治疗（理疗）。

（3）抗生素治疗。

（4）对症支持治疗：早期轻型病例以口服抗生素和其他辅助为主；重型病例以静脉用药，注意支持疗效和防止并发症。

（5）重者可做手术摘除颌下腺。

（6）早期轻型病例以口服抗生素和其他辅助为主。

（7）重型病例以静脉用药，注意支持疗效和防止并发症。

（8）慢性病例应采用病因治疗，抗生素，支持对症等综合治疗。

（9）累发病例应考虑外科切除。

（二）术前准备

排除手术禁忌证，请相关科室会诊、积极治疗影响手术的心血管、糖尿病等系统性疾病，并改善患者体质。术前维护口腔卫生：治疗龋齿、牙周洁治，漱口水含漱。与患者及其家人充分沟通，使之对疾病、治疗计划和预后知情了解，得到其理解、配合。

（三）治疗方案

1. 非手术治疗

用药原则如下。

（1）早期轻型病例以口服抗生素和其他辅助为主。

（2）重型病例以静脉用药，注意支持疗效和防止并发症。

（3）慢性病例应采用病因治疗，抗生素，支持对症等综合治疗。

（4）累发病例应考虑外科切除。

2. 手术治疗

（1）手术指征：①颌下腺体内结石，有疼痛，涎液潴留症状者。②慢性化脓性颌下腺炎、纤维性变。③颌腺囊肿、肿瘤、结核等。④外伤、炎症引起颌下腺外瘘经久不愈。

（2）手术时机：①颌下腺炎反复发作已引起腺体实质性增大。②颌下腺腺体内结石。③颌下腺肿瘤。

（3）手术方法

1）患者仰卧，肩垫高，头偏患侧。

2）局部浸润麻醉下，从下颌骨下缘约1.5cm下，做一长约5~6cm切口，切开皮、皮下组织、颈阔肌。

3）结扎出血点及颈外静脉。

4）在嚼肌前缘下颌骨下缘部解剖出面前动脉和静脉，分别切断结扎，慎勿伤及面神经下颌缘支。

5）切开颈深筋膜，将皮、皮下组织、颈阔肌及颌下腺鞘膜剥离，一并往上牵引至下颌骨下缘，暴露颌下腺。

6）沿颌下腺表面及周围，从前缘及下缘钝性分离颌下腺，使与二腹肌表面游离，勿伤及深面的舌下神经。

7）继续分离颌下腺后下部，将腺体往后上提起暴露下颌舌骨肌，在腮腺下极附近结扎面后静脉。

8）将颌下腺向前下方牵引，在腺体深部寻出颌外动脉近心端，用止血钳夹住切断，作双重结扎并缝固于深面的肌肉上，此时颌下腺已全部游离。

9）将腺体往后上方提起显露颌下腺延长部分、舌神经及颌下腺导管。分离出颌下腺导管至口底前部，予以切断结扎，将颌下腺及相连的病变组织一并摘除。

10）清洗伤口，结扎各出血点，分层缝合，安置橡皮引流条，加压包扎。

11）术后48h拔除引流条，5~7d拆线。

（4）注意事项

1）避免误伤舌神经：舌神经在颌下腺导管的深面，并与之平行，在切断导管前，应仔细将两者分辨清楚。如神经被误伤则会导致患者舌前2/3黏膜及同侧牙龈感觉减退或消失。

2）防止术后出血：因术中止血不彻底或患者因咳嗽等原因致结扎线脱落而出血，由于术后一般均加压包扎，因此血肿向咽喉部发展，致使呼吸道受压而出现呼吸困难，甚至窒息。因此术后宜密切观察，一旦出现有出血征象应及时拆除缝线，打开术腔，及时止血，以免发生意外。

3）消除死腔：由于颌下三角区为疏松的间隙，摘除颌下腺后，因受下颌骨阻挡。术中不能完全消除死腔，因之术后须加压包扎。

（程维平）

第四节　唾液腺发育异常

唾液腺发育异常（developmental abnormality of salivary gland）是一种少见疾病，根据文献报道及作者经验，可归纳为5类。

一、唾液腺先天缺失或发育不全

大唾液腺先天缺失（congenital absence of salivarygland）少见，任一唾液腺均可缺失，可双侧或单侧，病因不甚清楚，与其他外胚叶发育不全不无联系，与家族发病或遗传因素是否有关尚不清楚。唾液腺缺失可伴有头颈部其他异常，如鳃弓综合征。

腮腺或下颌下腺缺失或发育不全时，可出现口干症状。导管口未发育，探针不能进入。有的作者报告，外科探查腮腺区，可见腮腺缺失或极度发育不全。病理报告为腮腺碎块，其中有少量淋巴组织成串状。

治疗为对症性治疗。

二、导管口闭锁

一个或更多的大唾液腺导管闭锁（salivary gland atresia）或缺失，临床极为少见。如果发生，可致涎液滞留，形成囊肿。

三、唾液腺异位

（一）临床类型

1. 迷走唾液腺（aberrant salivary gland）　指唾液腺内的部分始基异位于正常情况下不含唾液腺组织的部位，而正常唾液腺可存在。常见于颈侧、咽及中耳，其他也可见于颌骨体内、牙龈、扁桃体窝、脑垂体及小脑脑桥等处。唾液腺组织迷走到下颌骨体内者，通常穿过舌侧骨皮质，以蒂与正常下颌下腺或舌下腺相连，称作发育性唾液腺舌侧下颌骨陷窝（developmental lingual mandibular salivarygland depression），又称静止骨腔。

2. 异位唾液腺（heterotropic salivary gland）　指腺体的位置异常，腮腺和下颌下腺均可单侧或双侧发生异位。腮腺常沿咬肌前缘或其下缘异位。下颌下腺可异位至扁桃体窝、颌舌骨肌之上的舌下间隙，有的与舌下腺融合。

（二）临床表现

异位唾液腺一般无症状。但可发生涎瘘，继发炎症、囊肿或肿瘤。我们在临床上发现数例腮腺异位，有单侧，也有双侧者，均移位至耳前区近颞部，表现为该处凸起如肿块；有的是在刮脸时偶然发现，疑为肿瘤来诊；有的是体检时发现。患者均诉进食时该处发胀。

（三）X线表现

唾液腺造影时，该处明显凸起，X线片上显示为发育不全的腮腺。

（四）治疗

异位唾液腺无症状者不需治疗。继发感染、炎症、囊肿、肿瘤或有明显胀感者，可手术摘除异位唾液腺或与其相伴的囊肿或肿瘤。

四、导管异常

导管异常可有导管缺失、扩张及开口位置异常，导管扩张包括主导管扩张及末梢导管扩张。

（一）临床表现

导管开口位置异常，位于颊、下颌下缘、上颌窦等部位，可发生先天涎瘘。我们曾见1例腮腺导管口位于口角，并伴有同侧大口畸形和副耳。导管扩张常因继发感染就诊。我们曾见2例末梢导管扩张，3例主导管扩张，均为继发感染就诊，4例为腮腺，1例为下颌下腺，且均为双侧，挤压腺体有大量涎液射出，射程可达10cm，继发感染侧可伴有脓液。

（二）X线表现

腮腺主导管扩张，我们所见为一侧主导管中段呈梭形扩张，边缘光整，该腮腺从无任何不适；而另一侧主导管高度扩张，边缘不整，并延及某些叶间导管，该腮腺有反复肿胀史。下颌下腺主导管扩张显示为双侧下颌下腺主导管前段正常，腺内段及叶间导管高度扩张，呈囊状。手术切除有肿胀史的一侧下颌下腺，见该侧下颌下腺较大，主导管腺内段、叶间导管高度扩张，导管壁光滑。

唾液腺在出生时，即可有单个或多个末梢导管扩张，唾液腺造影显示腮腺轮廓正常。但末梢导管呈点状扩张影像，与复发性腮腺炎相似。有的学者注意到末梢导管先天性扩张与支气管扩张同时存在。

先天性唾液腺导管扩张无继发感染者，宜多饮水，每天按摩腺体帮助排空唾液，保持口腔卫生，以预防继发感染。若有急性炎症表现可用抗生素。唾液腺造影本身对继发的慢性炎症有一定疗效。主导管呈囊状扩张者多需手术，作导管结扎术或腺体摘除术。

五、唾液腺肥大

唾液腺先天性肥大罕见，腮腺及下颌下腺均可发生，在唾液腺造影片上不易与病理状态所致唾液腺良性肥大区别。

唾液腺先天性肥大常无症状，可不处理。

（程维平）

第十六章　颞下颌关节疾病

第一节　颞下颌关节紊乱病

一、概述

颞下颌关节紊乱病是口腔科的常见病和多发病。部分病例病程迁延、反复发作、经久不愈，严重影响咀嚼功能和语言。本病发病率很高，其诊断和治疗所涉及的学科很多；许多口腔科医师对本病缺乏应有的认识；医源性颞下颌关节紊乱病也甚多。因此，已引起国内、外口腔医学界的广泛注意。

颞下颌关节紊乱病并非指单一的疾患，它是一组病因尚未完全清楚的临床症状和疾病的总称。它涉及咀嚼肌群和颞下颌关节或两者都涉及。一般认为有颞下颌关节区的疼痛、下颌运动异常、弹响或杂音三大症状，无风湿、类风湿等病史，而又不属于其他临床或病理上诊断已很明确的颞下颌关节疾病者，即属本病。

颞下颌关节紊乱病是一种慢性疾病，病期一般较长，几年或十几年。有的表现为一过性并可自愈，有的经常反复发作但常常有自限性。随着年龄增加而症状减轻。预后一般良好。颞下颌关节紊乱病一般不发生关节强直。

二、病理

颞下颌关节紊乱病的病理变化为典型的退行性改变。在结构紊乱期，即使 X 线平片检查无骨质改变，但病理检查时，见髁突和关节盘均已发生了退行性改变。在器质性破坏期，其实质属于退行性关节病的范畴，是继发性退行性关节病。

（一）关节盘的变化

肉眼见在关节盘后带及双板区之间有凹陷变薄区，且表面粗糙不平，甚至形成浅在的溃疡面。重时关节盘可发生穿孔，多见于双板区，在穿孔的四周为不规则的破裂边缘，盘穿孔周围组织有不同程度充血。

光镜可见穿孔或未穿孔关节盘的病理变化基本一致。关节盘的胶原纤维发生断裂及形成裂隙，胶原纤维呈玻璃样变，有时也呈嗜碱性变；中带及后带出现较多的软骨细胞，这些细胞变大，或成双或单个出现；前带及中带由前后一定方向排列的胶原纤维变成无定向排列；关节盘后带的胶原纤维中出现新生的毛细血管，双板区纤维化增加，局部血管减少，双板区可发生钙化；弹力纤维可以出现断裂。

电镜看到关节盘可出现胶原原纤维走行紊乱、扭曲、不规则增粗及断裂，有的胶原原纤维水肿、横纹消失，弹力纤维溶解成片状。成纤维细胞的胞浆内线粒体肿胀、嵴变形或消失，有的胞浆内有大量空泡变性。双板区可见细胞破裂、崩解、细胞膜消失，细胞器进入细胞间质中；双板区可出现蚓状小体（vermiform body），在小体内有微细的纵行条纹，在其周围可见很多弹力纤维环绕。

（二）髁突软骨的变化

肉眼见髁突软骨面不光滑，有时可见部分软骨剥脱。

光镜可见关节表面带出现胶原纤维间水肿、松解，形成大小不同的纵裂和横裂，软骨可顺横裂剥脱。这些裂隙在肥大带中也可出现，但增殖带不明显。在髁突软骨基质也可发生变性及溶解，呈紫染颗粒状。当表面软骨和髁突骨质之间形成大的横裂时，则裂隙上方关节软骨全层剥脱，使髁突骨质暴露。

电镜见正常髁突最外有一层不甚清楚的纤维样物，也有人称之为凝胶样物。病变的早期为凝胶样物消失，下面的一些胶原纤维束暴露于关节面上，在纤维束间存在着无结构的斑块，使关节面出现不规则的缺损，而失去原来的光滑。

在髁突表面覆盖的软骨中，部分成纤维细胞和软骨细胞的胞浆内线粒体肿胀，嵴变形、消失，双层膜结构模糊；有的胞浆内有大小不一的空泡状改变。在软骨的表层及深层可见蚓状小体，但在深层近钙化带处最为常见，其形态与关节盘中所见相同。

（三）髁突骨质的变化

在骨皮质和骨小梁中有的骨细胞消失，骨陷窝空虚，骨纹理结构粗糙，骨小梁出现不规则的微裂。上述现象均表明骨的活力明显降低，这些变化在显微镜下才能看出。由于骨微裂的形成，则骨小梁由微裂处断裂崩解，而使相邻的骨髓腔彼此融合，形成假囊肿。有的骨髓腔内可见碎骨片及坏死钙化的组织。有的骨小梁的骨基质呈颗粒样嗜碱性变，然后溶解，剩下的胶原纤维呈网状结构。

当髁突表面的软骨组织破坏后，骨皮质可发生吸收，骨表面出现窝状凹陷，在凹陷内有多核的破骨细胞存在。病变继续发展可使皮质骨变薄、断裂，再严重时骨板破坏，此时，暴露于关节腔内的骨小梁也发生吸收。在吸收的表面有一层富有血管、成纤维细胞及少量炎症细胞的肉芽组织覆盖，这些肉芽组织也可进入骨髓腔内。

有时可见髁突的一部分骨皮质增厚，骨小梁变粗，骨髓腔变小且发生纤维化。较重时，部分骨质呈唇样增生，向关节腔突出，表面覆盖的软骨组织松解、断裂。

以上病理改变不一定同时出现，但骨细胞消失、骨陷窝空虚、骨纹理结构粗糙和形成微裂均是骨的早期变性改变，因此都能出现。

（四）关节囊的变化

光镜见部分滑膜增厚，部分滑膜变薄甚至脱落。增厚的滑膜呈双向分化，表层一、二列细胞呈纤维细胞样，深层约5~8列细胞呈上皮细胞样。滑膜表面被覆一层类纤维蛋白物质，其中有淋巴细胞浸润。滑膜下层组织及周围纤维组织均有明显的玻璃样变，这些胶原纤维之间有浆细胞、淋巴细胞浸润。

电镜见滑膜表面有中等电子密度、均匀的颗粒状或细丝状物堆积；滑膜细胞变性，细胞器明显减少，胞浆内有大量微丝；滑膜下的胶原纤维间有中等电子密度的无定形物质。

三、影像学诊断

颞下颌关节紊乱病影像学检查包括 X 线平片、体层摄影、关节造影、CT 及磁共振检查等。其中 X 线平片、体层摄影（包括平面体层摄影和曲面体层摄影）及 CT 检查主要用于关节骨性结构病变的检查，而关节造影检查和磁共振检查则主要用于关节盘病变及关节内软组织病变的检查。

（一）骨结构病变

颞下颌关节紊乱病关节骨结构病变为退行性病变或称为骨关节病改变，主要包括髁突硬化、破坏、骨质增生、囊样变、磨平变短，关节窝及关节结节硬化和关节窝变浅平、宽大等。

（二）关节盘病变

颞下颌关节紊乱病关节盘病变包括关节盘移位、关节盘穿孔，关节囊扩张、撕裂及关节盘附丽松弛等。其中关节盘移位和关节盘穿孔为最主要的表现，而关节囊扩张、撕裂及关节盘附丽松弛等则常相伴前两类病变发生。

1. 关节盘移位　关节盘移位包括可复性盘前移位、不可复性盘前移位、关节盘侧方移位及关节盘后移位等。其中以关节盘前移位最为常见。

（1）可复性盘前移位：关节造影和磁共振检查均可对可复性盘前移位做出明确诊断。于关节造影侧位体层闭口位片、磁共振关节矢状位或斜矢状位闭口位片上，均可见关节盘本体部位于髁突横嵴前方，向前超出正常位置，以在磁共振片上显示更为明确、清晰；在关节造影侧位体层开口位片、磁共振关节矢状位或斜矢状位开口位片上可见关节盘－髁突位置恢复正常，髁突横嵴部恰与关节盘中带相对应，关节盘三带分界清楚，关节盘后带与关节盘双板区界限清楚。在磁共振图像上，关节盘本体部（包括关节盘前、中、后三带）呈低信号影像，而关节盘双板区则呈中、高信号改变。

（2）不可复性盘前移位：为颞下颌关节紊乱病患者开口磁共振图像示关节盘－髁突位置关系恢复正常开口受限的最常见原因之一，一般亦均以关节造影或磁共振检查作为客观的诊断依据。于关节造影侧位体层闭口位片、磁共振关节矢状位或斜矢状位闭口位片上可见关节盘本体前移，超出正常范围，且多较可复性盘前移位更为向前；于关节造影侧位体层开口位片、磁共振关节矢状位或斜矢状位开口位片上，可见前移位的关节盘并未能恢复正常位置，仍位于髁突横嵴的前方，且常因受到髁突向前运动的挤压而发生不同程度的变形。急性期不可复性盘前移位，关节盘变形往往不明显，但髁突向前的运动大多受限，而不能抵达关节结节顶的下方。诸多慢性期不可复性盘前移位患者，可发生适应性改变，此时可见关节盘变形明显，但髁突运动大致恢复正常，可以抵达关节结节下方，关节盘双板区可发生类似本体部样的改变。部分病程迁延的病例，可以发展为关节盘穿孔。

（3）关节盘侧方移位：包括关节盘内侧移位及外侧移位两种。主要依据磁共振关节冠状位或斜冠状位片诊断。关节盘外移位于磁共振关节冠状位图像上可见关节盘位于髁突外极的外侧，而关节盘内移位则可见关节盘位于髁突内极的内侧。

（4）关节盘旋转移位：对于关节盘旋转移位的研究极少。一般认为以磁共振成像诊断较为可靠。关节盘旋转移位分为前内侧旋转移位和前外侧旋转移位两种。在磁共振关节矢状位或斜矢状位闭口片上表现为关节盘前移位，在冠状位或斜冠状位片上表现为内移位者为关节盘前内侧旋转移位，而在冠状位或斜冠状位片上表现为外移位者，则为关节盘前外侧移位。

2. 关节盘穿孔　关节盘穿孔多为关节盘移位发展而来，亦可因创伤等其他因素所致。关节造影对于关节盘穿孔的诊断具有重要价值，其敏感度优于磁共振检查。一般认为，当将造影剂（20%～30%泛影葡胺水剂）单纯注入关节上腔或下腔而关节上、下腔均显示有造影剂充盈时，则可诊断为关节盘穿孔。关节造影较常拍摄许勒位及侧体体层闭、开口位片，其一般均可满足临床诊断需要。关节造影后以高分辨率 CT 扫描检查，可以获得更为清晰的关节造影图像，但其放射剂量较大且用费较高，较难在临床上普遍使用。近年来问世的口腔专用锥形束 CT，可用于造影检查，费用较低，放射剂量亦明显减少，更适用于临床，但国内目前仅少数单位拥有此类设备。

此外，磁共振检查对于关节盘穿孔的诊断亦具有诊断参考价值，其主要表现为盘穿孔部位的"骨－骨直接相对"征象，局部关节盘组织连续性中断，低信号的髁突密质骨板与关节窝或关节结节的密质骨板之间无关节盘组织相分隔。但应注意，磁共振检查对于关节盘穿孔诊断的敏感度不够高，易于漏诊。

在由关节盘移位发展为关节盘穿孔的过程中，存在一个中间过程，即关节盘穿孔前改变，多发生于关节盘双板区。此时，关节盘双板区病变部位明显变薄，但尚未发生穿孔。在关节上腔造影侧位体层开口位片上可显示后上隐窝处有点状造影剂外溢。由于缺乏足够的影像学与手术观察的对照研究，对于关节盘穿孔前病变的影像学诊断尚缺乏足够的经验。

（三）滑膜炎和（或）关节囊炎

滑膜炎为关节滑膜衬里的炎症，可由感染、创伤等引起，也可继发于骨关节病及结构紊乱。关节囊炎为与关节囊和关节韧带拉伤有关的一种炎症。在关节内有较多积液时，许勒位片、关节侧位体层片或关节矢状位 CT 片均可见关节间隙增宽，髁突前下移位等改变；磁共振关节矢状位 T_2 图像可见关节腔内高信号影像。

（四）关节间隙改变

目前我国临床上最普遍用于观察关节间隙改变的 X 线检查方法为许勒位片及关节侧位体层片。但由于个体之间关节间隙变异较大，以及常规拍摄的许勒位片及关节侧位体层片存在投照技术上的缺陷，往往不能真实地反映患者准确的关节间隙情况，使得对于关节间隙的诊断价值存在较大争议。为此，国内外作者均对矫正许勒位和矫正关节侧位体层摄影方法进行了研究。其主要摄影原理为依据不同个体的髁突水平角及垂直角改变摄影角度或患者头位，以使其能较为准确地显示每个个体的关节间隙情况。但由于操作较复杂，很难在临床上普遍推广使用。近年来，用于临床的口腔专用锥形束 CT 可以根据患者髁突水平角及垂直角的情况进行调整，重建出多层面关节矢状位图像，更适用于关节间隙的观察。

颞下颌关节紊乱病关节间隙改变可以是对称性的，也可以是不对称性的，常见的关节间隙改变包括：①关节前间隙增宽，后间隙变狭窄，表现为髁突后移位；②关节前间隙变窄，后间隙增宽，表现为髁突前移位；③关节间隙普遍变窄，表现为髁突上移位。关节间隙普遍变窄除咀嚼肌功能紊乱和结构紊乱的原因外，晚期骨关节病由于髁突骨质增生明显和关节盘退行性变薄，亦常可表现为关节间隙狭窄。此外，在髁突发育较大时，许勒位片上亦可呈现出关节间隙变窄的 X 线征。此时进行体层摄影检查或在有条件时行口腔专用锥形束 CT 检查均有助于进一步了解关节间隙的变化情况；④关节间隙普遍增宽，表现为髁突下移位。除颞下颌关节紊乱病外，关节腔内积液、积血及占位性病变亦可出现此征。

（五）关节运动

临床上若要了解髁突的运动度，可同时拍摄双侧许勒位或关节侧位体层闭、开口位片进行比较观察。若欲观察关节盘及髁突在不同病理状态下的运动情况时，则需进行动态观察。

1. 可复性盘前移位 瑞典学者 Isberg 和 Westesson（1982）对此类患者尸体颞下颌关节研究发现，在开口弹响发生时髁突和关节盘的运动过程如下：①髁突向前移动至关节盘后带的后面，自此位置迅速向下、向前至关节盘后带的下面，此时关节盘是静止的，此过程用 0.012～0.036 秒；②已位于关节盘后带下面的髁突不再对关节盘施加向前的压力，关节盘向后运动越过髁突；同时，髁突迅速地向上运动并经关节盘中带撞击关节结节后斜面，从而恢复正常的关节盘－髁突关系，此过程约用 0.002 秒。闭口弹响发生时，髁突和关节盘运动过程如下：①髁突向后、下迅速运动，自关节盘中带的下面至静止的关节盘后带的下面，此过程为 0.006～0.008 秒；②后部不再受髁突压迫的关节盘沿关节结节后斜面向前运动，髁突迅速向上移至已经空虚的关节窝（由于关节盘已移位向前），而经关节盘双板区碰撞关节结节后斜面。此过程约用 0.002 秒。作者对生存病例在进行关节造影后的动态 X 线录像观察中发现，在开口运动时，髁突在碰到关节盘后带之后迅速向前下移动，继而向前上移动；同时，关节盘向后反跳，恢复正常的髁突－关节盘关系；髁突横嵴与关节盘中带相对应。在闭口运动中，髁突由与关节盘中带相对应而向后上运动；同时，关节盘沿关节结节后斜面向前下运动而恢复至开口弹响发生之前的盘前移位状态。作者动态录像观察结果与 Isberg 和 Westesson 的观察结果是一致的。此类弹响由于关节盘前移位的程度不同，而分别发生开闭口初期、中期或末期的弹响。

2. 不可复性盘前移位 关节造影后动态 X 线录像观察证实，不可复性盘前移位患者在开、闭口过程中，关节盘不能恢复其正常位置，而恒定地位于髁突的前方。在开口时，由于髁突向前运动的压力，关节盘被压缩变形。关节盘变形程度不同，患者开口运动时所受到的阻挡力量也不同。关节盘变形不明显者，髁突向前运动明显受限，不能达到正常开口位置。关节盘变形变小明显者，由于髁突向前运动所受到的阻挡力量减小，髁突向前运动常可达正常位置。

3. 翼外肌功能亢进 关节造影后动态 X 线录像观察表明，此类患者髁突向前运动过度，一般均明显超过关节结节，并撞击关节盘前带发生弹响。

4. 可复性盘外移位 对此类患者关节造影后进行后－前位动态 X 线录像观察，可以看到在开口、前伸及向对侧运动时，外移位的关节盘发生由外移位状态向内侧向的跳动复位，而在回返运动中，关节盘又自正常位置移位于髁突外侧。

5. 关节囊撕裂 此类病变常伴随关节盘穿孔发生，动态观察可见造影剂自关节囊撕裂处溢出的连续过程，特别是在开口运动时，造影剂自撕裂处外溢更易发生。

四、临床表现

颞下颌关节紊乱病的发展过程一般有三个阶段：功能紊乱阶段、关节结构紊乱阶段和关节器官破坏阶段。

这三个阶段一般显示了疾病发展的早期、中期和后期。早期的功能紊乱有的可以自愈或经治疗后痊愈,有的则逐步发展到后期的关节器官破坏即骨关节炎。但也有不少患者在某一阶段相对稳定而并不发展到另一阶段,即此病有自限性;有的则即使已发展到关节结构紊乱阶段,经过适当的治疗后,仍然可以恢复到病变的早期阶段。此外还可以见到两个阶段的症状同时存在或交替发生。

颞下颌关节紊乱病临床表现的症状极为复杂,归纳起来有三个主要症状,即下颌运动异常、关节和周围肌群疼痛、关节运动时杂音和弹响。

(一) 下颌运动异常

正常的下颌运动,其自然的开口度约 4.0cm(指患者自然大开口时的开口度,并非指最大开口度),开口型是"↓",不偏斜,下颌下降自然而协调。平均时间为 1.6s。下颌下降时头颅无动度。下颌运动异常包括:①开口度异常:开口度过大,其自然开口度可明显地大于 4.0cm,虽然开口度大,但其开口时间反而短,下颌下降甚快,肉眼可见两侧髁突外极突出于颧弓部呈半脱位;一般认为自然开口度小于 3.5cm 即为开口度减小。明显过小为开口受限;②开口型异常:开口时下颌下降偏斜"↙"或曲折或出现其他歪曲口型等;③开口时,下颌下降不自然不协调,如出现关节绞锁,即开口过程中髁突受阻后要做一特殊动作或稍微停顿后,下颌又可继续开大;下颌下降时间延长,可见下颌下降不自然而有紧张感;开口时头颅后倾及下颌下降时下颌颤动等。

(二) 关节和周围肌肉疼痛

疼痛是患者就诊最重要的主诉。通常是在开口和咀嚼运动时关节区(有的患者感到耳内痛)和关节周围的咀嚼肌群或有关的肌群疼痛。疼痛的性质以持久性钝痛为多见,但是一般无自发痛及剧烈性疼痛。疼痛的部位如在关节本身或浅表的肌群,则患者可明确地指出;如在深部(翼外肌痉挛),患者常常不能明确指出,只能感到是在关节深部;不少患者有肌群的扳机点,并由扳机点引起远处的牵涉区疼痛。以上所述疼痛,除自觉疼痛外,均有压痛或压诊敏感。

扳机点是位于肌组织或肌筋膜内的一个小局限区。这个小局限区可被多种因素,如急性或慢性创伤,冷、热刺激,情绪紧张、肌群收缩等激发。它引起异常神经冲动,产生疼痛,并可通过中枢神经系统引起远处部位的牵涉痛。由扳机点引起的牵涉痛的部位常常是一定的,扳机点在翼外肌,常出现关节处和颧骨区痛,咬肌深头的扳机点有典型的耳痛、咬肌浅头的扳机点常引起同侧上下后牙区痛、颞肌内的扳机点常出现颞区和上颌牙的牵涉痛等。

(三) 关节运动时杂音和弹响

正常关节在下颌运动时无自觉杂音,用听诊器检查也听不到杂音。不少患者往往对此症状不注意。有时只是在医师询问是否有此症状时,患者试作开闭口运动才发现有此症状。最常见的异常声音有:①弹响音:即开口运动中有"卡、卡"的声音,多为单音,有时为双音。音调为中等频率,响度不等,轻度的除患者自己有感觉外,用听诊器能听到。中度的在触诊时亦可感到弹响的振动,高度的他人也可闻及。这类弹响表示关节肌群功能紊乱或关节结构紊乱;②破碎音:即开口运动中有"卡叭"、"卡叭"的破碎声音。多为双声或多声,音调虽然高,但响度只是中轻度,故必须用听诊器才能听到。这类杂音表示关节盘的移位、穿孔或破裂。如果有弹响-无弹响-破碎音的病史,常常说明关节有骨改变;③摩擦音:即在开口运动中有连续的似揉玻璃纸样的摩擦音，高音调、低响度，必须用听诊器才能听到。这类杂音表示关节骨软骨面粗糙，是骨关节病的表现。

（四）头痛

近年来，许多学者发现咀嚼肌疼痛与头痛有明显关系，紧咬牙与头痛的严重程度有明显关系。根据美国洛杉矶加利福尼亚大学的资料，在颞下颌关节紊乱病患者中，男性无头痛的仅占 16.7%，其余的均伴有头痛。女性患者中无头痛的仅占 10.9%，其余均伴有头痛（Pullinger）。罗宗赉等（1988）报告 465 例中，颞部痛占 76%、枕部痛占 20.2%、头顶痛占 8.4%、前额痛占 5%。徐樱华（1990）报告头痛占 56.3%。因此，头痛被列入本病第四位常见症状。

此外，颞下颌关节紊乱病还伴有许多其他症状，有的甚至很古怪，其机制尚待研究。如各种耳症——传导性耳聋、耳痛、耳鸣，耳阻塞感、耳闷，头晕目眩、平衡失调。各种眼症——眼球震颤、流泪、视力模糊、球后区痛、视力减退。各种痛症和感觉异常——眼眶痛，舌、鼻咽烧灼感，鼻窦痛，颈、肩、上肢痛，非典型面痛。还有时伴有口干、吞咽困难、读字或说话困难。睡眠紊乱、早衰、慢性全身疲劳、性功能紊乱等。

五、治疗

（一）治疗教育和自我治疗

1. 治疗教育　治疗教育属于心理治疗，也是颞下颌关节紊乱病的病因治疗之一，应该有针对性地对每一个患者进行。它包括：①通俗地讲解颞下颌关节的解剖和生理运动，使患者理解发病原因和发病机制。这种解剖生理知识是患者作自我治疗必需的；②解说本病的性质，以解除患者的焦虑、恐癌等情绪。这些精神因素如不解除，将进一步加重肌群和关节症状。在解释关节症状时，应以患者能理解的名词作比喻，如翼外肌痉挛，可形容为"抽筋"；③告诉患者本病的预后一般都是良好的，有助于减轻患者精神压力；④解释精神因素、情绪紧张与关节症状的关系，使患者自己去找出发病的精神因素，从而消除不良的精神因素。在询问病史时，如果简单地询问发病前有无人事纠纷、工作纠纷或家庭纠纷等情况，患者通常是不会告诉的。但如果医师清楚地讲解精神因素如何致病，实际上已起到治疗作用；⑤治疗教育中也包括医师启发患者对自己疾病提出疑问，然后给以解释。

2. 自我治疗　自我治疗是颞下颌关节紊乱病的重要治疗环节之一，应该有针对性地对每一个患者进行，也是治愈后巩固疗效的重要方法。

（1）肌群训练：肌群训练不会在短期内奏效，但如果能坚持练习，会有明显效果。在肌群训练前，宜作 10min 局部热敷。训练以不产生疼痛为度。一般每日 6 次，每次 6min。每个肌群动作连续作 6 次。根据不同的目的有不同的训练方法：①协调开口肌群功能的训练：对翼外肌功能亢进的患者，或其他因开口过大造成半脱位、脱位者，可进行此训练。训练者以右手拇指指腹压于颏部，左手示指指腹置于左髁突处。开口时，右手拇指压颏部向下、向后作开闭口运动，但要控制颏点前伸，同时左手示指作监督，使髁突仅作转动运动。在髁突作转动运动的情况下，逐渐增大开口度。这样训练可以增强开口运动中的舌骨上诸肌肉的力量，而改善翼外肌功能状态；②手术后训练：关节手术后，因为伤口疼痛、瘢痕形成或因翼外肌功能的损伤或丧失，患侧髁突滑动运动减弱或消失，结果造成对侧髁突代偿性滑动运动过大，形成开口偏斜，如不纠正，可继发对侧关节病。因此要作开口肌群训练。训练者应面对镜子，用一示指钩住下中切牙。在开口时，使用温和的力量协助开口，并使下颌垂直下降，逐渐矫正开口时下颌偏向。对长期咀嚼肌痉挛造成部分肌组织挛缩者或因各种原因造成开口型异常者，也应作此肌肉训练。

（2）纠正各种不良习惯：不良习惯可以靠重新"学习"来纠正，可以通过各种自身反馈来纠正。如有单侧咀嚼习惯者，可以在饭桌旁醒目处作一记号作反馈，经常自我暗示注意将单侧咀嚼改正为双侧咀嚼。如有紧咬牙习惯，可以经常用舌尖舐上前牙腭侧面，以使上下牙列分离，纠正紧咬牙习惯。其他如纠正头颈部不良姿势也应如此。

（3）气功疗法：气功疗法是中医中具有民族特色的一种医疗保健运动。它是通过练功者发挥主观能动作用对身心进行自我调节、自我锻炼的方法。练习气功时，通过"意守丹田"、调节呼吸节律和排除杂念、入静等环节，使全身放松，过度紧张的肌群也会得到调整。每日 1～2 次或 2～3 次，每次十几分钟至半小时不等。

（4）其他：如注意关节区保暖，每天洗脸时局部热敷，谨防吃过硬或大团块食物，谨防用切牙啃咬大块食物，打哈欠时控制过大开口等也是自我治疗的重要部分。

（二）药物治疗

1. 口服药物

（1）地西泮（安定）具有镇静、催眠、肌松弛和抗痉挛作用。每次 2.5～5mg，每日 1～3 次。

（2）双氯芬酸钠（扶他林）具有镇痛、抗炎作用。每次 25mg，每日 3 次，对有胃肠道溃疡病史、肝功能损害的患者禁用。

（3）美洛昔康（莫比可）具有抗炎、镇痛作用。每次 7.5mg，每日 1 次。

2. 外敷中药 以下中药具有止痛、通筋活血作用，适用于各种咀嚼肌痉挛、滑膜炎。用法：将下述中药分成 2 包，用布袋装好密缝，先在冷水中将布袋浸泡 1～2min，然后将药袋蒸开 15min。趁热敷于关节区和肌群处。每日 1～2 次，每次 15min。热敷时应同时作有节律的开、闭颌运动。用后将药袋放在冰箱内或悬挂在通风处下次再用。一剂可用 4～5 次。处方为：当归 15g、白芷 9g、薄荷 9g、乳香 9g、没药 9g、田三七 9g、红花 9g、香附 9g、川乌 9g、细辛 6g、丝瓜络 15g。

3. 注射药物

（1）普鲁卡因封闭：普鲁卡因有调整肌肉张力的作用，当肌功能亢进时可降低其兴奋性。

适应证：翼外肌功能亢进、关节囊扩张伴关节盘附着松弛，因翼外肌上、下头功能不协调所致开口初弹响等。

具体方法：用 0.5％ 或 1％ 普鲁卡因 5ml（不加肾上腺素），常规碘酒、酒精消毒后，刺点在"下关"穴处，即在颧弓和下颌切迹间。选用口腔 5 号黏膜针头（注意针尖要锐，否则在注射中容易刺伤肌组织），垂直进针 3.5～4cm，回抽无血后逐渐推药。推药过程中，注入药物的同时慢慢抽出针头（此时应用一消毒纱布压迫刺点，以免在抽出针头过程中经过翼静脉丛产生血肿而影响治疗效果）并且旋转针头的方向，使药液均匀地浸润在翼外肌中。首次可注射 5ml。以后每次封闭的药量和间隔时间可根据封闭后开口度变化、弹响消失的程度及是否出现疼痛来调整。如用 5ml 封闭后开口过大得到改善，髁突仍有正常滑动运动，弹响消失或减轻，患者不感到开口时关节疼痛，则说明封闭适宜。可以每日一次。如封闭后弹响虽然消失，但开口度明显变小，髁突滑动运动消失，则应酌情减量或隔日封闭。如封闭后不仅有上述反应，并且出现开口疼痛，则应待疼痛消除后再试作封闭，否则可以从翼外肌功能亢进发展成翼外肌痉挛。如经过封闭后临床症状已完全消除，还应继续封闭，不过次数递减为每周2次，再每周1次，每两周1次和每月1次等。半年可结束以巩固疗效。

（2）泼尼松龙混悬液局部注射：此药对关节囊、韧带及关节盘等处因损伤引起的炎症有抗炎和止痛作用，尤其在急性期疗效更为显著。注射这类药物的当天，局部疼痛有的可加重，1~2d后逐渐好转，疼痛减轻。

适应证：骨关节炎、滑膜炎和关节囊炎。

具体方法：可作关节上腔注射。常规碘酒、酒精消毒后，请患者大开口，在耳屏前和髁突之间有凹陷区作为针刺点。选用口腔5号黏膜针头，进针后针头向前、向内、向上刺入约2~2.5cm，抵到关节窝骨面（图16－1），缓慢注入泼尼松龙的混悬液0.5ml与2%普鲁卡因0.5ml的混合液。注药前必须认真回抽无血，禁忌将药液注入血管内。注入半量后，回吸时仍可将药液抽入针管者，说明药液在关节上腔内。有的患者在注射完毕后即感上、下后牙分离，不能咬紧。这也说明药液已注入关节腔内。注射完毕抽出针头时，必须用一消毒纱布压迫刺点，然后迅速抽出针头并且同时请患者闭嘴咬牙。抽出针头后，还应压迫2~3min，以免形成局部血肿。一般第2次关节腔内注射泼尼松龙需待3个月之后，且不宜多次注射，以每周注射1次。连续注射不宜超过2次。注射后应给患者止痛药备用。

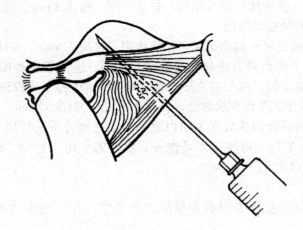

图16－1　关节上腔注射法

（3）硬化剂注射：适应证为关节囊扩张、关节盘诸附着松弛、复发性脱位等。

具体方法：在行注射硬化剂这一治疗前，可先试用50%葡萄糖液1~2ml，作关节上腔注射，每周1~2次，连续注射3~5次。如无效，则改用无水酒精0.3ml或5%鱼肝油酸钠0.3ml作关节上腔注射。由于硬化剂对组织刺激性大，注射前应用上述方法先作局部麻醉。注射硬化剂时禁忌注入关节囊外，以免损伤面神经。硬化剂注射后，均有程度不等的局部水肿、疼痛、上下后牙分离，不敢咬合等反应。一周左右消退。此时开口度缩小，弹响消失。如患者在数月后又复发，可再作第2次注射。由于硬化剂可造成关节组织损伤，应慎用，且不宜多次注射。

（三）物理治疗

1. 红外线 红外线有降低周围神经兴奋性，减轻疼痛、松弛肌肉的作用，能降低交感神经的兴奋性，可缓解肌痉挛。

适应证：慢性滑膜炎和关节囊炎、各种咀嚼肌痉挛、各类关节结构紊乱或骨关节病伴有疼痛。

具体方法：可选用立地式、功率为 600W 的口腔科红外线灯。治疗时要保护眼睛和耳部，因红外线主要是热能，长时间直接辐射眼睛易引起晶状体混浊，甚至产生白内障。直接辐射耳部易引起耳郭烫伤，或引起鼓膜充血、疼痛。因此，治疗时必须用双叠小毛巾或有孔单遮盖眼睛和耳朵。戴墨镜也可以保护眼睛。照射时灯应垂直对准颞下颌关节区，灯距30～50cm。红外线剂量大小可根据患者自己感觉、皮肤出现红斑反应等情况来判断，适当调整灯距，以免烫伤。由于面部经常接受太阳晒，所以红斑并不十分明显。若红斑明显，说明过热，应注意有无烫伤。为保护皮肤，照射前可涂以凡士林或硼酸软膏。每次治疗时间为15～30min，每日 1 次。7～10 次为 1 个疗程。

2. 石蜡疗法 石蜡疗法可使局部皮肤温度迅速上升 8～12℃，可引起皮肤微小血管的扩张，促进局部血液循环，加强新陈代谢。石蜡因有可塑性和黏滞性能与皮肤紧密接触，可使温热向深部组织传递。液蜡或半固体蜡在冷却过程中，体积逐渐缩小，对皮下组织有压迫作用，可促进炎性渗出液的吸收。因此对各种扭伤、挫伤及各种肌肉痉挛有消炎、止痛和解痉挛作用。

适应证：与红外线疗法的适应证相同。

具体方法：将已熔好的石蜡形成蜡块（称蜡块法）敷在患处（关节或关节周围的肌群）厚约 2～3cm，加以保温。每次敷半小时至 1h，每日或隔日 1 次。每疗程 20 次。也可用蜡袋法。将已熔好的石蜡装入聚乙烯薄膜袋中，治疗前将其放入热水中使蜡袋吸热，到50～60℃时即可敷于患处。此法比蜡块法温热作用强，简便清洁。但是不能发挥石蜡的机械压迫作用。可作为患者家庭治疗方法之一。

3. 钙离子导入法 利用直流电使钙离子进入颞下颌关节区以达到治疗目的的方法，称钙离子导入法。钙离子导入治疗颞下颌关节紊乱病的机制是阳电极本身有镇痛和解痉挛作用，钙离子也有镇静和解痉挛作用。药液氯化钙在直流电阳极的协同作用下，加强了镇静、止痛及解痉挛作用。为了利于药物离子的进入以增强疗效，还可先用红外线照射颞下颌关节、咬肌区局部 15min 后，再进行离子导入。

适应证：翼外肌痉挛、各种咀嚼肌痉挛。

具体方法：治疗前应检查局部皮肤有无感觉障碍、有无破损，如有破损应用橡皮膏贴盖保护。选用牙科直流电疗机。将 15% 氯化钙药液均匀洒在两个 60cm^2 大小，6～8 层白绒布制成的衬垫上，药量以湿润绒布垫为准。插好铅电极板，然后用绷带固定在两侧颞下颌关节区。作用极选用阳电极。非作用极的面积应大于作用极。宜用 120cm^2 大小衬垫。选用阴极铅电极板固定在患者一侧的前臂上。在进行电疗前应向患者作适当解释，消除顾虑和紧张情绪。然后打开总开关。电位器应从零点开始调节，逐渐加大电流。电流量可根据患者感觉来定，以有刺痒感而又不引起疼痛为宜。一般使用 2～4mA 即可，通电时间为 15～20min，每日 1 次，10 次为 1 疗程。每次治疗结束前应先将电位器恢复到零位，再关总开关和取下电极。局部皮肤可充血发红，一般在半小时至数小时后可消退。不应有皮肤损伤。为保护皮肤，可在治疗后局部涂抹酚甘油制剂（处方为：甘油 28ml，酒精 14ml，1% 酚 1ml，加蒸馏水至 100ml）。

4. 超声药物透入疗法　选用氢化可的松作超声导入，既有超声物理作用又有可的松的药理作用，故有良好的抗炎、镇静和解痉疗效。

适应证：髁突骨关节炎、滑膜炎和关节囊炎。

具体方法可采用 CL-1 型超声波治疗机。其工作频率为 800kc/s，声强输出功率为 0.5~2W/cm²，共分 7 档。治疗声头面积为 10cm²。治疗前先将患区擦净，涂上一薄层油质作为接触剂填补空隙以有利于声能的穿透，防止声头与皮肤之间声能的损耗。

患侧采用 5% 氢化可的松霜剂透入，将接触剂和可的松霜剂分别涂于健侧及患侧。然后采用超声波直接辐射移动法，即把声头紧贴于患区皮肤，声头与皮肤间尽可能避免有空隙，请患者握声头作缓慢均匀移动。声头移动方式为螺旋式，移动过程中声头对皮肤压力应均匀。应连续超声，即超声射束不间断地连续发射，强度不变。这种超声作用均匀，热效应明显。所用剂量约为 0.5~1.5W/cm²，根据患者耐受程度而定，以有温热感而又不引起刺痛为宜。如引起骨膜刺痛，即为临界强度的信号，应将剂量适当减少。患侧治疗时间可比健侧稍长些，一般为 5~15min，每日 1 次。5 次为 1 疗程。

（四）𬌗治疗

𬌗、颞下颌关节及肌群是口-颌系统的主要组成部分，其间存在着形态与功能协调一致的关系。颞下颌关节紊乱病是口-颌系统的典型疾病之一。现已公认是由多因素引起，而𬌗因素是个相当重要的致病因素。𬌗因素主要包括𬌗干扰、错𬌗、多数后牙缺失、𬌗过度磨耗、颌位不正常及垂直距离的改变等。

对𬌗的治疗在本节中主要讨论咬合板的应用及调改咬合两个内容。

1. 咬合板的应用　应用咬合板的目的在于调整𬌗形态与功能的不协调，但不改变原有的𬌗，除去咬合板后仍保留原有的咬合，是一种可逆性的𬌗治疗。

（1）咬合板的作用

1）可以纠正下颌骨的不正常颌位：咬合板是置于上下颌牙列间的一种矫治器。由于𬌗的异常，闭口时循牙尖斜面的引导而使下颌咬至不正常的颌位。异常𬌗力的传入信息经牙周膜感受器输入大脑，经整合作用使肌群形成一个习惯闭合型。如果在上下牙列间置入咬合板，使原有的𬌗接触分离，则阻断了牙周膜对原有咬合信息的传入，而代之以牙与咬合板接触的新的信息，从而建立起符合肌群生理状态的闭合型，达到了治疗所要求的颌位，即下颌的治疗位。

2）使前牙恢复切道：由于前牙开𬌗而失去切道的患者，可通过咬合板使前牙恢复切道。

3）增高垂直距离：对垂直距离降低的患者，可适当增高其高度。对深覆𬌗者，可利用前牙咬合平面板起到后牙高度增长的作用。

4）控制副功能：如磨牙症。

（2）咬合板的类型和适应范围

1）松弛咬合板（relaxation splint）：类似 Howley 固位器，适用于上颌，可不作唇弓，前牙区加𬌗平面，使下前牙与𬌗平面呈点状接触，而后牙脱离接触。下前牙与咬合板接触所产生的传入信息，可增强张口反射，使闭颌肌群松弛，开颌肌群活跃。因后牙脱离接触，便于下颌重新调整颌位。适应范围有张口受限和磨牙症，如伴有深覆𬌗者则更适用。

2）稳定咬合板（stabilization splint）：为覆盖全牙弓的咬合板，可用于上颌或下颌，𬌗面平滑。在正中𬌗位时，咬合板只与对𬌗牙的工作尖呈点状接触，无尖窝锁结（图16-2）。便于调整下颌的位置，有利于肌功能的恢复。其高度以不超过息止𬌗间隙为准。咬合板戴入后，原有的尖窝关系不复存在，有助于肌痉挛的解除。症状消除后逐渐降低𬌗面高度，在治疗性颌位的基础上，考虑𬌗的调整，以求得肌位与牙位一致。适应于肌功能紊乱的患者。

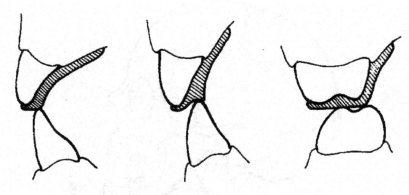

图16-2　稳定咬合板与对𬌗牙尖接触示意图（仿Ash）

3）再定位咬合板（repositioning splint）：为覆盖全牙弓的咬合板，多用于上颌，调整患者的颌位，寻找一个弹响减少或消失的位置，然后用蜡𬌗在口中记录此位，上于𬌗架上制作咬合板。咬合板的𬌗面与对𬌗牙工作尖有明显的尖窝锁结关系，闭合时将下颌限制在预定的位置，以调整盘突关系（图16-3）。适应于可复性关节盘前移位有弹响症状的患者。

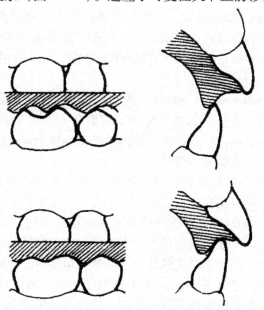

图16-3　再定位咬合板与对𬌗牙尖接触示意图

4）枢轴咬合板（pivot splint）：做法与稳定咬合板相同，仅在第二磨牙区加高，其总厚度约2mm。加高部分呈锥形，锥尖与对殆牙接触，其余牙与咬合板无接触，用于上、下颌均可。下颌骨前部可用头帽向上施力，使产生向上向前旋转的力；如白天不戴头帽时亦可用手向上推移颏部，有助于髁突下降、关节间隙加宽、关节内压降低，使关节盘有复位的条件（图16-4）。适用于不可复性关节盘前移位有张口或闭口绞锁的患者。需24h佩戴，半流饮食，一周以后如张口度改善，出现弹响，说明有效，则将咬合板调改成针对解决弹响需要的咬合板。

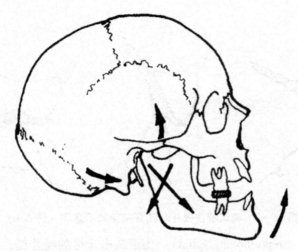

图16-4 枢轴咬合板作用于下颌骨示意图

5）调位性咬合板（occlusal level adjusting splint）：制作方法与稳定咬合板相同，但殆面可有适当的尖窝关系，与义齿的殆面相似。覆盖全牙弓，可用于上颌或下颌，根据患者的咬合情况决定。如下颌Spee曲线过大，可作在下颌；如上颌补偿曲线为反曲线，则可作在上颌。其高度应在下颌姿势位以内。戴入后要定期调改其高度，直至症状消失，患者感到舒适为止。此咬合板的高度和颌位将作为下一步殆重建的依据。适用于殆过度磨耗垂直距离降低的患者。

6）软弹性咬合板（soft resilient splint）：用空气压缩机，特制的软弹性材料，在模型上压制而成。有快速、方便、舒适的优点。适用于夜磨牙和紧咬牙的患者。殆面咬穿处，常可视为咬合高点所在处。经口内检查证实，能比较准确地作为调改咬合的标志。但其缺点在于不易抛光和自洁，殆面不便加高或降低。

2.调改咬合 调改咬合简称调殆，是一种直接在口内对咬合进行选择性调磨的方法。也是恒久性的使咬合发生不可逆性改变的治疗方法之一。主要针对殆感染而言。

（1）殆干扰的危害：殆的生物学观点认为下颌向前运动时，前牙呈对刃而后牙无接触或轻接触；若后牙接触高于前牙，则前牙不能有效地发挥切割功能，致翼外肌用力过度而产生劳损，后牙受到创伤，牙周组织遭受破坏。下颌侧方运动时，工作侧接触而非工作侧不接触或轻接触；若非工作侧高于工作侧，为非工作侧殆干扰，致工作侧接触不紧，因此，肌群强力收缩欲达咬紧的目的，迫使该侧髁突前移，使关节韧带受到牵拉和损伤。为防止髁突再度前移及韧带继续受损，中枢神经系统经整合作用使工作侧出现肌痉挛，称之为"Splinting Reflex"。

（2）调改咬合的适应范围：人群中的咬合情况可谓千姿百态，殆干扰也是普遍存在的，因此，殆干扰并非一种疾病，却是一种潜在的致病因素。所以说，并非所有的殆干扰都应调改，而是那些由于不正常的咬合力引起了组织损伤的才属调改的范围。其中包括牙周组织的损伤，肌功能紊乱和颞下颌关节的紊乱。牙在行使咀嚼和吞咽功能时，上、下牙发生接触的时间，在24h内仅有17.5min，因此，正常功能产生组织损伤的可能性较小，即使产生损伤，也有足够的休整时间使损伤得以修复。只有在出现磨牙症时，牙接触的时间才会显著延长，使组织受到损伤。当口-颌系统中牙周、肌群、关节、任何一种组织出现了损伤，此时检查出的早接触或殆干扰才属于调改的范围。虽然有人有早接触或殆干扰，但无组织的损伤，说明殆与牙周、肌群、关节等组织在中枢神经支配下处于一个适应带内，存在着适应和代偿的关系，故不属于调改的范围。从这一观点出发是不主张"预防性调殆"的。尽管牙有排列不齐，咬合不良，但无任何体征足以说明其咬合力的有害作用，都不应根据医师的主观意见擅加调改。如果从预防将来会有不良影响的角度加以调改，无疑是改变了口腔内的局部环境，破坏了牙与牙周、肌群、关节之间已经适应了的协调关系。反而需要经过神经肌群重新调整，以建立新的平衡协调关系。在调整过程中也可能出现新的不稳定因素，导致口-颌系统功能紊乱。

（五）正畸治疗

1. 错殆畸形与颞下颌关节紊乱病 现今大多数学者认为，颞下颌关节紊乱病可因神经肌群、殆、心理等多种因素而致。殆因素是其发病因素之一。殆因素是指殆干扰，殆障碍，其中大部分是由错殆畸形所造成。北京医科大学口腔正畸科对608例错殆畸形初诊病例检查发现，其中103例有颞下颌关节紊乱病的症状，占16.9%。经进一步检查，这些病例中包括了颞下颌关节的功能障碍、结构紊乱及器质病变等各类异常。邓雨萌对550名少年儿童颞下颌关节紊乱病的研究中发现，其中80.0%的患者有不同程度的错殆畸形。在临床实践中常见引起颞下颌关节紊乱病的错殆畸形有以下几个方面：

（1）个别牙错位：个别牙的错位是造成颞下颌关节紊乱病错殆中的一个重要类别。常见的有：①上切牙舌向错位；②个别前牙反殆；③个别后牙锁殆；④个别后牙过长。

（2）长度不调：常见的有：①下颌后移前牙深覆盖；②下颌前突呈反殆面型前牙浅覆盖。

（3）宽度不调：常见的有：①一侧或两侧后牙覆盖增大；②后牙无覆盖关系，颊尖间呈覆殆关系；③一侧后牙反殆，颏部偏歪，颏面不对称畸形。

（4）高度不调：常见的有：①前牙深覆殆，切牙呈闭锁关系；②后牙缺失，颌间距离减小；③前牙开殆，颌间距离增大。

2. 颞下颌关节紊乱病的正畸治疗 正畸治疗是颞下颌关节紊乱病的重要而有效的治疗方法之一。由于牙位、颌位异常的错殆畸形造成的颞下颌关节紊乱病，正畸治疗是去除这类殆障碍的有效方法。

（1）个别上前牙舌向的错位或反殆：可使用上颌活动矫治器，在舌向错位牙上使用双曲舌簧推舌向错位牙向、唇向。当舌向错位牙伴有拥挤或间隙不足时，则应考虑使用局部开展牙弓或减数拔牙的方法，先为错位牙创造间隙使有利其唇向移动。个别前牙反殆矫正，常用上颌后牙殆垫活动矫治器。

（2）个别牙锁殆：常使用上下锁殆牙交互支抗牵引的方法。在锁殆牙上粘有带拉钩的带环，再以全牙弓𬌗垫活动矫治器（除锁𬌗牙外均置𬌗垫）抬高咬合、锁𬌗牙间，用橡皮弹力圈交互牵引。

（3）上前牙舌倾，前牙深覆𬌗呈闭锁关系：常用附有上前牙双曲舌簧的平面𬌗板矫治器进行矫治，平面𬌗板使后牙解除干扰性𬌗接触，双曲舌簧矫治舌向倾斜的上切牙，使之唇向移动而解除了因上切牙舌倾而对下颌处于远中位置的影响，使下颌有可能作生理性前伸调位。同时平面𬌗板对前牙深覆𬌗又有矫治作用。在矫治器去除后应作调𬌗而使𬌗关系保持稳定。

（4）下颌后缩，前牙深覆盖：可使用斜面导板活动矫治器，导下颌往前，矫治下颌后移位，重新建立口－颌系统的平衡关系。

（六）治疗性关节镜外科手术

随着关节镜技术的发展，治疗性关节镜外科技术的应用已日趋广泛，可使诸多患者免于关节开放性手术。

术式选择：①重度可复性盘前移位或伴有严重绞锁者，可经关节镜使关节盘复位后，再行盘双板区滑膜下注射硬化剂、电凝、激光烧灼术或关节盘稳定缝合技术，以将关节盘稳定于正常位置；②不可复性盘前移位一般首先采用关节盘前部松解术，扩大关节上腔前、后隐窝，拉伸关节囊外侧、解除关节盘周围粘连等，使关节盘恢复正常或接近正常的活动度，然后再采用前述关节盘稳定技术；③关节盘穿孔病例常伴有严重骨关节病改变，应在清除穿孔边缘病变、烧灼肉芽组织之同时，进行软骨表面纤维松解组织清除、关节囊内清扫、髁突骨赘清除等。在伴有关节盘前移位之病例尚应进行关节盘复位及稳定技术处理；④晚期骨关节病需行关节囊内清扫修整术；⑤慢性症状严重的滑膜炎、关节囊炎，根据症状程度可行单纯关节冲洗术、粘连松解及关节灌洗术，双板区滑膜下注射泼尼松龙等，也可对炎症滑膜组织进行电灼或激光烧灼术；⑥关节半脱位可采用关节盘双板区滑膜下注射硬化剂、电凝或激光烧灼，一般可取得良好效果。

（七）手术治疗

颞下颌关节紊乱病绝大多数可以通过各种保守治疗得到稳定、好转和痊愈。但是据统计，保守治疗中约有20%的患者疗效不满意，其中严重者要手术治疗。虽然手术治疗不是颞下颌关节紊乱病的主要方法，但仍然是有效方法之一。常用的有以下几种术式。

1. 关节盘摘除术　自1909年Lanz首先报告摘除关节盘治疗颞下颌关节紊乱病以来，这种手术便成为最广泛使用的术式之一。它的适应证：①关节盘反复脱位致髁突运动时经常绞锁疼痛；②关节盘破裂造成关节疼痛和杂音；③外伤后造成不规则杂音和下颌运动不协调，并有顽固性疼痛；④关节杂音和弹响并疼痛且影响功能，经适当的保守治疗无效者；⑤严重的、持久的慢性进行性疼痛，并影响关节功能，经适当的保守治疗无效者，关节镜外科治疗失败者。

这种术式之所以能被广泛采用，主要是手术后关节区疼痛明显减轻、关节症状的缓解和功能改善。一般认为手术能解除或减轻疼痛是与手术切断和切除了支配关节区的感觉神经和切除了作为疼痛重要来源的双板区有关；而关节功能的改善可能与手术后瘢痕使松弛了的关节囊变紧有关。

2. 关节盘摘除及插补术　由于观察到关节盘摘除后，关节骨均有退行性改变，因此，有些学者主张关节盘摘除后关节间隙内应插补材料。80年代初，常用的插补材料是硅盘和聚四氟乙烯，它们的优点是容易剪裁。虽然不少作者报告了许多成功的病例，但随访结果发现这些非生物代用品插补后发生移位、碎片脱落，有明显炎症细胞浸润和异物反应，有的甚至发生关节骨坏死。因此，目前又趋否定而提出只作暂时性留置，术后 1～3 月之内再次取出。由于非生物代用品的这些缺点，不少作者主张用生物组织移植插补在关节间隙，如真皮、颞肌筋膜等。

3. 关节盘复位和修复术　关节盘修复的手术早在 1887 年就有报道（Annandle），此后将近一个世纪未见到进一步的报告。到 20 世纪 70 年代，关节造影术获成功并很快得到推广，术前可以准确地做出各种关节盘的移位和穿孔的诊断，促进了本术式的发展。1979 年，McCarty 等又重新提出关节盘修复术，并有大数量成功的病例报告。由于这种手术符合关节的生理解剖，保留关节盘，目前被很多口腔颌面外科医师广泛使用。手术适应证：①各种可复位或不可复位性关节盘移位；②关节盘双板区的松脱、损伤或穿孔；③上述各种关节盘病变伴髁突骨质破坏者（同时行囊内高位髁突切除术）；④关节镜外科失败者。根据关节盘移位的位置不同，关节盘复位的方式也不同，一般有：①关节盘向前内移位者，则在双板区从外侧向内侧作一楔形切除；②单纯关节盘前移位，则在双板区从外侧向内侧作一矩形切除；③关节盘前内移位而以向内移位为主者，则在关节盘外侧作组织块切除，并在修复时，由前内向后外方向缝合。

（李立恒）

第二节　颞下颌关节脱位

下颌髁突滑出关节窝以外，超越了关节运动正常限度，以致不能自行复回原位者，称为颞下颌关节脱位。

脱位按部位可以分为单侧脱位和双侧脱位，按性质可分为急性脱位、复发性脱位和陈旧性脱位，按髁突脱出的方向、位置又可分为前方脱位、后方脱位、上方脱位及侧方脱位，后三者主要见于外力损伤时。

临床上以急性和复发性前脱位较常见。后方脱位、上方脱位和侧方脱位比较少见。其脱位的方向、位置由打击的力量和方向而决定，并常伴有下颌骨骨折和颅脑症状。

一、急性前脱位

（一）病因

在正常情况下，大开口末，髁突和关节盘从关节窝向前滑动止于关节结节之下方或稍前方。有咀嚼肌功能紊乱或关节结构紊乱的患者，在大开口末，例如打哈欠、唱歌、咬大块食物、呕吐、大笑等时，翼外肌下头继续收缩把髁突过度地向前拉过关节结节，同时升颌肌群发生反射性挛缩，就使髁突脱位于关节结节前上方，而不能自行复回原位。当关节部或下颌骨体部受到外伤，尤其在张口状态下颏部受到外伤，或在应用气管镜、开口器，全麻经口腔插管使用直接喉镜时滥用暴力，均可使关节脱位。另外，牙科治疗尤其使用骨凿劈牙，去骨拔除下颌阻生牙，也是常见脱位原因之一。

（二）临床表现

急性前脱位可为单侧，亦可为双侧。双侧脱位的临床表现为：①下颌运动失常，患者呈开口状而不能闭口，唾液外流，语言不清，咀嚼和吞咽均有困难。检查时可见前牙开𬌗、反𬌗，仅在磨牙区有部分牙接触；②下颌前伸，颏部前突，两颊变平，鼻唇沟消失，脸形也相应变长；③因髁突脱位，耳屏前方触诊有凹陷而关节结节前方则隆起。在颧弓下可触到脱位的髁突。在多数牙齿缺失和无牙颌患者，上述特殊的颜面外形则不明显，因而脱位不被注意以致延误治疗，成为陈旧性脱位。X线片上可见髁突脱位于关节结节的前上方。

单侧急性前脱位的临床表现亦如上述，只是以上症状仅显示在患侧，患者开、闭口困难，颏部中线及下前牙中线偏向健侧，健侧后牙呈反𬌗。

因暴力所致的颞下颌关节脱位，应与下颌骨髁颈部骨折相鉴别，后者𬌗中线偏向患侧（单侧骨折），或前牙呈开𬌗状态（双侧骨折），髁颈部有明显压痛、血肿，X线检查可见到骨折线。

（三）治疗

急性脱位后应及时复位，否则在脱位周围逐渐有纤维组织增生后，则难以用一般方法复位。复位后应限制下颌活动。

复位前，术者应让患者作好思想准备，精神不宜紧张，肌群要放松，才能使复位顺利进行。必要时，复位前可给镇静剂。

1. 口内法　请患者端坐在口腔手术椅上，下颌牙𬌗面的位置应低于术者两臂下垂时肘关节水平。术者立于患者前方，两拇指缠以纱布伸入患者口内，放在下颌磨牙𬌗面上，并应尽可能向后，其余手指握住下颌体部下缘。复位时拇指压下颌骨向下，两拇指的用力逐渐增大，其余手指将颏部缓慢上推，当髁突移到关节结节水平以下时，再轻轻向后推动，此时髁突即可滑入关节窝而得复位。有时在滑回关节窝时能听到清脆的弹响声（图16-5）。

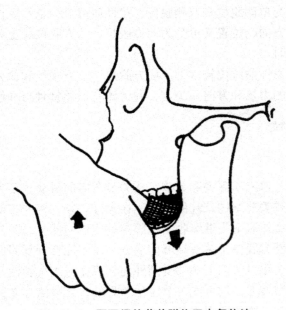

图 16-5　颞下颌关节前脱位口内复位法

口内复位法当下颌复位时，由于咀嚼肌反射性收缩使上、下牙闭合甚紧可能咬伤术者的拇指，故在即将复位闭合时，术者拇指应迅速滑向颊侧口腔前庭区，以避免咬伤。当两侧同时复位有困难时，可先复位一侧，再复位另一侧。

2. 口外法　患者和术者的体位同口内法。复位时，术者两拇指放在患者两侧突出于颧弓下方的髁突之前缘，即"下关"穴处，然后用力将髁突向下后方压挤。此时，患者感觉下颌酸麻，术者同时用两手的示、中指托住两侧的下颌角，以环指小指托住下颌体下缘，各指配合将下颌角部和下颌体部推向上后方。此时，髁突即可滑入关节窝而得复位。这种口外复位法的优点是不需要将手指放入患者口内，复位时没有咬伤术者拇指的危险，不需要太大的按压力量。

临床上，有时由于脱位时间较长，咀嚼肌群发生明显痉挛，关节局部水肿、疼痛，或由于患者不能很好配合，手法复位常有困难。此时，宜先行局部热敷。在关节周围及咬肌神经封闭后再用上述方法才能得到复位。个别病例脱位时间长达数月，一般复位方法常常无效。此时，可试用全身麻醉，配合肌松弛剂进行复位。

下颌复位后，为了使被牵拉过度受损的韧带、关节盘各附着和关节囊得到修复，必须在复位后固定下颌 2~3 周，限制开颌运动。最大开口度不宜超过 1.5cm。

二、复发性脱位

（一）病因

复发性脱位，在临床上不常见。因为反复发作，有的甚至一天内频频出现脱位，所以给患者带来的痛苦确是很大的。

复发性脱位常发生在急性前脱位后未予适当治疗，如复位后未制动或制动时间不够，被撕裂的韧带、关节囊等未得到修复。结果关节韧带、关节囊松弛。其次长期翼外肌功能亢进、髁突运动过度，使关节韧带和关节囊松脱。慢性消耗性疾病，尤其是老年人肌张力失常、韧带松弛常常发生顽固性、复发性脱位。

（二）临床表现

复发性脱位可以是单侧，亦可为双侧。在大笑、打哈欠、进食等大开口时，患者突然感到下颌骨不能自如运动，前牙不能闭合。其临床表现与急性前脱位相同。有时几个月发作一次，有时一个月发作几次。顽固性、复发性脱位患者，仅轻微的下颌运动即可发作，甚至一天数次。由于患者惧怕关节脱位，不敢说话，经常用手托着颏部。关节造影可见关节囊扩大，关节盘诸附着松脱。

（三）治疗

治疗的方法很多，如作颌间固定，限制关节活动；关节囊内注射硬化剂，使关节囊产生纤维化；关节囊缩短术；翼外肌分离术和关节盘摘除术。

有的手术方法甚至完全相反。一些学者认为脱位主要是由于关节结节过低，采用关节结节加高术；另一些学者的观点却相反，认为髁突之所以不能回复原位是被关节结节所阻挡，主张削低关节结节。

以上各种方法之多说明尚缺乏一种比较满意的治疗方法。根据作者经验，对轻症宜选用 50% 葡萄糖作关节囊内注射，并可多次注射。注射后应制动 1~2 个月，然后配合肌训练。

如果效果不明显则改用硬化剂作关节囊内注射。对顽固的复发性脱位或上述方法治疗失败者，则宜采用手术治疗。

三、陈旧性脱位

（一）病因

无论急性关节前脱位或复发性脱位，如数周尚未复位者称陈旧性脱位。由于髁突长期脱位于关节结节前上方，关节局部组织受到撕裂、挤压，因此，在关节周围常有不同程度结缔组织增生，尤以关节后部为甚，并且相应的咀嚼肌群也有不同程度痉挛。脱位时间越久，这些变化越严重，复位也就越困难。

（二）临床表现

临床症状与前脱位相同，唯下颌可以作一定程度的开闭口运动。

（三）治疗

如上所述，由于陈旧性脱位已有组织学变化，治疗一般应以手术复位为主。可选用耳前切口，显露髁突后，用骨膜分离器插在脱位于关节结节前上方的髁突与颧弓之间，用力反复撬动，使之复位。如果脱位时间较长，由于关节后部结缔组织增生以及咀嚼肌群张力失调，一般不能完全退回到原关节窝内，只要将髁突退过关节结节顶点到关节结节后斜面即可（两侧脱位者应两侧同时撬动），术后配合颌间牵引，数天后可使下颌逐渐回到正常殆关系。切不可因手术时不能完全复位而误认为手术失败妄然将髁突切除。当然，如脱位时间过长发生纤维粘连，确实不能撬动移位的髁突则可切除其粘连部分。复位后应制动 2~3 周。

（李立恒）

第三节　颞下颌关节强直

因器质性病变导致长期开口困难或完全不能开口者称为颞下颌关节强直。临床上可分为三类：第一类是由于一侧或两侧关节内发生病变，最后造成关节内的纤维性或骨性粘连，称为关节内强直，简称关节强直，也称真性关节强直；第二类病变是在关节外上、下颌骨间的皮肤、黏膜或深层组织，称为颌间挛缩或称关节外强直，也称假性关节强直。第三类是关节内强直和关节外强直同时存在称混合型强直。发生在幼年的关节强直影响下颌骨发育，严重的甚至伴有阻塞性睡眠呼吸暂停低通气综合征。

一、颞下颌关节内强直

（一）病因

关节内强直多发生在 15 岁以前的儿童。常见的原因以化脓性中耳炎最常见。因为在解剖结构上，中耳与颞下颌关节紧密相邻，在儿童岩鼓裂处只有很薄的软组织隔开，当患化脓性中耳炎时脓液可直接扩散到关节。下颌骨骨髓炎、急性化脓性腮腺炎等也可扩散到关节。比较少见的是在患肺炎等高热病后，引起脓毒血症、败血症等所致的血源性化脓性关节炎。另一个常见原因是关节损伤，多数在儿童期下颌骨损伤，尤其是在颏部外伤时由对冲性损伤造成。使用产钳损伤了关节也可引起关节强直。此外，由类风湿关节炎所致的关节强直比较少见。

（二）病理

关节内强直的病理变化有两种情况，即纤维性强直和骨性强直。纤维性强直时关节窝、关节结节、髁突面的纤维软骨及关节盘逐渐破坏，被有血管的纤维组织代替，最后完全被纤维结缔组织愈合。同时可见到关节骨面也有不同程度的吸收和破坏，纤维组织长入骨髓腔。有时关节周围还有大量结缔组织增生。骨性强直是纤维性强直进一步骨化所致，关节窝、关节结节和髁突之间发生骨性愈合，髁突变得粗大，关节附近也有骨质增生，以致关节窝、关节结节、髁突的原有外形完全消失，融合成一致密骨痂。骨痂的范围可以很广，有的波及下颌切迹，有的整个下颌支与颧骨完全融合。

（三）临床表现

1. 开口困难　关节内强直的主要症状是进行性开口困难或完全不能开口。病史较长，一般在几年以上。开口困难的程度因强直的性质而有所不同，如属纤维性强直一般可轻度开口，而完全骨性强直则完全不能开口。有时在骨性强直患者用力开口时，尤其是儿童，下颌骨仍可有数毫米的动度，但这并非关节的活动，而是下颌体的弹性以及颅颌连结处不全骨化的结果。开口困难造成进食困难，通常只能由磨牙后间隙处缓慢吸入流汁或半流汁，或在牙间隙用手指塞入小块软食。

2. 面下部发育障碍和畸形　多发生在儿童。由于咀嚼功能的减弱和下颌的主要生长中心——髁突被破坏，下颌骨的畸形随着年龄的增长而日益明显。表现为面容两侧不对称，颏部偏向患侧。患侧下颌体、下颌支短小，相应面部反而丰满。健侧下颌由于生长发育正常，相应面部反而扁平、狭长。因此，常常容易将健侧误诊为强直侧。双侧强直者，由于整个下颌发育障碍，下颌内缩、后移，而正常上颌却显前突，形成特殊的小颌畸形面容。发病年龄越小，面下部发育畸形就越严重。有的还可伴发阻塞性睡眠呼吸暂停低通气综合征。

除了下颌发育障碍外，下颌角前切迹明显凹陷。下颌角显著向下突出。发生下颌角前切迹的原因一般解释是，患者经常力图开口，长期的下颌升颌肌群向上牵引与下颌体上的降颌肌群向下牵拉造成的。

3. 𬌗关系错乱　下颌骨发育障碍使地面下部垂直距离变短，牙弓变得小而狭窄。因此，牙的排列和垂直方向生长均受阻碍。结果造成𬌗关系明显错乱。下颌磨牙常倾向舌侧，下颌牙的颊尖咬在上颌牙的舌尖，甚至无接触。下颌切牙向唇侧倾斜呈扇形分离。如果关节强直发病于成年人或青春发育期以后，因下颌骨已发育正常或基本正常，则面部和𬌗关系无明显畸形。

4. 髁突活动减弱或消失　用两手小指末端放在两侧外耳道内，而拇指放在颧骨部固定，请患者作开、闭口运动和侧方运动。此时通过外耳道前壁，不仅能查明髁突有无动度，并且可对比两侧髁突运动的差别，以便确定诊断。关节内强直时没有动度或动度极小（纤维性强直），而健侧则活动明显。

（四）X线诊断

在关节侧位X线片上，可见3种类型：第一种类型是正常解剖形态消失，关节间隙模糊，关节窝及髁突骨皮质有不规则破坏。临床上可有轻度开口运动。此种类型多属纤维性强直；第二种类型关节间隙消失，髁突和关节窝融合成很大的致密团块，呈骨球状；第三种类型致密的骨性团块可波及下颌切迹，使正常喙突、颧弓、下颌切迹影像消失。在下颌支侧位 X 线片上，下颌支和颧弓甚至可完全融合呈 T 形。第二型和第三型在临床上完全不能张口。

（五）治疗

关节内强直都必须采用外科手术。在施行手术前，必须有正确的诊断。首先要确定是关节内强直、关节外强直还是混合型强直；确定强直的性质是纤维性还是骨性；病变是单侧还是双侧以及病变的部位和范围，方能制定正确的手术计划。手术时应注意不能将患侧搞错。根据病变范围、程度可选用局麻，如必须用全麻，为了防止舌后坠发生窒息，应采用清醒插管术。术后在患者完全清醒后才可拔去气管插管。如伴有阻塞性睡眠呼吸暂停低通气综合征，术前应做多导睡眠图仪（polysomnography，PSG）检查。了解全身情况并请呼吸科专家会诊，作好术前、术后准备，方能手术。

纤维性强直可选用髁突切除术，骨性强直宜采用假关节成形术。手术原则如下。

1. 截开的部位　截开的部位即假关节形成的位置，应尽可能在下颌支的高位，越接近原来关节活动的部位，手术后关节功能恢复就越好。根据骨性愈合的位置和范围，常选择截开的部位有二：①在髁突颈部截开：适用于纤维性关节强直或骨粘连范围小而局限于髁突而下颌切迹尚存在的患者；②在下颌切迹下，下颌孔以上的部位截开：适用于骨粘连范围较大，下颌切迹变得狭小或已消失的患者。对一些关节强直多次复发，骨粘连区极为广泛，无法在下颌孔以上部位截开的患者，只能采用在下颌孔以下部位截骨。

2. 截骨断面的处理　关节的功能结构，实际上是两个骨面既分离又保持接触的对立统一体，不仅活动，而且相对稳定。骨粘连区截开后，是两个面积较大的骨平面，接触面较宽，术后运动很不灵活。因此，应将截开的能活动的断面修整，使之形成一个体积较小的圆形骨突，不但有利于下颌运动，也可减少再次骨性愈合的机会。

3. 保持截开的间隙　保持截开的间隙一般有两种意见。一种意见，主张广泛切除截开处骨质，造成一个宽的腔隙，使两断端不再接触，切除骨质的宽度至少应在 1cm 以上。这种方法对保持间隙，防止复发有一定效果。但是因为骨质切除太多，术后由于升颌肌群在咀嚼运动时的收缩，仍然不能完全避免使截开的间隙又逐渐缩小，最终又导致两断端再重新接触愈合。因此，多数学者的另一种意见是，截开的间隙应保持在 1cm 左右，并在此间隙插入各种组织或代用品。这种插补物可消除去骨后的死腔，减少肉芽组织形成，分离两个骨断面，有预防复发的作用。另一方面插补物还可维持去骨后间隙的距离，恢复原来下颌运动的支点，避免形成开𬌗。插入的组织较为常用的有去骨膜的肋软骨、大腿阔筋膜、带蒂的颞筋膜、真皮脂肪等。这些组织虽然有一定效果，但是有的最后转化为瘢痕，继之骨化而使截开的间隙又重新愈合。为此，有人使用各种金属或高分子化学材料等。但是也有插入物移位或碎裂，最后又重新被骨痂包埋而复发的可能。

如何保持截开的间隙是防止术后复发的关键，迄今仍然是本病研究的中心课题。

4. 双侧关节内强直的处理　双侧关节内强直最好一次手术，以便术后能及时作开口练习。如双侧同时手术，应先作较为复杂的一侧。如必须分两次手术，相隔时间亦不宜超过 2 周。双侧关节强直手术后，发生开𬌗的机会很多，宜早期于磨牙区置薄橡皮垫并加用颅颌弹性绷带使下颌支下降或进行颌间牵引，以维持正常的𬌗关系。或者在假关节形成后，通过关节重建或植骨术等，保持原来升支的高度。

5. 手术年龄问题　儿童期患病的关节内强直，有的主张早期进行手术，以便尽早恢复咀嚼功能，以利于下颌及面部的正常发育；有的则主张在12～15岁以后手术，因为儿童成骨作用旺盛，手术后又难以坚持开口练习，术后容易复发，一旦复发不但进一步影响下颌发育，也给第二次手术增加困难。但是那些关节强直伴有阻塞性睡眠呼吸暂停低通气综合征的患者应及早手术。

6. 关节强直伴小颌畸形的处理　关节强直的患者，由于下颌骨发育障碍和下颌后移形成小颌畸形，尤以双侧强直更为明显。小颌畸形患者多伴有咽腔缩小，致入睡后舌后坠发出明显鼾声，常被憋醒不能安睡和平卧，造成患儿长期慢性缺氧，影响全身正常发育。对此，有人主张在作关节强直手术的同时，将健侧下颌截开，然后使下颌前移。对伴有阻塞性睡眠呼吸暂停低通气综合征的患者还可作颏水平截骨前徙术扩大咽腔。但是由于手术复杂，应严格控制适应证，恰当地选择病例，必要时可以分期手术。对儿童患者，有人应用带软骨的肋骨、跖趾关节或胸锁关节移植，用另一个生长中心取代已失去的髁突生长中心，对矫治面部畸形有很好效果。

（六）预防复发

无论何种类型的颞下颌关节强直，术后的复发问题一直尚未完全解决。一般资料说明其复发率约在20%。导致复发的因素很多，目前的看法也不完全一致。

1. 年龄因素　一般资料表明儿童期手术者比成人期的复发率高。说明儿童成骨作用旺盛，手术后难以坚持开口练习，容易复发。但是有的学者认为，早期手术，只要注意手术操作，消除复发的有关因素，特别是选择好插入物，可以减少复发。

2. 切骨的多少　切骨不够，两断端又重新愈合造成复发。切骨时应使下颌支从浅面到深面保持一样宽度，避免外宽内窄呈楔状的截骨后间隙，否则下颌支内侧部分又重新愈合造成复发。截骨后两断面应修整成点面接触也有利于防止复发。

3. 插入物的放置　从国内外资料来看，假关节间隙内填入各种组织或代用品比不填入者复发率低。

4. 骨膜对复发的作用　假关节成形术后，可刺激骨膜下的成骨细胞使之活跃，容易形成新骨导致复发。因此，有人主张术中切断或尽可能切除内侧骨膜，以防止复发。但操作困难易损伤翼静脉丛引起出血，术后血肿更易造成复发。故对此点仍有争议。

5. 手术操作原因　手术中尽量减少创伤、有效止血，减少死腔、术后良好的包扎和预防感染等对减少复发也很重要。

6. 术后开口练习　多数学者强调术后开口练习有助于防止复发。一般术后7～10d即可开始练习（行植骨或下颌前移术者应延至两周以后）。根据开口度的不同，采用适当厚度的楔形硬橡皮块或阶梯形木块作开口器。开口练习时，将比较窄的一端置于磨牙区，逐渐增加塞人的厚度，使开口度逐渐增大。开口练习时应注意，开口器是放在两侧磨牙区，且应左右交替练习，以防𬌗关系紊乱。也可制作特殊开口器，这种开口器具有自动和被动两种力量相结合的练习作用。开口练习时间至少应在6个月以上。一般术后1～2个月内应日夜使用开口器，以后可改为白天练习。

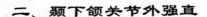

二、颞下颌关节外强直

（一）病因

关节外强直常见的病因过去以坏疽性口炎（走马疳）最多，但现在坏疽性口炎已罕见。目前，常见病因是损伤，如上颌结节部、下颌支部位的开放性骨折或火器伤均可在上、下颌间形成挛缩的瘢痕；颜面部各种物理、化学的三度灼伤，造成面颊部组织广泛瘢痕形成，也是常见病因之一。临床上还可见因其他口腔内手术创面处理不当而造成的关节外瘢痕挛缩。此外，鼻咽部、颞下窝肿瘤放射治疗后，颌间软组织广泛地纤维性变，也可造成颌间瘢痕挛缩。

（二）病理

关节外强直的病理变化主要是由于上、下颌间组织坏死脱落，在愈合过程中有大量结缔组织增生，最后形成挛缩的瘢痕。因为坏死区域的深度和广度不同，形成瘢痕的范围也就不一，有的仅在颊部黏膜出现一窄长的瘢痕条索；有的瘢痕区可波及上颌结节和下颌升支处，甚至整个颞下间隙，口咽部均有广泛的瘢痕；有的在瘢痕内还有不同程度的骨化现象，或者上、下颌骨发生骨性粘连。

（三）临床表现

1. 开口困难　关节外强直的主要症状也是开口困难或完全不能开口。在询问病史时，常有因坏疽性口炎引起的口腔溃烂史，或上、下颌骨损伤史以及放射治疗史等。开口困难的程度因关节外瘢痕粘连的程度而有所不同。由于病理变化发生在关节外部，而不侵犯下颌骨的主要生长发育中心，因此，即使在生长发育期前患病，一般患者面下部发育障碍，畸形和𬌗关系错乱均较关节内强直为轻。

2. 口腔或颌面部瘢痕挛缩或缺损畸形　颌间挛缩常使患侧口腔颊沟变浅或消失，并可触到范围不等的索条状瘢痕区，但当瘢痕发生在下颌磨牙后区以后的部位时，则不易被查到。由坏疽性口炎引起者，常伴有软组织缺损畸形。由于损伤或灼伤引起的颌间瘢痕或缺损畸形，诊断比较容易。

3. 髁突活动减弱或消失　多数挛缩的瘢痕较关节内强直的骨性粘连有伸缩性，所以作开颌运动时，髁突尚可有轻微动度，尤其作侧方运动时活动更为明显，但如颌间瘢痕已骨化，呈骨性强直时，髁突的活动则可以消失。

（四）X线诊断

在关节侧位 X 线片上，髁突、关节窝和关节间隙清楚可见。在下颌骨或颧骨后前位上，有些病例可见到上颌与下颌支之间的颌间间隙变窄，密度增高，有时可见大小不等的骨化灶，甚至在上、下颌骨之间或在下颌与颧骨、颧弓之间形成骨性粘连，这可称为骨性颌间挛缩。

临床上，因关节内强直和关节外强直的手术方式不同，故必须鉴别清楚。

（五）治疗

关节外强直除了个别瘢痕范围小而早期的病变可以用开口练习的保守治疗外，一般都必须手术治疗。基本方法是切断和切除颌间挛缩的瘢痕，凿开颌间粘连的骨质，恢复开口度，用皮片或皮瓣消灭创面。如果有唇颊组织缺损畸形，还应采用颌瓣或游离皮瓣移植修复之。

根据颌间瘢痕的范围不同，一般采用两种手术方式：①颌间瘢痕区较局限，主要在颊侧黏膜或上、下牙槽骨间时，可采用口腔内切开和切除瘢痕，同时用开口器使口开到最大程度，然后取中厚皮片游离移植消灭创面。术后应维持在开口位，直到拆线。②颌间瘢痕已波及上颌结节和喙突区或整个上、下颌之间时，若从口腔内进行手术，不仅不容易达到深部的瘢痕处，而且操作困难。如遇到深部动脉出血更难以止血。因此，对这种颌间挛缩，宜从下颌下缘切开，行口内外贯通手术，显露下颌支和喙突外侧面，切除喙突和下颌前缘部分骨质，由此进入上颌与下颌之间的瘢痕粘连区，切开和切除深部瘢痕。同时用开口器使口开到最大程度。然后取中厚皮片游离移植。也可采用颌瓣或游离皮瓣移植等消灭因切开、切除瘢痕而遗留的创面。术后也应维持在开口位，直到拆线为止。

（李立恒）

第四节　关节盘复位和修复术

一、适应证

各种可复性和不可复性盘移位。关节盘双板区穿孔，经保守治疗无效并有明显功能障碍者。

二、麻醉

应采用经鼻腔气管内插管全麻术。

三、步骤和方法

1. 切口和翻瓣　在耳屏前做手杖形切口，其垂直部切口在耳屏前皮肤皱纹处自耳轮脚到耳垂，切口下端不超过耳垂平面。其弧形切口自垂直切口的耳轮脚处以 120°～150°角弯向前达发际内，长约3cm。切口长短应以充分显露手术野为准。切开皮肤和皮下组织，在颞深筋膜-腮腺咬肌筋膜浅面锐剥离将皮瓣向前翻开。此时可见颞浅动脉显露在颧弓根上方的颞深筋膜浅层，再行走于皮下组织层，应注意避免对其损伤。然后将翻开之皮瓣暂时用针线固定于前方皮肤上。皮瓣折叠处应置一小纱卷，以便保持皮肤瓣良好的血供。

2. 翻开颞深筋膜和腮腺及其筋膜组织瓣　与皮肤切口一致，切开颞深筋膜和腮腺咬肌筋膜。在颞区，用小弯止血钳，在颞肌肌膜和颞深筋膜之间的颞浅间隙行钝剥离，将颞深筋膜瓣向前翻开直到颧弓和关节区的颞下颌韧带浅面。继之，用小弯止血钳，沿颞浅动脉向腮腺深层，在腮腺后极和外耳道软骨间作钝剥离，可达髁突及其颈部的后方，并在此结扎切断颞浅动脉，即可向前翻起腮腺瓣，并暴露颞下颌韧带和关节囊。此时，翻开的颞深筋膜瓣在一个层次形成一个颞深筋膜和腮腺及其筋膜的组织瓣。面神经的分支在此组织瓣内得到保护而不显露。如遇到面横动脉从髁突颈部深面穿出进入腮腺实质而影响翻开此组织瓣时，则应切断结扎。此时关节囊已清楚可见。

3. 切开关节囊　在关节囊处做 T 形切口，水平切口切断关节盘和髁突外极的附着处。

从外侧缘掀起关节盘，暴露关节下腔及髁突。然后在髁突外极浅面的关节囊作垂直切口与水平切口成 T 形。如有小活动性出血，为颞浅动脉入关节囊的营养支，可结扎或电凝止血。翻开切开的关节囊使手术野露清楚。

4. 关节盘复位和修复　用一敷料钳夹住手术侧下颌角后，前后方向移动下颌骨可观察关节盘随髁突运动的情况，进一步做出诊断。然后上好增宽关节间隙维持器（图 16 - 6）。如无此器械，可请助手牵拉夹在下颌角的敷料钳向脚侧，使关节间隙增宽。这时可清楚地观察关节盘、关节盘诸附着、关节窝及髁突的各种改变。现以最常见的可复性关节盘前移位、双板区松弛为例，将手术操作步骤叙述如下。

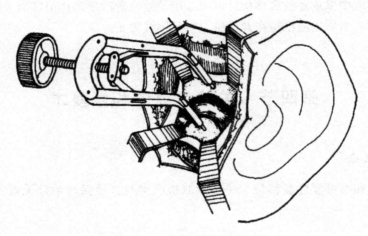

图 16 - 6　增宽关节间隙维持器

（1）使前移的关节盘后退到正常解剖位，以便估计在双板区应切除的宽度。

（2）用细而长的直角钳在双板区和关节囊后壁之间夹住。然后在关节盘和双板区交界处后方 1 ~ 2mm 处切断。再在钳喙前缘将松弛的双板区切除。切除的宽度取决于双板区松弛的程度。一般在 3 ~ 5mm。

（3）去除直角钳，用 8 - 0 尼龙线从内侧向外作 8 字形缝合，间距为 2mm，约缝 3 ~ 4针。此时应检查使关节盘后带的后缘稍后于髁突横嵴。然后去除增宽关节间隙维持器。用 5 - 0 丝线缝合关节盘外侧缘，关闭关节下腔。此时，再作被动开闭口运动，以观察关节盘，并以它附于髁突，可随髁突移动而无弹响、折叠为准。再检查正中𬌗关系良好者表示复位满意。

5. 缝合包扎　冲洗创面，如有渗血可置明胶海绵，再用纱布压迫数分钟即可止血。缝合切开的关节盘外侧附着处，再缝合关闭关节囊和关节腔。将腮腺及其筋膜瓣复位并缝合。然后拆去固定皮肤瓣的缝线。缝合皮下及皮肤。止血完善者，伤口不必置引流条。加压包扎。

（李立恒）

现代临床口腔科疾病诊治

（下）

程维平等◎主编

吉林科学技术出版社

第十七章　口腔颌面部感染

口腔颌面部感染（infection of maxillofacial region）是因致病微生物侵入颌面部软、硬组织并繁殖，而引起机体的一系列炎症反应。口腔颌面部的生理解剖结构特点，感染的发生、发展和预后有其特殊性。

口腔颌面部位于消化系统与呼吸系统的起始部，有丰富的淋巴和血液循环；口腔、周围各腔隙以及口腔组织固有的特殊解剖结构和温湿度环境，均有利于细菌的滋生与繁殖。牙齿发生龋病、牙髓病、根尖病及牙周病时，如未得到及时、有效的控制，病变继续发展，会引起与之相连的牙槽骨、颌骨及颌周软组织的炎性改变。另外，面部皮肤大量的毛囊、皮脂腺、汗腺也有利于细菌的寄居和繁殖，口腔颌面部还存在许多潜在的、相连的、富含疏松结缔组织的筋膜间隙，其上达颅底，下至纵隔。此外，面颈部有丰富的淋巴结，当机体受到内、外因素的影响，导致全身抵抗力下降时，容易造成颌面部感染、颌面部蜂窝织炎以及区域性淋巴结炎的发生，严重的可经血液循环引起颅内感染（颌面部的静脉缺少瓣膜，感染可与颅内海绵窦相通）。特别是儿童淋巴结发育尚未完善，感染易穿破淋巴结被膜，形成结外蜂窝织炎。口腔颌面部感染的途径主要有以下几个方面：

1. 牙源性　病原菌通过牙体和牙周组织病变，进入颌骨及颌骨周围组织而引起感染。其中以牙体病、牙周病、智齿冠周炎引起的较常见。因此，临床上牙源性感染是引起口腔颌面部感染的主要因素。

2. 腺源性　病原菌通过口腔、呼吸道的感染，引起面颈部淋巴结的炎症改变，淋巴结与涎腺的感染向周围组织扩散，可引起颌周组织感染和筋膜间隙的蜂窝织炎。

3. 损伤性　口腔颌面部的炎症或损伤使病原菌侵入，从而引起感染。

4. 血源性　机体其他部位的化脓性病灶，通过血液循环引起口腔颌面部感染。

5. 医源性　口腔医务人员在临床操作过程中，因消毒不严或违反临床操作规程而引起的继发感染。

第一节　智齿冠周炎

智齿冠周炎（pericoronitis of third molar）是指智齿萌出不全或阻生时，牙冠周围软组织发生的炎症。临床上以下颌智齿冠周炎最常见，上颌第三磨牙也可发生。本病多发于18～25岁的青年。初期表现为磨牙后区胀痛不适，咀嚼、吞咽、开口活动时加重，继续发展疼痛可放射至颞部神经分布区，甚至炎症可直接蔓延或由淋巴管扩散，引起临近组织器官或筋膜间隙的感染，严重时形成骨膜下脓肿、下颌第一磨牙区黏膜瘘、面颊瘘以及骨坏死。

本病相当于中医的"牙齿交痈"、"合架风"、"尽牙痈"、"角架风"。

一、病因病理

1. 西医病因病理

（1）智齿冠周炎的发生与人类神经系统在发育与演进过程中的退化有关，伴随咀嚼食物的力和生活习惯的变化，逐渐出现下颌骨退化，导致牙量大于骨量，以致智齿萌出位置不足，引起牙列中最后萌出的下颌第三磨牙位置异常。

（2）智齿萌出不全时，牙冠部分外露，部分为牙龈所覆盖，牙冠与龈瓣之间形成一个狭窄的袋形间隙－盲袋。盲袋成为滞留食物残渣、渗出物及细菌的天然场所，且很难通过漱口及刷牙将其清除（图 17－1）。

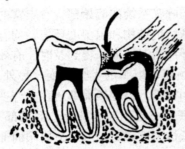

图 17－1　智齿阻生引起的盲袋

（3）智齿牙冠部覆盖牙龈在咀嚼食物时易损伤，咀嚼食物时对殆牙对牙龈组织的创伤，局部防御屏障被破坏，引起冠周感染。此外，上呼吸道感染、睡眠不足、过度疲劳、妇女月经期及其他原因使机体抵抗力下降时，均易引起冠周炎急性发作。致病菌多为葡萄球菌和链球菌及其他口腔细菌，特别是厌氧菌。

2. 中医病因病机　中医学认为，智齿冠周炎系内有胃火，加之外有毒热，外热引动内火，循经集聚于牙咬处，气血壅塞，热盛化腐成痈而致本病。

（1）风热外袭：牙龈分属于足阳明胃经和手阳明大肠经，阳明经风火凝结，加之内热灼津，风热之邪循经上行，集聚牙咬处而致本病发生。

（2）胃肠蕴热：平素饮食不节，过食辛辣炙焯厚味，胃肠蕴热，循经上炎，气血壅滞，热灼血腐，化脓成痈而致本病发生。

二、临床表现

1. 早期　在急性炎症早期一般没有全身症状，局部龈瓣充血，轻度肿胀，患者自觉局部疼痛，咀嚼时刺激冠周肿胀的牙龈可引起疼痛，因而不敢用患侧咀嚼。

2. 炎症肿胀期　炎症迅速发展，患者可以出现发热寒战、食欲不振、便秘等全身反应。智齿冠周牙龈和软组织红肿疼痛明显，疼痛剧烈时可反射到耳颞部。由于咀嚼肌受到炎症刺激可引起反射性疼痛而致开口困难，并见颌下淋巴结肿大，活动并有压痛。患侧面部肿胀明显，冠周牙龈和软组织形成脓肿，龈袋溢脓。

3. 炎症扩散期　如果炎症继续发展，当形成骨膜下脓肿后，炎症可直接向邻近软组织及颌周间隙扩散，一般多侵及翼颌间隙、咽旁间隙、嚼肌下间隙。有时会形成颊部皮下脓肿，穿透皮肤形成经久不愈的慢性瘘管（图 17－2）。

4. 慢性期 急性智齿冠周炎末期未彻底治愈可转变为慢性过程，临床表现为冠周软组织轻度水肿，龈袋内可有少量脓性分泌物。如果发生在面颊部可有慢性瘘管形成，瘘管口会有红色的肉芽组织，全身可伴有低热。

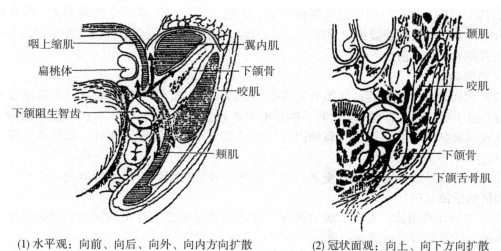

(1) 水平观：向前、向后、向外、向内方向扩散　　(2) 冠状面观：向上、向下方向扩散

图 17 – 2　智齿冠周炎感染扩散途径

三、实验室及其他检查

1. 血常规检查 一般实验室检查无明显异常，有时会出现白细胞计数略有升高以及中性粒细胞比值的升高。

2. X 线检查 X 线检查可见智齿未完全萌出或位置异常，有些慢性智齿冠周炎的 X 片可见骨质透射区，为病理性骨袋影像。

四、诊断与鉴别诊断

1. 诊断要点

（1）患者有局部疼痛并向耳颞部放射、张口受限、咀嚼困难等病史和临床体征。

（2）局部检查或结合 X 线检查有阻生智齿或智齿未完全萌出的情况。

（3）检查牙冠周围软组织有红肿，牙龈有溃烂、出血，盲袋压之溢脓，患侧淋巴结肿大、压痛等。

2. 鉴别诊断

（1）智齿冠周炎与邻近牙的牙髓炎疼痛的鉴别：牙髓炎有自发痛、冷热刺激痛，夜间疼痛加重，其疼痛经对症治疗后可减轻。

（2）智齿冠周炎与第一、第二磨牙急、慢性根尖炎及牙周组织病变形成的牙龈肿胀与瘘的鉴别：第一、第二磨牙的急、慢性根尖炎及牙周组织病变引起的肿胀或瘘，病灶牙叩诊疼痛或牙齿有松动，X 线摄片可见病灶牙根尖部局限阴影。智齿冠周炎导致的脓肿或瘘，X 片可见智齿冠周至下颌第一、第二磨牙区骨质透射区或病理性骨袋的存在。

（3）智齿冠周炎与下颌第三磨牙区软组织及骨组织的良、恶性肿瘤的鉴别：良、恶性肿瘤为实性肿块，并且经全身及局部抗感染治疗后，肿胀不见消退。智齿冠周炎经对症治疗后，肿胀可消退。

五、治疗

1. 治疗原则 智齿冠周炎急性期以消炎、镇痛、建立引流及对症处理为主。慢性期以去除病因为主，切除盲袋或拔除患牙。采取局部与全身治疗相结合、内治与外治相结合的原则，特别要重视局部治疗。

2. 西医治疗

（1）冠周盲袋冲洗涂药：局部用生理盐水、1%～3%过氧化氢溶液、0.1%洗必泰液冲洗盲袋。拭干后，以探针蘸2%碘酒、碘甘油上入盲袋内，每日1～3次；或使用盐酸米诺环素（派丽奥软膏）均匀涂布在盲袋内壁。也可给予复方氯己定、朵贝尔氏液等口腔含漱剂漱口。

（2）局部炎症及全身反应较重者：给予足量有效的抗生素口服或静脉滴注治疗，疼痛较剧烈的给予镇痛药物。

（3）脓肿切开引流：对已形成的脓肿，波动感明显或穿刺抽出脓液的需切开引流，脓腔较大的，切开后放置引流条引流。

（4）切除龈瓣：智齿位置正常或能够正常萌出，并且有对殆牙者，炎症消退后，可以采用牙龈切除术或调磨对殆牙等处理办法。

（5）拔除智齿：智齿位置不正，并且不能正常萌出的阻生智齿，需拔除。伴有面颊瘘者，在拔除病灶牙的同时，需对瘘管进行切除，皮肤瘘口进行修整缝合。

3. 中医治疗

（1）辨证论治

1）风热外袭证：多见于病发初期，全身及局部症状均较轻。智齿周围软组织轻微红肿，探痛，盲袋内可有少许溢脓或有咀嚼疼痛，头痛低热，全身不适，口渴。舌质微红，舌苔黄，脉数。

治法：疏风清热，消肿止痛。

方药：银翘散合清胃散加减。口渴者，加天花粉、芦根；疼痛严重者，加川芎、白芷。

2）胃肠蕴热证：牙龈肿痛剧烈，牵涉耳颞部及腮颊，盲袋内溢脓，舌根及咽部肿痛，甚至吞咽困难，张口受限，颌下淋巴结肿大、压痛，口渴，便秘。舌红，苔黄腻，脉滑数。

治法：清泻胃火，凉血消肿。

方药：清胃散合仙方活命饮。大便秘结者，加大黄、芒硝；肿痛甚者，加蒲公英、紫花地丁、夏枯草、栀子；脓流不畅者，加皂角刺。

（2）外治法：①外敷药：取金黄散加芒硝和匀，水调适量敷患处。有清热解毒、消肿止痛之功效。②含漱剂：菊花、金银花、玄参、紫花地丁、川椒、冰片、白芷等，或白矾、食盐、风化硝等水煎，取汁漱口。有清热解毒、消肿止痛之功效。③局部吹药：患处吹入冰硼散或六神丸（研末）以消肿止痛。

（3）针刺疗法

1）体针：选取合谷、颊车、地仓、大迎、下关、翳风、内庭、听会等穴位。每次选两穴，泻法，留针20min。

2）耳针：选取神门、下颌等穴位。强刺激，留针20min。

六、预防与调护

（1）注意口腔卫生，饭后要漱口，睡前要刷牙。

（2）智齿萌出时要进软食或流质食物，并用淡盐水漱口，避免辛辣食物与硬质食物对病灶部位的不良刺激。

（3）阻生智齿消炎后及时拔除。

七、预后

智齿冠周炎如能及时治疗，一般 5～7d 可痊愈。如果治疗不及时或采取措施不当，炎症扩散，可造成严重后果。阻生智齿在急性炎症控制后如不能尽早拔除，可使炎症反复发作，迁延不愈。

（程维平）

第二节　口腔颌面部间隙感染

口腔颌面部间隙感染（facial space infection of maxillofacial region）是指颌面部、颈部、口咽部各筋膜间隙内所发生的化脓性炎症的总称。这些感染均为继发性的，局限于某一局部的称为脓肿，弥散于某一间隙中的称为蜂窝织炎（celluitis）。口腔颌面部临床意义较大的间隙有颞间隙、颞下间隙、眶下间隙、嚼肌间隙、颊间隙、下颌下间隙、翼下颌间隙、咽旁间隙、舌下间隙、颏下间隙和口底多间隙，共 11 大间隙。这些被筋膜包裹、富含疏松结缔组织和脂肪组织的潜在间隙相互连通，致病菌引起感染后，很容易在其间发展，造成炎性浸润，致软组织肿胀隆起。当间隙内的脂肪组织发生变性后，可形成脓肿或蜂窝织炎。蜂窝织炎或脓肿常波及数个间隙，导致多间隙感染，引起张口受限、吞咽及呼吸困难等临床症状。严重时，炎症会沿组织内的血管、神经束扩散，引起海绵窦血栓性静脉炎、败血症、脓毒血症、脑脓肿等并发症，并可危及患者的生命。口腔颌面部间隙感染常为混合性感染，多为溶血性链球菌、金黄色葡萄球菌引起的化脓性感染，或为厌氧菌引起的腐败坏死性感染。

本病属于中医"痈"、"疽"等范畴。

一、病因病理

1. 西医病因病理

（1）口腔颌面部间隙感染多为继发性混合感染，临床上最常见的是牙源性感染（牙体病、根尖周病、牙周病、智齿冠周炎、牙槽脓肿、颌骨骨髓炎等）；其次为腺源性感染（面颈部淋巴结炎、扁桃体炎、腮腺炎、舌下腺炎、下颌下腺炎等），婴幼儿较多见。牙源性感染的临床症状表现较为剧烈，多继发于牙槽脓肿或骨髓炎之后，早期即有脓液形成；腺源性感染炎症表现较缓，早期为浆液性炎症，然后进入化脓阶段，称为腺性蜂窝织炎。损伤性、血源性、医源性感染则少见。

（2）口腔颌面部间隙感染的致病菌以溶血性链球菌为主，其次为金黄色葡萄球菌，厌氧菌所致的感染少见。感染的性质可以是化脓性或腐败坏死性。

（3）口腔颌面部各间隙内为疏松结缔组织和脂肪组织，内含血管、神经，外被致密筋膜包裹，各间隙之间互相连通，感染易于发生和扩散。

（4）机体免疫功能低下也是此病发生、发展的重要因素。

2. 中医病因病机

（1）风热外袭：外感风、火、暑、燥等阳邪，热毒蓄积于局部，留于经脉，邪正相搏，郁久化毒而成。

（2）脾胃积热：多食膏粱厚味、醇酒辛辣，久必化生积热，脏腑蕴热，积热循经上行，凝聚局部，气血失和，血败肉腐而致本病。

值得注意的是，头为诸阳之会，面部血管丰富，妄加挤压或过早切开挑刺，均可助火炽甚，邪毒入于营血，而引起走黄危证。

二、临床表现

1. 局部症状

（1）化脓性炎症的急性期，局部表现为红、肿、热、痛和功能障碍，以及区域淋巴结肿痛等典型症状。炎症累及咀嚼肌可导致不同程度的张口受限；如病变位于口底、咽旁可有进食、吞咽、语言障碍，甚至呼吸困难。

（2）腐败坏死性蜂窝织炎的局部皮肤呈弥漫性水肿、紫红或灰白、无弹性，有明显凹陷性水肿，由于有气体存在于组织间隙可触及捻发音。

（3）感染的慢性期，由于正常组织破坏后被增生的纤维组织所代替，因此局部可形成较硬的炎性浸润块，并出现不同程度的功能障碍。有的脓肿形成未及时治疗而自行溃破，则形成脓瘘。

2. 全身症状

（1）全身症状因细菌的毒力及机体的抵抗力不同而有差异，局部反应的轻重不同，全身症状的表现也不同。全身症状包括发热、头痛、全身不适、乏力、食欲减退、尿量减少、舌质红等。

（2）病情较重而时间长者，由于代谢紊乱，可导致水与电解质平衡失调、酸中毒，甚或伴肝、肾功能障碍。

（3）严重感染者，伴有败血症或脓毒血症，可发生中毒性休克。

由于间隙和解剖部位各异，其临床表现也各具特征，颌面部各间隙感染的临床表现见表17-1。

表17-1　颌面部各间隙感染的临床表现

间隙名称	肿胀部位	症状表现
眶下间隙	上至眼睑，下至上唇，内至鼻翼，外至颧颊部	犬齿凹部凸出，剧烈疼痛，鼻唇沟消失，下睑水肿，眼裂变窄
颊间隙	上至颧弓，下至下颌骨下缘，前至口唇部，后至嚼肌前缘	张口受限，颊黏膜肿胀明显，向口内凸出，常有牙齿咬痕
嚼肌间隙	前至颊部，后至耳垂，上至颧弓，下至下颌骨下缘	下颌角上部肿胀最突出，严重牙关紧闭，不易扪及波动感，常需借助穿刺诊断脓肿形成

间隙名称	肿胀部位	症状表现
翼下颌间隙	翼下颌皱襞处明显，下颌角后下轻度肿胀	局部跳痛及牙关紧闭
颞下间隙	上至颞部，下至下颌骨升支上段，前至颧颊部，后至耳前	深在跳痛，牙关紧闭，可发生错殆，肿胀严重时，可有眼裂变窄。表面不易扪及波动感，常需穿刺诊断脓肿形成
颞间隙	上至颅顶，下至颧弓，前至额骨侧方，后至耳廓上方	颞部肿胀最凸出，开口困难，咀嚼疼痛
咽旁间隙	咽侧壁区肿胀，上至软腭，向前可至臼后区	吞咽疼痛，张口受限，悬雍垂向健侧推移，软腭有时下垂
下颌下间隙	上至下颌骨下缘，下至颈上部，后至胸锁乳突肌，前至颈中线	颌下三角区肿胀凸出，下颌骨下缘消失，有时张口受限
舌下间隙	舌下口底区肿胀	口底肿胀凸出，舌向上抬高，舌活动受限，语言障碍，严重者可影响呼吸与吞咽
颏下间隙	上至下颌骨颏部，下至舌骨，两侧与颌下区相连	颏下三角区肿胀明显，可有吞咽困难，严重者可伴呼吸困难
口底多间隙	颏下、舌下间隙甚至两侧颌下部位肿胀，并向下扩散至会厌及颈下部	颈前上部肿胀，常有呼吸困难，吞咽困难，张口受限，全身症状严重，如为厌氧菌或产气菌感染可扪及木板样硬或捻发音

三、实验室及其他检查

1. 血常规检查 可见白细胞、淋巴细胞计数升高，中性粒细胞比值上升，核左移。

2. 细菌学检查 通过脓液涂片和细菌培养，可见金黄色葡萄球菌、溶血性链球菌、产气荚膜杆菌、厌氧菌、产气梭形芽孢杆菌、溶解梭形芽孢杆菌等致病菌。

3. 超声波检查 可见脓腔形成的无回声区或低回声区的存在。

4. 穿刺检查 通过穿刺抽取脓液可帮助临床明确诊断。

5. X 线、CT 检查 可发现局部病灶及骨破坏情况。

四、诊断与鉴别诊断

1. 诊断要点 口腔颌面部间隙感染都具有一定的感染源和致病菌，大多表现为受累及部位的红、肿、热、痛，淋巴结肿大、压痛，以及脓肿形成后的疼痛、凹陷性水肿、功能受限等症状。因受累部位、受累程度、累及范围和全身情况的不同，所表现的. 临床症状各不相同。根据病史、临床症状和体征，结合局部解剖、白细胞总数及分类计数检查，配合穿刺抽脓等方法，可以做出正确诊断。一般化脓性感染，抽出的脓液呈黄色且稠脓；腐败坏死性感染，脓液稀薄呈暗灰色，常有腐败坏死性恶臭。各间隙感染的诊断要点见表 17 - 1。

2. 鉴别诊断

（1）与一些生长迅速的颜面部恶性肿瘤，如恶性淋巴瘤、未分化癌的鉴别：这些恶性肿瘤有类似炎症的表现，但其肿胀不固定在某一解剖间隙内，不形成脓肿，且对消炎治疗无效。

（2）与涎腺内淋巴结炎、涎腺导管阻塞引起的潴留性下颌下腺炎和下颌下腺炎鉴别：涎腺内淋巴结炎，超声检查可见腺体内单个或多个肿大的淋巴结影像。涎腺导管阻塞时，X线造影可见导管内结石。下颌下腺炎无涎石阻塞症状。

五、治疗

1. 治疗原则　根据感染病因的不同、感染的不同时期，采取全身治疗与局部治疗相结合，主要以中西医结合、内外兼治为治疗原则。其中，西医以提高机体免疫力和针对病原菌采取抗生素治疗；中医以中药外敷配合中药内服进行治疗。

2. 西医治疗　早期采用抗生素治疗，以达到控制感染发展和扩散的目的。脓肿形成后，及时切开引流，保持引流通畅。炎症痊愈后，尽早去除感染源。

（1）全身治疗

1）抗生素的选择：根据细菌培养和药敏试验选择抗生素，常选择青霉素和链霉素联合应用。大环内酯类、头孢霉素类和喹诺酮类也是常选的药物。合并厌氧菌感染时可加用甲硝唑类药物。

2）其他治疗：对于重症患者，应纠正水和电解质失衡，必要时给予氧气吸入或静脉输入全血或血浆。

（2）局部治疗：注意保持局部清洁，减少局部活动度，避免不良刺激，特别对面部疖、痈，严禁挤压，以防感染扩散。急性期局部可外敷中草药。

（3）切开引流：口腔颌面部间隙感染脓肿形成后，需及时切开引流，以达到迅速排脓和建立通畅引流的目的。口底多间隙感染病情发展迅速，会出现全身中毒及窒息症状，需早期切开引流，必要时行气管切开，以确保呼吸道通畅，控制病情继续发展。

1）切开引流指征：局部疼痛加重，并呈搏动样跳痛；炎症肿胀明显，皮肤表面紧张、发红、光亮；局部有明显压痛点、波动感，呈凹陷性水肿；或深部脓肿经穿刺有脓液抽出。口腔颌面部急性化脓性炎症，经抗生素控制感染无效，同时出现明显全身中毒症状。儿童蜂窝织炎（包括腐败坏死性），如炎症累及多间隙，出现呼吸困难及吞咽困难者，可以早期切开减压，以迅速缓解呼吸困难，防止炎症继续扩散。结核性淋巴结炎经局部及全身抗结核治疗无效，皮肤发红已近自溃的寒性脓肿，必要时也可行切开引流术。

2）切开引流要点：切开时需注意按体位形成自然引流，以使引流道短、通畅。切口尽量位于口腔内部或瘢痕隐蔽处，如切口必须位于颜面部时，需沿皮纹方向切开。切口范围不应过大，以引流通畅为度。切口深度以切开黏膜下和皮下为最佳，以避免损伤血管、神经或涎腺导管。口腔内切开时，需同时吸引脓液，以免发生误吸。引流过程中，切忌手法粗暴，以免引起炎症的扩散。

3）引流的放置：一般的感染引流放置碘仿纱条、橡皮条引流，引流条 24 ～ 48h 更换 1次。对多间隙感染或腐败坏死性感染，用多孔橡皮管或负压引流。每日更换敷料 1 ～ 2 次，同时使用 3% 双氧水、生理盐水、1 ：5 000 高锰酸钾液或抗生素液冲洗脓腔和创口。

4）各间隙感染引流切口的设计

颞间隙感染：在发际内颞部皮肤处切开或沿颞肌束分布方向切开。

颊下间隙感染：切口在口腔内，上颌结节外侧黏膜转折处。

眶下间隙感染：切口在口腔前庭，上颌龈颊沟近尖牙和双尖牙区。

嚼肌间隙感染：切口在下颌角下 2cm 处，平行下颌下缘皮肤处。

颊间隙感染：切口在口腔前庭，下颌龈颊沟脓肿位置较低处；或皮肤表面脓肿波动处，沿皮纹切开。

下颌下间隙感染：在下颌下缘下 2cm 处，近下颌下腺区，沿皮肤平行切开。

翼下颌间隙感染：切口在口腔内，翼下颌皱襞稍外处；或沿下颌下缘 2cm 近下颌角皮肤处。

咽旁间隙感染：在翼下颌皱襞稍内侧，近脓肿波动处纵向切开。

舌下间隙感染：在口腔内，口底黏膜肿胀明显处，沿下颌骨体平行切开。

颏下间隙感染：在下颌骨颏下肿胀明显的皮肤处切开。

口底多间隙感染：在舌骨上、下颌骨颌下区至下颌骨颏下区皮肤处，做倒 T 型广泛切口。

3. 中医治疗

（1）辨证论治

1）风热外袭证：局部红肿，坚硬，麻木，疼痛。全身伴恶寒发热，头痛，口渴。舌红，舌苔薄白而干或薄黄，脉数。

治法：疏风清热，消肿止痛。

方药：五味消毒饮加味。肿硬者，加夏枯草、防风；口渴者，加麦冬、天花粉、生石膏；痛甚者，加元胡、川楝子。

2）脾胃积热证：局部见红肿、溃烂，黄白腐物增多，脓液增多，局部灼热或口臭，畏寒高热，食欲不振，大便秘结。舌质红，苔黄腻，脉洪数。

治法：清热凉血，泻火排毒。

方药：仙方活命饮加味。高热不退，加生石膏、羚羊角丝；便秘者，加大黄、栀子；疮口不敛、流脓清稀者，加黄芪、茯苓、白术。

（2）外治法

1）中药含漱：金银花、黄芩、薄荷、细辛等煎水含漱。

2）外敷：红肿热痛者，外敷金黄散。脓肿破溃久不收口者，可外用生肌玉红膏。

（3）针刺治疗

1）体针：选取合谷、内庭、足三里、手三里、颊车、外关、曲池等穴。每次选两穴，泻法，留针 20min。

2）耳针：选取上颌、下颌、屏尖、胃、肾上腺等穴。强刺激，留针 20min。

（4）单方、验方：野菊花适量，水煎服；或取鲜品捣烂外敷患处。或鱼腥草适量，水煎服或取鲜品捣烂外敷患处。

六、预防与调护

（1）保持口腔卫生，增强口腔的保健意识，尽早治疗病源牙，避免挤压、触碰口腔颜面部的疖肿或痈。

（2）避免过食辛辣、油腻等刺激性食物，食物以清淡为主。

（3）加强锻炼，以增强机体的抵抗力。

七、预后

口腔颌面部间隙感染，通过早期的明确诊断，及时、正确而有效的治疗，一般预后良好。如延误治疗会引起颌骨骨髓炎、全身中毒症状，甚至窒息、肺脓肿和颅内感染等严重并发症，可危及患者生命。

（程维平）

第三节　颌骨骨髓炎

颌骨骨髓炎（osteomyelitis of the jaws）是由细菌感染以及物理和化学因素所引起的颌骨的炎症性病变，临床表现为骨膜、骨密质、骨髓以及骨髓腔内的血管、神经等整个骨组织的炎症改变。颌骨与全身其他部位的骨骼所不同的是颌骨内有牙齿，牙病引起的化脓性炎症常波及颌骨，因而颌骨骨髓炎的发病率在全身骨骼系统中最高。随着我国口腔卫生保健的发展，近年来，化脓性颌骨骨髓炎的发病率明显下降，但用放射线治疗口腔癌和鼻咽癌所致的放射性颌骨骨髓炎有所增加。

颌骨骨髓炎按照致病菌划分，可分为化脓性颌骨骨髓炎和特异性颌骨骨髓炎（包括结核、梅毒等）；按照放射线、冷冻、砷等物理、化学因素划分，可分为物理性颌骨骨髓炎和化学性颌骨骨髓炎；按病变部位划分，可分为下颌骨骨髓炎和上颌骨骨髓炎；按照颌骨内病变部位划分，可分为中央性颌骨骨髓炎和边缘性颌骨骨髓炎。本节重点介绍临床上最常见的化脓性颌骨骨髓炎（pyogenic osteomyelitis of jaws）。

化脓性颌骨骨髓炎为颌骨骨髓炎中最常见的感染疾患，可发生于任何年龄，但以青壮年最为多见，男性与女性的发病率约为2∶1。成年人多发生于下颌骨，儿童则上颌骨骨髓炎比较多见。

本病相当于中医的"骨槽风"、"附骨"、"穿腮"等。

一、病因病理

1. 西医病因病理　化脓性颌骨骨髓炎主要致病菌为金黄色葡萄球菌，其次为溶血性链球菌、肺炎双球菌和大肠杆菌，临床上常见的是混合性细菌感染。其病因和感染途径主要有：

（1）牙源性感染：临床上最为多见，约占全部颌骨骨髓炎的90%。在机体抵抗力下降、细菌毒力增强的情况下，牙体及牙周组织的感染可直接扩散至颌骨内，引起颌骨骨髓炎。由于下颌骨皮层骨骨质致密，周围有肥厚肌肉及致密筋膜附着，髓腔脓液积聚不易穿破引流等因素致使下颌骨骨髓炎的发生率高于上颌骨骨髓炎。

（2）损伤性感染：因口腔颌面部皮肤黏膜损伤，以及与口内相通的开放性颌骨粉碎性骨折损伤，导致病原菌直接进入颌骨内，引起损伤性颌骨骨髓炎的发生。

（3）血源性感染：临床上多见于婴幼儿。由于牙齿及牙周疾患，皮肤、黏膜的创伤（人工喂养奶嘴创伤、拔除"马牙"、清洗口腔等）、呼吸道的感染及皮肤疖肿等侵入上颌骨骨髓腔内滋生繁殖，通过血液循环，扩散至颌骨内，尤其是上颌骨内，从而导致颌骨骨髓炎的发生。

2. 中医病因病机

（1）热毒蕴结：口腔不洁，残浊余秽，龋蚀经久不愈；或饮食不节，过食肥甘厚味之品而生内热，更兼外感风热，邪毒乘虚而入，火热之邪循经上袭，深袭筋骨，热盛肉腐成脓，穿腮而出。

（2）肾虚骨弱：先天禀赋不足，肾虚体弱，又外感风寒，寒邪直中筋骨，寒凝阻滞，阻于肌骨血脉之中，致牙槽腐蚀而成此证。该证多见于小儿。

二、临床表现

根据感染的病因与病变特点，化脓性颌骨骨髓炎分为中央性颌骨骨髓炎和边缘性颌骨骨髓炎两种。

1. 中央性颌骨骨髓炎　多发生于下颌骨，多由急性化脓性根尖周炎和根尖周脓肿引起。炎症由颌骨中央部的骨髓腔内向四周扩散，可累及骨密质和骨膜，并导致死骨的形成。中央性颌骨骨髓炎临床发展过程可分为急性期和慢性期。

（1）急性期

1）局部表现：炎症初期，炎症局限于牙槽突或颌骨体部骨髓腔内，因为炎症由致密骨板包围，不易向外扩散，患者自觉病变区牙有剧烈疼痛。疼痛可向半侧颌骨或三叉神经分布区放散，患部红肿压痛。受累区除病源牙外，还有相邻多数牙松动，牙龈沟溢脓。炎症继续发展，破坏骨板，溶解骨膜后，脓液由口腔黏膜或面部皮肤溃破。若骨髓腔内的感染不断扩散，可在颌骨内形成弥漫性骨髓炎。中央性下颌骨骨髓炎可沿下牙槽神经管扩散，波及一侧下颌骨。下牙槽神经受到损害时，可出现下唇麻木症状。中央性下颌骨骨髓炎还可波及颞下颌关节区和翼内肌、咬肌，造成不同程度的张口受限。中央性颌骨骨髓炎波及上颌者极为少见，一旦发生，炎症可波及整个上颌骨体，引起上颌窦、鼻窦、眶下、眶周及球后等部位的化脓性感染。

2）全身表现：炎症初期，畏寒，高热，体温可达40℃，全身不适，食欲减退，嗜睡，白细胞总数明显升高，中性粒细胞比值上升。进入化脓期，感染向各部位扩散，全身出现中毒症状，有时会引起脓毒血症或败血症。

（2）慢性期：急性中央性颌骨骨髓炎如治疗不及时，发病两周后会转为慢性中央性颌骨骨髓炎。

1）局部表现：病源牙外的牙齿松动度减低，口腔内黏膜及颌面部皮肤形成多数瘘口，大量的炎性肉芽组织生长，触之易出血，长期排脓，有时从瘘口排出死骨片。如有大块死骨形成或多数死骨形成，在下颌骨可发生病理性骨折，造成咬合关系错乱与面部畸形，儿童可出现牙胚组织破坏、牙齿不能萌出、颌骨发育异常等情况。

2）全身表现：患者体温正常或低热，全身轻度不适，因局部疼痛缓解，饮食和睡眠得到明显改善。病情迁延不愈，造成机体慢性消耗与中毒等。脓液进入消化道，会引起胃肠道不良反应。

2. 边缘性颌骨骨髓炎　边缘性颌骨骨髓炎系指继发于骨膜炎或骨膜下脓肿的骨密质外板的炎性病变，常在颌骨间隙感染基础上发生。下颌骨为好发部位，其中又以升支及下颌角居多。边缘性颌骨骨髓炎的发病过程也有急性与慢性之分。病变也可以是局限型或弥散型。

（1）急性期

1）局部表现：与颌周间隙及翼下颌间隙感染的表现相似。炎症累及下颌骨骨膜，造成骨膜炎和骨膜下脓肿。脓肿侵犯骨膜及骨密质，引起骨膜溶解，骨密质坏死，骨面粗糙，有小块死骨形成。如不及时治疗，炎症会向骨髓腔内发展。

2）全身表现：身体不适，伴发热、白细胞总数升高等。

（2）慢性期

1）局部表现：腮腺咬肌区呈弥漫性肿胀，局部组织坚硬，轻微压痛，无波动感。病情延续较长而不缓解，或缓解后再反复发作。由于炎症侵犯咬肌，多有不同程度的张口受限、吞咽困难。

2）全身表现：多不明显。

根据骨质破坏的临床特点，边缘性颌骨骨髓炎又可分为增生型和溶解破坏型。增生型以骨质的增生硬化及骨膜反应活跃为主，骨的溶解破坏不明显，多见于青年人。溶解破坏型则骨皮质损害以溶解破坏为主，常在骨膜或黏膜下形成脓肿，骨的增生反应不明显。

三、实验室及其他检查

1. 血常规检查　颌骨骨髓炎急性期血象检查，白细胞总数明显升高，中性粒细胞比值上升。

2. X 线检查　X 线检查在早期常看不到有骨质破坏。一般在发病 2~4 周进入慢性期，颌骨有明显破坏后 X 线检查才具有诊断价值。

（1）中央性颌骨骨髓炎的 X 片表现：可分为四个阶段。

1）弥散破坏期：可见骨小梁脱钙或斑点状破坏，骨膜有炎性增厚反应。

2）病变局限期：可见边界清晰的骨破坏及游离的死骨，有时可见病理性骨折。

3）新骨生成期：可见死骨分离移位，周围骨小梁增多，皮质骨外有新骨增生。

4）痊愈期：可见病变部位新骨与颌骨融为一体。

（2）边缘性颌骨骨髓炎增生型和溶解破坏型的 X 片表现

1）增生型：可见明显骨质增生影像。

2）溶解破坏型：可见圆形或卵圆形密度减低区，界限清晰，有些病例可见周围有一圈密度增高的骨质硬化区。

3. CT、MRI 检查　下颌骨骨髓炎在肌筋膜间隙内蔓延时，CT 平扫可见咀嚼肌肿胀、增厚，肌间脂肪间隙密度增高，筋膜间隙变得不清晰；增强扫描可见病变肌和肌筋膜间隙内出现不均匀强化。MRI 具有较高的组织对比度，炎症扩散表现为，T_1WI 示上肌肿胀，信号减低，肌间脂肪的高信号内见有不均匀的条带状低信号；T_2WI 示病变肌和肌间脂肪呈高信号；增强扫描可见病变组织呈不均匀强化。

四、诊断与鉴别诊断

1. 诊断要点

（1）中央性颌骨骨髓炎急性期：发病急骤，有明显的局部症状及全身中毒症状，病源牙和波及牙松动，放射性疼痛，牙周溢脓。随着病情的逐步发展，可出现口腔黏膜、面部皮瘘及口唇麻木等神经损害症状。如炎症向周围骨组织、肌肉组织、各间隙扩散，则颌面部可出现不同程度的症状表现。

（2）边缘性颌骨骨髓炎急性期：不易明确诊断，一般脓肿形成后，在做脓肿切开引流时发现粗糙的骨面，并结合 X 线检查后才能确诊。

（3）中央性和边缘性颌骨骨髓炎慢性期：主要表现为长期不愈的瘘口形成，以及瘘口溢出脓液，有时瘘口有小块死骨排出。探针检查，可见骨缺损及粗糙骨面。X 片见骨小梁排列紊乱、死骨形成等骨破坏表现，或骨膜反应性增厚等骨质增生表现。

因此，化脓性颌骨骨髓炎根据病史、临床表现、局部检查，配合 X 线摄片、CT、MRI 检查一般不难做出正确诊断。

2. 鉴别诊断

（1）颌骨骨髓炎与眶下间隙感染的鉴别：眶下间隙感染 X 片上无明显改变，抗生素治疗后可治愈。上颌骨骨髓炎 X 片上可见骨结构的改变或骨破坏。

（2）颌骨骨髓炎与上颌窦癌的鉴别：上颌窦癌和上颌骨骨髓炎早期 X 片上都无明显的骨破坏，对疑为上颌窦癌者，需早期做 X 线体层摄片、CT 检查或做上颌窦探查术，以便早发现，早治疗。

（3）颌骨骨髓炎与骨肉瘤和纤维骨瘤的鉴别：骨肉瘤和纤维骨瘤通过 X 线、CT 检查，以及根据是否有淋巴结、肺部、脑部的远端转移等情况，可以帮助确诊。

（4）颌骨骨髓炎与下颌骨中央性癌的鉴别：下颌骨中央性癌和中央性下颌骨骨髓炎的早期临床表现从 X 线片上常易混淆，如怀疑，可早期切除部分组织做病理检查，以明确诊断。

五、治疗

1. 治疗原则 化脓性颌骨骨髓炎临床上采取以西医治疗为主、中医治疗为辅的治疗原则。急性期首先采用全身抗生素药物治疗和支持疗法为主，同时配合局部外科手术治疗。慢性期以死骨摘除术和病灶清除术为主，结合中医治疗，可提高疗效，促进瘘口愈合和死骨分离，使新骨生长。

2. 西医治疗

（1）急性颌骨骨髓炎

1）药物治疗：急性期需根据患者的临床表现、细菌培养、药敏试验，选择并应用足量有效的抗生素，以控制感染的发展。

2）支持疗法：纠正酸中毒，吸氧，输血，镇痛，保证患者睡眠，以提高患者的机体抵抗力。

3）外科治疗：目的是引流排脓及去除病灶。早期可考虑及时拔除病源牙，使脓液从拔牙窝内流出，以减轻剧烈疼痛。如脓肿已形成，则需及时切开引流。

（2）慢性颌骨骨髓炎：颌骨骨髓炎进入慢性期有死骨形成时，主要采用手术的方法除去已形成的死骨和病灶，促进骨髓炎痊愈。

由于中央性和边缘性骨髓炎的颌骨损害特点不同，故手术方法和侧重点也不一样。慢性中央性颌骨骨髓炎常常病变范围广泛并形成较大的死骨块，病灶清除以摘除死骨为主；慢性边缘性颌骨骨髓炎受累区骨密度变软，仅有散在的浅表性死骨形成，故常用刮除方式清除。

（3）儿童颌骨骨髓炎的治疗：儿童颌骨骨髓炎一般多由血源性感染而致，早期即表现为全身的脓毒血症或败血症，治疗时需应用足量的抗生素。脓肿形成后，及时切开引流。死骨形成后，需摘除死骨，刮净瘘口、瘘管，并对颌面部畸形进行整形手术治疗。

3. 中医治疗

（1）辨证论治

1）热毒蕴结证：起病急骤，症见牙龈和腮颊红肿，龈沟溢脓，牙齿松动，跳痛难忍，不敢咬牙合，骨槽溃烂，流脓不止，可触及骨骼粗大或粗糙死骨，并有腐骨排出，高热畏寒，口焦渴，头痛纳呆。舌质红，苔黄厚，脉滑数。

治法：清热解毒，凉血消肿排脓。

方药：托里消毒饮加味。大便秘结者，加酒军、芒硝；疼痛严重者，加乳香、没药、延胡索；肿胀严重者，加花粉、皂角刺。

2）肾虚骨弱证：禀赋不足，寒邪入骨，病起缓慢，腮颊之处隐隐作痛，肿胀坚硬，牙关开合不利，肿胀经久不退，溃口经久不愈，脓液清稀腥臭，头晕头沉，耳鸣。舌质淡胖，苔白，脉沉缓细弱。

治法：温肾散寒，排脓祛腐。

方药：阳和汤合二陈汤加味。气虚者，加黄芪；血虚者，加当归、赤芍。

（2）外治法：①牙龈红肿疼痛者，冰硼散吹敷患处，每日 5~6 次。②腮颊红肿者，外敷金黄散；色白漫肿不热者，外敷阳和解凝膏。③溃口坚硬、肉黯紫黑者，以七三丹药线引流。④内有死骨，可内吹推车散，死骨排出后，以养阴生肌散收口。

（3）单方、验方：合欢皮适量，水煎洗患处或捣烂敷患处；或紫花地丁根适量，水煎洗患处或捣烂敷患处。

六、预防与调护

（1）锻炼身体，增强自身的免疫力。

（2）及时治疗牙体病、根尖周病、智齿冠周炎以及颌面部损伤，去除病源因素。

（3）加强口腔卫生保健，保持口腔清洁，合理安排饮食，避免过食辛辣油腻的食物。

七、预后

及时、有效的治疗，预后良好。如治疗延误，致使病情迁延不愈可引起脓毒血症、败血症、颌骨坏死、颜面畸形等多种严重并发症。

（程维平）

第四节　面颈部淋巴结炎

面颈部淋巴结炎（faciocervical lymphadenitis）是指口腔颌面部及牙源性感染引起的面部、耳部、颌下、颏下及颈深上群等区域淋巴结的炎症性反应。面颈部具有丰富的淋巴组织，具有过滤和吞噬进入淋巴液中微生物及颗粒物质的功能，而且还有破坏毒素的作用。因此，它是防御炎症侵袭和阻止肿瘤细胞扩散的重要屏障。口腔颌面部许多疾病，特别是炎症和肿瘤，常出现相应区域淋巴结的肿大。临床上面颈部淋巴结炎根据感染源可分为化脓性淋巴结炎和结核性淋巴结炎两大类。

急性化脓性淋巴结炎属中医的"夹喉痈"、"颈痈"、"痰毒"范畴；慢性淋巴结炎相当于中医的"眷核"；颈部结核性淋巴结炎相当于中医的"瘰疬"。

一、病因病理

1. 西医病因病理 面颈部淋巴结炎以继发于牙源性及口腔感染为最多见，也可来源于颜面皮肤的损伤、疖痈等。小儿大多数由上呼吸道感染及扁桃体炎引起。病原菌多为金黄色葡萄球菌和溶血性链球菌（引起化脓性淋巴结炎）、结核杆菌（引起结核性淋巴结炎）。

2. 中医病因病机

（1）化脓性淋巴结炎

1）风热痰凝：外感风热毒邪，内有湿痰互结，热毒夹湿痰结于少阳、阳明，气血瘀滞所致。

2）热毒炽盛：邪热入里，夹湿痰结聚于经络，阻于颈部成核，引致本病。

3）正虚毒恋：脾虚失运，生湿生痰，痰湿蕴结，毒邪流注结于颈部而发为本病。

（2）结核性淋巴结炎：其发病主要有两个方面：一为外因感染；二为肝郁脾虚，或正气亏虚，抗病力弱，痨"虫"经血脉流注于颈项所致。

二、临床表现

1. 化脓性淋巴结炎 临床上一般分为急性和慢性两种。

（1）急性化脓性淋巴结炎：主要表现为由浆液性逐渐向化脓性转化。浆液性炎症的特征是局部淋巴结肿大变硬，自觉疼痛或压痛。病变主要在淋巴结内出现充血、水肿。因此，淋巴结尚可移动，边界清楚，与周围组织无粘连。全身反应甚微或有低热，体温一般在38℃以下，此期易被忽视而不能及时治疗。感染迅速发展成化脓性后，局部疼痛加重，淋巴结化脓溶解。破溃后，侵及周围软组织则出现炎性浸润块。皮肤发红、肿、硬，此时淋巴结与周围组织粘连，不能移动。脓肿形成时，皮肤表面有明显压痛点，表面皮肤软化，有凹陷性水肿。浅的脓肿可有明显波动感。此期全身反应加重，高热寒战，头痛，全身无力，食欲减退，小儿可烦躁不安。白细胞总数急剧增高。如不及时治疗，可并发静脉炎、败血症，甚至出现中毒性休克。

（2）慢性化脓性淋巴结炎：多发生在抵抗力强而细菌毒力较弱的情况下，病变常表现为慢性增殖性炎症。临床特征是淋巴结内结缔组织增生形成微痛的硬结，全身无明显症状，如此可持续较长时间。一旦机体抵抗力下降，可以突然转变为急性发作。

2. 结核性淋巴结炎 常见于儿童及青少年。较轻者仅有淋巴结肿大而无全身症状。重者可因体质虚弱、营养不良或贫血而见有低热、盗汗、疲倦等症状，并可同时有肺、肾、肠、骨等器官的结核病变或病史。局部临床表现最初可在颌下、颏下或颈侧发现单个或多个成串的淋巴结，缓慢肿大、较硬，但无痛，与周围组织也无粘连。病变继续发展，淋巴结中心因有干酪样坏死，组织溶解变软，逐渐液化而破溃。炎症波及周围组织时，淋巴结可彼此粘连成团，或与皮肤粘连。皮肤表面无红、热及明显压痛，扪及有波动感。此种液化现象称为冷脓肿，脓肿破溃后可形成经久不愈的窦或瘘。颈部淋巴结结核可发生于一侧或双侧，常位于胸锁乳突肌前、后缘或沿颈内静脉分布的淋巴结，故可形成颈深部冷脓肿。脓肿破溃后可形成经久不愈的窦或瘘。

三、实验室及其他检查

1. 血常规检查　急性化脓性淋巴结炎血常规白细胞总数急剧升高。

2. 结核菌素试验　结核性淋巴结炎由于结核菌素 OT 试验的试剂纯度不够，实验结果常为阴性（－）。因而主张采用结核杆菌纯蛋白的衍生物（PPD）临床试验，有 74% ~96% 的确诊率。

3. 放射线检查　胸透及 X 线胸片检查有助于结核性淋巴结炎的诊断。

四、诊断与鉴别诊断

1. 诊断要点

（1）化脓性淋巴结炎：好发于儿童，多有口腔颌面部、咽喉部感染病史。发病急骤，局部淋巴结肿大，压痛，可活动，与周围组织界限清晰。炎症波及周围组织时则肿胀广泛，受累淋巴结与周围组织界限不清，皮肤红肿热痛，压痛明显，可扪及波动及凹陷性水肿，全身反应严重。转为慢性期后，局部可触及一个或多个肿大的淋巴结，病情反复发作或迁延不愈。

（2）结核性淋巴结炎：多见于儿童及青少年，局部症状多不明显，一般可见病变区多个淋巴结肿大，无明显压痛。脓肿形成后，扪之有波动，皮肤无红肿热痛，形成冷脓肿，破溃后，皮肤可见长期不愈的瘘孔。全身症状多不明显，有时可见低热、盗汗或疲倦等体质虚弱的表现。

近年来，由于饲养宠物者渐多，临床可见由猫抓、咬、舔等造成皮肤或黏膜破溃而致的猫抓病（cat - scratch disease）病例。该病的病源是一种杆菌属的生物源性致病体。除引起发热等感染症状外，可出现相应破损区域淋巴结的肿大，并呈慢性淋巴结炎表现。在头颈部出现下颌下淋巴结肿大的几率最高。为此，如临床上出现慢性淋巴结炎症状而又原因不明时，询问有无与猫的亲密接触史对诊断十分重要。

2. 鉴别诊断

（1）与化脓性下颌下腺炎的鉴别：化脓性下颌下腺炎位置较深在，口内导管开口处可见红肿，并可挤出脓性液体。化脓性下颌下淋巴结炎初起为腺体内淋巴结的肿大，可触及。

（2）与牙源性间隙感染的鉴别：牙源性间隙感染有病源牙，肿胀弥漫。急性化脓性淋巴结炎早期可扪及肿大的淋巴结，炎症从中心向四周扩散。

（3）与恶性淋巴瘤的鉴别：恶性淋巴瘤发展迅速，质软，无压痛，组织活检可明确诊断。慢性淋巴结炎病情稳定，淋巴结质硬，有轻微压痛。

（4）与涎腺混合瘤和颈部转移癌的鉴别：临床需经手术及穿刺后做病理检查方可诊断。

五、治疗

1. 治疗原则　对化脓性淋巴结炎，临床上采用中西医结合治疗原则。全身给予足量抗生素，结合中药内服；局部可采用去除感染源、切开引流、中药外敷、理疗等方法。结核性淋巴结炎采用全身抗结核治疗，结合中药改善患者全身营养状况，增强患者抵抗力。

2. 西医治疗

（1）化脓性淋巴结炎：①急性化脓性淋巴结炎应选用足量、有效抗生素或联合用药，必要时做细菌培养及药敏试验。另外，根据患者身体状况，酌情给予补液、输血、吸氧、补充多种维生素等治疗。②炎症初期局部可采用湿热敷、超短波等物理疗法。③脓肿形成后需及时切开引流。④积极治疗原发病灶。⑤淋巴结肿大明显或需进行鉴别诊断时，可采用手术摘除。

（2）结核性淋巴结炎：①抗结核药物：常用抗结核药物包括异烟肼、利福平等。②手术摘除：对于局限、可移动的结核性淋巴结，或虽属多个淋巴结但经药物治疗效果不明显者，均需及早手术摘除。诊断尚不肯定，为了排除肿瘤，也可摘除淋巴结，送病理检查。③对已化脓的淋巴结核或小型浅在的冷脓肿，皮肤未破溃者可以试行穿刺抽脓，同时注入异烟肼 50～100mg，隔日 1 次或每周 2 次。每次穿刺时需从脓肿周围正常皮肤进针，以免造成脓肿破溃或感染扩散。

猫抓病引起的淋巴结肿大，急性期可给予抗生素治疗。由于本病有自限性，慢性淋巴结炎也不强求手术治疗。

3. 中医治疗

（1）辨证论治：化脓性淋巴结炎

1）风热痰毒证：颈侧或颌下等处淋巴结肿痛，皮肤灼热，初起活动，逐渐漫肿坚实。伴发烧，恶寒，周身不适，头痛，咳嗽。舌质淡红，苔黄，脉浮数。

治法：疏风清热，化痰散结。

方药：牛蒡解肌汤加味。热甚者，加黄芩、生石膏；便秘者，加瓜蒌仁、枳实；成脓者，加炙山甲、皂角刺。

2）热毒蕴结证：患处红、肿、热、痛，肿势蔓延，疼痛加剧如鸡啄。伴高热口渴，小便黄赤，大便秘结。舌红，苔黄腻，脉弦数。

治法：清热解毒，托毒排脓。

方药：凉膈散合五味消毒饮加减。

3）正虚毒恋证：淋巴结肿胀微痛，或瘘口久不收敛，流脓稀薄，疮面色暗。面色㿠白，神疲乏力。舌淡，脉弱。

治法：补气养血，托毒透脓。

方药：托里消毒散加味。久不收口者，加黄芪、党参、煅牡蛎、五味子、麦冬。

结核性淋巴结炎：

①初期（肝郁脾虚、气结痰凝）：可见单个或数个硬结，按之坚实，推之可动，不热不痛，皮色不变。舌苔白，脉弦。

治法：疏肝解郁，理气散结。

方药：贝母瓜蒌散合二陈汤。

②中期（痰郁化热、腐肉成脓）：硬结逐渐增大并与周围组织粘连，推之不移；或液化成脓，皮色暗红。全身伴有低热，盗汗。舌红，脉数。

治法：清热化痰，托毒透脓。

方药：贝母瓜蒌散合透脓散。

③后期（痰热伤阴、气血不足）：局部破溃，脓水清稀，久则成瘘，经久不愈，低热盗

汗，乏力纳差。舌质红，脉细数。

治法：补气养血，祛腐生肌。

方药：香贝养荣汤。若盗汗低热者，加银柴胡、地骨皮、鳖甲；咳嗽，加沙参、桑白皮。

（2）外治法：①外敷药：急性者可外敷金黄散，以消肿，散瘀，止痛。②脓肿破溃形成瘘道者，可用九一丹，以拔脓外出，祛腐生肌。③脓尽可用生肌散、红油膏收敛疮口。

六、预防与调护

（1）增强体质，提高机体抵抗力，注意休息，加强营养。

（2）积极治疗原发病灶。

（3）对结核病人的痰液做特殊处理，避免疾病传播。

（4）注意口腔清洁卫生，以免继发感染或复发。

七、预后

（1）及时诊断，有效治疗，愈后良好。

（2）治疗不及时，颜面部会形成瘘管，病情慢性迁延。

（3）病情如延误会导致全身中毒，危及生命。

（程维平）

第十八章　口腔颌面部损伤

第一节　口腔颌面部损伤的急救处理

一、解除窒息

（一）原因

可分为阻塞性窒息和吸入性窒息两大类。

1. 阻塞性窒息（obstructive asphyxia）　①异物阻塞：如血凝块、骨碎片、牙碎片以及各类异物均可阻塞呼吸道而发生窒息。②组织移位：如下颌骨颏部粉碎性骨折或下颌体两侧同时骨折时，下颌骨体部前份的骨折段受降颌肌群（颏舌肌、颏舌骨肌和下颌舌骨肌等）的牵拉，舌整体向后下方移位，压迫会厌而造成窒息。在上颌骨发生开放性横断骨折时，上颌骨因重力、撞击力作用和软腭肌牵拉等因素向后下方移位而堵塞咽腔，引起窒息。③气道狭窄：口底、舌根和颈部在损伤后，这些部位内形成血肿、严重的组织反应性肿胀均可压迫上呼吸道而发生窒息。在面部烧伤的伤员，还应注意可能吸入灼热气体而使气管内壁发生水肿，导致管腔狭窄引起窒息。④活瓣样阻塞：受伤的黏膜盖住了咽门而引起的吸气障碍。

2. 吸入性窒息（inspiratory asphyxia）　昏迷的伤员，直接把血液、唾液、呕吐物或异物吸入气管、支气管，甚至肺泡引起的窒息。

（二）临床表现

前驱症状是患者烦躁不安、出汗、鼻翼扇动、吸气长于呼气，或出现喉鸣；严重时出现发绀、三凹体征（吸气时胸骨上窝、锁骨上窝、肋间隙深陷），呼吸急促而表浅；继之出现脉弱、脉快、血压下降、瞳孔散大。如不及时抢救，可致昏迷、呼吸心跳停止而死亡。

（三）急救

窒息是口腔颌面部伤后的一种危急并发症，严重威胁伤员的生命。急救的关键在于早期发现，及时处理。如已出现呼吸困难，更应争分夺秒，立即进行抢救。

对因各种异物堵塞咽喉部窒息的患者，应立即用手指（或裹以纱布）掏出，或用塑料管吸出堵塞物，同时改变体位，采用侧卧或俯卧位，继续清除分泌物，以解除窒息。对因舌后坠而引起的窒息，应迅速撬开牙列，用舌钳或巾钳把舌牵向口外。即使在窒息缓解后，还应在舌尖后 2cm 处用粗丝线或别针穿过全层舌组织，将舌牵出，并将牵引线固定于绷带或衣服上，同时托下颌角向前，保持头偏向一侧，或俯卧位，便于分泌物外流。上颌骨骨折及软腭下坠时，可用夹板、木棍、筷子等，通过两侧上颌磨牙，将下坠的上颌骨托起，并固定在头部的绷带上。对口咽部的肿胀，可安置不同型号的通气管。如情况紧急，又无适当的通

· 347 ·

气管，应立即用 15 号以上的粗针头由环甲膜刺入气管，以解除窒息，随后行气管切开术。如呼吸已停止，应立即做紧急气管内插管，或做紧急环甲膜切开术，进行抢救，待伤情平稳后再改用气管切开术。对于活瓣样阻塞，应将下垂的黏膜瓣缝回原处或者剪掉，必要时行气管切开术。对吸入性窒息，应立即进行气管切开术，迅速吸出气管内分泌物及其他异物，恢复呼吸道通畅。对这类患者，应注重防止肺部并发症。

二、止血

对于出血的急救，应根据损伤部位、出血的性质（毛细血管渗血、静脉出血、动脉破裂出血）和现场条件而采取相应的处置措施。

（一）指压止血

在紧急情况下，可将出血部位主要动脉的近心端，用手指压迫于附近的骨骼上，暂时止血，然后需用其他方法进一步止血。如在耳屏前，用手指压迫颞浅动脉与颧弓根部，以减少头顶及颞部区域的出血；在咬肌前缘压迫面动脉于下颌骨上，以减少颜面部的出血；在胸锁乳突肌前缘与舌骨大角交界处稍下方压迫颈总动脉于第 6 颈椎横突上，可减少头颈部大出血等。但此举有时可能引起心动过缓、心律失常，因而非紧急时一般不采用。

（二）包扎止血

适用于头皮、颜面等处的毛细血管和小动、静脉的出血。先将移位的组织大致复位，在创口表面盖上敷料，用绷带加压包扎包扎的压力要适当，否则可能会影响呼吸道通畅。

（三）填塞止血

有组织缺损和洞穿性创口者，可用纱布填塞，外面再用绷带加压包扎但在颈部或口底创口内，填塞时应注意保持呼吸道通畅，防止压迫气管发生窒息。对鼻道出血的患者，在明确无脑脊液漏时，可用油纱布填塞鼻道；效果不好时，可加用鼻后孔止血法。

（四）结扎止血

在创口内结扎出血的血管或在远处结扎出血动脉的近心端，止血效果确切可靠。颌面部严重的出血，如局部不易止血，可结扎颈外动脉。在紧急情况下可用止血钳夹住血管后，连同血管钳一起包扎后送。

（五）药物止血

局部应用粉、胶、海绵、纤维等止血剂或凝血酶，要使药物与出血创面直接接触，并用纱布加压包扎。全身作用的化学止血药如酚磺乙胺（止血敏）、对羧基苄胺、卡巴克洛（安络血）等均可作为辅助用药，以加速血液的凝固。

三、伤口的包扎

包扎是急救过程中非常重要的一个步骤，包扎有压迫止血、暂时性固定、保护创面、缩小创面、减少污染、减少唾液外流、止痛等作用。颌面部受伤后常用的传统方法有三角巾风帽式包扎法、三角巾面具式包扎法、头颌绷带十字形包扎法、四尾带包扎法等。

四、伤员的运送

运送伤员时应注意保持呼吸道通畅。对昏迷的伤员，应采用俯卧位，额部垫高，使口鼻悬空，以利于引流和防止舌后坠。一般伤员可采用侧卧位，避免血凝块及分泌物堆积在咽部。运送途中，应严密观察全身和局部情况，防止发生窒息和休克等危急情况。

五、防止感染

口腔颌面部损伤的创面常被污染，甚至嵌入砂石、碎布等异物以及自身软硬组织碎片。感染对伤员的危害有时比原发损伤更为严重。因此，及时而有效地防止感染至关重要。在有条件进行清创手术时，应尽早进行。在无清创条件时，应及时包扎伤口，以隔绝感染源。伤口应尽早使用抗生素控制感染。在使用抗生素的同时，对少数伤员还可同时给予地塞米松，以防止局部过度肿胀。对有颅脑损伤的伤员，特别是有脑脊液漏出时，可采用易透过血脑屏障、在脑组织中能达到有效浓度的药物，如磺胺嘧啶、大剂量青霉素等。对伤口污染泥土的伤员，应及时注射破伤风抗毒素。

（程维平）

第二节　口腔颌面部软组织损伤

口腔颌面部血运丰富，具有伤口愈合快的有利条件，因此，对有可能存活的软、硬组织，早期缝合的适应证更广，甚至包括已游离的组织应予以保存和复位缝合。此外，颌面部损伤后初期处理的时间没有明确规定，主要根据处理前伤口的状态决定，如果伤口没有严重感染，伤后 3d 都可以进行清创缝合，这与其他部位伤的处理有明显不同。

一、闭合性损伤

（一）擦伤（abrasion wound）

面部擦伤多发生于较为突出的部位，如颏、额、颧、鼻、唇等。临床表现主要是表皮破损，并有少量渗血和疼痛，创面上常附有沙砾或其他异物。

治疗：主要是清洗创面和预防感染。多数情况下可任创面暴露而无须包扎，待其干燥结痂，自行愈合。如发生感染，应行湿敷，一般 1 周左右即能愈合。

（二）挫伤（contused wound）

挫伤系没有皮肤开放伤口的软组织损伤，不仅是皮下组织，而且肌肉、骨膜和关节也可同时受伤。在暴力较大的情况下，伤处的小血管和小淋巴管发生破裂，常导致组织出血，形成瘀斑，甚至形成血肿，较大的血肿可以继发感染，还可能形成脓肿。颞下颌关节发生挫伤后，可发生关节内或关节周围出血、疼痛、开口受限或错殆，还可因血肿纤维化而导致关节强直。

治疗：主要是止血、镇痛、预防感染、促进血肿吸收和恢复功能。局部血肿的处理，首先应制止出血，在早期可用冷敷或绷带加压包扎，在止血后可用热敷或理疗，以助血肿消散吸收。如血肿较大，或颞下颌关节囊内出血，止血后在无菌条件下，可用粗针头将血液抽出，然后加压包扎。如因血肿压迫上呼吸道或血肿继发感染，应手术切开，清除血凝块和感染物，同时用抗生素控制感染。

（三）蜇伤

为蜂、蝎等昆虫所带毒刺的损伤。伤后局部红肿明显，疼痛剧烈。

治疗：先用镊子取出刺入皮内的毒刺，局部用5%～10%的氨水涂擦，以中和毒素。也可外敷清热解毒的中药，如夏枯草等；或局部封闭，以减轻肿痛。

二、开放性损伤

（一）挫裂伤

是较大机械力量的钝器伤，伤口的特点是创缘不整齐，裂开较大，创缘周围的皮肤常有擦伤，并有发绀色坏死组织，还可伴发开放性骨折。

治疗：清创时应刮除没有出血的坏死组织，修整创缘，彻底止血，常做减张缝合，充分引流。如伴发骨折，应同时处理骨折。若有组织缺损，可同期整复或待后期整复。

（二）刺伤（incised wound）

因尖锐的刀、锥、钉、笔尖、树枝等物的刺入而发生。伤口常为小入口，伤道深，多呈盲管状，也可以是贯通伤。致伤物可刺入口腔、鼻腔、眶内，甚至深达颅底；可能损伤重要的血管神经；深入骨面的刺入物末端可能折断而存留在组织内；衣服碎屑、沙土及病原菌均可被带入伤口内而引起继发感染。

治疗：清创时应彻底清除异物和止血，应用抗生素防治感染。为取出深部异物、修复神经或彻底止血，必要时需要扩创。对于颈部大血管附近的异物，要在做好预防继发性出血的准备前提下摘除异物，切不可轻率从事；否则，可能造成致命的大出血。此点必须引起高度的警惕。

（三）切割伤

系被锋利的刃器、玻璃片等所割。伤口特点是边缘整齐。如知名血管被切断，则出血严重；如切断面神经，可造成面瘫；如切断腮腺导管，可造成涎腺瘘。

治疗：切割伤如无感染，缝合后可望一期愈合。遇有面神经较大分支或腮腺导管被切断时，应尽可能在清创时立即进行神经或导管吻合。

（四）撕裂伤（lacerated wound）

较大的机械力量造成组织撕裂或撕脱。如长发卷入机轮中，即可将大块头皮撕脱。伤口特点是边缘不整齐，出血多，常伴有肌肉、血管、神经和骨骼暴露，容易激发感染。

治疗：撕裂伤应及时清创、复位缝合。如撕脱的组织有血管可行吻合者，应即刻吻合血管行再植术；如组织已有缺损，应待控制感染后尽早进行皮肤移植，消灭创面。大面积撕脱的组织如不能再植，可以进行吻合血管的游离组织移植。

（五）砍伤

为较大机械力的利器如刀、斧等所致的损伤。伤口的特点是创口较多，深浅不等，多伴有挫伤、开放性粉碎骨折等。

治疗：处理方法是耐心地进行清创，探查神经、导管等重要结构的损伤，尽量保留可以保留的组织，复位缝合。

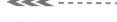

（六）咬伤（bite wound）

常见被犬、鼠、猪等动物咬伤，被人和野生动物咬伤也不罕见。伤口特点是创缘常有咬痕，组织常被撕裂，甚至撕脱。犬咬伤可能导致狂犬病。

治疗：首先应彻底清洗创面，用含有抗生素的溶液湿敷，控制感染。对眼睑、耳、鼻、唇、舌等处即使组织大部分游离，也应尽量缝回原位。完全离体的上述组织，最大直径小于2cm时，在没有感染的情况下，伤后6h内，可用生理盐水50ml加入庆大霉素16万U的稀释液浸泡30min，然后，将其边缘修剪整齐，形成新创面，对位原位缝合，仍有可能愈合。对已有的缺损，一般应待新生肉芽组织生长后，先行游离植皮，消除创面，遗留畸形可在后期处理。如为犬咬伤，应酌情注射狂犬病疫苗。

（七）颜面部烧伤

面部烧伤在战时与和平时期均常见。颜面部烧伤除具有一般烧伤的共性外，其特殊性如下：①头面部皮下组织疏松，血管、神经及淋巴管丰富，烧伤后组织反应大而快，水肿严重，渗出多。在伤后24h内水肿逐渐加重，48h后最明显。②颜面凹凸不平，烧伤深度常不一致，加上颜面为人体仪表至关重要的部位，鼻、唇、眼睑、耳、面等处烧伤后，组织缺损或瘢痕牵缩畸形造成容貌的毁损，如睑外翻、唇外翻、鼻孔缩窄、小口畸形等，伤员的精神创伤较其他部位的烧伤更为严重。③颜面烧伤的同时，常可因热空气或烟雾吸入而发生呼吸道灼伤，伤后由于黏膜水肿，可出现呼吸困难，甚至窒息的危险。必要时需立即进行气管切开术。④颜面烧伤创面易受到口鼻腔分泌物或进食时的污染而感染，不易护理。⑤颜面部与颈部相连，该部位烧伤常伴有颈部烧伤，可引起颏、颈粘连以及颈部活动受限。

治疗：颜面部烧伤的治疗应遵循全身与局部相结合的原则，并注意颜面部烧伤的特点。全身治疗与一般外科相同。Ⅰ度烧伤局部创面无须特殊处理，主要是防止创面的再度损伤。Ⅱ度烧伤主要是防治感染。清创前，应剃净创面周围的毛发，然后用灭菌生理盐水或消毒液冲洗创面，并清除污物。水疱完整的可以保留，较大的水疱可抽出其内的液体。颜面部的烧伤创面一般都采用暴露疗法，创面上可喷涂虎杖、桉叶浓煎剂。促使创面迅速干燥，争取早期愈合。如痂下积液、积脓，应及时用抗生素液湿敷，脱痂引流，以免创面加深。对Ⅲ度烧伤患者，清创后应待创面生长肉芽组织，尽早进行刃厚皮片移植以消灭创面。还应注意固定头颈部成仰伸位，以防止瘢痕粘连可能造成的颏颈挛缩。

面部几个特殊部位软组织损伤的处理特点如下。

1. 颊部损伤　原则上应尽早关闭伤口，注意预防开口受限，特别是磨牙后区的损伤。①如无组织缺损，应将黏膜、肌肉、皮肤分层相对缝合。②皮肤缺损较多而口腔黏膜无缺损或缺损较少者，应立即缝合口腔黏膜，消除口内外贯通伤口。皮肤缺损在无感染的情况下应立即转瓣修复，如皮肤缺损较多，应力争做带蒂皮瓣或游离皮瓣移植，遗留的畸形后期再行矫正。③如穿通口腔黏膜以及口外皮肤均有大面积缺损，可将创缘皮肤和口内黏膜相对缝合，遗留的洞穿缺损待后期整复。

2. 鼻部损伤　①鼻部软组织撕裂伤，如无组织缺损，应按正常的解剖位置做准确地对位缝合；如组织缺损不大，创面无感染，应立即转瓣或游离植皮关闭创面。②组织缺损过大，有时还伴有软骨和骨组织的缺损。在清创缝合时，需将软骨置于软骨膜中，再行缝合皮肤，切忌暴露软骨。对骨创面也应尽力关闭，遗留畸形待后期修复。③在清创缝合时，应特别注意鼻腔的通畅，可以用与鼻孔相应口径的管子，裹以碘仿纱布支撑鼻孔，以免鼻道阻塞引起呼吸障碍，并防止鼻孔瘢痕挛缩。

3. 唇部损伤　①唇部的撕裂伤，特别是全层撕裂时，在清创后要特别注意缝合口轮匝肌，恢复其连续性，然后按正常的解剖学形态（如唇弓、唇峰）准确对位缝合皮肤黏膜。②唇部的贯通伤有时内口大、外口小，通道内有时还可存留牙碎片。清创时应先缝合黏膜，然后再冲洗，最后缝合皮肤，以减少感染机会。③唇部损伤缺损大者，切忌强行拉拢缝合，以免引起开口受限。如条件许可，应立即用唇周围组织瓣转移修复，遗留的小口畸形或缺损留待后期整复。

4. 腭部损伤　多见于儿童，也可见于成人。①腭部损伤如无组织缺损，清创后应立即对位缝合，较小的损伤也可不缝合；②腭部损伤如有组织缺损而致口鼻腔相通，不能直接缝合时，应转移邻近黏骨膜瓣以关闭穿通口。

5. 舌部损伤　①舌部创口有组织缺损时，缝合时应最大限度地保持舌的纵形长度，以免功能障碍；②舌腹部的创面，在清创缝合时应避免与口底和牙龈粘连，应先缝合舌组织，其余创面可视情况进行转瓣或游离植皮以关闭创面；③舌组织较脆，缝合时应采用大针粗线，进针点应距离创缘至少 5mm 以上，并多带深层组织和做褥式缝合。

6. 眉、睑部损伤　眉损伤在清创后应及时做准确对位缝合，避免出现眉毛的断裂和上下错位畸形。睑部的损伤在清创缝合时应尽量保持上睑的垂直长度，如有组织缺损，应在无感染的情况下立即进行全厚皮片移植术，避免日后睑外翻畸形。注意当眼睑撕裂伤及睑缘时，必须准确对位、妥善缝合，以免睑缘内翻或外翻畸形。

7. 腮腺及腮腺导管损伤　清创时应将损伤的腺泡缝扎，并缝合腮腺咬肌筋膜，严密缝合皮下组织和皮肤，局部加压包扎。腮腺导管损伤时，应及时找出两断端，经腮腺导管开口插入细的腰穿管，然后吻合导管断端及周围组织。腰穿管固定于口腔黏膜上，防止脱出，保持 10d 左右，待断端愈合后抽出。如有导管缺损而吻合困难时，可就近取一段静脉行导管再造术，或将导管的腺体侧断端结扎，配合腮腺区加压包扎，使用药物抑制腺体分泌，使腮腺萎缩而达到治疗目的。

8. 面神经损伤　颜面部开放性损伤应检查面神经功能，发现面瘫体征，清创时应探查面神经分支，如发现神经断裂而无神经缺损时，应在适当减张处理后行神经吻合术；如有神经缺损或神经端端吻合仍有张力时，可就近切取耳大神经作神经移植术，以免贻误治疗时机，造成晚期修复困难。神经吻合和神经移植术的要点是无张力缝合和准确对位。

三、口腔颌面部火器伤

口腔颌面部火器伤是由于子弹、弹片、铁砂或其他碎片高速穿透组织造成的严重损伤，牙和颌骨可作为"二次弹片"而加重损伤程度，常见粉碎性骨折和骨缺损。此类创伤的伤口多样，形状各异，伤道复杂，非贯通伤多见，并常有异物存留，容易损伤面颈部的知名血管，造成严重出血，清创时还易发生继发性大出血。伤口感染也较其他损伤严重。对贯通伤可以从伤口入出口判断致伤性质，一般高能、高速小弹片致伤时入口大于出口，低能、低速的致伤物则入口小于出口。

在高科技战争中，由于大量使用远程高精度制导武器攻击军事目标，对平民的伤害主要为爆炸伤；恐怖袭击主要以平民为目标，所谓"市民伤"已成为现代战争的一个特点。因此，各级医院应当重视火器伤的诊治。

治疗：口腔颌面部火器伤由于致伤因素复杂，伤道周围又分为坏死区、挫伤区和震荡区，坏死区和挫伤区不易区分，因此处理比较特殊。清创时切除坏死组织一般不超过5mm，这与普通创伤和其他部位伤的处理是不同的，清创时要敞开创面，清除异物，彻底止血，充分引流，尽早使用抗生素控制感染。伤后2~3d如无感染征象，进一步清创后可做初期缝合。对于严重肿胀或因大量组织缺损而难以做到初期缝合的伤口，可用定向减张缝合以缩小创面。对于有骨膜相连的骨折片，应尽量保留，在延期缝合时做妥善固定。对深部非贯通伤，缝合后必须做引流。如有创面裸露，则用抗生素溶液湿敷，待新鲜肉芽组织形成后尽早用皮瓣技术修复。

（程维平）

第三节 牙和牙槽骨损伤

牙和牙槽骨损伤，在颌面部损伤中较为常见，尤其是上下颌前牙位于牙弓前部，损伤机会更多。

一、牙挫伤

由于直接或间接外力撞击所致，其主要特点是牙周膜和牙髓受损而产生充血、水肿。临床表现为受伤牙松动、疼痛、伸长，有牙周膜炎甚至牙髓炎的表现。若牙龈同时受伤，则可伴发出血，局部肿胀。

治疗：对牙周膜损伤的牙，应做简单的结扎固定，并防止早接触。如牙髓受损，应做牙髓或根管治疗。

二、牙脱位

在较大的暴力撞击下，可使牙部分或完全脱位，由于牙周膜撕裂，甚至从根尖孔进入牙髓的神经血管束也撕裂，临床上出现牙松动、倾斜、伸长和疼痛，妨碍咀嚼。牙完全脱位，则牙脱离牙槽窝，或仅有软组织相连，常同时伴有牙龈撕裂和牙槽骨骨折。

治疗：如部分脱位，应使牙恢复到正常位置，并结扎固定3周左右。如牙完全脱位时间不长，应尽快按牙再植的程序，严格消毒，将脱位的牙植入原位，并与邻牙一起结扎固定3周左右，再植后要降低咬合，防止创伤。

三、牙折

牙折可分为冠折、根折及冠根联合折（图18-1）。根据不同的牙折，处理方法也有差异。

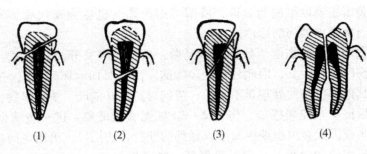

图 18-1 牙折的分类

1. 冠折; 2. 根折; 3. 冠根联合斜折; 4. 冠根联合纵折

（一）冠折

牙冠轻微折损而无刺激症状，可不做特殊处理。如折缘尖锐，应磨至圆钝；如牙髓有明显的刺激症状，并影响形态和功能，应视其情况做牙冠修复；如冠折已穿通牙髓，应尽早进行牙髓或根管治疗，再进行牙冠修复。

（二）根折

近牙颈部的根折，应尽快进行根管治疗后，行桩冠修复；根中部的折断应拔除；根尖1/3 折断、牙松动，应及时做结扎固定，并做根管治疗。

（三）冠根联合牙折

冠根联合斜折者，如有条件可行牙髓或根管治疗，然后用金属牙冠恢复功能。

（四）乳牙损伤

对乳牙损伤的处理有其特殊性。乳牙的保留对恒牙萌出和颌面部的发育有重要作用，因此，应视具体情况尽量设法保留受伤的乳牙。对于 4 岁以上的患儿，应作缺隙保持器，以防止邻牙向近中移动致恒牙萌出障碍或错位。

（程维平）

第四节　颌骨骨折

颌骨骨折有一般骨折的共性，但由于颌骨解剖生理上的特点，使颌骨骨折的临床表现及处理原则具有特殊性。

一、上颌骨骨折（fractures of the maxilla）

（一）临床分类

Le Fort 根据骨折的好发部位将上颌骨骨折分为 Ⅰ、Ⅱ、Ⅲ型。

1. Le Fort Ⅰ型骨折　又称低位或水平骨折。典型的骨折线从梨状孔外下缘，经根尖下，过颧牙槽嵴，至上颌结节上方，水平地向后延伸至两侧上颌骨翼上颌缝附近［图 18-2（1）］。两侧骨折线可以不在同一平面。来自前方的暴力，可使硬腭中缝裂开。

2. Le Fort Ⅱ型骨折　又称中位或锥形骨折。骨折线经过鼻骨、泪骨、眶底、颧颌缝区达上颌骨翼上颌缝处［图 18 - 2（2）］。

3. Le Fort Ⅲ型骨折　又称高位或颅面分离骨折。骨折线经过鼻骨、泪骨、眶内、下、外壁，颧额缝，颧颞缝，向后下止于上颌骨翼上颌缝，造成完全性颅与面骨的分离［图 18 - 2（3）］。

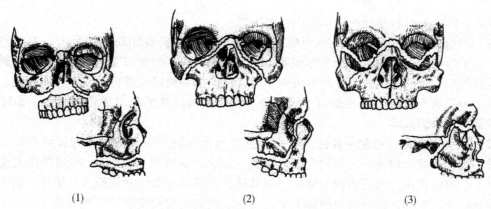

（1）　　　　　　　　　　（2）　　　　　　　　　　（3）

图 18 - 2　上颌骨 Le Fort 骨折线示意图
1. Le Fort Ⅰ型骨折；2. Le Fort Ⅱ型骨折；3. Le Fort Ⅲ型骨折

（二）临床表现与诊断

1. **骨折段移位和咬合错乱**　上颌骨骨折段的移位主要是受暴力的大小和方向以及上颌骨本身重量的影响，无论上颌骨为哪型骨折，常同时伴有翼突骨折。由于翼内肌的牵引，使上颌骨的后分下移，而出现后牙早接触，前牙开𬌗。软腭也随之移位接近舌根，使口咽腔缩小时，可影响吞咽和呼吸。触诊时，上颌骨可出现异常动度。暴力来自侧方或挤压时，可发生上颌骨向内上方或外上方的嵌顿性错位，局部塌陷，咬合错乱。这种错位触诊时动度可不明显。在高位颅面分离的伤员，可见面部中段明显增长，同时由于眶底下陷，还可出现复视。

2. **眶区瘀血**　由于眼睑周围组织疏松，上颌骨骨折时眶周容易水肿，皮下瘀血、青紫，呈蓝紫色，成为典型的"眼镜"症状。球结膜下也可出现瘀斑。如发现鼻腔及外耳道出血，呈淡红色血水，应考虑发生脑脊液鼻漏或耳漏，使筛板骨折或合并颅前窝骨折的体征。

3. **影像学检查**　除上述临床表现外，在条件允许的情况下，应拍摄鼻颏位或头颅后前位及侧位 X 线片，必要时再拍摄 CT 片，以明确骨折的类型及骨折段移位情况，同时了解有无邻近骨骼的损伤。注意对合并有严重颅脑损伤的伤员，仅做一般的平片检查，切忌过多搬动而使伤情加重，待伤情平稳后再作进一步检查。

二、下颌骨骨折（fractures of mandibular angle）

（一）下颌骨骨折好发部位

1. **正中联合**　胚胎发育时两侧下颌突连接处，并处于面部突出部位。

2. **颏孔区**　位于下颌牙弓弯曲部。

3. **下颌角**　下颌骨体和下颌支交界处。

4. 髁突 此处较细弱，无论直接暴力或间接暴力均可在此处产生骨折。

（二）临床表现与诊断

1. 骨折段移位 下颌骨有强大的咀嚼肌群附着，如咬肌、翼内肌、翼外肌、颞肌、下颌舌骨肌、颏舌骨肌和二腹肌等。这些肌肉担负着上提和下降的运动，即开闭口功能。下颌骨骨折后，肌肉的牵拉是骨折段移位的主要因素。

（1）颏部正中骨折：骨折线可为单一的，也可为多骨折线和粉碎性骨折。单发的正中骨折，由于骨折线两侧的牵引力基本相等，常无明显错位；如为双发骨折线，正中骨折段由于颏舌肌和颏舌骨肌的牵拉，骨折片可向下后移位；如为粉碎性骨折，或有骨质缺损，两侧骨折段由于下颌舌骨肌的牵拉而向中线移位。注意后两种骨折都可使舌后坠而引起呼吸困难，甚至有窒息的危险。

（2）颏孔区骨折：单侧颏孔区骨折，骨折线多为垂直，将下颌骨分为长短不同的两个骨折段，短骨折段上附着有一侧的全部升颌肌（咬肌、翼内肌、颞肌），主要牵拉力使短骨折段向上、向内移位。长骨折段与健侧下颌骨保持连续，有双侧降颌肌群的牵拉，向下、向后移位并稍偏向患侧，同时又以健侧关节为支点，稍向内旋而使前牙出现开𬌗。

（3）下颌角部骨折：下颌角部骨折后也将下颌骨分为长骨折段和短骨折段。如骨折线位于咬肌和翼内肌附着之内，骨折片可不发生移位；若骨折线在这些肌群附着之前，则短骨折段向上移位，长骨折段因降颌肌群的牵拉，向下、后移位，与颏孔区骨折情况相似。

（4）髁突骨折：髁突骨折在下颌骨骨折中所占比例较高，约为17%~36%。一侧髁突骨折时，耳前区有明显的疼痛，局部肿胀、压痛。以手指伸入外耳道或在髁突部触诊，如张口时髁突运动消失，可能有骨折段移位。低位骨折时，由于翼外肌的牵拉，髁突向前内移位；严重者髁突可从关节窝脱位，向上进入颅中窝。双侧低位骨折时，两侧髁突均被翼外肌拉向前内方，双侧下颌支被拉向上方，可出现后牙早接触，前牙开𬌗。

2. 出血与血肿 由于牙龈紧紧附着于牙槽骨上，其弹性和移动性差，因此，绝大多数的下颌骨骨折都会撕裂牙龈和附着的黏膜，成为开放性骨折，常累及牙槽骨，因此，局部出血和肿胀，同时也可撕裂下牙槽动、静脉，血液流向疏松的口底组织，形成血肿；严重者可使舌上抬，并使舌后坠，发生呼吸道梗阻。下牙槽神经也可断裂或受压，致使患侧下唇麻木。

3. 功能障碍 咬合紊乱、开口受限、局部出血水肿、疼痛等，致使咀嚼、呼吸、吞咽、言语等功能障碍。严重的颏部粉碎性骨折可发生呼吸窘迫和呼吸道梗阻，必须引起足够的重视。

4. 骨折段的异常活动 绝大多数伤员可出现骨折段的异常活动，但在少数伤员无明显移位时，可无明显活动。医师可用双手握住可疑骨折处两侧骨折段，轻轻向相反方向用力，可感觉到骨摩擦音和骨折段活动。

5. 影像学检查 常拍摄下颌骨侧位片、后前位片和下颌骨全景片。髁突骨折的伤员应加拍颞下颌关节X线片，必要时拍摄颞下颌关节断层片和CT片，从而明确骨折类型、范围和性质以及有无邻近骨骼的损伤。

下颌骨骨折诊断并不困难，但应注意骨折后的一些并发症，如髁突受到严重创伤，可同时伴有颞骨骨板的损伤，致使此区肿胀明显，外耳道流血；如合并颅中窝骨折时，可出现脑脊液耳漏，应注意鉴别。

三、颌骨骨折的治疗原则

颌骨骨折的治疗原则是尽早复位和固定，恢复正常咬合和面型的对称和匀称，同时使用防止感染、镇痛、合理营养、增强全身抵抗力等方法，为骨折的愈合创造良好条件。必须密切注意有无全身其他部位合并症的发生，一定要在全身情况稳定后再进行局部处理。

（一）颌骨骨折的复位固定

颌骨骨折的正确复位是固定的前提。上颌骨血供丰富，骨折愈合快，骨折的复位固定应争取在2周内进行，下颌骨应争取在3周内复位固定，否则易发生错位愈合，影响疗效。

1. 复位和外固定

（1）牙间结扎固定法：此法操作简单，特别适用于伤情较重同时伴有骨折严重出血的伤员，复位后可达到止血效果，减轻骨断端的异常活动和疼痛，避免血肿形成。方法是将骨折线两端的一对或两对牙分别用结扎丝拴接在牙颈部，然后用手法将骨折处复位，再将骨折线前后的结扎丝末端分别结扎在一起。也可以利用牙间的结扎丝做颌间固定，方法是选择上下颌相对的几组单个牙分别结扎复位后，再将上下相对牙的结扎丝扭结在一起，必要时也可交叉结扎固定。

（2）单颌牙弓夹板固定法：利用骨折段上的牙与颌骨上其余的稳固牙，借成品金属夹板将复位后的骨折段固定在正常的解剖位置上。此法最适用于牙折和牙槽突骨折，有时适用于移位不明显的下颌骨线形骨折和简单的上颌骨下份的非横断骨折。

（3）颌间固定法：颌间固定是以未骨折的颌骨作为基础来固定骨折的颌骨，使咬合关系恢复正常，也是目前最常用的颌骨骨折外固定方法之一。本法适应证广，既适用于单纯下颌骨骨折、单纯上颌骨骨折，也适用于上下颌骨联合骨折和骨折段成角小于30°的髁突颈部骨折。固定时间上颌骨一般为3~4周，下颌骨为6~8周。

颌间固定有以下几种常用方法。

1）小环结扎法（又称8字结扎法）：以每两个相邻牙作为一个单位，采用金属结扎丝进行颌间固定。此法适用于新鲜、容易复位的骨折。

2）带钩牙弓夹板颌间弹性牵引固定法：使用成品金属牙弓夹板，用金属结扎丝将其分别拴接在上下颌牙上，再利用颌间弹性牵引固定，橡皮圈套在上下颌夹板的挂钩上，做弹性牵引复位和固定。注意牵引的方向应与骨折段移位的方向相反，并在牵引复位的过程中，随时根据咬合关系的恢复情况，调整橡皮圈的牵引力和方向。此种固定方法简便易行，对恢复咬合关系最为准确和稳固，而且适用于已发生纤维愈合、难以手法复位的颌骨骨折，此时可将带钩夹板在骨折错位处剪断，进行分段牙列牵引复位。这种方法也是坚固内固定的辅助固定方法。

此种方法的缺点是不宜使用在昏迷的伤员，在牵引过程中不易保持口腔卫生，容易继发龋病。

3）正畸用带钩托槽颌间固定：利用现代正畸固定矫治器做颌间牵引和固定，适用于有牙列的简单骨折固定。

4）颌间牵引钉：这是新型的颌间结扎方法，将自攻钛螺钉分别打入上、下颌骨的牙槽骨中，一般上下颌各为3个，然后用金属丝或橡皮圈将上下颌骨固定在一起，其作用点在颌骨上，而不是作用在牙上，使用简单方便。常作为术中的临时复位固定用。

2. 手术复位和内固定 手术复位和内固定是在骨折线区切开组织、显露骨折断端，然后复位并固定骨折的方法，手术复位内固定由于快捷准确，效果可靠，是目前临床使用最广泛的技术。

（1）切开复位和骨间结扎固定法：在骨断端的两侧钻孔，用金属结扎丝穿过骨孔做交叉固定。由于金属丝有弹性和延展性，骨间固定稳定性较差，还需要用颌间固定或颌间弹性牵引做辅助固定。现该法的使用已逐渐减少。

（2）切开复位和坚固内固定法：从 20 世纪 70 年代开始发展的坚固内固定技术，主要目的是为解决伤员早期开口功能训练和克服颌间固定给伤员带来的诸多不便。由于采用金属接骨板和螺钉，对骨折固定的更牢固、有效，但亦对术中骨折复位的精确度要求更高，否则容易发生术后干扰。为达此目的，一般多在术前或术中施行颌间弹性牵引以确立最佳咬合关系，术中做骨折的解剖复位固定，术后数天内即可拆除颌间牵引装置，避免了以往由于长期颌间结扎的弊病。

上颌骨骨折多采用微型钛接骨板（microplate，厚度 0.4 ~ 0.6mm）和螺钉固定，下颌骨骨折一般采用小型钛接骨板（miniplate，厚度 1.0mm）和螺钉固定。由于对颌骨骨折固定生物力学的深入研究，器材设备的不断改进，应用技术更为简化和方便，目前绝大多数线形下颌骨骨折均可通过口内切口显露与固定，对面中部的复杂骨折则可通过头皮冠状切口显露和直接复位固定，同时不增加面部的瘢痕。

（二）髁突骨折（condylar fracture）的治疗原则

对于髁突骨折，无论骨折部位在关节囊内还是在髁突颈部，分为非手术的闭合性复位固定和手术切开复位固定两种方式。闭合性复位固定方法包括颌间牵引和固定，适用于成人单侧髁突颈部骨折且成角小于30°以及髁突囊内骨折等情况。固定时间约 2 ~ 3 周。当髁突颈部骨折成角大于45°、髁突头有移位或脱位、下颌升支高度降低引起开𬌗、陈旧性髁突骨折等情况下，可采用手术切开复位和坚固内固定或拉力螺钉固定。如髁突粉碎骨折复位困难并伴有功能障碍时，可行髁突摘除术。

（三）儿童颌骨骨折的治疗原则

（1）尽早复位：儿童期为生长发育旺盛期，组织损伤后愈合快，复位时间一般不超过 1 周，固定时间也因此缩短。

（2）咬合关系的恢复可不必像成人那样严格，因儿童期恒牙尚未完全萌出，随着恒牙的逐渐萌出，咬合关系可以自行调整。

（3）对儿童期骨折尽可能采用保守治疗，如牙面贴钩颌间牵引、颅颌弹性绷带是常见的固定方法。对于必须做切开复位的患儿，术中应尽量避免损伤恒牙胚。

（4）儿童期髁突骨折一般采用保守治疗，可采用开口板，效果良好。临床上一旦发现患者出现颞下颌关节强直的体征，可以采用切开复位和固定方法，以免严重影响儿童的下颌骨发育。

（程维平）

第五节　颧骨、颧弓骨折

　　颧骨、颧弓是面中部两侧较为突出的骨性支架，易遭受直接暴力的打击而发生骨折。颧弓细长而呈弓状，颧骨结实而宽大，两者相比，颧弓骨折（zygomatic arch fractures）尤为多见。

　　（一）临床特点和诊断

　　1. 骨折移位　颧弓骨折段由于打击力的方向而向内移位，也可因咬肌的牵拉而向下移位，局部呈现塌陷畸形。但在受伤数小时后，由于局部反应性肿胀，塌陷畸形变得不明显，此时容易造成漏诊。颧骨的骨折移位可造成面侧方塌陷或增宽。

　　2. 开口受限　明显内陷的颧弓骨折段可以压迫颞肌并阻碍下颌支冠突的运动，造成开口受限。内陷不明显的骨折，则可出现轻微开口受限或无开口受限症状。

　　3. 复视　颧弓构成眶外侧壁和眶下缘的大部分，颧骨骨折移位后，眼内肌和外侧韧带也随之移位，或受骨折片的挤压，眼球失去支持而发生移位性复视。一般移位2mm以内者可以自行调整恢复，但重者可形成持久性复视。

　　4. 出血和瘀血　颧骨眶壁损伤后局部的出血可浸润到眶周皮下、眼睑和结膜下，导致眶周围组织形成明显青紫色瘀斑。如骨折伴有上颌窦黏膜破裂出血，可伴有患侧鼻腔的出血。

　　5. 神经症状　如伤及眶下神经，可出现眶下区皮肤麻木。如面神经颧支受损，可出现患侧眼睑闭合不全。

　　6. 影像学检查　常采用鼻颏位、铁氏位和颧弓切线位X线片检查，必要时加拍CT片，以明确骨折的部位和移位的方向，判断骨折与眼眶、上颌窦及眶下孔的关系。

　　根据临床特点及影像学检查，诊断并不困难。值得指出的是，由于颧骨骨折多与邻骨骨折同时发生，包括上颌骨、颞骨颧突、额骨颧突和蝶骨，又常称为颧骨复合体骨折。

　　（二）治疗原则

　　凡有开口受限、影响功能的伤员，均应进行复位；对塌陷畸形严重者，尽管没有功能障碍，也应复位。无开口受限或者畸形不明显者，可做保守治疗。

　　以下简要介绍几种颧骨、颧弓骨折的复位方法。

　　1. 口内切开复位法　在上颌尖牙至第一磨牙前庭沟黏膜移行处作切口，切开黏骨膜，沿颧牙槽嵴向后上方暴露颧骨体下份的骨折端，并可延伸到颧弓下方，然后用骨膜分离器向上外侧翘起移位的骨折段使之复位［图18-3（1）］，用微型钛接骨板在颧牙槽嵴处固定，最后缝合伤口。

　　2. 面部小切口切开复位法　在颧额缝和颧颞缝转折处作局部小切口，注意避开面神经颧支，切开皮肤、皮下组织，直达颧骨、颧弓后上缘，然后用一钩状器械，将骨折段拉回或撬回原位，在颧额缝、颧弓骨折处用微型接骨板做固定［图18-3（2）］。

　　3. 颞部切开复位法　在患侧颞部发际内作长约2cm的切口，切开皮肤、皮下组织及颞筋膜，显露颞肌，再从颞肌与颞筋膜之间深入骨膜分离器之颧弓和颧骨下方，利用杠杆原理将移位的骨折段复位［图 18－3（3）］。

需要指出的是，对颧骨骨折只作一个部位的固定，固定力显然是不够的，可结合眶下或睑缘下切口、眉弓切口，至少做到三处内固定，才能使骨折稳定。

4. 巾钳牵拉法　局麻下，用巾钳刺入皮肤，钳住下陷的颧弓，由后向外上牵拉复位。方法简单易行。不需作切口，适用于单纯颧弓骨折［图 18－3（4）］。

5. 冠状切口切开复位内固定　对复杂的颧骨复合体骨折，颧骨由于四个突起的断裂、移位，复位后不容易稳定，需要足够的显露才能充分复位和固定，因此，可采用半侧冠状切口入路外加口内前庭沟入路，或者加用睑缘下入路，充分显露颧额缝、颧颌缝、颧弓和眶下缘区的骨折线，在直视下进行骨折复位和接骨板内固定。冠状切口隐蔽，面部不留瘢痕，是目前常用的手术入路。

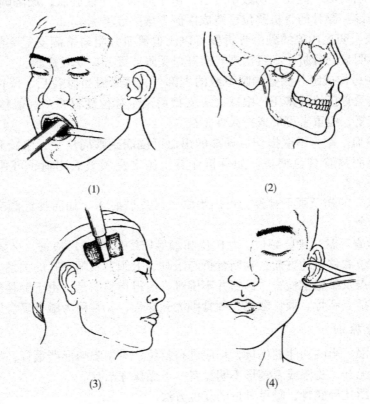

图 18－3　颧骨、颧弓骨折复位法
1. 口内切开复位法；2. 面部小切口切开复位法；3. 颞部切开复位法；4. 巾钳牵拉法

（程维平）

第六节　鼻骨骨折

由于位置突出且易碎，故鼻骨成为最常发生骨折的诸骨之一。如不治疗或治疗效果欠佳，将形成明显的畸形，并有可能影响呼吸功能，使正常的呼吸生理改变，进而引起一系列后果,如鼻气道阻塞、打鼾、鼻窦炎、咽部感染的发生率增高等。儿童期的鼻骨骨折如治疗不当,可引起生长发育障碍,如鼻的生长发育迟延或异常,也影响面中部骨骼和牙齿的排列。

一、应用解剖

鼻部皮肤的血运非常丰富,故鼻外伤时,常有明显出血及血肿形成,并有明显瘀斑。由于鼻上部的皮肤薄而有活动性,周围的皮肤,如眼睑及颊部亦疏松,故出血可向此处扩展,形成眼下瘀斑。

相反,鼻下部皮肤厚而富于皮脂腺,紧密附着于其下方的软骨,故此部外伤能引起皮肤的收缩而使鼻孔边缘产生切迹。

鼻的支架,在上部为骨构成,硬;下部为软骨构成,有弹性。鼻背诸骨为成对的鼻骨、额骨的鼻突和上颌骨的额突。上颌骨的额突由上颌体向上内突出,与鼻骨相接,在打击来自侧方时常被累及。两侧鼻骨在中线相接,其后有额骨的鼻突支持,其外侧有上颌骨的额突支持。鼻骨的上部厚而窄,下部薄而宽。此部位骨折常是强力打击的结果,使全部鼻筛区遭受损伤,而骨折多为粉碎性并向后嵌入。

上外侧软骨成对,紧密附着于鼻骨,形成外鼻中1/3的支架;在中线,紧附于鼻中隔。下外侧软骨(鼻翼软骨)亦成对,有一外脚和一内脚。内脚支持并形成鼻小柱的支架,内外脚形成鼻孔的外形。这些软骨有弹性,钝性的打击多不能使其折断。但由于其附着于鼻中隔及骨性的鼻背,故在骨折时多发生移位。鼻骨及中隔复位后,亦随之复位。

鼻中隔的后部为骨性,不活动;前部及尾部为软骨,有一定活动性。鼻中隔的骨性部分为四部构成,筛骨的垂直板构成上后部,非常薄,易裂开;犁骨构成下后部,上方与筛骨及中隔软骨相接;腭骨的鼻嵴和上颌骨的鼻嵴,构成中隔的最下部分。

鼻中隔的前部为中隔软骨,后与筛骨垂直板及犁骨相接,下位于上颌骨鼻嵴之沟中,前为游离缘,接于膜性软骨。中隔与上颌鼻嵴相接处易破裂或脱位。

二、分类

鼻部损伤的类型主要决定于外力的方向和大小。一般而论,鼻骨抵抗正前方力量的抗力较强,对侧方力量的抗力较弱。

在成人,多数引起鼻骨骨折的力量来自侧方。中等力量的一次打击,引起一侧鼻骨骨折,如图18-4所示,这种骨折多累及上颌骨额突。更强的力量则可引起鼻骨和上颌骨额突同时折断。骨折片向外侧移位,鼻中隔亦向外侧移位。鼻骨多在其厚部与薄部交界处折断(图18-5)。

鼻骨骨折时,鼻中隔亦发生移位。中隔单纯性脱位时,中隔软骨与上颌嵴分离,在鼻腔中形成一个中隔突出物,这种脱位常伴有鼻尖变宽。在致使中隔软骨弯曲的力量超过其负荷能力时,软骨发生骨折。垂直骨折发生于不同部位,但多在软骨薄与厚的交界部。垂直骨折使中隔前部成角形突出,尾部脱位。中隔软骨的水平骨折也可发生。较严重的外伤可引起垂直及水平骨折同时发生(图18-6)。发生中隔软骨骨折时,中隔之骨折片可重叠而使中隔变厚,因而鼻变低,鼻小柱退缩。

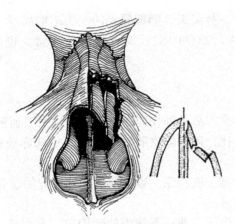

图 18 - 4　鼻的一侧塌陷性骨折

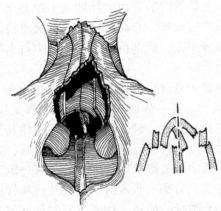

图 18 - 5　鼻的双侧及鼻中隔塌陷性骨折

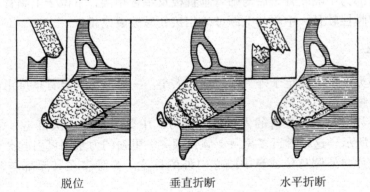

脱位　　　　　　垂直折断　　　　　水平折断

图 18 - 6　鼻中隔软骨的脱位及骨折

从前向后的力量引起的骨折较少见。这种力量使中隔软骨向后抵于筛骨垂直板（常亦折断），软骨向后套入并重叠于骨上。

中等力量可使鼻骨下部折断，而较厚的上部不被累及。更大的前后方向力量使鼻从额脱离，骨折多为粉碎性，向后移位。

儿童期发生的鼻骨骨折与成人有差别。由侧方而来的打击可以引起一侧或两侧鼻骨的塌陷性骨折。来自前方的力量则引起"翻书样骨折",指鼻骨及中隔骨折并塌陷,就像一本书被翻开一样(图18-7)。发生这种骨折的原因可能是鼻骨在儿童期尚未在中线融合。临床上则可见鼻梁扁平,上外侧软骨也可与鼻骨脱离,因两者的结合在儿童期很疏松之故。即使在严重的外伤时,这种骨折也常被忽略,直到产生发育障碍成为畸形时方被觉察。

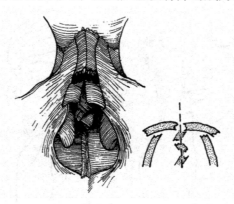

图18-7 儿童期的鼻骨"翻书样"骨折

三、诊断

首先了解受伤的原因,力量的方向和大小。询问每侧鼻孔有无堵塞,与伤前进行比较。比较受伤前后鼻的外形,可与伤者随身携带的证件上的照片比较。从儿童获得伤史是困难的。如果儿童有鼻部遭受外伤的历史,有鼻出血症状或有畸形的表现,则应认为有鼻骨骨折存在。如儿童不能经鼻呼吸,更应警惕,要怀疑中隔血肿是否存在,存在时,必须处理。

鼻骨骨折时,常有鼻出血、肿胀、眶周瘀斑、鼻背压痛、鼻骨骨轧音。鼻畸形和鼻塞亦常见。后者常因骨或软骨移位、水肿,血凝块,中隔血肿,外鼻血肿,黏膜及鼻甲肿胀等引起。

仔细观察鼻部,有无偏斜、扁平。触诊有无异常活动及骨轧音,但需注意,如骨折片嵌塞时,这些体征不存在。如鼻根部塌陷,应彻底检查有无鼻筛骨骨折。疑有鼻筛骨骨折者,要判断内眦距离有无增加,鼻泪管系统有无损伤,并应检查有无脑脊液鼻漏。检查鼻腔内黏膜有无撕裂、有无瘀斑,中隔有无血肿或从鼻底脱位。

X线检查对诊断有助,必须进行。

四、治疗

对鼻骨骨折的治疗目的,是恢复正常功能和外观。无移位的骨折对症治疗即可,加上对鼻部的保护。有移位者应复位。治疗的时间最好是在伤后2~3h内,此时,水肿、血肿和阻塞等尚未发生。如已超过此时限,有明显肿胀,在成人,可以在7~10d内治疗;在儿童,以在5~7d内为宜,此时,早期的纤维化尚未形成。

仅有鼻骨骨折时,闭合整复即可。如有鼻中隔损伤,常需开放整复中隔加上闭合整复鼻骨。闭合整复可用表面麻醉(4%可卡因,最大量为200mg)及局部麻醉(1%利多卡因,加肾上腺素,成1:100 000溶液,用量不超过30ml),注射于鼻背及前鼻棘皮下及中隔黏膜下;表面麻醉用于鼻黏膜,可用2%丁卡因代替可卡因。

如为一侧的鼻骨塌陷性骨折，用一钝头的器械，伸入至鼻骨下方，抬起鼻骨，以手指在鼻背处协助复位。注意器械勿放入过深，如伸至额骨下方，则不但不能复位，反可导致黏膜损伤。任何钝头器械皆可利用，例如：用骨膜分离器绕以油纱布。双侧鼻骨骨折时，可用血管钳绕以油纱布，伸入两侧鼻内（图18－8）。

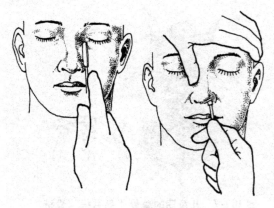

图18－8　鼻骨骨折复位法

当鼻骨骨折的复位因故迟延而不能用闭合整复法复位或同时有鼻中隔折断时，需采用开放整复法。沿鼻孔上及外侧缘，稍偏黏膜侧，切开皮肤；需整复鼻中隔时，再沿中线切开鼻小柱。将皮肤从上外侧与软骨分离，再以骨膜分离器将皮肤及骨膜从鼻骨上掀起。用骨刀分开骨折处，使骨折片游离后将其复位。中隔折断时，可通过鼻小柱切口及一侧鼻缘切口将黏软骨膜从中隔掀起，将骨折片游离并复位。骨折片不能游离时，可将骨折线再切开，使之游离。

复位并缝合创口后，鼻内可填塞油纱条或碘仿纱条2～3d，协助固定。鼻外盖纱布或用印模膏做成鼻外形印模，下垫纱布，以协助固定。

儿童期鼻骨骨折的处理原则与成人相同，但应注意：①儿童的鼻骨骨折愈合迅速，应在伤后2～4d内处理；②为复位准确，多需用全身麻醉；③过多的创伤会损害生长中心，故在开放复位时，操作应尽可能轻柔，力求减少创伤。

术后感染少见，但如有中隔血肿而未发现，可导致感染发生。感染的后果严重，应力求预防。如发生中隔血肿，应及时切开引流，并在中隔两侧填塞加压，注意检查是否复发。

（程维平）

第十九章　口腔颌面部神经疾病

第一节　三叉神经痛

一、概述

三叉神经痛（trigeminal neuralgia）是指在三叉神经分布区域出现阵发性电击样剧烈疼痛，历时数秒钟或数分钟，间歇期无症状。疼痛可由于口腔或颜面的任何刺激引起，约有80%因先反映为牙痛而常先就诊于口腔科。以中老年人多见，多数为单侧性。

病因：三叉神经痛分为原发性和继发性两种，原发性三叉神经痛是指无明显致病因素者；而继发性三叉神经痛则是指由于机体内的其他病变压迫或侵犯三叉神经所致。

二、诊断

（一）临床表现

面部三叉神经分布区内反复发作的剧烈疼痛，性质多为针刺样、电击样、放射样或烧灼样，患者极其痛苦。多见于三叉神经第二支和第三支范围内，很少累及第一支，有时可同时累及两支或三支，偶为双侧性。发作多在白天，发作时间短，大多持续数秒至数十秒，极少延续数分钟，间歇期无不适。疼痛反复发作，开始时可为几天1次或1天几次，以后可多致每天数十次。

（二）鉴别诊断

应注意与小脑桥脑角肿瘤、鼻咽癌、多发性硬化症等所致的继发性三叉神经痛以及牙痛、偏头痛、副鼻窦炎，舌咽神经痛等鉴别。

三、治疗

由于三叉神经痛病因未完全明确，仍缺少理想的治疗方法，一般主张尽量采用药物治疗，确实无效者才采用神经阻滞或手术治疗。

（一）药物治疗

1. 卡马西平　此药为抗癫痫药物，是目前治疗三叉神经痛疗效最好的药物，有效率可达100%。商品名有酰胺咪嗪、卡马西平、痛可定（tegretol）等。此药主要作用于中脑网状结构——丘脑系统，可抑制三叉神经脊束核至丘脑的多元神经反射。用法：每次口服0.2g，每日3次。最大剂量每日不超过1.2g。为减少抗药性及副作用，应在能止痛前提下控制用药量及间断用药。症状不严重或早期患者开始可每日1次，每次0.2g，以后根据止痛效果，再酌情增加药量及用药次数。用药数周或数月后，如已无痛可试停药，痛时再间断用药。此药副作用有头晕、嗜睡、共济失调等，少数人可有胃肠功能障碍。如出现皮疹、血尿、白细胞或血小板明显减少，应停止用药。长期用药者，应定期做血、尿常规检查及肝、肾功能检查。

2. 苯妥英钠 此药对三叉神经脊束核的突触传递有抑制作用。对多数病例有效。当卡马西平（酰胺咪嗪）疗效降低时与其合用，能提高疗效。用法：每次口服 0.1g，每日 3 次，首二日用量加倍。用药数周或数月后暂停，如仍痛再用。此药缺点为用小剂量效果差，大剂量应用有明显副作用（嗜睡、疲倦、幻觉等），长久应用可致牙龈增生。如果出现复视、眼球震颤及小脑综合征（眼球震颤、发音困难、共济失调），为急性中毒表现，应立即停止。

3. 维生素 B$_{12}$ 每日 500～1 000μg，肌肉注射；或加入麻药内做神经干封闭。

4. 七叶莲 为木通科木瓜属。针剂（2ml，5g）每日 2 次肌肉注射，每次 2～4ml；片剂（4g）每日 2 次口服，每次 3 片。

5. 山莨菪碱（654－2） 类似阿托品，可解除血管痉挛，并有镇痛作用。对三叉神经痛有一定疗效。针剂（5～10mg）每日 1 次肌肉注射；片剂（5～10mg），每日 3 次，每次 5～10mg 口服。

（二）三叉神经阻滞疗法

1. 无水乙醇注射疗法 常用无水乙醇或 95% 乙醇准确地注射于罹患部位的周围神经干或三叉神经半月节。目的是使神经纤维或节细胞凝固及蛋白变性，从而阻断神经传导而止痛。目前广泛应用于周围支封闭，安全，方便，复发后仍可再注射。一般剂量为 0.5ml。先注入麻药，有麻效后再缓慢注入乙醇 0.5ml。如行半月节注射，可以三支同时变性，产生角膜反射消失，导致角膜炎等并发症。

2. 甘油注射疗法 近年来，采用 100% 纯消毒甘油经卵圆孔注入半月神经节或用于外周神经注射治疗原发性三叉神经痛，均获得一定疗效。

（三）手术治疗

1. 病变骨腔清除术 对颌骨 X 线片显示有病变骨腔的患者，按口腔外科手术常规，从口内途径行"颌骨内病变骨腔清除术"。

2. 神经周围支撕脱术 主要适用于眶下神经和下齿槽神经。

（1）眶下神经撕脱术（口内进路）：在患侧尖牙凹部位，于口腔前庭黏膜转折处，作横行或弧形切口，长约 4.0cm。切开黏膜和骨膜，自背面剥离，向上掀起面颊部软组织；显露骨面及眶下孔和眶下神经血管束。用纯分离法将神经游离；继在眶下孔处用止血钳夹住神经，尽量自孔内拖出，直至撕脱，随之，再将其各分支也尽可能自皮下撕脱，按常规缝合创口。

（2）下齿槽神经撕脱术（口内进路）：沿下颌升支前缘及磨牙后区舌侧纵行切开口腔黏膜，继沿下颌支内侧骨面剥离，显露下颌小舌及下颌孔，在其上方寻找进入下颌孔的血管神经束，将神经分离出来，并用单钩或丝线将其牵出。用两把止血钳，分上下端夹住神经束，从中间切断，然后分别扭转止血钳，尽量将神经拖出撕脱。彻底止血后，置胶片引流，缝合软组织。

3. 半月神经节射频热凝术 或称"经皮穿刺射频温控热凝术"，此法是通过高频电流加热，使颅内三叉神经半月节及感觉根发生凝固及蛋白变性，从而阻断神经传导而止痛。本法的优点是止痛效果良好，复发率低（在20%左右），且可重复应用；较开颅手术简便、安全、无死亡，所以容易为患者接受。

4. 开颅手术 属脑外科手术范畴。常用的有三叉神经根部分切断术和微血管减压术。

（程维平）

第二节 舌咽神经痛

舌咽神经痛（glossopharyngeal neuralgia）是指发生在舌咽神经分布区域的阵发性剧烈疼痛。疼痛性质与三叉神经痛相似，但患病率较低。

一、病因

原发性舌咽神经痛的病因可能为舌咽神经及迷走神经发生脱髓鞘改变，引起舌咽神经的传入冲动与迷走神经之间发生"短路"的结果。在继发性病因中，包括脑桥小脑三角的血管异常和肿瘤、蛛网膜炎、椎动脉病，以及发生于颈动脉、咽、喉和扁桃体等处的颅外肿瘤等；也有人认为颅外血管疾患，如颈动脉闭塞和颈外动脉狭窄等也都可能成为本病的病因。

本病好发于35～50岁，阵发性剧痛位于扁桃体区、咽部、舌根部、颈深部、耳道深部及下颌后区等处。虽然每个患者的疼痛部位不尽相同，但一般不超出上述范围。疼痛呈间歇性发作，每昼夜的阵痛次数通常是早晨或上午频繁，下午或傍晚逐渐减少。但也可在睡眠时发作，此点与三叉神经痛不同。每次发作持续数秒至1～2min，性质为刺戳样、刀割样痛，也可表现为痛性抽搐。由于发作时患者咽喉部有梗塞感或异物感，故常出现频频咳嗽的现象。

舌咽神经痛也和三叉神经痛一样，存在"扳机点"，此点常位于扁桃体部、外耳道及舌根等处，触之即可引起疼痛发作。吞咽、咀嚼、打哈欠、咳嗽均可诱发疼痛。患者由于惧怕发作而少进饮食，故有时表现为脱水和消瘦。

舌咽神经痛发作时，除神经痛外，有时可伴有心律不齐、甚或心跳停搏；并可引起昏厥、抽搐和癫痫发作；有时还出现喉部痉挛感及唾液分泌过多等症状。

二、诊断

根据原发性舌咽神经痛的临床特点、疼痛部位、性质、神经系统检查无阳性体征，一般诊断并无特殊困难。此病需要与三叉神经痛、茎突过长、鼻咽癌侵及咽部，以及颅底面引起的神经痛相鉴别。继发性舌咽神经痛不常伴有其他脑神经障碍或其他的神经系统局部性体征。

三、治疗

1. 药物治疗 治疗原发性三叉神经痛的药物，均可应用于本病的治疗。以浸有4%可卡因或1%丁卡因的小棉片涂擦局部、舌根部"扳机点"处，或用表面喷雾麻醉，可获得短时的止痛效果。对发作时伴有心动过缓、心跳停搏、晕厥、抽搐者，可给予阿托品0.5～1.0mg静脉注射，或以颠茄酊0.5ml口服以预防之。

2. 封闭疗法 可用1%～2%的普鲁卡因5～10ml（可加维生素B_{12}、维生素B_1或适量激素）注射于患侧舌根部、扁桃体窝或咽壁的"扳机点"周围或舌咽神经干。通常不做舌咽神经干乙醇注射。

3. 手术治疗　对保守治疗无效者可行手术治疗，包括颅外舌咽神经干切断术或颅内舌咽神经根切断术，但应十分慎重和严格掌握适应证。

4. 病因治疗　如属继发性舌咽神经痛，应查明原因后进行治疗。应注意有无扁桃体、鼻咽及喉肿瘤、颅底肿瘤等。此外，还应检查是否有茎突过长和茎突舌骨韧带骨化的存在。

（程维平）

第三节　面神经炎

一、概述

面神经炎（facial neuritis）又称 Bell's 麻痹，是由于经过面神经管的面神经部分发生急性非化脓性炎症所致周围性面肌瘫痪。

病因：病因不明，一般认为与病毒感染有关，耳后局部受风或着凉是最常见的发病诱因。

二、诊断

（1）多见于 20~40 岁，男性发病率明显高于女性。

（2）起病急，多在晨起后发现，可有局部寒冷刺激史。

（3）患侧口角下垂，健侧向上歪斜。上下唇不能闭合，鼓腮、吹气等功能障碍。

（4）眼睑闭合不全，睑裂扩大，伴结膜炎，溢泪。

（5）额纹变浅或消失，皱眉功能障碍。

（6）可伴有味觉、听觉、涎腺分泌、泪腺分泌等功能障碍。临床上可根据味觉、听觉、泪液检查结果判断面神经受损病变部位：

茎乳孔外——面瘫。

鼓索与镫骨肌神经之间——面瘫、味觉、涎腺分泌功能障碍。

镫首肌与膝状神经节之间——面瘫、味觉、涎腺分泌及听觉功能障碍。

三、治疗

绝大多数患者可以完全恢复，少数患者可有不同程度的后遗症。治疗原则是立即采取改善面部血液循环的方法，促使面部水肿、炎症消退，以免面神经进一步受损，使面神经功能早日恢复；还应保护患侧暴露的眼角膜，免受损害或继发感染。

（1）物理疗法：急性期可在颌后至乳突区热敷、红外线、超短波治疗，恢复期可用电按摩或碘离子透入，瘫痪面肌按摩。

（2）针刺疗法：急性期及恢复期均可应用，但急性期不宜较强烈刺激。

（3）药物治疗：①强的松 10~20mg，每日 3 次，3d 后减量，服用 7~10d；②水杨酸钠 0.5g，每日 1 次口服；③维生素 B_{12} 500μg 肌肉注射，每日 1 次；④地巴唑 10mg，新斯的明

15mg，每日 3 次；⑤加兰他敏 2.5mg，肌肉注射，每日 1 次。

（4）中药治疗。

（5）预防角膜炎发生，可带眼罩、滴眼药水，减少户外活动。

（6）手术治疗：经上述治疗 2 个月无效者，可考虑行面神经管减压术。如 2 年后仍有面瘫者可酌情考虑肌肉筋膜悬吊、神经移植等手术治疗。

（程维平）

第四节　创伤性面神经损伤

一、概述

创伤在面瘫发病因素中居第二位，近年来其发生率不断增高。主要是颌面部创伤、耳外科、医源性后遗症、肿瘤及其他疾病所致的面瘫正处于上升趋势。Devriese 通过对 4 149 例面瘫患者的研究，创伤性面瘫的发生率为 18.83%。May 等报告为 17%（1 575 例），Labella 的统计结果为 32%（147 例），其中包括了医源性因素及肿瘤所致面瘫。在诸多创伤因素中，颌面部外伤及医源性创伤是主要致病因素，Conley 报道腮腺区肿瘤及手术造成的面瘫发生率为 30%，其中暂时性面瘫为 20%。

二、病因、病理及发病机制

面神经周围支是周围神经的一部分，造成其损伤的原因很多，不同原因造成神经损伤的严重程度和波及范围也不同。1943 年，Seddon 提出周围神经损伤的三度划分法，即神经失用（neuropraxia）、轴突中断（axonotmesis）和神经断裂（neurotmesis）。目前临床常用的则是 Sunderland 提出的五度分类法，该法将 Seddon 分类中的神经断裂又细分为三度。

Ⅰ度损伤：为神经失用性损伤。主要表现为神经损伤部出现暂时性功能障碍，但神经轴突与神经元及终末效应器之间仍保持其连续性，其远端不出现沃勒变性（Wallerial degeneration），对电刺激的反应正常或略减弱。也有学者提出该种损伤后的大振幅动作电位学说，即神经受损后最初对电刺激反应过度增强。此类损伤的神经功能多于 3~4 周内完全恢复。

Ⅱ度损伤：即轴突中断。主要表现为轴突在损伤部位发生区域性溃变，其远端可发生程度不同的沃勒变性，但神经内膜管保持完整。虽可出现神经暂时性传导功能障碍，但其功能可自行恢复，预后尚好，多于 1~2 个月完全恢复。

Ⅲ度损伤：不仅有轴突中断、损伤远端的沃勒变性，而且神经内膜管的连续性遭到破坏，因此又称神经中断。但神经束膜常不受损，仍保持神经束的连续性，其损伤范围可为局限性，也可沿神经束波及较长一段神经，尤其在近中往往伴有神经轴突的缺失。由于神经内膜管连续性的破坏，神经束支的轴突出芽性再生，可能与终末效应器发生错位支配，故此类损伤可有连带运动。受损神经虽可自发恢复，但常不完全。

Ⅳ度损伤：指神经束遭到破坏而广泛断裂，神经外膜亦遭到破坏，但尚未完全断裂，神经干仍藉此保持其连续性。由于神经束膜及神经内膜管的破坏，易发生创伤性神经瘤及再生轴突的错位愈合，受损的神经功能极少能完全恢复。

V度损伤：为最严重损伤，指整个神经干完全断裂，两断端分离或产生间隙，增生的纤维结缔组织可以出现瘢痕条索相连，神经功能完全丧失，如不作神经修复，其功能将完全丧失。

造成面神经损伤的原因甚多，归纳起来有以下几方面。

1. 机械性损伤 创伤引起的面神经损伤多属机械性损伤。其损伤形式有急、慢性挤压伤、挫伤、牵拉性损伤、压榨性损伤、撕裂伤、锐器切割伤及钝器摩擦伤等。

2. 物理性损伤 包括冷冻损伤、热损伤、电灼损伤、放射线损伤、超声损伤和激光损伤等。

3. 化学性损伤 指有毒物质对神经的损伤，包括长期接触有毒物以及面神经分布区神经毒性药物的注射，如酒精、青霉素及溴化钙等药物。

4. 医源性损伤 是一种复合性损伤，几乎包括了以上各种损伤形式。在口腔颌面外科手术或治疗中，主要与茎乳孔外面神经末梢支损伤相关，几种常见造成面神经周围支损伤的医源性因素为：

（1）术中误将神经切断的切割性损伤。

（2）创面缝扎时缝针误穿神经干所造成的穿通和撕裂伤。

（3）止血时误将面神经干夹闭或结扎的钳夹、压榨性损伤。

（4）切除腺体深叶肿物时必要的牵拉损伤。

（5）电刀使用不当引起的电灼伤。

（6）需冷冻治疗时对面神经造成的冷冻损伤。

（7）注射时针头误穿神经干所致穿通及撕裂伤，以及针头所带酒精对神经干化学性损伤。

（8）术中寻找面神经所用电刺激器电流过大时所引起的电击伤等。

缺血在创伤性面瘫中是多种致病因素所致的一种结果，也是创伤性面瘫的发生机制。

三、诊断

1. 临床表现

（1）有明显的创伤因素存在。

（2）损伤多发生在面神经周围支，一般不伴有泪液分泌异常及舌前 2/3 味觉丧失。

（3）面瘫的典型症状：静态时患侧额纹消失或减少，鼻唇沟变浅或消失，口角歪斜，偏向健侧。严重者整个颜面部歪斜，患眼睑裂变大，甚至流泪，睑、球结膜及角膜充血、炎症甚至导致失明。

动态时患侧抬额头无力或不能抬额头，皱眉无力或不能皱眉，眼睑不能完全闭合，不能耸鼻，鼓腮漏气或不能鼓腮，噘嘴、微笑及大张口时口角歪斜。恢复期还可出现患侧的连带运动或患侧的过度运动等后遗症。

2. 特殊检查 根据以上所述创伤性面神经损伤的临床表现及病史询问，临床不难做出面瘫的诊断。但在创伤性面瘫的诊断中，判断面神经损伤的程度和预后则显得更加重要。以往主要以患者皱眉、闭眼、耸鼻、鼓腮、讲话及微笑时对面部运动情况的主观判断作为指标。自 Galvani 发明静电计以来，肌肉及神经电活动的测定在面神经功能评价方面有了较快发展。

（1）面神经功能评价分级系统：许多学者在面神经功能评价方面做了研究，先后提出五点总体评价系统、分区分级系统及双重评价系统等，"第五届国际面神经外科专题研讨会"及"美国耳鼻喉头颈外科学会"推荐了 House - Brack（H - B）系统。客观评价有 Burres 的线性测量指数系统（B - FLMI）及 Fields 的面神经功能指数（FNFI）测定等。蔡志刚等结合以上两个相对量化的评价系统，创建了临床量化的面神经功能评价系统（quantitative facial nerve functional estimating system，QFES）。

1）House - Brack（H - B）系统：是迄今为止在面神经功能主观评价方面较完善、应用较广的一个系统，也是国际上面神经研究领域认可的系统。该系统以 6 级代替 5 级，所增一级为中重度麻痹，该级的插入降低了判断的主观性，同时也减少了因观察者不同所带来的误差（表 19 - 1）。

2）临床量化的面神经功能评价系统（QFES）：为了避免主观评价的局限性，Burres 等通过对大量正常人面部定点间距离的测量研究，提出了一个客观的评价系统即线性测量指数（B - FLMI），通过测量面部一些相对稳定点间的位移百分比（PD），经过七步复杂计算得出神经功能恢复状况，增加了评价的客观性。但在测量和计算上过于费时。

（2）神经电诊断技术：神经肌肉电兴奋测定是较早应用于面神经领域的一项技术，先后出现了神经兴奋性测定（neural electric testing，NET）、最大刺激试验（maximal stimu - lation test，MST）、强度—时值曲线及时值测定（intensity/timecurve and chronaxic test）、神经电图（electroneurographyENoG）或诱发肌电图（evoked electromyography，EEMG）、肌电图（electromyography，EMG）以及运动传导潜伏时（motorconduction latency time，MCLT）和运动传导潜速率（motorconduction latency velocity，MCLV）测定等方法，为评价面神经损伤及恢复提供了客观指标。

1）神经兴奋性测定（NET）：是指用一定波宽（0.1～1.0ms）的方波脉冲电流刺激面神经干，引起各神经支配肌肉的肉眼可见的最小收缩时的电流强度作为神经兴奋性的指标，并与健侧对比来判断外周神经病变。

2）强度—时值曲线检查及时值测定：是根据电流刺激强度与刺激时间的相互依从关系绘成曲线，判断神经肌肉功能状态的一种检查方法，曲线纵坐标为输出强度，横坐标为脉冲时间。多数学者采用 8～10 个不同脉冲时间，以各个不同时间的脉冲电刺激肌肉，刚好引起收缩反应时所需的电量，绘成一条曲线，然后按照曲线图形确定神经功能情况。时值测定一般情况下与曲线形状、位置的改变成函数关系（个别表现例外），从中可看出神经恢复过程的量的变化。

表 19 - 1　House - Brackman（H - B）评价系统

分度	诊断	临床特征
I	正常	面部所有区域正常
II	轻度功能障碍	总体：仔细观察方可看出轻微的连带运动
		静止：正常、对称、张力正常
		运动：上额运动中等，眼轻使劲可完全闭合，口轻度不对称
III	中度功能障碍	总体：明显的功能减弱但双侧无损害性不对称，可观察到并不严重的连带运动、挛缩和（或）半侧面部痉挛
		静止：正常对称，张力正常
		运动：上额运动微弱，眼使劲可完全闭合，口使劲可移动口角，明显不对称

续 表

分度	诊断	临床特征
IV	中重度功能障碍	总体：明显的功能减弱和（或）损害性不对称 静止：正常对称有张力 运动：上额不动，眼不能完全闭合，使劲时口不对称
V	重度功能障碍	总体：很少见有运动 静止：不对称 运动：上额不动，眼不能完全闭合，口仅有轻微运动
VI	完全麻痹	无运动

附：临床量化面神经功能评价系统（QFES）（图 19 –1）

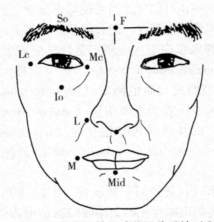

图 19 –1 临床量化面神经功能评价系统（QFES）

3）最大刺激试验（MST）：是指用 Hilger 刺激器，刺激面神经干和各分支，当电流逐渐增强，一般超过 5mA 或上升到患者开始感到不适时所引起的面肌反应，以健、患侧反应是否相似作为判断神经是否变性的指标。

4）肌电图（EMG）：是面神经发生严重变性而对最大刺激试验、诱发肌电图反应消失后，用于检测其功能的一种可靠方法。包括静息电位（rest potential，RP）、纤颤电位（fibrillation potential，FP）、自发运动单位电位（spontaneous motor unit potential）、正锐波（positive sharpwave，PSW）及多相神经再生电位（poly – phase neural regeneration potential，PP）。

5）神经电图（ENoG）：是对出自茎乳孔的面神经干施以电刺激，从其各周围支支配之表情肌记录整块肌肉的复合动作电位（compound muscle action potential，CAP）来判断周围性面神经损伤程度的电生理学诊断方法。最早由 Esslen 命名并首先用于面神经临床，May 认为称其为诱发肌电图（EEMG）更恰当，因为动作电位仍从肌肉获得，其原理与最大刺激试验原理相似，其测定结果基于肌纤维对电刺激神经的收缩反应。Silverstein 及 Gordon 等支持这一观点，而一些日本学者及国内则多用神经电图，其本质无明显差别。

近年来，面神经功能电测试中，神经电图在国内外学者中最受青睐，其原因是它较神经兴奋性测定及最大神经试验对面神经损伤程度的判定及预后估计更精确，诸多学者的研究证明了这一点。May通过其一系列研究得出，诱发肌电图是一种客观可靠、可重复并能迅速测定面神经功能的方法，在面瘫早期，能确定面神经功能的百分比。

如测定值在0%~20%，常提示功能不能完全恢复，如为60%或更高，多可恢复正常，这一点对神经损伤后功能恢复判定同样适用。诱发肌电图如在损伤后6~12个月无改善，且临床检查面神经功能亦无恢复，则预示着解剖上的功能废用及面神经功能恢复的不良预后。诱发肌电图测定在面瘫发生后3~14d最适用，因此，也有一定局限性。有些病例在发病14d后，诱发肌电图测定持续下降至25%以下，其神经功能也有恢复。另一方面，有些病例发病后14d内电测试反应完全消失，也有发生早期神经功能恢复者，原因尚不明确。菊池章的研究结果表明，神经电图值>40%，一月内完全恢复不留后遗症；为20%~39%时两个月内可恢复，约有10%患者留有后遗症；在5%~19%者多在6个月内恢复，其中>10%者，20%患者留有后遗症，<10%则50%患者留有后遗症；在0~4%者功能几乎无恢复。中村克彦则认为18.7%为其下限。总之，一般认为在发病后14d内诱发肌电图值下降至10%或更低，则预后较差。

6）面神经运动潜伏时（MCLT）及潜速率（MCLV）测定：一般是用0.1~1.0ms脉冲方波电流刺激面神经干，在面神经支配的相应肌肉处诱发出电位，自刺激开始至记录到诱发电位时神经传导所需时间称为神经传导潜伏时（MCLT）。而运动传导潜速率则为刺激点与接触点间神经长度与传导时间的比值，实际测定中误差大于运动传导潜速率，意义基本相同。神经传导潜伏时的延迟或消失是面神经损伤的客观指标。由于神经传导潜伏时延长，意味着神经纤维传导速度减慢，神经纤维传导速度与神经轴索病变程度有关，所以潜伏期测定可以提示面瘫预后。神经传导潜伏时上限值国内外学者研究结果较一致，为4.0ms。朱进才等认为3~10岁年龄组的水平已接近成年组，51岁以上各年龄组神经传导潜伏时渐延长，运动传导潜速率渐减慢。除年龄因素外，神经传导潜伏时和运动传导潜速率值还受体温变化的影响，体温每变化1℃，运动传导潜速率相应变5%。Henriksen发现，在29~38℃间肢体温度每降1℃，运动传导潜速率降2.4m/s。Redford发现，温度变化1℃，神经传导潜伏时相应变化0.3ms。由于这些因素的影响和难以控制，难免造成测定的误差。Tavemer曾报道，有个别患者神经兴奋性完全消失后神经传导潜伏时仍保持正常，有的甚至在面瘫发生后10d最大刺激试验、诱发肌电图已消失，神经传导潜伏时仍保持正常，故在诊断中应注意排除此现象干扰。

四、治疗

关于面神经损伤后的治疗，可分手术及非手术治疗两大类。其中非手术治疗以药物及物理治疗为主，药物治疗除以前传统的神经营养药物及皮质类固醇类药物的应用外，近十年来迅速发展的神经生长因子（neural growthfactor，NGF）已广泛应用于临床。物理疗法中功能训练显得更为有效，我国则更多应用中草药制剂及针灸治疗。这些非手术治疗手段在暂时性面瘫及创伤性面瘫的急性期应用较多，但对其疗效评价及适应证选择尚缺乏更深入系统的研究。

1. 神经功能的自然恢复 关于创伤性面瘫的治疗及功能恢复问题，在20世纪50年代末，Martin与Helsper就报道过腮腺切除术中面神经牺牲病例，术后面神经功能有一定程度自然恢复。James等又通过动物实验证明了对侧面神经交叉支配的面瘫自然恢复学说，Norris

也曾报告 4 例切除一段面神经未经任何治疗自然恢复的患者，并认为与其面部肌肉强迫性运动有关。Conley 等提出面神经自然恢复的可能机制有，术区面神经再生，对侧神经交叉支配，三叉神经支配，咀嚼动作以及舌咽神经与面神经的交互作用，不明的神经通路或上述诸种可能性的联合作用。Parry 和 King 认为，多数外伤所致外周性面瘫可自然恢复，面瘫的恢复程度分 6 级：0 级为面神经支配的所有肌内皆无运动；1 级为一区或数区肌肉略有颤动；2 级为有较明显的肌肉收缩；3 级则全部肌肉有运动，但肯定有对侧神经的交叉支配；4 级为表情肌运动几乎完全恢复正常，但一区或数区肌群中尚有运动减弱或有神经交叉支配痕迹；5 级则完全恢复正常。他们共观察 31 例，恢复时间为 1~3 年。面神经损伤后自然恢复的机制学说较多，经过近 40 年的研究和探讨，尚无为大家共同接受的学说，尤其对于与面神经有联系而起作用的中枢神经核通路问题还有待于进一步探讨。

2. 非手术治疗　药物治疗如下。

（1）激素类药物：在伤后或手术后 3d 内应使用激素类药物，以便减少渗出及水肿，有利神经恢复。一般常规给予地塞米松 10mg 静滴。

（2）神经营养药：可给予维生素 B_{12}、B_1 等神经营养药物，常规用药量，一般采用肌注，10d 一个疗程，共用三个疗程。也可采用离子导入的方法局部给药。

（3）神经生长因子（NGF）：目前疗效尚不肯定，但已有临床应用的报道，可以全身用药，也可神经损伤局部用药。

3. 物理疗法

（1）表情肌功能训练：适用于神经损伤后各期，损伤后两周至三个月内尤为重要。

（2）离子导入：常在神经损伤后早期（1~3 个月）应用，能促进神经功能的恢复。

1）维生素导入：维生素 B_{12}500μg、维生素 $B_1$100mg 直流电阳极导入，采用双极表面电极，电流 0.1mA，时间 20min。每日 1 次，每疗程 10 次，两疗程间隔一周。

2）碘离子（I⁻）导入：与上不同在于 I⁻ 从阴极导入，余条件均同维生素导入。

以上离子导入均可配合以超短波、微波或红外线等治疗，每次 10min，每日 1 次。

（3）神经电刺激：一般在神经损伤后中晚期（6 个月以后）应用，主要用多功能电刺激及失神经理疗处方，每次 30min，每日 1 次，10 次一疗程，共两个疗程，每疗程间隔一周。

对于肿瘤或肿瘤术后面神经损伤患者，理疗慎用，以防止促进瘤细胞生长或扩散。

4. 手术治疗　自 1932 年 Ballance 及 Duel 使周围神经修复术规范化以来，近二十余年许多新技术应用于面神经外科领域，面神经与其他邻近部位的运动神经吻合术（面 - 副神经吻合术、面 - 舌咽神经吻合术、面，舌神经吻合术及面 - 舌下神经吻合术等）、神经移植术、血管化神经移植术、跨面神经移植术、血管化游离肌肉移植术及血管神经化游离肌肉移植术已广泛应用于面神经外科领域，并获得良好效果。但对其疗效及功能评价的研究资料却很有限，至今尚无统一的标准。

五、影响预后的因素

周围神经受损后，无论其自然恢复过程还是治疗后恢复过程均受诸多因素影响，归纳起来有以下几方面。

1. 损伤的性质及程度　据 May 等的研究，Ⅲ度以内的损伤其临床开始恢复时间及所能恢复到的程度都远较IV、V度损伤要早且彻底，一般认为神经内膜管是否连续是判断神经功能能否完全恢复的一项指标。复合性损伤，如神经严重摩擦伤、过度的牵拉伤，对神经损害程度均较单一损伤为重，临床多难以恢复或恢复时间延长。山口良二认为，如面神经神经纤维一半以上无变性，行神经修复后短期内可望完全恢复。神经切断吻合后，虽其再生良好，但神经肌肉却达不到完全正常的功能。神经受牵拉时，如半数以上神经纤维未变性，则其功能可于短期内恢复。

2. 损伤的部位　有研究认为损伤越近中枢端，其功能越难以恢复，原因是越近中枢，神经成分越复杂，越易发生错位愈合。

3. 年龄因素　日本学者研究认为，除儿童外，面神经受损后其功能很难完全恢复正常，50岁以上患者尤为困难。

其他影响神经功能恢复的因素还有，损伤与修复相隔时间长短、损伤神经修复的准确性、神经受损长度及是否伴有其他全身性疾患等。

（程维平）

第五节　面肌痉挛

面肌痉挛亦称半面痉挛（hemifacial spasm，HFS），为阵发性不规则半侧面神经支配面部表情肌的部分或全部的不自主抽搐或痉挛。可分为原发性和继发性面肌痉挛，前者又称特发性半面痉挛（idiopathic hemifacial spasm，IHFS），后者又称为症状性面肌痉挛。

一、病因

原发性面肌痉挛的病因目前尚不十分清楚，可能是在面神经传导通路上的某些部位存在病理性刺激所引起，有中枢学说和周围学说两种假说。中枢学说也叫核团学说，主要指有人认为是面神经核或核上部受刺激或失控引起；而更多的人则支持周围病变学说，认为是颅内周围面神经干受压迫致使面神经脱髓鞘变引起。其他可能的病因包括动脉硬化和高血压病变的患者可引起半面痉挛。少数病例属各种原因所致面神经麻痹的后遗症。

二、临床表现

该病多发于中、老年患者，女性多于男性。起病缓慢，无自愈性。痉挛为突发、阵发，有节律，不能控制，可持续几秒至十几分钟，多发于一侧，双侧发病者极少见。当精神紧张或疲倦时加重，睡眠时停止发作。疾病早期抽搐多从下睑开始，呈间歇性，以后逐渐扩展至同侧其他表情肌。少数可伴有疼痛，个别有头痛、患侧耳鸣、同侧舌前味觉改变等症状。神经系统检查一般无阳性体征，晚期可有表情肌轻度瘫痪。该病无缓解期，疾病呈缓慢进展，额肌少受累，颈阔肌可受累。

三、诊断及鉴别诊断

根据病史及临床表现，诊断面肌痉挛一般无困难，面肌痉挛者可有肌纤维震颤，肌电图可有纤颤电位，而无脑电图异常。面肌痉挛应注意与癔症性眼睑痉挛、习惯性眼睑痉挛、三叉神经痛的痛性抽搐及小脑脑桥角部位的肿瘤、炎症或面神经瘤、颅脑损伤等相鉴别。有时还应与舞蹈病及手足徐动症相鉴别。

1. 癔症性眼睑痉挛　多见于成年女性，常为双侧，眼睑以下部位面肌不受累，尚伴有其他癔症症状。肌电图正常。

2. 习惯性眼睑痉挛　多见于儿童、青壮年，为双侧强迫性运动，可受意志控制。肌电图正常。

3. 痛性抽搐　三叉神经痛患者，少数人在疼痛发作时，伴有同侧面肌抽搐，但有典型的三叉神经痛症状。面肌抽搐严重者，抽搐时亦可有不适感甚至疼痛，但疼痛不严重，无扳机点。

4. 颅内病变　小脑脑桥角部位的肿瘤、炎症或面神经瘤、颅脑损伤等，均可引起面肌抽搐，但多伴有其他脑神经症状。必要时应做脑电图、脑超声波、X 线或 CT 扫描检查。

5. 舞蹈病及手足徐动症　均为双侧，且伴有四肢、躯干不自主的动作，易于鉴别。

四、治疗

由于原发性面肌痉挛病因不明，目前仍缺少理想的治疗方法。目前临床常用的治疗方法类似于三叉神经痛的治疗方法，包括镇静药及抗癫痫药物的应用、神经营养药物的应用，超声波及钙离子导入等物理疗法。中医、中药及针灸治疗等也有报道，效果均不理想。对以上效果不好的可用局部或面神经主干的封闭疗法，如还不能解决问题考虑采用射频温控热凝术使面神经变性，该法同三叉神经痛治疗，使神经失活后会出现面瘫等并发症，应注意把握适应证和术后护理。目前对手术治疗面肌痉挛的争议较大，早期采用的面神经绞榨术、切断术及与其他神经吻合术等已弃用，较新的颅内微血管减压术则因手术太大，一般患者很难接受，且远期疗效尚待进一步证实。

1. 药物疗法　抗癫痫药物（如卡马西平、苯妥英钠等）及镇静药物（如地西泮、苯巴比妥等），对少数患者可能减轻症状。亦可配合使用血管扩张剂（如烟酸、地巴唑等）及维生素 B_1、B_{12} 等治疗，但效果常不明显。

2. 物理疗法　用超声波、钙离子透入或平流电刺激，对少数患者可能减轻症状。

3. 封闭疗法　以上疗法无效者，可用封闭疗法。用维生素 B_1、B_{12} 或 654－2 等封闭茎乳孔处面神经干，可能减轻症状，但疗效不确切。用 95% 酒精或复方奎宁等封闭疗法，可使神经干发生化学性蛋白变性，治疗后面肌痉挛可立即停止，但均变为不同程度的面瘫，约经半年至一年后，面瘫逐渐恢复，多数抽搐又开始发作，需再次封闭治疗。封闭方法如下：

（1）前路法：患者取半坐位或平卧侧头位。在耳后乳突前下方刺针点做皮下浸润麻醉。用手指先触到乳突，乳突尖前下方约 1cm 处（耳垂下后方）为针刺点。刺针后向后上方之乳突尖内侧进针，达茎乳切迹骨面时，深度约为 2cm，一般不超过 2.5cm。找到茎乳孔处面神经干时，患者常有胀、痛等不适感。注入麻药 0.3～0.5ml 后如出现面瘫，再注入治疗药液 0.5ml。

（2）后路法：如果前路法失败，可从乳突尖后方约 1cm 处刺针，进针方向沿乳突尖内侧骨面向前及向内进针，进针深度约 3cm，一般不超过 3.5cm。同上法先注入麻药，出现面瘫后再注入治疗药液。

4. 射频热凝术　射频热凝术亦容易复发，其疗效与酒精等封闭疗法近似。但射频治疗有以下优点：①因有方波定位，进针后容易找到面神经干，故热凝部位准确；②可以根据病情轻重及患者意愿，以不同加热温度控制术后面瘫程度；③复发后重复治疗，仍然有效。

射频治疗进针方法同上述封闭疗法。进针达预定骨面后，用方波刺激很容易寻找茎乳孔处面神经干。先将方波脉冲电流开大至约 0.8V，不断变换针位并启动方波开关，待有同步的明显面肌抽搐反应后，再将方波调低至 0.3V 左右，如仍有明显抽搐反应，即可加热。只要定位准确，将温度调至 60～70℃，加热 1 分钟即可止抽。术后面瘫程度可轻可重，轻者抬眉时额皱消失，强力闭眼时无睑裂；重者强力闭眼时有 2～4mm 间隙。术后做开唇闭齿动作试验，口唇均应明显偏向健侧。

术后约半年至一年，面抽多数逐渐复发，可再次射频治疗。术后面瘫恢复时间越慢，疗效越持久。如果能长期治疗可基本止抽，即使有轻度面瘫，亦属较好疗效。术后如果长期睑裂过大（超过 0.5cm 以上），应做睑粘连，以防发生角膜炎。

5. 肉毒素治疗　近年来肉毒素在治疗半面痉挛及眼睑痉挛中获得良好效果。肉毒素是由肉毒梭菌在生长繁殖过程中所分泌的一种神经外毒素。血清学特性具有 7 种亚型，自从 1989 年 A 型肉毒杆菌在美国正式用于临床以来，它越来越受到重视。目前，国内外已将 A 型肉毒素局部注射作为治疗半面痉挛的最佳治疗方案。肉毒素的作用机制是能够抑制周围运动神经末梢突触前膜乙酰胆碱释放导致所支配肌肉松弛性麻痹，近年来被广泛应用于眼睑痉挛、面肌痉挛等病例的治疗，以及一些 12 岁以上的斜视患者。在面肌痉挛治疗中主要的后遗症状为类似早期面瘫的表现，其次是应向患者交待肉毒素治疗有效期常在 3～6 个月，有复发倾向。

（程维平）

第二十章　口腔颌面部肿瘤

第一节　口腔颌面部囊肿

一、软组织囊肿

(一) 皮脂腺囊肿

皮脂腺囊肿（sebaceous cyst）中医称"粉瘤"。主要为由皮脂腺排泄管阻塞，皮脂腺囊状上皮被逐渐增多的内容物膨胀而形成的潴留性囊肿。囊内为白色凝乳状皮脂腺分泌物。

1. 临床表现　常见于面部，小的如豆，大则可为小柑橘样。囊肿位于皮内，并向皮肤表面突出。囊壁与皮肤紧密粘连，中央可有一小色素点。临床上可以根据这个主要特征与表皮样囊肿相鉴别。

2. 治疗　在局麻下手术切除。沿颜面部皮纹方向作梭形切口，应切除包括与囊壁粘连的皮肤。

(二) 皮样或表皮样囊肿

皮样囊肿（dermoid cyst）或表皮样囊肿（epidermoid cyst）是由胚胎发育时期遗留于组织中的上皮细胞发展而形成的囊肿；后者也可以由于损伤、手术使上皮细胞植入而形成。

1. 临床表现　皮样或表皮样囊肿多见于儿童及青年。皮样囊肿好发于口底和颏下区，表皮样囊肿好发于眼睑、额、鼻、眶外侧、耳下等部位。生长缓慢，呈圆形。囊肿表面的黏膜或皮肤光滑，囊肿与周围组织、皮肤或黏膜均无粘连，触诊时囊肿坚韧而有弹性，似面团样。

穿刺检查可抽出乳白色豆渣样分泌物，有时大体标本可见毛发。

2. 治疗　手术摘除。

颜面部表皮样囊肿，应沿皮纹在囊肿皮肤上作切口，切开皮肤及皮下组织，显露囊壁，然后将囊肿与周围组织分离，完整摘除，分层缝合。

(三) 甲状舌管囊肿

胚胎至第 6 周时，甲状舌管自行消失，在起始点处仅留一浅凹即舌盲孔。如甲状舌管不消失时，则残存上皮分泌物聚积，形成先天性甲状舌管囊肿（thyroglossal tract cyst）。

1. 临床表现　甲状舌管囊肿多见于 1～10 岁的儿童，亦可见于成年人。囊肿可发生于颈正中线，自舌盲孔至胸骨切迹间的任何部位，但以舌骨上下部为最常见。囊肿生长缓慢，呈圆形，临床上常见者如胡桃大，位于颈正中部，有时微偏一侧。质软，边界清楚，与表面皮肤及周围组织无粘连。位于舌骨以下的囊肿，舌骨体与囊肿之间可能扪及坚韧的索条与舌骨体粘连，故可随吞咽及伸舌等动作而移动。

甲状舌管囊肿可根据其部位和随吞咽移动等而作出诊断，有时穿刺检查可抽出透明、微混浊的黄色稀薄或黏稠液体。对甲状舌管瘘，还可行碘油造影以明确其瘘管行径。

2. 治疗　应手术切除囊肿或瘘管，而且应彻底，否则容易复发。手术的关键是，除囊肿或瘘管外，一般应将舌骨中份一并切除。

（四）鳃裂囊肿

鳃裂囊肿（branchial cleft cyst）多数认为系由胚胎鳃裂残余组织所形成。囊壁厚薄不等，含有淋巴样组织，通常覆有复层鳞状上皮，少数则被以柱状上皮。

1. 临床表现　鳃裂囊肿常位于颈上部，大多在舌骨水平，胸锁乳突肌上 1/3 前缘附近。有时附着于颈动脉鞘的后部，或自颈内、外动脉分叉之间突向咽侧壁。囊肿表面光滑，但有时呈分叶状。肿块大小不定，生长缓慢。患者无自觉症状，如发生上呼吸道感染后可以骤然增大，则感觉不适。鳃裂囊肿穿破后，可以长期不愈，形成鳃裂瘘。

2. 治疗　根治的方法是手术彻底切除，如遗留残存组织，可导致复发。

二、颌骨囊肿

（一）牙源性颌骨囊肿

牙源性颌骨囊肿（odontogenic cyst）发生于颌骨但与成牙组织或牙有关。根据其来源不同，分为以下几种：

1. 根尖周囊肿（radicular cyst）　是由于根尖周肉芽肿、慢性炎症的刺激，引起牙周膜内的上皮残余增生。增生的上皮团中央发生变性与液化，周围组织液不断渗出，逐渐形成囊肿，故亦可称根尖周囊肿。

2. 始基囊肿（primordial cyst）　始基囊肿发生于成釉器发育的早期阶段，釉质和牙本质形成之前，在炎症或损伤刺激后，成釉器的星网状层发生变性，并有液体渗出，蓄积其中而形成囊肿。

3. 含牙囊肿（dentigerous cyst）　含牙囊肿又称滤泡囊肿，发生于牙冠或牙根形成之后，在缩余釉上皮与牙冠面之间出现液体渗出而形成含牙囊肿。可来自 1 个牙胚（含 1 个牙），也有来自多个牙胚（含多个牙）者。含牙囊肿是最常见的牙源性颌骨囊肿之一，占18%，仅次于根尖周囊肿。

4. 牙源性角化囊肿（odontogenic keratocyst）　角化囊肿系来源于原始的牙胚或牙板残余，有人认为即始基囊肿。角化囊肿有典型的病理表现，囊壁的上皮及纤维包膜均较薄，在囊壁的纤维包膜内有时含有子囊（或称卫星囊腔）或上皮岛。囊内为白色或黄色的角化物或油脂样物质。占牙源性颌骨囊肿的 9.2%。

（二）非牙源性囊肿

非牙源性囊肿是由胚胎发育过程中残留的上皮发展而来，故亦称非牙源性外胚叶上皮囊肿。

（1）球上颌囊肿（globulomaxillary cyst）：发生于上颌侧切牙与尖牙之间，牙常被排挤而移位。X 线片上显示囊肿阴影在牙根之间，而不在根尖部位。牙无龋坏变色，牙髓均有活力。

（2）鼻腭囊肿（nasopalatine cyst）：位于切牙管内或附近（来自切牙管残余上皮）。X线片上可见到切牙管扩大的囊肿阴影。

（3）正中囊肿（median cyst）：位于切牙孔之后，腭中缝的任何部位。X线片上可见缝间有圆形囊肿阴影。亦可发生于下颌正中线处。

（4）鼻唇囊肿（nasolabial cyst）：位于上唇底和鼻前庭内。可能来自鼻泪管上皮残余。囊肿在骨质的表面。X线片上骨质无破坏现象。在口腔前庭外侧可扪出囊肿的存在。

1. 临床表现　囊肿多见于青少年。初期无自觉症状。若继续生长，骨质逐渐向周围膨胀，则形成面部畸形，根据不同部位可出现相应的局部症状。

2. 诊断　可根据病史及临床表现。X线检查对诊断有很大帮助。囊肿在X线片上显示为一清晰圆形或卵圆形的透明阴影，边缘整齐，周围常呈现一明显白色骨质反应线，但角化囊肿中有时边缘可不整齐。

3. 治疗　一旦确诊后，应及时进行手术治疗，以免引起邻近牙的继续移位和造成咬合紊乱。一般从口内进行手术，如伴有感染须先用抗生素或其他抗菌药物控制炎症后再做手术治疗。术前应行X线片，以明确囊肿的范围与邻近组织关系。

（程维平）

第二节　成釉细胞瘤

一、病因病理

成釉细胞瘤是最常见的牙源性肿瘤，占63%。其组织发生来源一般认为是牙源性上皮，即残余的牙板、成釉器及马拉瑟（Malassez）上皮剩余。自从Chan（1933）报告成釉细胞瘤可从含牙囊肿转化发生以来，得到众多学者的注意并陆续有报告。Stanley和Diehl分析641例成釉细胞瘤，发现17%（108例）合并发生含牙囊肿。虽然有不少学者认为，成釉细胞瘤可以从口腔黏膜基底层发生，连续组织病理切片表明肿瘤成分和覆盖的表面上皮完全融合，但近年很多学者认为是骨内病变向黏膜扩展的现象。周缘性成釉细胞瘤（peripheral ameloblastoma）和骨组织无关，其组织发生来源仍是牙板残余（remnants of the dental lamina）。

成釉细胞瘤大体剖面呈囊腔或实性，腔内有黄或黄褐色液体，有时可见闪闪发光的胆固醇结晶。肿物有包膜，但常不完整。镜下所见有两个基本类型：滤泡型和丛状型。滤泡型是最常见的，上皮细胞巢极其类似釉质器，中心疏松排列细胞也很像星网状层。上皮巢周边排列的是单层柱状细胞，细胞核的极性远离基底膜。上皮细胞巢周围常见玻璃样变物质；丛状型的上皮成分构成长的、分枝状的、相互吻合的条索或团块，周边也是高柱状细胞。中心是网状层但不如滤泡型明显。在这两型中的间质都是成熟的纤维结缔组织。值得注意的是如果纤维组织成分占主要，应当和成釉细胞纤维瘤区别。因为成釉细胞纤维瘤在临床表现上类似成釉细胞瘤，但它具有完整的包膜，不具侵袭性，复发也极其少见。

成釉细胞瘤的组织病理图像是多样的，除去上述两种基本类型外，尚可分为基底细胞、棘细胞、颗粒细胞等亚型。基底细胞型极其类似皮肤的基底细胞癌的组织相，肿瘤细胞较原始，周边细胞呈明显柱状而中心常为实性细胞团。棘细胞型主要是中心星网状细胞鳞状化生，甚至有角化珠形成。如果这种现象广泛而显著有时可误诊为鳞状细胞癌。颗粒细胞型成釉细胞瘤的特点是在滤泡内有大而圆或多边形的细胞，细胞质内有密集的嗜伊红颗粒，细胞界限清楚，细胞核固缩呈偏心位。这种细胞常常部分或全部置换了星网状层。成釉细胞瘤的囊性变是很常见的，囊变部分不仅限于滤泡，间质中也可见囊样间隙。囊腔大小不等，有时可以大到整个瘤体几乎全部为囊腔。上面这些亚型在同一肿瘤中的不同部位均可见到，只是所占比例有所不同。

成釉细胞瘤虽然分成很多亚型，但很多研究表明组织病理类型和临床生物学行为并无直接联系。成釉细胞瘤组织病理呈良性表现，生长缓慢，但可以引起广泛破坏以至累及重要生命器官，如累及颅底，甚至侵入颅内而使外科手术不能彻底切除。

二、临床表现

成釉细胞瘤最多见于青壮年患者，男性稍多，约为1.5：1。由于本病起始于骨内，开始无任何症状，不少病例是在例行X线检查或因伴发急性炎症感染才发现的，因此病期短者仅1天，长者可达30余年。从初发症状到 就诊，平均病期5年。下颌好发，下颌与上颌发生比例为10：1。下颌又以发生于下颌支与下颌体交界部位最多，次为下颌体，两者约占下颌的80%。

病变逐渐生长发展而致颌骨膨大，出现颜面两侧不对称的畸形表现，常为患者就诊的主诉。颌骨膨胀多向唇颊侧，舌侧膨胀较少，可能系受舌力制约的关系。大的病变可累及一侧下颌骨甚至整个下颌骨，包括喙突均为膨胀性病变，但罕见侵入颞下颌关节，故很少引起开口困难。上颌骨病变可以侵入上颌窦及鼻腔，导致呼吸不畅。少数病例可扩展入颞下窝、颅底。肿物持续增长压迫骨质变薄，变薄区如正是囊变部分可扪及乒乓球样感以至波动感。一旦骨皮质完全吸收而失去阻力，囊变部分液体可循阻力小的软组织处突入，给人以肿物生长加快的错觉。肿物巨大者可以压迫皮肤变薄；口腔内可在肿物表面有对殆牙的咬痕，牙齿可缺失或移位。继发感染破溃后可在口内或面部皮肤出现瘘口，罕见发生病理性骨折。

三、X 线表现

颌骨成釉细胞瘤在普通X线平片上主要表现为边界清楚的密度减低区，周边为密度增高的白色线条，无骨膜反应。成釉细胞瘤的X线表现可分为三个类型：①单囊型：如含有牙齿则和含牙囊肿无法区分，稍大者边缘可出现切迹；②多囊型：最常见，约占60%。多囊型者囊形密度减低区大小相差悬殊，大如核桃，小如黄豆或绿豆。也有的大小相差不显著，颇似牙源性角化囊肿；③蜂窝型：为小如绿豆或黄豆粒大小的密度减低区所组成。邻近病变区的牙齿常移位或缺失，也可呈现牙根吸收。如果病变继发感染，周围边界常不清楚或囊腔间的分隔消失，不宜将其确认为恶性倾向。

四、诊断

根据临床及X线表现，确认为成釉细胞瘤是很困难的，因为不少颌骨良性肿瘤或瘤样病变均有类似征象。临床诊断中有两点必须要肯定，一是病变确属良性，如属必要可在术前作活检或术中作冰冻切片；二是要确定病变所累及的范围，可根据X线片确认，据此决定手术术式和切除范围。正确的定性诊断依赖手术后的组织病理检查。

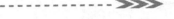

五、治疗

颌骨成釉细胞瘤的治疗只有外科手术，其术式主要有肿物摘除或刮治术、矩形或部分骨切除术和颌骨切除术。

1. 肿物摘除或刮治术　适用于局限性、X 线表现呈单个囊形透影区的病变，特别是病变位于上颌骨的青少年患者。多个大的、界限明确的多囊性病变，患者拒绝颌骨切除者也可考虑刮治，术后需每 1～2 年 X 线复查。一旦确认复发，应据具体情况采取治疗措施。

2. 矩形或部分骨切除术　下颌骨病变仅限于喙状突及牙槽突破坏而下颌支后缘及下颌体下缘皮质骨完好者，可在正常骨组织内将肿瘤及该区骨切除，保存下颌骨的连续性，可以获得良好的美容和功能效果。此种术式称矩形切除或边缘性切除。上颌骨病变局限于牙槽突，可从根尖水平截骨，保留鼻底黏膜，力争鼻腔不和口腔相通。如病变累及上颌窦，腭骨被压迫吸收以至消失，手术时上颌窦腔开放不可避免，也应力争鼻底黏膜不受损。这样可以免除鼻腔分泌物流入口腔，语音障碍也可减少。

3. 颌骨切除术　巨大的颌骨良性肿瘤或体积不大、X 线显示颌骨骨质全部被肿瘤所替换或多囊形透影区呈蜂窝状，都应作颌骨切除。上颌骨切除后一般用赝复体修复。下颌骨缺损则应作骨移植或其他代用材料整复。整复时间可在手术切除原发瘤的同时，也可在以后的某一时期作二期整复。

理想的下颌骨移植材料应当是：①材料易得。新鲜自体骨移植时在不损害供区的前提下取骨范围不受限制；②促进血管重建和刺激受区细胞诱导成骨，加速骨成长；③有良好的生物物理性能，如能提供良好的支持和固定，组织相容而不引起宿主的排异反应等；④能尽快完全地为宿主体所替代，质量要和宿主骨相似或优于宿主骨。根据这些条件，理想的移植材料仍然是自体骨。但自体骨要从身体其他部位取材（髂骨和肋骨），患者要多受手术痛苦并有供骨区因手术而产生的并发症。有时所取骨达不到修复缺损所需要的量，塑形和功能整复也有一定困难。有鉴于此，很多学者研究寻求各种植骨材料代用品。常用的有医用聚合物如塑料、尼龙、聚四氟乙烯等，金属和生物陶瓷、同种异体骨或异种骨等。目前以生物陶瓷为较有前途的骨代用品移植材料。

自体骨移植分游离骨和血管化骨移植，后者是指带有供血血管的移植骨块。游离骨移植的成活过程是移植骨坏死、吸收、产生孔隙，受区血管长入孔隙。沿血管长入的间充质细胞分化成成骨细胞附着在坏死骨架上，新生骨沉积于其表面，一年左右整个移植骨为新生骨所取代。坏死骨细胞壁释放一种糖蛋白，刺激周围由受区骨来的间充质细胞分化成成骨细胞形成新骨。这种由坏死骨细胞壁释放的糖蛋白称骨形成蛋白（bone morphogenetic protein，BMP）。自体松质骨较皮质骨有较多的成活细胞，包括造血细胞、网状细胞（原始的成骨细胞）和未分化血管周围细胞（间充质样细胞）。为了确保这些细胞的成活，取骨和植入之间的间隔时间越短越好，不宜超过 2h 并要保持骨块湿润度。但手术创伤使造血细胞变性，对成骨不起作用。网状细胞的成骨作用很小，只有未分化的血管周围结缔组织细胞分化成成骨细胞，对骨生长具有长时间的持续作用。

血管化骨移植也常用肋骨或髂骨。肋骨的供血血管是后肋间动脉的营养分支；髂骨嵴一般无直接营养血管，多采用旋髂深动脉供血的髂骨肌皮瓣。近年也有采用腓骨作血管化骨移植。血管化骨移植不发生坏死吸收而保持原来的形态结构，移植骨内的骨细胞和成骨细胞成活，加速了与受区骨的愈合。但血管化骨移植技术条件要求高，必须进行血管吻合。

最佳的生物陶瓷类的移植材料是羟磷灰石。羟磷灰石是一种不吸收的生物陶瓷，其化学成分和牙齿、骨骼所含的矿物质极相似，它具有高度生物相容性（biocompatibility）和生物降解性（biodegradability），即允许生活的组织逐渐代替它。宿主组织对羟磷灰石有良好的耐受性，无局部和全身毒性作用，无炎症和异物反应。植入处的骨组织可见新的、正常钙化的骨附着于材料的表面。羟磷灰石可用常规高压蒸汽消毒而不改变其理化性质。既可单独使用，也可与松质骨或骨髓混合移植。羟磷灰石是将人工合成的本物质粉末在 1 200℃ 左右的条件下烧制而成的烧结体，有致密体和多孔体两种形式，块状和颗粒状两种形态。根据动物实验研究，羟磷灰石的成骨过程是当其植入骨内后，来自周围组织的毛细血管伸入孔内，迅速地进行骨的形成。多孔体的羟磷灰石能最大限度地增大人造骨的表面面积，使之在表面能充分产生良好刺激而有利于骨的形成。然而多孔率愈高则强度愈低，不能耐受下颌骨段缺损后所需求达到的抗力强度。气孔率少则其实性成分增多，不利于成骨，物理性能虽有所增强但又不利于术中塑形。因此一般认为气孔率在 50% ~ 60%，孔径在 200μm ~ 1mm 为宜。羟磷灰石植入受区的局部条件要求和自体游离骨一样，要有足够的软组织和良好的血运，植入后必须要有足够的组织包裹而不能外露。植入时和受植骨的接触面积越大越好，采取嵌贴式或将受植骨断面做成斜面，两者紧密接触而有利于成骨。

羟磷灰石应用于下颌骨整复的最佳适应证是作矩形骨切除的病例，它可以恢复牙槽嵴高度以利于义齿修复。对于骨段缺损的病例，需采用金属支架（最好用亲和性良好的纯钛制品）以维持下颌骨的正常连续，然后在骨断端间植入羟磷灰石。骨形成后钛支架不必去除。

（程维平）

第三节　血管瘤

一、病因病理

来源于残余的胚胎成血管细胞，属真性血管肿瘤。其在增殖期和退化期的病理表现有所不同。血管瘤若处于增殖阶段，其组织病理主要镜下表现为实质性的内皮细胞增殖性团块而腔窦不明显。虽可见核分裂象但细胞无异性，形态基本一致。网织纤维染色证实增殖的内皮细胞是在网织纤维鞘内。PAS 染色证实增殖的内皮细胞团周围基底膜明显增厚。另一特点表现是肥大细胞（mast cell）显著增多。与同样年龄和部位的正常组织进行定量分析研究表明：增殖阶段血管瘤中的肥大细胞是正常组织的 30 ~ 40 倍。血管瘤增殖的后期阶段或退化阶段，其周围被纤维脂肪组织所包绕或被分隔成分叶状，有些形成开放的管腔而有些仍为实质性内皮细胞团。肥大细胞数目接近或完全正常。

二、临床表现

多见于婴幼儿。一般在出生时不显，但有约 1/3 的病例可见红色斑痣。出生后生长迅速，约在生后 6 ~ 8 个月增殖性生长显著变缓，并逐渐回缩、退化。可以预言在青春期基本退化。血管瘤女婴多于男婴，比例为 3 : 1。临床诊断中仔细了解病史是极其重要的。虽然约 1/3 的病例可以在病变部位出现一个小的斑块或斑点状区域，但生长最快的时间是在出生后 2 ~ 4 周。表浅病变可以累及覆盖皮肤的真皮层而呈鲜艳红色，深在病变皮肤颜色可以无改变。触诊肿块硬韧、周界清楚、没有搏动，听诊无杂音。血管瘤不侵犯骨骼，在极其少见的情况下由于其增殖发展，可以压迫邻近的骨皮质吸收。偶见血管瘤扩展人肌肉。约在 1 岁左右，真性血管瘤开始退化，表现为皮肤鲜红色的斑点或斑块逐渐变为暗灰色，触诊病变为松软而不像开始时有的张力感。这种退化、回缩表现可以持续数年，一般在 5 ~ 8 岁即基本消失。虽然皮肤的改变可以接近正常的颜色，但触诊仍残留有软的纤维脂肪组织，这种情况在黏膜下更为明显。

三、诊断

根据病史、年龄及临床表现特征，尤其是婴幼儿不同时期的血管瘤生长特点。

血管瘤如作血管造影常呈现为局限性或分叶状的病变。

血管瘤患者血清雌二醇水平明显高于正常值或正常人对照值。

化脓性肉芽肿（pyogenic granuloma）或称毛细血管性肉芽肿（granuloma telangiectaticum）无论从临床或组织病理都容易和血管瘤混淆，特别是和毛细血管型血管瘤混淆。这种病变是后天性的，常见发生的部位是眼睑、面颊皮肤、唇舌等口腔黏膜。病变一般不大，有蒂或无蒂，初起表面有完整的黏膜或皮肤，病期久者可破溃出血。组织病理表现为血管内皮增殖，间质有炎症细胞浸润。病变深部有纤维组织和正常组织分开。对此，病理诊断常列为毛细血管瘤或肉芽肿型毛细血管瘤。

四、治疗

对于血管瘤的治疗应结合患病年龄、生长部位、生长速度及可自行性消退等特点综合分析选择其治疗方法。

1. 激素治疗　采用激素治疗血管瘤的病例必须经过严格选择：①限用于婴儿；②血管瘤生长发展迅速者；③反复发生出血、溃疡或感染；④重要特殊部位（如眶周、腭咽部、舌体、唇等），因这些部位病变生长可导致严重的功能障碍，如呼吸、吞咽及进食、视力与容貌等。

生长较快，处于不完全成熟增殖阶段，以婴幼儿患者的效果较佳。一般常用泼尼松，其剂量是 2 ~ 3mg/（kg·d），每日晨口服一次，应用 4 周。敏感的血管瘤一般在 7 ~ 10d 内即可有生长停止或变缓，肿块变软及表皮色泽转淡等回缩现象。没有上述效应则应停止服用。如果显效，泼尼松应减量为 1mg/（kg·d），再减为 0.75mg/（kg·d）。激素的剂量应尽可能快递减，一般持续用药 4 ~ 6 周。以后是否再用激素治疗，取决于患儿年龄、患病部位及用药后病变的反应效果。如果血管瘤处于回缩阶段就不必再继续。用药后回跳性增殖可能会发生，增生迅速的病变用 1mg/（kg·d）的剂量再用一个疗程，约 2 ~ 3 周，然后再减量。

短时间、大剂量激素应用后很少出现并发症。可以出现暂时性的面部水肿，但无水、盐代谢滞存。婴儿用大剂量激素后可以暂时延缓生长发育、降低食欲，但非永久性的，不会影响正常发育及骨骼成熟。体弱的婴儿在服用大剂量泼尼松后可能会增加中耳炎及肺炎发生的危险。总之，激素治疗血管瘤应慎重选择病例，一旦有回缩现象即应尽快减量，无回缩现象即应停药。

关于激素类药能使血管瘤回缩的机制尚不清楚。动物实验表明激素能致血管皱缩，对于发生这一现象的机制仍在研究中。

2. 手术治疗 适用于已无消退趋势的肿瘤，病变局限且范围小者，尤其是发生在腮腺区、颊部、唇部等特殊部位者。

3. 平阳霉素治疗 适用于经观察无自然消退或激素治疗无效者，婴幼儿局部注射剂量不超过2.0mg/每次，相隔1~2周重复注射，总剂量不超过30~40mg。

4. 激光照射 适用于皮肤、皮下层、脂肪层、黏膜及黏膜下者，病变表浅、局限者效果佳。也常用于配合手术治疗。

（程维平）

第四节　血管畸形

一、概述

血管畸形（vascular malformation）是很常见的脉管性病变。多在出生时即被发现，随年龄增长而发展。男女发病情况相似。血管畸形的组织病理特点是血管形态、结构和数目的改变，而内皮细胞正常，肥大细胞的数目亦正常。

根据病理学特点可分为：微静脉畸形、静脉畸形、动静脉畸形。在临床上，病变区可表现为其中一种畸形，也可表现为一种为主多种混合或完全多种混合的畸形。

二、临床表现

1. 微静脉畸形 以往分类中被称为毛细血管型血管瘤、毛细血管畸形。病变与正常皮肤齐平或稍高，形状不规则，呈鲜红或紫红色，界限清楚。指压病变色泽可变白，解除压力后迅即恢复原来颜色。病变面积大小不一，有的局限，而有些则范围广泛，涉及面颈、唇、颊、龈等部位，很少涉及病变深部器官。中年以上患者，特别是长期户外工作者，病变颜色转暗呈深紫色，可出现多个小结节赘生物。此乃系创伤感染后的炎性反应增生。

2. 静脉畸形 以往分类中的海绵状血管瘤多属静脉畸形。病变是以扩大的静脉管腔或腔窦构成。病变浅在时可累及真皮，局部皮肤呈蓝色或紫色，结节状而高低不平，形状不规则。触诊柔软似海绵状并有压缩性。有时可扪及病变内有多个静脉石，触之硬，如绿豆粒大小。低头时因充血而体积增大。深在病变皮肤色泽及外观正常，但低头肿大是其主要征象。病变可局限，但多为广泛病变涉及多个器官，可以累及颌骨。病变随年龄增长而膨胀增大，但非扩展性增生。患者一般无自觉症状，主要为面容畸形。功能部位发生的静脉畸形影响呼吸、吞咽或有反复出血现象。

3. 动静脉畸形 以往分类中被称为蔓状血管瘤，是动脉血直接和静脉交通而形成的病变，由于病变区血管扩张粗大、盘曲似藤蔓而得名，实质上是动静脉瘘。本病少见。其特点是在病变区皮下可见扭曲扩张的血管，触诊局部温度较高并有震颤或搏动，听诊可有吹风样杂音。病变广泛者可累及肌肉、颌骨及其他器官。由于病变有搏动及杂音，常影响患者工作、休息和睡眠。

三、诊断

血管畸形根据临床表现诊断并无困难。血管畸形的分型对临床上选择治疗方法和判断预后有指导作用。

血管畸形患者血清雌二醇水平在正常值范围。

根据病变所在部位下颌者可投照 X 线下颌骨侧位或下颌曲面体层 X 线片；上颌者照鼻颏位及正位体层 X 线片。典型表现主要是骨髓腔间隙增大，呈肥皂泡样聚集。有骨畸形表现，膨大或呈压迫性吸收。下颌骨有时可见下颌管增宽、下颌孔呈喇叭口样。局限性的软组织病变可用 50% ~ 60% 的泛影葡胺作"瘤腔"造影。病变范围广或动静脉畸形也可经股动脉插管作血管造影。

四、治疗

1. 栓塞治疗　对颈外动脉系统超选择性造影和栓塞治疗，适用于动静脉畸形和病变广泛巨大静脉畸形。颈动脉系统造影后，可判断病变区病理血管、供血动脉、病变周围区域交通支血管及供血动脉与颈内动脉系统之间交通设计与选择栓塞方案。

2. 硬化剂治疗　将药物注入病变区内使其纤维化而萎缩。此法简便易行，适用于静脉畸形。临床最常用的硬化剂为 5% 鱼肝油酸钠，其注射方法如下：注射鱼肝油酸钠硬化剂以前在病变周围作局部浸润麻醉或传导麻醉。将病变内血液尽可能挤压走，同时尽可能阻断四周血流（可用长条纱卷压迫瘤体周围），使拟注药区内产生"缺血"状态，以增加药物在病变内停留的时间，增强药物在局部的作用。注射时可以在一个穿刺点呈扇形或锥形向不同方向分散注射药物，也可采取多个穿刺点注射。但切忌在一个点集中注射全量药物，除非小的病变为使其坏死脱落为目的。一次注射总量不得超过 5ml，每次用量多少视情况而定。

鱼肝油酸钠硬化剂注射后局部肿痛反应较重，肿胀一般在 1 周左右消退。再次注射应待肿胀完全消退，以间隔两周左右为宜。少数患者有一过性血尿现象，勿需特殊处理。严格注意身体其他部位发生血栓，每一分散点注射量不超过 0.5ml 是最佳的预防方法。舌下、咽侧及口底病变区注射后由于肿胀反应要严密注意观察呼吸，注射药物量宜相应减少。

近年来用平阳霉素注射也取得良好效果。

3. 手术治疗　局限型的静脉畸形，即使是婴幼儿或在腮腺部位，仍宜早期手术切除。范围广泛时可在注射硬化剂后部分切除以矫正外形。术前宜作病变区造影以充分了解病变范围及其侧支循环，供手术设计参考。要充分估计失血量并采取相应措施，避免出现不可挽回的损失。动静脉畸形主要采用介入栓塞和手术治疗，微静脉畸形如有赘生物可将其切除直接缝合，多个或面积较大切除后的组织缺损，用植皮或皮瓣修复。

4. 激光照射　适用微静脉畸形，并可结合手术治疗静脉畸形。

（程维平）

第五节 唇癌

一、概述

唇癌是指发生在唇红部和唇黏膜的恶性肿瘤,约占口腔癌的 6.73%,在西方国家很常见而在我国并不多见。唇部的恶性肿瘤绝大多数是鳞状上皮癌,而肉瘤、梭形细胞癌、黑色素瘤等则较少见。上下唇均可发生唇癌,但以下唇常见,下唇与上唇之比约为 9:1,以下唇中外 1/3 的唇红缘黏膜为肿瘤好发区。好发于 50 岁以上的男性,男性与女性比例约为 4:1,而上唇癌则女性多见。早期表现为溃疡、结节、糜烂等多种病变形式,轻微隆起至菜花样状明显突出,触之发硬。发生颈部淋巴结转移的仅有 10% 左右。

唇癌易发生于户外工作者,如农民、渔民以及长期暴晒于紫外线之下的工人。除此之外,唇癌的发生亦被认为与吸烟有关,特别是吸烟斗或雪茄者更易发生。与其他口腔癌肿相比,唇癌发展缓慢,转移较晚,早期病例放疗或手术的效果都很好,对晚期病例则多采用主要以手术或手术加放疗的综合治疗。40 岁以下的下唇癌患者愈后不如年老患者,易复发和发生转移。

减少抽烟,改变咀嚼烟草,槟榔等习惯有利于白斑及唇癌的预防。

二、诊断

(一)体格检查

1. 局部检查 唇癌早期常为疱疹状,白斑皲裂,或局部黏膜增厚,后逐渐形成肿块,表面溃烂形成溃疡,溃疡表面可结痂,痂皮揭除易出血并反复结痂。溃疡进一步发展,呈菜花状增生,边缘高出正常黏膜,呈火山口状的溃疡。茎底有不同程度的浸润性硬结。

唇癌一般无自觉症状,发展缓慢。下唇癌由于影响口唇的闭合功能,可伴严重的唾液外溢。肿瘤晚期可向深层肌肉浸润,侵及全唇并向颊部、肌层、口腔前庭沟扩展,甚至侵犯颌骨,出现下唇固定、恶臭、组织坏死脱落。

有无存在继发感染。应确定肿物范围:有无浸润生长,病变是否单侧或越过中线,记录病变的大小,计算肿物体积。

2. 颈部检查 上唇皮肤和黏膜的淋巴多引流至同侧耳前、耳下、耳后和颌下淋巴结;下唇则引流至颏下淋巴结和同侧或对侧颌下淋巴结,最后注入颈深上淋巴结。2%～10% 的唇癌患者就诊时局部淋巴结已发生转移,但更多是炎症性和反应性淋巴结肿大。

3. 全身检查 检查记录患者的体位、精神状况、营养程度,以及体温、心率、血压等等。

(二)辅助检查

1. 实验室检查 血常规一般无异常,晚期患者常有血红蛋白下降、血沉加快、白细胞、血小板计数下降等改变。

2. 影像学检查

(1)常规 X 线检查:曲面断层片了解颌骨骨质破坏情况。

（2）CT 增强扫描：协助判断有无颈部转移淋巴结。

（3）MRI：具有软组织分辨率高、多平面及多序列成像的特点，可显示软组织病变的全貌并能立体定位。

3. 特殊检查病理活检　唇癌定性的诊断标准。于阻滞麻醉下在正常组织与在肿物交界处切取0.5～1cm组织送检，缝合不用过紧，尽早拆除。病理确诊后尽快手术。

（三）临床分期（表20－1）

表20－1　唇癌临床分期

临床分期	T（原发肿瘤）	N（区域淋巴结）	M（远处转移）
0 期	T_{is}	N_0	M_0
Ⅰ 期	T_1	N_0	M_0
Ⅱ 期	T_2	N_0	M_0
Ⅲ 期	T_3	N_0	M_0
	T_2	N_1	M_0
	T_3	N_1	M_0
Ⅳ 期	T_{4a}	N_0、N_1	M_0
	任何 T	N_2、N_3	M_0
	任何 T	任何 N	M_1

（四）鉴别诊断

唇癌位于浅表部位，张口直视即可见。一旦出现肿瘤病变，根据病史、检查、活检病理证实并不困难。

1. 慢性唇炎　多见于下唇、口角。表现为黏膜皲裂、糜烂，渗出、出血。经对症治疗可以明显好转。

2. 结核性溃疡　可有结核病史。溃疡边缘呈紫色，厚而不规整，呈口小底大的所谓潜行性损害。刺激痛或自发痛明显。结核菌素试验可呈阳性，全胸片检查、抗结核诊断性治疗有助于于鉴别诊断。但有时与癌难以鉴别，可经活检病理确诊。

3. 盘状红斑狼疮　下唇多见，早期呈增厚的黏膜红斑，以后出现溃疡，双侧颧部可见特征性蝶形红斑。局部使用肾上腺皮质类激素软膏有效。

4. 乳头状瘤　黏膜表面有细小乳头，外突，2～4cm，边缘清楚，周围组织软，基底无浸润。

5. 多形渗出性红斑　发病快，溃疡面积大而不规则，浅表。有自发性渗血趋向；唇红上常可见痂堆积，疼痛剧烈。可同时伴服、生殖器及皮肤损伤。必要时病理活检与癌相鉴别。

6. 创伤性溃疡　多见于老年人，在相应部位多能发现残冠、残根、义齿等刺激物，除去刺激原及经治疗后溃疡很快愈合。溃疡的部位、外形与刺激物相对应。溃疡深在，周围组织软，有炎性浸润，无实质性硬块。可活检病理检查。

7. 复发性口疮　有周期性反复发作的病史。可发生于口腔各处黏膜。为单个或多个小圆形凹陷性溃疡，有红晕，底部有浅黄色假膜，伴有疼痛。一般在7～10d 内可以自愈。

8. 梅毒　通过接吻感染者，硬下疳可发生于唇。一期梅毒可发生唇下疳或溃疡，典型的硬下疳为一无痛性红色硬结，触之硬如软骨样，基底清洁，表面糜烂覆以少许渗液或薄痂，边缘整齐。损害数目大都为单个，亦可为多个。常伴有局部淋巴结肿大。有不洁性史和血清学、组织病理检查以确诊。

三、治疗

（一）治疗原则

唇癌的预防在于做好个人防护，口唇皲裂时应注意涂抹护唇油膏，不能舔湿口唇，以防加重皲裂程度。减少外来刺激因素，戒烟戒酒，改变热饮热食习惯。积极治疗癌前病变，提高机体抗病能力。加强防癌普查，做到早发现、早诊断、早治疗。唇癌确诊后，根据肿瘤组织来源、分化程度、临床分期及全身情况，制定以手术为主的综合治疗方案。

（二）术前准备

排除手术禁忌证，请相关科室会诊、积极治疗影响手术的心血管、糖尿病等系统性疾病，并改善患者体质。术前维护口腔卫生：治疗龋齿、牙周洁治、漱口水含漱。与患者及其家人充分沟通，使之对疾病、治疗计划和预后知情了解，得到其理解、配合。

（三）治疗方案

唇癌较易诊断，患者多属早期，且恶性度较低，可采用手术切除、放射治疗、激光或冷冻等方法治疗。

1. 早期唇癌　可采用手术切除、放射治疗、激光或冷冻等方法治疗，均可取得良好疗效。较小的唇癌可行局部"V"形切除，唇缺损小于1/3者，可直接拉拢缝合。颈淋巴结未触及肿大，可密切随访观察，暂不行颈颈淋巴清扫。

2. 晚期唇癌　唇缺损小于1/3者，可直接拉拢缝合；对于较大的病变，切除后缺损达1/2时，可用相对应唇瓣转入缺损区修复，2周后二期断蒂。切除后缺损达2/3或全上/下唇时，可行剩余唇瓣滑行修复、鼻唇沟瓣或扇形瓣转移修复术。晚期唇癌可以波及颌骨、颏部、鼻底甚至颊部，切除后由于缺损很大，一般已不可能采用局部组织瓣修复，只能采用前臂皮瓣、胸大肌皮瓣或背阔肌皮瓣等组织瓣修复。颈部淋巴结处理以治疗性颈淋巴清扫为主。颏下、颌下触及肿大淋巴结，但未证实转移，可行双侧舌骨上淋巴清扫；如证实转移，则行颈淋巴清扫术。上唇癌淋巴转移至耳前、腮腺淋巴结时，行保留面神经的腮腺全切除术。

（四）术后观察及处理

1. 一般处理　平卧头侧位，及时清理口腔内唾液及渗出液，防止误吸，可于床边备气管切开包。持续低流量吸氧12～24h，床边心电监护。

雾化吸入，减轻麻醉插管咽喉部反应。气管切开者可根据患者恢复情况3～5d堵管、拔管。拔管后创口放置油纱加蝶形胶布，待其自行愈合。

术后24h禁食，根据当日需要量、丧失量及排出量酌情补液、调整电解质平衡，一般补液2 500～3 000ml，气管切开患者每日加500ml。24h后鼻饲流质，调整补液量。7～10d停鼻饲，14d后进半流。

一般性预防性抗感染1周；手术范围较大，同时作较复杂修复者则一般采用联合用药；手术前后感染严重或术创大，修复方式复杂者可根据临床和药敏试验选择有效的抗生素。

创口缝线 9～11d 间断拆除，唇交叉组织瓣转移术后 2 周断蒂、修剪。

2. 并发症的观察及处理

（1）术创出血：术后创区 1～2d 的轻微渗血无需处理。如果较大管径血管术中未能妥善止血，或可能因为患者原发或手术、麻醉后继发高血压未能控制可导致术后较严重的出血，表现为创区肿胀、血肿，创口持续性渗血。此时应查明原因，果断处理：控制血压，打开创口寻找出血点迅速止血，清除血肿。

（2）皮瓣血运障碍：血管吻合皮瓣的血管危象一般发生于术后 24～72h，动脉缺血表现为皮瓣苍白、皮温低，针刺不出血；静脉回流障碍表现为皮瓣瘀肿，皮色暗紫。术后应严格头颈部制动，正确使用血管扩张剂及抗凝药物，密切观察皮瓣存活情况，一旦发现危象应在 6～8h 以内进行处理：切断吻合血管，清除瘀血，重新吻合。带蒂皮瓣出现血运障碍时，可于其周围及蒂部行松解、降压。血运障碍宜早发现、早处理，切勿犹豫等待，否则错过时机，皮瓣坏死将不可避免。

（3）感染：患者术后出现高热、白血病升高、术区红肿热痛即可确诊。应积极抗感染处理：充分引流，可根据细菌培养药敏结果，针对性选择、合理使用抗生素。

四、随访

出院带药，口服抗生素 1 周。

加强营养及支持治疗，饮食从流质、半流逐渐向正常饮食过渡。

定期门诊复诊，3 月 1 次。包括局部有无可疑溃疡、肿物，颈部有无肿块；可复查 CT、胸片，了解有无颈部和肺等有无转移。

五、预后

唇癌预后良好，治疗后的 5 年生存率一般在 80% 左右，其预后主要与临床分期、病理分级、有无淋巴结转移和生长方式密切相关。

（程维平）

第六节　舌癌

一、概述

舌癌是口腔颌面部最常见的恶性肿瘤之一，它占全身癌的 0.8%～2.0%，占头颈部癌的 5%～15.5%，占口腔癌的 32.3%，居口腔癌之首。舌癌多数为鳞状细胞癌，特别是在舌前 2/3 部位，腺癌比较少见，多位于舌根部；舌根部有时亦可发生淋巴上皮癌及未分化癌。中国舌癌发病的中位年龄在 50 岁以前，比欧美的偏早。男性患者较女性多，男女之比约为 1.2：1～1.8：1。

舌癌经治疗后 5 年生存率约 30%～50%，其预后与病变分期关系尤为密切，早期舌癌 5 年生存率可达 90% 以上。此外，舌癌的预后与淋巴结转移、舌癌的位置、大小、侵犯程度范围、性别、年龄有关：如舌尖部癌除较晚期外，一般预后较好；有颈淋巴结转移的 5 年生存率为 21.4% ，无转移的为 50% 。

二、诊断

（一）体格检查

1. 局部检查　舌黏膜色、形、质的视、触诊：重点检查高危部位：舌缘、舌尖、舌腹等处。肿瘤相应部位常有慢性刺激因素存在，如残根、残冠或不良修复体；也可存在有白斑等癌前病损。

常为溃疡型或浸润型肿物，质硬、边界不清、压痛。疼痛明显，可放射至耳颞部及半侧头面部。肿瘤浸润至舌神经和舌下神经时，可有舌麻木及舌运动障碍，出现说话、进食及吞咽困难。有无存在继发感染。应确定肿物范围：有无浸润生长，病变是否单侧或越过中线，是否侵犯舌根、口底、牙龈以及下颌骨等邻近组织区域。记录病变的大小，计算肿物体积。

颈部检查：因舌体具有丰富的淋巴管和血液循环，并且舌的机械运动频繁，因此舌癌转移较早且转移概率较高，因此需重视全颈部的细致体查，避免遗漏。舌癌颈部转移一般遵循逐级转移，前哨淋巴结的检查尤为重要，以颈深上淋巴结最多见，但也不能忽略肿瘤的"跳跃"转移。舌前部的癌多向颌下及颈深淋巴结上、中群转移；舌尖部癌可以转移至颏下或直接至颈深中群淋巴结；舌根部的癌不仅转移到颌下或颈深淋巴结，还可能向茎突后及咽后部的淋巴转移舌背或越过舌体中线的舌癌可以向对侧颈淋巴结转移。

2. 全身检查　检查记录患者的体位、精神状况、营养程度，以及体温、心率、血压等等。晚期舌癌患者可出现贫血、消瘦等症状，如发生咳嗽、咯血、胸痛，要考虑肿瘤肺部转移的可能。除一般常规全身体查项目之外，应重点检查可能需要进行移植修复舌癌术后缺损的组织瓣部位：如胸大肌、前臂等处，评估诸多影响修复效果的供区条件：如皮肤的色质、皮下组织、肌肉量、血供状况以及供区取瓣后对外形、功能的影响。记录患者的身高、体重，计算其体表面积，方便化疗时精确给药剂量。

（二）辅助检查

1. 实验室检查　血常规一般无异常，晚期患者常有红细胞减少、血沉加快等改变。

2. 影像学检查

（1）常规 X 线检查：下颌曲面断层片了解颌骨骨质破坏情况，胸片检查了解肺部有无转移灶。

（2）B 超：评估转移淋巴结的大小、形态、数目及与颈部重要血管关系。声像图示转移淋巴结多呈圆形、低回声，有时回声不均。

（3）CT：CT 的软组织分辨率较低，很难显示小的或舌体部肿瘤，主要显示肿物浸润范围，是判断骨皮质受侵的最佳手段，表现为骨皮质中断或侵蚀。正常舌 CT 表现为以舌中隔、正中线、正中缝为中线，双侧结构对称、夹以斜纵行条带状低密度区，为舌肌间脂肪组织且位置大小均较对称。舌癌 CT 典型表现为舌类圆形低或略高密度区，增强呈环形或不均匀性强化。增强扫描协助判断颈部转移淋巴结的内部结构、数目及是否侵犯颈动、静脉，如有侵犯术前应做动脉切除的准备。

（4）MRI：具有软组织分辨率高、多平面及多序列成像的特点，可显示软组织病变的全貌并能立体定位，可早期显示病变，并在对血管的侵犯以及肿瘤的分期方面优于 CT，是口咽部较好的影像检查手段。根据 MRI 信号和形态改变很容易发现舌癌，增强扫描可进一步明确肿瘤范围，并可根据强化随时间变化曲线鉴别肿瘤组织学性质。各类舌癌可有不同的 MRI 信号特点及侵犯方式，从而可推断其组织学性质：鳞状上皮癌以舌体部较多，T_1WI 与肌肉信号类似，T_2WI 信号较高，发生囊变坏死时信号不均匀，常见直接周围侵犯与淋巴结转移。腺样囊腺癌囊变成分更多，T_2WI 信号增高显著，向周围侵犯方式与鳞癌类似。淋巴瘤多位于舌根部，边界较清楚，呈中等长 T_1、长 T_2 信号，且多较均匀，常伴淋巴结肿大，不直接侵犯深层组织。在评价肿瘤向外侵犯或淋巴结增大方面，上述异常 MRI 信号明显不同于正常组织，加之血管间隙动静脉的流空效应，使其准确反映舌癌的直接外侵和淋巴结转移情况。MRI 对骨皮质及较少骨松质受侵并不敏感。总之，舌癌影像学检查的主要目的在于了解肿瘤的侵犯范围及有无淋巴结或远处转移，在显示舌癌及向周围软组织扩散和淋巴结转移方面，MRI 优于 CT，而 CT 则较好地显示骨质受侵。

（5）PET：可特异性鉴别肿瘤或炎症性淋巴结，检出颈部转移淋巴结的敏感度和特异性较 CT 和 MRI 为优，PET – CT 兼能提供病变精确定位。

3. 特殊检查

（1）病理活检：舌癌定性的诊断标准。于阻滞麻醉下在正常组织与肿物交界处切取 0.5～1cm 组织送检，缝合不用过紧，尽早拆除。病理确诊后尽快手术。

（2）超声多普勒：对欲行血管吻合的游离组织瓣修复术后缺损患者，可行超声多普勒检查，探明供、受区的动、静脉分支走向、血流状况，确保手术成功。

（三）临床分期（表20 – 2）

表 20 – 2　舌癌的临床分期

临床分期	T（原发肿瘤）	N（IX 域淋巴结）	M（远处转移）
0 期	T_{is}	N_0	M_0
I 期	T_1	N_0	M_0
II 期	T_2	N_0	M_0
III 期	T_3	N_0	M_0
	T_1	N_1	M_0
	T_2	N_1	M_0
	T_3	N_1	M_0
IVA 期	T_{4a}	N_0、N_1	M_0
	$T_1 \sim T_{4a}$	N_2	M_0
IVB 期	任何 T	N_3	M_0
	T_{4b}	任何 N	M_0
IVC 期	任何 T	任何 N	M_1

（四）鉴别诊断

1. 白斑　是黏膜上皮增生和过度角化而形成的白色斑块，稍高于黏膜表面，患者自觉有粗涩感，可发生于颊部、唇、舌、龈、腭等部位。舌黏膜白斑则好发于舌侧缘及轮廓乳头前的舌背部。其发生主要与吸烟、残牙及不合适假牙的刺激、营养障碍及内分泌失调有关。

一般可分为3度：Ⅰ度白斑为浅白色，云雾状，质软，无自觉症状；Ⅱ度白斑略高于黏膜表面，边界清楚，往往有浅裂，可有轻度不适；Ⅲ度白斑应看作癌前病变，表现为白斑黏膜增厚，表面粗糙为颗粒状或乳头状，局部有异物感，甚至灼痛。Ⅰ、Ⅱ度白斑可行去除病因治疗或局部用药等治疗，Ⅲ度白斑则需要手术切除并作组织病理检查。

2. 结核性溃疡　病变多发生在舌背，偶尔在舌边缘和舌尖。常与活动性肺结核伴发或有肺结核病史。表现为溃疡表浅，边缘不齐不硬，表面不平，常有灰黄污秽渗出液，自觉疼痛，有时多发。全胸片检查、抗结核诊断性治疗有助于于鉴别诊断，必要时可做活组织检查。

3. 乳头状瘤　多发生于舌尖边缘、舌背、舌后少见，黏膜表面有细、小乳头，外突，2~4cm，边缘清楚，周围组织软，基底无浸润，需要手术切除。

4. 纤维瘤　口腔各部位皆可发生，生长于黏膜下层，大小不等，硬度不一，边界清楚，活动，生长缓慢，需要手术切除并作组织病理检查。

5. 口腔创伤性溃疡　多见于老年人，常有坏牙或不合适假牙易引起，好发于舌侧缘，溃疡的部位、外形与刺激物相对应。溃疡深在，周围组织软，有炎性浸润，无实质性硬块。如拔去坏死或停用不合适假牙，多可短期自愈，如一周后未见好转者，需要作组织病理检查以确诊。

6. 重型复发性口疮　可发生于口腔各处黏膜。凹形溃疡，为圆形或椭圆形，边缘整齐，质地较硬。患者感烧灼样疼痛，饮食、语言亦受影响。病程反复，可以自愈。

7. 梅毒　本病表现极为复杂，几乎可侵犯全身各器官，造成多器官的损害。一期梅毒主要损害为硬下疳或溃疡，是梅毒螺旋体最初侵入之处，并在此繁殖所致。典型的硬下疳为一无痛性红色硬结，触之硬如软骨样，基底清洁，表面糜烂覆以少许渗液或薄痂，边缘整齐。损害数目大都为单个，亦可为多个。通过接吻感染者，硬下疳可发生于唇、下颌部和舌等部位，常伴有局部淋巴结肿大。未经治疗，硬下疳持续2~6周后便自行消退而不留瘢痕。二期梅毒约30%的患者有口腔黏膜损害——黏膜斑：呈圆形或椭圆形之糜烂面，直径0.2~1.0cm，基底红润，表面有渗出液或形成灰白色薄膜覆盖，内含有大量梅毒螺旋体。二期梅毒的症状和体征一般持续数周后，便会自行消退。三期梅毒亦可累及黏膜，主要见于口腔、舌等处，可发生结节疹或树胶肿。发于舌者可呈限局限性单个树胶肿或弥漫性树胶浸润，后者易发展成慢性间质性舌炎，呈深浅不等沟状舌，是一种癌前期病变，应严密观察。有不洁性史和血清学、组织病理检查以确诊。

三、治疗

（一）治疗原则

舌癌的预防在于减少外来刺激因素，积极治疗癌前病变，提高机体抗病能力。加强防癌普查，做到早发现、早诊断、早治疗。舌癌确诊后，根据肿瘤组织来源、分化程度、临床分期及全身情况，制定以手术为主的综合治疗方案。由于舌是重要的发音咀嚼等功能器官，所以应在尽可能减少患者功能障碍的基础上治愈患者。

（二）术前准备

排除手术禁忌证，请相关科室会诊、积极治疗影响手术的心血管、糖尿病等系统性疾病，并改善患者体质。术前维护口腔卫生：治疗龋齿、牙周洁治，漱口水含漱。与患者及其家人充分沟通，使之对疾病、治疗计划和预后知情了解，得到其理解、配合。

（三）治疗方案

强调分期、个体化治疗，以手术为主，辅以化、放疗的综合治疗。舌癌具有较高的淋巴道转移倾向，常较早出现颈淋巴结转移，转移率在 40%～80% 之间，且部分转移淋巴结无肿大等临床体征，即隐性淋巴结转移，不易明确诊断，如未及时进行治疗，可导致术后延迟转移。因此对舌癌颈部淋巴结应持积极态度，对无法确诊的淋巴结行选择性预清扫可以显著改善此类病例的预后，而待出现体征后再行治疗性颈清扫，疗效会大为降低。

0 期：原发灶扩大切除术 + 颈淋巴结处理。颈淋巴结可以有以下 3 种处理方法：①功能性颈淋巴清扫术，保留颈内静脉、副神经和胸锁乳突肌。由于可能存在隐匿性转移，因此在 N_0 患者也应进行预防性的全颈淋巴清扫术式，另外，舌癌常发生颈深中淋巴结转移，故一般不选择肩胛舌骨上颈淋巴清扫术式；②放疗；③由于 0 期病灶为原位癌，未突破基底膜，结合患者具体情况可以考虑密切随访观察，暂不行颈颈淋巴清扫。

Ⅰ期：原发灶扩大切除术 + 颈淋巴清扫术（或舌颌颈联合根治术）。原发灶直径小于 2cm，可做距离病灶外 1cm 以上的楔状切除并直接缝合，可不行舌再造。如肿瘤累及扁桃体、口底或侵犯颌骨，需施行扁桃体切除、颌骨方块切除，切缘黏膜直接缝合，可不同程度影响舌体运动。

Ⅱ期：原发灶扩大切除术（组织瓣同期整复术）+ 颈淋巴清扫术（或舌颌颈联合根治术）。大于 2cm 的病例，根据局部情况可行患侧舌大部或半舌切除切除。舌癌侵犯范围较广泛者应根据情况扩大切除范围，如口底甚至下颌骨一并切除。舌为咀嚼、吞咽、语言的重要器官，舌缺损 1/2 以上时，应行同期行舌再造术，主要根据缺损大小选择应用前臂皮瓣、舌骨下肌群皮瓣、股薄肌皮瓣、胸大肌皮瓣或背阔肌皮瓣等组织瓣修复。舌体缺损 > 1/3～2/3 者，一般采用皮瓣、薄的肌皮瓣修复，以利于恢复舌的外形、舌运动及语言等功能。其中前臂游离皮瓣具有血管较恒定、皮瓣质地柔软、厚薄适当、易于塑形、血管吻合成功率高等特点，是舌缺损最常用的皮瓣。舌体缺损 ≥2/3 者，多为较晚期病例，为了保证手术根治，往往需要切除舌体肌及舌外肌群，甚至需合并切除下颌骨体部，术后组织缺损较大，需要较大组织量修复。胸大肌肌皮瓣为多功能皮瓣，血供丰富，血管走行较恒定，易于切取，抗感染能力强，成功率高，可以提供足够的组织量，是较大舌体缺损修复常用的肌皮瓣。但因其皮瓣肥厚，影响舌体术后的灵活性，术后语言功能较皮瓣修复差。如需施行同期血管吻合组织瓣整复，应在颈清术中预留保护受区血管。如将支配组织瓣运动神经与舌下神经进行吻合获得动力性修复，可以一定程度改善术后舌体功能。如肿瘤侵犯越过中线，还需行对侧颈淋巴清扫术，此时应尽量保留一侧颈内静脉，防止颅内压升高。

Ⅲ～Ⅳ期：术前化、放疗 + 舌颌颈联合根治术 + 组织瓣同期整复术 + 术后化、放疗。由于放疗可能受区血管损伤导致组织瓣血管吻合失败，同时影响术后创区愈合，因此术前诱导化疗（PVP、PM 方案）更为常用。有肿瘤远处转移患者，采用化、放疗等姑息治疗，一般不宜手术。

（四）术后观察及处理

1. 一般处理　平卧头侧位，及时清理口腔内唾液及渗出液，防止误吸，可于床边备气管切开包。持续低流量吸氧 12～24h，床边心电监护。

雾化吸入，减轻麻醉插管咽喉部反应。气管切开者可根据患者恢复情况 3～5d 堵管、拔管。拔管后创口放置油纱加蝶形胶布，待其自行愈合。

颈部负压引流 3~4d，密切观察引流通畅及颈部皮瓣贴合情况，记录引流量。一般术后 12h 引流不应超过 250ml，引流量低于 30ml 后拔出引流管，酌情换为胶片引流 2~3d。负压 引流时可仅以消毒敷料轻轻覆盖，无需加压包扎，以防皮瓣坏死。腮腺区可行颅颌绷带加 压，防止涎瘘。

术后 24h 禁食，根据当日需要量、丧失量及排出量酌情补液、调整电解质平衡，一般补 液 2 500~3 000ml，气管切开患者每日加 500ml。24h 后鼻饲流质，调整补液量。7~10d 停 鼻饲，14d 后进半流。

一般性预防性抗感染 1 周；手术范围较大，同时植骨或同时作较复杂修复者则一般采用 联合用药；手术前后感染严重或术创大，修复方式复杂者可根据临床和药敏试验选择有效的 抗生素。

组织瓣整复患者应保持头颈部制动 1 周，保持室温 20~25℃，皮瓣及蒂部忌加压包扎。 自然光下密切观察皮瓣存活情况，及时判断血管危象，尽早处理。游离皮瓣需抗凝治疗 7~ 10d，带蒂皮瓣抗凝治疗 5~7d，使用血管扩张和抗凝药物如低分子右旋糖酐、阿司匹林， 其用量及是否使用止血药物应根据患者具体情况灵活处理。

皮肤创口缝线 9~11d 间断拆除，舌部缝线 10~12d 拆除，以防裂开。

2. 并发症的观察及处理

（1）术创出血：术后创区 1~2d 的轻微渗血无需处理。如果较大管径血管术中未能妥 善止血，或可能因为患者原发或手术、麻醉后继发高血压未能控制可导致术后较严重的出 血，表现为创区肿胀、血肿，创口持续性渗血，短时间内负压引流出大量新鲜血液，严重时 可导致吸入性或阻塞性呼吸障碍引起窒息，危及生命。此时应查明原因，果断处理：控制血 压，打开创口寻找出血点迅速止血，清除血肿。

（2）皮瓣血运障碍：血管吻合皮瓣的血管危象一般发生于术后 24~72h，动脉缺血表现 为皮瓣苍白、皮温低，针刺不出血；静脉回流障碍表现为皮瓣瘀肿，皮色暗紫。术后应严格 头颈部制动，正确使用血管扩张剂及抗凝药物，密切观察皮瓣存活情况，一旦发现危象应在 6~8h 以内进行处理：切断吻合血管，清除瘀血，重新吻合。带蒂皮瓣出现血运障碍时，可 于其周围及蒂部行松解、降压。血运障碍宜早发现、早处理，切勿犹豫等待，否则错过时 机，皮瓣坏死将不可避免。

（3）涎瘘：因术中腮腺下极未能严密缝扎导致。表现为引流出水样液体，淀粉酶试验 阳性。可腮腺区加压包扎，餐前口服或肌注阿托品，必要时重新打开颌下切口，对腮腺下极 妥善缝扎，术后需放疗者可照射腮腺区 8~10 次，使之萎缩。

（4）感染：患者术后出现高热、白细胞升高、术区红肿热痛即可确诊。应积极抗感染 处理：充分引流，可根据细菌培养药敏结果，针对性选择、合理使用抗生素。

（5）乳糜漏：因颈淋巴清扫损伤左侧胸导管和右侧淋巴导管而致，可见引流及锁骨创 口流出白色混浊、水样液体。可拔出负压引流，换成胶片引流，加压包扎。必要时打开创 口，行淋巴管残端缝扎。

四、随访

出院带药，口服抗生素 1 周。

加强营养及支持治疗，饮食从流质、半流逐渐向正常饮食过渡。

切缘病理阳性或证实颈部淋巴结转移患者，术后 5 周内进行化放疗。放疗剂量需在5 000cGy以上，行组织瓣整复者不宜超过 7 000cGy，以免影响皮瓣存活。化疗方案同术前化疗，常用联合化疗，选用疗程短的冲击疗法，如 PVP、PM 等方案，每月 1 次，重复 5~6 个疗程。

上肢功能训练。根治性颈淋巴清扫切除副神经可引起肩下垂及抬肩困难。

定期门诊复诊，3 月 1 次。包括局部有无可疑溃疡、肿物，颈部有无肿块；可复查 CT、胸片，了解有无局部深处及肺等有无复发、转移。

五、预后

舌癌治疗后的 5 年生存率一般在 60% 左右，其预后主要与临床分期、病理分级、有无淋巴结转移和生长方式密切相关。T_1 期患者治疗后 5 年生存率可达 90%，无淋巴结转移比淋巴结转移患者 5 年生存率可高出 1 倍。

（程维平）

第七节 腭癌

一、概述

硬腭癌多为小涎腺来源的腺癌如黏液表皮样癌、腺样囊性癌等，鳞癌较少见，软腭则属于口咽癌范畴。腺癌发病年龄较轻，多为 40 岁以下女性，鳞癌则 50 岁以上男性多见。就鳞癌而言，发生于硬腭者较软腭鳞癌恶性程度低。

二、诊断

（一）体格检查

1. 局部检查 软、硬腭黏膜色、形、质的视、触诊，确定肿物性状：小涎腺来源的腺样囊性癌、黏液表皮样癌表现为黏膜下肿块，表面黏膜完整，有的呈淡蓝色，黏膜下毛细血管扩张，颇似血管瘤或黏液囊肿，或在肿块基础上发生溃疡。腭鳞癌则以外翻的菜花状溃疡为主，可伴有白斑或烟草性口炎。

记录肿物位置、范围，有无浸润、侵犯牙龈、上颌骨及咽部，有无出现腭部穿孔，病变是否单侧或越过中线。记录病变的大小，计算肿物体积。

颈部检查：鳞癌主要向颈深上淋巴结转移；腺样囊性癌则为局部侵袭性强，淋巴结转移较少。

2. 全身检查 检查记录患者的体位、精神状况、营养程度，以及体温、心率、血压等。晚期患者可出现贫血、消瘦等症状，腺样囊性癌具有较高的肺转移率，因此如发生咳嗽、咯血、胸痛，要考虑肿瘤肺部转移的可能。记录患者的身高、体重，计算其体表面积，方便化疗时精确给药剂量。

（二）辅助检查

1. 实验室检查 血常规一般无异常，晚期患者常有红细胞减少、血沉加快等改变。

2. 影像学检查

（1）常规 X 线检查：曲面断层片、华氏位及咬颌片了解颌骨骨质破坏情况，胸片检查了解肺部有无转移灶。

（2）CT：显示肿物浸润范围、判断骨质受侵及是否侵犯鼻腔、上颌窦、咽部等深在区域。增强扫描协助判断颈部转移淋巴结的内部结构、数目及是否侵犯颈动、静脉。

（3）MRI：可显示软组织病变的全貌并能立体定位，可早期显示病变，并在对血管的侵犯以及肿瘤的分期和淋巴结转移情况。

3. 特殊检查

（1）病理活检：腭癌定性的诊断标准。于阻滞麻醉下在正常组织与肿物交界处切取 0.5～1cm 组织送检，硬腭活检术出血较多，可予碘仿纱条压迫止血。

（2）超声多普勒：对欲行血管吻合的游离组织瓣修复术后缺损患者，可行超声多普勒检查，探明供、受区的动、静脉分支走向、血流状况，确保手术成功。

（三）鉴别诊断

1. 结核性溃疡　常与活动性肺结核伴发或有肺结核病史。表现为溃疡表浅，边缘不齐不硬，表面不平，常有灰黄污秽渗出液，自觉疼痛，有时多发。全胸片检查、抗结核诊断性治疗有助于于鉴别诊断，必要时可做活组织检查。

2. 梅毒　腭部梅毒呈现树胶肿样坏死，后期出现腭穿孔。有不洁性史和血清学、组织病理检查以确诊。

3. 恶性肉芽肿　主要发生于腭部中线，出现不典型性的糜烂、溃疡、坏死，多次病理检测亦不能确诊，但对放疗、激素、化疗敏感。

4. 牙龈癌　上颌窦癌腭癌晚期侵犯可出现与之完全相似的症状、体征，主要鉴别依靠出现症状的先后顺序。

三、治疗

（一）治疗原则

加强防癌普查，做到早发现、早诊断、早治疗。舌癌确诊后，根据肿瘤组织来源、分化程度、临床分期及全身情况，制定以手术为主的综合治疗方案。

（二）术前准备

排除手术禁忌证，请相关科室会诊、积极治疗影响手术的心血管、糖尿病等系统性疾病，并改善患者体质。术前维护口腔卫生：治疗龋齿、牙周洁治，漱口水含漱。与患者及其家人充分沟通，使之对疾病、治疗计划和预后知情了解，得到其理解、配合。

（三）治疗方案

（1）以手术为主，辅以化、放疗的综合治疗。

（2）原发灶扩大切除术：腺癌主要考虑手术切除；硬腭鳞癌一般以手术切除为主，软腭鳞癌先用放/化疗，再施行手术切除，术后辅助性放疗。连同腭骨一并切除，病灶大者，行上颌骨次全切除；肿瘤波及上颌窦则行上颌骨全切除。术后缺损可以导致患者口鼻腔贯通，严重影响外形和功能，因此应考虑进行修复。修复方法可分为传统修复体和复合组织瓣两种方法：传统修复体可早期恢复患者面部外形和部分功能，便于术后复查及后续放疗，但存在固位不良、易引起继发性创伤；复合组织瓣包括颞肌筋膜瓣、颞肌－下颌骨肌瓣、前臂皮瓣及结合钛网＋髂骨松质骨填塞修复上颌骨缺损，但对于可能复发的肿瘤进行同期整复，难于对创区进行观察复诊，影响后续放疗，仅适用于低度恶性、切缘安全、侵犯范围小的患者。

（3）颈淋巴结处理：未发现淋巴转移者结合患者具体情况可以考虑密切随访观察，或行选择性颈淋巴清扫；发现转移者应行治疗性颈淋巴清扫术。

（四）术后观察及处理

1. 一般处理　平卧头侧位，及时清理口腔内唾液及渗出液，防止误吸，可于床边备气管切开包。持续低流量吸氧 12 ~ 24h，床边心电监护。

雾化吸入，减轻麻醉插管咽喉部反应。

颈部按照颈淋巴清扫术后常规护理。

术后 24h 禁食，根据当日需要量、丧失量及排出量酌情补液、调整电解质平衡，一般补液 2 500 ~ 3 000ml。颌骨即刻整复患者 24h 后鼻饲流质，调整补液量。7 ~ 10d 停鼻饲，14d 后进半流。

一般性预防性抗感染 1 周；手术范围较大，同时植骨或同时作较复杂修复者则一般采用联合用药；手术前后感染严重或术创大，修复方式复杂者可根据临床和药敏试验选择有效的抗生素。

口内碘仿纱包 10d 拆除，换腭护板。

2. 并发症的观察及处理

（1）术创出血：上颌骨切除术往往不能进行明确知名血管妥善止血，仅能依靠碘仿纱包填塞，因此常见术后口内创区 1 ~ 2d 的较多渗血，术中应严密填塞，术后密切观察。术后纱包不宜过早拆除。

（2）感染：患者术后出现高热、白血病升高即可确诊。应积极抗感染处理：充分引流，可根据细菌培养药敏结果，针对性选择、合理使用抗生素。

四、预后

腭癌中鳞癌较腺癌预后差，5 年生存率一般在 60% 左右，其预后主要与临床分期、病理分级、有无淋巴结转移和生长方式密切相关。晚期患者及发现颈淋巴结转移者，5 年生存率 25% 左右。

（程维平）

第八节　口咽癌

一、概述

临床口咽的解剖区域划分是：上界为硬腭水平，下界为舌骨水平，前界为舌根，后界为咽前壁，两侧为侧咽壁（图 20 - 1）。会厌谿是约 1cm 宽的光滑黏膜带，是舌根向会厌黏膜的移行部分。舌根表面黏膜凹凸不平，是因为黏膜下散在分布有淋巴滤泡组织，实际舌根黏膜和口腔舌一样是光滑的。舌根的肌组织和口腔舌相连续。

扁桃体区域呈三角形，前界为扁桃体前柱（腭舌肌），后界为扁桃体后柱（腭咽肌），下界是舌扁桃体沟和咽会厌皱褶。腭扁桃体位于此三角中。扁桃体外侧是咽缩肌，紧邻咽旁间隙。舌扁桃体沟划分开舌根和扁桃体区域。

软腭是一活动的肌性器官，两侧和扁桃体柱相接。软腭的口腔面是复层鳞状上皮，鼻腔面是呼吸道上皮。

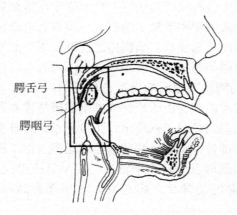

腭舌弓

腭咽弓

图 20 – 1 口咽区域的解剖划分

二、病理

口咽部的恶性肿瘤仍以鳞状细胞癌最常见。扁桃体区域及舌根常发生淋巴上皮癌，也常见恶性淋巴瘤，除此尚有小唾液腺恶性肿瘤发生。

三、临床表现

部位不同，症状不一。此处我们只讨论和口腔有密切关系而在诊断上易于混淆者。

1. 舌根部癌 舌根部鳞状细胞癌最早的症状常常是轻微的咽喉痛。此时不仅易被患者忽略，就是医师用常规的压舌板及触诊检查也难以发现，除非采用间接喉镜观察。稍大病变患者会感到吞咽痛，或感到耳内深部位疼痛。肿瘤进一步浸润发展，舌运动受限甚至固定，呼出气体有难闻的臭味。

促使患者就医常常是因为发现颈部淋巴结主要是颈上深二腹肌群淋巴结肿大。患者有时会主诉是在一夜之间肿起来而导致医师误诊为炎症。患者的这种感受可能是正确的。因为转移性淋巴结在增长过程中毫无症状，由于肿块中心坏死或内部出血而迅速增大并有压痛。因此，对于中老年患者有这些征象，口咽和鼻咽的详细检查非常必要。

舌根癌较早期即向深面肌肉浸润而无任何症状。发生于舌根侧面的癌可以浸润至舌扁桃体沟，由于此区无肌组织阻挡，肿瘤较易在颈部呈现肿块（下颌舌骨肌对于口腔舌部癌的扩展有一定阻挡作用，而舌扁桃体沟外侧无其他较大的肌组织起阻挡作用），临床可以从下颌角下方触及而易与肿大的淋巴结相混淆。肿瘤进一步扩展可累及会厌、喉及口腔舌，咽旁间隙受累则是晚期征象。

2. 扁桃体区域癌 发生于扁桃体前柱者均为鳞状细胞癌。有人将此部位发生的癌归之于磨牙后三角区，但其临床表现、扩展、治疗和预后是不同的。早期病变呈红色、白色或红白相间表现，常表浅而深部浸润极少。此期患者常无症状，如有也仅有轻微咽喉痛或吞咽不适。病变进一步发展则中心产生溃疡，向深部浸润腭舌肌，此期可能出现耳内反射性疼痛。病变向内上扩展入软腭及硬腭后部、上牙龈；前外侧扩展至磨牙后三角区、颊黏膜和下牙龈；前下扩展入舌。扩展累及的范围不同则可发生不同的症状和功能障碍。后方扩展累及颞肌及翼肌群，可发生不同程度的开口困难。严重开口困难属晚期征象，表明病变已累及鼻咽和颅底。扁桃体后柱癌不常见，即使发生，也难于确定系原发于此部位者。

扁桃体凹的肿瘤可以发生自黏膜或扁桃体本身。临床症状类似发生于扁桃体前柱者。病变较早累及口咽侧壁并侵入舌腭沟和舌根。癌瘤进一步发展可以穿透咽壁及咽旁间隙，向上扩展达颅底，但很少有脑神经受累症状。扁桃体恶性淋巴瘤一般呈现为大的黏膜下肿块，但当其发生溃疡时，其表现也颇似癌。

3. 软腭癌　几乎所有的鳞状细胞癌均发生自软腭的口腔面。早期软腭癌的临床表现和扁桃体前柱发生者相似。较大的病变由于软腭或腭垂的破坏除吞咽困难外，可能出现食物反流现象。患者就诊时病变大都尚局限于软腭部，张口困难、腭骨穿孔等常属晚期征象。

口咽癌无论发生于哪个部位，首站转移的淋巴结是颈上深二腹肌群淋巴结，然后沿颈静脉淋巴结链扩展。口咽癌的颈淋巴结转移率较高，甚至是患者就诊的首发症状。约50%的病例在初诊时即发现有颈淋巴结转移。病变愈大转移率愈高，T_3 和 T_4 病变者可达65%以上。

四、治疗

口咽部癌总的治疗原则是放射治疗根治，在原发灶控制的情况下，颈部淋巴结转移灶作根治性颈清除术。

原发癌的外科手术仅限于病变在2cm左右（软腭部直径不超过0.5cm）。舌根部肿瘤可从舌骨上进入或行侧咽切开术。较大的病变或放射治疗失败的挽救性手术，无论在舌根或扁桃体区域，常需离断下颌骨，甚至切除下颌支。气管切开及皮瓣修复设计是必需的。晚期病变仅能作姑息性治疗。

五、预后

口咽癌的预后较差。舌根部癌无论放射治疗或手术治疗，五年治愈率在30%左右。

（程维平）

第九节　上颌窦癌

一、概述

上颌窦是上颌骨的空腔，呈锥体形，上部宽大，下端狭窄。分上、内、前外侧和后侧壁。四个壁中以内侧壁最薄，有1~2个裂孔和鼻腔相通。内壁和前外壁下方以锐角相连，构成上颌窦腔底，和牙槽突及腭骨水平部毗邻。磨牙和前磨牙根尖仅藉一薄层骨（有时无骨质）与窦相隔（图20-2）。上壁分开眼眶和窦腔。后侧壁紧邻颞下窝，构成翼腭窝的前壁。上颌窦黏膜为纤毛柱状上皮。

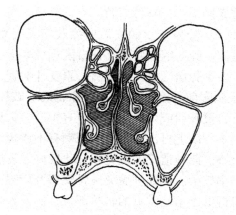

图 20－2 通过磨牙区横断观察上颌窦和周围解剖关系

二、病理

以鳞状细胞癌占首位。此外尚有小唾液腺恶性肿瘤、恶性淋巴瘤、骨肉瘤等，但均较少见。

三、临床表现

初期肿瘤在窦内生长，临床无任何症状。及至症状出现，常系肿瘤已破坏窦壁累及周围组织。但这些症状并非特异性，在无明显肿块突起而又缺乏警觉性，延误诊断者为数不少。窦壁各部位均可发生肿瘤，由于其生长扩展累及的器官不同而有不同征象。现将常见的征象列举如下。这些征象如不能以常见疾病解释时就应警惕肿瘤的存在，并作必要的详细检查以确诊。

1. 牙痛、牙龈麻木和牙松动　造成牙痛及牙松动最常见的原因是龋病和牙周病。当患者有这方面的症状而非龋病和牙周病及其他牙体病所致时，应当进一步查找原因，不要轻易地诊断为非典型性三叉神经痛，更不要任意拔牙。肿瘤所致的疼痛特点是持续性的，夜间更重，和任何刺激因素无关。除牙疼外常伴头痛、面颌部痛，甚至眼痛等。如果疼痛同时伴发牙龈蚁走感、发麻、发胀，就应高度怀疑上颌窦内肿瘤的存在。这些症状的出现大多系原发癌发生于上颌窦的下壁，压迫或破坏上牙槽神经所致。肿瘤进一步破坏牙槽突致牙齿松动、龈颊沟可以出现肿胀。文献报告上颌窦癌患者 50%～70% 有牙痛史。

2. 眶下区感觉异常或麻木　上颌窦癌患者可以眶下区蚁走感或麻木为首发症状而不伴发其他征象。肿瘤的原发部位可能在前外侧壁、上壁接近眶下神经的部位；也可能原发部位在上颌窦后壁，肿瘤破坏翼腭管累及其内的上颌神经及腭降神经，此时可能有上腭异常感。有的病例伴有上颌牙痛及头痛。

3. 鼻腔症状　鼻的异常分泌和鼻塞是常见的主诉症状。鼻的渗出液常为血性或少量间断地出现；有时为浓血性伴有恶臭。如肿瘤原发于上颌窦内侧壁，鼻塞或异常分泌为早期征象。但不少病例系窦腔内肿瘤继发感染，合并上颌窦炎所致。如无其他肿瘤征象，也很容易误诊为鼻窦炎症而延误治疗。

4. 眼的症状　发生于上颌窦内上部的肿瘤累及鼻泪管，溢泪可能是早期征象之一。病变累及筛窦也可出现鼻腔方面的症状。眼球移位（向上外侧居多）、突出（窦腔上后壁骨破坏）可以单独出现，但大多系肿瘤广泛破坏所致。

5. 开口障碍以至牙关紧闭　原发于上颌窦后壁癌破坏翼突累及翼内、外肌时，可以出现开口困难、开口时偏向患侧。肿瘤继续发展、开口困难呈渐进性以至牙关紧闭。此时患者常伴发耳鸣、耳内闷胀感，表示肿瘤已侵入颞下窝，累及耳咽管，预示肿瘤已侵及颅底。

6. 面部肿胀或窦道　上颌窦前外及上外壁发生肿瘤很易破坏此区骨壁而在面颊部、颧颊部出现肿胀。肿瘤坏死可自发破溃或误诊切开而留有窦道。常见误诊为上颌骨骨髓炎。上颌骨骨髓炎是极其少见的，中年以上男性患者如在面颊有不愈窦道，首先应想到癌瘤，应从窦道深部刮取组织送病理检查。此种情况大多见于分化较好、发展缓慢的鳞癌。

上颌窦癌颈淋巴结转移率较少。但如肿瘤突破骨壁累及牙龈或龈颊沟黏膜时转移率则增加。下颌下及颈上深二腹肌群淋巴结是常见的转移部位，偶见转移至耳前区腮腺内淋巴结。

四、诊断

临床表现中如同时有 2 ~ 3 组症状和征象，诊断为上颌窦癌是不困难的。从治疗方面考虑，确切了解肿瘤累及的范围极其重要。CT 及 MRI 是最佳的影像检查方法。如无条件作这些检查，X 线平片投照颅底片、正位及侧位体层片是必需的，要注意上颌窦后壁和翼突破坏受累情况。鼻颏位片由于重叠影像较多，定位诊断价值不大。

常规的耳鼻喉科检查是必需的。眼球的活动度至关重要，如眼球活动外展受限，表明肿瘤可能累及眶上裂，非手术适应证。

确定病变性质仍需作活体组织检查。

五、治疗

上颌窦癌的治疗主要是手术、放射治疗和两者联合的综合治疗。单纯手术或放射治疗 5 年治愈率均在 30% 左右，两者联合可提高一倍以上，并主张手术前作放射治疗。

术前作 ^{60} 钴放射治疗，照射剂量为 45Gy 左右，休息 2 ~ 3 周后手术。如肿瘤仅限于上颌骨下部结构，可保留眶板。后壁或后下壁骨质破坏而翼突无骨质破坏者，可作包括翼突在内的全上颌骨切除术。术式可采用截除喙突、结扎上颌动脉，在翼突根部将其凿开，连同上颌骨一并切除。此术式出血少，术后功能障碍少。对眼球尽量保存，筛窦破坏、眼球移位或运动稍受限并非牺牲眼球的依据，但眶板，特别是上颌窦后近眶尖部分或眶底骨膜受肿瘤破坏，可能需要牺牲眼球以获取正常周界。龈颊沟受累侵及颊部软组织者，宜从骨膜外翻开皮瓣，切除的软组织要足够，所遗创面以皮片修复。

上颌骨切除后的骨缺损，可在手术后 3 ~ 4 周以赝复体修复，并在其上作义齿恢复拾关系。

颈淋巴结有转移者应作根治性颈清除术。对于 N_0 病例可以考虑作选择性放射治疗。

六、预后

上颌窦癌治疗失败主要是原发癌未被控制。因此，原发癌治疗是否完全彻底是提高治愈率的首要关键。^{60} 钴手术前照射加根治性的外科手术，5 年治愈率可达 60% 左右。

（程维平）

第十节 恶性黑色素瘤

一、概述

恶性黑色素瘤（恶黑）是一种来源于成黑色素细胞的高恶性肿瘤，约占所有恶性肿瘤的 1.5%，头颈部恶黑占所有恶黑的 20%。好发于白色人种，我国恶性黑色素瘤的发病率不高，但由于医生、患者对其严重性认识不足，一般在就诊时往往已为时太晚，治疗效果极不满意。其发展迅速，易转移、对放疗、化疗不敏感，预后极差，有局部或远端淋巴结转移的患者，平均生存期为 6~24 个月。近年发病率有缓慢增加趋势，平均较几十年前增加 3% ~ 7%。本病好发于 30~60 岁。幼年性恶性黑色素瘤罕见，年龄小者一般其恶性程度较低，手术切除后预后较好。在发病性别上几乎无差别，唯病灶部位与性别有关，发生在躯干者以男性居多，发生在肢体者女多于男，尤以面部雀斑型黑色素瘤多见于老年妇女。在我国发生于口腔黏膜者多于面部皮肤。恶性黑色素瘤的确切病因尚不清楚，日光灼伤、肤色暗深可为易患因素，多数学者认为恶性黑色素瘤约近一半发生在已有的黑痣基础上。

二、诊断

（一）体格检查

1. 局部检查 颌面部皮肤、黏膜色、形、质的视、触诊：大多数恶性黑色素瘤有棕、黑、红、白或蓝多样性改变，混杂不匀；边缘常参差不齐呈锯齿状改变，表面粗糙而伴有鳞形或片状脱屑，时有渗液或渗血，病灶可高出皮面；病灶周围皮肤、黏膜可出现水肿或丧失原有光泽或变白色、灰色。

肿物常呈浸润性生长，侵犯口底、牙龈以及颌骨等邻近组织区域，导致牙列松动、张口受限等。记录病变的大小，计算肿物体积。

颈部检查：恶黑极易淋巴转移，约 70% 发生早期转移。检查颌下、颏下、颈浅、颈深上、中、下群有无肿大，质地、移动性如何。

2. 全身检查 检查记录患者的体位、精神状况、营养程度，以及体温、心率、血压等等。晚期患者可出现贫血、消瘦等症状，40% 恶黑可经血远处转移至肺、肝、骨、脑等器官，应重点检查可能发生转移的器官、部位。

（二）辅助检查

1. 实验室检查 血常规一般无异常，晚期患者常有红细胞减少、血沉加快等改变。

2. 影像学检查

（1）常规 X 线检查：曲面断层片了解颌骨骨质破坏情况，胸片检查了解肺部有无转移灶。

（2）B 超：评估转移淋巴结的大小、形态、数目及与颈部重要血管关系。

（3）CT：主要显示肿物浸润范围，判断骨质受侵情况，增强扫描协助判断颈部转移淋巴结的内部结构、数目及是否侵犯颈动、静脉。

（4）MRI：可显示软组织病变的全貌并能立体定位，增强扫描可进一步明确肿瘤范围，了解淋巴结转移。

（5）PET：可特异性鉴别肿瘤或炎症性淋巴结，检出颈部转移淋巴结的敏感度和特异性较 CT 和 MRI 为优，PET - CT 兼能提供病变精确定位。

3. 特殊检查

（1）病理活检：对疑为恶性黑色素瘤者，应将病灶连同周围 0.5 ~ 1cm 的正常皮肤、黏膜及皮下、黏膜下组织整块切除后做病理检查，如证实为恶性黑色素瘤，则根据其浸润深度，再决定是否需行补充广泛切除。因其恶性程度较高，禁做切取活检术，除非病灶已有溃疡形成者，或因病灶过大，一次切除要引起毁容或致残而必须先经病理证实者，但切取活检必须与根治性手术衔接得越近越好。世界卫生组织恶性黑色素瘤诊疗评价协作中心在一组前瞻性分析中认为切除活检非但对预后没有不良影响，而且通过活检可了解病灶的浸润深度及范围，有利于制订更合理、更恰当的手术方案。

（2）淋巴结闪烁造影术（LSG）：LSG 临床上的应用使转移灶的检出率显著提高。在术前做 LSG、术中伽玛探测引导和 Insosufan 蓝染料注射定位的基础上，实行前哨淋巴结活检术（SLNB）。SLNB 可判断辅助治疗的效果及预后。

（三）鉴别诊断

1. 色素性基底细胞癌　病程长，发展缓慢。早期呈斑痣样肿物，后呈侵蚀性溃疡，鼠咬状边缘。极少转移。

2. 无色素型黑色素瘤　病损无明显色素沉着，病理常规切片不能发现黑色素，经氨化硝酸盐染色可见黑色素。亦发展迅速、极易转移。

三、治疗

（一）治疗原则

恶性黑色素瘤发展迅速，易转移、对放疗、化疗不敏感，预后极差，有局部或远端淋巴结转移的患者，平均生存期为 6 ~ 24 个月。而早期发现的患者 90% 单独手术就可治愈，因此早期明确诊断，及时治疗是决定恶黑患者预后的最重要环节。

（二）术前准备

常规术前准备，排除手术禁忌证，并改善患者体质。术前维护口腔卫生。

（三）治疗方案

1. 原发病灶切除范围　老观点主张切除病变时一定包括 5cm 的正常皮肤、黏膜已被摒弃。大多数肿瘤外科学家对薄病变，厚度为 ≤1mm，仅切除瘤缘外正常皮肤 1cm，对病灶厚度超过 1mm 者应距肿瘤边缘 3 ~ 5cm 处作广泛切除术。上颌恶黑应行上颌骨次全切除或上颌骨全切除。

2. 冷冻治疗　冷冻具有增强局部和机体免疫功能，对于侵及牙槽的牙龈、口底、舌腹部、腭部较深病灶，原则上冷冻基础上行颌骨方块切除、部分切除术或区域内的骨质根治性切除。

3. 选择性颈淋巴清扫（ELND）　对肿瘤区域淋巴结是否做选择性颈淋巴清扫（ELND）有较多争议。不过，近年随着淋巴结闪烁造影术（LSG）在临床上的应用使转移灶的检出率显著提高。在术前做 LSG、术中伽玛探测引导和 Insosulfan 蓝染料注射定位的基础上，实行前哨淋巴结活检术（SLNB）在欧美国家已成为手术治疗恶黑的标准。SLNB 正确率可达 90% 以上，且 SLNB 可判断辅助治疗的效果及预后。在 SLNB 的引导下都可完全切除，能明显提高患者的生存期。

4. 免疫治疗 恶性黑色素瘤是所有肿瘤中免疫原性最强的肿瘤，免疫治疗可望获得突破。疫苗有：全肿瘤细胞型疫苗（自体肿瘤细胞疫苗，同种异体肿瘤细胞疫苗）；细胞活性素类疫苗（IL－α、IFN－α、β、γ、GM－CSF、TNF）；分子肽类疫苗（MAGE－1、MAGE－3、MART－1，gP100、gP75）；树枝状细胞（DC）和抗原提呈细胞（APC）类疫苗；DNA、RNA 疫苗。

目前临床上常用的有 BCG、IFN－α，IL－α，其中卡介苗皮肤划痕是目前最为常用的免疫治疗，卡介苗能使黑色素瘤患者体内的淋巴细胞集中于肿瘤结节，刺激患者产生强力的免疫反应，以达治疗肿瘤的作用。BCG 可用皮肤划痕法、瘤内注射和口服。IFN－α 大剂量能显著地延长患者的生存期，但对总体生存率无明显影响。加之 IFN－α 的副作用及费用高等因素，限制了临床应用。目前，FDA 还没通过真对治疗恶黑的任何肿瘤疫苗，IV 期临床试验还在进行中。

5. 基因治疗

（1）针对恶性黑色瘤细胞的基因治疗：a. 自杀性基因如 HSVtk。b. 肿瘤抑制基因如 P53、P16INK4a。c. 抑制肿瘤信号传导途径如反义核酸封闭 ras、c－mys、STARTs 基因。d. 相关因子如 MHC－I 基因、GM－CSF、IL－2、IFN、BT7.1。e. 基因介导的免疫。

（2）针对宿主的基因治疗：①T 细胞如 IL－2R；②树枝状细胞（DC）如 MART－1。目前粒细胞－巨噬细胞集落刺激因子（GM－CSF）研究较多，GM－CSF、在免疫器官聚集，促进抗原提呈细胞（APC）的活性，在 CD_8^+、CD_4^+T 细胞的参与下，加工抗原给 T 细胞。以逆转录病毒为载体把 GM－CSF 转染给肿瘤细胞，GM－CSF 能明显提高患者机体免疫。基因治疗的方法虽多，但大多数载体缺乏高效性和特异性，目前临床上多为直接导入治疗。

6. 化放疗 恶性黑色瘤对放疗不敏感，仅对转移灶进行放疗。单一化疗首选达氮烯唑胺（DTIC）。DTIC 是 FDA 通过的治疗恶黑唯一化疗药物，单一化疗有效率仅 10%～20%，平均生存率没有明显提高，5 年生存率不到 2%。

四、预后

口腔颌面恶黑预后与是否有淋巴结转移、原发灶的厚度（breslow 标准：Breslow 于 1970 年提出的目镜测微器直接测量肿瘤的厚度来估计预后，他们将肿瘤厚度分为 ≤0.75mm、0.75～1.5mm 和 >1.5mm 3 档）、临床分期、是否有溃疡、原发灶的部位密切相关。45 岁以下的恶性黑色素瘤患者的预后较年老患者好。在性别上女性患者的预后明显优于男性。有远端转移时，单一方案治疗，平均 5 年生存率不到 5%，因此，对于黏膜黑斑、皮肤黑痣尽早采取切除措施，早确诊，早治疗是提高口腔颌面恶黑患者生存期的关键。

（程维平）

第十一节　恶性肉芽肿

一、概述

恶性肉芽肿是一种迅速发展而致命的坏死性、肉芽肿性病变。有关的病因、病理、分类命名等都非常混乱，从现今的一些研究报告来看，在诊断恶性肉芽肿时，必须除外 Wegener 肉芽肿、恶性组织细胞瘤和恶性淋巴瘤。

二、病理

恶性肉芽肿的基本病理变化为非特异性炎性肉芽组织伴有多种成分的炎性细胞浸润和显著坏死，并包含有多量的组织细胞和巨细胞。淋巴细胞、浆细胞及数量不等的组织细胞以血管为中心浸润，因此，有人提出应称之为"中性恶性网状细胞增生症"或"多形性网状细胞增生症"。

Wegener 肉芽肿的病理表现为坏死性血管炎，血管壁增厚伴纤维样坏死，在肉芽组织内有巨细胞肉芽肿和炎性细胞而无组织细胞和淋巴细胞的浸润。

三、临床表现

恶性肉芽肿最常发生于青壮年男性，约占 2/3。主要发病部位是鼻腔和咽等中线部位，初发病变于口腔者时有所见。1933 年，Stewart 将恶性肉芽肿的临床表现分为三期，至今仍被普遍采用。

1. 前驱期　为一般伤风或鼻窦炎表现，间歇性鼻塞伴水样或带血性分泌物。局部检查为一般炎症表现，中隔可出现肉芽肿性溃疡。此期持续约 4~6 周。

2. 活动期　鼻腔炎症明显加重，病变明显者可致鼻外部膨胀隆起，进一步发展可致腭部穿孔，此时患者常就诊于口腔科。此时可见腭骨外露，周围为炎症性肉芽组织病变。患者常伴发热，38℃左右，但自我感觉良好。少数有高热。此期可持续数周至数月。

口腔发生的恶性肉芽肿并无特异性症状，典型病变在中线部位。但原发病变并不限于中线切牙区，磨牙及前磨牙区也很常见。开始牙痛、牙松动、牙龈糜烂，类似恶性肿瘤表现，但多次活检病理诊断为炎性肉芽组织。溃疡面积可以很大，甚至暴露骨面，但无明显恶臭。常伴高热，呈稽留热型或弛张热型，双侧颈淋巴结可肿大。由于持续高热，患者很快进入衰竭。

3. 终末期　患者衰弱、恶病质。难以控制的体温使患者衰竭。病变的广泛破坏累及邻近较大血管时可发生致命性出血，或并发其他脏器病变而死亡。

四、诊断

恶性肉芽肿无论从病理或实验室检查均无特异性的诊断标准，因此，临床检查分析极其重要。虽然病理不具特异性，但活体组织检查是必需的，以排除其他感染性病变及肿瘤。取活检时应先清除表面坏死组织，取材要足够。鉴别诊断中最重要的是要区分 Wegener 肉芽肿的可能性。

五、治疗和预后

恶性肉芽肿首选放射治疗，待放射治疗结束后 1～2 个月，可配合化学药物治疗。放射治疗剂量及化学治疗用药方案基本和头颈部癌的治疗类似。放射治疗效果各家报告不一，决定于病变所处时期。不少报告放射治疗后获长期生存者。活动期持续发热者预后不良。其他为对症治疗，如激素降温、镇痛剂等。

Wegener 肉芽肿主要采用激素治疗，同时配合应用化学治疗药物如环磷酰胺，可获得较佳效果。但当病变累及肺、肾等时，疗效降低，预后不佳。

（程维平）

第十二节 恶性淋巴瘤

一、概述

恶性淋巴瘤是原发于淋巴网状系统的恶性肿瘤，可发生于任何淋巴组织，发生在口腔颌面部的恶性淋巴瘤占全身恶性淋巴瘤总数的 8%～27%，近年来颌面部淋巴瘤发病率有上升趋势。恶性淋巴瘤包括霍奇金氏病（hodgkin's disease，HD）、非霍奇金恶性淋巴瘤（non - hodgkin's hymphoma，NHL），其中 NHL 约占恶性淋巴瘤的 80%～90%。来源于淋巴结内的为结内型，来源于淋巴结外的为结外型。组织学上 HD 分为淋巴细胞优势型、结节硬化型、混合细胞型和淋巴细胞衰竭型；NHL 分为低、中、高度恶性 3 型。可发生于任何年龄，男性略多于女性。其中何杰金淋巴瘤（HD）3 例，非霍奇金淋巴瘤（NHL）18 例。

二、诊断

（一）体格检查

1. 局部检查　颌面部区域淋巴结有无肿大淋巴结，其性状、质地、边界及活动度。

鼻咽、扁桃体、舌根、牙龈、腭部等处有无溃疡、肿物，单发或多发；有无疼痛，是否侵犯邻近组织。

颌面部皮肤检查，有无丘疹、红斑、组织水肿样增厚。

2. 全身检查　检查记录患者的体位、精神状况、营养程度，以及体温、心率、血压等。特别是全身各部位淋巴结、肝脾等。晚期患者可出现发热、贫血、消瘦等症状。

（二）辅助检查

1. 实验室检查　血常规常有血红蛋白减少、血清碱性磷酸酶异常等改变。

2. 影像学检查

（1）常规 X 线检查：了解颌骨破坏情况，胸片检查了解肺部有无侵犯。

（2）B 超：评估转移淋巴结的大小、形态、数目及与颈部重要血管关系。

（3）CT：最好行全身 CT 扫描，确定全身淋巴结是否肿大、病变范围。

（4）MRI：评价肿瘤病变范围、淋巴结情况。

（5）PET：可特异性鉴别肿瘤或炎症性淋巴结，检出颈部转移淋巴结的敏感度和特异性较 CT 和 MRI 为优，PET - CT 兼能提供病变精确定位。

3. 特殊检查

（1）病理活检：肿瘤定性的诊断标准。根据病情选择适当部位的淋巴结，通常选择最先出现、最大和增长最快的淋巴结，可能得到最具侵蚀性的组织学表现，有利于做出正确的诊断。有时需多部位、多次活检方能得出准确的诊断。随着分子生物学的迅速发展，目前淋巴瘤的诊断已进入分子病理学诊断水平，采用免疫酶标记、免疫组化染色，也能为淋巴瘤提供可靠的诊断依据。正确的病理诊断和准确的临床分期是制定治疗方案的基础。

（2）穿刺细胞学检查：为一种非常实用的辅助检查手段，虽然有一定的局限性，但对早期诊断有一定的临床价值，至少可作为一种筛选手段或提示病变的性质。

（三）鉴别诊断

1. 恶性网状细胞　起病急，进展迅速。常有高热、肝脾肿大、全血细胞减少，进行性衰竭。骨髓穿刺及病理活检发现较多异常组织细胞。

2. 慢性炎症　有明显致病因素，抗炎治疗有效。

3. 朗格汉氏细胞肉芽肿　主要依靠病理活检进行鉴别。

三、治疗

（一）治疗原则

全身治疗为主的综合治疗方案，对化放疗均较敏感。

（二）治疗方案

早期结内型恶性淋巴瘤可以手术切除，术后局部放疗；结外型经放疗不敏感，可行局部扩大根治性切除术，术后化疗。早期 HD 以放疗为主，晚期多行化疗，采用 MOPP、ABVD 方案交替使用，一般化疗 3 ~ 6 个周期；早期 NHL 以化疗、放疗为主，晚期化疗，采用 COP、COMP、COPP、CEOP、CHOP、COBP 方案。在治疗中采用辅助扶正治疗，以增强机体免疫力。

四、预后

1. HD 预后优于 NHL　Ⅰ ~ Ⅱ期 5 年生存率可达 90% 左右，Ⅲ、Ⅳ期患者下降至 50% ~ 70%。淋巴细胞优势型、结节硬化型、混合细胞型和淋巴细胞衰竭型预后依次递减。

2. NHL　与病理分级密切相关，5 年生存率可达 40% ~ 80%。

（程维平）

第十三节　软组织肉瘤

一、概述

软组织肉瘤系来源于间叶组织的恶性肿瘤，口腔颌面部最常见的肉瘤是纤维肉瘤、恶性纤维组织细胞瘤和横纹肌肉瘤，多发于青壮年和儿童，男性患者较女性多。

二、诊断

（一）体格检查

1. 局部检查　口腔颌面部皮肤、黏膜的色、形、质视、触诊：重点检查面部皮下、颌周、颊间隙、唇、腭、舌等处。

常为圆形、结节状新生物，分化较好的肿物由于纤维成分多而质地硬，恶性度高者则质软。表面皮肤、黏膜血管扩张、充血。了解肿物边界、范围，有无浸润生长，侵犯邻近组织区域。

颈部检查：较少淋巴结转移，但也不能忽视全颈部的细致体查，避免遗漏。

2. 全身检查　检查记录患者的体位、精神状况、营养程度，以及体温、心率、血压等等。晚期患者可出现贫血、消瘦等症状。

（二）辅助检查

1. 实验室检查　血常规一般无异常，晚期患者常有红细胞减少、血沉加快等改变。

2. 影像学检查

（1）常规 X 线检查：了解颌骨破坏情况，胸片检查了解肺部有无转移灶。

（2）CT：主要显示肿物浸润范围，是判断骨质受侵的最佳手段，特别是颌面部深在部位的肿物尤为重要。

（3）MRI：具有软组织分辨率高、多平面及多序列成像的特点，可显示软组织病变的全貌并能立体定位，可早期显示病变，并在对血管的侵犯以及肿瘤的分期方面优于 CT，是口咽部较好的影像检查手段。

3. 特殊检查　病理活检：舌癌定性的诊断标准。于阻滞麻醉下在正常组织与肿物交界处切取 0.5 ~ 1cm 组织送检，缝合不用过紧，尽早拆除。病理确诊后尽快手术。

三、治疗

（一）治疗原则

早发现、早诊断、早治疗。确诊后，根据肿瘤组织来源、分化程度、临床分期及全身情况，制定以手术为主的综合治疗方案。

（二）术前准备

排除手术禁忌证，请相关科室会诊、积极治疗影响手术的心血管、糖尿病等系统性疾病，并改善患者体质。术前口腔卫生维护。

（三）治疗方案

除胚胎性横纹肌肉瘤以放疗作为首选治疗手段外，绝大多数软组织肉瘤的基本治疗方法是局部根治性广泛切除手术。对于局部复发率较高的肉瘤，如横纹肌肉瘤、血管肉瘤、神经源性肉瘤等，术后辅以化、放疗的综合治疗。局部根治性广泛切除术往往导致患者大量组织的缺损，因此原则上应行同期组织瓣整复，保证足够手术范围，提高患者生存质量。

肉瘤较少淋巴道转移倾向，一般选用行治疗性颈清扫。有肿瘤远处转移患者，采用化、放疗等姑息治疗，一般不宜手术。

四、预后

软组织肉瘤预后较差，其 5 年生存率依次为：脂肪肉瘤 60% ~70% 、纤维肉瘤 40% ~ 70% 、横纹肌肉瘤 63% 、滑膜肉瘤 30% ~50% 、神经源性肉瘤 15% 左右。

（程维平）

第十四节　神经组织肿瘤及瘤样病变

（一）创伤性神经瘤

创伤性神经瘤是由于周缘神经被切断后远侧端神经纤维变性，而近心端产生增殖修复性反应而致。如果被切断的两断端间的间隙很小，两断端可愈合再接而无任何并发症。但如两断端间间隙较大，其间充满了血凝块、感染性的组织及瘢痕，两断端间不能相接，增殖的施万细胞和轴索呈不规则性的生长而形成创伤性神经瘤。这种病变显然是无包膜的，大小一般直径在 1 ~2cm，其症状主要是触痛。如症状较重可考虑切除。

（二）神经鞘瘤

神经鞘瘤是发生自施万细胞、缓慢生长、具有包膜的良性肿瘤。约 25% ~45% 发生于头颈部，最常见的部位为颈侧部。男性为女性的 2 ~4 倍。口腔常见发生于舌及唇颊部。颈部神经鞘瘤多发生自颈交感神经及迷走神经，少数发生自舌下神经，手术中可以辨认其神经来源。临床表现为缓慢生长的无痛性肿块，出现于颈前三角区上部。肿块多为单个椭圆形，表面光滑、境界清楚，活动，肿瘤可将颈动脉推向表浅移位而显示搏动，但搏动沿血管走行方向存在而并非在瘤体任何部位且听诊无杂音，可与颈动脉体瘤区别。肿瘤压迫颈交感神经可产生 Horner 综合征（患侧瞳孔缩小、上睑下垂、睑裂张开不全、同侧面颈部潮红、少汗或无汗征象）。压迫迷走神经可有刺激性干咳。镜下特点见瘤细胞特别细长，呈梭形，边界不清楚。瘤细胞密集呈栅栏状排列，也有部分呈小漩涡状。肿瘤有完整、较厚包膜。手术应避免切断神经，在充分显示神经干及肿块后，可沿肿块长轴剖开包膜，逐层分离将瘤体剥出。术后复发少见。

（三）神经纤维瘤

神经纤维瘤可以单发或多发，单发者常为局限性、界限不清的无包膜肿块。多发性神经纤维瘤是神经纤维瘤病的一个组成症状。口腔颌面部任何部位均可发生，肿块位于皮肤、皮下或黏膜下，扪诊较软。神经纤维瘤也发生自施万细胞，瘤细胞也由梭形细胞所组成，和神经鞘瘤的区别在于神经纤维瘤无包膜，瘤细胞不呈栅栏状排列，混有胶原纤维束。和皮肤相连的病变中常包含有汗腺、脂肪组织等。手术难于彻底切除，也无法辨认发生自某支周缘神经。

（四）神经纤维瘤病

神经纤维瘤病是一种遗传性、皮肤具咖啡色素斑、有多发性神经纤维瘤的非肿瘤性病变。由于本病由 VonRecklinghausen 于 1882 年首先作了详细描述，故本病常以他的名字命名，称之为 Recklinghausen 病。咖啡色素斑界限清楚，呈棕褐色，大小在 2cm 直径左右，最常见于躯干及臀部皮肤。如果一位患者有 6 个以上的咖啡色素斑，直径在 1.5cm 以上，即使没有家族史，也可以诊断为神经纤维瘤病。神经纤维瘤病没有良好的治疗方法，手术仅能从美容观点作有限的部分切除，达不到理想的效果。文献报道本病有少数发生恶性变，其临床表现为突然生长加快、出现疼痛等。

（五）颈动脉体瘤

颈动脉体瘤又称化学感受器瘤或颈动脉副神经节瘤，不常见，但在颈部肿块的鉴别诊断及其治疗中的特殊性占有重要地位。

颈动脉体瘤发生自颈内、颈外动脉分叉间化学感受器。肿瘤表面光滑或呈结节状，剖面紫红，有薄层包膜，有丰富的血管支。瘤细胞呈多边形或梭形，细胞质嗜伊红，细胞核核仁明显。瘤细胞巢有毛细血管围绕或瘤细胞包绕脉管。基质为纤维组织，富含血管。

颈动脉体瘤生长缓慢，一般无明显症状，就诊主诉为颈部肿块。临床检查肿块位于颈动脉三角区，下颌角下方与胸锁乳突肌前缘间。触诊肿物中等硬，不可压缩，边界清楚。瘤体有搏动，听诊有吹风样杂音。肿块可左右推动而上下移动甚微。肿块一般为单侧，双侧者极少。少数为恶性，可发生远位转移。

颈动脉体瘤的临床诊断有时是困难的。鉴别诊断中应当鉴别的疾患有：特异性或非特异性淋巴结炎、下颌下腺肿瘤、鳃裂囊肿、神经鞘瘤等。拟诊为颈动脉体瘤时宜行血管造影（经股动脉插管或颈总动脉穿刺）或 CT 检查。CT 检查加血管增强则更为必要。

颈动脉体瘤的诊断一经确定，外科手术前必须作好充足的准备。其中最重要的准备工作之一是阻断患侧颈动脉的供血，以有效地促使脑血管建立足够有效的侧支循环。这种方法称 Matas 试验，即指压患侧颈总动脉阻断血运，指测颞浅动脉有无搏动以确认压迫有效性。从数分钟逐渐至 30min 以上，患者无脑缺血征象方可手术。这并不是说阻断血运合乎要求标准就不会产生脑血管并发症，但训练和不训练，产生脑血管并发症的情况确有不同。

较小的肿瘤可以剥离切除。切除、结扎颈外动脉一般无问题，但必须保证颈内、颈总动脉完整性。不少病例需将动脉外膜连同肿瘤剥出，有时很难不损伤动脉内壁而破裂出血。此时需在阻断动脉血循环的情况下予以缝合。如不能止住出血或肿瘤与颈内动脉或分歧部粘连甚紧，可结扎颈总动脉或切除一段作血管移植（自体静脉或尼龙血管等）。

李树玲介绍了颈动脉切除术治疗颈动脉体瘤的一些经验。Matas 试验每日 2～3 次，阻断血运在半小时以上，经脑血流图检测显示的波幅差 ≤30%。此种训练需时 28～80d，平均45d。术中保证足够血容量，直接阻断颈总动脉血运，每 5min 测脑血流图，直到阻断血运半小时以上，波幅差维持在 ≤30%，即可以将肿瘤及颈动脉切除。作者强调病例选择年龄在60 岁下，无心血管疾患，全身状况良好。作者用此手术原则治疗 12 例，均获成功。

（六）婴儿黑色素性神经外胚瘤

黑色素性神经外胚瘤 80% 见于婴儿，90% 在 1 岁以下。性别无差异。2/3 的病例发生于上颌前部，在牙槽嵴呈现蓝黑或灰红色肿块，无蒂。少数病例增长速度较快。X 线片常显示骨吸收破坏。光镜检查特点是由密集的纤维血管组织构成无包膜的肿块，其中包含有小巢状或受压成条索状的嗜碱性肿瘤细胞。一种颇似淋巴样细胞，瘤细胞小而圆，核深染，细胞质少；另一种为上皮样细胞，细胞体积较大，形状不规则，核染色浅，细胞质丰富，内含大量黑色素颗粒。核分裂象罕见。治疗方式为手术切除并将破坏骨质刮除。切除彻底者罕见复发，但不彻底可复发，文献报告复发率不超过15%。黑色素神经外胚瘤系良性，不应作放射治疗。

（七）颗粒细胞瘤

颗粒细胞瘤不常见，但在口腔常发生于舌体。颗粒细胞瘤的组织发生曾被认为来源于肌细胞、成纤维细胞或组织细胞等，虽然近年研究认为肿瘤来自施万细胞（Schwann cell），但可能是更原始的间叶细胞，这些细胞发生施万瘤及颗粒细胞瘤。颗粒细胞瘤最常发生于皮肤，口腔中舌的发生率占首位。唇颊、牙龈、口底等处均有报告发生。青年人常见。临床表现为硬的、白色或黄色肿块，一般无疼且缓慢生长，但也有生长迅速者。扪诊肿块有清楚界限，但剖检肿块无包膜。镜检瘤细胞呈多边形，胞浆嗜伊红，呈颗粒状，胞核呈圆形或椭圆形。细胞周界基本清楚，成团或成排排列，由纤维组织分隔成组。丝状分裂象及坏死罕见。可能会见到瘤细胞"侵犯"神经的现象，但这并非恶性象征。覆盖肿瘤的表面上皮常显示过度增生。颗粒细胞瘤也有恶性者，主要表现在核的变化上，即染色质加深、核仁增大或数目增加并可见核分裂象，亦可见坏死现象。颗粒细胞瘤的治疗为外科手术切除，要有足够的周界正常组织，不完全切除必然导致复发。

（程维平）

第十五节　纤维瘤及其他纤维组织病变

（一）纤维瘤

纤维瘤是由致密纤维结缔组织组成的肿块性病变。口腔常见，可发生于任何部位，但以颊、舌、下唇及牙龈较多。临床上纤维瘤的颜色可从淡红到白色，表面光滑并高出于黏膜面。扪诊较硬，有蒂或无蒂。大小从直径几毫米到1～2cm。由于本病常合并创伤刺激，因此不被认为是真性肿瘤。去除刺激因素并将肿块切除可以治愈。

（二）纤维瘤病

纤维瘤病是由具浸润性的成纤维细胞增殖构成的一组病变。光镜下显示的组织病理特点是由形态及大小一致、分化成熟的成纤维细胞组成，可以浸润肌肉或脂肪，罕见分裂象。病变中没有炎症反应或有轻度炎性细胞浸润。尽管纤维瘤病治疗后有复发倾向，但不发生转移。病变发展呈良性过程，但如累及重要器官也可致命。

纤维瘤病可发生于任何年龄的不同部位，但有些类型主要见于婴幼儿或青少年，而有些则见于成年人。青少年或婴幼儿的纤维瘤病（juvenile or infantile fibromatosis）包括婴儿纤维错构瘤、儿童侵袭性婴儿纤维瘤病、先天性局部单发或全身性纤维瘤病、遗传性牙龈纤维瘤病等。从组织病理表现看，这些病变中有些细胞成分非常丰富，有些间质细胞很原始，加之其浸润性表现而常会误诊为肉瘤。特别是儿童的侵袭性纤维瘤病（aggressive fibromatosis of children）和真正的纤维肉瘤难以区别，最后确诊要看临床发展过程。这一点给临床治疗带来一定的困难，特别是发生于颌骨者。以往我们曾经认为肉瘤中纤维肉瘤的预后较好，可能有些病例并非真性纤维肉瘤，而是肉瘤样的、侵袭性的纤维瘤病。因此，在处理这类病变时，不妨在不影响器官发育，不致产生严重畸形的情况下尽可能切除病变组织，严密观察。婴儿性纤维错构瘤几乎都发生于婴幼儿，多见于 2 岁以下男孩，男女之比约为 2 ：1 ~ 3 ：1。迄今尚未见本病有发生于成人的报告。纤维性错构瘤发生于皮下呈圆形肿块，无包膜。镜下主要特点为由下列组织混合组成：密集条索状的胶原纤维组织，圆形、椭圆形或星形的原始间质细胞被黏液样基质所分开并有脂肪组织混杂其中。切除不彻底可复发，但无侵袭性的潜在恶性。先天全身性纤维瘤病变极罕见，由于有重要脏器受累故一旦发生常常是致命的。局部单发者预后较好，切除后不复发。

成年人中常见者除发生于掌、跖的纤维瘤病外就是硬纤维瘤病（desmoid fibromatosis）。头颈区域颈部常见，但舌、磨牙后区、唇颊及腮腺等都有发生本病的报道。硬纤维瘤病可以呈现为孤立活动的，也可以是弥散性但边界明确的肿块，无自发痛，表面皮肤或黏膜可以产生溃疡。生长速度不定，有时一段时间生长很快而后又停止。镜下见狭长的成纤维细胞被丰富的胶原纤维所分开。细胞核大小一致，分裂象极少。可浸润周围组织（如肌肉、骨等）而无明确边界，但不侵入血管及神经。手术彻底切除很困难。据 Bames 等收集文献报道，发生于头颈部的 113 例，复发率在 32% ~ 70%，由于硬纤维瘤病涉及重要器官而致命者 6 例。

（三）结节性筋膜炎

结节性筋膜炎是一种良性、非肿瘤性、具自限性的纤维组织增殖性疾病。明确诊断本病的重要性在于一些生长迅速并包含有核分裂象的病例可能被误诊为肉瘤。据 Weming 分析发生于口腔颌面区域 41 例表明，患者以青壮年居多，罕见发生于儿童。男性稍多于女性。病变好发部位是下颌角、下颌下缘及颧弓，位于皮下呈现为硬而界限清楚的无痛性肿块。生长可能很迅速，亦可以缓慢生长或胞所组成，核深染并可见核仁，有分裂象，但细胞并无明显的异形性。间质呈多突起的黏液细胞样，并有粗短成束的胶原纤维。最重要的诊断依据是存在有较多的裂隙，很类似血管腔而无内皮细胞衬里；肿块周边的组织有淋巴细胞、浆细胞和组织细胞。病变可以浸润邻近的脂肪、肌肉组织。局部切除是最佳治疗方法。即使手术标本显示未切除干净，也不必进一步处理，因为结节性筋膜炎显示有自限性倾向。若有复发而明确诊断为本病，除非为矫正面容外观，也不必再次手术。

（程维平）

第二十一章 鼾症和阻塞性睡眠呼吸暂停低通气综合征及其口腔治疗

第一节 概述

鼾症俗称打鼾或打呼，是在睡眠时咽部放松，舌根部后坠，致气道变窄，气流通过时引起颤动而产生的声音，轻微者不影响睡眠和正常生理功能，严重者身声如雷，不仅对健康有害，而且影响他人安宁，甚至发生睡时呼吸暂停或窒息发作，乃至屡次突然惊醒，亦称为阻塞性睡眠呼吸暂停综合征，日久可致肺源性心脏病，导致心力衰竭。针对鼻、咽部阻塞性病变进行治疗，如鼻中隔偏曲、鼻息肉、扁桃体肥大等，必要时可行悬雍垂、咽、腭成形手术。

阻塞性睡眠呼吸暂停低通气综合征（obstructive sleep apnea – hypopnea syndrome，OS-AHS）一般是指上气道塌陷堵塞引起的呼吸暂停和低通气不足，具体指成人于 7h 的夜间睡眠时间内，至少有 30 次呼吸暂停，每次呼吸暂停时间至少 10s 以上；睡眠过程中呼吸气流强度较基础水平降低 50% 以上，并伴动脉血氧饱和度（arterial oxygen saturallon，SaO_2）下降≥4%：或呼吸暂停低通气指数（apnea – hypopnea index，HAI）（即平均每小时睡眠中呼吸暂停和低通气的次数）>5，除阻塞性睡眠呼吸暂停外，临床还有中枢性睡眠呼吸暂停（CSA）和混合性睡眠呼吸暂停（MSA）。后二者均有不同程度呼吸中枢受损及某些颅脑疾病，如颅脑损伤、脑炎、脑脓肿、脑肿瘤、脑干梗死等。由于产生 OSAHS 的解剖部位与耳鼻咽喉关系密切，患者往往首先就诊于耳鼻咽喉—头颈外科。

一、病因和发病机制

1. 上呼吸道狭窄或堵塞 呼吸时气流能否畅通地进入气管支气管，关键是喉以上的上呼吸道。上呼吸道任何解剖部位的狭窄或堵塞，都可导致阻塞性睡眠呼吸暂停。从解剖学方面来看，喉上方有 3 个部位容易发生狭窄和阻塞，即：鼻和鼻咽，口口咽和软腭，以及舌根部。三者中常以咽部阻塞为主，当咽腔左右径与前后径狭小或舌根肥厚上抬使咽峡上下径变小，以致在吸气时引起软腭下缘、咽腭弓及悬雍垂急速震颤而发出鼾声。临床所见，前鼻孔、鼻咽部狭窄或闭锁、鼻中隔偏曲、鼻息肉、肥厚性鼻炎、鼻腔及鼻咽肿瘤，腺样体或扁桃体肥大、悬雍垂过长、咽腭弓宽阔、软腭松弛、咽壁黏膜下脂肪沉积、咽肌麻痹、舌体肥大、颌骨畸形、喉软骨软化及颈椎畸形等常引起 OSAHS 发作。

2. 肥胖 肥胖与 OSAHS 呈正相关肥胖者易发生 OSAHS 的原因可能为：①舌体肥厚，且软腭、悬雍垂和咽壁有过多的脂肪沉积，易致气道堵塞。②肺的体积明显减少，从而产生肥胖性肺换气不足综合征。

3. 脂代谢紊乱 OSAHS 患者存在着脂代谢紊乱，患者大多数有血脂异常，其甘油三酯、胆固醇与高密度脂蛋白比值增高，与 AHI 呈正相关。

4. 内分泌紊乱 如肢端肥大症引起舌体增大，甲状腺功能减退引起黏液性水肿，女性绝经期后的内分泌功能失调等。

5. 老年期组织松弛，肌张力减退 导致咽壁松弛，凹陷而内移引起鼾症或 OSAHS。

6. 遗传因素 OSAHS 有家族史或家族聚集现象。

二、病理生理

睡眠呼吸暂停频繁发作，导致动脉血氧分压下降，血二氧化碳分压上升，pH 下降，发生呼吸性酸中毒，出现气促、发绀、烦躁不安等症状，严重者发生呼吸骤停。OSAHS 发作时，缺氧刺激交感神经兴奋，小动脉收缩，血液回流量及心输出量增加。肺循环和体循环压力上升，肺动脉压升高使右心负担加重，全身动脉压升高，又加重左心负担，长期心脏负担过重导致心力衰竭，OSAHS 发作导致的低氧血症和高碳酸血症可刺激肾上腺髓质大量释放儿茶酚胺，使血压升高，心跳加快，甚至出现心律不齐，如心动过缓、心脏停搏等。心律失常是睡眠中猝死的主要原因，此外，缺氧引起的脑损害可导致患者智力减退，记忆力下降、性格改变或行为异常等。

（赵子乐）

第二节 诊断

一、鼾症的诊断

鼾症可以分为单纯性打鼾和阻塞性睡眠呼吸暂停综合征两类。单纯性打鼾为睡眠时上呼吸道出现部分阻塞，致使睡眠时打鼾，但很少发生呼吸暂停及缺氧，对健康影响不大，白天也不打瞌睡。若因睡眠时上呼吸道发生周期性完全阻塞导致口鼻呼吸频繁停止、憋气，则可能是阻塞性睡眠呼吸暂停综合征。如果上气道气流受阻导致呼吸气流停止 10s 以上，称为发生一次呼吸暂停；如果 1h 睡眠中呼吸暂停发生 5 次以上，则可以诊断为阻塞性睡眠呼吸暂停综合征，即鼾症。

二、阻塞性睡眠呼吸暂停低通气综合征的诊断

（1）常规耳鼻咽喉 - 头颈外科检查、纤维鼻咽镜及影像学检查等，对查明病因、判断阻塞平面具有一定意义。

（2）近年来，一些大医院相继建立了睡眠呼吸研究中心。应用多导睡眠描记仪（polysorinography，PSG）对 OSAHS 患者进行整夜连续的睡眠观察和监测。PSG 检查对 OSAHS 具有诊断价值。该设备除心电监护和肺功能测试外，还可自动记录眼电图、脑电图、肌电图（颊舌肌、咽肌、二腹肌、膈肌等）、血氧饱和度等，通过分析以上记录，可以了解患者睡眠期机体的变化，确定睡眠呼吸暂停的性质（分型）和程度等。

（赵子乐）

第三节　口腔矫治

一、射频消融疗法

适合轻中度鼾症患者，利用等离子低温消除系统，使咽部肥大的组织减容缩小，此方法简便，创伤小，不出血，一般可以在门诊治疗。

二、经鼻正压通气治疗

通过特制的呼吸机将空气加压，使患者的气道吹开，不再堵塞，治愈呼吸道阻塞缺氧的并发症。此法无创伤，但患者睡时需戴鼻罩，并应在专科医师的指导下，选购和使用呼吸机。

三、口器治疗

用特别的扩张器睡时放入咽腔，使咽腔扩大，降低上气道阻力。因睡时口内要放扩张器，有不适感，患者不易接受。

（赵子乐）

第四节　外科手术治疗

鼾症手术治疗适合上气道阻塞的患者，如：鼻甲肥大、鼻中隔偏曲、扁桃体肥大、悬雍垂肥大及软腭低垂等，通过鼻中隔矫正术、腭咽成形术等手术方法解决通气问题。

阻塞性睡眠呼吸暂停低通气综合征手术治疗若病因明确，原则上应予以手术除去病因，如鼻息肉摘除，鼻中隔偏曲矫正，扁桃体、腺样体切除等。悬雍垂腭咽成形术（uvulopalato-pharyngoplasty，UPPP）或腭咽成形术（PPP），是近年来常用的治疗 OSAHS 手术方法之一。

（1）切除范围包括 1/2 舌腭弓、咽腭弓及软腭边缘黏膜，并将扁桃体及部分悬雍垂一并切除。

（2）双侧扁桃体已切除，显示左侧前、后面切口。

（3）缝合咽腭弓及舌腭弓边缘，缝合腭部及悬雍垂黏膜悬雍垂－腭咽成形术，视不同的患者确定手术范围，可采取单纯悬雍垂、软腭部分切除术，也可扩大到扁桃体、咽腭弓、舌腭弓、软腭与悬雍垂切除术。术后可增加咽腔左右及前后间隙，以减少睡眠时上呼吸道的阻力。

UPPP 法是治疗 OSAHS 较为传统的手术方法，但近年有学者提出改良的 UPPP 法，此法在 UPPP 法的基础上，主张术中勿损伤悬雍垂肌、腭帆提肌以及腭帆张肌，只清除悬雍垂肌、腭帆提肌以及腭帆张肌之间的脂肪垫。优点是可以降低术后因瘢痕收缩导致鼻腔反流、开放性鼻音、鼻咽腔狭窄等并发症的发生率。

Karnaml 首先应用激光手术治疗鼾症，近年来一些临床医师相继采用。一般用 CO_2 激光刀沿软腭和悬雍垂边缘弧形切除，术后软腭和悬雍垂缩短，愈合后的瘢痕使软腭游离缘变得较为坚硬，减少振动，故可改善通气，减轻或消除鼾声。若症状无明显改善，可在间隔一段时间后再进行第二次或第三次激光手术。此手术优点是可在局麻下进行。时间短，出血少，术后反应轻，未见严重并发症；但不能同时切除扁桃体，故对扁桃体肥大或严重 OSAHS 患者不宜采用。对一些重症 OSAHS 患者，特别是某些心肺功能差、血氧饱和度低的患者，上述治疗不能奏效时，气管切开术不失为一种有效的治疗方法。

（赵子乐）

第五节 其他治疗方法

首先做一次睡眠监测。监测仪器会对您的心脏、大脑活动、呼吸运动、口鼻气流、血氧饱和度、血压和鼾声等情况进行监测，并根据监测结果判断鼾症的性质及严重程度，采取有效的治疗方法，减肥适合早期及轻度患者，因鼾症患者大多肥胖，可经过锻炼及控制饮食来减轻体重。

阻塞性睡眠呼吸暂停低通气综合征非手术治疗由于 OSAHS 患者多有白天嗜睡、注意力难以集中，故不宜从事驾驶、高空作业等有潜在危险的工作，以免发生意外。

1. 调整睡眠姿势 尽量采用侧卧，可减少舌根后坠，减轻呼吸暂停症状。

2. 药物治疗 对症状较轻的 OSAHS 患者，睡前服用抗忧郁药普罗替林可能有效．但因其可致心律不齐、口干及尿潴留等，临床应用受限。

3. 减肥 控制饮食，戒烟酒，适量运动，辅以中医药疗法，减轻体重，可一定程度缓解 OSAHS 症状。

4. 无创通气治疗 包括持续正压通气（continuous positive airway pressure，CPAP），双水平正压通气（Bilevel positive airway pressure，BiPAP）和自动正压通气（automatic positive airway pressure，APAP），其中以 CPAP 最为常用，基本原理就是通过鼻面罩或者口鼻面罩在整个呼气及吸气的过程中，自始至终给上气道一定的正压，使其保持开放而不会塌陷，Sullivan 称之为气体夹板（pneumatic splint），从而避免了由于气道塌陷而导致的呼吸暂停和低通气，无创通气疗法只要患者能够耐受，而且压力合适，就能够获得非常满意的效果，可以消除鼾声，呼吸事件和由此带来的一系列症状，其优点是无创，立刻见效，安全可靠，缺点是携带和使用比较麻烦，有一定噪音，并会造成上气道黏膜不适，故有 25% ~ 30% 患者不能长期耐受，BiPAP 由于呼气时的压力较低，阻力较小，使用起来较为舒适，但价格昂贵。

5. 口腔矫治器 睡眠时置入口腔的器械装置，有不同的类型，但主要治疗原理是：①置入口腔后使下颌骨及舌体向前牵拉，增加舌后气道的宽度。②抬高软腭使其减少振动。③维持舌体位置防止舌根后坠，适用于轻，中度的 OSAS。

（赵子乐）

第二十二章　常见错殆畸形的矫治

第一节　牙拥挤

一、概述

牙拥挤是错殆中最为常见的一种类型，占错殆的 60% ~ 70%。牙拥挤是牙量（牙的总宽度）与骨量（齿槽弓总长度）的不调，即为牙量大于骨量而引起，牙弓的实际长度不能容纳全部的牙齿，主要表现为牙的错位和拥挤。牙拥挤可分为单纯拥挤和复杂拥挤。单纯拥挤可表现为牙间隙不足而排列错乱，并因此影响到牙弓形态和咬合关系，单纯拥挤可视为牙性错殆，一般不伴有颌骨及牙弓间关系不调，也少有口颌系统功能异常，磨牙关系中性，面形基本正常。复杂拥挤时，除牙量不调造成的拥挤之外，还存在颌骨、牙弓之间关系不调，并影响到患者的面部形态，有时还伴有口颌系统功能异常。复杂拥挤时，拥挤本身只是一个症状，并不是错殆的主要表现。

（一）病因

1. 遗传因素　牙拥挤具有明显的遗传特征。牙的数目、大小、形态受遗传的控制较强，颌骨的大小、位置、形态，在一定程度上也受遗传的影响，并可在亲代和子代之间有相同的表现。这种遗传特征是客观存在的，但遗传机制还不十分清楚。

2. 替牙期障碍　乳恒牙的替换障碍是造成牙拥挤的常见病因。如乳牙早失，特别是第二乳磨牙早失，将造成邻牙向缺隙倾斜或移位，导致牙弓长度的减小，恒牙萌出时因间隙不足而发生错位或阻生。另外，乳牙滞留，造成后继恒牙萌出错位而呈现拥挤。

3. 颌骨发育不足　颌骨发育不足导致骨量相对小，牙量相对大，牙量骨量不调，牙不能整齐地排列在牙槽骨内，而造成牙错位和牙拥挤。

4. 牙量过大　由于牙的近远中径过大，导致牙量骨量不调，牙量大于骨量，造成牙的排列拥挤错位。多生牙的存在，也会因占据了牙弓间隙而造成正常恒牙拥挤错位。

5. 不良习惯　某些口腔不良习惯，如儿童吮指、口呼吸等可造成牙弓狭窄或影响颌骨发育而致牙列拥挤。另外，长期咬下唇可造成下前牙舌倾，合并拥挤。

（二）临床表现

1. 牙拥挤与错位　牙齿呈不同方向重叠排列，牙弓形态不规则。上前牙唇向错位可导致覆盖过大，舌向错位可使前牙呈反殆关系；高位或低位可导致覆殆过深或无咬合接触。后牙拥挤错位可造成后牙反殆等。

2. 牙体、牙周组织变化　牙拥挤可导致上下牙弓咬合紊乱，影响正常口腔功能。因牙自洁作用差，容易诱发龋病、牙髓炎、根尖周炎；还可引起牙龈红肿、出血，牙结石；严重时可伴有咬合创伤，形成牙周袋、牙槽骨吸收、牙松动脱落等。

3. 面部形态的改变　单纯性牙拥挤对患者的面部突度及高度均无明显的影响。但是，牙拥挤若与其他类型错殆同时存在或上颌尖牙严重唇向移位时，面部形态可有不同程度的改变。

（三）诊断

1. 牙拥挤的分度　根据拥挤的严重程度或间隙不足的差距大小分为轻、中、重三度。

（1）轻度拥挤（Ⅰ度拥挤）：拥挤程度轻，每个牙弓差 2～4mm 间隙。

（2）中度拥挤（Ⅱ度拥挤）：拥挤程度较重，每个牙弓差 4～8mm 间隙。

（3）重度拥挤（Ⅲ度拥挤）：拥挤程度严重，每个牙弓差 8mm 以上间隙。

2. 牙拥挤度的确定　牙拥挤度的确定依赖模型的测量，直接由牙弓应有弧形长度与牙弓现有弧形长度之差，或可用间隙与必需间隙之差得出，即为牙弓的拥挤程度。

二、矫治方法

（一）替牙期牙拥挤

替牙期牙拥挤的治疗，常采用的是预防性矫治和阻断性矫治，治疗的重点是对乳恒牙的替换过程进行监控，促进牙列与殆的正常发育。主要包括：①乳牙龋病的预防和治疗。②口腔不良习惯的破除。③对暂时性拥挤的观察。④多生牙、埋伏牙、外伤牙的处理。⑤乳牙早失的间隙保持。⑥乳牙滞留的适时拔除。⑦第一恒磨牙前移时的间隙恢复。⑧严重拥挤时的序列拔牙。⑨影响颌骨发育之错殆（如前牙反殆）的早期矫正，防止拥挤的发生。

（二）恒牙期牙拥挤

恒牙期牙拥挤的治疗原则是以增大骨量或减小牙量来达到牙量与骨量的协调，从而为解除拥挤、排齐牙列创造条件，同时兼顾牙、颌、面的协调、稳定和美观。减小牙量的方法有：邻面去釉、拔牙、矫治扭转牙；增加骨量的方法有：扩大腭中缝以增加牙弓宽度和长度，采用口外力和功能性矫治器刺激颌骨和牙槽骨生长，应用牵张成骨术刺激牙槽骨生长。不管是通过增加骨量或是减小牙量，拥挤牙必须在获得足够间隙的基础上，才能开始受力矫治，这是取得矫治成功的重要条件。

1. 轻度牙拥挤　轻度拥挤的矫治原则为扩大牙弓，增加骨量。若伴有颌骨或牙弓前突，则需考虑减数矫治。推磨牙向远中、宽度扩展和唇向移动切牙均能起到扩大牙弓的作用。

（1）牙弓长度扩展

1）推磨牙向远中：向远中移动上颌第一磨牙，一般每侧可以获得 2～4mm 的间隙；使下颌磨牙直立，每侧可获得 1mm 的间隙。推磨牙向远中的适应证：①由于第二乳磨牙早失，导致第一磨牙近中移位而造成的轻度牙拥挤。②磨牙远中关系。③第二恒磨牙未萌出或初萌尚未建殆。④无第三磨牙。

a. 可摘矫治器：可摘矫治器由腭基托、改良箭头卡环和指簧构成。每次指簧加力 100～125g，磨牙向远中倾斜移动。为了减小磨牙移动阻力，可以在前牙腭侧增加一薄层平面导板，使后牙脱离咬合约 1mm，可获得 3mm 的间隙。

对于口内支抗不足或需要同时推 2 个磨牙，或包括前磨牙向远中的患者，可采用可摘矫治器口外牵引装置。这种装置是由口内矫治器、口外唇弓及头帽三部分组成。口内矫治器部分可在上颌两侧第一磨牙放置旋转改良箭头卡环，两侧第一前磨牙放置改良环卡，两侧第二磨牙放置旋转单臂卡环，并在两侧第一磨牙箭头卡上焊接内径为1.2mm的颊面圆管，用于口外唇弓的内弓插入。口外唇弓的内弓用直径1.2mm的不锈钢丝弯制，内弓的前部应离开切牙2~3mm，外弓常用直径为1.5mm的不锈钢丝弯制，在切牙区与内弓平行重叠焊接，自侧切牙远中弯向口外，两末端弯曲呈钩，使用时将口外唇弓通过橡皮圈挂在头帽上。如单侧推磨牙或双侧推磨牙的距离不等时，将口外弓的位置加以改变即可。应用口外唇弓推上颌磨牙向远中期间，每日至少应戴用12~14h，所用的牵引力每侧为300~500g，并应根据患者的面部垂直发育情况调整牵引的方向：①高角型病例应使用高位牵引。②低角型病例应使用低位牵引。③下颌平面角适中的病例应使用水平牵引。

b.固定矫治器：固定矫治器口外牵引装置与可摘矫治器基本相同。不同点是在后移磨牙上黏附有颊面管的带环，使用时将口外唇弓插入圆管内即可。推磨牙向远中的口内固定矫治器中，以"摆"式矫治器最有代表性，其后移磨牙的弹簧曲由β钛丝制成，并用腭基托增加支抗，不需使用口外唇弓。远中直立下颌磨牙有多种方法，如固定矫治器的磨牙后倾曲、螺旋弹簧、下唇唇挡等。以上这些方法常需配合使用Ⅲ类颌间牵引，以防止由此导致的下颌切牙唇侧倾斜。

2）唇向移动切牙：由于唇向移动切牙可导致切牙唇倾，牙弓的突度增加，覆𬌗变浅，故临床仅用于切牙舌倾、深覆𬌗的病例。使用固定矫治器时应在前牙段弯制数个垂直开大曲，利用垂直开大曲的作用使前牙唇移；或用高弹性弓丝末端欧米加曲，使弓丝的前段离开前牙唇面约1mm的距离，将弓丝结扎入托槽后，利用弓丝的弹性使前牙唇移；对于上前牙闭锁，可采用摇椅形弓丝，加大上颌补偿曲线，使内倾的上切牙轴直立，同时增加牙弓的长度；使用可摘矫治器时，在切牙舌侧放置双曲舌簧使切牙唇移，增加牙弓的长度。

（2）牙弓宽度扩展：宽度扩展适用于牙弓宽度不足而导致的牙拥挤，使用扩大基骨和牙弓的方法获得间隙，以排齐拥挤的牙。宽度扩展有3种类型：矫形扩展、正畸扩展、被动扩展。矫形扩展即为上颌腭中缝扩展。临床使用最多的是腭中缝扩展矫治器（Hass 和 Hyrax矫正器）。矫形扩展的适应证主要为严重拥挤或严重宽度不调、后牙反𬌗等病例。上颌发育不足进行前方牵引的安氏Ⅲ类错𬌗可以合并腭中缝开展，8~14岁的替牙晚期和恒牙早期的患者可使用此方法。年龄越小，骨缝扩开的作用越明显，牙周并发症的可能性越小。成年患者在使用此方法时，必须配合颊侧骨皮质切开术。

1）矫形扩展：上颌腭中缝扩展的速度有快速、慢速之分。快速腭中缝扩展法是矫治力的大小与施力的速度超过了机体的反应速度，其方法是每日将螺旋器开大0.5~1mm（每日旋转2~4次，每次1/4圈），连续进行2~3周；力的积累可达2 000~3 000g，使腭中缝迅速打开，然后用原矫治器保持3~4个月，以使新生骨组织在扩大的腭中缝内沉积。慢速扩展其加力的方式更缓慢一些，力量也较小，每周将螺旋器打开1mm（每周4次，每次旋转1/4圈），螺旋产生的力为1 000~2 000g，在2~3个月内逐渐使腭中缝扩大；去除扩大器后要使用可摘矫治器保持一年以上，或者立即采用固定矫治器继续治疗。快速和慢速扩弓都可以获得相同的作用效果，但慢速扩弓更符合骨的生理反应。乳牙期和替牙期的腭中缝开展，多采用四角圈簧矫治器进行矫治。

2）正畸扩展：当腭中缝骨改建效应缺乏时，通过扩弓器释放的力作用于两侧后牙，使其向颊侧倾斜移动而扩大牙弓。此为正畸扩展，常用于恒牙期的青少年或成人，每侧可得到

1～2mm间隙。上颌常用螺旋扩弓分裂基托矫治器，一般每1～2周加力1次，每次将分裂基托的裂缝加宽1～1.5mm、3～4个月则可达到扩大牙弓的目的。下颌多用金属支架式可摘矫治器。

3）被动扩展：使用功能调节器，由于颊屏去除了颊肌对牙弓的压力，在舌体的作用下牙弓的宽度得以开展，牙弓的宽度增加可达4mm。此种治疗方法往往需要从替牙早期开始并持续到青春快速期。

2. 中度牙拥挤　中度拥挤处于拔牙或不拔牙矫治的边缘病例，应结合颅面软组织形态，选择合适的手段，能不拔牙者尽可能不拔牙。在严格掌握适应证和遵循规范操作程序的前提下，也可以采用邻面去釉的方法，此法不同于传统的片切或减径的方法。

邻面去釉一般是针对第一恒磨牙之前的所有牙，而不是某一两颗牙。邻面去除釉质的厚度为0.25mm，在两侧第一恒磨牙之间的各牙邻面去釉，总共可获得5～6mm的牙弓间隙。

（1）适应证：①轻、中度牙弓间隙不足（间隙不足，每个牙弓差4～6mm），特别是低角病例。②牙较宽大或上、下牙弓牙的比例大小失调。③口腔健康状况良好，少有龋坏。④成年患者。

（2）治疗程序：邻面去釉须遵循正确的程序并规范临床操作。①固定矫治器排齐牙列，使邻牙之间接触点关系正确。②根据拥挤的程度确定去釉的牙数，去釉的顺序从后向前。③使用粗分牙铜丝或开大型螺旋弹簧，使牙的接触点分开，便于去釉操作。④使用弯机头，用细钻去除邻面0.2～0.3mm釉质，再做外形修整，同时对两颗相邻牙的邻面去釉。操作时，在龈乳头上方颊舌向放置直径0.51mm（0.020in）的钢丝，保护牙龈和颊、舌组织。去釉面涂氟。⑤在弓丝上移动螺旋弹簧，将近中的牙向已去釉获得的间隙移动。复诊时近中牙的近中接触点被分开，重复去釉操作。⑥随着去釉的进行，牙逐渐后移，并与支抗牙结扎为二体。整体过程中不再拆除弓丝，当获得足够间隙后前牙则可排齐。⑦整个治疗时间为6～12个月。

3. 重度牙拥挤　矫治原则主要以减少牙量为主。一般采用减数方法配合可摘或固定矫治器进行治疗。

（1）拔牙矫治的原则：对正畸拔牙应采取慎重态度，确定是否拔牙要经过细致的模型和X线头影测量分析，必要时还可进行试验性治疗，决定是否减少牙数。同时还要尊重患儿及家长的要求。

对于必须拔牙矫治的病例应遵循下列原则。①拔牙前应在全口曲面断层X线片上对牙周、牙体全面进行评估，并确定是否存在埋伏牙、多生牙、先天缺失牙、短根等，如有病变应尽量拔除患牙。②拔牙时还应注意中线与对称性减牙的问题。上颌中线是对美观影响较大的因素，如上颌中线过于偏向一侧（偏移在一个中切牙冠宽度的1/3以上），将对面形美观有较明显的影响而表现出上颌前牙左右不对称，一般情况下拔牙应遵循"等量对称"的原则；下颌4个切牙大小相近，又有上切牙覆盖，拔除一个切牙时一般不影响牙弓的对称性，对美观的影响也不明显。③关于补偿性拔牙的问题。大多数情况下，一个牙弓减数后，另一个牙弓也需要减牙，以便使上下牙弓的牙量保持一致，得到良好的咬合关系。

（2）拔牙部位的选择：在选择拔牙矫治时，除一些严重病变牙无法保留或牙冠及牙根严重畸形必须拔除外，临床一般以第一前磨牙作为减数对象。这是因为：①第一前磨牙位于牙弓的中段，可以为矫治就近提供间隙。②口腔内的咀嚼中心位于第一恒磨牙附近，拔除第一前磨牙对咀嚼功能的影响较小。③第一前磨牙位于口角线后面，对美观无明显影响。④第一前磨牙𬌗面沟窝相对较多，龋患率较高。

（3）常用拔牙模式：临床上常用的拔牙模式有下列 5 种形式。

拔除 4 个第一前磨牙：为临床上最常用的拔牙模式。可为前牙拥挤、前突提供最大限度的可利用间隙。

拔除 4 个第二前磨牙：常用于牙拥挤或牙弓前突较轻的安氏 I 类边缘病例，特别是前牙开𬌗或有前牙开𬌗倾向时。

拔除上颌 2 个第一前磨牙：适用于安氏 II 类第一分类及下前牙排列位置基本正常的患者。

拔除上颌 2 个第二前磨牙，下颌 2 个第一前磨牙：适用于安氏 III 类错𬌗，患者上前牙拥挤不堪严重者。

拔除下切牙：适用于单纯性下前牙拥挤患者。

（4）矫治器与矫治方法：拔牙减数矫治可采用指压法、可摘矫治器、固定矫治器进行治疗。

指压法：对于生长发育期儿童，上颌尖牙唇向近中错位，若牙根方向正常，减数拔除上颌第一前磨牙后，间隙充足，可不必戴用矫治器而采用指压法排齐尖牙，患者可以用拇指抵住尖牙的近中面，向远中施加力量，解除与侧切牙的重叠后再向腭侧施力，挤压错位尖牙入牙列，每日挤压 3 次，每次 5~6min（或压 40~50 次）。

可摘矫治器：利用牙弓内所有的前牙和后牙作为抗基。加强固位装置，移动尖牙向远中，直至排齐。如在上颌两尖牙唇侧近中部位黏结牵引钩，改良箭头卡上焊接拉钩，用弹力橡皮圈牵引上颌 2 个尖牙向拔牙间隙移动。

固定矫治器：固定矫治器是拔牙减数矫治中最常采用的方法。减数后，首先应使牙向拔牙间隙移动，以解除拥挤，排齐错位牙。固定矫治器不仅能保证充足的支抗，而且能较好地控制矫治牙的移动方向，使其建立正常的磨牙关系及前牙的覆𬌗、覆盖关系。

三、治疗前后对比

安氏 I 类恒牙列拥挤治疗前后对比（图 22 - 1）

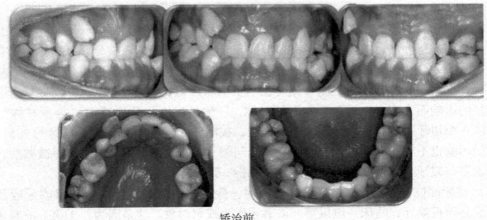

矫治前

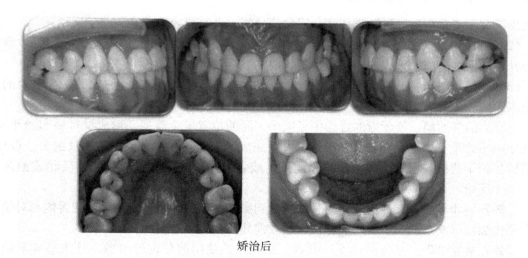

矫治后

图 22 - 1 牙列拥挤治疗前后殆像

（赵子乐）

第二节 前牙反殆

一、概述

前牙反殆是指在正中咬合时，前牙呈反覆殆、反覆盖关系，俗称"地包天"，是我国儿童中较为常见的一种错殆。前牙反殆不仅造成口腔功能异常，而且对颜面的美观及心理健康也有严重影响。

前牙反殆的临床表现比较复杂：①根据牙列情况可分为乳牙反殆与恒牙反殆。②根据反殆牙数的多少可有个别前牙反殆和多数前牙反殆；个别前牙反殆常合并牙拥挤，多数前牙反殆指 3 个以上的前牙呈反殆关系。③根据发病机制可分为牙性、功能性及骨性反殆。

前牙反殆时，磨牙关系多数为近中关系，为安氏分类Ⅲ类错殆；少数情况下磨牙关系中性，为安氏Ⅰ类错殆。磨牙关系不同，前牙反殆的程度也有差别，但治疗原则大致相同。

（一）病因

1. 遗传因素　安氏Ⅲ类错殆有明显的家族倾向。据有关资料统计，近50%的患者一至三代的血缘亲属中有类似错殆存在，同时也会受到环境因素的影响。因此，临床不能通过简单的询问家族史来区别反殆的类型并估计预后。

2. 先天性疾病　先天性唇、腭裂是安氏Ⅲ类错殆的重要病因之一。由于唇、腭裂造成了上颌骨发育不足、下颌骨发育正常或过度发育，而导致前牙反殆或全牙列反殆。另外，其他一些先天性疾病也可能是安氏Ⅲ类错殆的病因，如先天性梅毒可引起颌骨发育不足，先天性巨舌症可造成下颌发育过大，上颌恒牙先天缺失也常伴有前牙反殆等。

3. 后天原因　后天因素的影响，也是造成前牙反殆的因素之一。

（1）全身性疾病：脑垂体功能亢进所导致的肢端肥大症，可表现为肢端肥大、下颌明显突出、前牙或全牙列反𬌗。佝偻病、甲状腺功能亢进都能导致严重的前牙反𬌗。

（2）呼吸道疾病：慢性扁桃体炎、腺样体增生肿大所致的呼吸道不畅，导致舌体常向前伸并带动下颌向前，形成前牙反𬌗、下颌前突。

（3）乳牙及替牙期局部障碍：乳牙与替牙期局部障碍是前牙反𬌗形成的一个重要的后天原因。

乳磨牙的邻面龋：使牙冠的近远中径减小，牙的位置发生改变，形成早接触和𬌗干扰。而乳牙期𬌗关系不稳定，下颌关节形态未发育完成，变动范围大，神经肌肉反射易于改变，早接触和𬌗干扰极易诱发下颌关闭路径向前，或者向前侧方改变，形成前牙反𬌗或前牙与一侧后牙反𬌗。

上颌乳切牙早失：该部位的牙槽骨发育受到影响，恒切牙萌出时位置常偏舌侧与对颌牙产生早接触，诱发下颌关闭时向前移位，造成前牙反𬌗。

多数乳磨牙早失：导致咀嚼发生困难，患儿被迫使用前牙进行咀嚼，日久形成下颌前突、前牙反𬌗。

上颌乳切牙滞留：致使恒切牙腭侧萌出，与对颌牙形成了反𬌗关系。

乳尖牙磨耗不足：导致早接触，迫使下颌前伸，形成前牙反𬌗或前牙及一侧后牙反𬌗。

（4）口腔不良习惯：咬上唇习惯、下颌前伸习惯、吮指习惯及不正确的人工喂养都可以造成前牙反𬌗、下颌前突。

（二）临床表现

1. 𬌗关系异常　前牙反𬌗多数情况下涉及6个上前牙或4个切牙，磨牙呈近中关系。反𬌗涉及一侧后牙时可表现为下颌偏斜。上颌前牙排列可呈腭向倾斜，并有不同程度的拥挤。下牙弓一般较上牙弓发育大，特别是在矢状方向，下前牙较少拥挤，程度也较轻。

2. 颌骨发育与颅面关系异常　前牙反𬌗的锁骨与颅面关系异常可表现为：①下颌生长过度，尤其是下颌体长度的增加；下颌形状的发育异常，表现为下颌角开大，颏角减小，下颌整体位置前移。②上颌向前发育不足，长度减小，位置后缩；上颌与颞颌关节的位置相对聚拢，面中部紧缩。③上下颌关系异常，呈现安氏Ⅲ类骨面形。④后颅底相对于前颅底向前向下倾斜，颅底位置异常促进了下颌前突。⑤上中切牙唇向倾斜，下前牙舌向倾斜，以代偿前牙反𬌗关系。

3. 面部软组织　前牙反𬌗时，面部软组织厚度的发育基本正常，并可见到唇部、颏部软组织的厚度改变以代偿相应部位的骨骼畸形。由于参与代偿的部位和代偿的量都有限，不能够掩盖异常的颌骨异常关系，侧面观软组织仍是明显的安氏Ⅲ类面形。

4. 口颌系统功能　前牙反𬌗时，可出现咀嚼肌活动不协调，造成咀嚼节律紊乱，咀嚼效能减低，咀嚼次数和咀嚼时间明显增加。严重时可致颞颌关节的功能紊乱。

（三）诊断

按致病机制不同，可将前牙反𬌗分为牙源性、功能性及骨源性，其诊断要点如下。

1. 牙源性（牙性）　由于牙的萌出或牙在替换过程中的局部障碍，而导致上下切牙的位置异常，此类为牙源性前牙反𬌗。此类错𬌗，磨牙关系多为中性，其颌骨的形态、大小及颜面的发育基本正常，矫治容易，预后良好。

2. 功能性（肌性）　指由后天因素，如咬合干扰和早接触、口腔不良习惯、不正确哺乳姿势、扁桃体肥大等原因致下颌向前移动形成前牙反殆，称为功能性安氏Ⅲ类错殆或假性安氏Ⅲ类错殆。功能性前牙反殆，磨牙关系多呈轻度近中殆，一般反覆盖较小，反覆殆较深，下颌骨大小、形态基本正常，但位置前移，显示出轻度的下颌前突和安氏Ⅲ类骨面形。下颌后退时可至上下前牙的对刃关系，下颌后退或处于姿势位时，ANB 角明显增大，侧貌比正中殆明显改善。功能性前牙反殆的治疗反应较好，预后良好。

3. 骨源性（骨性）　骨性的前牙反殆又称真性安氏Ⅲ类错殆或真性下颌前突。主要由遗传、疾病等因素的影响，引起上下颌骨生长不均衡，下颌发育过度，上颌发育不足，造成颌间关系异常。磨牙表现为近中关系，安氏Ⅲ类骨面形明显，下颌前突常常不能后退至前牙对刃关系。矫治困难。

二、矫治方法

由于前牙反殆有随生长逐渐加重的趋势，因此，其矫治原则是尽早去除致病因素。无论是哪种类型的前牙反殆，在矫治时首先要解除反殆牙的锁结关系，通过上下前牙的移动纠正前牙反殆，使颌面部向正常方向发育。

（一）乳牙期

临床上乳前牙反殆的病例中，以牙性和功能性反殆较常见，颌骨畸形一般不明显。

1. 乳牙期的矫治原则　①恢复下颌正常咬合位置，改善骨面型。②解除前牙反殆，促进上颌发育、抑制下颌过度生长。

2. 乳牙反殆矫治的最佳时间　通常在 3～5 岁，疗程一般为 3～5 个月。少数骨性安氏Ⅲ类错殆比较明显的病例治疗比较复杂，需要配合使用口外力量，疗程较长。

3. 乳牙反殆的矫治　常用的矫治方法有以下几种。

（1）调磨乳尖牙：乳牙反殆的患者，乳尖牙常常磨耗不足，分次磨改乳尖牙牙尖，可以纠正乳前牙的反殆，达到矫治目的。

（2）上颌殆垫式矫治器：为临床上常用的矫治器，可以单独使用，也可以与其他矫治装置（如固定矫治器、颏兜等）结合使用。

（3）下前牙塑料联冠式斜面导板矫治器：适用于乳牙期以功能因素为主的前牙反殆的病例，患者的反覆殆较深，反覆盖不大，不伴有拥挤。

（4）功能调节器Ⅲ型（FR－Ⅲ型）：此矫治器属于功能性矫治器，适用于功能性反殆和伴有轻度上颌发育不足、下颌发育过度的病例。由于该矫治器不直接作用于牙，对于乳切牙即将替换的患者，其他类型矫治器又很难发挥作用时，功能调节器Ⅲ型，有其独特的作用。

（5）头帽颏兜：常作为一种矫治手段与其他矫治器合并使用，具有抑制下颌骨生长的作用，改变下颌的生长方向，改善患者的骨面形。

（6）上颌前方牵引矫治器：适用于乳牙期上颌发育不足为主的骨性前牙反殆。

（二）替牙期

替牙期的前牙反殆在整体上的表现为功能性和骨性的混合，因此要区别患者现有错殆类型并估计其发展趋势。

1. 治疗原则　①对功能性反殆患者，原则上不拔牙，但有时为了舌向移动下前牙以解除反殆，需要对下颌乳尖牙进行减径或拔除。②对有骨性反殆趋势，下颌生长超过上颌者，可在观察期中使用头帽颏兜，以抑制下颌向前生长；对于上颌发育明显不足的患者亦可采用前方牵引矫治，反𬌗的解除常需要最终拔除两侧下颌第一前磨牙。③替牙期反𬌗并伴有拥挤或有拥挤趋势的患者，只要拥挤不影响反𬌗的矫正不要急于减数，特别是上颌的减数。如上颌牙弓拥挤明显，不拔牙不能解除拥挤的患者，尽管下颌牙弓并不拥挤，也必须拔除4个前磨牙。

2. 矫治方法 与乳牙期反𬌗相同，上颌𬌗垫式矫治器，功能调节器Ⅲ型、头帽颏兜、上颌前方牵引矫治器也适用于替牙期前牙反𬌗的矫治。肌激动器：是一种能够改进颜面部肌功能的功能性装置。主要适用于替牙期，以功能因素为主的前牙反𬌗病例。

（三）恒牙期

恒牙早期颌骨与牙的发育已基本完成，即使起初是功能性反𬌗，此期也或多或少伴有骨畸形，很难通过改变生长来调整颌骨关系，移动颌骨的可能性也不大。因此，一般不常使用口外力，只能通过改变牙的位置建立适当的覆𬌗覆盖关系，以掩饰已存在的骨畸形。

1. 减数的选择 恒牙期前牙反𬌗的矫治，临床常需要减数，减数的选择取决于2个因素。

（1）拥挤程度：上牙弓不拥挤，矫治前牙反𬌗而不考虑磨牙关系调整时，可拔除下颌2个前磨牙或者一个下切牙；如上颌牙弓明显拥挤，生长潜力较小，可以拔除4个前磨牙，在矫治前牙反𬌗的同时调整磨牙关系。

（2）牙弓突度：对双牙弓前突型的前牙反𬌗患者，即使牙弓内不存在拥挤也需要拔除4个前磨牙，在矫正前牙反𬌗的同时减小牙弓突度，调整磨牙关系。恒牙早期严重的骨性安氏Ⅲ类错𬌗患者，常需要在成年后配合正颌外科手术治疗。

2. 矫治方法 恒牙期前牙反𬌗常用的矫治方法如下。

（1）上下牙弓平面𬌗垫式矫治器：适用于恒牙期上下牙弓排列整齐，功能性或轻度骨性前牙反𬌗及下颌前突畸形，下颌不能退至前牙对刃𬌗关系，前牙反覆盖不大的患者。

（2）肌激动器：适用于恒牙早期上颌切牙舌向倾斜、下颌切牙唇向倾斜的牙性反𬌗病例。

（3）固定矫治器：适用于恒牙早期需要拔除4个前磨牙矫治前牙反𬌗的病例。固定矫治器对于建立适当的前牙覆𬌗、覆盖关系，纠正前牙反𬌗，调整磨牙关系是一种较好的选择。治疗时可使用安氏Ⅲ类颌间牵引，但由于安氏Ⅲ类牵引有使上颌磨牙伸长的作用，故对高角型病例应慎重使用。

三、反𬌗的矫形治疗

（一）矫形颏兜治疗反𬌗

矫形颏兜多用于乳牙列期和混合牙列期的Ⅲ类错𬌗，是最古老的矫形治疗方法，反𬌗治疗效果比较明显。此装置以头颅部为支抗，通过颏兜的牵引使髁状突向后牵引，下颌骨向后移动，同时抑制下颌生长，从而达到矫正反𬌗的目的。它主要用矫形力来治疗，引起下颌向后方或后下方旋转，使上下切牙长轴发生变化，下颌骨的形态发生改变，如下颌角变小，下颌升支后缘、下颌体下缘及下颌外形线发生变化。同时下颌升支高度减小，髁状突受到向后牵引力会发生形态上的改变，同时下颌骨的形态、位置、功能都要发生改变以适应新的位置环境。

1. 适应证

（1）乳牙列咬合已建立、8~12岁后牙替牙期的Ⅲ类反𬌗。

（2）乳牙列下颌前突。

（3）需要抑制下颌生长的下颌前突患者。

（4）可与其他矫治器联合应用，如与Ⅲ类颌间牵引应用效果更佳。

（5）用于保持性抑制下颌生长。

（6）可以用于预防下颌前伸。

2. 分类　总的来说可以分成两类。

（1）枕部牵引式颏兜（见图22－2）：适用于轻度和中度的下颌前突患者。对于那些在正中关系位时，上下切牙能达到接近于切缘相对位置的患者，这种治疗方法的成功率最高。由于这种治疗可以使前下面高有所增加，所以对于那些由于前下面高过短而接受治疗的患者特别有效。

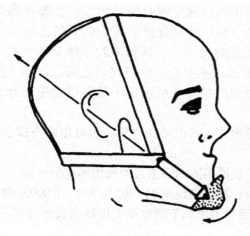

图22－2　枕部牵引式颏兜

（2）垂直牵引式颏兜（见图22－3）：适用于下颌平面角过陡、下前面高较长的患者。

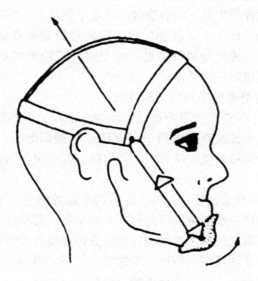

图22－3　垂直牵引式颏兜

3. 作用机制

（1）抑制髁突生长与下颌体伸长，使下颌骨生长缓慢。

（2）改变下颌生长方向，对于高角病例使下颌向上旋转，对于低角病例使下颌向前下旋转。

（3）促进上牙弓前移和上颌生长发育，使上下颌骨形态位置发生改变或代偿性移位。

4. 牵引的3种形式

（1）垂直高位牵引主要牵引方向位于髁状突的前方，使下颌生长方向由前下改为前上，产生旋转（主要针对高角病例）。

（2）水平低位牵引主要牵引方向位于髁状突的后方，下颌向前下旋转（主要针对低角病例）。

（3）斜向牵引主要牵引方向通过髁状突的中心，主要作用是限制下颌生长。如果颏兜的牵引力指向髁突下方，其矫治力将使下颌骨向下后方转动。如果不需要增大下颌平面角，则应当使矫治力通过髁突中心，从而限制下颌骨的生长。如果不需要增加前下面高，可选用垂直牵引式颏兜。使用垂直牵引式颏兜可以减小下颌平面角和下颌角，并使后面高有所增加，这种类型的口外牵引适用于Ⅲ类错𬌗患者和那些不需要增加前部垂直距离的患者。

5. 矫治方法　颏兜矫治方法可以单独应用，也可以联合固定矫治器矫治反𬌗，而后者在临床上十分常用。

（1）颏兜牵引方向：根据不同的矫治目的选用不同的方向。

（2）颏兜牵引的力值：垂直高位牵引一般为300～1 000g/侧，水平方向牵引800g/侧，斜向牵引大于500g/侧。牵引力值调节通过牵引皮筋的长短控制，定时更换皮筋。睡觉时使用8～10h。

6. 颏兜矫治下颌过度生长　下颌生长过度型Ⅲ类错𬌗分两种亚型：第一种是下颌向前过度生长、低角或平均值角面型。治疗以内收下牙列，展开上牙列矫正前牙反𬌗；促进后牙齿槽骨生长，使下颌骨产生向下向后旋转，矫正下颌前突。第二种是下颌向前向下过度生长，高角型，前牙开𬌗，面下1/3较长。治疗应配合颏兜垂直高位牵引，并以𬌗垫压低磨牙，使下颌向前上旋转，拔牙病例较多见。对于这种错𬌗有时单纯正畸治疗是不能达到解除反𬌗的目的，而必须进行正颌手术。

（1）下颌生长过度型Ⅲ类错𬌗矫治的观点

1）恒牙𬌗初期的下颌前突型Ⅲ类错𬌗不应急于治疗，因其生长发育尚未停止，还有许多不稳定因素，应等到生长发育结束后全面评价牙𬌗颌面形态，如能单纯正畸治疗解决的则以拔牙治疗，即以牙齿移动掩饰颌骨间不调问题；若是颌骨畸形严重则采用正畸与外科联合治疗的方法。

2）在恒牙列初期后开始治疗，正畸治疗有利于颌骨的进一步发育。首先对于骨性下颌前突不严重且预计下颌进一步前突的可能性不大的患者，应积极进行综合治疗。其次对于处于掩饰性矫治与外科正畸之间的边缘病例，则应进行诊断性治疗，即不急于拔牙设计，视不拔牙矫治一段时间后的牙颌反应再做进一步的矫治方案，再则，对于严重骨性下颌前突的患者则应等到生长发育完全停止后，进行正畸与外科联合治疗。

（2）颏兜矫治下颌前突的评价：戴用颏兜后是否能延缓下颌骨的生长？研究证明颏兜

治疗过程中，下颌骨生长减慢。混合牙列期接受治疗的Ⅲ类错殆患者时，下颌骨长度减少1/3。但是在青春期后接受治疗的Ⅲ类错殆患者其下颌骨长度无明显变化。

年轻Ⅲ类错殆患者下颌水平向生长占优势的患者在使用颏兜治疗后，其垂直方向高度有所调整，也就是说使用矫形颏兜有助于增加前下面高。

7. 注意事项

（1）颏兜牵引有严格的适应证，只适用于轻中度的下颌前突错殆，且无明显的颞颌关节症状。

（2）枕部牵引式和垂直牵引式颏兜都会对颞下颌关节区域产生一定压力。留心观察使用颏兜（或使用面具）的患者有无不断进展的颞下颌关节紊乱综合征的症状和迹象，一旦发现，矫形治疗应立即停止，以免发生意外，另外应注意颈部有无不适。

（3）颏兜牵引最佳年龄为7~9岁，一般6岁的儿童使用头帽3~6个月即有效果，变化较大，3~6个月后应考虑髁突的发育受到影响。

（4）颏兜对患者的合作要求较大，需要家长配合。

（5）对于年龄小的严重骨性前突也应等到成年后手术治疗。

（二）矫形面具前方牵引治疗骨性反殆

上颌骨发育不足一般可引起前牙反殆或前、后牙均反殆，往往采用前方牵引器治疗，使用口外的牵引方法使上颌骨、上牙弓向前生长发育，前牵上颌的同时抑制了下颌的生长发育，使上下颌的生长发育协调一致，这是一种积极的治疗方法。若患者有一定的生长潜力，则应使用前方牵引装置前移上颌骨或上牙列，若无生长潜力只能前移上牙列，内收下牙列来解除前牙反殆，掩饰上下颌骨的长度不调，若上颌后缩非常严重，则只能正颌手术治疗。前方牵引器最具有广泛的应用价值，它能在最短时间内产生最显著的疗效，因此在对大多数混合牙列早期和乳牙列晚期的骨性错殆治疗中，采用矫形面具已成为常规方法。

1. 适应证

1）适用于乳牙期或替牙期，有时亦用于恒牙早期病例。

2）上颌发育差的反殆，其尚有生长潜力的病例。

3）下颌无前突或略前突。

4）唇腭裂患者的上颌发育不足、前后牙均反殆者，需配合上颌扩弓治疗。

5）成人骨性反殆多考虑外科治疗。

2. 前方牵引器的构成 矫形面具由3个基本部分组成：面具、上颌活动或固定矫治器、弹力圈。矫形面具是一种口外装置，由额托、颏兜以及连接它们的一根或两根牢固的钢制支撑杆所组成，另有一个井字弓（橡皮圈即附着其上，对上颌骨产生一个向前下方的弹性牵引力）与支撑杆相连，呈"井"字形。额托和井字弓的位置可通过螺丝钮调节。

3. 上颌前方牵引的作用机制 利用口内活动或固定矫治器将上颌牙弓连为一体，使用橡皮筋与口外前方牵引器连接，通过上颌前方牵引刺激上颌骨及其周围骨缝发生改建，促进上颌骨的发育，由于骨缝的方向为前上至后下，引起上颌骨向前下增生，骨缝分开增宽，缝间新骨沉积。随着上颌骨牵引方向的改变，上颌骨可以旋转。如下颌平面角较小，反覆殆较深，可在上颌磨牙区牵引，使后牙槽突垂直生长，增加高度；反之，如下颌平面角较大，反覆殆较浅，可将牵引力点移至上颌尖牙的近中，使上颌前移，上颌平面向前下倾斜。也可前移上牙列，纠正磨牙关系。同时，由于上颌前方牵引以额部和颏部为支抗，下颌受巨作用力可向后向下顺时针旋转生长，使前下面高有所增加，下切牙舌向倾斜。面具能产生以下一种或多种疗效。

1）矫治正中殆位和正中关系位的不一致，通常对于假性Ⅲ类错殆患者，殆关系能迅速得以调整。

2）上颌骨前移：常常比原来前移 1～2mm。

3）上颌牙列的前移。

4）下切牙舌向倾斜，有前牙反殆的患者更是如此。

5）促进下颌骨向下后方生长，使前下面高有所增加。

上颌恒中切牙萌出时所处的牙齿发育阶段是最适合进行面具治疗的时期，此时，下颌切牙已萌出。通过治疗使切牙在水平和垂直方向建立正确的咬合关系。对于轻度到中度的Ⅲ类错殆患者，在建立了 4～5mm 的正常覆盖关系后，才能停止使用面具。在治疗后的早期阶段，覆盖关系不太稳定，会有一些复发，因此，在整个保持阶段，我们将尽一切努力使这种正确的覆盖和覆殆关系得以维持稳定。对于开始治疗时即有前下面高不足的病例，这种变化常是有利的，而对于开始治疗时前下面高本就过大的患者，这种治疗效果就不理想。目前还没有临床研究显示长时期的使用面具治疗对下颌生长有抑制作用。

4. 前方牵引器的使用方法

（1）前方牵引的时机：上颌前方牵引的最佳年龄是 6～8 岁，治疗时间应愈早愈好。一般男孩子 14 岁之前均有机会将上颌牵出，女孩在 13 岁之前也有机会将上颌牵出，超过此年限的多数是将上颌牙弓牵出，以此恢复前牙的覆殆、覆盖。

（2）前方牵引的方向：因为上颌矢状向生长方向为向前向下（与殆平面呈 37°），所以前方牵引的方向为向前、向下，与上颌生长方向一致。对于反覆盖较大的患者方向应与殆平面一致。但由于某些畸形特征不同，牵引的方向及着力点应适当改变，其目的是使作用力线与上颌阻力中心构成不同的位置关系，可使上颌骨向前移动或在向前移动的同时产生一定的顺时针或逆时针的旋转，以达到矫治目的。从尖牙斜向下与殆平面呈 37°，牵引线既经过上颌牙弓的阻力线也经过上颌复合体的阻力中线，沿此方向牵引上颌牙弓和上颌复合体将沿牵引线平动而无旋转，牵引线经过上颌复合体的阻力中线，位于上颌牙弓阻力中心的前方，牵引角度小于 37°，沿此方向牵引上颌牙弓和上颌复合体将沿牵引线平动并且向前方旋转，牵引线经过上颌复合体的阻力中线，位于上颌牙弓阻力中心的后方，牵引角度大于 37°，沿此方向牵引上颌牙弓和上颌复合体将沿牵引线平动并且向后方旋转，所以应根据矫治的目标调节牵引线和阻力中心的位置关系。

（3）前方牵引的力值单侧 300～1 500g 不等，乳牙列一般为 300～500g，混合牙列为 500～1 000g，恒牙早期为 1 000～1 500g。

（4）前方牵引的时间开始的 4～6 个月中几乎需要全天戴（每天约20h），此后可以仅在晚间戴作为辅助治疗。一般来说，每天 12～16h。每日牵引的时间的长短直接影响牵引的效果。

（5）前方牵引的周期 3～6 个月。可配合扩弓如螺旋扩弓器、四眼簧扩弓器等，应用于方丝弓一般加舌弓以保持牙弓形态。

5. 注意事项

1）前方牵引解决颌骨异常，前牵结束后再行牙齿的矫正。有时也可以同时进行。

2）下颌的反作用力对于低角病例和平均角病例比较有利，而对于高角病例则需使用高位头帽颏兜牵引，控制其旋转，以避免成为长面型。

3）乳牙列注意前牵的方向以及着力点，并适当减小牵引力。

4）面具持续地使用 9 ~ 12 个月以上是不妥当的。

5）反覆𬌗较深的反𬌗要配合𬌗垫（多为非解剖式𬌗垫或半解剖𬌗垫）。

6）替牙期若有乳牙松动则以第 1 磨牙和恒切牙固定牙弓，进行前方牵引。

7）恒牙列固定矫治器的方丝应加上切牙的冠舌向转矩，以控制切牙的唇倾。

8）前牵结束后应继续戴前方牵引器保持一段时间，保持的方法有简易的保持器，FR Ⅲ 型矫治器或颏兜。

四、治疗前后对比

安氏Ⅲ类恒牙列前牙反𬌗矫治前后𬌗像（图 22 - 4）

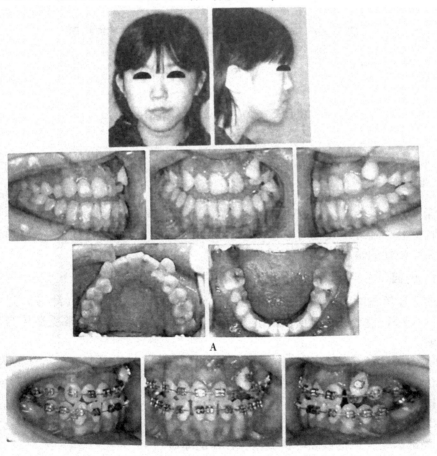

A

B

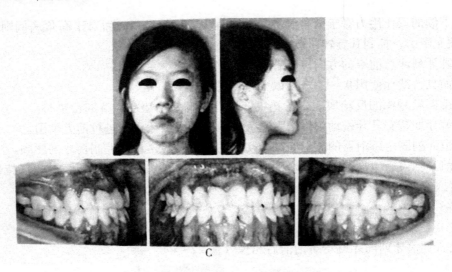

图 22 - 4　安氏Ⅲ类恒牙列前牙反𬌗矫治前后的面𬌗像

A. 矫治前；B. 矫治中；C. 矫治后

（赵子乐）

第三节　前牙深覆盖

一、概述

前牙深覆盖是指上前牙切缘至下前牙唇面的水平距离超过 3mm 者。前牙深覆盖是一种常见的错𬌗症状。前牙深覆盖时磨牙关系多为远中关系，并常伴有前牙深覆𬌗。前牙深覆盖、磨牙关系中性的情况较为少见。

（一）病因

造成前牙深覆盖的原因是上下颌（牙弓）矢状关系不调，上颌（牙弓）过大或位置向前，下颌（牙弓）过小或位置向后。上下颌骨（牙弓）关系不调，常受遗传与环境两方面因素的影响。

1. **遗传因素**　前牙深覆盖与其他错𬌗类似，一般与遗传因素有关。牙的大小、数目、位置受遗传因素的控制较强。严重的骨骼畸形，如上颌发育过大，下颌发育过小也受遗传因素的明显影响。

2. **环境因素**

（1）局部因素：包括口腔不良习惯和替牙期障碍。

某些口腔不良习惯：如长期吮拇指、咬下唇及舔上前牙都可给上前牙长期施以唇向压力，导致上前牙唇向倾斜；同时使下前牙舌向倾斜、拥挤，从而造成前牙深覆盖。

下颌乳磨牙早失：可使下牙弓前段变小，导致前牙覆盖增大。

萌出顺序异常：如上颌第一恒磨牙早于下颌第一恒磨牙萌出，或上颌第二恒磨牙早于下颌第二恒磨牙萌出，或上颌第二恒磨牙早于上颌尖牙萌出，均可能造成远中𬌗，使前牙呈深覆盖。

下前牙先天缺失：可造成下颌牙弓前段变小，下颌牙弓后缩，前牙深覆盖。

上颌前牙区多生牙：可使牙弓变大或引起上颌切牙唇向错位，导致前牙深覆盖。

（2）全身因素：鼻咽部疾病造成上气道部分阻塞而形成口呼吸，口呼吸时头部前伸，下颌连同舌下垂、后退，久之形成下颌后缩畸形。口呼吸时，由于上前牙唇侧和上后牙腭侧失去了正常压力，两侧颊肌被拉长压迫牙弓，可形成上牙弓狭窄、前牙前突、腭盖高拱，最终表现出前牙深覆盖，磨牙呈远中关系。

全身性疾病：如佝偻病、钙磷代谢障碍等，可使肌张力和韧带张力减弱，引起上牙弓狭窄，上前牙前突，磨牙远中关系。

（二）临床表现

前牙深覆盖由于病因，机制不同，临床表现也有所不同。单纯性前牙深覆盖，上颌无前突，磨牙关系为中性。上颌前突不明显，下颌后缩，前牙深覆盖。上前牙唇向倾斜、突出，后牙为轻度远中殆关系，前牙深覆盖。上颌明显前突，后牙为完全远中殆关系，前牙深覆盖过大。前牙深覆盖常伴有前牙深覆殆。畸形较轻的患者表现为上牙弓前突，口唇闭拢困难；畸形较重的患者表现上唇翻卷、短缩并出现开唇露齿。

（三）诊断

1. 前牙深覆盖的分度　前牙深覆盖根据其深覆盖量的多少可将其分为三度。

Ⅰ度深覆盖：上前牙切缘至下前牙唇面的水平距离在 3~5mm。

Ⅱ度深覆盖：上前牙切缘至下前牙唇面的水平距离在 5~8mm。

Ⅲ度深覆盖：上前牙切缘至下前牙唇面的水平距离大于 8mm。

2. 前牙深覆盖的分类　按其病因机制可分为 3 型。

（1）牙性：主要是由于上下前牙的位置或数目异常造成，如上前牙唇向、下前牙舌向错位，上颌前部多生牙或下切牙先天缺失等。常见于混合牙列及恒牙列，磨牙关系呈中性，上下颌骨之间以及颅面关系一般较为正常。本型治疗简单。

（2）功能性：由于神经肌肉反射引起的下颌功能性后缩，异常的神经肌肉反射可以因口腔不良习惯引起，也可为殆因素所致。如，当上牙弓尖牙和后牙冠宽度不足时，下颌在尖窝交错时被迫处于后缩位置，形成磨牙远中关系、前牙深覆盖。功能性下颌后缩，上颌一般发育正常，磨牙为远中殆关系。如下颌伸至中性磨牙关系时，上下牙弓矢状关系基本协调，面形明显改善。本型预后良好。

（3）骨性：主要是颌骨发育异常导致上下颌处于远中错殆关系。功能性和骨性前牙深覆盖，远比单纯牙性者多见，被称为安氏Ⅱ类第一分类错殆。根据家族史，个人史及患者的健康状况，分析错殆的病因机制，再根据牙、殆、颌面的检查及头影测定出的错殆的类型，将二者结合起来综合分析，做出正确的诊断。

二、矫治方法

（一）前牙深覆盖的矫治目标

一前牙深覆盖的矫治目标如下：①解除牙拥挤，排齐牙列。②减小前牙深覆盖。③纠正前牙深覆殆。④矫正远中错殆关系。

（二）前牙深覆盖的矫治方法

前牙深覆盖的矫治方法包括早期矫治及综合性矫治。

1. 早期矫治　对于因口腔不良习惯及替牙障碍、全身因素等引起的牙型及功能型前牙深覆盖应早期进行矫治。

（1）尽早去除病因：破除各种口腔不良习惯，及时治疗全身性疾病，如佝偻病、呼吸道疾病等。

（2）对牙性深覆盖的矫治：主要根据错𬌗的表现，采用不同方法进行矫治。

上前牙唇向错位引起的深覆盖：如上前牙无间隙，前突症状较轻者可采用扩弓，邻面去釉等方法获得间隙，然后内收上前牙减小覆盖；对于上前牙前突无间隙或中度以上拥挤，可采用减数治疗。若上前牙唇向错位有间隙，可用附有双曲唇弓的可摘矫治器内收前牙，关闭间隙。若需同时纠正不良习惯时，可在矫治器上附加唇挡丝、腭刺、腭屏等。若伴有前牙深覆𬌗，应先矫治深覆𬌗，然后再关闭间隙以减小覆盖。若上前牙过于唇向倾斜，可在双曲唇弓上焊接中切牙切端钩，防止双曲唇弓加力后向龈方移动或将双曲的近中弯制成相对的2个拉钩，在两拉钩之间使用橡皮圈牵引，橡皮圈通过切牙的切1/3处，每2~3d更换1次橡皮圈，以内收上前牙矫治深覆盖。

下前牙舌向错位所致的深覆盖：如上颌牙弓正常，下前牙舌向错位无间隙的患者，可采用可摘或固定矫治器矫治下前牙的位置，扩大下牙弓前段，与上前牙建立正常的覆盖关系。若下前牙拥挤程度较重可采用减数法矫治，排齐下前牙，恢复正常的覆盖关系。对于先天性下颌切牙缺失、牙弓小伴有散在间隙的患者，可采用可摘或固定矫治器扩大下颌牙弓，推下前牙向唇侧并将下颌散在的间隙集中在下牙弓的适当部位，然后进行修复治疗。

上下前牙唇向错位所致的深覆盖：若上下前牙均有间隙，应先缩小下颌牙弓，再矫治上颌牙弓；若上下前牙无间隙，前突畸形较轻的成年人，可利用邻面去釉的方法，邻面去釉的部位常在尖牙和第一前磨牙。若上下颌前牙均前突并伴有严重拥挤的患者，应采用减数矫治的方法，减数的部位为4个第一前磨牙，最好选用固定矫治器进行矫治。

（3）对骨性深覆盖的矫治：骨性往往存在上下颌骨关系不调，早期进行矫形治疗可以影响颌骨的生长。

促进下颌向前生长：从替牙期到恒牙早期，下颌要经历一个生长快速期。在这个阶段时，下颌骨总长度及下颌相对于颅底的高度均有较明显的增大。对于因下颌后缩导致的安氏Ⅱ类错𬌗的病例，应在此阶段进行早期治疗。临床可采用功能矫治器（如肌激动器、FR-Ⅱ型），矫正前牙深覆盖，恢复正常的𬌗关系。也可采用简单的功能矫治器，如上颌斜面导板矫治器、前庭盾进行治疗。

抑制上颌向前生长：对于上颌前突或有上颌前突倾向并伴有下颌后缩的安氏Ⅱ类错𬌗病例，在生长发育的早期进行矫治，可以限制上颌骨的向前生长，使下颌向前发育，最终建立上下颌正常的覆盖关系。临床上常采用口外弓来限制上颌的发育。口外弓仅能抑制上颌向前生长，但不能向远中移动上颌，矫治进程中由于下颌的向前发育，使得上下颌矢状关系的不调得到矫正。

控制后部牙槽骨的高度：安氏Ⅱ类错𬌗除颌骨矢状关系不调外，常伴有颌骨垂直关系不调。采用口外唇弓通过改变牵引力的方向，对后部牙、牙槽骨高度的控制能起到较好的作用。高角病例应使用高位牵引，低角病例应使用低位牵引，面高协调者使用水平牵引。对于功能性矫治器，如肌激动器，在使用过程中不仅能增加后部牙槽骨的高度，而且常会出现下颌平面角增大的情况，因此对以下颌后缩为主，下颌平面角较大的安氏Ⅱ类高角病例，应将高位牵引口外唇弓与肌激动器联合使用。

2. 综合性矫治 上述矫治方法，虽能对上下颌的生长发育起到一定的影响，但其影响是有限度的，临床大多数有颌间关系不调的安氏Ⅱ类第一分类前牙深覆盖的病例，往往需要在恒牙早期进行二期综合性治疗。恒牙早期前牙深覆盖的病例，大多数为安氏Ⅱ类第一分类错殆，同时伴有不同程度的颌骨及颅面关系不调。

（1）综合矫治原则：轻度或中度颌骨关系不调时，正畸治疗常需减数拔牙。在关闭间隙的过程中，通过上下牙、前后牙的不同移动，代偿颌骨的发育异常。对于处于青春生长迸发期前或刚刚开始的部分患者，可掌握最佳治疗时间，进行矫形生长控制。严重的骨骼异常需要在成年后进行外科正畸治疗。

（2）矫治中的拔牙问题：对于需要减数的病例，拔牙主要有几个作用：①解除上下牙弓的拥挤。②在上牙弓，可为前牙后移提供间隙。③在下牙弓可为颌间牵引、矫正远中磨牙关系提供间隙；临床常拔除4个第一前磨牙，或者上颌左右第一前磨牙及下颌左右第二前磨牙，有时也可拔除下颌切牙。

（3）正畸治疗方法：恒牙期对于拔除4颗前磨牙的安氏Ⅱ类第一分类的病例多采用固定矫治器，如方丝弓矫治器、直丝弓矫治器，贝格矫治器等进行治疗。矫治的过程可分为3个阶段：①排齐和整平牙弓。②关闭拔牙间隙，同时矫正前牙深覆盖与远中磨牙关系。③殆关系的精细调整。3个阶段治疗中以第2阶段最为重要，下面以方丝弓矫治器为例简单介绍。

颌间牵引远中移动上尖牙：使尖牙与第二前磨牙靠拢。如果要使上前牙最大限度内收，可配合使用口外唇弓，以增加上颌磨牙支抗。下颌尖牙一般不需要单独向远中移动。

内收上前牙、减小覆盖：为矫正前牙深覆盖的主要方法。如上前牙需要较多的后移，应当使用方丝弓，对上切牙进行转矩移动，在内收上前牙的同时进行根舌向、冠唇向控制。上前牙内收时，由于"钟摆效应"，前牙的覆殆将会加深，使原本在第一阶段已经控制或矫正的深覆殆重新出现。因此，可在弓丝上的关闭曲前后弯制"人"字形曲，在内收的同时，继续压低下颌切牙。对于需要较多后移上切牙的病例，在内收上前牙的时候，应当进行支抗控制，可以使用安氏Ⅱ类牵引，必要时也可配合口外唇弓。

磨牙关系的矫正：安氏Ⅱ类第一分类错殆，磨牙常为远中关系，在矫治过程中，达到磨牙关系中性是正畸治疗的目标，但并非每一个患者均能达到，特别是年龄较大的患者。在矫治过程中，如果条件许可，应尽量争取达到后牙中性关系。条件有限时，可形成尖窝相对的远中关系。治疗后的磨牙尖对尖关系，对殆的功能和稳定均是不利的。若患者上颌骨体较大，能使上后牙有较多的远中移动，配合使用颌间牵引力或口外牵引力，可使磨牙达到中性殆关系。对于上下颌拔除4个第一前磨牙的患者，由于上颌的尖牙及切牙是分两阶段向远中移动，下颌尖牙及切牙则是同时向远中移动，使得下颌磨牙的近中移动将比上颌磨牙多，另外，口外唇弓及安氏Ⅱ类颌间牵引的使用将控制上颌磨牙的近中移动，而下颌磨牙向近中移动，最终由于下磨牙近中移动而形成中性关系。

对于下颌牙弓正常的远中尖对尖关系的安氏Ⅱ类第一分类错殆，治疗时，需拔除上颌2个第一前磨牙，采用颌间牵引的方法使上颌后牙近中移动，形成尖窝相对的远中殆关系。对于上颌骨发育基本正常，下牙弓处于远中后缩的功能型前牙深覆盖，可使用功能矫治器矫正远中磨牙关系。

（三）支抗控制

1. 最小支抗　适用于下颌磨牙近中移动，可占据拔牙间隙 1/2 以上者。Ⅱ类患者比Ⅰ类患者需要更强的支抗，所以上颌前牙需要口外弓配合内收。如果患者不能够每天佩戴口外弓12～14h，就需要改变力量的使用，比如加强Ⅱ类颌间牵引。上颌使用口外弓内收上颌前牙，上颌磨牙的位置不需要特别保持，要达到磨牙Ⅰ类关系时，可通过下颌磨牙的近中移动获得。患者能配合治疗，口外弓使用较好，上颌前牙内收和下颌后牙近中移动较多，对支抗的要求较低。

2. 中等支抗　适用于只允许下颌磨牙近中移动 1/4～1/2 的拔牙间隙。Ⅱ类患者需要中等强度的支抗时，一般均需要使用口外弓加强支抗。需要中等强度的支抗时，有必要先进行支抗的预备。在治疗的第 1 阶段，使用口外弓，加上Ⅱ类颌间牵引开始移动下颌前牙，根据支抗要求的程度，决定是否进行磨牙的远中倾斜。在第 2 阶段，使用口外弓和Ⅱ类颌间牵引移动上颌前牙远中移动，下颌磨牙近中移动。如果患者的下颌生长方向不好，潜力不足，即使使用口外弓也不一定能够达到治疗目标。

3. 最大支抗　下颌磨牙只能近中移动 1/4 的拔牙间隙者需要最大支抗。口外弓常规使用较长时间，内收上颌前牙，改善磨牙远中关系。治疗的效果取决于患者佩戴口外弓的程度及下颌是否具有较好的前方生长趋势。

一般使用口外弓长期抑制上颌的生长发育，依靠下颌的近中向的生长来纠正Ⅱ类颌间关系。骨性Ⅱ类关系较明显时，或者拔牙间隙关闭后Ⅱ类关系没有完全纠正时，就需要远中移动上颌磨牙。这时可以考虑在以下情况下使用口外弓：①拔除上颌第 3 磨牙后，远中移动上颌第 2 磨牙；②拔除上颌第 2 磨牙后，远中移动第 1 磨牙；③上颌第 1 磨牙拔除后，远中移动上颌牙列。Ⅱ类患者需要最大支抗时，治疗的第 1 阶段需要在使用口外弓的同时，使用Ⅲ类颌间牵引远中倾斜下颌磨牙，移动下颌切牙。第 2 阶段需要口外弓加Ⅱ类牵引。

4. 低角和高角病例的支抗控制　对于低角和高角病例，考虑支抗和力的使用时也有很大的区别：①低角患者下颌平面角与 FH 平面或者 SN 平面之间的角度较小，下颌磨牙的近中移动和伸长均较困难，多使用最小或者中等强度的支抗，不一定要使用口外弓。这类患者如果下颌向前生长的潜力较大，牙列间拥挤度不大时，多使用非拔牙矫治。②高角患者下颌平面角较大，与低角患者相反，支抗磨牙近中移动和伸长的趋势较大，磨牙容易近中移动和伸长，导致下颌向后下方的旋转，加大下颌平面角，因此应该避免使用颌间牵引力，防止磨牙的伸长。对于Ⅱ类高角患者，应该慎重选择使用矫治力，大部分均使用高位口外弓，不使用颌内支抗。使用口外弓时，也应当特别注意力的方向，使用高位牵引以避免磨牙的伸长和下颌的向后下方向的旋转。

在治疗中，除了力量的使用外，还应该考虑患者生长的趋势，患者的配合情况，牙齿对力的反应等等，治疗过程中也应该进行再评价和及时修正矫治力。加强支抗的手段除了上述方法外，还可以使用上颌磨牙两侧之间的 Nance 弓、腭杆，下颌磨牙之间的舌弓、唇挡、口外弓等等。

三、治疗前后对比

成人患者深覆盖矫正前后（图 22-5）。

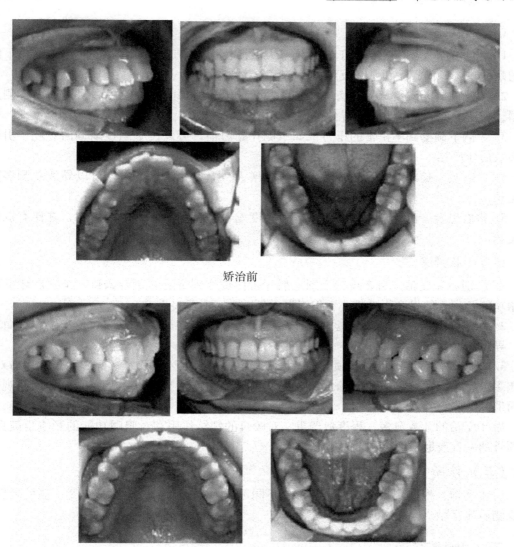

矫治前

矫治后

图 22 – 5 成人深覆盖矫治病例

（姜晓蕾）

第四节 后牙反𬌗

一、概述

后牙反𬌗是指下颌后牙突出于上颌后牙的颊侧，呈反覆盖现象。后牙反𬌗可以发生在各个牙列期；可以是个别后牙反𬌗，也可以是多数后牙反𬌗；可发生在单侧，也可发生在双侧。

· 437 ·

（一）病因

1. 乳磨牙早失或滞留　由于乳磨牙早失或滞留，可引起上颌后牙舌向的错位或下颌后牙的颊向错位，而导致个别牙反𬌗。

2. 一侧乳磨牙或恒牙的龋病　一侧乳磨牙或恒牙的深龋，迫使患者只能用另一侧进行咀嚼，长期的偏侧咀嚼方式可导致一侧多数后牙反𬌗。

3. 一侧下颌受到不正常的压力　如单侧托腮习惯，可以使下颌逐渐偏向对侧，引起对侧多数后牙反𬌗。

4. 口呼吸　长期口呼吸的患者两颊压力增大，上牙弓逐渐变窄，可以导致双侧多数后牙反𬌗。

5. 腭裂患者　由于腭裂致使上颌牙弓宽度发育不足或手术后瘢痕影响，常伴有双侧后牙反𬌗。

（二）临床表现

1. 个别后牙反𬌗　可表现为个别上后牙舌向或个别下后牙颊舌错位。个别后牙反𬌗对咀嚼功能及颅骨的发育影响较小，但对颞下颌关节可有不良影响。

2. 单侧多数后牙反𬌗　常常合并前牙反𬌗，其下中切牙中线、颏部及下颌多偏向反𬌗侧，导致颜面左右不对称。

3. 双侧多数后牙反𬌗　上颌骨的宽度发育不足，上颌牙弓狭窄，面部狭长，左右对称。双侧多数后牙反𬌗合并前牙反𬌗的患者，其上颌骨前部明显发育不足，颜面的侧面观呈现凹面形。

后牙反𬌗的牙数愈多，程度愈严重，对咬合的锁结作用和对咀嚼功能的影响也就愈大，对颌骨的发育及颞下颌关节的影响也愈大。

（三）诊断

后牙反𬌗，根据反𬌗牙的数目和部位不同可分为：①个别后牙反𬌗。②一侧后牙反𬌗。③双侧后牙反𬌗。

二、矫治方法

1. 个别后牙反𬌗　个别上颌后牙舌向错位所致的后牙反𬌗，可用可摘矫治器上附有的双曲舌簧，将错位牙向颊侧移动；个别下后牙颊向错位所致的后牙反𬌗，可在可摘矫治器上焊接指簧将其向舌侧压入；对于个别上后牙舌向和下后牙颊向错位导致的后牙反𬌗，可采用交互支抗牵引矫治纠正。

2. 一侧多数后牙反𬌗　可采用上颌单侧后牙𬌗垫式矫治器，即在正常的一侧牙上做𬌗垫升高咬合，使反𬌗侧解除锁结关系，在反𬌗侧后牙的腭侧放置双曲舌簧，治疗过程中，调整双曲舌簧使反𬌗侧的上后牙向颊侧移动。当反𬌗关系解除后，应及时分次磨减𬌗垫，必要时需配合调精，调磨上后牙的舌尖及下后牙的颊尖，建立良好的咬合关系。

3. 双侧多数后牙反𬌗　这类患者的上牙弓明显狭窄，可采用：①上颌分裂簧分裂基托附双侧𬌗垫矫治器。②上颌螺旋簧分裂基托附双侧𬌗垫矫治器。③双曲舌簧扩大牙弓矫治器。利用分裂簧、螺旋簧及双曲舌簧，均可达到扩大上颌牙弓宽度的目的。反𬌗解除后应分次磨减𬌗垫，同时在矫治过程中配合牙尖的调磨，以建立稳定的咬合。反𬌗矫正后，可配合嚼肌、颞肌的功能训练，以巩固矫治效果及建立咬合平衡。

三、治疗前后对比

后牙反𬌗矫正前后（图22－6）。

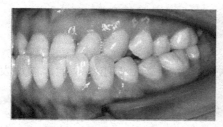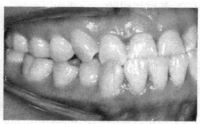

矫治前

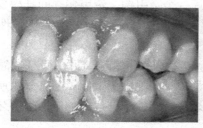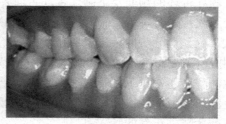

矫治后

图22－6 成人后牙反𬌗

（赵子乐）

第五节 后牙锁𬌗

一、概述

锁𬌗是后牙的一种错𬌗，有个别后牙锁𬌗及多数后牙锁𬌗。锁𬌗可发生在牙弓的一侧或两侧，一侧者多见，两侧者较少见；恒牙列多见而乳牙列较少见。锁𬌗分为正锁𬌗及反锁𬌗。正锁𬌗是指上后牙舌尖的舌斜面位于下后牙颊尖的颊斜面颊侧，𬌗面无咬合接触。反锁𬌗是指上后牙颊尖的颊斜面位于下后牙舌尖的舌斜面舌侧，𬌗面无咬合接触。个别牙及单侧多数后牙正锁𬌗较为多见，反锁𬌗在临床较少见。

（一）病因

1. 个别牙正锁𬌗 个别乳磨牙早失、滞留或恒牙牙胚位置异常，导致恒牙错位萌出而造成锁𬌗。上下颌第二恒牙磨牙的正锁𬌗在临床较为多见。

2. 单侧多数后牙正锁𬌗 因一侧多数乳磨牙龋坏或早失，而用对侧后牙咀嚼，日久废用侧恒牙萌出时易造成深覆盖，由深覆盖再进一步发展为多数后牙正锁𬌗。

（二）锁𬌗的危害

1. 咀嚼功能降低 由于正锁𬌗的锁结关系，影响下颌的侧向运动，只能用非锁𬌗侧的后牙进行偏侧咀嚼，咀嚼功能减弱，咀嚼效率降低。

2. 颜面部不对称　后牙锁𬌗导致下颌有关肌肉的异常动力平衡，下颌及下牙弓多偏向对侧，颜面部可出现明显的不对称畸形。

3. 颞下颌关节的影响　锁𬌗牙在咀嚼过程中易发生创伤，日久可引起颞下颌关节的症状，如关节疼痛或关节弹响。

二、矫治方法

锁𬌗矫治的原则为升高咬合，解除锁结关系。由于锁𬌗对咀嚼功能、颌面发育及咀嚼器官的影响较大，故应尽早进行矫治。

1. 个别牙正锁𬌗　以上后牙颊向错位者多见。可采用单侧𬌗垫可摘矫治器，即在健侧的上牙弓或下牙弓上放置单侧𬌗垫，使锁𬌗牙脱离锁结关系，在上下锁𬌗牙上各做一个带环，并在上颌牙带环的颊面及下颌牙带环舌面各焊一个牵引钩，牵引钩之间挂橡皮圈，利用上下牙的交互支抗进行矫治。锁𬌗解除后，分次调磨𬌗垫，并同时调磨无生理性磨耗的锁𬌗牙的牙尖。在调磨牙尖时，配合脱敏治疗。

2. 一侧上下第二恒磨牙正锁𬌗　为临床较为多见的一种锁𬌗畸形，而且上颌第二恒磨牙颊向错位的程度通常比下颌第二恒磨牙舌向错位严重。如同侧上颌第三磨牙未萌出或将萌出，可将上颌第二恒磨牙拔除，以便上颌第三磨牙自行调位于已拔除的第二恒磨牙位置，与下颌第二恒磨牙建立正常的𬌗关系。

3. 一侧多数后牙正锁𬌗　常常由于下颌牙弓狭窄所致。表现为锁𬌗侧的下后牙舌侧错位较为严重，但上后牙颊侧错位不明显。可采用下颌单侧𬌗垫矫治器附双曲舌簧，即在健侧下颌后牙上制作𬌗垫，使锁𬌗牙脱离牙尖锁结关系，在矫治器的锁𬌗侧下后牙的舌侧放置双曲舌簧，使锁𬌗侧的下后牙向颊侧移动。由于在健侧使用了𬌗垫，从而加大了颊肌的张力，有助于锁𬌗侧的上后牙向舌侧移动，故有利于锁𬌗的矫正。锁𬌗关系解除后，及时对𬌗垫进行调磨，同时调磨锁𬌗侧的过高牙尖。

三、治疗前后对比

双侧后牙锁𬌗矫治前后（图22－7）。

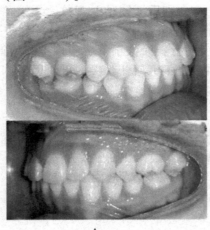

A

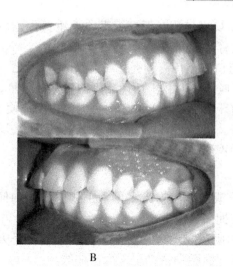

B

图 22 - 7 双侧后牙锁殆矫治前后
A. 双侧后牙锁殆矫治前；B. 双侧后牙锁殆矫治后

（赵子乐）

第六节 深覆殆

一、概述

深覆殆是临床常见的错殆。覆殆是指上前牙覆盖下前牙的垂直距离。上前牙切缘咬在下前牙牙冠切 1/3 以内，或下前牙切缘咬合于上前牙舌侧切 1/3 以内者为正常覆殆，超过 1/3 称为深覆殆。深覆殆是上下牙弓及颌骨垂直关系发育异常，主要表现为牙弓与颌骨高度发育不调，前牙区牙及牙槽高度发育过度，后牙及后牙槽高度发育不足。临床多见于安氏 I 类和安氏 II 类 2 分类的深覆殆患者，安氏 II 类第一分类的患者在矫治长度不调时，也应矫治深覆殆。

（一）病因

1. 遗传因素 遗传因素为显性遗传因子作用，使上颌发育过大，下颌形态发育异常。下颌支发育过长，下颌下缘平面较平，下颌呈反时针方向旋转生长型。

2. 全身因素 儿童时期，全身慢性疾病导致颌骨发育不良，磨牙萌出不足，后牙牙槽高度发育不足导致下颌向前、向上旋转，而前牙继续萌出，前牙槽高度发育过度。

3. 咀嚼肌张力过大 患者有紧咬牙习惯，牙尖交错位咬合时，嚼肌、翼内肌张力过大，抑制了后牙槽的生长。

4. 多数乳磨牙或第一恒磨牙早失 由于磨牙的过早缺失，使得颌间垂直高度降低，缺少了咀嚼力的刺激，影响了颌骨及牙槽的正常发育。

5. 个别下颌切牙先天缺失或乳尖牙早失 个别下颌切牙先天缺失或乳尖牙过早缺失，使下颌牙弓前段缩短，发育受到限制，下切牙向远中移动，造成下切牙与上切牙无正常殆接触；导致下切牙过度伸长。

6. 双侧后牙高度不足　双侧多数磨牙颊、舌向严重错位，后牙过度磨耗，后牙牙槽骨垂直高度降低，前部牙槽发育过度导致深覆𬌗。

7. 口腔不良习惯　儿童口腔不良习惯是造成错𬌗的原因之一，与深覆𬌗有关的不良习惯有咬下唇以及闭唇习惯。咬下唇时，上前牙受到向唇侧的力量，而下前牙则受到了向舌侧的力量，由此产生了推上前牙向唇侧及下前牙向舌侧的作用，使下前牙及下颌骨向前的发育受到限制，下前牙出现拥挤。闭唇习惯时，上下唇肌对上下颌切牙产生向腭舌侧的压力，导致上前牙内倾生长，下前牙舌侧倾斜，上下前牙呈闭锁𬌗。

（二）临床表现

1. 牙　上切牙长轴垂直或内倾。临床多见为上颌中切牙内倾，上颌侧切牙唇倾，上前牙拥挤，下切牙内倾或伴有拥挤。

2. 牙弓　由于切牙的内倾造成牙弓长度变短，上下牙弓呈方形；下颌牙弓矢状曲线曲度增大，上牙弓因切牙内倾，纵𬌗曲线常呈现反向曲线。

3. 咬合及口腔软组织　前牙呈深覆𬌗时，由于上颌前牙内倾使得覆盖常小于3mm，有时覆盖可为0～1mm，上切牙的舌面与下切牙的唇面接触，呈严重的闭锁𬌗。咀嚼时可咬伤上前牙腭侧黏膜或下前牙唇侧的牙龈组织，引起创伤性牙龈炎，急性或慢性牙周炎，严重时可造成牙槽骨吸收及牙松动。

4. 磨牙关系　由于下颌发育受限，使下颌被迫处于远中位，磨牙关系常呈远中𬌗关系；如仅为牙弓前段不调的患者，磨牙关系亦可呈中性𬌗关系。

5. 颌骨　上下颌骨一般发育较好。前牙闭锁𬌗时，下颌处于功能性远中𬌗位，下颌前伸及侧向运动受限，仅能做开闭口铰链式运动，下颌角小。

6. 面形　面部颌骨外形发育良好，由于深覆𬌗使得面下1/3高度变短，面形一般呈短方面形，下颌角小，嚼肌发育好，下颌角区丰满。

7. 肌功能　唇肌张力过大，颏唇沟加深，下唇有时外翻，下唇常覆盖在上切牙牙冠唇面1/2以上。咬肌粗壮。

8. 颞下颌关节　下颌运动长期受限的一些患者，可出现嚼肌、颞肌、翼内肌压痛，下颌髁突后移位，关节后间隙减小，张口受限等颞下颌关节功能紊乱症状。

（三）诊断

1. 深覆𬌗的分度　根据覆𬌗程度的大小，将深覆𬌗分为三度。

Ⅰ度：上前牙切缘覆盖在下前牙冠唇面1/3以上至1/2处，或下前牙咬合在上前牙舌侧切1/3以上到1/2处。

Ⅱ度：上前牙切缘覆盖在下前牙冠唇面1/2以上至2/3处，或下前牙咬合在上前牙舌侧切1/2以上到2/3处。

Ⅲ度：上前牙切缘覆盖在下前牙冠唇面的2/3以上，或咬在下前牙唇侧龈组织处，或下前牙咬合在上前牙腭侧龈组织或硬腭黏膜上。

2. 深覆𬌗的分类　根据深覆𬌗形成的机制不同，将深覆𬌗分为牙型和骨型2类。

（1）牙型：主要为牙或牙槽垂直向发育异常。上、下颌前牙及前牙槽发育过长，后牙及后牙槽高度发育不足；上前牙长轴垂直或内倾，下前牙有先天性缺牙或下牙弓前段牙拥挤所致的下颌前段牙弓变短；磨牙关系可为中性、轻度远中或远中𬌗关系，面下1/3变低，头影测量片显示主要为牙长轴及牙槽的问题。颌骨的形态、大小基本正常，面部畸形不明显。

（2）骨型：不仅有上下前牙内倾、前牙及前牙槽发育过度、后牙及后牙槽高度发育不足的问题，同时伴有颌骨与面部的畸形。头影测量显示上齿槽座点－鼻根点－下齿槽座点角（ANB 角）大，后、前面高的比例超过 65%，下颌平面角小于正常，下颌支过长，下前面过短，下颌呈逆时针方向旋转生长型。切牙内倾的深覆殆患者常伴有上、下颌牙拥挤。

二、矫治方法

深覆殆矫治的原则为通过调整前后牙及牙槽的高度打开咬合，纠正前牙轴倾度，协调上下颌骨间的矢状关系，矫正深覆殆和深覆盖。

口腔不良习惯是造成深覆殆的病因之一，因此，深覆殆的矫治，首先要破除口腔不良习惯，常用的矫治器有腭刺、口腔前庭盾等。

（一）生长期儿童

患儿应在替牙期或恒牙早期进行治疗。

1. 牙型深覆殆治疗原则　是纠正切牙长轴，抑制上下切牙的生长，促进后牙及后牙槽的生长。常用上颌平面导板式可摘矫治器。对于上前牙牙长轴内倾的患者，可在内倾的上前牙舌侧设计双曲舌簧，舌簧上附平面导板。在矫正上切牙内倾的同时，去除闭锁殆，让下颌及下切牙向唇侧调整，待上切牙长轴内倾及深覆殆改正后，再根据下颌的情况采取可摘或固定矫治器的治疗，以排齐下前牙，改正下切牙内倾和曲度过大的矢状曲线。对于先天缺失下切牙的患者，根据下切牙长轴矫正后间隙的情况酌情处理，必要时可做义齿修复以保持上下切牙正常的覆殆、覆盖关系。

2. 骨性深覆殆

（1）治疗原则：矫正内倾的上前牙，解除闭锁殆，刺激后牙及后牙槽的生长，抑制前牙及前牙槽的生长，使颌面部正常发育。

（2）治疗方法：可利用附舌簧的前牙平面导板可摘矫治器或固定矫治器进行矫治。如利用固定矫治器应先黏结上颌托槽以矫正内倾的上切牙长轴，解除闭锁殆，如覆殆较深，可同时在上切牙舌侧做一小平面导板，使后牙伸长，下颌自行向前调整。待上切牙的长轴矫正后，再黏结下颌托槽，以排齐下前牙并矫正矢状曲线曲度。如磨牙为远中殆关系时，可进行 II 类颌间牵引；如后牙萌出高度不足；临床常用上颌平面导板可摘矫治器，在正中咬合时，平面导板只与下前牙接触，后牙分离无接触，（上下后牙离开 5～6mm），可使后牙继续萌出，必要时可在双侧后牙做垂直方向牵引以刺激后牙及牙槽的生长。

（二）生长后期及成年人

对于生长发育后期或已成年的患者，其发育已基本结束，治疗时只能矫正牙及牙槽的异常，但使用的矫治力应更轻、更柔和，以利于牙周组织的改建。

1. 牙型深覆殆　可利用固定矫治器，先矫正内倾的上颌切牙解除闭锁殆，同时上颌戴小平面导板矫治器。小平面导板应以后牙打开咬合 2～3mm 为宜。待上前牙的内倾纠正后，再做下颌矫治，使上下前牙建立正常的覆殆、覆盖关系。

2. 骨型深覆殆　轻度骨性畸形的患者可利用正畸进行治疗。一般采用固定矫治器，先做上颌以矫正内倾的切牙长轴，并附上颌舌侧小平面导板，使后牙伸长改正殆曲线。对于上前牙过度萌出，后牙萌出不足的病例，必要时可采用"J"形钩高位牵引以压低上切牙，后牙垂直牵引以刺激后牙牙槽的生长。

对于成年人骨型深覆𬌗的矫治，特别是后、前面高比例过大、下颌支过长、下颌平面角小的患者，治疗十分困难。

严重的骨型深覆𬌗患者打开咬合、改正深覆𬌗的难度很大，必要时可采用外科正畸治疗，即先用正畸治疗的方法改正上下切牙的长轴，排齐上下牙列，再根据情况采用外科手术行前牙区根尖截骨术，压入前段牙及牙槽以矫正过长的上或下前牙及牙槽，恢复正常的覆𬌗、覆盖关系。

对一些年龄较大、后牙磨耗过多，垂直高度不足的患者，上下牙排齐后如覆𬌗仍较深，无法用正畸方法矫正时，可采用修复的方法，进行咬合重建，在后牙区做金属𬌗面以升高后牙，使上下切牙获得正常的覆𬌗、覆盖关系，并恢复面下 1/3 的高度。

三、治疗前后对比

深覆𬌗矫治前后𬌗像（图 22 - 8）

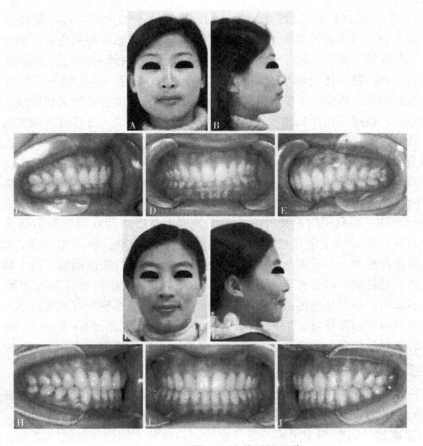

图 22 - 8　深覆𬌗矫治前后面𬌗像

（赵子乐）

第七节　开殆

一、概述

开殆是指在正中颌位时，上下颌部分牙在垂直方向无殆接触的现象。开殆可发生在乳牙期、替牙期和恒牙期。临床以恒牙列期最为常见，主要机制是上下牙弓及颌骨垂直向发育异常所致。

（一）病因

1. 口腔不良习惯　口腔不良习惯所致的开殆约占发病率的68.7%。吐舌习惯最为常见，由吐舌习惯引起的开殆，其前牙区开殆间隙呈梭形，与舌体的形态基本一致。伸舌吞咽、吮指、咬唇均可以在前牙区形成开殆；咬物习惯（如咬铅笔等）可在咬物的位置形成局部小开殆。

2. 下颌第三磨牙前倾或水平阻生　错位萌出的下颌第三磨牙可以推挤下颌第二磨牙，使其移位或向殆方伸长，牙尖高出殆平面使余牙分开无咬合接触。若伴有舌习惯等因素，常常形成全口多数牙无殆接触。

3. 佝偻病　严重的佝偻病是产生开殆畸形的重要原因之一。由于骨质疏松，提下颌肌群与降下颌肌群的作用使下颌骨发育异常，下颌支短、下颌角大、下颌角前切迹深，下颌体向下、后呈顺时针方向旋转，形成开殆。其特征为前大后小的楔形，而且为范围较大的开殆畸形。

4. 遗传因素　关于开殆是否与遗传有关，对于这一问题目前尚有不同看法，存在争论，需进一步研究。有的患者在生长发育过程中，上颌骨前部呈向前上旋转，下颌骨呈向后下旋转的生长型，可能与遗传有关。

（二）临床表现

开殆的表现有轻有重，有的仅为前牙开殆，有的只是后牙局部开殆，严重的开殆只有最后一对磨牙有咬合接触。

1. 牙及牙槽　后牙萌出过高，使后牙槽过度发育，而前牙萌出较低，前牙槽发育不足。

2. 牙弓　上下牙弓的大小、形态、位置可能不协调，上颌矢状曲线曲度增大，下颌矢状曲线曲度较平或呈反曲线。

3. 磨牙关系　磨牙关系可呈中性、远中或近中殆关系。

4. 颌骨发育　上颌骨位置及发育正常或宽度发育不足，腭盖高拱，其位置向前上旋转；下颌骨发育不足，下颌支短、下颌角大、角前切迹深，下颌体向前、下倾斜度增大，下颌骨向后下旋转。

5. 颜面部　严重开殆的患者，面下1/3的距离增高，上下唇常不能闭合。

6. 功能影响　随着开殆程度及范围的增大，严重者可影响患者口颌系统的功能，特别是咀嚼功能及语言功能将受到严重损害，表现为发音不清，前牙开殆无法切断食物，后牙开殆咀嚼效率降低。

（三）诊断

1. 开𬌗的分度　按上下颌牙之间分开的垂直距离大小。将开𬌗分为三度。

Ⅰ度：上下牙垂直分开 3mm 以内。

Ⅱ度：上下牙垂直分开 3～5mm。

Ⅲ度：上下牙垂直分开 5mm 以上。

2. 开𬌗的范围　开𬌗的范围可涉及前牙、前磨牙、磨牙，即前牙区开𬌗，前牙及前磨牙区开𬌗，前牙、前磨牙、磨牙区均开𬌗。有的患者仅表现为局部前牙或后牙区开𬌗，严重患者只有最后一对磨牙有咬合接触。

3. 开𬌗的分类　根据开𬌗形成的病因和机制，可将其分为 2 型。

（1）牙型：主要为牙及牙槽的高度异常，即前牙萌出不足、前牙槽发育不够或后牙萌出过高、后牙槽发育过度，面部无明显畸形，颌骨发育基本正常。

（2）骨型：骨型开𬌗除了牙及牙槽的问题外，主要表现为下颌骨发育异常，下颌支短、下颌角大、下颌平面陡，下颌平面角大，下颌呈顺时针方向旋转生长型，面下 1/3 过高，严重者呈长面综合征表现，可伴有上下牙及牙槽骨的代偿性增长。

二、矫治方法

（一）生长期儿童

首先要去除病因，根据开𬌗形成的机制，选择正确的矫治方法。

1. 牙型　多由不良习惯引起。混合牙列期可用可摘矫治器加腭屏、舌刺纠正不良习惯，如后牙萌出过度时可在后牙区加𬌗垫以压低后牙；年幼儿童一般在破除不良习惯后，上下切牙可自行调整；年龄较大的患者，切牙不能自行调整时，可在开𬌗的上下牙上粘托槽进行颌间垂直牵引。恒牙列如伴有牙拥挤时，可用固定矫治器在矫治拥挤的同时改正开𬌗，必要时也可同时戴用后牙𬌗垫及破除舌习惯的装置。

2. 骨型　分析错𬌗的病因与全身因素的关系，如系缺钙所致的佝偻病应配合补钙及全身治疗。生长早期除可选用前述矫治器外，应配合颏兜进行口外垂直牵引，口内后牙区的𬌗垫应做得稍高些，以便刺激下颌骨髁突的生长和下颌支的增长，引导下颌骨正常发育。

（二）生长后期及成年人

对于生长后期及成年人的开𬌗，应根据不同类型进行矫治。

1. 牙型　一般应选用固定矫治器矫治，必要时配合后牙𬌗垫以压低后牙。牙型开𬌗，牙排列尚整齐的患者，可采用方丝弓矫治器在尖牙与侧切牙之间设计水平曲，在水平曲上挂橡皮圈做颌间垂直牵引，升高前牙，纠正开𬌗。后牙部位的开𬌗也可以用相同的方法予以矫治。如伴有前牙前突或严重拥挤的患者，可采取减数矫治的方法，既可纠正开𬌗，又可同时矫正其他错𬌗。减数拔牙应根据患者口内的情况而决定，常用减数矫治的方式有：①如上下颌前牙均需较多内收时，应拔除上下颌 4 个第一前磨牙。②如上颌内收较下颌多时，可拔除上颌左右第一前磨牙及下颌左右第二前磨牙。③如下颌内收较上颌多时，应拔除上颌左右第二前磨牙及下颌左右第一前磨牙。拔牙后，由于后牙前移、前牙后移使颌间距离降低，下颌可向上、向前旋转，同时上前牙向后、下移动可减少前牙的开𬌗。由下颌第三磨牙阻生所引起的全口多数牙开𬌗时，应及时拔除阻生的下颌第三磨牙，并压入第二磨牙使之回到正常位置，同时配合咀嚼肌的功能训练以矫治开殆。

2. 骨型 骨型开殆时，因生长发育已基本完成，不能采用引导生长的方法进行矫治。

（1）轻度骨型：开殆除采用前述减数方法矫治外，还可采取增加牙代偿的掩饰矫治法，即将开殆的上下颌牙适当地代偿性伸长，尽可能改善Ⅰ面部的形态。

（2）严重骨型：开殆则应进行外科、正畸联合治疗，应用外科手术的方法矫治骨型开殆。

（三）多曲方丝弓技术矫治开殆畸形

MEAW技术，对矫治开殆畸形的确具有奇妙的效果

（1）MEAW技术的作用原理和特点

1）使用MEAW技术弓丝的患者，其牙齿各自同时进行移动，互不干扰，因为除上下中切牙、侧切牙之外，在各个牙齿间都弯有"L"形曲，这大大增加了托槽间弓丝的长度，减少了弓丝的形变率。不仅使矫治力更加柔和，持续，而且使每个牙齿上产生的矫治力互不影响，极大地缩短了治疗的时间。

2）有利于牙齿的直立：MEAW技术的原理是将近中倾斜的后牙竖直，从而使矫正完成后后牙的长轴与殆平面之间保持垂直关系，不易复发；另外，后牙竖直的过程中可以为牙弓提供较多的间隙。

3）重新形成殆平面：对于开殆患者，两侧殆平面不一致的下颌偏斜等情形，借助MEAW技术，利用其对牙齿三维方向的控制，重新形成新的殆平面，与其他的矫治弓丝相比，该方法容易得多。

4）有利于咬合关系的粗细调整：由于MEAW技术可以分别在每个牙齿上施加不同的矫治力，对于每个牙转矩的控制也比较容易，当对殆关系进行粗细调整阶段，MEAW很容易达到矫治目标。

（2）MEAW技术应用前的准备

1）牙列的准备：排齐所有牙齿，矫正扭转牙，拥挤等各种情况，关闭所有牙间隙。

2）托槽方面：要达到每一个牙齿上的托槽位置准确无误。

3）X线片的拍摄：根据不同错殆畸形的实际需要，拍摄颞颌定位侧位片及全颌曲面断层片，依照上颌切牙与上唇的位置关系，确立上切牙的最佳位置，矫治完成后的殆平面以及每个牙位的情况。

4）制取研究模型：在模型上弯制MEAW。

（3）MEAW技术治疗开殆时的注意事项

1）对于安氏Ⅰ类患者，上、下牙列均需安装MEAW，并且在前牙区上、下颌第一个"L"形曲上使用橡皮圈进行垂直牵引，除刷牙、进食等情况外，需要全天挂用，否则弓丝产生的矫治力不仅不能使后牙竖直，反而造成前牙开殆更加严重。

2）对于安氏Ⅱ类开殆患者，上颌牙列安装MEAW，除前牙区的垂直牵引外，还要实施Ⅱ类颌间牵引。

3）对于安氏Ⅲ类开殆的患者，在下颌牙列安装MEAW，前牙区实施垂直牵引的同时，进行Ⅲ类颌间牵引。

三、治疗前后对比

骨型开𬌗矫治前后对比（图22-9）。

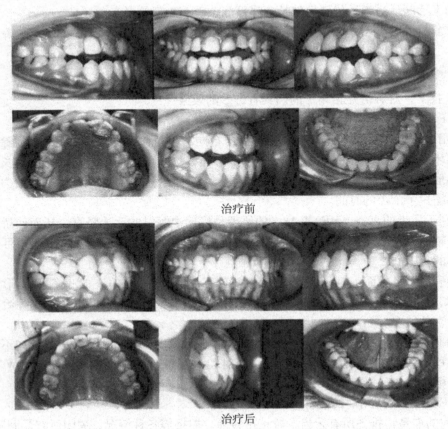

治疗前

治疗后

图22-9　正畸-正颌联合治疗骨型开𬌗

（赵子乐）

第八节　双颌前突的矫治

双颌前突是指上颌和下颌的牙齿和牙槽骨均向前突出的错𬌗畸形。

一、病因及症状

病因不清楚，多数人认为与遗传有关系。另外与饮食习惯也有些联系，如长期吮吸海产贝壳类及其吮吸某些有核小水果如桂圆，荔枝，杨梅等。南方沿海地区发病较高。

临床表现为开唇露齿，上下嘴唇短缩，上下颌牙齿长轴倾斜度大，闭唇费力且不自然，犹如口内饱含食物样。面部中1/3和面下1/3向前凸出，严重的双颌前突常伴有口呼吸不良习惯，口腔易干燥，长期口呼吸，且能加重前突的程度。此类患者求治心切，在容貌外观方面常有心理的自卑感。

二、诊断和矫治原则

侧面外形一目了然。头影测量结果 SNA 与 SNB 均大于正常。治疗的目的就是想方设法内收上下颌的前牙及牙槽突，改善美观，为了达到预期的效果，一般矫治的方法有扩大牙弓或扩大牙弓配合减径内收前牙，也有远中移动上下颌的后牙，利用间隙内收上下前牙；还有拔除 4 个第一前磨牙，利用拔牙空隙，内收上下前牙向腭侧；遇有极严重的双颌前突的患者，并为成年者，也可用外科手术的办法，先去除 4 个第一前磨牙及其牙周骨组织，前方牙齿行根尖下截骨，内收并排齐之。上述方法如何选择或实施详见下列内容。

三、扩大上下牙弓

（一）适应证

轻度双颌前突；牙弓列狭窄者；预计通过扩弓或配合减径能达到预期效果者。

（二）实施办法

关键的步骤是在扩弓后期可利用口外弓，唇挡等装置推尖牙向远中，闭合后牙间出现的小间隙，也可以减径加大间隙，然后利用加强支抗如口外弓或唇挡，内收上下切牙。一般可借口外弓技术，弓丝上设计闭隙曲，利用向后结扎曲（Tie – back）方式内收前牙。

四、推磨牙向远中

（一）适应证

轻度或中度双颌前突患者；第二磨牙未萌，且无第三磨牙者；不愿拔牙者。

（二）实施办法

（1）上颌可用口外弓，移动第一磨牙向远小方向；下颌可应用唇挡，推下颌第一磨牙向远中。注意一对牙一对牙的向远中，注意支抗必须要加强，患者配合一定要好，坚持戴口外弓的时间每天不应少于 14h。此法容易复发应慎用。

（2）在第一磨牙前放置螺旋弹簧，螺旋弹簧近中应焊阻止挡或使用矫正曲的形式。利用除第一磨牙之外的整个牙列作为支抗。推 6 – 6 向远中方向。注意支抗必须稳固，整排牙齿需连续牢固结扎。推磨牙向远中也可合并使用口外弓，或用口外弓维持远移的效果，再一对牙一对牙向远中移动。

五、利用拔牙间隙内收前牙

此法是首选的方法之一，无论轻度、中度或重度的双颌前突，均可采用，具体使用固定矫治技术，其效果也比较可靠和令人满意。

（一）适应证

轻度、中度和重度双颌前突者。

迫切要求改善面部前突形象者。

牙弓不太狭窄的患者。

舌体形态、体积尚能适应术后牙弓形态者。

（二）实施的办法

1. 加强支抗　本法成功的关键取决于支抗是否牢靠稳固。一般均应使用最大支抗。实现最大支抗的办法有以下几种：①使用支抗磨牙舌侧装置，包括腭弓，舌弓，腭托等。②合并使用第二磨牙带环。③使用口外弓。④弓丝上应用停止（Stop）曲和后倾曲。以上可单独使用或合并应用。

2. 牵引尖牙向远中　①利用链状皮圈（power - chain）。②利用螺旋弹簧（coilspring）。③利用片段弓上的闭隙曲。④利用方丝的张力曲簧（Bull）弹簧。⑤放置推簧在侧切牙与尖牙之间。以上 5 种方法可任选一种即可。

3. 内收上下颌切牙

（1）主弓丝上设计侧切牙与尖牙之间的闭隙曲，弓丝通过颊面管，弓丝拉紧后反折（退火后效果好）。

（2）在主弓丝的磨牙近中设计向后结扎曲（Tie - backloop），依靠双股结扎丝结扎主弓丝，收紧前牙向舌侧移动并内收。

（3）在主弓丝的侧切牙与尖牙之间弯泪滴状曲，或垂直张力曲（Bullloop）（用方形弓丝），在磨牙颊面管之前主弓丝上焊铜丝拉钩，向后结扎加力内收。

（4）在主弓丝侧切牙与尖牙之间弯拉钩，连接 J 形钩，内收上前牙。以上无论何种方法，任选一种均可收到好的疗效。

六、正颌手术

（一）适应证

年龄较大成年患者；双颌前突严重，正畸效果不理想者；对要求明显改善面型者。

（二）实施方法

上颌去除 4 - 4 牙齿及牙周组织，并沿上颌硬腭去除宽 8mm 左右的骨块，行 4 - 4 根尖下截骨术，使 3 + 3 整块骨组织后退；下颌仅去除 4 - 4 牙齿及牙骨块，3 + 3 根尖下截骨利用去除骨块的位置后移 3 + 3 牙体牙周组织块，然后牢固结扎。后移上下前牙骨块后对多余的上下颌骨组织应适当去除，以保证容貌的改善和切口的愈合。不要余留台阶及骨刺。

七、治疗前后对比

恒牙列双颌前突治疗前后𬌗像（图 22 - 10）

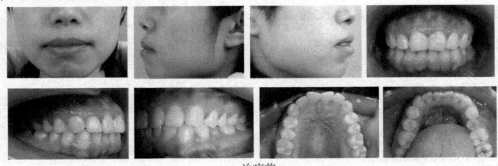

治疗前

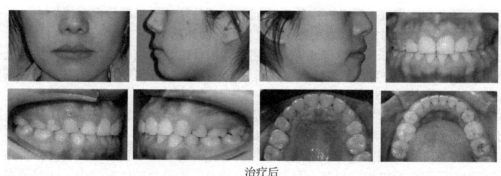

治疗后

图 22 -10　恒牙列双颌前突治疗前、后面殆像

（赵子乐）

第九节　成人正畸治疗

随着社会的发展进步，健康成为人们关心的话题，越来越多的成人希望自己有良好的形象和感觉，更加充满自信，伴随着这些新的思维，对于牙齿健康及美观的要求也日益增加。因此越来越多的成人患者要求进行正畸治疗，成人正畸已成为当代正畸治疗的热点之一。

成人正畸的历史可以追溯到 1880 年，Kingsley 医生成功地为一位 40 岁前牙反殆患者做修复前的正畸治疗后指出，牙齿不能移动的限制因素不是年龄，但在 17 ~ 19 岁以后年龄越大，生长越慢，正畸越困难。

在 20 世纪初，对于成人正畸的论述仍然多持否定态度。最近 20 年来，正畸研究方向转向了成人正畸，在临床实践中成人患者也得到了逐步的重视。主要是由于随着经济文化水平的提高，生活方式的改变和患者意识的增强，成人正畸需求增加，而矫治器装置的改变，关节、牙周、修复及正颌外科等多学科联合口腔疗法已能处理成人正畸涉及的复杂问题，从而大大提高了疗效。Lindegard 等提出成人正畸的标准：①有疾病或异常表现。②治疗需要是明确的并且决定于临床表现的严重程度，正畸治疗的可靠途径，成功的预后以及正畸治疗的优先顺序。③患者强烈的治疗愿望。Reidel 和 Dougherty 预测了当今成人正畸的现状。Reidel 对成人正畸持赞成态度。Dongherty 认为正畸学是一个完整的学科，它涉及的对象不受年龄的限制。

一、矫治特点

成人正畸治疗与青少年正畸治疗在许多方面都有不同之处，主要体现在以下五个方面：①治疗目标的明确性及个体性，对每个问题作具体的研究和治疗。②采用问题针对性的诊断方法。③系统而仔细的分析，选择治疗计划。④需要成人患者了解并完全同意所建议的治疗。⑤识别病例的类型，采用成人分类系统使正畸医生注意患者的治疗需要。成人正畸的主要特点表现在以下几个方面。

1. 口腔条件　随着年龄的增加，牙周病及龋病的发病率也逐渐增加，包括继发龋，根面龋和牙髓病变等，对牙周骨质吸收有高度敏感性，同时口内牙列缺损的部位不断产生，易引起𬌗关系紊乱。这样成人患者存在的口腔问题已不是单纯的正畸治疗就能解决，往往需要与牙体科、牙周科、修复科、颌面外科的医生一起协作治疗。

2. 骨骼　成年人生长发育已停止，骨代谢和牙槽骨改建比较缓慢，因此对颌骨进行矫形治疗收效甚微。轻、中度的骨骼畸形可以通过牙齿移动进行掩饰性矫治；中、重度的骨骼畸形必须配合正颌外科治疗。

3. 颞下颌关节　青少年的颞下颌关节适应能力强，在治疗过程中不易产生症状，而成人颞下颌关节的适应能力范围小，易产生临床症状。

4. 神经肌肉系统　成人缺乏神经肌肉系统的适应能力，力学体系的选择受限，在正畸过程中有产生医源性𬌗创伤的倾向。而青少年的神经肌肉系统的适应性强，能耐受如Ⅱ类牵引，Ⅲ类牵引一类的治疗方法。

5. 社会心理因素　正畸患者的求治动机会直接影响矫治的效果，青少年患者就诊多数出自家长的愿望，而成年患者由于职业和社会活动影响常主动寻求正畸治疗。正畸医生应考虑求治的隐蔽动机，解除心理困扰，以达到良好的患者满意的矫治效果。

二、矫治方法

成人患者存在的问题较多，要求较高，因此在临床上要注重全面收集资料，将问题转化为口腔正畸记录的形式，这样有助于获得最理想的治疗方法

（一）综合性矫治

指对成人错𬌗畸形进行全面的正畸矫治，矫治全部牙齿错位，建立最佳的牙齿排列与咬合关系，在治疗过程中，几乎全部牙齿均需要移动。

1. 牙齿移动特点　成人的骨质较为致密，像青少年一样的整体移动牙齿比较困难，而且转矩的控制也较困难，牙齿的倾斜移动更容易。但是牙齿的压低、升高、纠正扭转及牙弓整平同患者的年龄没有太大的关系。青少年牙齿移动较迅速，成年人起动较慢，但牙齿开始移动后速度较快。对于拔牙矫治来说，拔牙间隙关闭后的保持较困难，而且牙弓中存在间隙（无牙齿缺失），往往间隙关闭后也易于复发。在陈旧缺牙隙处，牙槽嵴往往过窄，移动牙齿几乎不可能。矫治力量要柔和，防止力量过大而加速牙槽骨吸收。

2. 综合分析　治疗时应从三维方向上进行全面考虑。

（1）前后向：主要采用选择性地拔牙和颌间牵引的方法。对于安氏Ⅱ类磨牙关系的成人患者可拔除上颌第一前磨牙，而使 6 个正畸矫治牙同时后移至拔牙间隙，纠正前牙深覆盖，而下颌多不拔牙，以保持后牙完全Ⅱ类关系和尖牙Ⅰ类关系。这样可以改善侧貌，但无骨骼方面的改变。

安氏Ⅲ类患者，对于轻中度的骨性下颌前突或上颌后缩可减数拔牙，唇向移动上前牙，舌向移动下前牙，通过牙齿的代偿移动而达到补偿骨骼畸形的目的。对于中、重度骨性Ⅲ类反𬌗，下颌前突，上颌后缩，或二者兼有，前牙反𬌗甚至全牙列反𬌗，只能配合正颌外科进行治疗。

（2）垂直向：根据深覆𬌗产生的机制可以分别选择压低前牙，唇倾上下前牙，伸长后牙和正颌外科手术的方法。开𬌗可分别选择上下前牙垂直牵引，压低后牙，拔除上下前磨牙，或磨牙选择性的拔除，MEAW 技术及正颌外科手术的方法。

（3）横向：可使用快速扩弓并配合外科手术的方法，也可以通过弹力牵引扩大一颌的

牙弓而缩小另一颌的牙弓来矫治。

3. 支抗的选择　成年人主要采用口内支抗，使用颌外，颌间支抗较少，避免使用头帽，因为成年人受多种因素的影响，不可能长时间戴用头帽，近年来出现的骨融性种植体可提供支抗。

4. 拔牙与非拔牙　青少年患者常采用拔除 4 个前磨牙的方法来矫治，而成人患者拔除 4 个前磨牙有许多不良后果，这种拔牙模式将增加牙齿移动的距离，增加患者的不适感，延长矫治时间，导致发生潜行性牙根吸收和牙周病的可能性增大。对于成人患者很可能拔除上颌第一前磨牙而维持磨牙的完全Ⅱ类关系，而下颌前磨牙的拔除应谨慎，尤其是患者牙弓存在较大的 Spee 曲线时。因为前磨牙位于 Spee 曲线顶点，关闭间隙时，邻近的牙齿趋于向拔牙间隙倾斜移动而加深 Spee 曲线。所以对成人患者下颌轻度拥挤时可选择釉质片切，有限度地扩大牙弓，前移切牙，成人患者也多采用不对称拔牙法，在缺失牙的对侧拔牙，纠正中线偏斜。

5. 矫治器的选择　通常选择固定矫治器，常使用片段弓技术，对矫治的美观要求高，不如青少年那样容易适应。

（二）辅助性矫治

这是为其他的口腔治疗提供便利而采取的必要的牙齿移动，它只是作为一种辅助手段。包括：①在缺牙修复前关闭间隙或集中间隙，竖直牙齿，排齐牙齿。②牙周病患者中，因牙齿错位引起的创伤拾，前牙深覆拾，咬伤牙龈组织，上颌前牙唇向倾斜，伸长，扇形漂移等进行正畸治疗。

三、治疗前后对比

前牙排列不齐矫治前后对比（图 22 - 11）

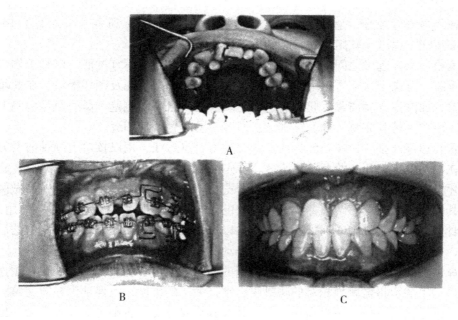

图 22 - 11　典型病例矫治过程
A. 术前；B. 术中；C. 术后

（赵子乐）

第二十三章 牙-颌-面畸形的正颌外科矫治

第一节 常用的正颌外科手术

一、Le Fort I型截骨术及分段 Le Fort I型截骨术 (折断降下技术)

(一) 适应证

截骨线在 Le Fort I 型骨折部位，使包括腭板在内的上颌骨牙槽突完全与上方骨质离断，充分向下移动，称折断降下（downfracture）。并可从鼻腔面及上颌窦面根据需要将上颌骨再分成数段，以与下颌牙齿建立良好的𬌗关系。彻底去除影响移动的骨干扰，游离的上颌骨可向上、下、前、后及左右侧方移动，因而有广泛的适应证。可矫正面中1/3垂直方向或前后方向的过长、不足或两侧不对称。分段 Le Fort I 型截骨术更可矫正上颌牙弓过宽、过窄或开𬌗畸形。

(二) 手术操作

手术在经鼻气管插管，全身麻醉下进行；手术区域以0.5%利多卡因含1：10万肾上腺素行局部浸润，以减少软组织切口时的出血量。

在两侧第一磨牙远中之间的前庭沟水平切开黏骨膜，切口不宜过低，以利于伤口缝合及愈合。沿骨膜下分离切口上方组织瓣，暴露上颌窦前壁、梨状孔及颧牙槽嵴。在此嵴后方沿上颌窦后壁骨面隧道式剥离黏骨膜，直达翼上颌连接。自鼻腔侧壁、鼻底及鼻中隔上剥离鼻腔黏骨膜，注意保持其完整，如有穿破，折断降下上颌骨后立即缝合。

在梨状孔边缘及颧牙槽嵴处的骨面上用钻做垂直参考线，用以核对上颌骨前后方向移动的距离。在根尖上3~5mm做水平骨切口。可先用钻做数点标志，再用摇摆锯、来复锯或钻完成。颧牙槽嵴后方的骨切口可用来复锯或薄凿完成。如需向上移动上颌骨，需做两个水平骨切口，其间去骨量为上移距离。上颌窦内壁的切口需与外壁切口保持一致，常用凿完成，操作时在骨壁与鼻腔黏骨膜间插入一分离器，以保护黏骨膜不受损伤。鼻腔侧壁的后份有翼腭管通过，手术时应尽量避免损伤管内的腭降动脉。

截断鼻中隔与腭板鼻嵴的连接后，用特制的弯凿截断水平骨切口以下的翼上颌连接。此时，术者另一手的示指需触摸相对的腭黏膜，掌握凿子的进度，以保证腭黏膜完整。凿子必须放在翼上颌连接的下份，不得损伤上颌动脉及其重要分支，否则可能导致致命的出血。截开上颌骨各处连接后，可用手指的压力将上颌骨折断下降，也可用上颌把持钳将其最后离断，并使之充分活动。去除干扰移动的骨质。如上移上颌骨，需切除一部分鼻中隔甚至切除部分下鼻甲，以保证术后不发生鼻中隔偏曲以及保证呼吸通畅。如需分段移动上颌骨，则从上颌骨的鼻侧面将骨段截开，必须保持腭侧软组织蒂完整无损。进行牙根间截骨剥离唇颊侧牙龈时，注意保持其完整性，并注意牙根走向，勿损伤切口两侧的牙齿。

将上下颌进入咬合导板并行颌间结扎，即可按设计方案移动上颌骨，此时用手指轻轻加力，上颌即可保持在新的位置上。如有阻力必须解除，充分地游离移动的上颌骨段是保证术后稳定性的关键之一。然后进行骨内固定。以往采用骨内不锈钢丝及悬吊钢丝固定，但难以达到三维稳定。近年坚固内固定（internal rigid fixation）技术广泛应用于正颌外科，采用微型钛板及螺钉固定移动后的上颌骨。按照上颌骨的生物力学特点，微型钛板放置于两侧梨状孔边缘及颧牙槽嵴处。如为分段截骨，每个骨段至少需有一个钛板固定。截骨线两侧钛板至少各含两枚螺钉。弯制的钛板必须与移动后骨段完全贴合。坚固内固定稳妥可靠，可有效地控制复发，减少颌间固定时间，方便患者生活。但坚固内固定后的骨段很难再移动，操作需严格、准确，保证良好的𬌗关系。仔细检查确认无活泼出血后，缝合软组织创口。

（三）并发症及其预防

1. 出血　在离断翼上颌连接时如操作不当，可损伤上颌动脉或其主要分支（如蝶腭动脉）而造成严重出血。翼上颌连接的平均高度是 14.6mm，在翼上颌裂处，翼上颌连接的下缘距上颌动脉为 25mm。将离断翼上颌连接的宽度设计为 15mm 在临床上是安全而实用的。如果需要进行高位的 Le Fort Ⅰ 型截骨，而患者翼上颌连接较长，可在颧牙槽嵴处形成一台阶以降低上颌后壁的水平切口。截开时弯凿勿向上，以免损伤血管。必须先截断其他骨壁，最后离断翼上颌连接。万一严重出血，应快速离断两侧翼上颌连接，折断降下上颌骨，在明视下止血。可采用止血夹、电灼、压迫止血等方法。如果局部止血不成功，可结扎上颌动脉甚至颈外动脉。出血过多应补充血量。在折断降下上颌骨时采用控制性低压麻醉可有效地控制出血量。

2. 移动的牙-骨段血供不足　行 Le Fort Ⅰ 型截骨，移动的牙-骨段主要靠腭侧的软组织蒂供血，必须保持其完整性。在离断翼上颌连接及截开腭板时要用手指触摸腭侧黏膜，避免器械进入过深而损伤腭侧黏骨膜。前庭沟处的水平软组织切口不要越过两侧第一磨牙，其后的软组织也是一个血供来源。保持牙龈黏骨膜的连续性可增加其附近硬组织的血供，对术后牙髓组织愈合及牙周组织的健康有利。

二、下颌升支矢状劈开截骨术

（一）适应证

此术式将下颌升支矢状劈开，内侧板与下颌体相连接称为远心骨段。外侧板与髁突、喙突相连接称为近心骨段。由于远心骨段可前、后及旋转移动，能够矫正下颌前突、后缩及偏斜等各种下颌畸形；坚固内固定技术亦可简便应用，且效果肯定，因此，该手术有广泛的适应证。

（二）手术操作

手术在经鼻气管插管，全身麻醉下进行；手术区域以 0.5% 利多卡因含 1：10 万肾上腺素行局部浸润，以减少软组织切口时的出血量。

在下颌第一磨牙至第三磨牙远中前庭沟稍外侧做切口。自切口前端深切至骨面，即达外斜线处。沿其向后上切开骨膜，经升支前缘直达喙突根部。不要切开颊肌上份肌纤维，以免颊脂垫疝入术野。在相当于下颌孔稍上的水平，分离升支内侧骨膜至下颌孔后方。外侧骨膜分离仅限于磨牙区的外侧板及下缘。保留咬肌部位的骨膜附着。若剥离过广，可导致近心骨段末端坏死，延缓愈合。

在下颌孔上方用粗裂钻做内侧水平骨切口，从下颌孔后方至升支前缘，切入深度约为该处升支厚度的1/2。应根据患者下颌 X 线片及解剖学知识确定下颌孔位置。不必解剖暴露下牙槽神经血管束，以免损伤及出血。为了顺利地将升支矢状劈为内外两片，在升支前缘稍内侧做矢状切口继而沿外斜线转向前下外，在下颌第一磨牙（后退下颌时）或第二磨牙（前移下颌时）处转为垂直切口，直达下颌下缘。先用来复锯或钻切透骨皮质，继而用薄锐的平凿逐渐劈开。器械进入的方向与外侧板平行。最后用较宽而微弯曲的骨凿劈开，并以宽刃骨刀沿其纵轴旋转，使两骨段逐渐分离。不可用力过猛以免造成骨段意外骨折。骨切口的下、后缘必须完全离断，使近、远心骨段之间充分活动。以同样步骤完成对侧下颌的操作后，将远心骨段按计划移动就位于咬合导板内，完成颌间结扎，此时下颌已经按要求，达到设计的位置。下颌后移者需切除重叠的外侧骨板。近心骨段尤其是髁突应尽量保持在原来位置。可用小型钛板越过前方截骨线（外斜线附近）作单皮质固定；也可用 3 个金属螺钉在升支下份作双皮质固定将两骨段固定在新的位置上。应避免螺钉进入时损伤下牙槽神经血管束。缝合伤口。

（三）并发症及其预防

1. 出血 颊动脉出血位置表浅，可结扎或电灼止血。面后及面动脉出血常由于操作时凿子失控造成。准确细致的操作，保持器械在骨膜下进行，可避免上述损伤。准备作下颌升支内侧的水平切口剥离肌肉时亦应尽量在骨膜下进行，以免造成肌肉内出血或损伤下牙槽动脉。肌肉出血可用明胶海绵及纱条压迫止血。水平骨切口要保持在下颌孔以上，以免损伤下牙槽神经血管束。损伤而未完全断裂下牙槽动脉可造成严重出血，应结扎或将其完全离断，离断后血管收缩常可自动止血。下颌升支矢状劈开截骨术剥离的范围较广，经验不足者，往往过多地揉搓损伤软组织，造成术后广泛的组织水肿。如止血不完善，术后血肿加上组织水肿，可影响呼吸道通畅，应予重视。手术要轻柔准确，止血要充分。

2. 下牙槽神经损伤 是下颌升支矢状劈开最容易发生的并发症。可因直接损伤、过分牵拉、骨段移位时的挫伤挤压、术后下颌管内水肿及不适当的固定引起。为了避免操作失误而损伤下牙槽神经，应了解下颌管的解剖结构。Bell 等的研究指出，在下颌角前外侧骨板与下颌管之间有松质骨，而在下颌角部两者之间无松质骨存在。在此区矢状劈开难于掌握其深度，容易损伤管内的下牙槽神经，应格外小心。

3. 近心骨段骨折 最容易产生骨折的部位在下颌角区域。多因皮质骨截开不彻底或旋转裂开两骨段时用力过猛所致。少数病例下颌升支很薄，甚至内外侧皮质骨之间几乎没有松质骨存在，对这种病例进行下颌升支矢状劈开手术时，更应十分小心，既要截骨充分，又不可截骨过分，因为两者皆可造成下颌骨的意外骨折。

4. 近心骨段移位继发颞下颌关节症状 升支矢状劈开术比垂直截骨术后髁突移位者少，但仍有发生。矢状劈开后，近心骨段需保持原来位置，然后固定。将近、远心骨段在升支后缘的劈开线前移至下颌孔与升支后缘之间，可保留一部分翼内肌附着在近心骨段上，与颞肌的牵引力相拮抗，避免近心骨段及髁突移位。

三、口内入路升支垂直截骨术

（一）适应证

此术式操作简单，损伤小，术后反应小，不容易损伤下牙槽神经血管束，适用于下颌前突的矫正。因为坚固内固定技术难以达到要求，目前较少采用。由于截骨术后近心骨段及髁突有短期的前下移位，减轻了颞下颌关节内压力，促使颞下颌关节症状缓解，因而有颞下颌关节症状的患者可选用此术式。

（二）手术操作

手术在经鼻气管插管，全身麻醉下进行；手术区域以 0.5% 利多卡因含 1∶10 万肾上腺素行局部浸润，以减少软组织切口时的出血量。

软组织切口位置与升支矢状劈开术大致相同。不剥离升支内侧骨膜，只在外侧行骨膜下剥离，暴露升支外侧面，上至乙状切迹下至下颌角前。将专用的双切迹光导纤维拉钩固定于升支后缘。以长柄锄状摆动锯在相当于下颌孔以后的部位，自乙状切迹至下颌角前垂直截开。先将骨切口中份全层切开，然后向下、再向上摇摆移动，完成切口。分离近心（包含髁突的）骨段下份的软组织附着，将远心骨段后移，重叠于近心骨段的内侧。保持髁突位于关节凹内。根据需要切除一部分近心骨段下端外侧骨板，以减少重叠后的突度，并且避免近心骨段尖端缺血性坏死。以同样步骤完成对侧下颌的操作后，将远心骨段按计划移动就位于咬合导板内，完成颌间结扎，此时下颌已经按要求，达到设计的位置。缝合软组织伤口。

（三）并发症及其预防

1. 髁突移位继发颞下颌关节症状 是下颌升支垂直截骨最常见的并发症，主要由于近心骨段移位引起。由于近心骨段术后重叠于远心骨段外侧，髁突与关节窝的关系势必产生某种程度的改变。加之翼外肌的张力在术后 3 个月内使髁突有向前下移位的趋势。轻度髁突移位经过颞下颌关节的改建，可建立新的髁突与关节窝关系。过度的髁突移位，将产生颞下颌关节症状。应在完成下颌后推以后，将髁突尽量放置于关节窝内。另一个要点是剥离近心骨段后内侧的翼内肌附着时，不要剥离过多，这样不但有助于保持髁突在关节窝内的正确位置，也可避免近心骨段末端发生缺血性坏死。

2. 近心骨段骨折 如果乙状切迹暴露不充分或拉钩放置过低，可将下颌后缘误认为乙状切迹，形成错误的截骨线。改正上述两个缺点并在切割过程中不断检查截骨线走向可避免截骨线走向后缘。未完全离断近、远心骨段即用暴力凿、撬，可能发生髁突颈骨折，必须在骨段完全离断后再撬动，且不可滥用暴力。

（李立恒）

第二节 水平截骨颏成形术

颏作为颜面重要结构之一是鼻、唇、颏关系协调的基础，是容貌美的重要标志。在生物进化的漫长历史中，生物从低级到高级，人类从类人猿到现代人，随着大脑越来越发达，咀嚼器官（主要是牙齿和颌骨）越来越退化，颜面结构特征发生了显著的变化。其中最主要的变化是前额突出，双唇后退，颏的突度和轮廓愈加明显。因此，颏的发育也是人类进化的结果。颏的发育不足常使面型呈现"鸟形脸"，颏的偏斜会使人感到整个颜面的不对称，过突过长的颏也使容貌的整体美受到破坏。

水平截骨颏成形术或作为美容外科手术，或作为正颌外科、颅面外科的辅助手术，其应用已越来越普遍，对面部美容起着"画龙点睛"的作用。

那么，什么样的颏突度、颏形态被认为是比较美的呢？就中国人的容貌结构特征而言，如果从眶耳平面作为水平标志线，过软组织鼻根点和鼻下点分别做一垂直于这条水平标志线的垂线，那么美貌青年人群中男性的颏前点靠近过软组织鼻下点的垂线。而女性则位于两条垂线之间而稍靠近过鼻根点的垂线。男性的鼻唇沟相对较女性深。如以 Rickens 设计的连接鼻尖点和颏前点的"审美平面"（esthetic plane）来评价的话，美容人群中男女性的双唇均位于该平面的后方约 1~2mm，下唇较上唇相对靠前。上唇高（从鼻下点到上唇下缘距离）与下唇颏高（上唇下缘到颏下点距离）之比大约为 1：2。对称性的评价涉及颏中线是否与面中线一致、两侧颏结节左右是否对称、颏下缘的高低两边是否一致及颏旁区突度是否一致等。

一、适应证

1. 颏后缩畸形　颏后缩畸形是东方人群中常见的颜面畸形。东方人属于蒙古人种，蒙古人种颜面结构的特点之一是双颌微突，颏部突度较高加索人种小。因此，颏后缩的情况比较普遍，增加颏突度的水平截骨颏成形术有非常广泛的适应者。

2. 颏前突畸形　单纯的颏前突畸形在东方人群中并不多见。但在骨性下颌前突畸形患者中常伴有不同程度的颏前突，需在矫正下颏前突畸形的同时予以矫正。

3. 颏过长畸形　所谓颏在垂直方向上发育较长，主要是指面下 1/3 中的下唇颏高与上唇高比例失调，显得过长，从而使面中份与面下份的比例关系失调。这种情况在长面综合征患者中普遍存在。同时，在某些下颌前突畸形的患者中也可看到。

4. 颏过短畸形　与颏过长畸形相反，颏部发育不足，小颏畸形，短面综合征患者常伴有下唇颏部高度不足，同样造成面下 1/3 的上唇高与下唇颏高的比例关系失调，面中份与面下份的比例关系失调。因此，在矫正上述畸形时，适当加高颏部的垂直高度是必要的。

5. 颏部不对称畸形　颏部不对称畸形包括颏在三维方向上的各种不对称，情况比较复杂。最多见的有颏中线偏离面中线、两侧下颌骨下缘高度不一致造成的颏中线歪斜，颏下缘一侧高一侧低，两侧颏结节突度不一致等。这些不对称的颏畸形可出现在偏突颌畸形、半侧颌骨肥大畸形、髁突骨软骨瘤导致的偏斜畸形，单侧关节强直伴发的不对称畸形，一侧髁突发育不良造成的偏斜，骨折错位愈合后的牙-颌-面畸形。

二、手术操作

1. 麻醉　口内进路的水平截骨颏成形术可采用经鼻气管插管全身麻醉，亦可采用下颌神经传导阻滞麻醉加局部浸润麻醉。全麻的优点是患者无恐惧感，也便于术者的操作，特别是颏部畸形复杂，颏部骨段移位大，或采用较为复杂的术式，预计手术操作时间稍长者，最好选择气管插管全身麻醉。而术式较简单，颏部骨段移位小，患者心理承受能力较强者也可选择局部麻醉的方法。若选择局部麻醉，事先应向患者仔细交代术中可能有振动感、牵拉感或轻微疼痛，患者应予理解和配合。

2. 软组织切口　软组织切口宜做在下颌第一前磨牙的口前庭靠唇侧黏膜处。切口与前庭沟的距离约5mm。切开黏膜后，刀片稍倾斜，以保留部分颏肌于下颌前部的外侧骨板上，为关闭切口时的颏肌对位缝合创造条件。在下颌前牙根尖下（常常以下颌单尖牙的牙根作为标志）约5mm处切开骨膜，向下方剥离暴露骨面，剥离暴露范围以能完成设计之骨切口为宜。一般不剥离颏部下缘的软组织附着，并尽可能保留截骨线下方的软组织附着。

3. 裁骨　首先做截骨标志线及对位标志线。截骨标志线应与殆平面平行，位于双侧颏孔下方约5mm，距下颌下缘约10～15mm。用一细裂钻或小圆钻完成。为了截骨后颏部骨段移动后的对位准确，在开始截骨前可在中线处及双侧单尖牙根方做与截骨标志线相垂直的对位标志线。对位标志线应跨越截骨标志线。完成这两种标志线后，可使用矢状锯、摆动锯或来复锯沿截骨标志线截骨。当截骨至舌侧骨板时操作要轻柔准确，以免过多损伤舌侧软组织，导致术后口底血肿及重度肿胀。严重的口底血肿或肿胀会将舌体推向后方，导致窒息。

4. 对位固定　完成设计的截骨后，可根据术前X线头影测量结果预计的颏部骨段移动的距离与方向，将颏部骨段移动至适当位置，然后固定之。固定方法有两种：一为传统的钢丝结扎固定法；二为钛板钛钉固定法（即骨内坚固内固定，rigid fixation）。采用钢丝结扎固定法多为"8"字形钢丝结扎，即将颏部骨段上的结扎孔备于舌侧骨板上，截骨线上方的牙骨段的结扎孔备于唇侧骨板。一般与正中及两侧单尖牙下方各备三个钢丝结孔。先将钢丝由颏部骨段骨孔穿入，由舌侧面穿出，再于上方结扎孔由唇侧穿入出骨断面。然后拉紧钢丝，测量骨段的移动距离后，即可拉紧结扎。这种固定方法的效果是稳定的。近年来，随着坚固内固定技术的发展，人们专门为颏部截骨设计了固定的钛板及螺钉，使固定更为稳定，利于骨段的愈合。

5. 缝合　严密而仔细的缝合是保证术后良好愈合及正常下唇部形态的重要步骤。一般应保证两层缝合，即颏肌的对位缝合和黏膜的对位缝合。如果颏部骨段并非向前移位，而是其他矫正术式亦应尽可能缝合骨膜。其中颏肌的对位缝合，是防止术后下唇外翻，下前牙暴露过多的关键。至少应作三点式颏肌对位缝合，即在中线及双侧单尖牙部位缝合颏肌。黏膜的缝合采用褥式缝合或连续缝合，但都应注意避免黏膜内卷，影响伤口愈合。缝合时仔细确定唇中线，准确对位缝合，以免下唇不对称。

6. 加压包扎　采用如图23－1所示的加压包扎方法可有效地防止术后血肿形成，并有利于术后软组织塑形。一般情况下，颏唇沟部位的适当加压应持续2周左右，这样下唇外翻的并发症即可避免。手术后当天至第一天局部可给予冰块冷敷。

三、术中术后并发症及其预防处理

1. 出血　水平截骨颏成形术特别是在完成较复杂的截骨时，可能会遇到明显的出血。出血的原因有软组织切开剥离时的活跃出血以及截骨时骨髓腔的渗血，损伤颏神经血管束以及口底软组织的损伤亦可造成明显出血。预防过多出血可采用：截骨时给予低血压控制麻醉；及时结扎活跃的软组织出血点；用骨蜡填塞骨创面的活跃出血点；避免截骨时间过长以及舌侧口底软组织的损伤。

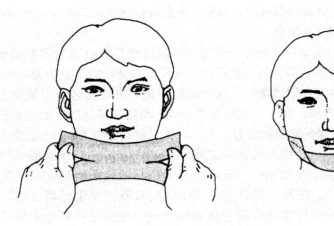

图 23-1　加压包扎示意图

2. 颏神经损伤　不适当的牵引暴露以及截骨线设计位置过高，均可造成颏神经的损伤而导致术后较长时间的下唇颏部麻木。特别是某些较为复杂的截骨术式，颏神经损伤成为其主要并发症。为了避免颏神经的损伤，除了截骨线的位置设计要适当外，术中应避免粗暴牵拉，处处保护颏神经。一般情况下不必要过多解剖颏神经，以免解剖过程中的损伤以及解剖后颏神经暴露时更易因牵拉而损伤。

3. 骨段骨折　在未充分截开颏部骨段之前，使用暴力撬动或骨凿凿劈，可造成两侧骨段末端的骨折。影响骨段的移动及准确对位，也常造成双侧下颌侧方形态的不对称。事实上，水平截骨颏成形术的截骨线常常向两侧延伸至第一磨牙相对应的下颌下缘。截骨线长，加之骨皮质密度高，截骨时如工具不锋利，难度较大。术者应有充分认识和准备，尽可能使用来复锯将两侧骨质充分截开，则可避免骨折的并发症。

4. 感染　一般情况下，术后伤口的感染并不多见。如使用电刀，局部软组织伤口烧灼严重，有可能术后切口愈合不良或发生感染。发生感染后，除全身使用抗生素治疗外，更重要的是局部处理，每日应使用过氧化氢溶液、生理盐水冲洗伤口 2~3 次，表面覆盖碘仿纱条。一般在 1~2 周内局部会有新鲜肉芽组织生长，上皮重新覆盖，伤口Ⅱ期愈合。如采用植骨加高术式或其他复杂截骨方式，黏骨膜切口最好不使用电刀，且关闭切口时仔细的对位缝合、加压包扎都是保证伤口Ⅰ期愈合避免感染的重要步骤。口内切口常规术后应每日两次冲洗清洁口腔，并要求患者进食进水后及时使用含有抗生素或其他灭菌剂的漱口液漱口，以维护口腔的清洁。采用带广泛软组织蒂的水平截骨颏成形术，局部骨的感染坏死或是缺血性骨坏死的情况已极为罕见。作者 2 000 例以上的颏成形术后尚未见到这类情况发生。

5. 口底血肿　产生的主要原因是操作时损伤口底软组织而造成术后局部软组织渗血。术中若发现软组织活跃出血应及时结扎止血，对于广泛的渗血亦应使用明胶海绵或止血纱布填塞压迫并作适当观察，当渗血不多时再行关闭切口，以避免造成术后口底血肿。严重的口底血肿会使舌体向上抬高并向后压迫移位导致呼吸道的障碍，甚至发生窒息，对此应予高度重视。

6. 唇颏部麻木及不适感　损伤颏神经会出现这一并发症，实际上即使未切断颏神经，仅在术中牵拉颏神经，也会出现这一并发症，这是因为术中的牵拉挤压都会对颏神经造成损伤。局部的麻木及感觉异常可能是暂时的，也可能是持久性的，因此，在术前应向患者充分说明。当然，术中的轻柔准确操作，仔细保护颏神经对避免这一并发症来说是十分重要的。

四、术后颏部骨段的稳定性以及颏部形态的改建

水平截骨颏成形术特别是带广泛软组织蒂的水平截骨颏成形术，为颏部骨段的良好愈合提供了血运保障，减少了颏部骨段的骨吸收。加之无论是钢丝结扎固定还是坚固内固定都为颏部骨段的稳定性提供了保证。因此，诸多术后的随访研究表明，颏部骨段的稳定为手术的准确预测提供了基础。术后颏部的改建主要表现为截骨线锐利边缘的部分吸收使其更加光滑圆钝，同时在颏部骨段前徙后形成的台阶间隙处将有新骨的沉积，使其原来的成角形态变成光滑的曲线形态。对临床医师来说，很重要的是颏部的最突点即颏前点处骨的吸收极少，这是术后效果稳定的重要原因。

（李立恒）

第三节　下颌前部根尖下截骨术

一、适应证

目前下颌前部根尖下截骨术已成为一种很有价值的辅助手术。下颌后缩伴深覆𬌗或下颌前突伴深反覆𬌗，在行升支手术矫正畸形时，常需辅以下颌前部根尖下截骨术降低前牙，才能获得理想的𬌗关系；前牙开𬌗有时需采用此术式升高下前牙骨段。前牙深覆𬌗时可选择此术式下降下颌骨前部牙骨段；双颌前突有时采用拔除上、下颌第一前磨牙，行上颌前部截骨术和下颌前部根尖下截骨术，后推上、下前牙骨段矫正双颌前突畸形。

二、手术步骤

在下颌前部前庭沟稍外处水平切开软组织，其长度视移动的牙骨段大小决定，一般为两侧前磨牙之间。切开后应斜向下方切开肌肉组织，以使一部分颏肌保留在移动的牙骨段上。在接近水平骨切口部位切开骨膜，上下剥离，并向两侧剥离至垂直骨切口的远中。如果需要，可按计划拔除牙齿并截除与之相应的骨质。在垂直骨切口处剥离颊侧牙龈黏骨膜至牙槽嵴顶，注意保持黏骨膜的完整性。用矢状锯或裂钻完成垂直骨切口，截骨时需用另一只手的手指保护舌侧黏骨膜，感觉骨锯或骨钻的深度，以刚刚截透舌侧骨皮质为好，勿使之穿破或损伤舌侧的黏骨膜。在根尖下3～5mm处做水平骨切口，连接两侧垂直骨切口。需上移下颌前部牙骨段者，在水平间隙中植骨；需下移者按设计在水平间隙处去骨。后移牙骨段至预定的位置时，常在骨切口的舌侧板处有障碍，此时，可将游离骨段轻轻撬起，切除过多的骨质，使骨段就位于𬌗板中，结扎下颌唇弓，视需要作骨内固定，分层缝合颏肌及黏膜。唇弓及𬌗板固定，颌间结扎。

三、并发症及其预防

1. 移动的牙骨段部分或全部坏死　是下颌前部根尖下截骨术最容易发生的严重并发症，

由血供不足引起。下颌前部牙骨段较小，其舌侧营养蒂细弱，如操作不慎可损伤或撕裂之，造成骨段缺血性坏死。特别是仅含有下颌切牙的小骨段，其舌侧蒂中常不含有肌肉组织，操作时更应轻柔以免造成舌侧黏骨膜蒂撕裂或与牙骨段分离。

2. 牙髓坏死、牙根及牙周组织损伤　常发生在骨垂直切口两侧的邻牙。进行根尖下截骨术的水平截骨时，截骨线应距根尖5mm以上，以保持牙髓的血供。进行牙间截骨分块时，应根据牙槽突表面牙根的形态和X线片上牙根的形态和位置，确定临床牙根的位置，采用尽可能细的钻针或薄的锯片避开牙根进行截骨操作，避免损伤牙根。剥离牙龈时动作要轻柔，剥离的范围尽可能小，尽可能保持牙周附着。

（李立恒）

第四节　下颌角成形术

一、适应证

下颌角成形术包括下颌角三角形去骨术、改良矢状劈开去骨术和咬肌成形术，适用于各种类型的下颌角咬肌肥大畸形。

二、手术操作

下颌角成形术可以采取口内入路和口外下颌下入路来实施，但采取口外下颌下入路术后面颈部皮肤遗留瘢痕，并有可能损伤面神经下颌缘支，影响治疗效果，临床上已经很少采用。重点介绍口内入路下颌角成形术的手术方法。

重度的下颌角咬肌肥大畸形，面下部的宽度明显增加，同时肥大的下颌角向后下方突出，应同时行下颌角三角形去骨术和改良矢状劈开去骨术予以矫正。中、轻度的下颌角咬肌肥大畸形，其面下部的宽度有所增加，但其下颌角的侧方轮廓尚为正常，行改良矢状劈开去骨术减小面下部的宽度即可。如果患者的咬肌亦有肥大畸形，可同期行咬肌成形术予以矫正。

1. 下颌角三角形去骨术　在下颌升支前缘稍外侧处与外斜线的走行方向相一致，切开黏骨膜。切口的上端一般不超过上颌磨牙水平，下端可至下颌第二磨牙相对的附着龈下5mm的黏膜处。然后沿升支外板表面行骨膜下剥离，显露下颌角并剥离咬肌的附着。用特制的拉钩（Shea拉钩）钩住下颌角后缘，用直角摆动锯截去全层下颌角，截骨的范围自下颌角前切迹至升支后缘，升支后缘的截骨高度一般不应超过升支高度的二分之一。离断骨块后剥离其内侧翼内肌的附着将骨块游离取出。

2. 改良矢状劈开去骨术　切口及剥离范围同三角形去骨术。在下颌咬合平面水平，于升支外板表面用裂钻自升支前缘至后缘行水平截骨，截透外层骨板即可。沿外斜线向前下方行矢状截骨至下颌第二磨牙的颊侧，再自此向下颌下缘行单层骨皮质垂直截骨。用骨凿沿截骨线去除下颌角区域的外侧骨板。

3. 咬肌成形术　完成下颌角截骨去骨后，用拉钩显露咬肌的前缘，确定咬肌的切除范围，自咬肌前缘稍后开始切除部分紧贴升支的内层咬肌，高度不宜超过升支高度的二分之一，厚度不可达咬肌的表面，边切除咬肌边结扎止血。切除咬肌的厚度应较为均匀。

充分止血后，用生理盐水冲洗术区，缝合黏膜伤口，加压包扎，术后给予抗生素治疗预防感染。

三、并发症及其预防

1. 术中出血及术后血肿　咬肌的血运非常丰富，增生肥大时血运增加营养，血管较正常粗大，因此，术中应精细操作，切忌盲目粗糙，宜边分离边止血，活跃的动脉出血即刻予以结扎，慢性渗血可电凝止血。术中止血一定要充分，否则易发生术后血肿。术后局部应行加压包扎，防止术后血肿的发生。一旦发生术后血肿应即刻打开伤口引流血块，重新止血并加压包扎。

2. 腮腺导管、面神经及下牙槽神经的损伤　切除部分咬肌时，若分离过于表潜可损伤面神经颊支及下颌缘支，分离过高则易伤及颧面支和腮腺导管。因此，分离切除部分咬肌时主要在咬肌的内层进行，不宜累及咬肌表层。咬肌的肥大部分主要位于下颌升支高度的下二分之一，因此，切除肌肉的范围不应过高，这样可避免损伤腮腺导管及面神经颧面支。

行下颌角三角形去骨术时，截骨线应避开下颌管。行改良下颌角矢状劈开去骨术时，截骨深度应以截透下颌外侧骨板为限不宜过深，并且去除骨外板时骨凿应紧贴骨外板的内面，避免损伤下颌管内的下牙槽神经血管束。

3. 意外骨折　术前仔细研究患者的 X 线片，设计好截骨线的部位和走行方向，预备好必要的手术器械；术中严格按术前设计截骨线截骨，并经常检查截骨线的方向，发现偏差及时予以调整，截骨不充分时切忌暴力凿劈、撬动。一旦发生意外骨折，应在保证患者咬合关系不变的前提下，行骨内坚固内固定。

4. 术后颜面左右两侧不对称　多数患者术前均有不同度的面部不对称，术前应仔细检查，并向患者明确说明，对各种手术的利弊应使患者了解。术中可通过调整两侧骨和肌肉组织切除的量与部位予以矫正。

（李立恒）

第五节　半侧颜面萎缩矫治术

半侧颜面萎缩（hemifacial hypotrophy）是一种病因和发病机制尚未完全明了的疾病。多发病于少儿时期，发病的年龄越小，畸形的程度越严重，面部两侧均可发病。发病后患者半侧面部软组织，包括皮肤、皮下组织、脂肪、肌肉组织，发生进行性萎缩、变薄，并影响同侧面部骨骼的正常发育，造成患侧的面部明显地小于健侧，患者的颜面部发生软硬组织复合性的严重的不对称畸形，严重影响患者的人际交往和社会生活质量，对患者身心的发育极为不利。该疾病的发展有一定的自限性，患者经过青春期进入成人期后，其面部组织的萎缩情况可逐渐趋于停止，可择时实施外科手术矫治其畸形。

一、治疗方案设计

根据患者畸形的程度分为轻、中、重三个类型，针对每个类型畸形的特点设计治疗方案。

1. **轻度畸形**　组织萎缩发生于三叉神经一个分支区域内，仅软组织发生萎缩，骨性结构仍保持对称。

手术方案：肩胛瓣游离移植术及同期的辅助手术，如颏成形术等。

2. **中度畸形**　组织萎缩发生于三叉神经两个分支区域内，软、硬组织均发生萎缩，软组织尚有一定的厚度和弹性，骨结构有不对称，两侧升支高度差小于 10mm 以内，咬合平面倾斜。

手术方案：Ⅰ期行常规正颌外科手术，包括上颌骨 Le Fort Ⅰ截骨术、双侧下颌升支矢状劈开截骨术、颏成形术，矫正颌骨结构的不对称；3～6 个月后行Ⅱ期肩胛瓣游离移植术，矫正软组织的不对称畸形。

3. **重度畸形**　组织萎缩发生于三叉神经三个分支区域内，软、硬组织均发生萎缩，软组织厚度极薄、弹性差，颌骨形态清晰可见，颌骨结构严重不对称，两侧升支高度差大于10mm，咬合平面重度倾斜。

手术方案：Ⅰ期行患侧下颌升支牵引成骨术，并配合以适当的常规的正颌外科手术，如：上颌骨的 Le Fort Ⅰ型截骨术，矫正颌骨的不对称畸形；3 个月后取出牵引器的同时，行Ⅱ期肩胛瓣游离移植术矫正软组织的畸形。

二、手术方法

1. **下颌升支牵引成骨术**　于患侧下颌下缘下约 1.5cm 处做弧形切口 5～7cm，切开皮肤、皮下组织及颈阔肌，结扎面动脉及面静脉，显露下颌角，切开咬肌附着，骨膜下剥离显露下颌升支外侧骨板。在下颌𬌗平面高度行升支截骨，截骨线垂直于升支后缘，截骨线的前、后三分之一均可以骨钻、骨锯全层截骨，中三分之一需用骨钻截骨，仅仅截开外侧骨板即可。然后用骨凿将升支中三分之一的内侧骨板轻轻撬断，注意保护下牙槽神经血管束。安装牵引器，使牵引器的牵引轴平行于升支后缘，牵引器的固定翼固定于截骨线的两侧，牵引器的加力部分置于伤口外，止血、冲洗，分层缝合。

术后给予常规抗感染治疗，于手术后第 5 天开始行骨牵引，牵引前行颌间结扎，每天牵引 1mm，分四次完成，每次 0.25mm，至达到设计牵引长度为止。稳定 3 个月，待新骨骨化后手术取出牵引器。

2. **肩胛皮瓣游离移植术**

(1) 颜面受区皮袋的制备：患侧耳前取腮腺手术切口并向下颌下区作适当延长，切开皮肤和皮下组织，经皮下间隙向颜面部萎缩区域进行广泛的剥离，形成皮袋，严密止血。

(2) 受区血管预备：受区常用于血管吻合的动、静脉为面动脉和颈外静脉，将其解剖显露。

(3) 制备肩胛瓣：患者取侧卧位，向内侧收臂时，在其肩胛骨外缘上部可见一凹陷区，其中点相当于旋肩胛动脉皮支的穿出处，即三边孔处，以甲紫标记之，再以甲紫标记出组织瓣的范围。然后自三边孔标记处向外侧做一横行切口，切开皮肤及筋膜，显露出提口角肌和大、小圆肌，在提口角肌后缘和大、小圆肌之间找到三边孔，见到旋肩胛动、静脉血管束从三边孔的纤维脂肪组织内穿出，仔细分离出旋肩胛动、静脉血管束至其起始部，保护之。按甲紫标记出的组织瓣的轮廓，切开皮肤、皮下组织和筋膜，制备皮瓣，并切除皮瓣表面的表皮组织；结扎切断旋肩胛动、静脉血管束，取下组织瓣，供区组织拉拢缝合关闭伤口，置负压引流。

（4）组织瓣移植固定：将组织瓣的动、静脉血管分别与面动脉及颈外静脉吻合，然后将组织瓣修正，平铺填入患侧颜面部已制备完成的皮袋内，在皮袋周边行多点穿皮缝合固定组织瓣于设计位置，止血，缝合伤口，置负压引流。

术后给予皮瓣移植术后常规治疗、护理、观察，预防感染。术后两周拆除皮瓣固定缝合。

（李立恒）

第六节　颌骨牵引成骨

早在 1905 年，意大利学者 Codivilla 就曾成功地尝试过肢体长骨（股骨）的牵引延长，但是，使其成为一项实用临床技术则归功于俄罗斯学者 Ilizarov 在 20 世纪 50 年代所进行的大量实验和临床研究工作。他不仅通过实验研究奠定了牵引成骨（distrction osteogenesis，DO）的理论基础，而且通过大量实验和临床研究提出了一系列临床应用的基本原则和技术细节。迄今为止，这些基本原则仍是指导牵引成骨技术临床应用的准则。

颌骨牵引成骨技术（distraction osteogenesis for jaws）是在肢体长骨牵引成骨技术的基础上发展起来的，但是，由于颌骨解剖的复杂性及其对于容貌结构的重要性，颌骨牵引成骨成功应用于临床则公认为自 1992 年美国学者 McCarthy 首次报告使用口外牵引装置完成的 4 个儿童病例开始。1995 年，同时在欧美国家推出了可以通过口内入路安放的颌骨牵引器，从而开启了内置式颌骨牵引成骨的新阶段。颌骨牵引成骨被认为是 20 世纪口腔颌面外科领域具有里程碑意义的新进展。因为它的出现和应用为常规临床技术所难以矫治的诸多复杂牙－颌－面畸形开辟了新的思路和途径。

一、牵引成骨的基本原理

对生物活体组织逐渐施加牵引力可以使其产生张力，而这种张力可以刺激和保持这些活体组织的再生与生长。Ilizarov 将之称为"张力拉力法则（Law of tensionstress）"。在缓慢稳定的牵引力作用下机体组织成为具有代谢活性的，以增生和细胞生物合成功能被激活为特征的状态。其再生过程取决于适当的血供以及刺激作用力的大小。

对于骨组织，牵引成骨是指在牵引力的作用下，在截开骨皮质的骨段之间会产生持续缓慢的作用力，这种作用力（或称张力）会促使骨组织和骨周软组织的再生，从而在牵开的骨段之间的间隙内形成新骨并伴随骨周软组织的同步生长。临床上利用这一原理，不仅可以矫正骨骼畸形而且可以同步矫正伴发的软组织畸形，而且软组织的这一改变，有利于减少复发，提高各类畸形的矫治效果。

牵引力的稳定性是保证在骨牵开间隙内新骨生成的先决条件。骨段间动度的存在都将导致大量纤维结缔组织和少量软骨组织生成，从而影响新骨生成。只有在良好稳定的条件下才会在牵开的骨间隙内生成新骨。

牵引的速度和频率是保证牵引成骨新骨生成的另一重要因素。Ilizarov 的研究结论是最佳牵引速度为 1mm/d。每天至少 4 次牵引，每次牵引 0.25mm。在每天的速度不超过 1mm 的前提下，牵引次数越多，越有利于新骨生成。牵引的速度过快，会产生骨的不连接，过慢则有可能过早骨愈合，需行再次截骨。但是在口腔颌面部血供丰富的条件下，特别是在上颌骨血供更为丰富的特殊条件下，是否可以适当提高牵引速度，减少牵引频率是许多学者正在积极探讨的课题。但在下颌骨的牵引成骨临床应用中，大多数学者仍主张每天牵引 1mm，牵引频率以 3～4 次为宜。

二、颌骨牵引器

所有的牵引装置基本上都是由固定装置和牵引装置两部分组成。固定装置部分必须确保截骨线两端骨段间具有良好的稳定性。固定装置又可分为牙齿支持式和骨支持式。牙齿支持式是通过黏结带环、唇弓、舌杆等装置将牵开装置固定于牙齿之上，这一方式在牵引成骨过程中常易造成牙齿移动和骨移动的不等量，发生牙齿的倾斜移位等缺点。骨支持式即通过固定针、螺钉或种植体将牵引装置固定于颌骨。这种方式稳定性好、容易获得预期的牵引成骨效果。

牵引器的牵引部分一般由螺杆和螺旋轨道组成。按照预定的速度和频率旋转螺杆，牵引装置连同固定于牵引器上的骨段便会沿螺旋轨道移动。在截开骨段间产生张力，刺激骨组织的生长。

三、颌骨牵引成骨的临床分期

颌骨牵引成骨技术在临床上从截骨、安放牵引器到完成牵引成骨、拆除牵引器，一般有三个临床分期：间歇期（latency period）、牵引期（distraction period）、稳定期（consolidation period）。

间歇期是指从安放牵引器到开始牵引的时间，一般为 5～7d。根据我们的临床经验，成人患者间歇期应在 7d 左右。儿童患者特别是年龄较小者（4～6 岁），间歇期可适当减少，一般为 3～5d。

牵引期是指每天按照一定速度和频率进行牵引达到设计牵引幅度所需要的时间。牵引期的长短依据术前设计的牵引幅度而定，如计划牵引 25mm，牵引期即为 25d。

稳定期是指从完成牵引后到拆除牵引器的这段时间。为什么需要较长时间的稳定期？是因为刚刚牵引生成的新骨实际上是还没有钙化、改建的骨基质。稳定期就是在牵引器的稳定作用下让生成的新骨进一步钙化、成熟并在生物力学作用下发生改建。国际上普遍认为，上颌骨牵引成骨其稳定期应在 3～4 个月，下颌骨应在 2～3 个月。但是，根据北京大学口腔医学院正颌外科中心的临床观察，中国患者无论是上颌骨还是下颌骨，其稳定期均应适当延长。上颌骨可为 4～6 个月，下颌骨应为 3～4 个月。这可能与我国人的饮食习惯有关。

四、颌骨牵引成骨的适应证

颌骨牵引成骨技术的应用涉及下颌骨、上颌骨的各种不同类型的发育不全畸形和骨缺损、缺失畸形。如小颌畸形、半侧颜面发育不全综合征，Nager、Crouzen、Robin、Treacher collins 综合征等。

（一）小下颌畸形

各类原因导致的重度小下颌畸形（mandibular micrognathia），如双侧颞下颌关节强直

（TMJ ankylosis）导致的小下颌畸形，是选用这一技术矫治的最佳适应证。它可使下颌骨延长达到20mm以上，这不仅可以有效矫治此类患者严重的牙－颌－面畸形，而且对其伴发的阻塞性呼吸睡眠暂停低通气综合征（obstructive sleep apnea syndrome，OSAS）也具有非常好的治疗效果。

（二）半侧颜面发育不全综合征

半侧颜面发育不全（hemifacial microsomia）是以往临床矫治的一大难题，其颌骨畸形的矫治不仅受到骨骼条件的限制，而且伴发的软组织发育不全也使手术难度增加。过去这类畸形的矫治一般都需要等待患者发育停止后方才进行，这对患者的心理发育也造成了不良影响。近年来，许多学者把下颌骨牵引成骨的重点放在这类畸形的矫治上，收到了满意的效果。但是，目前还缺乏儿童患者早期牵引成骨矫治后的长期随访研究的资料。牵引成骨矫治后有无复发或与健侧的发育是否同步都有待进一步研究。但是，有一点是肯定的，早期的牵引成骨矫治无疑会大大减轻畸形的程度，有利于患者的心理发育，同时也会给患者成年后的进一步矫治创造更为有利的条件。

（三）上下颌牙弓重度狭窄

上下颌骨牙弓的重度狭窄常常导致牙列的重度拥挤不齐，呈现出牙量、骨量的重度不协调。以往矫治此类畸形主要依靠正畸的牙弓扩展技术和减数拔牙以达到排齐牙列的目的。颌骨牵引成骨应用于上下颌牙弓扩展，不仅避免了常规扩弓的牙齿倾斜移动从而伴有较高的复发率，而且实现了真正意义上的增加牙弓骨量和快速扩弓，为不拔牙矫治重度牙列拥挤不齐提供了可能。目前已有多家公司推出了专门用于上颌骨和下颌骨牙弓扩展的内置式牵引器，常可使上下颌骨牙弓扩展达15mm以上。

（四）下颌骨缺损、缺失的牵引成骨重建

利用Ilizarov的"双焦点"（bifocal）"三焦点"（trifocal）牵引成骨原理，治疗下颌骨因肿瘤切除或外伤导致的部分缺失已在临床成功应用。Ilizarov的"双焦点"原理是针对肢体长骨大段缺失的情况采用在一侧骨断端的上方截开骨皮质，形成牵引移动的骨段，向缺失间隙移动该骨段，使其与原骨段间不断生成新骨而最终与远心骨段断端在压力下愈合。下颌骨缺损、缺失的重建则是在下颌骨骨缺失的一侧或两侧先形成一个或两个长约1.5cm的移动骨段（transport disk），在特殊设计的双焦点或三焦点牵引器作用下不断向一端或缺失中心移动，并最终于牵开骨间隙处形成新骨并与对侧骨段在压力下愈合，从而达到不用植骨而重建颌骨缺失的目的（图23-2）。

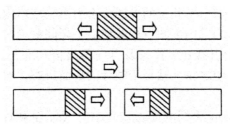

图23-2　三种牵引成骨方式示意图
上：单焦点牵引方式　中：双焦点牵引方式　下：三焦点牵引方式

（五）垂直牵引成骨

以往，重度的牙槽骨吸收萎缩只有依靠植骨手段重建牙槽骨，特别是希望种植修复牙列缺失的重度的牙槽骨吸收萎缩、缺失患者，重建缺失的牙槽骨、恢复牙槽骨的垂直高度已成为一个临床难题。垂直牵引成骨（vertical distraction）的出现为这一难题的解决提供了简便易行而有效的新手段。近年来，临床上不仅有大量成功牵引萎缩的牙槽骨的报告，而且在重建植入的腓骨瓣上也成功实施了垂直牵引成骨，从而使其满足种植修复的需要。

（六）上颌骨发育不全的牵引成骨

上颌骨发育不全是许多颅颌面发育不全综合征的主要临床症状。唇腭裂患者也常继发严重的上颌骨发育不全。常规正颌外科矫治此类畸形因受到颌骨移动幅度的限制，矫治效果常不理想。而且大幅度的移动颌骨后，一方面需要大量植骨，另一方面术后复发率较高。内置式或颅外固定牵引器的上颌骨牵引成骨可以使上颌骨前徙达15mm以上。

内置式上颌骨牵引成骨易于为成人患者所接受，但上颌骨前徙的距离受到限制，过多的前徙还伴有牵引后上颌容易下垂的弊端。颅外固定牵引器因在牵引期间影响患者的社会活动，成人患者不易接受，但是其稳定性好，牵引幅度较少受到限制，且拆除牵引器方便，在儿童患者应用具有良好前景。

（七）颞下颌关节的牵引成骨重建

长期以来颞下颌关节强直的治疗是口腔颌面外科临床的一大难题。它不仅影响患者的一系列口－颌系统生理功能，还常常伴发严重的牙－颌－面畸形，而且许多患者还伴发不同程度的OSAS。以往的治疗手段大多以解除关节强直，恢复患者的开口功能为目的。即使是仅为此目的，目前临床上多种多样的治疗方法都面临一个共同的难题，那就是复发。1997年，McCormick报告采用口外牵引装置治疗颞下颌关节强直取得成功。其优点是：①可有效恢复患侧升支的高度，利于患者颜面畸形的矫治；②可在术后2~3d开始强迫性开口训练，因而复发率低。

五、操作程序及方法

1. 截骨线的设计　术前应在X线片上仔细设计截骨的部位和截骨线的方向，并根据不同畸形矫治的需要选择合适的牵引器。

2. 切口　根据患者年龄的大小、颌骨的大小、牵引器安放部位等选择不同的手术切口。上颌骨牵引、增高牙槽骨高度的垂直牵引、上下牙弓扩展及成人下颌骨体部牵引多采用口内黏骨膜切口，也可采用口外切口。儿童的下颌骨牵引可采用口内或口外下颌下皮肤切口。颞下颌关节强直的假关节成形均采用下颌下皮肤切口。牙间截骨时，可采用口内外联合切口。

3. 截骨　截骨前应就牵引器安放位置及方向做出精确准备。首先按术前设计摆放好牵引器，修改牵引器固定臂，使之完全贴合于颌骨的表面形态，然后备好至少3个固定螺孔后再开始截骨。

上颌骨截骨多采用Le Fort Ⅰ型截骨或Le Fort Ⅰ型不全截骨。下颌骨截骨无论是在升支部位还是下颌骨体部，除下颌管所在部位仅作颊侧骨皮质截开外，其余部位均作全层骨皮质截开。下颌管所在部位的舌侧骨皮质则依靠轻柔的撬动使其裂开。

4. 牵引器安放　按照截骨前准备好的螺孔固定牵引器。

5. 试牵引 固定好牵引器后试行牵引,对张力过大或截骨不充分的应行补充截骨。

6. 冲洗缝合切口。

7. 拆除牵引器 稳定期后根据 X 线片观察到的新骨生成、改建情况,决定拆除牵引器。根据患者畸形矫治需要,其他矫治手术也可与牵引器拆除同期进行。

六、牵引成骨的并发症

口外入路的颌骨牵引延长技术不可避免的有皮肤瘢痕生成,影响美观,而且牵引器长时间地暴露于颜面,易导致感染并影响患者的日常社会生活。牵引成骨过程中也可能损伤面神经下颌缘支。内置式颌骨牵引成骨则避免了上述缺点,但也存在感染及在牵引过程中的伤口裂开等并发症。在牵引过程中牵引器脱落、断裂亦有报导。下颌骨牵引成骨过程中截骨不当,牵引的速度、频率不当有可能损伤下牙槽神经血管束。过长距离的牵引也会由于肌肉、神经的过分牵拉而产生疼痛。

下颌骨牵引有可能对下牙槽神经(inferior alveolarnerve, IAN)产生不同程度的影响。牵开区的下牙槽神经有一时性的可逆的脱髓鞘变,并有少量轴突细胞发生变性。王晓霞等使用恒河猴所进行的实验研究表明:牵引完成时,牵引区 IAN 出现退行性变,神经纤维粗细不匀,单位面积轴突计数锐减,髓鞘厚度明显增加。但牵引后 6 周,肿胀及退行性变明显消失,轴突连续性恢复,施万细胞大量增生,脱髓鞘变的神经纤维重新髓鞘化。至牵引 12 周基本恢复正常。但是在下颌骨牵引过程中应严格控制牵引的速度与频率,以避免对下牙槽神经产生不可逆性的损伤。在牵引过程中一旦出现下唇颏部麻木应立即减慢牵引速度。

下颌骨牵引成骨对颞下颌关节的影响是轻微的、可逆的。牵引侧的髁突后斜面变平,髁突软骨层变薄并有新骨沉积、微小骨折及退行性改变。继续固定 10 周后,髁突出现修复性改变。临床和实验研究均未见髁突有缺血性骨坏死的情况发生。单侧延长下颌骨时,延长侧髁突的体积变大,位置更直立,垂直轴向接近正常,而未延长侧未见有明显异常改变。双侧延长的病例,髁突体积均增大,形态更趋于对称和直立,从而更接近正常。

(李立恒)

第二十四章　固定矫治器的矫治技术

固定矫治器是口腔正畸矫治器中的一种主要类型，这类矫治器是黏着或结扎而固定在牙上，而患者自己是不能取下的。固定矫治器经历了唇、舌弓、双丝弓的早期矫治装置，近二三十年来固定矫治器得到很大的发展，特别是方丝弓、直丝弓矫治器，多曲方丝弓矫治器及口外力固定矫治器成为当今固定矫治技术中的主要矫治器。

固定矫治器的最大特点是：①能有效地控制牙齿移动的方式，特别对于牙齿的转矩移动有很大的控制力。而可摘矫治器，移动牙齿的主要方式为倾斜移动；②具有较大的支抗，可以防止支抗牙的移位，保证了矫治疗效；③可以有效地关闭矫治过程中所剩余的间隙；④由于患者自己不能取下矫治器，因而对一些合作较差的患者仍可保证矫治效果。

各种固定矫治器，大都由带环、矫治弓丝及附件 3 部分组成。带环由不锈钢片制成，密贴地黏合在牙上，带环上可焊接末端管、托槽、拉钩等附件，主要使这些附件通过带环固定在牙面上。一部分带环的应用已由黏合剂附件直接黏合在牙面上而替代。固定矫治器的施力部分是矫治弓丝，大部由不锈钢丝、合金钢丝组成。

现今，近代固定矫治器已成为我国口腔正畸临床医疗中，广泛应用的一种矫治器。

第一节　方丝弓矫治技术

方丝弓矫治器（edgewise appliance），是多带环矫治器的一种。edgewise 原词有"沿边"、"沿切"的意思，方形弓丝主要通过其边缘与托槽槽沟间的作用而施力。方形矫治弓丝是这类矫治器的一个重要特点，因而称之为方丝弓矫治器。虽然自提出方丝弓矫治器以来，在方丝弓矫治器的组成材料、附件形式、矫治步骤等方面均有所发展和变化，但是这些改变仍然没有离开方丝弓矫治器的基本原理。自 20 世纪 50 年代中起，方丝弓矫治器已成为应用最为广泛的固定矫治器。

一、方丝弓矫治器的组成部分

方丝弓矫治器主要由带环、托槽、矫治弓丝、末端管及其他一些附件所组成。

（一）带环（band）

方丝弓矫治器要求在绝大部分已萌出完全的牙上黏着带环，带环上焊着矫正附件，而通过带环黏着于牙上发挥作用（但近年来矫治附件已由黏合材料直接黏着于牙上）。带环主要由不锈钢片或合金金属片制成，要求与牙齿密贴地黏着，具有良好的固位作用。要求带环边缘不妨碍咬合，对牙龈无刺激，前牙带环的位置一般在牙冠的中 1/3 部位。带环可以在口内直接制作，也可通过取模后于技工室个别制作。目前在国外，已全部采用每一个牙有各种不同型号的成品预成带环，供在临床应用时直接选用。

（二）托槽（bracket）

托槽是方丝弓矫治器的重要组成部分，弓丝通过托槽而对牙施以各种类型的矫治力。其基本结构为在中部有容纳弓丝的水平槽沟（slot），槽沟的宽度及深度有两类：一类是宽为0.046cm（0.018英寸），深为0.064cm（0.025英寸）；另一类是宽0.051cm（0.022英寸），深0.070cm（0.028英寸）。两种类型的托槽为配合相应规格的方形弓丝所用。托槽之两端，有为固定弓丝所用的结扎丝沟。临床上目前常用于方丝弓矫治器的托槽，按其形态及制作材料可分为不同种类。

1. 按托槽形态分

（1）单托槽：单托槽为仅有一对托槽翼，是较早使用的一种，Tweed矫治技术常使用单托槽。在前牙上使用的单托槽较窄，而使用在后牙上的较宽。单托槽的主要缺点是对于扭转牙的矫治有一定困难。

（2）双托槽：有两对托槽翼，两对托槽翼之间约有0.13cm（0.05英寸）间隙。这类托槽对于扭转牙的矫正有较好的功能，这是目前最为广泛应用的一类托槽。

（3）舌侧托槽：这类托槽是用在牙齿舌面上的，其形态及槽沟方向等完全与以上的用于唇面的托槽不同，而专为舌侧矫治技术而设计。舌侧托槽矫治器可使牙面不露金属托槽及弓丝。但对严重错𬌗较难以此矫治技术完成。

2. 按不同的制作材料来分

（1）金属托槽：主要由不锈钢材料制作，能制作出极高精度，具有足够的矫治时所需的强度，由于由金属制作因而外观欠佳。但目前大部分金属托槽，焊接在带有金属小网的底板上，而用黏合剂将托槽直接黏合在牙上。

（2）复合树脂托槽：复合树脂托槽大都使用透明的高强度塑料制成。也有在塑料托槽的槽沟部分衬以金属槽以增强其强度。

（3）陶瓷托槽：近年来开始以高强度的生物陶瓷作为托槽的材料，这类托槽也是直接黏合托槽，其特点是既具有金属托槽的强度，又具有透明与牙色相似的色泽。

3. 托槽的位置　托槽在牙面的位置必须正确，否则会影响矫治的结果。由于牙齿的形态及轴倾程度等不同，以及不同的矫治原则，如拔牙矫治与不拔牙矫治，这些对于托槽的位置也有不同的要求。

（1）高度：托槽位置的高度是指由牙尖或切缘至托槽槽沟的𬌗向底面间的距离。

（2）轴倾度：正常的牙齿排列中，牙齿的长轴有一定的倾斜度，因而托槽的位置亦需考虑有一定的轴倾度。另外，在拔牙矫治中，要求牙齿保持良好的平行移动，这对托槽在牙面上的轴倾度也是十分重要的（表24-1）。

表24-1　一般常用的托槽轴倾度

牙位	不拔牙病例	拔牙病例	牙位	不拔牙病例	拔牙病例
1|1	2°	2°	1|1	0°	0°
2|2	4°	4°	2|2	0°	0°
3|3	0°	6°	3|3	0°	6°
4|4	0°		4|4	4°	
5|5	0°	0°	5|5	4°	4°

牙位	不拔牙病例	拔牙病例	牙位	不拔牙病例	拔牙病例
6|6	0°	0°	6|6	6°	6°
7|7	0°	0°	7|7	6°	6°

近年来已开始应用托槽直接黏合于牙齿舌面，而称为"舌侧正畸"，主要是避免了金属托槽的显露而改善了外观。

（三）颊面末端管（tube）

在矫治的支抗牙上（一般为最后一个牙）常粘有带环，而在带环的颊面常焊接一金属颊面管来代替托槽。颊面管主要使唇弓末端插入并使之固定。方丝弓矫治器的颊面管为方形，管径与矫治方形弓丝相配合。颊面管的类别有单一的方形颊面管，也有圆形颊面管与方形颊面管同时焊接的，此时，圆形颊面管多用于口外唇弓的插入。另亦有两个方形颊面管与圆形管同焊的三位一体的颊管，两方形颊管可分别插入主弓及辅弓用。在颊面管上常附有拉钩，以作牵引和利用末端结扎时用。

（四）矫治弓丝

方丝弓矫治器所使用的矫治弓丝要求有良好的弹性，一般由不锈钢丝及钛镍合金丝等制成，也有由多根细的金属丝编织而成，这类弓丝更具有良好的弹性。在方丝弓矫治器的矫治过程中，并不是在所有步骤中全使用方形弓丝，而有一些步骤特别是第一阶段排齐牙齿的步骤中全需使用圆形弓丝（round wire），而第二、第三阶段则多使用方形弓丝（rectangular wire）。所使用的弓丝的规格，一方面取决于所使用托槽的槽沟规格，另一方面亦取决于矫治的内容（表24 - 2）。

表24 - 2　常用圆形及方形弓丝的规格种类（1英寸 =25.4mm）

弓丝规格 ＼ 槽沟规格	0.018 英寸	0.022 英寸
圆形弓丝	0.014 英寸 0.016 英寸	0.014 英寸　0.016 英寸 0.018 英寸　0.020 英寸
方形弓丝	0.016 英寸×0.022 英寸 0.017 英寸×0.022 英寸 0.017 英寸×0.025 英寸 0.018 英寸×0.022 英寸 0.018 英寸×0.025 英寸	0.019 英寸×0.026 英寸 0.020 英寸×0.026 英寸 0.021 英寸×0.025 英寸 0.0215 英寸×0.0275 英寸 0.0215 英寸×0.028 英寸

（五）其他附件

方丝弓矫治技术应用中，常使用一些小拉钩，纽扣状小拉钩等作为矫治的附件。

二、方丝弓矫治器的特点和基本原理

（一）方丝弓矫治器的主要特点

1. 控制矫治牙的移动方向　正畸治疗主要是通过施力于矫治牙使其移至需要的位置而

建立正常的殆关系。若牙齿的移动过程能够得到有效的控制，则必然缩短治疗时间，并有良好的治疗效果，同时可减少或消除牙周组织的损害。方丝弓矫治器能使牙齿作近中，唇、颊、舌向及殆向等各方面的移动，并且在牙齿移动时能做到控根移动，即牙齿除能作根冠相反方向移动的倾斜移动外，也能作根冠同一方向移动的整体移动，及牙冠相对固定而只移动牙根，或根尖相对固定只移动牙冠。其上述作用的原理在于所有牙上均有托槽，而方形弓嵌入槽沟后基本与之吻合，牙作水平的近远中移动时槽沟沿弓丝滑动。在前牙作唇舌向移动时，方丝弓沿方形末端管滑动；在牙作殆向移动时，弓丝对槽沟壁施以使牙升高或压低的力；在作控根移动时（以上前牙舌向移动为例），当弓丝前部作适当的牙根舌向转矩后再嵌入槽沟施以转矩力时，使牙根舌向移动及牙冠唇向移动；当同时以后牙作支抗施于前牙舌向移动的颌内牵引力时，则产生前牙倾斜移动即冠舌向移动根唇向移动。而当此两种力同时施于牙上，并在两个力的大小间作不同的调节时，即可使牙作整体移动或只是牙根移动或只是牙冠移动的控根移动。当然控根移动只是相对而言并非绝对的，施力于生物体终究不同于机械体，但方丝弓矫治器对于牙齿的控根移动其效果是肯定的。

2. 充足的支抗　方丝弓矫治器的另一特点是，由于每个牙上均有托槽而弓丝嵌入槽沟后经结扎丝固定，使牙弓由弓丝连成一整体，具有较大的支抗力，而能减少支抗牙的移位。在上下牙弓分别成一整体的情况下进行颌间牵引则有利于牙弓及颌骨位置关系的矫治。

以上两个特点的呈现又都与弓丝及托槽槽沟均为方形且互能吻合有关。具有四个面的方形弓丝以其扁平的体部插入槽沟内，两个较大的面垂直于牙长轴，弓丝与槽沟间有较大的接触面及较小的可动度，这有别于圆形弓丝的点接触及可旋转滑动，因而能充分发挥矫治力作用。

（二）方丝弓矫治器移动牙齿的基本原理

1. 形变力　方丝弓矫治器使牙齿移动有两个原理，其中之一是使被弯曲矫治弓丝的形变复位。具有良好弹性的矫治弓丝，当被弯曲成各种形态时，便有趋于回复到原来位置的作用，而当这种弓丝的原来位置与理想的牙齿移动位置相一致时，亦即通过已弯曲成各种形态及弯制成各种弹簧，加力单位，将发生形变的弓丝结扎在矫治牙上，此时，弓丝有回复到原来位置的作用，也就对矫治牙产生矫治力而发生需要的移动。

2. 外加力　应用保持性弓丝作为固定和引导，保持性弓丝是指本身不具有形变能力而与牙弓形态相一致的弓丝。这类弓丝结扎在支抗牙或需矫治的牙上，对牙齿的移动能起引导和控制作用。而这一类弓丝的作用力是需要外力的，最常用的是借助于橡皮弹力牵引圈或螺旋弹簧，而使矫治牙移动或改正颌间关系。

三、方丝弓矫治器的临床应用

（一）方丝弓矫治器矫治弓丝弯制的基本要求和方法

1. Bonwill – Hawley 图　Bonwill – Hawley 图是方丝弓矫治技术中，弓丝弯制的基本形态图（图 24 – 1）。此图绘制方法如下：

（1）在四条平行线的垂直中线两侧，分别将上中切牙牙冠的近远中径的宽度画出，并于远中再加 1mm，同样依此画出侧切牙近远中径加 1mm 及尖牙近远中径加 1mm，依画出的总的距离（若左右两侧不等则取其均值）为半径（AA′），以 A′点为圆心画圆，与垂直中线相交于 B 点，AB 为圆之直径。

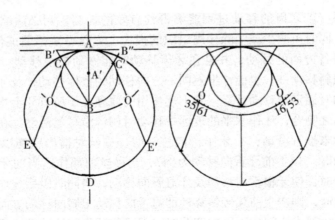

图 24 - 1　Bonwill - Hawley 图

　　（2）以 A 点为圆心，圆的同样半径与圆的两侧交于 C 及 C′点，连接 BC、BC′点延长与平行线相交于 B′、B″，BB′B″为等腰三角形（BB′ = BB″）。

　　（3）以等腰三角形之腰长 BB′为半径，在正中垂直线上取圆心做圆使与 A 点相切，并与垂直中线相交于 D 点。AD 为圆之直径。

　　（4）以 D 点为圆心，以 BB″为半径作弧与圆交于 E、E′点。

　　（5）连接 EC 及 E′C′。

　　（6）以 A 为圆心，57.15mm 为半径作弧分别与 EC 及 E′C′相交，交点均定为 O 点。前段圆弧及垂直线，即代表牙弓基本形态。其中 A 点为上中切牙之中缝点。

　　（7）两侧 O 点之内外按不同的距离定出 1、6 及 5、3 四点。

　　0 至 1 的距离为 6.5mm

　　0 至 6 的距离为 4.0mm

　　0 至 5 的距离为 1.0mm

　　0 至 3 的距离为 4.5mm

　　以上的牙弓基本形态图是对每个病例个别制作的，而临床上常使用的是经统计分析大量牙弓形态而制成的预成图，基本上适用大多数病例（图 24 -2）。

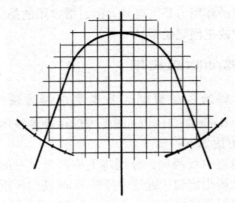

图 24 - 2　弓丝形态预成图

2. 矫治弓丝的常规序列弯曲　方丝弓矫治器在矫治弓丝的弯制中，有一些要求和方法是常规的，有三个常规序列弯曲。这三个序列弯曲，是按矫治牙作不同方向移动的需要而设计的。

在矫治弓丝弯制前，若取材于非预成的牙弓形态弓丝的直丝，则需要使用弓丝弧度形成器，先形成具有一定牙弓形态的弧度，并确定弓丝的中点（即中切牙中缝点），然后调整弓丝弧度使与牙弓基本形态图上的弧度完全一致。前段与图上弧度重叠，后段通过两侧 O 点，且弓丝完全保持在一个水平上。

（1）第一序列弯曲（first order bend）：第一序列弯曲是在矫治弓丝上作水平向的一些弯曲，主要有两种基本型的弯曲：①内收弯（inset）：所成弯曲的弧度向内凹。具体的弯制方法是用小尖头技工钳夹紧需作内收弯曲部位，在钳子的近中侧将弓丝向舌侧弯，远中侧则向唇、颊侧弯。该部位即呈内收弯。②外展弯（offset）：所成弯曲的弧度向外凸。具体的弯制方法是与内收弯的弯制方法相反，即在钳子的近中侧将弓丝向唇、颊侧弯，而远中侧向舌侧弯。

上颌矫治弓丝的第一序列弯曲包括在两侧中切牙与侧切牙间弯制内收弯以及在两侧侧切牙与尖牙间，两侧第二前磨牙与第一恒磨牙间的外展弯。并在弓丝末端插入末端管的部位向舌向弯曲（图 24 - 3）。

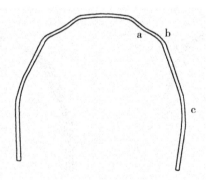

图 24 - 3　上颌弓丝上的内收弯和外展弯

a. 内收弯；b、c. 外展弯

在上颌弓丝上，各内收弯及外展弯其弯曲的程度在不同的部位上有不同的要求。在按Bonwill - Hawley 图弯制上中切牙与侧切牙间的内收弯时，钳子近中部之弓丝的舌向弯曲的程度应是当弓丝之上中切牙中缝点与 A 点重叠时，弓丝后部应由原来的 O 点移至 1 的位置；而当钳子远中部作唇向弯曲后，则弓丝后部应由 1 回复到 O 点，这时所弯之内收弯度合适。在侧切牙与尖牙间的外展弯弯制时，钳子近中部之弓丝向唇向弯曲程度应是当弓丝的上中切牙中缝点与 A 点重叠时，弓丝后部应由原来的 O 点移至 3 的位置；而当钳子远中部作舌向弯曲后，则弓丝后部应由 3 回复到 O 点，这时所弯之外展弯的弯度合适。在第二前磨牙与第一恒磨牙间的外展弯弯制时钳子近中部作颊向弯曲的程度应是，当弓丝之上中切牙中缝点与 A 重叠时，弓丝后部应由原来的 O 点移至 5 的位置；而当钳子远中部作舌向弯曲后，弓丝后部应由 5 移至 6 的位置。弓丝末端之舌向弯曲度，则根据牙位及矫治力的大小而定。

下颌弓丝的第一序列弯曲包括在两侧侧切牙与尖牙间，第一前磨牙近中面后移 0.5mm

处，及第二前磨牙与第一恒磨牙邻接部位后移 1mm 处作外展弯，而无内收弯。弓丝末端亦需作向舌侧的弯曲（图 24 - 4）。

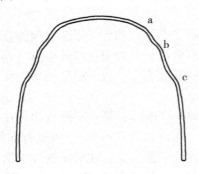

图 24 - 4　下颌弓丝上的外展弯

a、b、c. 外展弯

下颌弓丝开始弯制时，其前部的基本弧度应与 Bonwill - Hawley 图上之前部弧段离开 1mm，以使适应上下前牙间存在的正常覆盖关系。这样完成第一序列弯曲的上下弓丝能完全谐调一致（图 24 - 5）。

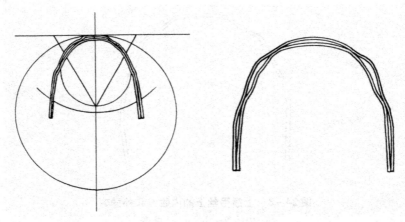

图 24 - 5　上下弓丝弯制后的谐调关系

所有第一序列的弯曲均为水平方向的弯曲，因而弯制后的弓丝应完全保持水平，而不应出现任何其他方向的扭曲。

经第一序列弯曲完成后的上下颌弓丝代表正常牙弓形态的自然弧度。矫治弓丝可以利用其弹力对轻度舌、唇、颊向错位及扭转的牙进行矫治。对于较严重错位牙的矫治，则需在此弓丝的基础上另外添加各种矫治弹簧后才能完成。而弓丝的末端舌向弯，可以防止矫治过程中支抗磨牙的近中向扭转。

（2）第二序列弯曲（second order bend）：第二序列弯曲是矫治弓丝在垂直向的弯曲，这类弯曲可使牙升高或压低，亦可使牙前倾或后倾。第二序列弯曲有后倾弯（tip fack bend）、末端后倾弯（terminal tip back bend）、前倾弯（tip forword bend）及前牙轴倾弯（artistic positioing bend）。

后倾弯的弯制方法：将小尖头技工钳夹住所需作后倾弯的部位，在钳子远中将弓丝向龈向弯曲约30°。于钳子近中部则将弓丝向殆向弯30°。

前倾弯的弯制方法：只是钳子近远中所弯的方向与后倾弯相反，钳子远中向殆向弯而近中向龈向弯。

末端后倾弯：在弓丝插入末端管的部位作向龈向的弯曲。

在上下颌弓丝弯制以上各弯方法相同。

第二序列弯曲中选用后倾弯还是前倾弯一般按不同类别的错殆而定。因为后倾弯可以使后牙升高，前牙压低，同时有防止支抗牙前倾的作用力，因而在前牙深覆殆，或要移动前部牙齿向后的一些病例中选用，此弯放置的部位常在第一、第二前磨牙及第一恒磨牙的部位。末端后倾曲也有防止末端支抗牙前倾的作用，也在前牙深覆殆及矫治前牙移动向后的病例中常规应用。前倾弯的应用与后倾弯相反，可有压低后牙、升高前牙作用，故常用在前牙开殆的病例。

在第二序列弯曲中，上颌弓丝还包括有切牙区的轴倾弯。轴倾弯只在上中切牙和侧切牙部位弯制，使矫治过程中切牙保持正常殆时的轴倾度，以维持切牙的良好外观。

轴倾弯的弯制方法：以小尖头技工钳夹于上颌矫治弓丝之中点（上中切牙中缝处），在钳子的近远中均作殆向弯曲，然后钳子移至弓丝的中切牙与侧切牙之间的部位，在钳子近中部弯向龈向，钳子远中部弯向殆向。这一殆向的弯度应大于龈向的弯度，因正常殆侧切牙的轴倾度大于中切牙的轴倾度。下切牙一般不作轴倾弯，因为正常殆下切牙的轴倾角不大。

第一、第二序列弯曲，在方丝弓矫治器的应用中，可在圆形弓丝或方形弓丝上弯制。

（3）第三序列弯曲（third order bend）：第三序列弯曲只能在方形弓丝上完成。这类弯曲是在方形弓丝上作转矩（torque），而使产生转矩力，转矩力的应用主要为：对矫治牙作控根移动，使牙根作唇颊、舌向的移动，同时，可在拔牙矫治病例中使牙齿移动时保持牙根间平行。

转矩可分为根舌向转矩（lingual root torque）及根唇（颊）向转矩（labial root torque）。由于转矩力本身存在一对力偶，故根舌向转矩亦即为冠唇向转矩（labial crowntorque），而根唇（颊）向转矩亦即为冠舌向转矩（lingualcrown torque）。当对牙齿施以根舌向转矩力时可使牙根舌向移动及牙冠唇向移动。而对牙施以根唇（颊）向转矩力时，可使牙根唇（颊）向移动及牙冠舌向移动。

在矫治弓丝上作转矩弯曲时，需要有两把专用的转矩形成钳，在作根舌向转矩时，将两把钳，以钳头相对的方向夹住弓丝需进行转矩弯曲的部位，左手持钳夹于所需加转矩力弓丝之远中侧，钳头方向应向唇侧，右手将钳子夹于所需加转矩力弓丝之近中侧，钳头方向应向舌侧，两钳子的头部相互靠拢，以左手钳子夹紧固定不动，右手钳子在夹紧弓丝的情况下向龈向旋转，而使产生转矩。转矩的大小与所作旋转的程度有关。这样弯制的转矩为根舌向转矩。而若在左手钳子夹紧时固定不动，右手钳子在紧夹弓丝的情况下作殆向的旋转，则产生的转矩为根唇向转矩。

转矩弯曲可在弓丝的前牙段、后牙段或局部牙位进行，转矩的性质是根据牙齿需要移动的方向而定。

第三序列弯曲即转矩弯曲是方丝弓矫治器中的一个重要特征，是对牙齿进行控根移动的关键步骤。以控制上切牙的根向舌侧移动为例，在矫治弓丝上作了根舌向转矩弯曲后，方形弓丝与托槽之方形槽沟间已从原来的方向一致而改变为形成一定的转矩角，弓丝需稍作旋转后才能插入槽沟。当弓丝插入托槽后由于弓丝的根舌向转矩力使牙根向舌侧移动而牙冠向唇向移动，这种牙齿移动的转动中心比牙齿倾斜移动时转动中心的位置更靠近牙冠。假设转动中心的位置与牙切缘间距和根端间的距离之比为 5∶4，则当牙冠向唇向移动 5mm 时，牙根将向舌侧移 4mm。若同时在牙冠上施以使牙冠向舌向、牙根向唇向的倾斜移动矫治力，由于转动中心一般在牙根根尖 1/3 处，切缘至转动中心距与根尖至转动中心距之间的比为 5∶1，因而当使牙冠舌向移动 5mm 时，则根尖唇向移动 1mm。而这一使牙齿倾斜移动的矫治力与上述转矩共同作用在牙齿上时，则牙冠部可因使唇移 5mm 的力与使舌移 5mm 的力相互抵消而不作移动；牙根部则因舌移 4mm 之力与使唇移 1mm 之力相减使牙根舌向移动 3mm，从而达到控根移动的目的。因此，转矩弯曲为了控根移动，往往要在牙上与另一个矫治力共同作用才能达到牙根移动而牙冠不动的目的。

总结方丝弓的三个序列弯曲，可见第一序列弯曲在水平方向进行，第二序列弯曲在垂直方向进行，第三序列弯曲是进行转矩扭转。

（二）常用的各种矫治弹簧曲。

1. 垂直曲（vertical loop）　有开大垂直曲（open vertical loop）及闭合垂直曲（closed vertical loop）两种。

开大垂直曲：主要用来开大间隙，特别在两个开大垂直曲连用而作为一个加力单位时，则具有使牙舌向，唇、颊向，扭转、升高、压低等作用。

闭合垂直曲：可用来关闭间隙。

2. 带圈垂直曲（vertical helical loop）　比垂直曲的弹性更好，并且矫治力较温和而持久，也分为开大带圈垂直曲（open vertical helical loop）及闭合带圈垂直曲（closedvertical loop）。

3. 垂直张力曲（vertical tensile loop）　主要用来关闭间隙。

4. 水平曲（horizontal loop）　可用来压低、升高及扭正牙齿。单个水平曲常与其他加力单位组合共用，对拥挤错位的牙齿进行矫治，并可作为颌间牵引的拉力钩来使用。

5. 带圈水平曲（horizontal helical loop）　比水平曲的弹性更好，并使矫治力较温和而持久。

6. T 形曲（T loop）　是在水平曲的基础上增加其曲的长度，可使其弹性增大。

7. 匣形曲（box loop）　主要对牙有压低、升高以及对牙齿斜轴的矫治作用。

8. 欧米加曲（omega loop）　常在弓丝末端作为与圆管末端结扎曲。

9. 小圈曲（helical loop）　一般用来作为牵引钩用。

各类矫治曲可在圆形弓丝上或方形弓丝上来弯制，各种类型的弹力曲都在一个矫治弓丝上，针对牙齿矫治的不同需要而组合应用。

（三）移动牙齿的常用方法

1. 前牙唇向后牙颊向开展　对于任何舌、腭向错位所致的牙齿位置异常，均可通过弓丝上的加力装置使之移到牙列的正确位置上。可使用两个或几个开张性垂直曲组成加力单位（power unit）完成这种移位。在前牙反𬌗时使上前牙唇向移位，后牙反𬌗及反锁𬌗时使上后牙颊向开展均可使用这种方法。另外，在弓丝弯制时，使弯制好的带有末端欧米加曲的唇弓外形大于牙弓长度及宽度，结扎于牙列上，即可达到唇向开展前牙、增加牙弓长度及颊向开展后牙、扩大牙弓宽度的全牙弓开展作用。

2. 内收前牙　对于前牙远中有间隙，牙轴唇倾者，需内收前牙，关闭间隙，减小牙弓前段的突度。可在前牙段的两侧远中放置闭合带圈垂直曲或垂直张力曲。将弯制好的唇弓就位时，加力装置应位于2/2或3/3的远中。加力的方法是：用尖钳夹住弓丝的两侧末端，向远中抽动一段距离（1~2mm），直到加力曲出现了外形的改变，然后将弓丝末端向龈向弯曲。随弓丝弹性形变的回复（弹性回复），对前牙产生舌侧移位的力，使前牙后移。需注意的是，这时前牙的后移主要是倾斜移动。

3. 关闭间隙　指上下牙列出现的散在间隙。可用弹力线结扎排齐，或使用链状橡皮圈。若前牙有散在间隙并伴有牙弓前段的轻度前突症状时，也可通过唇弓的弹性结扎来解决。方法有二：①在唇弓的前牙段远中部位各弯制一个小圈曲（helical loop），在同侧磨牙带环拉钩与小圈曲之间挂橡皮圈作颌间牵引；②在唇弓后牙段两侧各弯制一个欧米加曲，使此曲距离牙圆管带环有一定的距离（2~3mm），在带环圆管拉钩和欧米加曲间作弹性结扎，通过弓丝向远中滑动，关闭前牙间隙。此两种方法多用于下牙弓。

当中切牙间出现间隙时，可用如图24-6所示的方法关闭。

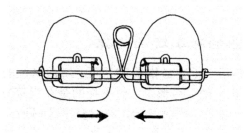

图24-6　关闭中切牙间隙

4. 开拓间隙　局部间隙不足造成的牙齿位置异常，需开展间隙后使错𬌗牙入列。可用螺旋弹簧进行局部开展。如 $\underline{4}$ 颊向，间隙不足时，可在 $\underline{3\text{-}5}$ 之间放置螺簧。打开螺簧加力后，使之就位抵住 $\underline{3}$ 的远中及 $\underline{5}$ 的近中，当螺簧弹性形变回复时，即产生推 $\underline{3}$ 及 $\underline{|5}$ 向近远中的力，为 $\underline{4}$ 开拓了间隙。另外也可在局部放置垂直曲，局部扩大牙弓，从而获得间隙。

5. 拉尖牙向后　减数矫治的患者，一般拔除4个前磨牙，需拉尖牙向远中移位，关闭拔牙间隙。可以在尖牙和磨牙之间放置橡皮圈或未经打开的螺旋弹簧作颌内牵引，也可在二尖牙间放置打开的螺旋弹簧，推尖牙向远中移位。在用以上方法牵引或推尖牙向远中移位的同时，应将同一列的牙齿结扎于唇弓上，这样在尖牙移位的过程中，除尖牙以外的牙齿均可作为支抗牙，在一定程度上增强了支抗；尖牙也结扎于唇弓上，在其远移的过程中，唇弓可作为引导，使其移入拔牙间隙后，在牙列中获得正确的位置。

6. 防止磨牙前倾及扭转以及后倾磨牙　当以磨牙作为支抗牙，拉尖牙向远中位时，往往会出现磨牙前倾，近中向舌（腭）侧扭转远中向颊侧扭转，而导致磨牙关系的紊乱。可在唇弓弯制时，在唇弓末端插入末端管的部位，弯后倾弯及末端舌向弯，使弓丝插入末端管就位后有一对磨牙后倾以及使其远中舌向、近中颊向转动的力量，以对抗前述牵引尖牙向后所引起磨牙位置的改变。当第一恒磨牙缺失，第二恒磨牙前移而出现前倾时，也可在唇弓上放置附加垂直向正轴簧。

7. 推磨牙往后　多应用口外唇弓，以头颈部作为支抗，使磨牙向远中移位。一般多用于上颌，也有用于下颌者。也可用做增强磨牙的支抗，防止其向近中移位。

8. 压低高位牙，升高低位牙　对于高位或低位错𬌗的牙齿，应使其作根向（压入）或𬌗向（升高）移动。可使用匣形曲、水平曲、带圈水平曲及 T 形曲完成这种移动。如同时伴有牙齿舌向错位时，还可使用闭合水平曲，使牙齿作𬌗（龈）向移位的同时实现唇向移位。

9. 斜轴牙齿的矫治　可使用匣形曲。也可以在斜轴牙齿的近远中各弯制一个水平曲，一侧起压低作用，一侧起升高作用，称作双水平曲（double horizontal loop），因而使牙由倾斜而直立。

10. 扭转牙的矫治　在前牙可用二联开张垂直曲来矫治牙齿的扭转错位；在后牙段则多用匣形曲来矫正。

11. 减小前牙覆𬌗　在唇弓上弯制后倾弯，压低前牙，升高后牙。

12. 关闭垂直开𬌗　若多个前牙开𬌗，可在唇弓上弯制前倾弯，其具有压低后牙、升高前牙的作用。

四、方丝弓矫治器的基本矫治步骤

1. 第一阶段　排齐和整平。排齐是指水平方向上矫治错位的牙齿（包括颊舌向、近远中向和扭转错位等），形成正常的牙弓形态。整平指的是在垂直方向上矫治牙齿的高低和牙弓不正常的𬌗曲线。排齐和整平常同时开始，有时整平牙弓所需时间较长，对一些严重的深覆𬌗或开𬌗病例，整平的过程应贯穿矫治的始终。只有经过排齐和整平后方可进入第二阶段。矫治弓丝的使用应遵循"从软到硬、从细到粗、从圆到方"的原则。

（1）排齐牙齿：在排齐的过程中牙齿的移动主要是唇舌向、近远中的倾斜移动和扭转。此期多使用刚度小，回弹性好，作用范围大的镍钛丝、多股麻花丝等。初始弓丝一般选用 0.35mm 或 0.40mm 的镍钛丝，对一些错位较严重的牙齿，弓丝不用完全入槽，只需轻轻戴上或仅结扎一个翼即可。用镍钛丝将牙弓排齐后，再换用 0.40mm 或 0.45mm 带有第一序列弯曲的不锈钢丝。

排齐牙齿的原理是利用弓丝形变产生的回复力作用于牙齿使其移动，同时利用牙齿相互作用（即相互支抗）而使拥挤的牙齿散开。在排齐前牙时会造成前牙唇倾，对于拔牙病例，这样会增加后牙支抗的负担。故此时弓丝末端应在紧靠颊面管后端处回弯以控制牙弓长度，通过拔牙间隙来解除前牙拥挤。对于严重拥挤的病例，应先扩展拥挤处的间隙再行排齐。对于扭转的牙齿应在早期进行过矫正。轻度的扭转可通过将高弹性弓丝结扎入槽来矫正，较严重的扭转错位可在牙的舌侧放置舌侧扣，通过交互牵引来矫正。这时应用较粗的不锈钢丝，且在错位牙的邻牙处弯制阻挡曲。

（2）整平𬌗曲线：整平𬌗曲线应根据不同的错𬌗畸形机制和患者的生长发育而采取不同的方法。这里主要讨论深覆𬌗患者牙弓的整平。对于前牙段牙槽过长或下颌平面角较大而生长发育已停止的深覆𬌗患者，整平应以压低前牙为主；对于后牙段牙槽过低或下颌平面角较小的深覆𬌗患者，则可以升高后牙为主。整平牙弓可用以下方法：①摇椅形唇弓：上颌唇弓用加大的 Spee 曲线唇弓，下颌则用反 Spee 曲线唇弓。如此，可通过压低前牙和升高后牙来整平牙弓的𬌗曲线。这种方法适用于一般的患者，但不适用于下颌平面角较大而生长发育已基本停止的患者；②多用唇弓：多用唇弓绕开尖牙和前磨牙，仅与第一磨牙和四个切牙发生作用。对前牙施加压入力，只要使用得当，前牙压低和后牙升高的比值大于摇椅形唇弓。对下颌平面角较大的病例适用；③平面导板：主要通过后牙升高来配合方丝弓矫治器共同整平𬌗曲线。适用于下颌平面角较低的病例；④J 形钩：通过 J 形钩在尖牙近中部位进行高位牵引从而利用口外力来压低上前牙，适用于前部牙槽过高，有露龈微笑（gum smile）的患者。

另外，如果患者牙弓狭窄则需在排齐整平前矫治，常用的扩弓方法有打开腭中缝和单纯扩展牙弓。如有埋伏阻生牙，也应在此期通过外科开窗正畸牵引到位。如有后牙锁𬌗可通过扩大牙弓和上下后牙交互牵引来解除。

2. 第二阶段　关闭拔牙间隙和磨牙关系的调整。在第二阶段通过前牙的适度内收及上、下颌前、后牙齿移动的协调配合，获得正常的覆𬌗、覆盖和磨牙关系，同时减少牙弓凸度，改善软组织侧貌。这一阶段是矫治过程的关键，应控制好前、后牙移动的比例以及牙齿移动后的正常位置。

（1）关闭拔牙间隙：方丝弓矫治技术中常用的间隙关闭方法是关闭曲法，具体的方式有两种：其一是先在圆丝上用滑动法整体后移尖牙，再使用方丝利用关闭曲完成 4 个切牙的后移和控根；其二是在方丝上应用关闭曲一次完成 6 个前牙的后移和控根。第一种方法前牙后移较后牙前移稍多，前、后牙移动的比例为 60% ：40%；第二种方法前后牙移动的比例约为 50% ：50%。临床中可根据不同的磨牙支抗来选择关闭拔牙间隙的方法。临床上还能遇到以下两种情况：①需要后牙强支抗：为最大程度地内收前牙，使前、后牙移动比例为 3 ：1 或 4 ：1。这时应采用不同方法来增强后牙支抗；②主要以后牙前移来关闭拔牙间隙：此时应增强前牙支抗，可采用分次前移后牙和在前牙区弓丝上加根舌向转矩来解决。

远中移动尖牙一般采用弹力牵引使尖牙在弓丝上滑动。应注意在牵引前需完全排齐和整平牙弓，选用较粗的不锈钢圆丝或方丝作为稳定弓丝，牵引力不宜过大（80～120g 为宜），牵引位置尽量靠近龈向，防止上下颌尖牙的咬合干扰等。用于关闭间隙的方丝应选择 0.018 英寸×0.025 英寸或 0.019 英寸×0.025 英寸的不锈钢方丝。关闭曲应靠近间隙近中向牙齿托槽的远中部位。选择产生力值较柔和的 T 形曲作为关闭曲。弓丝上应有三个序列弯曲，包括前后牙段的转矩、关闭曲前后的人字形曲、为进一步整平牙弓所需的摇椅形弯曲，以及磨牙颊面管前方的外展弯和舌向弯曲。

此期牙齿移动量较大，而且以组牙移动方式为主。关键要控制好前、后牙支抗的分配比例，促进有利的牙齿移动，避免不利的牙齿移动。在正畸临床工作中常遇到需要增强后牙支抗的问题，这里简单叙述仅供临床参考。①可增加支抗牙数并将需要移动的牙齿分开移动：例如第二磨牙上带环，使其尽早加入矫治器系统。另外关闭拔牙间隙时，先移动尖牙向远中再移动切牙，治疗时间增长了，但却有利于保护支抗；②利用颌间牵引调整支抗：Ⅱ类错𬌗常配合使用Ⅱ类颌间牵引，保护和增强上颌后牙支抗，Ⅲ类错𬌗配合Ⅲ类牵引保护下颌支抗；③在支抗磨牙间使用腭杆或舌弓：两侧磨牙通过腭杆或舌弓连成整体，支抗作用增强，上颌横腭杆常被使用；④利用口外力增强口内支抗：口外唇弓是最有效增强上颌支抗的方法，但其效果需要患者良好的配合。在某些情况时也可使用 J 形钩后移前牙来节省对后牙支抗的需求。

当通过内收前牙来关闭拔牙间隙时，应控制其唇舌向的倾斜度。只有当前牙倾斜度大而且所需内收距离小时，才可使用圆丝或在方丝上不加前牙区转矩。当前牙较直立或需内收距离较大时，应使用带有前牙转矩的方丝来内收前牙，从而对前牙进行控制移动，这一点很重要。

（2）矫治磨牙关系：正畸拔牙的目的之一是为调整磨牙关系提供间隙，因此，异常磨牙关系的矫治是第二期的一个重要目的。磨牙关系的调整有以下几种方法：①生长改型：对处于生长发育期的青少年可以使用口外力改变颌骨的生长发育，以达到调整磨牙关系的目的。Ⅱ类患者采用头帽—口外弓抑制上颌发育；Ⅲ类患者通过前方牵引促进上颌发育，抑制下颌发育；②通过关闭间隙时上、下颌前、后牙齿的分差移动来调整磨牙关系：Ⅱ类病例，应该增大上颌前牙后移，减少后牙前移；增大下颌后牙前移，减少前牙后移。对于Ⅲ类病例则采取相反的措施；③通过颌间牵引来矫正磨牙关系：在关闭拔牙间隙的同时使用颌间牵引，能有助于磨牙关系的调整。Ⅱ类牵引能远中移动上前牙，近中移动下后牙，有助于改善磨牙远中关系。Ⅲ类牵引能远中移动下前牙，近中移动上后牙，有利于改善磨牙近中关系。但不可忽视颌间牵引力垂直向的效果，对于有颌面部垂直关系不调的患者应慎用，例如下颌平面角大的患者。如果必须使用则应尽可能减少牵引时间，同时用一些措施防止牵引造成的不利影响。

这里还需强调在矫治中要控制好支抗，尽量避免支抗丧失，这有利于磨牙关系的矫治。

3.第三阶段　牙𬌗关系的精细调整。此阶段所进行的是牙𬌗关系的精确调整，对于最终牙𬌗关系的确立和稳定有重要的意义。第三阶段需要从事以下工作。

（1）确定切牙的正确转矩：对切牙转矩的控制最好在第二阶段进行，在间隙关闭后再进行控根则难度较大。但当原始切牙位置较直立且需较大内收时，最终切牙的转矩常常不足。这时，要确立正确的转矩需要在原弓丝上增大转矩，或使用控根辅弓。一般需要 3 个月或更长的时间起作用。

（2）拔牙区两侧牙齿的根平行：拔牙区两侧的牙齿应以整体移动的形式进入拔牙区，如果牙齿在移动中发生倾斜，治疗结束时将出现拔牙区两侧牙齿的牙冠接触而牙根分开。这在全口牙位曲面体层 X 线片上可以清楚地显示。此时，可在弓丝上弯制匣形曲或水平曲来正轴，但需确保在正轴的同时保持关闭拔牙间隙后的牙弓长度，以防拔牙间隙复发。

（3）确定正确的牙齿邻面接触关系：相邻牙齿接触点关系不正常表现在个别牙齿位置不正常，这多由于托槽位置不正常造成，最常见于第二前磨牙。矫正的方法是重新黏结托槽于正确位置。

（4）牙齿大小不调的处理：常遇到上颌侧切牙为过小牙，下前牙牙量过多。这时，可保留侧切牙两旁间隙以后修复，也可对下前牙片切。

（5）中线不正的矫治：明显的中线偏斜应在治疗设计、治疗早期开始处理，在关闭拔牙间隙时尽可能利用牙齿的不对称移动来加以矫正。在第三期只能对小量的中线不正进行矫治。如果由于个别牙齿的𬌗干扰引起下颌位置的偏斜，应调整个别牙的位置或调𬌗处理。如果是由于牙齿位置引起上下牙弓中线不正，可用不对称牵引来解决。此时，应使用较粗的不锈钢丝作为稳定弓丝，并应注意𬌗平面是否发生倾斜。

（6）牙弓间宽度的调整：此阶段应注意上下牙弓宽度是否协调。如果某一牙弓较窄则需扩弓，此时常用加宽的弓丝或使用粗扩展辅弓矫正。但应注意扩弓时的前牙覆𬌗覆盖关系。

（7）牙弓间垂直关系的过矫正：对于前牙深覆𬌗的矫治可使用摇椅形唇弓。前牙小量开𬌗若由于下颌 Spee 曲线过度整平引起，则在下颌用加大 Spee 曲的唇弓并可使用前牙区垂直牵引。

（8）牙弓间矢状关系的过矫正：对于Ⅱ类错𬌗应将前牙矫治到浅覆𬌗、浅覆盖、磨牙中性偏近中，并维持夜间使用Ⅱ类颌间牵引 6~8 周。对于Ⅲ类错𬌗应使用Ⅲ类颌间牵引，适当增大前牙覆盖有利于最终结果的稳定。

（9）牙𬌗关系的最后确立：在去除矫治器前 4~8 周停止使用颌间牵引或口外力，用细圆丝为完成弓丝，以允许后牙咬合关系的自由调整。必要时使用多种颌间垂直牵引，也可考虑将弓丝截断成为片段弓后再行垂直牵引。

4. 第四阶段 保持。方丝弓矫治器去除后应进行保持，可采用不同的方法。活动保持器常用 Hawley 保持器、牙齿正位器或改良的功能性保持器。固定保持器为固定唇弓或舌弓，可长期保持，一般多用于下颌前牙区。

保持时间根据患者年龄、错𬌗种类和程度、矫治方法和矫治持续时间等因素不同而有较大差别。一般至少应保持一年半，成人保持时间相应延长。

方丝弓矫治技术从矫治设计到保持结束是一个连续的过程，在临床工作中应重视矫治过程的每一个环节，并在其中不断探索和实践，从中总结经验和教训，使矫治水平不断提高。另外，任何一种矫治技术都不是孤立存在的，临床医师应该能将不同技术融会贯通、灵活掌握，从而使矫治后患者达到功能与形态的统一并保持长期的稳定。

（陈书宝）

第二节 差动矫治技术——Begg 细丝弓技术与 Tip - Edge 直丝弓技术

按照牙齿移动的方式，可将固定矫治技术分为两大类或两大系统。一类是整体牙移动（bodily tooth movement）技术，包括 edgewise 方丝弓技术及传统的直丝弓技术，其代表是 Tweed - Merriffild 标准方丝弓矫治技术。尽管使用率低，但它是 edgewisex 系统的基础技术，被称为教学技术（teaching technique）。另一类是差动牙移动技术（differential movement technique），包括 Begg 细丝弓矫治技术和 Tip - Edge 差动直丝弓矫治技术，其中，Begg 细丝弓技术是这一系统的基础技术，也可称之为差动矫治技术系统的教学技术。

所谓差动牙移动方式，是指首先容许牙冠倾斜移动，然后再进行根直立，可达到间接整体牙移动。

20 世纪六十年代到七十年代，有两大支柱，即 Tweed - Memffild 标准方丝弓矫治技术（整体牙移动技术）和 Begg 细丝弓矫治技术（差动牙移动技术）。进入直丝弓时代，仍有两大支柱，即属于整体牙移动技术系统的传统直丝弓矫治技术和属于差动牙移动技术系统的 Tip - Edge 直丝弓矫治技术。如果能较好地了解或掌握 Tweed - Merriffild 标准方丝弓技术和

Begg 细丝弓技术的基本理念或内容，将会有助于更深刻地理解传统直丝弓技术和 Tip – Edge 直丝弓技术的精髓。

这里重点介绍 Begg 细丝弓矫治技术，以更好地理解 Tip – Edge 直丝弓技术的要点。

一、Begg 细丝弓矫治技术

Begg 细丝弓矫治技术是澳大利亚的正畸先驱 P. R. Begg 医师于 20 世纪 30 年代开始研制，根据其二三十年的临床经验和科学研究而创立、发展起来，然后在 50 年代公布的。几十年的临床实践证明，这是一项高效能的矫治技术。在当今矫治技术迅速发展的进程中该技术的一些重要理念一直被广泛地采用。

（一）Begg 矫治技术的发展简史

1924 年 3 月—1925 年 11 月，Begg 医师在美国加利福尼亚州的 Angle 口腔正畸学院学习口腔正畸技术。他参与了 Angle 矫治器的研制工作，这就是 edgewise 方丝弓矫治技术。

1926 年，Begg 医师在澳大利亚南部的阿得莱得独立从事正畸门诊工作。他使用 edgewise 矫治器进行不拔牙或拔牙矫治。数年后，他发现，edgewise 矫治器在快速关闭拔牙间隙和减轻深覆𬌗方面的效果不太理想，因此，他开始设计自己的弓丝——细圆丝。Begg 认识到，Angle 最初选用方丝弓主要是要利用金铂丝的物理性质，如果使用比较有力的不锈钢丝，则效果欠佳。他还观察到，在方托槽上即使使用圆丝弓也会引起不利的根运动，以至于大大加重口内支抗的负担，使支抗牙容易产生不期望的前移。为了避免这些问题，Begg 丢弃了宽翼方托槽，开始使用过去曾使用过的带状弓托槽，只是其槽沟口朝向龈侧，而不是𬌗向，这就是所谓的 Begg 托槽。

在 Begg 托槽上使用细圆丝可使牙齿沿着尽可能小阻力的路线被压低或倾斜运动，牙根不至于被迫向皮质骨施加可引起组织损伤、推迟牙运动、使口内支抗负担加重的抗力。因此，口内支抗是可行的。

20 世纪 40 年代初，Begg 结识了澳大利亚墨尔本大学的金属冶炼专家 AJ Wilcock，两人经过多年合作，研制出一种冷拉伸、热处理弓丝。它的硬度和弹性之间趋于平衡，且具有几无应力衰减的特性。这种不同寻常的弓丝使 Begg 能顺利打开前牙深覆𬌗，同时，能有效地控制牙弓形态，保持磨牙的稳定性。在此基础上，Wilcock 还研制了适应于 Begg 托槽的栓钉和特殊颊面管等零部件。

Begg 在研制新矫治器的同时，还以文明影响尚未到达澳洲大陆之前的土著人头颅骨为对象，研究了人类牙齿的自然磨耗。1939 年，他写出了题为《人类颌骨和牙弓在演化过程中的减小和退化》的博士论文，为他以后制定矫治标准奠定了理论基础。1954 年，Begg 总结磨耗𬌗的研究工作，又发表了著名论文《石器时期的人类牙列》。在文章的末尾，他公布了他的新技术——圆丝技术，主张在改良的带状弓托槽（即 Begg 托槽）上使用直径为 0.46mm（0.018 英寸）的不锈钢圆丝。尽管该文所描述的技术内容与现在的 Angle 技术有较大的差别，而且治疗结果也尚未完善，但是它仍引起了巨大反响，受到了包括 S Atkinson，R Strang 和 Tweed 等一些著名正畸专家的关注。

1956 年，Begg 介绍了差动力（differential force）概念，为他设计的新矫治器奠定了又一个理论基础。在文章中，他提及每年用 Begg 技术矫治 200 多位患者，证实他的技术和理论能够产生满意的结果，而且在所有类型的错𬌗畸形的矫治中均缩短了疗程。他的文章被全世界的正畸学者一读再读，预示着这是一场正畸发展史上的变革。

美国的 H D Kesling 医师为 Begg 的论文所吸引，于 1957 年到澳大利亚，花了几周时间，向 Begg 学习新技术。返美后，Kesling 等放弃了 Tweed 方丝弓技术，改用 Begg 技术，且不断地改进其附件和弓丝。他们取得的结果证明，Begg 技术能打开深覆𬌗、矫治前后关系不调，使基骨上的前牙重新定位，矫治时间相对缩短。1959 年，150 名正畸医师来到了 Kesling 和 Rock 的正畸中心，当看到 Kesling 所展示的 100 例用 Begg 技术矫治完成的病例后，纷纷要求组织培训。这样，第一个 Begg 技术学习班于 1959 年 7 月在美举办。这些医师学完回去后，均开始使用 Begg 技术。

就在 Begg 技术的支持者在美国努力工作的同时，Begg 在澳大利亚又发展了他的技术，具体内容如下。

（1）使该技术更加成熟，其矫治质量已达到有经验的 edgewise 正畸医师所达到的水平。

（2）将该技术分为三期，每期有一定的矫治目标。

（3）发明了前牙控根附件。

（4）介绍了有关的近远中正轴簧，达到了个别牙的根运动。

（5）建议取阶段模型，以便更容易教和学。

自从 1960 年以来，数百个 Begg 学习班在世界各地举行，1 400 多位正畸医师参加了 122 个由 Kesling 正畸中心举办的学习班。由 Begg 和 P C Kesling 合著的《Begg 正畸理论和技术》（1977）一书已译成数国文字。1964 年，"北美 Begg 正畸协会"成立，接着欧洲、日本和澳大利亚也先后成立了"Begg 正畸协会"。

Begg 矫治技术于 20 世纪 80 年代初引入我国，于 1988 年 6 月在广州第一次召开了包括 Begg 矫治技术的固定矫治器学术会议。目前，Begg 技术正在全国得到普及和提高。

（二）与 Begg 矫治技术有关的诊断问题

在正畸临床所遇到的错𬌗畸形中，牙齿拥挤约占 70%。因此，多数正畸病例的诊断存在着决定是否拔牙的问题。然而对于同一病例是否拔牙，不同的正畸医师可作出不同的诊断。可以说，在正畸治疗中，最容易引起争论的病例，莫过于需要拔牙的病例了。这主要是由于拔牙的决定往往取决于众多的因素，例如错𬌗的类型、严重程度、治疗目的、医师的技能和经验、患者的年龄、牙齿的条件、所使用的矫治器、骨骼类型，患者的预期、合作程度及患者的意愿等。根据 Begg 技术的理论，医师还应考虑在矫治期间和治疗后牙齿不断近中移动及垂直萌长的影响。

在使用 Begg 技术时，如果要作出正确诊断，除了其他因素外，还应仔细考虑其矫治技术和矫治器的效能及用途。已经证实。Begg 矫治技术可以矫治最为严重的错𬌗畸形，无论是拔牙病例还是非拔牙病例。换言之，该矫治器的局限性很小。拔牙与否可以根据患者需要而定。减数的目的往往在于使现有牙弓长度与牙量达到平衡，且可增加稳定性，防止矫治后复发和牙齿的近中移动。应用 Begg 技术矫治安氏Ⅱ类与Ⅲ类颌间关系不需要减数。

如果认为通过减数较为理想且选用 Begg 矫治技术治疗，那么还应作出进一步的选择，即拔哪些牙。

一般习惯于拔除 4 个第一前磨牙，但有些错𬌗患者可通过拔除 4 个第二前磨牙获得最佳矫治效果。当然，根据患者具体情况，也可能有其他拔牙选择的方案以达到最佳矫治目的。但是，一般不主张单颌拔除第一或第二前磨牙，因为这种拔牙治疗后的牙𬌗多数不理想或不稳定。

对于需要间隙不多或比拔除 4 个第一前磨牙少的一些边缘或临界病例，有时可以通过精细而有计划的牙齿近远中减径或片切来获得成功，甚至少数病例可能需要既减数又减径。

有时，对同一患者供选择的方案很多，以至于应用不同的治疗方案或诊断均可以获得成功的矫治。当然，最终的殆关系、侧貌和稳定性可因诊断的选择、矫治方案不同而有所差异。

需要特别注意的是，使用 Begg 矫治技术时，不要用推磨牙向远中移动作为增加牙弓长度的方法。应根据磨耗殆研究所获得的知识作出诊断，必须理解在人的一生中后牙具有向近中移动或移行的趋势。矫治设计要顺应这种近中移行而不是使之逆转。显而易见，不需要应用口外力，在使用差动力技术时，口外力可能产生有害的作用。

为了帮助确定 Begg 矫治技术所引起的牙齿和牙槽骨改变，了解 Williams 的研究是很有价值的。他先假设，以后又证实了切牙后移的量与前牙、后牙之间各自的根表面积有关。当考虑是否拔牙的诊断决定时，Williams（1969）关于下切牙相对于 A－P 线的前后位置和下面软组织轮廓之间相互关系的研究，确立了把下切牙相对该线的关系作为一个重要而简单的诊断工具。

在作出正确诊断的过程中，精确采取患者的牙殆记录模型，摄取全口牙位曲面体层 X 线片和头颅侧位 X 线片以及牙殆颜面照相，是必要的。头颅侧位 X 线片的测量分析应包括上述的下切牙切缘与 A－P 线的关系。即应用 A－P 线协助诊断和治疗。

应用 A－P 线可以帮助确定患者是否需要拔牙。可用"是"或"否"来回答以下 5 个问题。

（1）排齐下颌牙齿是否要使下切牙切缘前移远离 A－P 线？

（2）减小下颌 Spee 曲线的曲度是否要使下切牙切缘前移远离 A－P 线？

（3）调整或矫正磨牙关系是否会损失过多的支抗，致使下切牙切缘前移远离 A－P 线？

（4）上牙槽座 A 点的改建（合并上切牙整体后移）是否会改变 A－P 线的位置，导致下切牙切缘前移远离 A－P 线？

（5）在下颌生长或矫治期间，下颌的调位是否将改变 A－P 线的位置，使下切牙切缘前移远离 A－P 线？

如果对上述问题的回答均为"否"，则表明该病例不需要减少牙量（减数）。如果一个或一个以上的答案为"是"，则表明该病例需要减数或减径。

（三）组成部分

Begg 矫治器已经历了近 30 年才发展到今天的状况，因此有必要介绍一下目前所通用的装置。

1. 托槽　Begg 技术使用改良式带形弓托槽，它含有槽沟和竖管。其槽沟的规格为 0.51mm×1.14mm（0.020 英寸×0.045 英寸），以容纳一根 0.51mm（0.020 英寸）的弓丝加上一根 0.41mm（0.016 英寸）的控根辅弓（必要时）。其竖管内可插入栓钉。这种托槽的最大特点是允许牙齿在各个方向上自由地作倾斜移动，即三维空间运动；还容许牙齿沿着弓丝滑动。该托槽分焊在带环上的托槽和直接黏着在牙面上的托槽两种。

2. 带环及颊面管　Begg 矫治器：在支抗牙上及已萌出完全的其他牙上可黏着带环，因此它也可被称为多带环矫治器。目前有效的牙釉质黏合剂已在正畸临床得到广泛应用，因此

Begg 托槽可直接黏着到牙面上。而带环主要装置在支抗磨牙上，如第一恒磨牙上。国外多使用工厂制作的预成带环，有不同型号，按需要选用。也可以由技术员个别制作，要求带环与牙齿的解剖形态一致，与牙面密合，固位好，切缘或𬌗缘不得妨碍咬合，龈缘处不得刺激牙龈组织。

在支抗磨牙带环的颊面焊有圆管和牵引拉钩。圆管的内径为 0.91mm（0.036 英寸），长为 6.4mm（0.250 英寸）。该圆管允许唇弓在其中自由地近远中滑动。有时为了控制支抗磨牙颊舌向的倾斜度，而用扁圆颊管，其内径为 1.82mm×0.61mm（0.72 英寸×0.024 英寸），长为 5.08mm（0.20 英寸）。该扁圆颊管与唇弓末端双折弯曲相接触，两侧颊管的扁圆口径可为角度控制和弓丝自由滑动之间提供最佳平衡。

3. 弓丝　Begg 技术的成功实施要求配备高质量的不锈钢丝。Begg 医师曾反复说过："如果没有 A J Wilcock 专门制造的高质量弓丝，发展该技术简直是不可能的。"这是一种硬而弹力很大的弓丝，俗称澳大利亚弓丝。这种弓丝的硬度与弹性之间趋于平衡，且应力衰减极慢，临床实验 6 个月应力几无衰减。这些特性保证了 Begg 技术在迅速打开咬合的同时，又能控制牙弓形态和保持磨牙的稳定性。

根据直径，这种弓丝分 0.36mm（0.014 英寸）、0.40mm（0.016 英寸）、0.45mm（0.018 英寸）和 0.51mm（0.020 英寸）等不同规格。可根据不同的矫治阶段，选择不同规格的钢丝。

目前，国内已有类似澳大利亚弓丝的钢丝问世，这将有助于该项技术的开展。

4. 栓钉（pin）　主要用作将弓丝固位于托槽槽沟内，即将栓钉插入托槽的栓道中而起固定作用。常用的栓钉有 4 种类型：①安全栓钉：多用于第一、二期，此栓钉不妨碍牙齿的近远中倾斜移动；②常规栓钉：主要用于第三期，对牙齿各个方向的移动作较为严格的控制；③钩形栓钉：亦常用于第三期，可牢固地将弓丝和转矩弓锁在槽沟内；④T 形钉：可禁止牙齿自由地近远中倾斜，主要用于正轴后对牙齿起稳定作用。

5. 弹力皮圈　分单圈和链式皮圈两种。主要用于关闭牙弓内间隙，矫正磨牙扭转。这类皮圈不仅要求弹性好，而且亲水性少，可较长时间在口腔环境中保持其强度。

6. 螺旋正轴簧　该簧带一臂弯与其弹簧圈成 90°。包括两种：一是矫正斜轴的竖直簧；另一种是矫正扭转的簧。使用时，簧的一条臂垂直插入托槽管内，另一水平臂勉强置于主弓上，以激活弹簧或使弹簧加力。这两种正轴簧均十分有效。正轴簧可由 0.30mm（0.012 英寸）或 0.36mm（0.014 英寸）的高弹性钢丝制成。主要用于矫治的第二或三期。

7. 排齐辅弓　可由 0.40mm（0.016 英寸）或 0.45mm（0.018 英寸）的多股辫状丝或钛镍丝制成。该辅弓总是与更硬且更有抗力的主弓丝联合使用。这样辅弓的排齐牙齿作用和主弓的打开咬合作用各尽所能，互不干扰，更加有效。通常在矫治第一期用。

8. 转矩辅弓　该辅弓主要用作控制切牙的转矩运动。它对于一个切牙或多个上切牙的转矩运动均很有效。该辅弓的直径总是比主弓要细一些，主要用于治疗的第三期。

以下是常用的几种转矩辅弓。

（1）四曲突切牙控根辅弓：它由 0.40mm（0.016 英寸）或 0.36mm（0.014 英寸）的高弹性钢丝弯制四个龈向切牙曲突而成，常与 0.51mm（0.020 英寸）的主弓联合使用。多用于上切牙的腭向控根。对于安氏Ⅲ类错𬌗病例也可用于下前牙；但在应用前需检查下切牙舌侧的牙槽骨板是否足够厚。

（2）交互转矩辅弓：它是由两个龈向中切牙曲突和两个𬌗方水平臂突组成的辅弓。其龈向曲突可产生腭向根转矩力，而𬌗向水平臂突可产生唇向根转矩力。通过中切牙和侧切牙之间辅弓的方向逆转，可产生交互控根或转矩的作用。如果侧切牙先于中切牙完成根的移动，可将辅弓的侧切牙曲突在其托槽的远中钳断，这样中切牙的曲突仍有足够的力达到腭向控根。该辅弓适于上侧切牙完全腭向错位的情况。

（3）短曲突控根辅弓：它是由两个龈向中切牙曲突和两个龈向侧切牙短臂突组成的辅弓。它不需要固定入尖牙托槽沟内，易于操作控制。如果用0.45mm（0.018英寸）的弓丝制成，可产生相当于0.40mm（0.016英寸）辅弓固定于尖牙托槽后所产生的转矩力。

（4）个别牙转矩辅弓：它是由个别曲突构成的辅弓，用于个别牙的转矩移动。辅弓的长度至少应越过一个邻牙，且要与牙弓形态一致，以达到最大的转矩效果。

该辅弓上的曲突是朝向龈方还是𬌗方，取决于临床需要。若曲突朝向𬌗方，则可产生唇向根转矩移动。

（5）一对一交互转矩辅弓：它是由两个形状相同、方向相反的水平臂突组成的辅弓，主要适用于两个相邻牙齿需要相互反向转矩移动的病例，常用于下前牙。使用时，辅弓两端的加力程度应避免过大。

（6）下切牙唇向控根辅弓：它是由四个𬌗向水平臂突组成的辅弓。用于对四个切牙的唇向根转矩移动。如果第三期下前牙明显前倾或唇倾时，可用之。该辅弓入托槽时，可无需先去除主弓，而直接置于主弓的切方，其两侧应通过尖牙托槽沟。加控根力的短曲应插在主弓的舌侧。辅弓一般不需要固定结扎，但出于安全和保险起见，可在中间一个牙齿上结扎固定。

（四）Begg矫治技术的原理

1. 𬌗的生理磨耗　Begg研究了石器时代晚期的澳洲土著人的牙𬌗情况，他发现这些土著人不仅具有广泛的𬌗面及邻面磨耗，而且几乎不存在龋齿、牙周病及牙齿拥挤现象。随着这种硬质而粗糙食物引起的牙磨耗，牙弓特别是下牙弓不断向前调位，牙尖磨平，覆𬌗消失，以至于前牙对刃，后牙近于安氏Ⅲ类𬌗关系，第三磨牙的迟萌或阻生得到避免。他和其他学者认为，这些石器时代人类的磨耗𬌗实例反映了人类真正的牙𬌗情况而非病理现象。换言之，这种磨耗𬌗应是人类唯一的实际正确𬌗，而现代人教科书的"正常𬌗"概念是不正确的。

虽然石器时期人类的磨耗𬌗是功能、形态上所表现的正确𬌗，但Begg进一步认为，把错𬌗患者牙齿矫治成磨耗𬌗是不现实的，而是应该把一些有价值的措施结合到正畸中去。

（1）在安氏Ⅰ类和Ⅲ类错𬌗的矫治中，为了取得最佳结果，Begg技术要求将前牙矫治成对刃关系，几乎成为Ⅲ类𬌗。

（2）牙量骨量不调的预测：虽然现代人缺乏牙磨耗，但牙齿仍前移不止，因此，设法减少牙量以替代原始人类的自然磨耗，则是必要的。Begg认为，以前所预测应减少的牙量往往估计过低。为了准确估计，用Kesling模型重排牙诊断法更为精确。他主张应拔除4个第一前磨牙，而不是4个第二前磨牙，许多患者以后还需拔除4个第三磨牙。

上述结果为Begg技术的矫治标准奠定了理论基础。

2. 差动力（differential force）　1956年，Begg介绍了差动力概念。这是以Storey和Smith（1952）的方丝弓矫正研究为基础的。该研究结果表明，尖牙整体后移的最高效力值范围是 150～200g。在此范围内，尖牙可以最快速整体后移而极少损伤组织，且磨牙无明显前移。随着力的增加，尖牙后移速度放慢，直至停止。但支抗磨牙开始前移，其最高效力值范围为 300～500g。这些结果使 Begg 深受启发，他认为上述研究符合差动力的原理，并恰恰证实了他的技术的可行性。Begg 技术的有利条件在于其托槽设计容许牙齿倾斜移动，因而利用细丝弓，使用微力（60～70g），就能使根面积较小的前牙远中倾移，而根面积较大的磨牙不动。

（1）差动力的意义：根据差动力的原理，当单根的前牙和多根的后牙之间使用交互微力时，前牙相对移动快，而后牙几乎不动。如果较大的力应用于同一情况，则后牙趋向于近中移动，而前牙运动受阻。这实际上是不同牙齿对同一力的"不同反应"（differential reaction），这就是差动力的根本意义。Begg 矫正技术非常巧妙地遵循了差动力原理。

（2）关于口外力：由于 Begg 技术使用微力，充分利用了有利的差动力原理，因而成功地解决了口内支抗问题。这样，就不需要口外支抗了。Begg 认为使用口外力是有害的。避免使用口外支抗是正畸临床学的一个重大改进。

（五）适应证

原则上可矫治恒牙期的任何类型的错𬌗畸形。

（六）临床应用

Begg 技术把整个矫治过程分为三期或三个阶段，其优点是便于掌握。每一期均有专门的矫治目标；每一期的矫治过程均是在上下牙弓同时进行；每一期上下牙弓的矫治完成后，再进入下一期。

第一期

1. 矫治目标

（1）打开（或关闭）前牙咬合，使前牙达到对刃关系。

（2）解除前牙拥挤（或关闭前牙间隙），排齐前牙。

（3）矫治磨牙反𬌗和锁𬌗。

在上述 3 个矫治目标中，第一个使前牙达到对刃关系最为重要。也就是说，如果前牙覆𬌗问题没解决的，就不宜进入第二期。

2. 达到第一期矫治目标的方法

（1）用 0.40mm（0.016 英寸）的高效能（高弹性、无疲劳）弓丝制作带牵引圈的唇弓，在磨牙颊管近端约 5mm 处弯制适当的后倾曲，以打开咬合和保持支抗磨牙的直立位置。同时，每例要维持 50～70g 的Ⅱ类牵引力；如果是安氏Ⅲ类错𬌗，则应进行持续的Ⅲ类牵引，以开始矫正近远中关系。

（2）在每个拥挤前牙的近远中弯制垂直曲，以解除前牙拥挤。如果尖牙远中存在间隙，也可用直唇弓配合较细的排齐辅弓，达到排齐前牙。排齐辅弓应使用柔韧而弹性好的金属丝。当前牙排齐后，应用细钢丝进行尖牙结扎。

（3）在尖牙至尖牙之间挂橡皮圈或橡皮链，可达到关闭前牙间隙的目的。

（4）改变唇弓的宽度并配合交互牵引，以矫治磨牙反𬌗。必要时，可进行上颌快速扩弓，保持一稳定阶段后，再戴 Begg 矫治器。

第一期大致需要 3～7 个月不等，可以每月复诊一次。

第二期

1. 矫治目标

（1）保持所有在第一期所取得的矫治结果。①前牙达到切刃相对关系；②前牙排列整齐而无间隙；③后牙反𬌗得到矫治。

（2）关闭后牙间隙。如果可能和必要，使上前牙达到舌倾程度。

（3）调整磨牙关系至Ⅰ类𬌗关系。

（4）过矫正扭转的前磨牙。

（5）矫治前磨牙垂直向的位置不调。

2. 达到第二期矫治目标的方法

（1）使用 0.45mm（0.018 英寸）或 0.50mm（0.020 英寸）弓丝弯制带牵引圈的平直唇弓，其支抗后倾曲的角度要适当减小，以维持前牙对刃和保持适当的牙弓形状为原则。

（2）用细金属丝作尖牙结扎。

（3）进行颌间牵引和上下颌颌内牵引，即"Z"字形牵引。如果希望前牙继续后移，以达到舌倾程度，则牵引力仍维持在 50～70g。如果需要后牙前移以关闭剩余拔牙间隙和调整磨牙关系，则牵引力应加大至 170～280g。必要时，尖牙可加"制动闸"，以阻止前牙进一步后移。

（4）当剩余拔牙间隙关闭时，对于存在第二前磨牙扭转的病例，可在该牙的颊舌侧分别黏着托槽及纽扣钉，结合水平正轴簧和皮圈进行扭转牙的矫治。根据情况，使主弓丝及早进入前磨牙的托槽沟内，以便作垂直向的矫治，并调整和维持牙弓形状。

第二期矫治期间，可每 2～4 周复诊一次。对于非拔牙病例，无第二期。

第三期

1. 矫治目标

（1）保持所有第一、二期取得的矫治结果。

（2）获得所有牙齿理想的轴倾度和倾斜度。

2. 达到第三期矫治目标的方法

（1）主弓丝仍用 0.50mm 的平直唇弓。该唇弓在磨牙颊管远端弯制一曲，以保持牙弓长度，并维持必要的颌间牵引。

（2）用正轴簧矫治尖牙及前磨牙的近远中轴倾度。

（3）用转矩辅弓与主弓联合进行切牙转矩矫治。

第三期必须用 0.50mm 或更粗的弓丝作唇弓，以使正轴簧和转矩辅弓有效地发挥作用，而又能维持牙弓形态的稳定。由于转矩辅弓及正轴簧产生的矫治力持续时间较长，患者可每一个半月至两个月复诊一次。

3. 保持 如果有条件，可以让患者矫治后戴正位器（positioner），以进一步进行𬌗的微小调整。最后，让患者戴用 Hawley 活动保持器半年至一年，甚至更长的时间，以稳定最终的矫治结果。

二、Tip - Edge 直丝弓矫治技术

Tip - Edge 直丝弓矫治技术是美国 Kesling 医师着手研制并于 1987 年公布的先进技术。该技术的核心装置是 Tip - Edge 托槽（图 24 - 7）。这种托槽形状像 edgewise 方托槽，但能提供差动牙运动（differential tooth movement），即这种改良的 edgewise 托槽的槽沟在持续轻

力作用下，能使牙冠倾移，然后进行根直立控制矫治。同时，能够提供类似传统直丝弓矫治器的预定最终牙冠倾斜度和转矩角度。

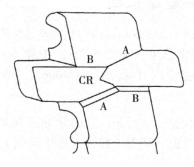

图 24 – 7　Tip – Edge 托槽

　　该托槽容纳弓丝的槽沟大小为 0.022 英寸 × 0.028 英寸，它具有自行增加垂直空间（可达 0.028 英寸），以利于牙冠倾移的特点。这在弓丝更换逐渐变粗时（从 0.016 英寸到 0.022 英寸），不会使弓丝变形或发生弯曲。

　　这种托槽的侧翼提供了最大程度的旋转控制，甚至当牙齿倾斜时也无问题。另外，托槽体窄而美观，托槽翼在弓丝后面，不易被看到。

　　每一托槽有一竖直的槽沟，可插入旋转簧或直立簧，可使倾斜移动的牙齿得到正轴，达到间接整体牙移动的效果。该竖直的槽沟还可插入 T 形钉等附件或穿入结扎丝，以利于舌向错位牙的矫正。

　　21 世纪初，Kesling 又将该托槽进行了改进。在托槽体的基底部分增加了水平管道，可以插入 TiNi 丝，以有利于正轴。从而可以抛弃繁琐的正轴簧，使第三期矫正更加便捷，便于普及该技术。

　　Tip – Edge 托槽是一种应用差动力理念，在多数正畸医师都熟悉的 "edgewise" 硬件中实现差动牙移动的矫治器系统。这种普遍接受的 edgewise 型托槽使原先学习过传统 edgewise 课程的学生和医师更容易接受 Tip – Edge 技术。他们需要的是设法学习的熟悉该技术的软件——差动力及差动牙运动。对于熟悉 Begg 技术的医师来说，很容易接受 Tip – Edge 技术。其硬件对这些医师将具有更大的吸引力。

（姜晓蕾）

第三节　直丝弓矫治器

　　20 世纪 60 年代，Andrews 研究了 120 名未经正畸治疗的正常𬌗恒牙列，于 1972 年提出了正常𬌗六项标准（six kevs to normal occlusion）。在此基础上设计出直丝弓矫治器的系列托槽与颊面管。新的矫治器源于方丝弓矫治器，但托槽中包含了轴倾角、转矩角且有不同槽底厚度，因而不需要像方丝弓矫治器那样在弓丝上弯制第一、二、三序列弯曲，一根有基本弓形的平直弓丝托槽，就可以完成牙齿三方位的移动；治疗结束时，完成弓丝也完全平直，所以 Andrews 将这一矫治器命名为直丝弓矫治器（straight wire appliance 简称 SWA）。在后来的文献中，有的作者又称直丝弓矫治器为预调矫治器或预置矫治器（preadjusted appliance）。

一、直丝弓矫治器的理论基础

正常𬌗六项标准（six keys to normal occlusion）是直丝弓矫治器的理论基础。Andrews 直丝弓矫治器的理念和托槽所包含的数据都源于这六项标准。正常𬌗六项标准是 Andrews 1972 年提出的，稍后，他将正常𬌗改称为最适宜𬌗（optimal occlusion），并对六项标准做了进一步说明。

（一）磨牙关系

上颌第一恒磨牙近中颊尖咬合于下颌第一恒磨牙近中颊沟上；同样重要的是上颌第一恒磨牙的远中颊尖咬合于下颌第二恒磨牙近中颊尖的近中斜面上，上颌尖牙咬合于下颌尖牙和第一前磨牙之间。

（二）牙齿近、远中倾斜（冠角、轴倾角）

牙齿临床冠长轴与𬌗平面垂线所组成的角为冠角或轴倾角（tip），代表了牙齿的近、远中倾斜程度（图 24 - 8）。临床冠长轴的龈端向远中倾斜时冠角为正值，向近中倾斜时冠角为负值。正常𬌗的冠角大都为正值（图 24 - 9）。

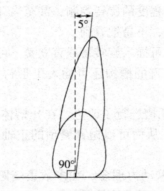

图 24 - 8　牙齿的轴倾角

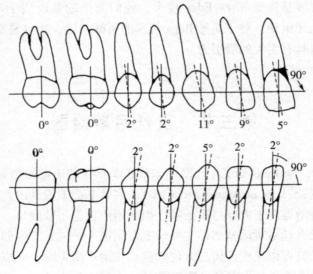

图 24 - 9　正常𬌗的轴倾角为正值

（三）牙齿唇（颊）–舌向倾斜（冠倾斜、冠转矩）

牙齿临床冠长轴的唇（颊）舌向倾斜度称为冠倾斜或冠转矩（torque）。不同牙齿有不同的冠转矩：上切牙冠向唇侧倾斜而下切牙冠接近直立（图24–10）；从尖牙起，上、下后牙牙冠都向舌侧倾斜，磨牙比前磨牙更明显（图24–11）。

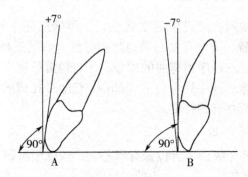

图 24–10 冠转矩

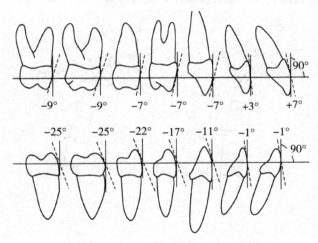

图 24–11 正常牙合的冠转矩

（四）牙齿旋转

正常牙合应当没有不适当的牙齿旋转。后牙旋转后占据较多的近远中间隙；前牙正好相反，占据较少的近远中间隙。

前牙旋转占据较少的间隙，后牙旋转后占据较多的间隙

（五）牙间隙

正常牙合牙弓中牙齿都保持相互接触，无牙间隙存在。

（六）牙牙合曲线

正常牙合的纵牙合曲线较为平直，或稍有 Spee 曲线，Spee 曲线深度在 0～2mm，上、下牙弓牙合面有良好的牙合接触。Spee 曲线较深时，上颌牙齿可利用的牙合面受限，上牙弓间隙不足以容纳上牙。整平较深的 Spee 曲线将使下牙弓的周径和弓长增加。颠倒的 Spee 曲线为上颌

牙齿提供的殆面过大，上牙的间隙过多。

正常殆六项标准是殆的最佳自然状态，是直丝弓矫治器的理论基础，也是正畸治疗的目标。

二、直丝弓矫治器的原理

正畸治疗需要将牙齿排列在牙弓中的正确位置，包括近远中的倾斜、唇（颊）舌向倾斜，以及唇（颊）舌侧位置。方丝弓矫治器通过在弓丝上弯制三种序列弯曲确定牙齿位置；直丝弓矫治器托槽内包含了三种序列弯曲的成分，牙齿位置的确定由托槽完成。托槽是直丝弓矫治器的关键部件，消除三种序列弯曲是 Andrews 直丝弓托槽的要素，也是 Andrews 之后的各种直丝弓矫治器托槽所共有的特征。

（一）消除第一序列弯曲

正常牙齿在牙弓中的唇（颊）-舌位置有所差别，若以牙齿唇（颊）面的最突点至牙齿接触点连线的距离代表牙冠突度，各个牙齿的冠突度都不相同，这种差别在上牙弓较下牙弓更明显。例如上颌侧切牙较靠舌侧，冠突度较小；尖牙较靠唇侧，冠突度较大（图24-12）。

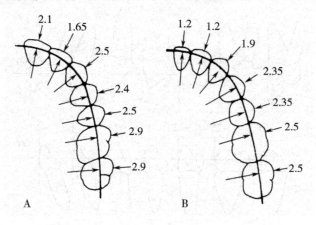

图 24-12 牙齿的唇（颊）-舌位置

标准方丝弓矫治器在弓丝上弯制第一序列弯曲使牙齿到位并保持在这一位置；直丝弓矫治器通过调节托槽底的厚度，自动完成这种牙齿移动，使牙齿在牙弓中保持正确的唇（颊）-舌位置关系。

上颌第一磨牙颊侧尖连线与牙齿接触点连线成 10° 角；下颌第一恒磨牙近中颊尖与远中颊尖连线与牙齿接触点连线平行。以此设计磨牙带环颊面管的补偿角度（offset）（图24-13）。

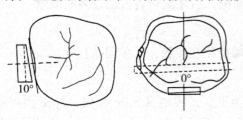

图 24-13 磨牙补偿角

（二）消除第二序列弯曲

以上颌尖牙为例：正常上颌尖牙牙冠长轴向远中倾斜，冠长轴与殆平面垂线之间的成角为11°。标准方丝弓矫治器在弓丝上弯制第二序列弯曲，或者在黏着托槽时将托槽向近中适量倾斜使牙齿达到这种位置。直丝矫治器托槽的槽沟包含了11°的角度，弓丝纳入槽内时将自动产生11°的向远中倾斜的力，当弓丝恢复原来的平直形状时牙齿就完成了所需要的移动，冠向远中倾斜11°（图24－14）。

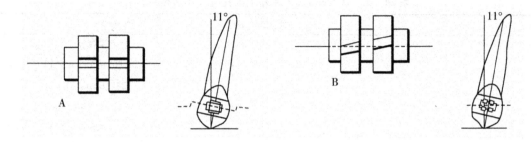

图 24 － 14 上尖牙轴倾度的确定
A. 方丝弓矫治器；B. 直丝弓矫治器

直丝矫治器的托槽，根据不同牙齿的位置，在槽沟上加入了不同的近远中倾斜角度（tip）。注意此角度依据临床冠确定而不是整个牙长轴。

（三）消除第三序列弯曲

正常殆上颌尖牙牙冠稍向舌侧倾斜，转矩角－7°。标准方丝弓矫治器在唇弓上弯制第三序列弯曲，加转矩力，当弓丝固定入槽内时，牙齿会受力产生控根移动。直丝弓矫治器托槽在托槽底上加入了－7°的角度。当直丝纳入槽内后，将受扭曲而自动产生使牙冠舌向倾斜7°的力，直至牙齿达到这一位置时，弓丝恢复直线并不再受扭力（图24－15）。不同牙齿托槽上所加的唇（颊）舌向转矩角见图，此角度同样是依赖临床冠长轴而不是牙根长轴。

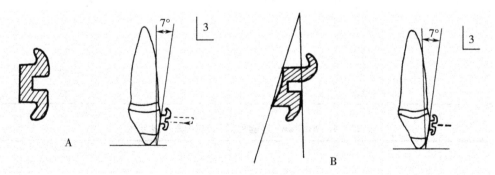

图 24 － 15 上尖牙转矩度的确定
A. 方丝弓矫治器；B. 直丝弓矫治器

三、直丝弓矫治器的设计

直丝弓矫治器自问世至今，不同作者推出有众多的数据设计（priscreption）。

（一）Andrews 直丝弓矫治器

Andrews 提出直丝弓矫治器的理念，发明了直丝弓矫治器。Andrews 设计的直丝弓矫治器托槽内的有 12 种不同托槽系列。对一个特定患者，首先要根据拔牙或不拔牙选择"标准式"（standard SWA）或"拔牙式"（translationSWA）托槽；其次要根据患者 ANB 角的大小区分使用三种不同类型的切牙托槽；最后，对拔牙病例还要根据支抗的大小确定三种不同形式抗旋转、抗倾斜的尖牙与后牙托槽。（表 24 - 3、4）

表 24 - 3　Andrews 直丝弓矫治器托槽（不拔牙用）

		轴倾角（tip）	转矩角（torque）
上颌	I1	5°	2°（ANB≥5°）
			7°（0°＜ANB＜5°）
			12°（0°≥ANB）
	I2	9°	-2°（ANB≥5°）
			3°（0°＜ANB＜5°）
			8°（0°≥ANB）
	C	11°	-7°
	P1	2°	-7°
	P2	2°	-7°
	M	5°	-9°
下颌	I1	2°	4°（ANB≥5°）
			-1°（0°＜ANB＜5°）
			-6°（0°≥ANB）
	I2	2°	4°（ANB≥5°）
			-1°（0°＜ANB＜5°）
			-6°（0°≥ANB）
	C	5°	-11°
	P1	2°	-17°
	P2	2°	-22°
	M1	2°	-30°
	M2	2°	-35°

表 24 - 4　Andrews 直丝弓矫治器托槽（拔牙用）

			不拔牙托槽	拔牙托槽		
			（标准 SWA）	最小支抗	中度支抗	最大支抗
C（远中移动）	上颌	抗倾斜处	11°	13°	14°	15°
		抗旋转	0°	2°	4°	6°
	下颌	抗倾斜	5°	7°	8°	9°
		抗旋转	0°	2°	4°	6°

			不拔牙托槽		拔牙托槽	
			（标准SWA）	最小支抗	中度支抗	最大支抗
P1	上颌	抗倾斜	2°	2°	4°	6°
（远中移动）		抗旋转	0°	4°	5°	6°
	下颌	抗倾斜	2°	4°	5°	6°
		抗旋转	0°	2°	4°	6°
P2	上颌	抗倾斜	2°	0°	−1°	−2°
（近中移动）		抗旋转	0°	2°	4°	6°
	下颌	抗倾斜	2°	0°	−1°	−2°
	下颌	抗旋转	0°	2°	4°	6°
M		抗倾斜	5°	3°	2°	1°
		抗旋转	10°	12°	14°	16°
（近中移动）		转矩	−9°	−13°	−14°	−15°
	下颌	抗倾斜	2°	0°	−1°	−2°
		抗旋转	2°	0°	−1°	−2°

（二）Roth 直丝弓矫治器（Roth Set – Up）

Roth 是功能𬌗的倡导者。他根据功能𬌗目标和多年临床应用 Andrews 直丝弓矫治器的经验，于 1976 年对 Andrews 托槽进行了改良。其主要设计思想如下。

（1）一种托槽系列适合于大部分患者。

（2）托槽所包含的角度可以完成牙齿三方位的轻度过矫正。

（3）允许牙齿轻微倾斜移动，而不像 Andrews 托槽那样完全整体移动牙齿。

（4）切牙托槽的位置稍靠切缘，以省去弓丝的代偿弯曲。

Roth 改良的直丝弓托槽是分别从 Andrews 12 种系列中挑选出来的"拼盘"。从托槽所含的数据看，实际上是一种过矫正的拔牙托槽（表 24 – 5）。Roth 直丝弓矫治器得到广泛应用。在其后 20 多年的使用中进行过一些改进，发展出 Ovision 和 Inovision 矫治器。

表 24 – 5　Roth 直丝弓矫治器托槽设计

	上颌							下颌						
	I1	I2	C	P1	P2	M1	M2	I1	I2	C	P1	P2	M1	M2
底厚（mm）	0.7	1.3	0.7	0.7	0.7	0.3	0.3	1.3	1.3	0.7	0.4	0.4	0.4	0.4
轴倾角（°）	5	9	13	0	0	0	0	2	2	7	−1	−1	−1	−1
旋矩角（°）	12	8	−2	−7	−7	−14	−14	−1	−1	−11	−17	−22	−30	−30
旋转（°）			4	2	14	14				2	4	4	4	
			近中	远中	远中	远中				近中	远中	远中	远中	

与此同时，Andrews 直丝弓矫治器的概念被普遍接受。一些正畸医师根据自己的观念和临床经验推出不同数据、不同槽沟尺寸、不同外形的直丝弓矫治器，其中较有影响的为 Alexader 直丝弓矫治器。

（三）MBT 直丝弓矫治器

Dr. Bennett 与 Dr. McLaughlin 根据自己多年使用直丝弓矫治器的经验，特别是使用他们提出的滑动法关闭拔牙间隙的新的矫正需要，1994 年，对直丝弓矫治器的托槽设计进行了改良。在此基础上，1997 年，McLaughlin，Bennett 和 Treviri 发展出 MBT 直丝弓矫治技术。

表 24 – 6   MBT 直丝弓矫治器托槽设计

	上颌							下颌						
	I1	I2	C	P1	P2	M1	M2	I1	I2	C	P1	P2	M1	M2
轴倾角（°）	4	8	8	0	0	0	0	0	0	3	2	2	0	0
转矩角（°）	17	10	–7	–7	–7	–14	–14	–6	–6	–6	–12	–17	–20	–10
旋转（°）						10	10							
						远中	近中							

（四）中国人直丝弓矫治器

牙齿大小、形态和位置存在种族差异。20 世纪 80 年代末，北京大学口腔医学院将 Roth 直丝弓矫治器引入我国正畸临床；90 年代初开发出国产直丝弓矫治器托槽和磨牙颊面管；其后对正常𬌗的牙齿形态进行研究，得出中国人直丝弓矫治器的全部基础数据。其后，又开发出基于中国人牙齿特征的直丝弓矫治器——E2 矫治器。

四、MBT 直丝弓矫治技术

MBT 矫治技术的作者根据临床实践对传统直丝弓矫治器进行了新的考虑与一系列的改进，发展出 MBT 直丝弓矫治技术。

（一）MBT 托槽

MBT 托槽是在 Andrews – Roth 直丝弓托槽的基础上改进而来的，其与前两代托槽设计的主要差别在于对托槽的轴倾角、转矩角及托槽底厚度作了适当的调整。MBT 托槽减小了上下前牙特别是尖牙的轴倾角，使其牙根不至于过分向远中倾斜，并因此减小了对磨牙支抗的需求。针对前两代直丝弓矫治器临床应用中常出现的上前牙转矩不足、下前牙易唇倾的不足，加大了上切牙的根舌向、冠唇向转矩角和下切牙的根唇向、冠舌向转矩角；同时，为了防止治疗过程中下磨牙舌倾和上磨牙颊倾，减小了下颌尖牙和后牙特别是第一磨牙的负转矩角，增大了上磨牙的负转矩角。托槽底厚度唯一的变化是增加了上第二前磨牙的底厚，供第二前磨牙明显小于第一前磨牙的患者使用。

在托槽外形上，由于使用滑动法关闭间隙，尖牙和前磨牙托槽不再附有牵引钩。托槽识别标志除原用传统方法外增加了激光数字标识。此外，还归纳了几种临床情况下托槽使用的变化。

（二）托槽定位与黏着

托槽位置对直丝弓矫治技术的治疗结果有重要影响。正确的托槽位置可以在最大限度减小弓丝弯制的情况下使牙齿的位置和排列更接近 6 项标准，是直丝弓矫治器取得高质量治疗结果的基础。

直丝弓矫治器以临床冠中心定位托槽。然而很长一段时间以来，临床冠中心的确定却大多依赖于简单的目测法，这无疑会有误差，在其后的治疗过程中常需要重新黏着托槽，影响到治疗进度和治疗结果。为此，MBT 根据研究结果提出了托槽黏着高度的五组数据，供正畸医师根据患者临床冠大小的差异选择使用（表 24 - 7）。同时还设计了相应数值的托槽定位器，将目测法初步定位与定位器检验核准相结合，并推荐用光固化代替化学固化黏合剂，以有充分的工作时间。所有这些改进，为托槽位置尽可能正确提供了保证。

表 24 - 7　MBT 托槽黏着高度

	上颌							下颌						
	I1	I2	C	P1	P2	M1	M2	I1	I2	C	P1	P2	M1	M2
A	6.0	5.5	6.0	5.5	5.0	4.0	2.0	5.0	5.0	5.5	5.0	4.5	3.5	3.5
B	5.5	5.0	5.5	5.0	4.5	3.5	2.0	4.5	4.5	5.0	4.5	4.0	3.0	3.0
C	5.0	4.5	5.0	4.5	4.0	3.0	2.0	4.0	4.0	4.5	4.0	3.5	2.5	2.5
D	4.5	4.0	4.5	4.0	3.5	3.0	2.0	3.5	3.5	4.0	3.5	3.0	2.0	2.0
E	4.0	3.5	4.0	3.5	3.0	3.0	2.0	3.0	3.0	3.5	3.0	2.5	2.0	2.0

注：＊C 为常用数据；B、A、适于牙齿较大患者；D、E 适于牙齿较小患者。

（三）标准弓形与弓丝使用顺序

1. 标准弓形　直至 20 世纪 90 年代初，直丝弓矫治技术，包括"滑动直丝弓技术"都使用单一的标准弓形。但人类牙弓形态存在较大的变异，正畸治疗若改变了患者的牙弓形，复发的可能性将增大。MBT 矫治技术使用三种弓形，即：尖圆、卵圆和方形，可以适合不同牙弓形态的患者。

2. 弓丝使用顺序　MBT 技术推荐使用热激活钛镍弓丝（heat - activated）。对于一般病例，整个治疗中更换弓丝的次数明显减少。

（1）初始弓丝为 0.016 ×0.025 英寸热激活钛镍丝，每 4 ~6 周复诊，可以重新结扎 1 ~ 2 次。初始弓丝一般使用卵圆形弓形。

（2）继之使用 0.019 英寸 ×0.025 英寸热激活钛镍方丝。每 4 ~6 周复诊，不必更换而只需重新结扎，继续排齐与整平牙弓。此时，要根据牙弓形态选用不同的弓形。

（3）第三根弓丝为 0.019 英寸 ×0.025 英寸不锈钢方丝继续整平，打开咬合 1 ~2 个月，然后转入间隙关闭。

（4）治疗的最后阶段，使用细圆丝至少 6 周，以使牙弓形态在唇（颊）舌、肌的作用下少量调整，更为适合于患者的生理位置；同时，使个别牙齿完成垂直方向上的定位，𬌯关系更紧密。

（四）矫治力学

MBT 直丝弓矫治器源于方丝弓矫治器，遵循方丝弓矫治技术的治疗原则，同时吸取了 Begg 矫治技术的轻力、组牙滑动的特点，形成了独具特色的风格。

1. 强调牙 - 牙槽改变　正畸治疗的主要作用是对牙 - 牙槽。尽管颌骨的"矫形"改变在某些患者中可能发生，但所谓的"生长改良"主要是针对牙，牙槽的生长，必须强调对牙 - 牙槽的处理。

2. 使用弱而持续的矫治力　间断力对牙齿移动不太有效，过大的力对牙根有损伤，弱而持久的力对牙齿移动产生最大的生物学反应和良好的效果。MBT 矫治技术在治疗的全过程、包括关闭间隙中使用的矫治力为 50 ~150g，比其他类似的矫治技术要小得多。

3. 支抗控制　除了托槽设计、矫治力使用、尖牙向后结扎等减小对支抗的需求之外，MBT 矫治技术使用口外力（面弓、"J"形钩）、口内装置（腭杆、Nauce 弓、舌弓、多用唇弓、Ⅱ类或Ⅲ类颌间牵引等）进行支抗控制。

4. 排齐与整平牙弓　第一阶段排齐整平牙弓时，为防止前牙唇倾与覆𬌗加深，采取尖牙向后结扎（laceback）和末端弓丝回弯（cinch back）。尖牙向后结扎指用结扎丝从牙弓最远中的磨牙颊面管至尖牙托槽之间进行"8"字形连续结扎。所有拔牙、不拔牙病例，只要不希望尖牙冠长轴前倾者都要采用。末端弓丝回弯是指将颊面管后方的末端弓丝紧贴颊面管向龈向弯折 45°以上。排齐错位牙时注意维护牙弓形态。

5. 覆𬌗控制　下列原则用于覆𬌗控制。

（1）根据垂直面形对前牙和后牙的萌出进行不同的控制。

（2）大多数深覆𬌗病例治疗早期第二磨牙带环；摇椅弓广泛使用。

（3）大多数病例牙弓整平和咬合打开要在方丝就位后 1~2 个月才能完成。

（4）开𬌗患者避免整平 Spee 曲线后段。

6. 滑动法关闭间隙（sliding mechanic）　牙弓完全整平后，使用 0.019 英寸 × 0.025 英寸不锈钢方丝，与 0.022 英寸托槽槽沟配合，在尖牙托槽近中弓丝上置牵引钩，用弹性结扎圈向后结扎产生 50~150g 颌内牵引力，一次完成 6 个前牙的后移和控根。通过托槽预置的转矩角，配合弓丝弯制产生的转矩补偿，完成切牙的转矩控制。在关闭拔牙间隙的同时，进行支抗控制，使覆盖和磨牙关系同时矫正。

7. 完成

（1）矫正治疗过程中因托槽位置、转矩控制与支抗控制不当等产生的问题。

（2）必要时的过矫正。

（3）去托槽之前，用细圆丝至少 6 周，使牙齿垂直向定位。

8. 保持　下前牙用舌侧固定式，上颌可用环绕式以允许牙齿继续定位。也可以用牙齿正位器，或者透明塑料普通保持器。

直丝弓矫治器是最近 50 年来口腔正畸学领域的突破性进展之一。自 20 世纪 70 年代问世以来，经过 30 多年改进与发展，矫治器设计与矫治技术日趋成熟。直丝弓矫治器用托槽定位牙齿，很少弯制弓丝，避免了因弓丝弯制误差造成的牙齿往返移动，使牙齿定位更精确、迅速，从而提升了矫治效果、缩短了疗程；直丝弓矫治技术矫治力使用更合理、治疗程序更为简洁，临床操作与就诊时间缩短；所有这些受到临床正畸医师和患者的普遍欢迎。目前，直丝弓矫治器在北美和欧洲已为 80% 以上正畸医师所使用，成为 21 世纪正畸临床的主流矫治器。

（陈书宝）

第四节　多曲方丝弓矫治技术

在正畸学的发展过程中，提出了许多矫治理论，形成了各自的矫治体系。多曲唇弓矫治技术就是其中的一个分支。20 世纪 70 年代，在大量临床实践的基础上，韩裔美国正畸医师 Young. H. Kim 指出上下颌骨在垂直向和前后向上的相对位置关系变化，对错𬌗畸形的诊断设计至关重要，并提出垂直向异常指数（Overbite Depth Index，ODI）、前后向异常指数（anteroposterior dysplasia indicator，APDI）诊断指标，以及根据这两个指标确定的拔牙指数（extractor index，EI）。Kim 医师认为，随着各种高效能矫治器的不断完善，正畸医师对牙齿移动的控制越来越容易，因而造成了一种倾向，就是在治疗中正畸医师为了追求咬合理想化，迫使下颌骨的位置适应咬合，而不是根据上下颌骨的位置关系来建立咬合。事实上，教科书上所罗列的各项测量标准只是适合于正常𬌗人群，对于错𬌗患者只有上下颌骨为安氏Ⅰ类关系，矫治完成时，才有可能达到或接近正常值，而临床上 40% ~ 50% 的患者存在骨性畸形，也就是说这些患者的上下颌骨关系为安氏Ⅱ类或Ⅲ类的关系。每个患者的咬合状况都与其骨骼型密切相关，对于这些骨骼关系异常的患者，治疗设计往往采取补偿机制，通过牙轴代偿达到相对满意的治疗结果。如果机械地去追求标准值，强迫下颌骨改变位置，其后果可能导致咬合不稳定、复发或颞下颌关节损伤等现象。我们正畸治疗后应达到咬合形态与下颌位置和运动之间的协调一致。要达到这一点，必须在治疗前明确诊断，搞清上下颌骨间的相互关系及变化趋势。

另外，随着正颌外科技术的发展，对于一些较为疑难的病例，许多正畸医师很容易地想到手术治疗。因为口腔正畸学的治疗范围主要是牙齿和牙槽骨，正畸治疗对于颌面部骨骼的影响尚不能肯定，多年来一直存在争议，当然对于严重的骨骼畸形，必须采取手术治疗。但是手术并非万能，不能解决一切问题，由于诊断错误，术后复发的病例也时有发生，而对于一些看似严重的畸形，如果诊断正确，可以通过正畸的方法解决问题，避免手术。因此，对错𬌗畸形患者，我们在治疗前必须建立正确的诊断。

多曲唇弓矫治技术的理论基础就是对于错𬌗畸形患者的诊断不仅要考虑颅面骨骼在后前向上的相互关系（AP－DI）尤其要注意它们在垂直方向（ODI）上的相互关系，根据这种位置变化决定矫治设计。Kim 医师根据他的理论完成了大量疑难病例，他的理论也为越来越多的正畸医师所接受。

1. ODI 值的计算方法

ODI 值＝AB 平面与下颌平面的角度 ± 腭平面与 FH 平面所构成的角度

当腭平面向前下方倾斜时角度为正值，当腭平面向前上方倾斜时角度为负值。

2. APDI 值的计算方法

APDI 值＝面平面与 FH 平面夹角 ± AB 平面夹角 ± 腭平面与 FH 平面的夹角

当腭平面向前下倾斜时为正值，当腭平面向前上倾斜时为负值。

当 B 点位于 A 点的后方时为负值，B 点位于 A 点的前方时为正值。

3. 综合指数的计算和应用

$$CF = ODI + APDI$$

根据韩国医师 Chung WN 对 546 例病例的研究，发现除了安氏Ⅲ类错𬌗，所有拔牙病例的 CF 值均低于 151，非拔牙病例的 CF 值均高于 153。CF 值 152 是拔牙与非拔牙病例诊断的分水岭。

（姜晓蕾）

第五节　口外力矫治装置

在正畸治疗中，许多情况下，单纯依靠口腔内组织所能提供的抗基，不能满足矫治力或支抗的需求。因而，设法依靠以口腔外部的颅面骨骼为支持，提供稳定的抗基或通过特定装置产生较大的矫治力，是必要的。这种以口腔外某部位作为抗基，再通过一定装置产生的矫治力或支抗力叫作口外力，而产生和传递口外力的装置被称为口外力矫治装置。

一、发展简史

19世纪末，Angle、Case等首先使用口外力使上前牙舌向移动。20世纪30年代后，口外后方牵引装置开始得到发展和推广应用。各种改良设计相继出现。对于口外后方牵引装置的作用机制的研究亦取得了长足的进展，逐步使之趋于完善。

1944年，Openheim提出了向前方牵引上颌的设计装置。但直到20世纪60年代末，口外前方牵引的设计方引起重视。从此，有关口外前方牵引的实验研究和临床应用不断得到发展。至20世纪90年代，口外前方牵引已成为正畸临床上矫治上颌发育不足或后缩畸形的重要手段之一。

二、口外力装置的一般特点

口外力矫治装置是一种复合装置。主要由口内部分和口外部分组成。口内部分一般为各种矫治器或矫治部件（包括可摘矫治器和固定矫治器）。口外部分包括支抗部分、连接部件或传导部件和力源部件。

口外力矫治装置的突出优点是：充分利用了颅面部某些部位诸如额、颏、顶、枕、颈等的强大支抗能力，为正畸牙齿移动和整形力矫治提供了充分的支抗力，从而扩大了正畸矫治的适应证范围，显著地提高了矫治效果。

口外力装置不仅可用于加强支抗，有效地移动牙齿，更重要的是可用来抑制或促进上下颌骨的生长发育，改变骨骼的生长方向，从而改善上下颌基骨的关系，产生整形作用。显然，口外力装置的整形作用与功能性矫治器一样，只限于生长发育期的患者。

至今，口外力矫治装置的各种设计仍未尽完善，还存在着戴用时间受限，作用力不持续，戴用不太舒适，戴用时有碍美观，影响患者合作等不足之处。因而有待于进一步改进和完善。

三、口外力装置的种类

口外力矫治装置可根据其作用力的方向，将其分为口外前方牵引装置、口外后方牵引装置和口外垂直牵引装置3种类型。每一类型的口外力矫治装置又可按照其结构形式、作用力的合力方向等分为若干种。

口外力矫治装置的类型：

口外后方牵引装置

高位口外牵引装置（简单头帽牵引装置）

低位口外牵引装置（颈带牵引装置）

中位或水平口外牵引装置（复合头帽牵引装置）

头帽颏兜牵引装置

口外前方牵引装置

改良颏帽口外前方牵引装置

面具式口外前方牵引装置

面架式口外前方牵引装置

口外垂直牵引装置

面弓垂直牵引装置

垂直颏帽牵引装置

四、高位口外牵引装置

高位口外牵引装置又称简单头帽牵引装置。

（一）组成和制作

1. 简单头帽　属于顶枕联合支抗部件。它由两条带子分别绕过头顶部和枕部，于两侧耳廓前上方连接而成。其连接处可以附有挂钩或纽扣等。

2. 弹力带　属于力源部件。使用橡皮筋或普通市售弹力带均可。

3. 面弓　属于连接部件。可分为对称面弓、不对称面弓、复合体面弓和 J 形钩等。

（1）对称面弓：包括内弓和外弓。①内弓：为一与牙弓形态相一致的粗唇弓，由 0.9 或 1.0mm 硬不锈钢丝弯制。根据不同需要，内弓可有多种形式，常用者为推磨牙向远中或作用于全牙列的内弓。该内弓在插入磨牙颊管的近中管口处形成"U"形或欧米加阻挡曲等，可用作推磨牙向远中；②外弓：是由口内伸向口外的一对连接臂，一般用 1.2mm 粗的硬不锈钢丝弯制而成。按外弓臂的长短分为长外弓、中长外弓和短外弓，三者分别终止于第一恒磨牙远中、第一恒磨牙区及第一恒磨牙近中处。外弓与内弓的相应部位焊接即形成完整面弓。

对称面弓只用于传递双侧对称的作用力。

（2）不对称面弓：其基本组成与对称面弓相同。所谓不对称是指通过改变面弓的结构，而对牙弓两侧产生不对称的作用力，它随着结构形不同，其作用也不尽相同。①长短臂不对称面弓：将对称面弓的一侧外弓臂延长，当在两侧施以相等牵引力时，则可在长臂侧的内弓产生大于对侧的远中向作用力；②不对称焊接面弓：指将内外弓焊接部位移向一侧，而外弓臂的末端仍处于对称位置，则焊接侧可获得较大的远中作用力；③旋轴不对称面弓：将内外弓的连接部位移向一侧，但不是通过焊接，而是用一可转动的直轴将内外弓连在一起，从而传递不对称的作用力。制作时，可将外弓上的一竖轴从𬌗方垂直插入内弓上的一垂直管内，轴超出管外的部分冲压成帽状，以防轴从管中脱出。

以上 3 种不对称面弓各具优缺点。长短臂面弓由于长臂侧牵引力线角度增大，而容易使支抗部件滑向该侧，故对支抗部件的稳定性要求提高。不对称焊接面弓虽能产生不对称作用力，但难以使牙弓两侧获得较大的远中向作用力差值。3 种不对称面弓在产生不对称远中作用力的同时，均产生颊舌向分力，其分力大小分别为：长短臂面弓最大，不对称焊接面弓次之，旋轴不对称面弓最小。由此可见，旋轴不对称面弓具有对支抗部件的稳定性要求较低，颊舌向分力最小等优点，但制作较为复杂。

（3）复合体面弓：在面弓上连接其他正畸附件者称为复合体面弓。常用者为合并前牙殆板、前牙夹板、后牙殆垫等的面弓。也有直接连于可摘矫治器基托上的面弓。

复合体面弓的优点在于，除了能起到普通面弓的作用外，还可产生其他正畸作用。

（4）"J"字形钩：是比较常用的一种口外力装置的连接部件，相当于外弓。用1.2mm硬不锈钢丝弯成J形，其长度视情况而定。其用途广泛，可用于各种口外后方牵引装置中。其使用和制作均简单而方便，但是稳定性有限，而且双侧不是一整体而缺乏相互支持，易压迫面颊软组织；如使用不当，还可刮伤口面部组织。

4. 口内部件　包括固定矫治器、可摘矫治器和功能矫治器等。连接口外牵引装置的口内装置或矫治器，均要求具有良好的固位、足够的强度和支持能力。

（二）作用原理

该装置的牵引力主要是向上向后，因而可以抑制上颌骨向前生长。随着施力点的改变还可抑制上颌骨前部或后部的垂直向生长。对牙齿而言，这种向上向后的力可压低和远中移动上后牙。当作用于前牙时，除了可使之舌向倾移外，如果使作用力线处于切牙抗力中心的唇侧，也可使上切牙产生根舌向转矩移动。

（三）适应证

高位牵引装置适用于牙性或骨性安氏Ⅱ类错殆。

在不拔牙病例中，可用于抑制上颌骨的向前生长，调整上颌平面的倾斜度，推上磨牙向远中。

在拔牙病例中，除上述作用外，还可内收尖牙及切牙、关闭拔牙间隙、加强上磨牙支抗等。

但是在Ⅱ类错殆伴有下颌平面角过小，下颌逆时针方向旋转生长时，则不能使用该装置作用于上磨牙。另外，该装置对上颌的整形作用仅限于乳牙期、替牙期和恒牙初期的患者。

（四）临床应用

当用作控制上颌向前生长时，可选用对称面弓，使内弓与所有前牙接触，并设法使作用力均匀地分布于全牙列。

当用于增强磨牙支抗或推磨牙向后时，内弓就位后，其前部应离开前牙。这种方法不宜用于短面型的深覆殆病例或下颌平面角过小的安氏Ⅱ类错殆，因为该方法在使磨牙远中移动的同时，伴有磨牙压低移动而使下颌易发生向上向前的旋转。

如果要想使上磨牙牙冠远中移动，则应使牵引力线通过磨牙抗力中心的下方；如欲使磨牙牙根远中移动，则需使牵引力线经过磨牙抗力中心的上方。这可通过调整外弓的臂长或内外弓在矢状平面的夹角来实现。

当利用J形钩做连接部件时，其施力点多位于牙弓的前部。如将J形钩挂于固定矫治器前磨牙或尖牙近中的主弓或托槽上，可使这些牙远中移动。如果挂于主弓的牵引圈内，则可内收上前牙。当用于加强磨牙支抗时，J形钩也挂于牵引圈内。如果使J形钩作用于切牙夹板上，则可产生切牙的根舌向转矩作用。

高位口外牵引头帽的牵引力大小因矫治目的而异。抑制上颌的向前生长或推上磨牙向后时，牵引力每侧为 500～800g；也有人主张欲取得上颌快速整形效果，可增加至 1 200 ～ 2 000g。远中移动前磨牙或尖牙的牵引力多为每侧 150～300g；而压低和内收 4 个切牙的力可在 100～150g。

高位口外牵引装置要求每天戴用 14h 以上，至少不得少于 12h。如果用作加强磨牙支抗，可根据需要每天戴用 8h、10h 或 12h。要嘱咐患者，摘戴时应注意安全。

五、低位口外牵引装置

低位口外牵引装置又称颈带牵引装置。

（一）组成

由颈带、橡皮圈、连接部件和口内部件组成。如果连接部件为面弓，又称 Kloehn 面弓。若连接部件为 J 形钩，则称为 J 形钩低位口外牵引装置。

（二）作用原理

该装置的牵引力是向下向后的，因而在作用于上颌时，不仅可抑制上颌的向前生长，使上牙弓及上磨牙远中移动，而且还有促进上颌垂直向生长和使上牙伸长的作用。其中，上磨牙可因牵引力线在矢状平面上的高低位置不同而表现为牙冠的远中移动或牙根的远中移动。

当作用于下颌时，除了可使下磨牙远中移动外，还有压低作用。该装置几乎不对下颌直接产生整形作用，但可通过上下后牙伸长或压低以及使上颌平面倾斜，而使下颌发生旋转，从而对下颌起到间接整形作用。

（三）适应证

面弓低位牵引与 J 形钩低位牵引的适应证有所不同。

面弓低位口外牵引适用于下颌平面角较小的安氏 Ⅱ 类错𬌗。其中，可抑制上颌的向前生长，推上磨牙向后，或加强拔牙病例的上磨牙支抗。该面弓低位牵引也可用于下颌平面角较大的 Ⅲ 类错𬌗，这时可推下磨牙向后或加强拔牙病例的下磨牙支抗。该面弓低位牵引装置不宜用于下颌平面角较大的安氏 Ⅱ 类错𬌗及下颌平面角较小的 Ⅲ 类错𬌗。另外，颈带稳定性有限，不宜与长短臂面弓联合使用。还应注意，面弓低位口外牵引对上颌的整形作用只发生于生长期患者。

"J"字形钩低位口外牵引多用于加强磨牙支抗、牵引前磨牙和尖牙远中移动以及内收切牙。但是，伴有上颌平面的顺时针方向旋转的 Ⅱ 类错𬌗或深覆𬌗，不宜在上颌使用该装置；伴有下颌平面角过大或有开𬌗倾向或下前牙已出现补偿性舌倾的 Ⅲ 类错𬌗，则不要在下颌使用 J 形钩低位口外牵引。

（四）临床应用

颈带牵引装置较为常用。可根据需要来选面弓式或 J 形钩式的低位口外牵引。

由于固位问题，面弓低位口外牵引装置一般不与可摘矫治器联用。如果用作抑制上颌生长，而要求内弓起作用时，应与上前牙接触；当用作加强磨牙支抗时，内弓不要与前牙有接触。如果要使磨牙牙冠或牙根远中移动，则可改变外弓臂的长度以及外弓与内弓之间在矢向的角得以实现。

"J"形钩低位口外牵引装置在与固定矫治器联用移动前磨牙和尖牙向后时，可将

"J"形钩直接挂于被移动牙近中的主弓丝或托槽牵引钩上。当内收切牙时，"J"形钩应挂于侧切牙远中的主弓丝牵引环上，并且主弓丝在磨牙管近中不加阻挡曲，以利于弓丝向远中滑动。当用于加强磨牙支抗时，除了"J"形钩要挂于牵引环上外，磨牙管近中要弯制阻挡曲。如果不需要同时使切牙舌向移动，还应使主弓和前部离开切牙而不入切牙托槽。

"J"形钩低位牵引在上颌不能与可摘矫治器联用，但在下颌与活动或固定矫治器均可连接。

低位牵引装置的牵引力大小，戴用时间及其注意问题与高位牵引装置基本类同。

六、中位口外牵引装置

中位口外牵引装置又称复合头帽牵引装置或水平口外牵引装置。

（一）组成

1. 复合头帽　它是在颈带和简单头帽的基础上，再增加一根正中矢向枕顶带，使之成为顶 - 枕 - 颈三部位联合支抗部件。其上附有挂钩或纽扣。

复合头帽的稳定性较颈带和简单头帽为好，因而在使用较大口外力或不对称牵引力时，多选用这种头帽。目前国内已有预成可调式复合头帽面市。

2. 橡皮圈、面弓、J形钩及口内部件　其中，面弓可以是对称面弓、不对称面弓或复合体面弓。

（二）作用原理

该装置的牵引力线基本与𬌗平面平行，极少产生垂直向分力，因此，可以有效地抑制上颌骨的向前生长，而不致使上颌平面出现旋转；推磨牙向后时也基本不伴有伸长或压低作用。如果使用带前牙𬌗板的复合体面弓，可以起打开咬合的作用；当使用不对称面弓时，则可产生双侧磨牙不对称的远中移动。

（三）适应证

该装置可与各种口内矫治器配合使用，用于加强后牙支抗。当处于生长期的Ⅱ类错𬌗患者不存在上颌平面旋转时，该装置可用来抑制上颌的向前生长发育，推磨牙向后以调整磨牙关系，内收唇倾的上前牙。在拔牙病例中，可用于牵引尖牙向后、内收切牙和关闭拔牙间隙等。

（四）临床应用

中位牵引装置用途比较广。在使用对称面弓或J形钩时，临床应用与高位牵引和低位牵引装置大同小异。由于其几乎不产生垂直分力，故临床上更容易控制。只是在用于下颌时，应注意下颌运动对牵引力方向的影响。

使用不对称面弓推磨牙向后时，可伴有磨牙的颊舌向移动倾向，因此，应选择较合适的不对称面弓，如旋轴不对称面弓，必要时可利用口内矫治器，例如活动托或固定腭弓等，来对抗这种不利作用。

使用复合体面弓打开咬合时，可附加其他可产生各种牙移动的正畸附件。

中位牵引装置的戴用时间及方法等类同高位牵引装置。

七、头帽颏兜牵引装置

（一）组成

1. 头帽和弹力带 类同简单头帽或复合头帽。

2. 颏兜 包括软颏兜和硬颏兜两种。软颏兜由比较结实的布料制作而成；硬颏兜由自凝树脂或普通塑料制作而成。后者多用于制作预成颏兜。硬颏兜厚达 2～2.5mm，形状与颏部一致，上面还有散在透气孔。

（二）作用原理

这是一种作用于下颌的纯口外装置。该装置对颏部的向后牵引力，不仅能抑制下颌的向前生长，还可影响升支的垂直生长、下颌角的改变及下颌与颅面的关系，从而对下颌起到整形作用。当牵引力线通过颞下颌关节前上方时，还可助长下颌的逆时针方向旋转；当牵引力线通过颞下颌关节或其下方时，则有利于下颌发生顺时针方向的旋转。此外，通过下颌角上方的牵引力均可伴有不同程度的下颌角变小趋势，即所谓基骨内的逆时针旋转。

（三）适应证

主要用于生长发育期的安氏Ⅲ类骨性错𬌗，应尽早地使用之。例如乳牙期、替牙期可单独使用之。该装置对恒牙早期病例的作用有限，常需配合其他矫治器治疗。

（四）临床应用

当该装置用于下颌平面角较大的或伴有开𬌗倾向的Ⅲ类骨性错𬌗时，牵引力线应通过颞下颌关节的前上方。这时可选用简单头帽，并用一根弹力带连于头帽与颏兜之间。

当用于下颌平面角较小，或下颌呈水平生长型，或呈向前向上旋转生长型时，牵引力应通过髁颈部或其下方位置。若还合并较深的反覆𬌗时，则牵引力应通过下颌升支的下 1/3 处，以免造成下颌角的继续变锐而出现下颌基骨内的向上旋转倾向；这时要选用复合头帽，并用两根弹力带从颏兜连向头帽的不同位置。通过调节两弹力带的牵引力比值，可调整牵引力合力的方向。

一般该装置使用的牵引力每侧为 500g 左右。在年龄稍大的患者，可根据颞下颌关节耐受的程度适当增加力值；而在年龄较小者，牵引力可从每侧 150～300g 开始，在 1～2 个月中逐渐增至 500g 左右。

需要向患者强调的是，每天戴用不得少于 12h，如果每周戴用 100h 以上则更好。

八、改良颏帽口外前方牵引装置

（一）组成

（1）简单头帽或复合头帽、连于头帽与颏兜之间的弹力带、前方牵引的橡皮圈及口内矫治部件（活动矫治器或固定矫治器）。

（2）带有前方牵引臂的颏兜。该颏兜为硬质部件，既起支抗作用，又产生矫治作用。由颏兜向上伸出两条粗 1.2～1.5mm 的硬不锈钢丝臂，其上端形成牵引钩，这就是前方牵引臂。

橡皮圈可挂于牵引臂与磨牙或尖牙区的牵引钩之间。

（二）作用原理

该装置可同时产生牵引上颌向前和下颌向后的作用。换言之，它可助长上颌向前生长，使上颌前移和上前牙前倾，同时可抑制下颌向前生长。

通过调节头帽与颏兜间弹力带的方向，还有使下颌产生不同旋转的作用，如果弹力带的牵引力线通过颞下颌关节前上方，则有利于下颌向上向前旋转，如果其牵引力线在关节后下方通过，则可助长下颌向下向后旋转。这可根据需要而选择。

（三）适应证

该装置主要适于上颌后缩合并下颌前突且处于生长期的安氏Ⅲ类骨性错𬌗患者。一般认为用于乳牙期和替牙期较为合适。Cozzani 认为应早至 4 岁开始，以便使牵引力的方向与上颌的生长发育方向取得一致。此外，早期矫治也便于调节下颌的生长方向。

（四）临床应用

该装置向前牵引的力值一般要求维持在 500g 左右，这个力刚好达到 Bass 所称产生上颌整形作用的最佳力值；同时，该力值与牵引下颌向后的力所形成的力矩可达到平衡以保证颏兜的稳定。

该装置的前方牵引力方向和施力点位置直接影响上颌的旋转方向和生长方向，因此，要根据不同需要，适当调整颏兜前方牵引臂的高度。要求患者每天戴用该装置至少 12h，有条件者应尽量延长戴用时间。

九、面具式口外前方牵引装置

（一）组成

（1）橡皮圈和口内部件（活动矫治器和固定矫治部件）。

（2）组合面具。包括硬质颏兜和额垫以及其两者之间的金属支架。

其硬质颏兜和额垫在此只用作支抗部件。两者通过金属支架连接形成组合支抗部件，即面具支架。该支架在两侧耳屏前各形成一向外向后的方形曲，用于调节面具的垂直高度。在支架与口裂同水平位置有一横梁，其上形成两个牵引钩。当然牵引钩也可为从颏兜伸出的垂直臂。

金属支架与额垫或颏兜的连接可以是可调的或固定的；但是，不能同时是可摘的。

（二）作用原理

该装置对上颌施加向前的牵引力可使上颌周围的所有骨缝发生不同程度的改建。其中以颧颌缝、腭颌缝、翼腭缝的改变较为明显，表现为骨缝分开、增宽，有新骨形成，从而使整个上颌向前移动，并伴有上颌垂直向移动。随着牵引力和牵引方向的不同，还可发生上颌旋转。

该装置对下颌的影响较小，但有可能使下颌发生旋转移动而有利于面形的改善。

（三）适应证

该装置适于各种原因引起的面中部后缩畸形，包括上颌发育不足的安氏Ⅲ类骨性错𬌗、唇腭裂术后合并上颌后缩者等。

（四）临床应用

应用该装置时要注意调整牵引力的方向和口内施力点的位置。例如：对下颌平面角较小、反覆𬌗较深的Ⅲ类错𬌗，施力点应放在上磨牙部，向前向下方向牵引，这样可使上颌在前移的同时也产生面部垂直高度的增加，从而使下颌向下向后旋转，而有利于错𬌗的矫治。如果是下颌平面角较大的长面型且反覆𬌗较浅者，则施力点应移至尖牙近中，进行向前向下方向的牵引。这样可促进上颌前部向下移动，使上颌产生顺时针方向旋转，以补偿下颌的顺时针旋转生长，而改善Ⅲ类骨性错𬌗。如果下颌发育正常，则施力点位置于上颌前部，使牵引力方向与𬌗平面平行较为合适。

面具牵引装置就位后，其金属支架应离面部4～5mm，前方牵引钩应向前离开上下唇2mm左右。向前牵引力的大小有不同观点。在实验研究中，300g、500g、1 000g和3 000g均呈现阳性结果。临床上一般采用500～1 000g，这可视患者的年龄及耐受程度而加以调节。由于牵引力较大，因而口内部件的固位是非常重要的。挂橡皮圈时，应先挂口内端，后挂口外端；而摘下时则相反。

该装置的戴用时间与改良额帽牵引装置相同。

十、面架式口外前方牵引装置

（一）组成

1. 橡皮圈、口内部件等　与面具式前方牵引装置相同。

2. 面架　这是面具的简化形式。它与面具的不同在于连接额垫和颏兜之间的金属支架稍有不同。可以因各人的偏好制成面架和牵引钩。

（二）作用原理、适应证及临床应用

与面具式口外前方牵引装置相同。

十一、面弓垂直牵引装置

（一）组成

由头顶帽、面弓、口内部件及连接面弓与头帽的橡皮圈组成。其中，面弓与口内的连接可以是磨牙带环颊管或上颌𬌗垫活动矫治器等。

（二）作用原理

主要是控制上颌的垂直向生长，压低上后牙，促进下颌的向前向上旋转生长。

（三）适应证

适用于下颌平面角较大并伴有前牙开𬌗或有开𬌗倾向的安氏Ⅱ类和Ⅰ类错𬌗。

（四）临床应用

使用该装置时，面弓内外弓臂的长短应随所需压低的牙齿而调整。如果单独压低上磨牙，则内弓插入磨牙颊管，外弓终止于磨牙处；如果同时压低磨牙和前磨牙，内外弓应终止于后牙段的中点偏后的位置。

用于压低单个磨牙时，每侧牵引力为150～300g，而压低后牙段时，可增至300～500g。戴用时间同前。

十二、垂直颏帽牵引装置

（一）组成

该装置可由头顶帽和颏兜用垂直弹力带连接而成。也可由绕过头顶和颏下的环形弹力带与环绕额枕的带子连接而成。

（二）作用原理

该装置可抑制下颌的垂直向生长，控制下颌向下向后的旋转生长，牵引力经殆接触传至上颌，也可影响上颌的垂直向生长和压低上后牙。

（三）适应证

适用于下颌角较钝并伴有前牙开殆或有开殆倾向的安氏Ⅰ类和Ⅱ类骨性错殆，尤其适于下颌垂直向生长大于水平向生长的生长型病例。

（四）临床应用

该装置实际上是一种顶－颏交互支抗装置。如果增加环形弹力带或头帽和颏兜的面积，则可使牵引力分布更为广泛。

牵引力值应在颞下颌关节的耐受范围内，一般为500g或更大。戴用时间同前。

如果同时戴用上颌殆垫矫治器，则更有利于垂直牵引力传向上后牙而对其产生压低作用。

（姜晓蕾）

第六节　正畸附件的黏合

正畸附件的黏合技术在临床的使用成功，被认为是近30年来正畸学科中一项突破性进展。原在正畸治疗中为移动牙齿所必需的托槽、拉钩、固位刺、钉等各类正畸附件都是需要焊接在带环上，然后将带环黏合在牙上才能发挥作用。黏合技术使用后，即可将各类正畸附件用高分子黏合材料直接黏合在牙面上，而不必再通过带环黏着于牙上而发挥作用，这已成为方丝弓、细丝弓矫治技术应用中的一项重要内容。这一技术最早于1955年由Buonocore提出，但在临床上较为普遍的应用是开始于20世纪60年代末，此后，对于这一技术的有关黏合机制、黏合牙面的电镜观察、黏合剂的合成及强度测试等方面均有大量的研究，使正畸附件的黏合技术在口腔正畸临床广泛应用。80年代初在美国的正畸临床上使用直接黏合托槽已占全部矫治病例的93%。

国内在20世纪60年代末，北京医学院口腔正畸科已开始了正畸科托槽黏合技术的临床应用。由于临床上当时尚未开展多带环固定矫治器，因而主要用于个别牙上牵引钩等的黏合，同时，对于黏合原理、黏合剂合成及临床应用等方面也有许多研究。近年来，由于多带环矫治器在临床上的逐步开展及黏合托槽的成品生产，在国内口腔正畸临床上也越来越多地应用正畸附件的黏合技术。

一、黏合正畸附件的优缺点

优点

（1）节省带环制作和黏着带环的人力物力。

（2）避免了带环对牙龈的刺激，有利于口腔卫生。

（3）在牙位异部或萌出不足的情况下，仍可使用黏合正畸附件，而这类牙上很难黏着带环。

（4）在治疗结束时，因牙上无带环而不留有牙间隙，而全口戴用带环矫治完成后取下带环处将留下 2～3mm 间隙。

缺点

（1）受到较大的冲击力或剪切力时，偶有脱落。

（2）黏着前需作牙面酸处理，在一些釉质发育不全的牙上不能进行。

二、黏合剂

牙面黏合正畸附件，黏合剂的选用是一重要因素。应用于口腔的高分子黏合材料的研究进展甚快，主要用于正畸附件的黏合、涂膜防龋及牙体修复等方面，针对各种不同的用途而研制成不同特点的黏合剂。但是应用于口腔临床的各种黏合材料一般应具备以下的共同特点。

（1）常温下快速固化。

（2）具有足够的黏合强度。

（3）在口腔环境里不变质，有持续黏合强度。

（4）对口腔组织无毒，对牙髓无刺激。

（5）黏合剂去除后对牙面无损害。

黏合正畸附件的黏合剂种类很多，目前临床使用的以固化方式不同分为两类：一类是自然常温固化；另一类是光敏固化。在光敏固化中又有紫外光及可见光两种，但黏合剂的主要成分均为环氧丙烯酸酯类。黏合剂一般包括渗透液及黏合糊剂两部分，每一部分有两组份，使用时将两组份等量混匀。

三、关于黏合正畸附件的牙面酸处理

在牙面上直接黏合正畸附件，为得到足够的黏合强度，黏合前必须对牙面作酸处理，目前都以磷酸作为处理液。经过大量研究证明，牙面酸处理是增加黏合剂与牙面黏合强度的主要因素。北京医科大学口腔医院正畸科研究，以50%磷酸处理牙面90s后，以丙烯酸环氧黏合剂黏合正畸附件，置于37℃水中24h后，测试其抗拉强度平均为5.73kg/cm，而未作牙面酸处理的对照组平均仅3.8kg/cm²。因此，牙面酸处理已被确认为是增加黏合强度的重要因素。目前，在进行正畸附件的黏合中，均将牙面酸处理作为首要的步骤。

在牙面酸处理后，以肉眼观察可见牙面失去光泽呈白垩状。经扫描电镜观察牙面，发现釉质表面轻度脱钙，呈现与釉柱方向一致的多孔的蜂窝状结构，这样使牙面粗糙及表面积增大。蜂窝的深度报告为 10～40μm 不等。当牙面酸处理后，经黏合剂黏合正畸附件后的扫描电镜观察，可见黏合剂渗入轻度脱钙的釉质多孔蜂窝组织中，而固化成树脂突。经研究，只有当牙面经酸处理，釉质表面发生变化后，黏合剂才能渗入釉质形成树脂突。大量的固化的树脂突与釉质表面蜂窝结构间呈交互镶嵌的结合，这是当前较为公认的机械性黏合机制。

目前选用的牙面酸处理液，为 50% 左右浓度的磷酸溶液。处理时间为 60～90s。浓度过大或处理时间过长则反而会减小黏合强度。对于牙面酸处理后的表面轻度脱钙，并不会造成对牙齿的损害，而可经表面食物摩擦及口腔唾液环境中的再矿物化的两个途径来恢复其表面形态。北京医科大学口腔医院正畸科对 100 个曾以 50% 磷酸处理黏合正畸附件的牙面，去除附件后半年至五年的追踪观察，结果未发现一例有继发龋等损害，牙齿表面均恢复正常。

四、黏合正畸附件的临床操作步骤

1. 清洁牙面　在准备黏着正畸附件的牙面上去除牙石及软垢后，以杯状橡皮轮蘸细浮石粉清洗牙面，再以酒精清洗并干燥牙面。

2. 牙面处理　以浸透 50% 磷酸的吸水棉纸片或薄棉花絮片，贴敷在已清洁干燥好的牙面上 60～90 秒，然后清水冲洗并吹干牙面，此时牙面失去光泽呈白垩状，准备黏着附件。

3. 调制黏合剂　按各类黏合剂的不同组分及要求调制黏合剂，有渗透剂者则先调制渗透剂用小棉球蘸后涂于牙面上。然后再调制糊状黏合剂备用。

4. 黏合附件

（1）直接黏合法：附件的直接黏合是指将正畸附件单个分别地黏着在牙面上。黏合时将调制好的黏合剂置于正畸附件带有网格的组织面上，然后将附件黏合于牙面的所需位置上，并稍加以压力。在黏合剂未开始固化前，若黏合附件置放位置不当，可稍作调整，一旦黏合剂开始固化后，则不能再移动附件位置，否则容易造成黏着失败。在黏合剂未完全固化前将附件周围之多余黏合剂除去，否则固化后不易清除而影响牙周健康。在黏合附件的操作过程中，应抓紧时间，因黏合剂要求在 1～2min 内开始固化，3～5min 内完全固化。

（2）间接黏合法：正畸附件的间接黏合法，主要应用在全口托槽的方丝弓、细丝弓矫治技术上。这种间接黏合法的特点是可将单颌所有托槽一次黏着于牙面，但在黏着前需在石膏牙模上先行黏着等步骤，故称作为间接黏合法，其操作过程分为准备工作及临床操作两部分。准备工作的程序是在去除牙石、软垢，具有良好牙周条件下，以弹性印模材料取牙颌、牙列印模，并灌注出石膏牙颌模型。然后在石膏牙颌模型上以铅笔画出各牙的长轴，并确定各牙上的托槽黏着正确位置，并做出标志。然后以热蜡刀溶少许水果糖，以糖稀将托槽分别固定在牙面上已确定好的各牙位上。在已由糖稀黏固着托槽的石膏牙模上取印模（表面先涂以皂液），当印模材料硬固后，将印模由石膏牙模上取下，这时原来石膏牙模上所固定的托槽均嵌留在印模上的相应牙位上，而仅显露出托槽带丝网的底板黏合面，以热水冲洗印模中之各托槽显露的丝网黏合面，以溶去丝网上的糖稀。以后进入第二步临床操作。首先进行牙面酸处理，方法同前述，在经过酸处理后的干燥牙面上，涂以复合充填材料的渗透剂，并将调和完成的复合充填材料分别置于印模中之显露出的每一托槽的丝网黏合面上，随即将印模放入口内使与牙列完全密合，并予以固定。待黏合材料固化后先使印模与托盘分离，然后以小刀切开印模材分段取出，此时，托槽已按原来石膏模上所确定的正确的黏合位置黏合于牙面上完成托槽黏合。

正畸托槽的间接黏合法的最大优点在于使全口牙的托槽一次黏着，节省了临床操作时间。虽然需一部分准备工作，但先在石膏牙模上可以有充分的时间使托槽放置在最合适的位置上。而在直接黏合法时，因黏合剂固化较快，有时托槽位置放置不当后较难更改。通过黏合托槽的抗剪强度测试，间接黏合法的平均抗剪强度为 $30.4kg/cm^2$，而直接黏合法为 $31.59kg/cm^2$，其黏合强度均符合正畸矫治的需要。

五、正畸附件的二次黏合

黏合剂黏合正畸附件，近年来在国内外各种报告中，其脱落率为 5%～8%。在临床上正畸附件脱落后需作再次黏着，关于正畸托槽再次黏合后对黏合强度的影响以及再次黏合时是否需作牙面处理等问题都是较为重要的。经研究发现，牙面酸处理时，只是部分的釉柱结构被脱钙，当黏合附件脱落或取下时，渗入釉面的树脂突，绝大部分断于釉质内。因而当附件脱落后，再次进行酸处理时，一方面可以使第一次未能形成蜂窝结构的部位形成新的脱钙蜂窝结构，另一方面可使第一次黏合时已经形成的树脂突的断端与新黏合剂形成化学性黏合，因此增加了黏合强度。当黏合过程中由于操作不当，当时附件脱落后即进行第二次黏合，此时不论作酸处理与否，第二次黏合强度均高于第一次。但酸处理毕竟要使釉质表层轻度脱钙，因而在这种情况下还是不作第二次酸处理为宜。但当黏合正畸附件脱落后牙面与唾液接触一定时间则牙面原组织结构可能发生再矿化，这样若不作酸处理而重新二次黏合其黏合强度明显下降，因而在这种情况下进行二次黏合时必须再次进行牙面处理，才能保持其黏合强度。

六、黏合附件的去除

去除黏合附件可用对刃的切断钳于附件基底切下或用 How 钳夹住附件使附件底板弯曲变形后脱落。当附件去除后，应及时去除留剩于牙面的黏合剂，一般可用洁治器刮除，或先以细砂石轮将留剩黏合剂磨薄后再以洁治器等锐利器械刮除，希望留剩之黏合剂能整片脱落。在去除黏合剂时应防止对牙面釉质的损害。

（姜晓蕾）

第二十五章 牙体缺损的修复

第一节 牙体缺损的黏结修复

一、牙体黏结技术原理

黏结（adhesion）是指 2 个同种或异种固体物质，与介于两者表面间的第 3 种物质作用而产生牢固结合的现象。黏结剂是介导两种固体表面结合的媒介物。黏结技术是利用黏结剂的黏结力使固体表面连接的方法。

物理性黏结涉及两种物质间的范德华力或其他静电作用，作用力相对较弱。化学性黏结涉及 2 个物质之间形成的化学结合。机械性黏结是由于界面的倒凹或不规则而对材料产生的锁扣作用。如果机械性锁扣作用的黏结界面 < 10μm，则称为微机械黏结。

1979 年，Fusayama 等提出全酸蚀理论，一种酸蚀剂可同时处理釉质和牙本质。1992年，Kanca 等提出牙本质湿黏结概念，认为黏结过程中牙本质表面须保持湿润状态。1982年，Nakabayaki 等提出混合层的概念。1984 年，Brannstrom 等探讨了窝洞制备后形成的玷污层和污染栓对黏结效果的影响。

（一）牙体黏结的发展过程

第一代至第七代黏结系统见表 25 - 1。

表 25 - 1 第一代至第七代黏结系统

黏结系统	时间	主要成分	黏结强度	特点
第一代	20 世纪 50 ~ 60 年代	二甲基丙烯酸磷酸甘油酯（MMA）	1 ~ 3MPa	黏结效果差，分 2 步完成
第二代	20 世纪 70 年代	双酚 A 甲基丙烯酸缩水甘油酯（Bis - GMA）	4 ~ 6MPa	黏结效果较差，分 2 步完成
第三代	20 世纪 80 年代	釉质酸蚀剂、牙本质处理剂、预处理剂、黏结剂	8 ~ 15MPa	操作繁复，去除玷污层，分 4 步完成
第四代	20 世纪 90 年代初期	酸蚀剂、预处理剂、黏结剂	17 ~ 25MPa	黏结效果好，形成混合层，全酸蚀黏结牙本质湿黏结分 3 步完成
第五代	20 世纪 90 年代中期	预处理剂、黏结剂合为 1 瓶	20 ~ 24MPa	黏结效果好，形成混合层，全酸蚀黏结分 2 步完成
第六代	20 世纪 90 年代末期	自酸蚀预处理剂、黏结树脂	18 ~ 23MPa	黏结效果好，改性玷污层自酸蚀黏结分 2 步完成
第七代	2002 年	酸蚀剂预处理剂、黏结剂合为 1 瓶	18 ~ 25MPa	黏结效果好，改性玷污层一步完成

（二）釉质黏结

1. 釉质黏结系统　釉质黏结系统由釉质酸蚀剂和釉质黏结剂构成。

2. 酸蚀机制　酸蚀的作用包括：①溶解釉质表面羟磷灰石，增大表面自由能和可湿性，以利黏结剂渗入；②活化釉质表层，使釉质表面极性增强，进而易与黏结树脂结合；③增加釉质表面的粗糙度及黏结面积。

低黏度的黏结树脂通过毛细作用渗入酸蚀后的微孔，聚合后形成树脂突。树脂突有两种形式，形成于釉柱间的称为大树脂突，形成于釉柱末端羟基磷灰石晶体溶解后的微空隙的称为微树脂突。微树脂突相互交联形成的网状结构是产生微机械固位的主要因素。另外，黏结剂中的黏结性单体能与釉质中的 Ca^{2+} 形成较强的分子间作用力。

（三）牙本质黏结

牙本质黏结系统

（1）酸蚀－冲洗黏结系统：由酸蚀剂、预处理剂和黏结树脂 3 部分组成。酸蚀剂多为 10%～37% 的磷酸凝胶。预处理剂的主要成分为含有亲水、疏水基团的酯类功能单体。溶剂通常为丙酮、乙醇或水。黏结树脂多为不含或含少量填料的低黏度树脂。

（2）自酸蚀黏结系统：由预处理剂和黏结树脂 2 部分组成。预处理剂的主要成分为酸性功能单体、双性功能单体和溶剂。根据酸蚀剂酸度的不同，可将自酸蚀黏结系统分为强酸型（pH≤1）、中酸型（pH＝1～2）和弱酸型（pH≥2）3 种类型。

（3）酸蚀－冲洗技术和自酸蚀技术的特点：见表 25－2。

表 25－2　酸蚀－冲洗技术和自酸蚀技术的特点比较

黏结技术	酸蚀－冲洗技术	自酸蚀技术
酸蚀剂强度	较强的无机酸	较弱的有机酸
酸蚀终止方式	冲洗终止酸蚀过程	自行终止酸蚀过程
玷污层的处理	清除玷污层	溶解或改性玷污层

酸蚀－冲洗类的酸蚀效果强，但操作步骤多，技术敏感性高，且偶发牙本质敏感症状。自酸蚀类操作步骤少，较易掌握，但酸蚀作用弱。在临床上，对于涉及釉质较多的窝洞，应首选酸蚀－冲洗类黏结系统。对于涉及牙本质较多的窝洞，则两种类型黏结剂均可使用。

（四）牙本质黏结机制

1. 酸蚀－冲洗黏结系统

（1）酸蚀－冲洗作用：去除玷污层和牙本质小管内的玷污栓，使表层牙本质完全脱矿，暴露管间牙本质中的胶原纤维。冲洗后，牙本质须保持一定湿润度以防胶原纤维网塌陷。

（2）预处理剂的作用：预处理剂中的亲水性单体可渗入胶原纤维间和牙本质小管内，疏水性基团可与黏结树脂发生黏结，溶剂在挥发时带走水分使疏水性黏结树脂渗入。

（3）混合层的作用：混合层是黏结树脂和牙本质间的过渡结构，由黏结树脂－牙本质胶原组成，厚为 5～8μm，其中数量众多的微树脂突是微机械固位的基础，亦是影响黏结强度的主要因素。

2. 自酸蚀黏结系统　自酸蚀黏结系统的黏结力来源于微机械固位以及化学黏结力。自酸蚀黏结的酸蚀和预处理过程同时发生，当预处理剂涂布于牙本质表面后，酸性单体溶解部分牯污层或使其改性，牙本质脱矿。在酸性单体逐渐渗入的过程中，牙本质基质中钙离子与其发生化学结合，酸性单体 pH 逐渐升高至中性，脱矿过程即终止。与此同时，含有双性基团的单体渗入牙本质小管和胶原纤维网孔隙中，亲水性基团与胶原纤维结合。吹干使溶剂和水分挥发后，涂布黏结树脂，后者与预处理剂中的疏水基团发生聚合，形成混合层和树脂突，产生机械固位。

二、牙色修复材料

复合树脂（composite resins）由有机树脂基质、经过表面处理的无机填料及引发体系组合而成，是目前应用最广泛的牙色修复材料。

玻璃离子黏固剂（glass ionomer cement，GIC）由 Wilson 和 Kent 于 1972 年在聚羧酸锌黏固剂的基础上研发而成，可用于修复体的黏结固位、衬洞垫底和直接充填修复。目前，用于直接修复材料的玻璃离子黏固剂被简称为玻璃离子体。

复合体（compomer）是 20 世纪 90 年代早期研发的一种新型复合材料，正式名称应为聚酸改性复合树脂。复合体兼具复合树脂的美观与玻璃离子体的释氟性质。

（一）复合树脂

1. 组成

（1）树脂基质：复合树脂的主要聚合成分。最常用的树脂基质是丙烯酸酯类。

（2）无机填料：决定复合树脂物理性能的关键成分。常用填料包括石英、无定形二氧化硅、含钡、锶、锆的玻璃粉粒和陶瓷粉粒等。

（3）硅偶联剂：包被于无机填料表面，使无机填料和有机基质能够形成强共价结合。

（4）引发体系：分为光敏引发体系和氧化还原引发体系。

2. 固化

（1）机制：复合树脂在被光照时，光敏剂被特定波长光激活，随之叔胺被激活并将其转化为自由基。每个自由基激活 50 个单体，进而引发链式反应形成长链，链与链间发生交联反应，最终形成三维结构。

（2）影响因素：影响复合树脂固化的因素很多，包括光源、临床操作和修复因素等。

3. 性能特点

（1）影响因素：理想的复合树脂应具备以下性能。①黏结性好；②颜色还原良好；③生物相容性好；④易于操作；⑤可长期维持牙体的形态与功能。复合树脂材料的性能与填料/基质的比例密切相关，填料比例越高，性能表现越好，但流动性越低。

（2）聚合收缩：聚合收缩指复合树脂在聚合过程中，由于单体分子互相移动形成长链导致的材料体积缩小。聚合收缩是导致复合树脂修复失败的主要原因。影响复合树脂聚合收缩的因素主要包括复合树脂的成分、窝洞形态和临床操作等。

（3）洞形因素：洞型因素（configuration factor）即 C 因素，是指充填窝洞的树脂产生黏结的面与未黏结的面之比。比例越高，聚合收缩应力越大。临床上常采用分层充填和分层固化的方法减少聚合收缩应力。

4. 材料种类

（1）根据填料的粒度不同，可分为传统型复合树脂，超微填料型复合树脂，混合型复合树脂及纳米填料型复合树脂。

纳米填料型复合树脂是 2000 年后出现的新型复合树脂，纳米填料一般由单分散纳米粒子和纳米粒子团簇构成，前者为 5~75nm，后者为 0.6~1.4μm。纳米填料型复合树脂具有很高的填料比例，物理机械性能优秀，有逐渐取代混合型复合树脂的趋势。

（2）根据填料/基质比例和操作性能可分为通用型树脂、流动型树脂及可压型树脂。

（3）根据固化方式可分为光固化复合树脂、化学固化复合树脂及双重固化复合树脂。

（二）玻璃离子体

1. 适应证

（1）根面龋的修复。

（2）后牙邻面洞等不承担咀嚼力的缺损。

（3）无须考虑美观因素的Ⅲ类洞、Ⅴ类洞及乳牙的缺损修复。

2. 组成　通常由粉剂和液剂构成，20 世纪 90 年代中期出现树脂改良型玻璃离子体，后又出现金属加强型玻璃离子体。

3. 固化反应　玻璃离子体主要通过酸碱反应固化。在酸碱反应中，多种金属离子从硅酸铝玻璃中释放出来，在玻璃颗粒周围形成硅凝胶层。氟离子则通过离子交换，从固化的玻璃离子体中缓慢释放入口腔环境中。

4. 性能　玻璃离子体具有较好的黏结性、生物相容性、释氟性和耐溶解性，但其物理机械性能较差、弹性模量较低、脆性大、抗张和抗压强度均小于复合树脂，美观性不及复合树脂。

5. 分类和应用　玻璃离子体按组成成分不同分为传统型和改良型。按固化机制不同分为化学固化型和光固化型。尽管玻璃离子体能够与牙体硬组织形成化学黏结力，但其黏结强度低于树脂修复系统。因此，玻璃离子体一般只有在树脂修复系统难以发挥作用的情况下才具有优势。

（三）复合体

1. 适应证

（1）牙颈部缺损，包括根面龋和非龋性颈部缺损，如楔状缺损。

（2）Ⅲ类洞。

（3）乳牙修复。

（4）暂时性Ⅰ类和Ⅱ类洞修复。

（5）与复合树脂联合应用于三明治修复技术（sandwich technique）。

2. 组成　复合体在组成上与复合树脂相似，主要由树脂基质、无机填料和引发体系等组成。另外，复合体中还加入了带有 2 个羧基基团的二甲基丙烯酸酯单体，这是一种酸性亲水性功能性单体，其羧基可被多价金属阳离子所交联，因此，复合体又被称为聚酸改性复合树脂。

3. 固化　复合体的固化过程分 2 个阶段。初期，材料首先通过自由基引发二甲基丙烯酸酯上的双键交联。随后，材料在口腔环境中缓慢吸收水分，引发功能单体酸性基团与玻璃填料之间的酸碱反应。交联分子上的羧基与水反应解离出羧酸根，同时玻璃粉释放出 Ca^{2+}、Al^{3+}、F^- 等离子，Ca^{2+}、Al^{3+} 与羧酸根通过离子键、配位键结合使交联分子交联固化，而 F^- 从材料中缓慢释放出来。

4. 性能　复合体的黏结性低于玻璃离子体，不能与牙体组织直接黏结，须与黏结剂联合应用。另外，复合体的释氟量较玻璃离子体少。

复合体的力学性能介于复合树脂与玻璃离子体之间。由于复合体填料粒度较大，其抛光后的光洁度不如混合型复合树脂。另外，由于复合体吸水性较大，吸水后的体积膨胀可部分抵消材料聚合引起的体积收缩，这使得复合体的边缘密合性优于复合树脂。复合体的颜色稳定性和抗边缘着色能力较复合树脂差。

三、复合树脂直接修复术

（一）适应证

复合树脂修复适用于临床上大部分牙体缺损，其广义适应证包括：①Ⅰ～Ⅵ类窝洞的修复；②冠底部、核的构建；③窝沟封闭或预防性扩展修复；④美容性修复，如树脂贴面、牙体外形修整、关闭牙间隙等；⑤间接修复体的黏结；⑥暂时性修复体；⑦牙周夹板。

（二）禁忌证

应用复合树脂修复的禁忌证与隔离、咬合等因素有关，包括：①无法进行有效隔离患牙；②当修复体须承担全部咬合时；③重度磨损或有磨牙症患者；④缺损延伸至根面。

（三）准备过程

1. 局部麻醉和手术区的清洁。

2. 色度选择。

（1）色彩：色彩包括色相、明度和彩度3个要素。色相是颜色的基本样貌，是颜色彼此间区别的最基本特征；明度是各种颜色由明到暗的变化程度，决定于物体表面对光的反射率；彩度指颜色的鲜艳程度。

（2）比色方法：包括视觉直观比色法、分光光度计法、色度测量以及数字图像分析法等。临床上一般采用视觉直观比色法，医师或助手利用比色板直接进行比色。

（3）临床操作：比色要在自然光下进行，手术灯保持关闭并减少各种环境因素对比色造成的影响。比色前须清洁患牙及邻牙表面以减少色素对比色的影响。比色须在橡皮障隔离前进行，牙体应保持自然湿润状态。患者选择合适的体位平躺于椅位，医师位于患者头部12点钟方向，目光与牙面成45°，比色时应快速进行，切忌长时间观察牙或比色板，避免产生视觉疲劳。比色时，先确定色系，再确定彩度和明度。

3. 手术区的隔离

（1）橡皮障隔离：橡皮障隔离的优点包括①保持手术区清洁及干燥，防止唾液污染；②保持口腔呈开口状，隔离牙龈、舌、唇和颊等组织，以利临床操作；③防止操作过程对患者口腔可能造成的伤害。

当进行牙体修复时，橡皮障至少应隔离、暴露3个以上的牙。手术区为前牙舌面时，隔离范围为第一前磨牙到第一前磨牙；手术区为尖牙时，隔离范围为第一磨牙到对侧侧切牙；手术区为前磨牙时，隔离范围应由同侧远中2个邻牙，至对侧侧切牙；手术区为磨牙时，隔离范围应由同侧尽可能远，至对侧侧切牙。

（2）棉卷隔湿：下列情况不宜使用橡皮障①未完全萌出的年轻恒牙；②某些第三磨牙；③某些严重错位牙；④哮喘患者常有鼻呼吸困难，无法耐受橡皮障。此种情况下，棉卷是替代橡皮障隔离的有效办法。

（3）楔子：橡皮障隔离后，对于邻面窝洞累及邻面接触区或向龈方延伸的患牙，须在牙体预备前在龈外展隙插入楔子，其作用包括①推开与邻牙间的牙龈组织；②避免牙体预备时损伤橡皮障或牙龈组织；③将牙轻微分开，以避免充填后的牙间隙。

（4）排龈线：适用于缺损延伸至龈缘或龈下的情况。

（四）牙体预备与牙髓保护

1. 预备要求

（1）去尽龋坏组织、有缺陷组织或材料以及脆弱的牙体结构。

（2）根面窝洞的洞缘角为90°，其他部位的釉质洞缘角应 > 90°。

与银汞合金相比，采用复合树脂修复时的牙体预备外形较保守、轴壁和髓壁的深度根据病损深度而定、需要预备釉质斜面，另外，可使用金刚砂钻预备，增加洞壁的粗糙程度。

2. 窝洞类型

（1）传统型预备：适用于位于根面的缺损及中到大范围的 I 类和 II 类洞。

（2）斜面型预备：适用于替换原有传统型银汞合金修复体的病例。斜面型与传统型相比具有以下优点：①增加了酸蚀和黏结面积；②减少微渗漏；③洞缘斜面使树脂牙体交界区域更加美观。

（3）改良型预备：改良型窝洞无须特殊的洞壁构型或特定的窝洞深度，窝洞范围及深度由病损范围及深度决定。改良型窝洞的适应证包括较小的龋损或釉质缺陷。当用于较大龋损时，须预备辅助固位结构，如较宽的斜面、固位沟等。

3. 牙髓保护　如若腐质去净且牙体预备后近髓（剩余牙本质厚度 < 1mm），则需要使用氢氧化钙衬洞，以玻璃离子体垫底。

（五）放置成形片

1. 作用　①利于材料填充；②利于恢复邻面接触；③减少材料用量从而减少修整时间；④利于隔离窝洞，强化黏结效果。

2. 种类　①透明聚酯成形片适用于前牙邻面修复；②片段式金属成形片适用于后牙邻面修复；③圈形成形片系统适用于多牙面修复。

3. 楔子的用途　①固定成形片；②将患牙与邻牙稍微分离，以补偿成形片厚度；③避免充填物在龈缘形成悬突。

（六）黏结

1. 酸蚀－冲洗黏结技术

（1）酸蚀：针对不同部位可选用一次酸蚀或二次酸蚀法。一次酸蚀法适用于只涉及釉质或釉质缺损面积较大的修复，如前牙IV类洞、树脂贴面修复等，酸蚀30s。二次酸蚀法适用于同时涉及釉质和牙本质的窝洞，先酸蚀釉质洞缘15s，再酸蚀牙本质15s。

（2）涂布预处理剂及黏结树脂。

2. 自酸蚀黏结技术

（1）二步自酸蚀技术：先涂布自酸蚀预处理剂，后涂布黏结树脂，轻吹，光固化。具体须参照说明书。

（2）一步自酸蚀技术：直接在窝洞内涂布自酸蚀黏结剂，轻吹，光固化。具体须参照说明书。

（3）预酸蚀加自酸蚀黏结技术：先用磷酸酸蚀洞缘釉质部分20s，冲洗、吹干，再涂自酸蚀黏结剂，轻吹，固化。

（七）复合树脂的充填

1. 充填原则　控制厚度、分层充填、分层固化。

2. 输送方法　手用器械法、注射法。

3. 充填技术　①整块填充，又称一次性填充，适用于深度＜2mm的窝洞；②逐层填充，包括水平逐层填充和斜向逐层填充。前者适用于前牙唇面充填和后牙窝洞髓壁的首层充填，后者适用于后牙的窝洞充填。

4. 复合树脂的厚度对光照固化有明显影响，第1层树脂的厚度应＜1mm，以后每层树脂的厚度不宜超过2mm。

（八）复合树脂的固化

1. 光固化灯　利用发光二极管阵列芯片的光源进行固化的LED灯，是目前主流的光固化装置。另外，还有石英钨卤素灯。

2. 固化方法　固化时，引导头应尽可能接近材料表面，每次光照20s。

（九）修复体的修形和抛光

1. 目的　①获得较理想的修复体外形和光滑表面；②达到牙和修复体边缘的自然过渡；③避免菌斑聚集、减少边缘区域和表面的着色；④改善口腔咀嚼功能，减少修复体对对殆牙、邻牙的磨损。

2. 影响因素　①修复材料的结构与机械性能；②修形、抛光器械与修复材料间硬度的差异；③器械摩擦颗粒的硬度、大小、形状及物理性能；④操作时的速度和压力；⑤润滑剂。

3. 器械　①摩擦材料，包括氧化铝、碳化硅、金刚砂等；②修形器械，包括手用器械、金刚砂钻、修形抛光碟、修形抛光条等；③抛光器械，包括抛光杯、抛光碟、抛光刷等。

4. 注意事项　充填后应选择适宜的修行和抛光器械，由粗到细进行，避免损伤牙体及龈缘。

四、前牙复合树脂直接修复

（一）适应证

（1）Ⅲ、Ⅳ类缺损。

（2）前牙的Ⅴ类缺损。

（3）前牙区的着色牙。

（4）形状异常的前牙。

（5）关闭牙间隙。

（二）禁忌证

（1）患牙无法进行有效隔湿。

（2）缺损延伸至根面。

（三）Ⅲ类洞直接修复的临床技术

1. 准备过程

（1）咬合检查。

（2）比色。

（3）上橡皮障。

（4）如缺损累及全部邻面接触区，可预先放置楔子。

2. Ⅲ类洞的预备　Ⅲ类洞属前牙邻面窝洞，优先选择由舌侧进入。

（1）传统型预备：仅适合于累及前牙邻面、根面的修复，特别是病损局限于根面时。

（2）斜面型预备：适用于①替换前牙邻面已有银汞合金修复体或其他修复体；②邻面龋损较大须增加固位形及抗力形时。

（3）改良型预备：适用于邻面中小范围的病损。预备尽量保守，无须预备特殊外形、深度、洞壁或辅助固位。

3. Ⅲ类洞的修复

（1）上成形片：使用易弯曲的透明聚酯成形片。

（2）黏结：可选用酸蚀－冲洗或自酸蚀黏结系统，亦可联合使用。

（3）复合树脂充填、固化。

4. 修形和抛光　应消除悬突及多余材料，修整唇面，抛光唇、舌外展隙、唇舌面及邻面。

5. 咬合检查。

（四）Ⅳ类洞直接修复的临床技术

1. 准备过程　同Ⅲ类洞。

2. Ⅳ类洞的预备

（1）斜面型预备：适用于较大的前牙邻面Ⅳ类洞。

（2）改良型预备：适于小的或中等大小的Ⅳ类洞。

3. Ⅳ类洞的修复

（1）直接导板修复技术：在不涂布黏结剂的预备牙体上先堆塑树脂，获得满意外形后光照固化，然后在腭侧取硅橡胶印模作为导板。

（2）间接导板修复技术：牙体预备后取模、灌模，在石膏模上用蜡修复缺损，获得满意外形后取硅橡胶阴模作为腭侧导板。

（3）复合树脂分层修复技术：以牙本质色复合树脂修复牙本质部位缺损，以釉质色复合树脂修复釉质部位缺损，以透明复合树脂修复前牙切缘部位，适用于对前牙美观要求高的患者。

4. 修形和抛光。

5. 咬合检查。

（五）Ⅴ类洞直接修复的临床技术

1. 准备过程　注意预备之前需要进行比色和患牙隔湿。

2. 材料的选择　由于前牙、前磨牙的颊面修复对美观要求较高，医师可用复合树脂作为修复材料。对龋活跃性强的患者，尤其是累及根面龋损，可使用玻璃离子体进行修复。老年人由于增龄性改变出现口腔唾液分泌减少、牙龈萎缩、牙根暴露、根面龋和非龋性颈部缺损等，应首选玻璃离子体材料。

3. 牙体预备

（1）改良型预备：适用于小的到中等的、完全位于釉质内的Ⅴ类洞缺损。

（2）斜面型预备：适用于替换已有Ⅴ类洞银汞合金修复体或面积较大的根面龋损，在传统型预备的基础上须于釉质洞缘预备斜面。

（3）传统型预备：仅适用于当龋损或缺损完全位于根面而未累及釉质的Ⅴ类洞，洞缘应呈直角，轴壁深度约0.75mm且呈一定弧度。

4. Ⅴ类洞的复合树脂修复

（1）黏结，可采用酸蚀－冲洗黏结系统或自酸蚀黏结系统。

（2）充填和固化，应用分层充填及固化。

（3）修形和抛光。

5. Ⅴ类洞的玻璃离子体修复　由于良好的临床操作性和释氟性，适用于老年患者和龋活跃性较强的根面龋。

五、后牙复合树脂直接修复

（一）适应证

（1）小的到中等大小的缺损。

（2）绝大部分的前磨牙和第一磨牙。

（3）咬合接触区域不全位于缺损处。

（4）咬合接触不紧。

（5）患牙能被有效隔湿。

（6）可作为冠修复的基础部分。

（7）意向性修复。

（二）禁忌证

（1）术区不能被有效隔离。

（2）全口咬合过紧。

（3）全部咬合接触区域位于缺损处。

（4）延伸到根面的修复体。

（5）对树脂材料过敏者。

（三）Ⅰ类洞直接修复的临床技术

1. 准备过程　注意检查患牙咬合情况。

2. 牙体预备　对于小的到中等的缺损，可采用改良型预备，无须预备典型的抗力形；当缺损较大或修复体须承受较大咬合力时，预备时需要采用传统型或斜面型以增加抗折性。

3. 黏结　可采用酸蚀－冲洗或自酸蚀技术，使用时应参照说明。

4. 树脂填充和固化　采用分层充填和分层固化的方法，减少材料的聚合收缩。第1层的充填厚度应控制在1mm，光照固化20～40s，以后每层充填厚度为1～2mm。

5. 其他　修形和抛光。

（四）Ⅱ类洞直接修复的临床技术

1. 牙体预备　预备前同样须注意患牙的咬合情况。与传统银汞合金修复的牙体预备比较，Ⅱ类洞黏结修复有以下不同①窝洞较浅；②窝洞外形较窄；③窝洞线角圆滑；④不须预防性扩展。

2. 成形片放置　应首选片段式金属成形片系统。如果Ⅱ类洞为近远中邻 HE 面洞，也可使用 Tofflemire 圈形金属成形片系统。

3. 黏结　应按照所选用黏结剂的使用指南使用。

4. 树脂填充和固化　采用分层斜向填充、分层光照固化以控制复合树脂的聚合收缩。

5. 修形和抛光。

（五）Ⅱ类洞玻璃离子体加复合树脂三明治修复技术

1. 适应证　位于根面部分的Ⅱ类洞。

2. 利用玻璃离子体封闭龈壁的优点　包括：①玻璃离子体能直接与牙本质和复合树脂黏结，可更好地贴合无釉质结构的龈壁，有效封闭颈部边缘；②能够释放氟离子以预防继发龋的产生；③具有与牙本质接近的弹性模量进而缓冲由复合树脂聚合产生的收缩应力。

（六）后牙接修复失败的原因

依据 Ryge 提出的评价标准（解剖外形、边缘完整性、边缘着色、继发龋、颜色匹配、表面光滑以及牙髓活力等），后牙复合树脂修复失败最常见的原因包括：①继发龋；②修复体折裂；③边缘缺陷；④磨损；⑤术后敏感。

其中，继发龋的形成在于修复体与洞壁之间的微渗漏，渗漏形成的原因包括未有效隔湿，充填时聚合收缩过大导致黏结界面形成间隙等。修复体折裂的主要原因包括适应证选择不当、修形时未能有效消除咬合力集中点等，因此，在治疗前与充填后，应仔细检查患者咬合情况，尤其是患牙与对𬌗牙的咬合关系。

六、牙体缺损直接修复的临床疗效评价

（一）临床研究设计的基本要求

临床科研包括收集资料、整理资料和统计分析。设计中应考虑和明确以下内容：研究目的、研究方法、研究对象的纳入与排除标准、研究样本大小、如何进行资料收集和整理分析、科研资金的来源等。

临床科研设计大致分为描述性研究和分析性研究，自始至终应贯穿对照、随机和盲法的原则，避免患者和医生的期望偏倚，同时科学地收集、整理、分析数据，并最终做出合理的有临床意义的结论。

（二）牙体治疗临床研究的发展和现状

牙体治疗临床研究主要集中于新材料和新技术的评价。

美国牙科协会（ADA）为牙体充填修复材料的临床试验研究制定了指导规范。但 ADA 指导规范仅仅提出对测试材料等的性能要求，并未规范临床研究的细节，如试验设计、样本大小等。回顾有关充填修复材料的临床研究，只有很少一部分能够完全达到临床研究的基本要求，且大多数临床研究的观察时间较短，鲜有超过 10 年的长期随访临床研究。牙体治疗疗效评定研究，应朝着更科学的临床科研设计方向努力，例如，统一操作和评定标准、根据预试结果选择样本大小、通过多方合作收集足够的病例等。

（三）评定方法

1. 直接方法　多为描述性评价方法。描述性评价方法是指在充足光源下，检查者使用口镜和探针对患者口内充填体进行检查，依据评价标准对充填修复体做出评价。目前，描述性评价方法中使用的评价标准有一些差别，但较为公认的是 Ryge 评价标准，该标准涉及充填修复体的边缘密合性、解剖外形、龋坏、颜色配比和充填修复体边缘变色等情况，每个项目根据严重情况的不同分为若干等级。但该评价标准也存在一定的局限性，仍需要进一步完善和改进。

2. 间接方法　指通过一定的媒介物将口内充填修复体信息转移至体外，在体外对充填修复体进行评价。该方法可将充填修复体的信息作为永久记录保存。

（1）照片评价法：指把待评价的充填修复体在固定条件下拍成照片或幻灯片，与标准片对比进行疗效评定分级。使用此方法必须保证照相技术标准化，拍 HE 面、唇面和舌面均需采用固定角度。牙和充填修复体要保持干燥。照片法无法检查充填修复体龈下边缘和邻面区域，不容易检查出菌斑和小面积龋坏，且评价充填修复体磨耗时，照片法的有效性和灵敏性低于模型法。

（2）模型评价法：使用模型评价法须事先取出充填修复体的阴模，再灌注入造石得到充填修复体模型，然后对模型进行观察或测量。该方法多用于评价充填修复体磨耗情况。

模型评价法中使用的标准对比模型通常为 Leinfelder 模型和 Moffa－Lugassy 模型。Leinfelder 模型中，5 个模型 HE 面平均磨耗量分别为 100μm、200μm、300μm、400μm 和 500μm。Moffa－Lugassy 模型共有 18 个柱状模型，磨耗范围为 0～1 000μm。Vivadent 将 Moffa－Lugassy 的柱状模型改为牙 HE 面形态，更利于精确评价充填修复体磨耗。使用模型法也需要对检查者进行评价一致性训练。

（3）其他方法：根据不同研究目的，还可使用其他评价方法，例如用色度仪测量复合树脂充填修复体颜色的改变，用牙髓活力计评价牙髓状态。另外，采用联合研究方法，如描述性方法、照片法和模型法的结合使用，对充填修复体进行全面综合评价，可提高评价方法的客观性、灵敏性、重现性和有效性。

3. 疗效评价　目前，普遍认为银汞合金充填体的中位生存时间为 10 年。对于银汞合金充填修复材料，Ⅰ类洞充填修复体的疗效优于Ⅱ类洞充填修复体，小面积充填修复体的疗效优于大面积充填修复体，高铜银汞合金充填修复体的疗效优于低铜银汞合金的。银汞合金材料仍是一种较好的后牙充填修复材料。

有关复合树脂充填修复体的临床研究，近年来多集中于后牙充填修复治疗。复合树脂充填修复体的年失败率为 0～9%，中位生存时间为 6 年。近年来的研究表明，继发龋、充填修复体折裂、变色和边缘不密合成为影响复合树脂充填修复体的主要原因，由于黏结强度带来的充填修复和微渗漏问题仍较为突出。

研究表明，玻璃离子水门汀充填修复体与银汞合金或复合树脂充填修复体相比，继发龋发生率降低。Ⅴ类洞玻璃离子水门汀充填修复体的 3.5 年固位率达 93%～100%，在非创伤性修复治疗和姑息洞形充填修复治疗中，高强度玻璃离子水门汀充填修复体的 2 年保存率达 90%～99%，且充填体磨耗程度也在临床可接受范围之内。

（赵子乐）

第二节 牙列缺损的活动义齿修复

可摘局部义齿（removable partial denture）也是牙列缺损修复常用的方法，该法是利用天然牙和基托覆盖黏膜及骨组织作支持，依靠义齿的固位体和基托的固位作用，人工牙恢复缺失牙的形态和功能，并用基托材料恢复缺损的牙槽嵴及软组织形态，患者能够自行摘戴的一种修复体。

可摘局部义齿需要磨除的基牙牙体组织较少，对基牙的要求也不如固定义齿的基牙那么高，适应范围广，制作方法比较简单，便于患者清洁和洗刷，损坏后容易修补和添加。夜间摘除后可让基牙及支持组织解除压力，得到适当的休息。此外，对于缺失牙伴软组织和牙槽嵴硬组织缺损的病例，可摘局部义齿的基托可以填塞缺损区，恢复适当的外形，修复效果好。可摘局部义齿虽然有上述优点，但也有一些缺点，义齿有一定大小的基托，体积较大，初戴时异物感明显，需要一段的适应时间；其稳定性较差，不如固定义齿。咀嚼时义齿的动度较大，咀嚼效率明显低于固定义齿。可摘局部义齿存在的这些缺点，只要设计合理，精心制作，患者在使用中配合，有一些是可以克服的。可摘局部义齿目前在临床上应用仍较广泛，是一种良好的修复体。

1. 可摘局部义齿的适应证和非适应证　可摘局部义齿的适应证范围较广，适应于各类牙列缺损患者，特别是游离端缺失牙的患者；凡是适合制作固定义齿者均可制作可摘局部义齿；即刻义齿通常选用可摘局部义齿形式。其他适应证为：缺失牙伴有牙槽骨、颌骨和软组织缺损者；需要在修复缺失牙同时升高颌间距离者；可摘式夹板兼作义齿修复和松牙固定者，腭裂患者需要以腭护板基托关闭裂隙；可摘食物嵌塞矫治器；以及患者不能耐受制作固定义齿需要磨除牙体组织而改作可摘局部义齿者。

可摘局部义齿的非适应证较少，精神病患者有吞服义齿的危险；生活不能自理的患者口腔卫生差，义齿容易供菌斑附着生长；另外，对丙烯酸酯过敏者，口内黏膜溃疡经久不愈者，个别患者对基托的异物感无法克服者，均不适宜设计可摘局部义齿。此外，对发音要求较高的患者，基托可能会影响发音质量，也不适宜作可摘局部义齿。

2. 可摘局部义齿的类型及支持方式　随着科学技术的迅速发展，新理论、新材料、新工艺的不断出现和完善，使可摘局部义齿由钢丝与塑料的简单组合发展成支架式可摘局部义齿，即人工牙和基托由甲基丙烯酸类树脂制作，支架及固位体用金属制作。因支架式可摘局部义齿用金属大连接体取代了部分塑料基托，不但使义齿坚固耐用，而且使义齿体积明显减小，增加了患者的美观和舒适感。根据义齿支架制作方法不同，可分为弯制式和整体铸造支架式两种。铸造支架式可摘局部义齿对设备要求较高，制作工艺亦较复杂。相对弯制式支架而言，其适应证较严格。如余留牙健康条件较差，软、硬组织倒凹较大者等不宜选用整铸式可摘局部义齿，以免影响义齿就位及密合度，也不利于义齿戴用后的修理与增补人工牙等。

依据可摘局部义齿对所承受𬌗力的支持方式不同大致可分为三种类型。

（1）牙支持式义齿：牙支持式（tooth support）指缺隙两端均有余留天然牙，两端基牙上均设置𬌗支托，力主要由天然牙承担。适用于缺牙少、基牙稳固的病例，其修复效果较好。

（2）黏膜支持式义齿：黏膜支持式（mucosa support）指义齿所承受的𬌗力主要由黏膜及其下的牙槽骨负担。常用于缺牙多、余留牙条件差，或咬𬌗关系差的病例。虽然缺隙的一端或两端有余留天然牙存在，但因余留牙松动或因咬𬌗过紧无法设置𬌗支托所致，此类支持形式的义齿，咀嚼效能差，常可致基托下组织压痛等症状。

（3）混合支持式义齿：混合支持式（tooth and mueosa support）指承受的𬌗力由天然牙和黏膜，牙槽骨共同负担，其修复效果介于前二者之间，适用于各类牙列缺损，尤其是游离端缺牙病例，此为临床正最常用的形式。

一、可摘局部义齿的组成及作用

可摘局部义齿通常由人工牙、基托、固位体和连接体四部分组成。按各部件所起的作用，可归纳为三部分：即修复缺失部分、固位稳定部分与连接传力部分。

（一）人工牙

人工牙是用来代替缺失的天然牙，恢复牙冠的外形和咀嚼、发音等功能，恢复咬𬌗关系。

1. 人工牙的种类

（1）塑料牙：成品的塑料牙中，多层色硬质塑料牙色泽美观，形态逼真，重量较轻，韧性好，不易折断，与基托的结合强度高，表面硬度较高。缺点是硬度差，易磨损，经久易变色等，应酌情选择应用。

（2）瓷牙：瓷牙借助盖嵴部的钉或孔固定于基托塑料内。瓷牙外形和色泽好，不易染色，硬度高，耐腐蚀，不易磨损。缺点是脆性大，易折断，不便调𬌗磨改，比塑料牙重。适用于牙槽嵴丰满，对咀嚼力要求较高的患者。也适用于缺牙间隙适中，𬌗龈距正常的单个牙和多个后牙连续缺失，牙槽嵴宽厚，对颌牙健康的患者。

2. 人工牙选择的原则

（1）选择前牙

1）前牙的形态应与口腔余留牙相近似，有同名牙时，应该用作参考。在前牙全部缺失的情况下，可以参考患者拔牙前的记录模型或X线片，根据患者的面型如方形、尖形、卵圆形等基本形态，参考其侧面轮廓型如直线型、凸型、凹型等。再结合上前牙牙槽嵴的形态综合选择。基本原则是人工牙的形态必须和患者颌面外形轮廓基本一致，并特别注重唇面形态的选择，以获得和谐、自然、美观的视觉效果。

2）人工牙的大小选择也应参考口腔内的余留牙或同名牙，若全部前牙缺失时，可以参考患者拔牙前的照片、X线片、记录模型，也可以借鉴旧义齿的前牙，还应该考虑患者对前牙大小的要求。

3）人工牙的颜色应该和患者的肤色、年龄相适应。选色过程中，充分考虑颜色的色调、明度、饱和度、透明度等四维特性，注意中国人面部肤色属于黄色范围的特点。可以作为参考对照因素的是口腔内余留牙、同名牙或者对颌牙的颜色，选色时应该在自然光线下进行。此外，天然牙的增龄变化非常明显，除磨耗外，明度降低、饱和度增加是突出的颜色变化特点，应该在选择人工牙时表达出来，体现年龄的真实外观。

（2）选择后牙

1）人工牙的颊舌径应比天然牙颊舌径略为减小，以减轻支持组织的负荷。

2）人工牙的殆龈径应根据殆间隙大小来选择，若上下后牙同时缺失，应该按均分间隙的原则来选择后牙，对于牙槽嵴吸收较多的一侧，可以适当减少人工牙的殆龈径，以增加义齿的稳定性。后牙颊面的殆龈径对美观有一定的影响，选择时应参考前牙唇面的切龈径。

3）人工牙的近远中径应与后牙的实有牙槽嵴宽度相匹配。

4）尽量选择硬度较大，耐磨耗，使用方便的硬质塑料牙。

（二）基托

基托是义齿覆盖在无牙牙槽嵴，与承托区黏膜直接接触的部分，位于缺隙部分的基托又称为鞍基。基托的主要作用是供人工牙排列附着，传导和分散殆力。基托还将义齿的各个部分连接在一起，形成功能整体。此外，基托用于修复缺损的牙槽嵴硬组织和软组织，恢复外形和美观；基托能够加强义齿的固位和稳定，也有间接固位作用，可抵抗义齿的移位力量。

1. 基托的种类　按材料的不同可以分为金属基托、塑料基托、金属塑料基托三种。弯制支架的可摘局部义齿基托通常用塑料制作，整铸支架可摘局部义齿用金属塑料基托或金属基托。

（1）金属基托：用铸造法制作，强度高，体积小，较薄，对温度的传导性好。易于清洁，戴用较舒适。缺点是难以做衬垫，调改较困难。制作难度较高，需要铸造设备。

（2）塑料基托：色泽近似口腔黏膜组织，美观，重量轻，操作简便，便于修补和衬垫，塑料基托适用于扩大覆盖面积，有助于义齿的固位和支持，是弯制法制作可摘局部义齿的常规基托形式。其缺点是基托强度较差，温度传导性差，不易自洁，并因体积较大而异物感明显。

（3）金属塑料基托：兼有金属、塑料的优点，在基托的应力集中区设计金属板、金属杆或者放置金属网状物；在失牙区牙槽嵴顶的支架上设计固位钉、环、网眼等附着形，供人工牙和基托附着，增加基托的坚固性，又不失塑料基托的优点。

2. 基托的要求

（1）基托伸展的范围：原则上在保证义齿固位、支持和稳定的条件下，应该适当缩小基托的范围，让患者感到舒适美观。

（2）基托的厚度：基托应该有一定的厚度以保证足够的挠屈强度。

（3）基托与天然牙的接触关系：缺牙区基托应与天然牙的非倒凹区接触，若进入邻牙倒凹区有可能影响义齿摘戴。

（4）基托和骨性倒凹在上颌结节颊侧、上颌硬区、尖牙嵴、下颌隆突、内斜线等处做缓冲处理，以免龈组织受压疼痛，为保证基托边缘的封闭，基托边缘应该避开这些骨性结构区。

（5）基托磨光面的设计：根据美观的要求和患者缺牙区牙槽嵴的条件，可以设计根形及适当的突度。基托的舌腭面及颊面的基本形态为凹斜面，有助于义齿的固位和稳定作用。

（6）修复前基托区的预备：修复前调磨伸长的对颌牙，采用牙槽外科手术，去除骨性突起，缓冲部分骨性倒凹，切除牙龈过厚的纤维组织等，对基托设计均有益处，并可以获得更美观的效果，应该给予重视。

（三）固位体

固位体是可摘局部义齿安放在基牙上的部分，通常由金属制成，义齿借固位体固位于基牙上。固位体的主要功能是固位，其次是稳定和支持作用，许多固位体同时具有这三种作用。

固位体应该具备的条件是必须提供足够的固位力，保证义齿行使功能时不发生脱位；摘戴义齿时，固位体的固位臂相对抗臂有良好的交互对抗作用，对基牙无侧向压力；戴入后，固位体处于被动状态，对基牙不产生持续的静压，不引起矫治性移位。此外，用于制作固位体的材料应具有良好的生物学性能，不对口内组织造成损伤；减少暴露的金属，减小对美观的影响；并能维护余留牙及牙周组织的健康。

1. 固位体的种类　按固位体的作用不同分为直接固位体和间接固位体。

（1）直接固位体（direct retainer）：其作用是防止义齿向𬌗方脱位，起主要的固位作用，一般位于邻近缺隙的基牙或毗邻的基牙。直接固位体按固位作用发生的部位分为冠外固位体和冠内固位体。

（2）间接固位体（indirect retainer）：间接固应体可以辅助直接固位体起固应作用，是为防止义齿翘起、摆动、旋转、下沉而设计的一些固位装置，主要是加强义齿的稳定性。

2. 各类直接固位体的组成、类型及主要作用

（1）卡环：直接固位体主要是卡环，是直接卡抱在基牙上的金属部分。其主要作用为防止义齿基托下沉及𬌗向脱位，亦能防止义齿下沉、转位和移位，起一定支撑和稳定的作用。卡环的连接体还有加强基托的作用。

1）卡环的结构、作用和要求：以典型铸造三臂卡环（正型卡环即工型卡环）为例，由卡环臂卡环体、𬌗支托和连接体组成。①卡环臂（clasp arm）：为卡环的游离部，富有弹性。卡环臂尖端位于倒凹区，是卡环产生固位作用的主要部分，当义齿戴入时，即卡环臂端的弹性通过基牙牙冠的外形高点进入倒凹区。当脱位力起作用时，则起阻止义齿向𬌗向脱位的作用。长环臂起始部分应较坚硬，放置在非倒凹区，起稳定作用，防止义齿侧向移位。卡环臂的形态依所用材料和制作方法不同，常用的有圆形、半圆形和扁平形三种；②卡环体（clasp shoulder）：为连接卡环臂、𬌗支托和小连接体的坚硬部分，环抱于基牙的非倒凹区，从邻面包过颊舌轴面角，主要对基牙起卡抱作用，阻止义齿龈向和侧向移动，起到稳定和支持义齿的作用，并支持卡环臂起固位作用。故要求卡环体较坚硬，不易变形，位于非倒凹区，但不影响咬𬌗；③连接体（connecter）：为卡环包埋于基托内的部分，主要起连接作用，使卡环与义齿其他部分连成一整体。连接体不能进入基牙或软组织倒凹区，以免影响就位；④𬌗支托（occlusal rest）：常与铸造卡环制作在一起，所谓三臂卡环，是把𬌗支托亦当作一个臂的笼统称呼。𬌗支托是卡环体向基牙𬌗面方向延伸的部分，具有较高的强度，主要作用是防止义齿龈向移位，起支持作用，并使𬌗力沿基牙的长轴方向传导。𬌗支托还有一定的稳定作用。此外，𬌗支托还用于防止食物嵌塞，加大的𬌗支托用于恢复咬𬌗接触不良患者的咬𬌗关系等。𬌗支托是最常用的设计，而位于基牙切线的切支托相位于基牙舌隆突的舌支托，则是较特殊的设计，其作用与𬌗支托相似。

（2）套筒冠：套筒冠（telescope crown）固位体由内冠及外冠两部分组成。先在基牙上制作金属全冠或在残根上制作桩核冠作为内冠，在此冠外面再制作全冠为外冠。要求内冠轴面呈𬌗向6°左右，内外冠边缘处要求密合，无悬突。外冠连接于可摘局部义齿相应部位，要求二者连接处坚固，以防折断。义齿就位时，使义齿上的外冠与基牙上内冠相套，利用两套冠间摩擦力，使义齿固位。

（3）附着体：用于可摘局部义齿的附着体有冠内和冠外两种。按其精密度分为精密

附着体与半精密附着体。精密附着体各壁平行，半精密附着体各壁间有一定倾斜度，因而固位效果不如精密附着体。精密附着体主要指栓体、栓道式附着体。附着体的横断面有 T 型、鸠尾型、卵圆型及 H 型。其制作特点为：先在基牙上制备有栓道或悬臂梁桥体的冠或嵌体，栓道可在冠内，也可在冠外。然后在可摘局部义齿的相应部位做栓体。义齿就位时，将栓体插入栓道内，利用义齿上的栓体与基牙上的栓道间的摩擦力，增强义齿的固位。其优点是固位作用好，不影响美观，但对基牙所施的力量大，磨切牙体的量很多。操作技术复杂，且精度要求高。栓体栓道间必须与就位道彼此平行，而且密合才能就位，以达到义齿稳定。

（四）连接体

连接体（connecter）是可摘局部义齿的组成部分之一。它可将义齿各部分连接在一起，同时还有传递和分散𬌗力的作用。有大连接体（major connecter）和小连接体（minor connecter）之分。

1. 大连接体　大连接体亦称连接杆，主要由腭杆、舌杆、腭板、舌板及唇杆等。

（1）连接义齿各部件成一整体，以便修复缺牙和行使功能。

（2）传递和分散𬌗力至其他基牙及邻近的支持组织。

（3）与基托连接相比，可缩小义齿的体积并增加义齿的强度。

2. 小连接体　小连接体的作用是把金属支架上的各部件，如卡环、支托等与大连接体相连接。它与大连接体呈垂直相连，需离开牙龈少许，应放在非倒凹区，以免影响义齿就位。需放在牙邻间隙内的小连接体，表面光滑，应较细，但要有足够的强度和硬度，以便分散𬌗力。

综上所述，可摘局部义齿各部分各有其主要作用和次要作用，各部分间又可起协同作用。其作用归纳为如下三部分。

（1）修复缺损和恢复功能部分：人工牙、基托、𬌗支托。

（2）固位及稳定部分：各种直接固位体、间接固位体、基托、𬌗支托。

（3）连接传力部分：基托、连接体、连接杆、𬌗支托。

二、牙列缺损及可摘局部义齿的分类

由于牙列缺损的部位及缺牙数目不同，设计出的可摘局部义齿也就各种各样。为了便于研究、讨论和修复设计制作，有必要根据一定规律性进行归纳分类，使之条理化、简易化，便于临床记录、病历书写等的应用。现以 Kennedy 分类法为例进行介绍：

根据缺牙所在部位及牙缺隙数目将牙列缺损分为四类，其中前三类有亚类，第四类无亚类。

第一类　牙弓两侧后部牙缺失，远中为游离端无天然牙存在。

第二类　牙弓一侧后部牙缺失，远中为游离端无天然牙存在。

第三类　牙弓一侧后牙缺失，缺隙两端均有天然牙存在。

第四类　牙弓前部牙缺失，天然牙在缺隙的远中。

除第四类外，其余三类均有亚类。亚类则为除主要缺隙外，另外还有缺隙，即除主要缺隙外，尚有一个缺隙，则为第一亚类，有两个缺隙，则为第二亚类，依此类推。若前后都有缺牙，则以最后的缺隙为准。若牙弓两侧后牙都有缺失，且一侧为远中游离端缺牙，另一侧为非游离端缺牙，则以第二类为准，再加亚类。

三、可摘局部义齿的设计

一副理想的可摘局部义齿，要取得良好的修复效果，既要有美观的外形，又要有良好的功能。要达到这些要求，除制作工艺外，义齿的设计是关键。合理的义齿设计必须遵循一定的设计原理、原则，才能获得符合要求的可摘局部义齿。

可摘局部义齿应达到的基本要求：

1. 适当的恢复功能　恢复缺牙功能是义齿修复的根本目的。义齿所受𬌗力由基牙、基托下组织共同来承担。其负荷在组织的承受力以内，是一种功能性刺激，有利于减缓牙槽嵴的吸收，如压力超过组织的承受力，则会加速牙槽嵴的吸收。义齿修复以保持口腔组织健康为前提，义齿的功能恢复应根据基牙的情况、咬𬌗关系、缺牙区牙槽嵴的状况，把义齿的功能恢复到一个合适的程度。

2. 保护口腔组织的健康　设计或制作不当的义齿，由于义齿卡环、基托对口腔组织的影响而引起牙龈炎症、基牙松动、牙体病变、黏膜的压痛和损伤，甚至𬌗创伤及颞下颌关节病变。为了避免义齿对口腔组织的损害，应少磨牙，尽量利用天然间隙放置𬌗支托、间隙卡环。义齿基托、卡环的设置，不应妨碍口腔自洁作用，防止食物滞留和菌斑的形成。并应正确恢复上、下颌关系和外形，使义齿的修复既能适当恢复缺牙功能，又能做到防病治病。

3. 义齿应有良好的固位和稳定作用　义齿的固位和稳定状况，是能否发挥良好口腔功能的前提。如果义齿的固位和稳定性能差，不但影响咀嚼功能，还可引起对基牙及基托下支持组织的损伤。

4. 舒适　可摘局部义齿修复范围广，其组成部件多，尤其在多间隙、多缺牙时，基托面积大，常引起初戴义齿者感觉不适，发音不清，甚至恶心，对敏感者更为明显。在可能的情况下，义齿尽可能做得小巧，材料应具有较高的强度，结构设计合理，做到小而不弱，薄而不断。义齿的部件与周围组织交接处应自然吻合，无明显交界。人工牙排列要尽量避免出现过大的覆盖、覆𬌗或过于向舌侧排列，影响口腔本部正常的大小，妨碍舌体活动等，尽量达到使患者最易适应的程度。

5. 美观　美观即是恢复面容的自然状态。在修复牙列前部缺损时，美观要求显得更为重要。人工牙的大小、形态、颜色及排列应与相邻天然牙相协调，表现自然。基托颜色应尽量与牙龈、黏膜的色泽一致，长短合适，厚薄均匀，形态一致。卡环等金属部件应尽量不显露或少显露。临床时有发生功能恢复和美观相矛盾的情况，应首先考虑功能，而后兼顾美观。但在前牙区，将情况与患者解释清楚后，可偏重于美观。

6. 坚固、耐用　义齿应经得住承受的𬌗力而不变形、折断。须设计时做到结构合理，以防止义齿折断。

7. 容易摘戴　若义齿设计、制作不当，造成摘戴义齿困难，使患者感到不便，或甚至摘不下来，不能保持义齿和口腔的清洁，导致基牙损伤、相邻余留牙的龋坏及牙龈炎症。所以，要求制作的义齿既要有足够的固位力，又必须摘戴方便。

四、可摘局部义齿的制作

要制作可摘局部义齿，需要经过较复杂的操作步骤，每一步骤均应根据义齿修复的原理、原则与要求，精心、细致的操作，才能确保高质量的义齿修复效果。各步骤环环相扣，任何一步骤工作中的微小误差，都会影响义齿的最终效果。整个制作工序可分为口腔检查与预备，口腔状态的复制，模型上设计及填补不需要的倒凹以及义齿的技工制作四个主要步骤。

1. 口腔预备 可摘局部义齿修复前完成准备工作后，再进行检查、防止遗漏。根据口腔检查做出义齿初步设计，订出治疗计划，进行义齿修复。在制作义齿前，必须进行口腔预备。其具体内容包括以下几项：去除牙结石和软垢；牙体形态和咬𬌗的修整；𬌗支托间隙和卡环间隙的制备等。

2. 制取印模和灌注模型 可摘局部义齿必须在口外模型上制作，因此模型是制作义齿的基础。没有一个准确的印模，就不能制得一个准确的模型，也就不可能制作出一副准确的、高质量义齿。因此，对取印模和翻制模型应予以重视。

3. 确定、转移颌位关系 因缺牙的数量和位置不同，确定颌位关系（registering jaw relationship）的难易程度和操作方法也不一样，但必须在模型和𬌗架上准确地反映出上下颌牙之间的𬌗关系。

4. 模型设计、可摘局部义齿支架的制作以及可摘局部义齿的排牙、完成 模型设计、可摘局部义齿支架的制作以及可摘局部义齿的排牙、完成在临床上主要由技工制作，暂不进行细述。

5. 戴义齿 可摘局部义齿制作完成后，要求在口内顺利戴入和取出，且固位良好，基托伸展合适，𬌗关系正常。有些复杂的义齿，需作必要的修改才能就位。义齿戴入口内后检查各部件是否达到要求，且要进行调整，义齿才能发挥良好的咀嚼功能。

（王晓玲）

第三节 牙列缺损的固定义齿修复

牙列缺损（dentition defect）是指单颌或上下牙列中部分的自然牙的缺失。牙列缺损常规修复设计是固定局部义齿（fixed partial denture）和可摘局部义齿（removable partial denture）。

牙列缺损的病因：造成牙列缺损的病因是通常是由龋病、牙周病、根尖周病、外伤、炎症、肿瘤或发育障碍等，到目前为止，国内患者引起牙列缺损的常见病仍然是龋病和牙周病。

牙列缺损的影响：牙列缺损后，如不及时修复，会给患者带来很多影响，主要表现为局部的影响，有时会对全身健康造成影响。具体表现如下。

1. 咀嚼功能减退 部分天然牙的缺失，将影响咀嚼功能，而影响程度与缺牙数量、时间和部位有关。若后牙个别牙缺失，则降低了部分咀嚼效能。当上颌或下颌的一侧后牙全部缺失，将丧失一侧食物磨碎功能。若前牙缺失，将影响切割食物功能。同时个别牙缺失，不及时修复，将会造成邻牙向缺牙区倾斜，缺牙间隙变小，对颌牙伸长引起𬌗干扰，从而导致咬𬌗功能紊乱，使牙列的有效功能接触面积相应减少。随着牙缺失时间的推移，咀嚼功能减小日益明显（图 25-1）。

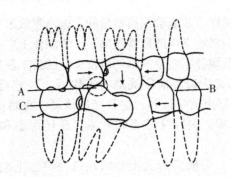

图 25 – 1 下颌第一磨牙缺失造成的牙列变化
A. 早接触；B. 邻接丧失；C. 龋

2. 牙周组织变化 缺牙后很长时间没有修复，邻牙向缺隙侧倾斜移位可能导致局部咬
𬌗关系紊乱，甚至出现邻牙牙间间隙、继发龋、牙周袋以及牙周创伤等症状。

3. 发音功能障碍 前牙缺失对发音功能影响很大，特别是影响齿音、唇齿音、舌齿音
的发音，从而影响讲话时的清晰度。

4. 美观影响 完整的牙列维持着面部的外貌。如多数前牙缺失，失去对唇部的支持，
唇部内陷，影响患者的美观。如上下牙列缺损，余留牙与对颌牙无接触，使而下1/3距离缩
短，鼻唇沟加深，面部皱纹增加，面容显老。

牙列缺损除上述主要影响外，因缺失牙还可能引起邻牙间的接触点丧失，食物嵌塞导致
牙龈炎或牙周炎；𬌗关系紊乱导致颞下颌关节紊乱病；不能充分嚼碎食物，影响消化系统
的吸收等。

固定义齿（fixed prosthesis）又称固定桥（fixed bridge），是指修复牙列缺损中所缺失的
一个或几个天然牙，恢复其解剖形态和生理功能的一种修复体。它主要利用缺牙间隙两端或
一端的天然牙作为基牙，在基牙上制作义齿的固位体，并与人工牙连接成为一个整体，通过
粘固剂将义齿粘固在基牙上，因而患者不能自行取下。

一、固定桥的特点

（1）𬌗力由桥基牙分担承受，使用于牙列中单个牙或少数牙缺失以及数个牙的间隔缺
失，邻牙有足够的支持和固位的病例。

（2）固定桥通过粘固在基牙上，患者不能摘取，基牙和人工牙是一个功能整体。

（3）缺失牙的𬌗力和基牙的𬌗力主要通过桥基牙传递至牙周支持组织和颌骨，故基牙
牙根要有足够的支持力，牙冠固位形有良好的固位力。

（4）基牙的数量由牙周健康，缺牙间隙的大小和咬𬌗力大小决定。

（5）各基牙间能够取得共同就位道。

（6）固位体有足够的固位力，固定桥行使功能时，固位、支持、稳定良好。

（7）正确恢复缺失牙𬌗面的解剖形态，颊舌面的突度、颈缘线，邻间隙形态和龈端的
形态，与黏膜有良好的接触关系。

（8）固定桥不能摘下清洗，故应有良好的自洁作用和便于口内清洁。

二、固定桥和可摘局部义齿的比较

（一）固定桥的优点

（1）固位作用好，固定桥通过固位体粘固在基牙上，固位力大，行使咀嚼功能，义齿稳固而无𬌗向移位。

（2）支持作用好，固定桥承担的𬌗力几乎全部由基牙及其下的牙周支持组织承担，支持力大。

（3）稳定作用好，固定桥通过固位体粘固在基牙上，修复体与基牙连成一个新的功能整体，具有较强的对抗侧移位的能力，修复体稳定作用好。

（4）固定桥的体积与天然牙体积近似，边缘密合，患者感觉舒适而无明显异物感，容易适应。

（5）固定桥对舌的功能影响较小，不影响患者的发音功能。

（6）用陶瓷材料制作的全瓷或金属烤瓷固定桥美观，备受患者的欢迎。

（7）固定桥无需患者摘戴，使用方便。

（二）可摘局部义齿的优点

（1）可摘局部义齿对缺牙数、基牙的条件、咬𬌗关系等都不如固定桥要求那么严格，因而临床上适应证比较广泛。

（2）可摘局部义齿切割的基牙牙体组织比固定桥基牙少，患者容易接受。

（3）可摘局部义齿制作相对简单，容易调整或修改；而粘固后的固定桥修理较难。

（4）可摘局部义齿可以摘出口外清洗，容易保持义齿的清洁和口腔卫生。

三、固定桥的组成和类型

（一）固定桥的组成

固定桥是由固位体、桥体和连接体三个部分组成（图25-2）。它通过固位体与基牙粘固形成整体，以恢复缺失牙的生理形态、咀嚼和发音功能。基牙有称为桥基或基牙，是支持固定桥的天然牙、牙根或种植体，基牙必须承担自身的𬌗力，也要承担额外的桥体𬌗力，固定桥的𬌗力几乎全部经过基牙传导至牙槽骨及支持组织上。曾有学者认为基牙应属于定义齿的组成部分之一，因为基牙与固定桥之间有密切关系，固定桥通过粘固剂将固位体牢固地粘固在基牙上形成一个整体，基牙为固定桥提供支持。但是就基牙本身而言，它是机体口腔咀嚼器官的一部分，不应属于人工修复体－固定桥的组成部分之一。

1. 固位体　固位体（retainer）是指在基牙上制作并粘固的嵌体、部分冠、全冠等。它与桥体相连接，而与基牙稳固地黏结在一起，使固定桥获得固位。桥体所承受的𬌗力通过固位体传递至基牙牙周支持组织，而为基牙所支持，使义齿的功能得以发挥。因此，要求固位体与基牙间有良好固位，能抵抗咀嚼时产生的各向外力，而不至于从基牙上松动、脱落。选择和制作固位体时，应考虑固位体材料的强度，与组织的相容性，才能抵抗最大咀嚼力而不破损，不刺激基牙的周围组织。

2. 桥体　桥体（pontic）即人工牙，是固定桥修复缺失牙的形态和功能的部分。桥体的两端或一端与固位体相连接。制作桥体的材料既要符合美观的要求，近似于邻牙的色泽，不刺激牙周组织，又须具备一定的强度，能承受殆力。

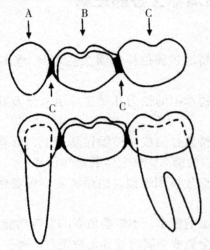

图 25 - 2　固定桥的组成
A. 固位体；B. 桥体；C. 连接体

3. 连接体　连接体（connector）是固定桥桥体与固位体之间的连接部分。因其连接的方式不同，可分为固定连接体（rigid connector）和活动连接体（non - rigidconnector）。前者是用整体铸造法或焊接法将固位体与桥体连接成整体，形成固定连接体；后者通过桥体一端的栓体与固位体一端的栓道相嵌合，形成一可活动的连接体。

（二）固定义齿的类型

固定桥的类型较多，根据桥体与牙槽嵴之间的关系，可分为卫生桥、盖嵴式固定桥。根据所用材料的不同，分为金属桥、金属烤瓷桥、金属树脂桥等。而临床上则常根据固定桥的结构不同分为：双端固定桥（rigid - fixedbridge）（图 25 - 3）、半固定桥（semi - rigid bridge）（图 25 - 4）、单端固定桥（cantileverfixed bridge）（图 25 - 5）。以上为固定桥的三种基本类型。采用以上两种或两种以上类型联合制成的固定桥称为复合固定桥（compound fixed bridge）（图 25 - 6）。

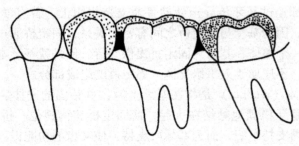

图 25 - 3　双端固定桥

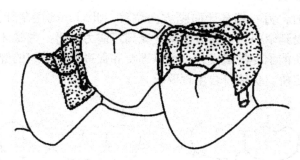

图 25 - 4　半固定桥

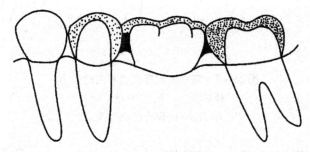

图 25 - 5　单端固定桥

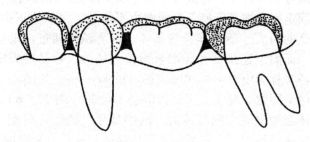

图 25 - 6　复合固定桥

1. 双端固定桥　双端固定桥又称完全固定桥。固定桥两端固位体与桥体之间的连接形式为固定连接，当固位体粘固于基牙后，基牙、固位体、桥体则连接成一个不动的整体。从而组成一个新的咀嚼单位。固定桥所承受的𬌗力，通过两端基牙传递至基牙牙周支持组织。双端固定桥的桥基牙能承受较大𬌗力，且两端基牙所分担的𬌗力也比较均匀。此为临床所广泛采用的一种固定桥。

双端固定桥将各基牙连接为一个整体，是否会失去原基牙各自的生理运动，从而使牙周组织遭受破坏。从临床实践和生物力学分析证明，双端固定桥的基牙并未失去其生理性运动，而仅由单个基牙的生理性运动转变成固定桥基牙的整体性生理运动。此运动方式同样符合牙周组织健康要求。

如图 25 - 7 所示，当两端固定桥受到均匀的垂直外力时，所有桥基牙的牙根均被压向牙槽窝，使大部分的牙周膜纤维及其相应的牙槽骨受到牵引力即压应力。若固定桥的一端基牙受到垂直向外力时，由于固定桥已将两端基牙连成整体，因此固定桥将会产生旋转移动，其旋转中心则位于两基牙间的缺牙区牙槽骨内，相当于根端 1/3 与根中 1/3 交界处，当受力端基牙向根尖方向位移时，另一端基牙向殆方向位移，此时，两端基牙的大部分牙周膜纤维及其相应的牙槽骨仍受到牵引力。受力端基牙受到压应力，另一端基牙受到拉应力。而这种应力未超过两端基牙所能承受的限度，仍可以维持和促进牙周组织的健康。因此，这种改变了运动形式的双端固定桥，仍然符合生理要求。

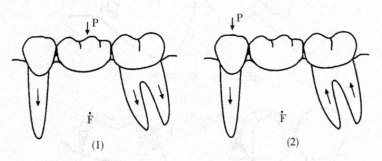

图 25 - 7　双端固定桥受垂直向的外力
1. 桥体受力；2. 一端基牙受力
P：殆力；F：旋转中心（支点）

2. **半固定桥**　半固定桥的桥体一端的固位体为固定连接，另一端的固位体为活动连接。活动连接体在桥体的部分制成栓体，将嵌合于基牙固位体上的栓道内。

有些学者认为半固定桥两端基牙所承受的应力不均匀。当桥体正中受到垂直向殆力时，固定连接端的基牙所受的力大于活动连接端基牙。因为殆力通过活动连接端的连接体，使应力得以分散和缓冲，而固定连接端基牙则承担较大殆力，容易使固定连接端基牙受到创伤，因此将这种固定桥又称为应力中断式固定桥（broken stress bridge）。近年来，有些学者通过生物力学实验探讨半固定桥与完全固定桥的受力情况（图 25 - 8），结果表明，半固定桥与完全固定桥在桥体正中受垂直向载荷时，两端基牙上的殆力分配比较接近，因为半固定桥固定连接体的固位体经粘固后，其活动连接体栓体与栓道也紧密嵌合，此时当受到垂直向殆力时，半固定桥两端基牙受力基本接近。若当桥体或固定连接端的基牙受到侧向力时，其桥基牙两端所受力有差异，固定连接端基牙牙周组织承受的力大于活动连接端基牙，活动连接端固位体向殆向位移时，基牙承受的力减小。

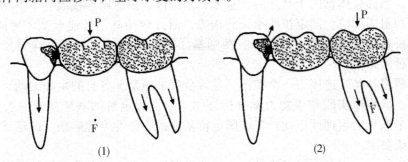

图 25 - 8　半固定桥受垂直向外力
1. 桥体受力；2. 固定连接端受力
P：殆力；F：支点

半固定桥一般适用于基牙倾斜度大，若采用双端固定桥修复，难以求得共同就位道的病例。

3. 单端固定桥　单端固定桥又称悬臂固定桥。此种固定桥仅一端有固位体，桥体与固位体之间为固定连接。固定桥粘固在一端基牙上，桥体受力时由该端基牙承受，桥体另一端与邻牙接触或无邻牙接触，形成完全游离端。

单端固定桥受力后，桥体处形成力臂，基牙根部形成旋转中心，产生杠杆作用，使基牙产生倾斜、扭转，从而引起牙周组织的创伤性损害或固位体松脱（图25-8）。

单端固定桥虽具有上述特点，临床上如严格选择病例，如缺牙间隙小，承受殆力不大，而基牙又有足够的支持力和固位力，桥体设计合理，仍可采用。

4. 复合固定桥　此种固定桥是包含上述三种基本类型中的两种，或者同时具备三种的复合组成形式。如在双端固定桥的一端再连接一个半固定桥或单端固定桥。

复合固定桥一般包括4个或4个以上的牙单位，常包括前牙和后牙，形成程度不同弧形的固定桥，整个固定桥中含有2个以上基牙。当承受外力时，各个基牙的受力反应不一致，可以相互支持或相互制约，使固定桥取得固位和支持。反之，也可能影响到固定桥的固位而引起固位体和基牙之间松动。复合固定桥包括的基牙数目多且分散，要获得共同就位道比较困难（图25-9）。

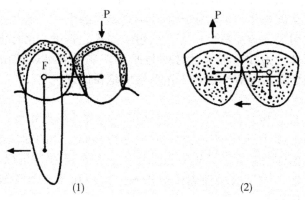

(1)　　　　　　　　　　　　(2)

图25-9　单端固定桥受力的杠杆作用

1. 颊面观；2. 殆面观

P：殆力；F：旋转中心（支点）

5. 种植固定桥　种植体固定桥是利用人工材料制成的各种形状的骨内种植体，植入颌骨内或牙槽窝内作为固定桥的支持和固位端，然后制作固定桥，修复牙列缺损。

种植体固定桥适用于牙列末端游离缺损，通常在缺牙区远端颌骨植入骨内种植体，再制作固定桥。此外，对牙槽骨吸收较多的基牙，为增强固定桥基牙的支持，改善冠根比例，可将种植针穿过根管植入颌骨内，然后采用固定桥修复缺失牙。

6. 固定-可摘联合桥　此种固定桥的支持形式与双端固定桥相同，义齿承受殆力由基牙承担。但不同之处是固定桥可自行摘戴。义齿固位依靠固位体的内外冠之间产生的摩擦力。如：套筒冠固位体（telescopic），即制作内冠，粘固于基牙上，在内冠上制作外冠与桥体固定连接形成整体，固定桥就位后基牙上内外冠之间紧密接触，产生固位力。

固定-可摘联合桥的适用范围较广，能取得满意修复效果，但义齿制作的精密度要求高。

7. 黏结固定桥　黏结固定桥是利用酸蚀、黏结技术将固定桥直接粘固于基牙上，修复牙列缺损，其固位主要依靠黏结材料的黏结力，而牙体预备的固位形为辅助固位作用。

黏结固定桥与传统固定桥相比，牙体预备时磨削牙体组织少，牙髓损伤小。

（三）固定桥修复的适应证

固定桥修复能够最大限度的通过桥体恢复缺失牙的解剖形态和生理功能，同时达到舒适、美观要求。修复牙列缺损后的外观与邻近牙协调，是易被患者接受的修复方式。为了达到上述目的和要求，固定义齿修复前必须对患者口腔进行全面的检查，获得详细的检查资料，加以综合分析和判断，确定其缺牙区邻牙和对颌牙的情况是否适合选用固定义齿修复。应该严格掌握固定义齿修复的适应证，达到牙列缺损固定义齿修复的预期效果。固定桥的适应证选择有以下几方面。

1. 缺失牙的数目　固定桥最适合修复1个或2个缺失牙，也就是2个桥基牙适宜支持1个或2个缺失的桥体。若缺失牙在2个以上，为间隔缺失，即有中间基牙增加支持，也为固定义齿的适应证。但在选择固定桥修复时必须考虑缺失牙数目与缺牙区两端基牙所能承受𬌗力的能力，否则会引起固定桥修复失败。

2. 缺失牙的部位　理论上牙列的任何部位缺牙，只要缺牙数目不多，基牙条件符合要求，都可以选用固定义齿修复。但对后牙末端游离缺失的患者，若用单端固定桥修复，桥体受力，产生的杠杆作用大，容易造成基牙牙周组织损伤，若第二磨牙游离缺失，对颌为黏膜支持式可摘义齿，因其𬌗力比一般天然牙明显减小，缺牙侧可以选用第二前磨牙和第一磨牙为基牙，其基牙的牙周情况好，也可采用单端固定桥修复。

3. 基牙的条件

（1）牙冠：作为固定桥基牙的临床牙冠高度应适宜，形态正常，牙体组织健康。如牙冠已有牙体组织缺损，或牙冠形态不正常，只要不影响固位体的固位形预备，并能达到固位体固位要求，亦可考虑作为基牙。牙冠缺损面积大，如果能通过桩该修复，仍可选为基牙。若基牙的临床牙冠过短，应采取增强固位的措施，如在基牙上预备辅助固位形或增加基个数，否则不宜作固定桥修复。

（2）牙根：牙根应粗长、稳固，以多根牙的支持最好，不应存在病理性松动。若基牙牙根周围牙槽骨吸收，最多不超过根长的1/3，必要时，需增加基牙数目以支持固定桥。

（3）牙髓：以有活力的牙髓最佳。如果牙髓已有病变，应进行彻底的牙髓治疗，并经过较长时期的观察，并确认不会影响修复后的效果者，方可作为基牙。死髓牙经根管充填后使牙体变脆，在选作基牙时，应考虑牙根的强度。

（4）牙周组织：基牙牙周组织健康才能够支持经固位体传递至基牙上的桥体的𬌗力。因此，对基牙牙周组织的要求为：牙龈健康，无进行性炎症；牙周膜无炎症，根尖周无病变；牙槽骨结构正常，牙槽突没有吸收或吸收不超过根长的1/3，并为停滞性水平吸收。如果个别牙缺失，基牙因牙周病引起不同程度松动，可以根据牙同病修复治疗的原则，考虑设计多基牙固定桥。

（5）基牙位置：要求基牙的轴向位置基本正常，无过度的倾斜或扭转错位，不影响固位体的预备及基牙间的共同就位道。

4. 咬𬌗关系　缺牙区的咬𬌗关系基本正常，即缺牙区的牙槽嵴顶黏膜至对颌牙𬌗面有正常的𬌗间距离。对颌牙无伸长，邻牙无倾斜。若缺牙时间过久，引起𬌗关系紊乱，如邻牙倾斜、对颌牙伸长形成牙间锁结，致使下颌运动受限者，一般不宜采用固定桥修复，但若通过咬殆关系调整，使伸长牙和倾斜牙回复至正常位置仍可考虑固定桥修复。

缺牙区的牙槽嵴顶黏膜至对颌牙殆面距离过小，因固位体、桥体、连接体无足够的厚度与强度，无法承受咀嚼殆力，一般不宜采用固定义齿修复。

5. 缺牙区牙槽嵴

（1）缺牙区伤口愈合：一般在拔牙后 3 个月，待创口完全愈合，牙槽嵴吸收基本稳定后制作固定义齿。如因特殊原因必须立刻修复者，先进行固定桥基牙牙体预备，采用树脂暂时固定桥修复缺失牙，待伤口完全愈合，再作永久固定桥修复。如拔牙创未愈合，牙槽嵴吸收未稳定，立即作固定桥修复，桥体龈端与黏膜之间容易形成间隙，从而影响自洁作用和美观。

（2）缺牙区牙髓嵴吸收：缺牙区牙槽嵴吸收不宜过多，特别是前牙区。如果牙槽嵴吸收过多，制作固定桥，桥体外形塑形比较困难，会影响美观。牙槽嵴吸收过多的后牙区，可设计卫生桥。总之对缺牙区牙槽嵴吸收过多者，选择固定桥修复时，需慎重考虑。必要时采用特殊外形塑形处理，如桥体殆面或切缘至缺牙区黏膜距离过长，桥体牙颈部可采用牙龈颜色，通过视觉差来缩短桥体长度，与邻牙颈部协调。

6. 年龄 患者年龄大小，对确定固定桥修复的适应证影响不大。但若年龄过小，临床牙冠短，髓腔较大，髓角高，有时根尖部未完全形成，在基牙预备时，容易损伤牙髓。若年龄过大，牙周组织萎缩明显，牙松动，此时牙周组织的代偿功能降低，也不宜采用固定桥修复。固定桥修复的适宜年龄为 20～60 岁。但也应视患者的具体情况而定。如老年患者，全身及口腔情况良好，除个别牙缺失外，余留牙健康、稳固，此时也可用固定桥修复。

7. 口腔卫生情况 患者口腔卫生情况差，牙垢沉积，菌斑聚集，容易引起龋病和牙周病，导致基牙牙周组织破坏。因此，此类患者在选用固定桥修复时，必须进行牙周洁治，嘱患者保持口腔清洁卫生，否则不宜做固定义齿。

8. 余留牙的情况 在选用固定桥修复时，除视基牙条件外，还需整体考虑余留牙情况。特别在同一牙弓内有无患牙，患牙能否保留，此与牙列缺损能否采用固定修复方法有很大关系。如余留牙有重度牙周病或严重龋坏，根尖周有病变，患牙无法保留，此时需整体考虑修复方案，一般患牙应该拔除，待拔牙伤口愈合后，可采用可摘局部义齿或其他修复方法。

（四）固定桥修复的生理基础

在行使咀嚼功能时，固定桥所承受的殆力主要由基牙承担，而基牙能否承受殆力，是固定桥修复的基础。

1. 牙周潜力 牙周潜力又被称为牙周储备力，是指在正常咀嚼运动中，咀嚼食物的殆力大约只为牙周组织所能支持的力量的一半，而在牙周组织中尚储存了另一半的支持能力。咀嚼功能所发挥作用大小，与咀嚼力大小有着密切的关系。咀嚼力是指当咀嚼肌收缩时所能发挥的最大力量。但在实际咀嚼中，这种力量受牙周组织内痛觉感受器调节，所以咀嚼时仅是部分肌纤维的收缩。在咀嚼运动中，个别牙或部分牙发挥的力量。称咀嚼压力，而临床常称殆力。殆力为咀嚼力的一部分，其大小因年龄、性别、牙体组织健康情况、牙周支持组织健康情况、全身健康情况的不同而有所差异。通过殆力计对正常健康人的垂直方向殆力测定结果显示，殆力的平均值为 22.4～68.3kg，而日常生活中，咀嚼食物时所需殆力一般在 10～23kg 仅用了牙所能承受力的一半，牙周组织还贮存了相当大的储备力量。因此牙列缺损固定桥修复时，应用基牙的储备力量来承担桥体通过连接体传递至基牙的殆力，为固定桥修复提供了生理基础。

2. 牙周膜面积　牙周膜将基牙牙根固定于牙槽窝内，在牙根与牙槽骨之间起到缓冲作用，并能调节牙所承受的咀嚼压力。固定桥修复中，基牙能否分担桥体传递的𬌗力，取决于基牙牙周组织的健康状况。因此临床上常用牙周膜面积来衡量邻近缺牙区的牙是否可作为基牙和选择基牙数目的依据。国内外一些学者曾对牙周膜面积进行测量（表 25 - 3）。测量结果表明，上下颌第一磨牙牙周膜面积最大，第二磨牙其次，尖牙次之，上颌侧切牙和下颌中切牙牙周膜面积最小。由此可见第一磨牙是最好的桥基牙，而上颌侧切牙和下颌中切牙是最弱的桥基牙。

表 25 - 3　各牙的牙周膜面积（mm²）

		魏治统等	Tylman	ВуcбПИИ	Boyd	Jepsen
上颌	8	—	194	—	205.3	—
	7	290	272	375	416.9	431
	6	360	335	409	454.8	433
	5	177	140	223	216.7	220
	4	178	149	255	219.7	234
	3	217	204	270	266.5	273
	2	140	112	170	177.3	179
	1	148	139	191	204.5	204
下颌	1	122	103	161	162.2	154
	2	131	124	151	174.8	168
	3	187	159	224	272.2	268
	4	148	130	206	196.7	180
	5	140	135	194	204.3	207
	6	346	352	407	450.3	431
	7	282	282	340	399.7	426
	8	—	190	—	372.9	—

牙周膜的面积随着增龄的生理变化或牙周组织的病变会逐渐减少，由于牙周膜面积的减少，牙周储备力也相应降低，当牙周膜面积减少到一定的程度，就不能作为桥基牙。根据国内外一些学者对牙周膜进行分段测量的结果（表 25 - 4），牙周膜的附着面积，单根牙以牙颈部处最大。多根牙以牙根分叉处面积最大，颈部次之，然后向根尖逐渐减小。因此牙根颈部牙周膜只要有短距离丧失，牙周膜面积便有较大量的减少。

表 25 - 4　各牙分段牙周膜面积（mm²）

吸收程度	上颌							下颌						
	7	6	5	4	3	2	1	1	2	3	4	5	6	7
总面积	100	100	100	100	100	100	100	100	100	100	100	100	100	100
吸收1/4	73.44	74.16	63.84	64.94	61.84	62.31	62.85	64.26	65.24	63.64	63.96	61.91	72.07	69.50
吸收1/2	33.10	38.88	35.50	36.00	33.44	34.42	35.13	37.54	36.81	33.00	36.91	34.14	39.46	36.84
吸收3/4	10.34	13.88	14.69	16.26	12.83	13.78	13.50	14.67	14.25	11.44	16.22	13.45	15.01	12.76

3. 牙槽骨结构　牙槽骨的主要作用是支持牙，承受由牙周膜传递而来的殆力。牙槽骨对咬殆力有动态反应，健康的牙槽骨，在 X 线片上显示骨质致密，骨小梁排列整齐，对咬殆的承受力高，具有较多的牙周储备力。而日久废用牙，其牙槽骨的骨质疏松，骨小梁排列紊乱，或导致牙槽骨失用性吸收，骨组织吸收量多，使这类牙的牙周储备力下降，承受殆力的能力减弱，若选为基牙，应当慎重考虑。

（五）固定桥的固位、稳定、支持

1. 固定桥的固位　固定桥通过固位体牢固地固定在基牙上，在承受咀嚼运动时的外力作用下，不会松动和脱落，能充分发挥咀嚼效能。如果固定桥的固位不良，不但不能很好发挥其功能，还会导致固定桥的松动或脱落。固定桥的固位体与基牙之间的松动，容易引起基牙发生龋病。因此固定桥的良好固位十分重要。

固定桥的固位原理与牙体缺损修复基本相同，它的固位力主要依靠摩擦力、约束力和黏结力。

摩擦力主要依靠牙体预备时各轴面之间的相互平行，固位体与预备后的牙面紧密接触，产生摩擦力。摩擦力的大小与牙体预备的轴面平行度、接触的紧密程度、接触面积以及接触面的状况等有密切关系。

约束力依靠设计沟、针道、盒形等辅助固位形，使其符合固位和抗力要求，当义齿受外力时，固位体有足够支持而保持稳定。固位体固位作用的大小与牙体预备是否符合抗力与固位体形要求有关。

黏结力主要依靠黏结剂封闭于固位体组织面与牙面间产生的机械锁结和化学黏结作用，起到阻止固位体的移位作用。其黏结力的大小与接触的面积、接触的密合度、黏结的操作技术等有关。

因此固定桥的固位主要依靠上述三种固位力的协同作用，使修复体与各基牙之间形成一个牢固的整体。

2. 固定桥的稳定　固定义齿的稳定性对义齿能否获得良好固位有着密切关系。固定桥的稳定性是指在生理咀嚼功能运动中，在承受来自各方向的咬殆力时，仍然能保持义齿的平衡，无潜在的翘动现象。因为固定桥一旦出现翘动现象，最易破坏固位体与基牙各预备面之间粘固剂的密封作用，而导致义齿松动脱位。

固定义齿的稳定性与义齿受力时产生的杠杆作用力有关。后牙双端固定桥的桥体，位于两端基牙连成的支点线上，桥体殆面承受垂直向殆力时，不易产生杠杆作用，故其稳固性好（图 25 - 10）。前牙双端固定桥的桥体位于两基牙连成的支点线前方，如图 25 - 11 所示，当桥体受力时，易产生杠杆作用，其稳定性差，容易引起义齿固位体松脱。单端固定桥，由于桥体一端无基牙支持，形成游离端，当桥体承受咬殆力时，最易产生杠杆作用力，影响固定桥的稳定性，对固位不利（图 25 - 12）。连接前牙和后牙的多基牙固定桥，各基牙间连成的支点线形成了三角形或四边形的支持面，有利于保持固定桥的稳定性。当一处桥体承受殆力时，会受到远离桥体端基牙的牵制，而不易产生杠杆作用，义齿的固位效果良好（图 25 - 13）。

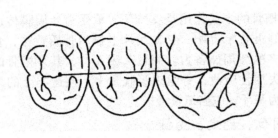

图 25 - 10 双端固定桥桥体位于支点线上

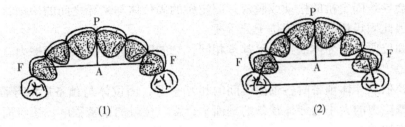

(1)　　　　　　　　　　　　　　　(2)

图 25 - 11 前牙弓不同的固定桥设计

1. 牙弓突度小；2. 牙弓突度大

P：𬌗力；F：支点；A：𬌗力点至两侧支点连线垂直距离的汇合点

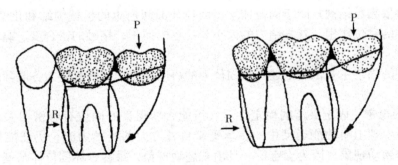

图 25 - 12 单端固定桥受力时产生杠杆作用

P：𬌗力；R：反作用力

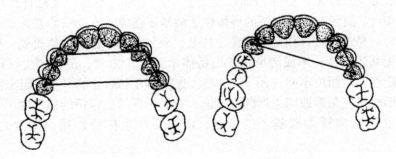

图 25 - 13 多基牙固定桥的稳定性

有些类型固定桥的桥体受力时，产生较大的杠杆作用力，此力对义齿的固位造成影响。为减轻杠杆作用力，应增大抗力臂，如增加基牙数。

另外，固定桥的固位体和基牙牙体预备面的密合度与固定桥稳定性有密切关系。如图25－14所示，因各种原因使固定桥一端固位体与基牙牙体预备面之间出现间隙。在固位体粘固时，𬌗面仍存在间隙，此时固定桥受力时会产生翘动，影响固定桥的稳定性，最终导致固定桥修复失败。

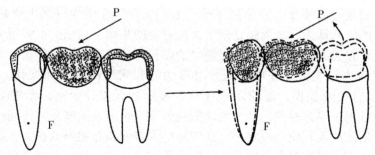

图 25 － 14　固定桥一端固位体与基牙不密合，受力时，因翘动固位体脱落
P：𬌗力；F：支点

因此，在固定桥粘面前，必须严格检查固定桥有无获得良好的稳定性，如有固定桥翘动，需查明翘动原因，进行修改，待固定桥获得稳定后方能粘固。如无法消除固定桥的翘动，须重新制作。

3. 固定桥的支持　固定桥基牙和桥体承受的𬌗力几乎全部由基牙承担，故基牙的支持条件是关键性因素。基牙要求有良好的负重能力，基牙牙根应该粗壮、足够的长度。多根牙的牙根有一定的分叉度最好，且基牙的牙周组织健康，支持力最强；另外，固定桥的支持力与基牙的数目密切相关，与桥体的跨度，患者的咬𬌗力相关。

（六）固定义齿的设计

固定义齿修复的成功与否，在很大程度上取决于设计是否正确。固定义齿的设计，必须根据患者的年龄、健康以及整个口腔的情况来决定。适当考虑患者的要求，患者年龄一般在20～60岁之间，年龄过小者，牙正处在萌出阶段，髓腔较大，髓角较高，龋患率也高，在基牙预备时，容易损伤牙髓；年龄过大者，牙周组织常有生理性萎缩性改变，牙周组织承担𬌗力的能力减退，容易造成牙周组织的创伤。若患者患有严重的全身性疾病，身体衰弱，也不宜作固定义齿。而口腔的具体情况，如缺牙部位、数量，余牙的健康情况，拟选作基牙的固位及支持条件等，更是设计中必须重点予以考虑。

1. 基牙

（1）基牙的选择：基牙是固定义齿修复的基础，基牙牙周组织负担着基牙本身和桥体外加的𬌗力，故要求基牙有足够的支持能力，并要求基牙有足够的固位形来满足固位体固位的要求，各固位体之间需要在各基牙上较易取得共同的就位道。故选择基牙时，应该注意下列要求。

1）基牙的支持作用：整个固定桥所受到的𬌗力，全由基牙的牙周组织来承担。牙多根、根长而粗壮者，支持𬌗力的能力大。而对于扭转外力的支持，则多根而分开者比单根或多根聚拢者好，牙根横截而呈扁圆形者，比圆形的好。按牙根的形态，磨牙的支持能力最强，前磨牙，尖牙次之，下切牙最差。

临床牙冠与牙根的比例应适当，才能使固定义齿所承担的𬌗力传导至牙周组织产生生理性的反应。一般临床冠根的比例以 1 : 2 或 2 : 3 较为理想，若冠根比为 1 : 1，则是选择基牙的最低限度，否则需增加基牙。故临床上在选择基牙时，可通过 X 线片了解牙根的大小、形态，临床冠根的比例，以便判断是否可以选作基牙。

咀嚼时，𬌗力通过基牙牙周膜传到牙槽骨上，从而使牙槽骨得到生理刺激而维持其健康状态。所以有的学者认为，牙周膜是固定义齿修复的基础。临床上也常用牙周膜面积的大小，来衡量一个牙是否为良好的基牙。牙周膜的面积与牙根的长短和形状有关，弯曲者，牙周膜面积大，支持力量也大。牙周膜随着咀嚼功能和病理性改变而变化，其正常厚度为 0.18 ~ 0.25mm。有咬𬌗创伤，松动牙的 X 线片显示牙周膜腔变宽，无功能牙的牙周膜变窄，有的仅及正常的一半，在一定的生理功能刺激下，也可逐渐恢复。牙周组织的萎缩和牙周袋的形成，牙周膜的面积也相应缩小，牙周膜的附着面积在根颈处最大，故根颈部牙周膜的消失，表示牙周膜面积有较大的减少，所以在临床上应仔细检查基牙牙周袋的深度以及牙槽骨的萎缩情况。

牙槽骨的健康与否，直接影响着对固定义齿的支持。牙槽骨对𬌗力的反应敏感，X 线片显示，正常的骨组织致密，骨小梁排列良好；无功能者，骨质稀疏，骨小梁排列不整齐；咬𬌗创伤者，骨质可吸收而阻射度小。牙槽骨板在正常情况下，X 线片显示连续致密的强阻射带，无功能者则薄而阻射度减小。牙𬌗力负担过大或牙周组织的炎症，都可能造成牙槽骨的吸收和破坏，表现为牙槽突的吸收。一般说，牙槽突吸收超过根长的 1/3，牙松动在二度以上者，应按牙周病修复治疗原则处理。

选择基牙时，还必须注意基牙的位置与方向，检查有无倾斜、扭转或移位。如果两侧的基牙过渡的倾斜、扭转或移位，则解决这种情况的最好方法是先作正畸治疗改正牙位，然后再选作基牙。

Robert 曾认为，在正常情况下，牙所能支持𬌗力的大小，按顺序排列加表 25 - 5 所示。

表 25 - 5 各牙支持𬌗力的能力

$$承受最大𬌗力 \xrightarrow{\dfrac{上颌牙\ 6374512}{下颌牙\ 6375421}} 承受最小𬌗力$$

从表 25 - 5 中得知，后牙以第一磨牙支持𬌗力最强，前牙以尖牙支持𬌗力最大。而上颌侧切牙是上牙列中支持𬌗力最弱的牙，下颌牙列则以中切牙最差。

2）基牙的固位：基牙的牙冠必须有足够的牙体组织和适宜的形态，以便装戴固位体。基牙牙冠的形态和结构与固位体的固位形与抗力形有密切关系。牙冠长、体积大，可以增大与固位体的接触面积，并能增加辅助固位，可获得较大的固位力。牙体组织结构正常，则基牙的抗力作用良好，不易因外力大而使基牙牙体组织折损。牙冠畸形，尤其是锥形牙冠，固位效果不好，牙冠钙化不良，以及龋坏较大者，缺乏抗力形，在选择基牙时，应特别注意，常常不能选作桥基牙，除非采用某些保护措施。

基牙最好是活髓牙，这样有正常的代谢与反应能力，能维持牙冠各组织的健康状态。如果牙髓已做完善的根管治疗，髓腔及根尖周没有感染，虽牙髓失去活力后，牙体组织因失活而变脆，容易出现牙折，但尚有相当量的牙体组织可支持固位体与桥体的殆力，或经良好的汞合金充填，必要时可设置固位钉以加强固位者，也能设计良好的固位体。但固位体的设计除有足够的固位形外，务必能保护牙尖，以防牙尖折裂。

固位体所能获得的固位力的大小是关系到固定义齿成败的重要因素。在估计基牙所能起到的固位作用时，除了基牙本身具备的固位形与抗力形的条件外，还与殆力的大小、方向和桥体的长短、弯曲度等因素有关。桥体愈长、愈弯曲，殆力愈大，则对基牙的固位形也要求愈高。

3）基牙数目的确定：在考虑固定义齿基牙的支持能力时，必须遵循的原则是：基牙负重的大小应以牙周支持组织能够承担的限度为依据，维持在生理限度以内，即牙周储备力的范围内，这样才有维持牙周组织健康的作用。若其负荷超过了生理限度，将会损害基牙牙周组织，甚至导致固定义齿失败，这是固定义齿设计中的一条重要生理原则。为使固定义齿修复能符合这一生理原则，决定基牙的数量是很重要的。

许多学者设想用计算的方法来决定基牙的数量，Ante 提出用牙周膜面积决定基牙的数量，即基牙牙周膜面积的总和应等于或大于缺牙牙周膜面积的总和。如果缺失牙的牙周膜面积大于基牙牙周膜面积的总和，则将给基牙带来创伤，而导致固定义齿的失败。例如右上颌 2 缺失，用右上颌 3 和 1 作基牙，两个桥基牙周膜面积的总和为 343mm²，而侧切牙的牙周膜面积仅为 112mm²，这样选择基牙是恰当的。设若左上颌 23 缺失，如果以左上颌 14 为基牙做固定桥修复，因缺失牙牙周膜面积的总和为 316mm²，而基牙牙周膜面积的总和仅为 288mm²，就可能产生创伤。为了不给基牙带来创伤，必须增加基牙的数量。用牙周膜面积决定基牙数量标准，在临床上有一定的参考价值，但并不适用于所有情况，例如左上颌 78 缺失，临床上一般都不修复左上颌 8，只需修复左上颌 7，如按 Ante 的计算，只要选用左上颌 6 作基牙就够了，但是从临床事实证明，这种单端固定桥会受到较大的杠杆力，必然导致修复的失败。又如上颌 2 到 2 缺失，若仅用双侧 3 作为基牙，4 个切牙的牙周膜总面积为 502mm²，而两个尖牙牙局膜面积为 408mm²。按 Ante 的计算，必须增加基牙，但临床证明，如果牙弓较平，倾斜扭力不太大，而尖牙的形态和发育又都比较正常，双侧 3 作为基牙支持上颌 2 到 2 的两端固定桥设计也是可行的。

Nelson 提出以殆力的比值决定基牙的数量，根据各牙的殆力、牙冠及牙根形态、牙周组织等，制定出各牙殆力的相关比值（表 25 – 6），规定桥基牙殆力比值总和的两倍，应等于或大于固定桥各基牙及缺牙殆力比值的总和。如上右上颌 6 缺失，选用右上颌 75 为基牙，作两端固定桥，则基牙殆力比值总和的两倍为（60 + 90）×2 = 300、而固定桥各基牙及缺牙殆力比值的总和 60 + 90 + 100 = 250，即桥基牙殆力比值总和的 2 倍大于各基牙及缺牙殆力比值的总和，这样设计的固定桥是恰当的。

表 25 – 6　Nelson 殆力比值表

上牙	殆力比值	下牙	殆力比值
1	60	1	20
2	40	2	30
3	80	3	50
4	70	4	60
5	60	5	70

上牙	𬌗力比值	下牙	𬌗力比值
6	100	6	100
7	90	7	90
8	50	8	50

　　其他还有一些计算方法，但基本上都是从牙的功能潜力，在一定的条件下，可产生约一倍的代偿功能出发的。这些计算方法只能作为参考，机体对外界环境的反应，不可能单纯地从机械物理学方面去理解，用数学来计算，而应全面地考虑。

　　如果固定义齿的基牙支持作用不足时，也可增加基牙的数目以分散𬌗力，减轻某个较弱基牙的负荷。原则上，增加的基牙应当放在比较弱的桥基牙侧，以保护弱基牙。

　　（2）基牙的共同就位道：因固定义齿的各固位体与桥体连接成为一整体，固定义齿在基牙上就位时，只能循一个方向戴入，所以各基牙间必须形成共同就位道。因此，在选择基牙时，应注意牙的排列位置和方向，这与基牙预备时能否获得各基牙间的共同就位道有密切关系。在一般情况下，只要牙排列位置正常，顺着各基牙的长轴方向作牙体预备，即可得到共同就位道。对有轻度倾斜移位的牙，可适当消除倒凹，或稍改变就位道方向，便可取得共同就位道者，亦可选作基牙。对于严重倾斜移位的牙，为求得共同就位道，需磨除较多的牙体组织，这样容易损伤牙髓，而且倾斜的基牙，𬌗力不易沿长轴传导，牙周组织易受创伤。但近年来，经光弹性实验证明，基牙倾斜在30°以内者，用固定义齿修复后，尚可改善倾斜基牙的应力状况。可见倾斜度在一定范围内的牙，仍然可以选作基牙。

　　对于倾斜移位的牙，若患者年轻，在有条件的情况下，最好先经正畸治疗纠正牙位后，再选作基牙；或者改变固位体的设计，使预备基牙时既能取得共同就位道，又不至损伤牙髓，并在另一端增加基牙以分散𬌗力，仍可以选作基牙。对于错位严重的牙，如果已影响到基牙预备，或固位体有可能显露过多金属，有损美观者，则不宜选作基牙。

　　若缺失牙的情况复杂，如缺牙较多或有间隔缺牙者，需要选用多个基牙时，应先取研究模型，在导线观测仪上设计就位道。在考虑共同就位道的同时，必须注意尽量少磨切牙体组织，又要考虑排牙的美观效果，调整缺隙的大小。

　　2. 固位体的设计　固位体是固定义齿中连接基牙与桥体的部分，它借粘固剂牢固地固定在基牙上。固位体要能抵御各种外力，并将各种外力传到基牙上，而保持本身在基牙上的固定，不致松动、脱落，它是固定桥成功的一个重要因素。

　　（1）固位体设计的一般原则：①有良好的固位形与抗力形，足以抗衡各种外力而不致松动、脱落或破裂。②能保护牙体、牙周和牙髓组织的健康，并能预防病变。③能取得固定义齿所需的共同就位道。④固位体边缘必须与基牙预备面密合，适合性良好。⑤能恢复基牙的解剖形态与生理功能。⑥材料的可加工性能、机械强度、化学性能及生物相容性良好。

　　（2）固位体类型：固位体一般可分为三类，即冠外固位体，包括部分冠与全冠；冠内固位体即嵌体以及根内固位体即桩冠。使用最多的是冠外固位体，其中，全冠固位体是应用最为广泛的固位体类型。

　　1）冠外固位体：冠外固位体包括部分冠和全冠。其固位力强，符合美观要求，是固定桥理想的固位体。

部分冠固位体临床常采用的为 3/4 冠。部分冠的牙体预备量较少，且固位作用比嵌体好。由于不覆盖基牙牙冠的唇颊面，可保留原牙的唇颊面外形和色泽。临床上常选作为前牙或前磨牙的固位体（图 25 – 15）。

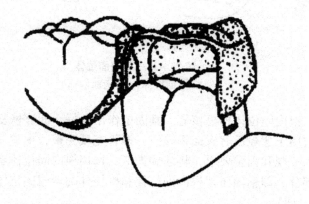

图 25 – 15　3/4 冠固位体

全冠固位体包括金属全冠、金属烤瓷全冠和金属树脂全冠。全冠覆盖了基牙牙冠的各个面，其固位力最强，是临床上最常用的固定桥的固位体。临床上可根据患者对美观的要求选择全冠类型。金属与瓷和金属与树脂结合的全冠适应范围广。可用于前牙和后牙固位体，尤其适宜基牙牙冠变色、釉质发育不全、牙冠部分缺损者。金属全冠固位体，在口腔内暴露金属，不适宜前牙和前磨牙，主要用作后牙固位体（图 25 – 16）。

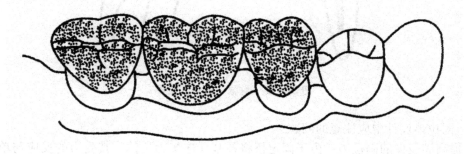

图 25 – 16　全冠固位体

2）冠内固位体：冠内固位体包括两面嵌体、三面嵌体、多面嵌体及针型固位高嵌体等（图 25 – 17）。此类固位体的邻面与桥体相连。冠内固位体的外形线较长，是防龋的薄弱环节。选用嵌体为固定桥固位体，在基牙牙体预备时，对牙体组织切割较深，固位体组织面离牙髓较近，容易使牙髓遭受物理和化学刺激，特别是年轻人，因髓角较高，在基牙预备时，容易损伤或暴露髓角。冠内固位体因受到牙体预备量的限制，固位力较弱。因此，临床上较少选择此类固位体。

冠内固位体一般适用于基牙已有龋坏，去龋后将洞形略加修整，可获得固位体的固位形；缺牙间隙窄，咬𬌗力小的患者。

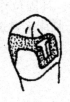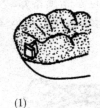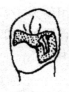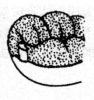

(1)　　　　　　　　　　　　　　　　(2)

图 25 - 17　冠内固位体

1. 三面嵌体；2. 两面嵌体

根内固位体：根内固位体即桩核冠。其固位作用良好，能够恢复牙冠外形，符合美观要求。根内固位体适用于牙冠已有大面积缺损，根管充填完整，根尖周围无病变的患牙。必须慎重对待为了达到美观和固位要求，将牙髓失活，选用根内固位体者。目前临床常用的根内固位体设计分两部分，即粘固于牙根内的桩核和桩核外的全冠固位体，应属于根内、冠外联合固位体（图 25 - 18）。

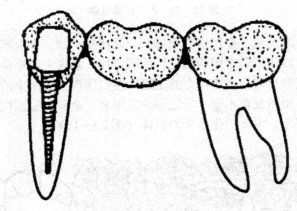

图 25 - 18　桩核 - 冠外固位体

（3）固位体设计中应注意的问题

1）提高固位体的固位力：由于固定桥将各基牙连接为一体，其受力的反应与单个牙修复体不同，它要求固位体的固位力应高于单个牙修复体。固位体固位力的大小决定了基牙的条件、固位体的类型和牙体预备的质量。

全冠固位体的固位力与基牙轴面向𬌗面汇聚的角度有关。若基牙轴面向𬌗方汇聚度过大，固定桥受外力易引起固位体松脱，因此基牙的近远中和颊舌侧轴面向𬌗方汇聚不宜超过 5°，保证固位体有足够的固位力。

3/4 冠作为固定桥固位体时，为防止 3/4 冠固位体舌向旋转脱位，应使邻面沟在片切面内尽量延长和有足够深度，沟的舌壁要清晰；切缘应做切沟。如基牙唇舌径较薄，不能预备切沟时，可在舌隆突上预备针道，增强固位力。如尖牙牙冠呈菱形，邻面短，使预备邻面沟的长度受限，可将远中片切面适当向唇面伸展，还可在尖牙舌隆突处加针道，以获得更好的固位效果。

嵌体的固位效果差，若作为固位体，除要求洞型应有足够的深度，点角、线角清晰外，需增加辅助固位形，或按"嵌体冠"的要求预备，以满足固位和抗力的要求。

2）双端固定桥两端固位体的固位力要基本相等：若两端固位体的固位力相差悬殊时，固位力较弱的一端固位体与基牙之间易松动，而固位力强的一端固位体又暂时无松动，使固定桥不会发生脱落，但松动端的基牙易产生龋坏，甚至引起牙髓炎。因此若一端固位力不足时，应设法提高固位力，必要时增加基牙数，以便与另一端固位体的固位力相均衡。

3）单端固定桥的固位体固位力要求高：单端固定桥由于杠杆力的作用，且固定端承担了全部殆力，故对固位体的固位力的要求高，应特别重视。

4）固位体固位力大小应与殆力的大小、桥体的跨度和桥体的曲度相适应：桥体跨度越长，越弯曲，殆力越大者，要求固位体的固位力越大。因此，有时需增加基牙数目来提高固位力。

5）固位体之间的共同就位道：各固位体之间的就位道不一致，固定桥不可能就位，在设计和预备基牙前，必须根据各个基牙的近远中和颊舌向方向，寻求各固位体的共同就位道。在预备基牙时，要求基牙的每个轴壁彼此平行，而且所有基牙的轴壁相互平行，与固定桥的就位道方向一致，以取得固定桥各固位体之间的共同就位道。基牙倾斜明显，无条件先用正畸治疗复位者，可改变固位体的设计，以少磨牙体组织为原则来寻求共同就位道（图25－19）。

6）防止基牙牙尖折裂：冠外固位体因基牙殆面全部被金属覆盖，不会发生牙尖折裂。而冠内固位体，尤其是邻殆邻嵌体，如未被金属覆盖的颊、舌牙尖斜度太大，受力时易造成牙尖折裂，因此，这类固位体应将牙尖磨除一层，盖以金属，防止牙尖折裂。

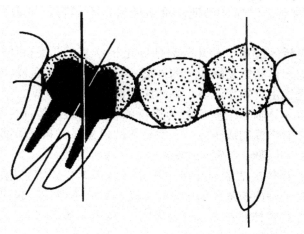

图25－19　利用桩核冠改变基牙的倾斜度取得共同就位道

7）基牙牙冠缺损的固位体设计：牙冠缺损面积较小，在设计固位体时，应予以一并修复。如基牙牙冠原有充填物，固位体尽可能覆盖充填物，避免充填物边缘发生继发龋。如充填物为金属，牙有活力时，应该考虑拆除充填物，采用树脂修复，以免固位体与充填物之间产生电位差，刺激牙髓组织。牙冠严重缺损的死髓牙，若牙根稳固，经过彻底的牙髓治疗和根管充填后，可设计桩核冠固位体。

3. 桥体的设计　桥体是固定桥修复缺失牙形态和功能的部分。桥体的设计是否恰当，直接影响牙列缺损修复的效果和牙颌系统的健康。

（1）桥体应具备的条件：①恢复缺失牙的形态和功能。②有良好的自洁作用，符合口腔卫生要求，有利于口腔硬软组织健康。③形态和色泽应符合美观和舒适的要求。④后牙桥体的宽度和殆面解剖形态等的恢复，应尽可能考虑减轻基牙的负荷，有利于基牙牙周组织的健康。⑤有足够的机械强度，化学性能稳定和有良好的生物相容性。

（2）桥体的类型

1）按桥体所用材料不同分

a. 金属桥体：此类桥体由金属制作，其机械强度高，但影响美观，因此只适用于后牙缺失的固定桥修复。但在咬殆距离小，为保证桥体的机械强度时，采用该桥体能防止桥体折断。金属桥体的适用范围小。

b. 非金属桥体：桥体采用塑料或硬质树脂制作。塑料桥体由于材料差，仅用于制作暂时性固定桥。硬质树脂桥体随着材料性能的改善，制作工艺的改变，其材料强度增强，耐磨性提高，化学性能较稳定，目前逐步在临床上应用。

c. 金属与非金属联合桥体：桥体由金属与塑料、金属与树脂、金属与烤瓷联合制成。金属部分增加桥体的机械强度，并加强桥体与固位体之间的连接。桥体的非金属部分能恢复缺失牙的形态和色泽。由于此类桥体兼有金属与非金属二者的优点，故为临床上普遍采用。

金属与塑料联合桥体，一般为金属锤造固定桥的桥体可用于前牙桥和后牙桥。因塑料硬度低和易磨损，因此，前牙桥的舌面和后牙桥的殆面用金属恢复，桥体的金属部分与固位体相连接。两端的固位体一般都为金属部分冠和全冠，从审美角度看，影响修复效果。虽然此类桥体存在上述缺点，但操作简便，价格便宜，不需特殊设备，目前临床上仍有少量应用。

金属与树脂联合桥体适用于前牙和后牙固定桥修复，此类桥体的金属基底与固位体连接，在金属基底表面用树脂恢复缺失牙的外形，桥体的外形和色泽与相邻牙协调，该类树脂耐磨性能较好，颜色稳定，操作简便，临床应用面逐渐增大。

烤瓷熔附金属桥体是临床上应用最为广泛的桥体类型。桥体的金属基底与固位体相连接，在金属基底上熔附烤瓷制成桥体，此类桥体的机械强度和色泽都优于其他类型桥体。

2）按桥体龈端与牙槽嵴黏膜接触关系分

a. 接触式桥体：桥体的龈端与牙槽嵴黏膜接触，为临床常采用的一种桥体形式。当固定桥行使咀嚼功能时，桥体随基牙的生理性活动度对牙槽嵴黏膜起到按摩作用，有利于黏膜组织健康。部分殆力经桥体龈端传递于牙槽嵴，减缓牙槽嵴吸收。桥体龈端与牙槽嵴黏膜接触，便于恢复缺失牙的颈部边缘外形，也有利于恢复发音功能。

b. 悬空式桥体：桥体与黏膜不接触，留有至少 3mm 以上的间隙，此间隙便于食物通过而不积聚，有较好的自洁作用，故称为卫生桥（sanitary bridge）（图 25-20）。但悬空式桥体与天然牙的形态差异大，仅适用于后牙缺失，缺牙区牙槽嵴吸收明显的修复病例。

（3）桥体设计中应注意的问题：桥体的设计可以从桥体的殆面、龈端、釉面、色泽、强度和排列位置几方面来考虑。

1）桥体的殆面：桥体的殆面是咬殆功能面，即上前牙的切嵴和舌面、下前牙的切嵴以及后牙的殆面。殆面形态恢复得是否合理，直接关系到固定桥的咀嚼功能。殆面的恢复应从以下方面考虑。

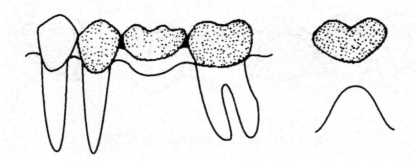

图 25 − 20　悬空式桥体

a. 𬌗面的形态：桥体𬌗面的形态应根据缺牙的解剖形态，参照邻牙的磨损程度以及对𬌗牙的咬𬌗关系来恢复。桥体的边缘嵴形态要正确恢复，以利于将食物局限在𬌗面窝内。桥体𬌗面应形成颊沟与舌沟，以及桥体与固位体之间应形成一定的内、外展隙及邻间隙，便于排溢食物。𬌗面功能牙尖与对颌牙的接触应均匀，适当降低非功能尖斜度，减小咀嚼运动时对固定桥产生的侧向力。特别应避免前伸和侧向咬𬌗运动时的早接触。同时𬌗面的舌侧边缘嵴处添加副沟和加深颊舌沟，也可减轻桥体所承受的𬌗力。

b. 𬌗面大小：一般要求桥体的颊舌径略窄于原缺失牙，以减轻基牙的负担。桥体的颊舌径宽度依基牙的情况而定，一般为缺失牙宽度的 2/3 ～ 1/2。如基牙的情况差，为减轻基牙所承受的𬌗力，桥体的颊舌径可以减少到原缺失牙宽度的 1/2。可适当缩短桥体𬌗面舌侧的近远中径，加大桥体与固位体之间舌外展隙，也可以减少桥体𬌗面的接触面积，减轻𬌗力。

2）桥体的龈端：桥体的龈端是桥体与缺牙区牙槽嵴黏膜接触的部分。其接触的形式与固定桥的自洁作用有密切关系。在恢复桥体龈端时，应注意以下几点。

a. 固定桥修复的时间：一般拔牙后的 1 ～ 3 个月内，牙槽突吸收较快，以后逐渐趋于稳定。所以固定桥修复最好是在牙槽嵴的吸收比较稳定之后进行，即拔牙后的 3 个月左右，使桥体龈端与牙槽嵴黏膜有良好的接触。如果牙槽嵴吸收未稳定前修复缺失牙，修复后由于牙槽嵴进一步吸收，会出现龈端和黏膜之间的间隙，此间隙容易引起食物嵌塞，将影响桥体龈端的清洁，导致黏膜炎症。

b. 桥体龈端的形式：桥体龈端的形式，应有利于自洁作用。接触式桥体，在不影响美观的前提下，应尽可能减少龈端与牙槽嵴黏膜的接触面积，使接触面积小于原天然牙颈部的横截面积。桥体的唇颊侧龈端与黏膜接触，颈缘线与邻牙相一致，符合缺失牙外形的要求。而舌侧龈端尽量缩小，减少接触面积，并扩大舌侧邻间隙，有利于保持清洁（图 25 − 21）。悬空式桥体龈端与黏膜之间保持一定的空隙，以便于清洗。

c. 桥体龈端与牙槽嵴黏膜接触的密合度：桥体龈端与黏膜之间应保持良好接触，既无间隙存在，又无过紧压迫黏膜，这样食物残屑不会滞留。咀嚼时，对黏膜组织有轻度按摩作用，促进组织健康。如桥体龈端压迫牙槽嵴黏膜过紧，形成病理性刺激，可加速牙槽嵴的吸收，在桥体龈跟端与黏膜之间，逐渐形成间隙而存积食物，引起局部炎症。假若桥体龈端与牙槽嵴黏膜之间的接触恢复不良，存在较小间隙，也会引起炎症。

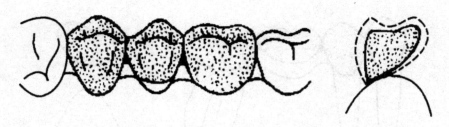

图 25 - 21　桥体舌侧龈端减少与黏膜接触

d. 桥体龈端光滑度：粗糙的龈端使菌斑容易附着，导致黏膜炎症。在各种材料制作的桥体中烤瓷桥体表面上釉后最为光滑，对黏膜无刺激性。为此，的桥体龈端都应仔细抛光，以防止菌斑附着。

3）桥体的轴面：桥体的轴面是指桥体的唇颊面和舌腭面。在制作桥体时，应恢复缺失牙轴面的生理凸度，在设计中应注意几个方面。

a. 唇颊和舌腭侧的外形凸度：应按缺失牙的解剖形态特点，正确恢复唇颊侧的外形凸度，在咀嚼食物时，排溢的食物对软组织起到生理性按摩作用，保证组织健康。若轴面凸度恢复过小，或无凸度，软组织会受到食物的撞击；反之轴面凸度过大，不利于自洁作用。桥体舌侧的轴面按桥体舌侧设计要求塑形，但必须有利于清洁。

b. 邻间隙形态：在恢复桥体唇颊面轴面外形的同时，唇颊侧邻间隙形态尽可能与同名牙一致。后牙颊侧可适当扩大（图 25 - 22），舌腭侧邻间隙应扩大，便于食物溢出和清洁。

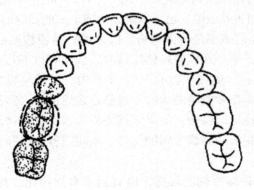

图 25 - 22　桥体邻间隙形态

c. 唇颊面颈缘线：桥体的唇颊侧颈缘线的位置应与邻牙协调。若缺牙区牙槽骨吸收较明显，按缺失牙的形态恢复，使其颈缘与牙槽嵴接触，桥体牙会显得过长。为达到颈缘线与邻牙协调，可在唇面颈 1/3 至中 1/3 处向舌侧适当内缩，从视觉角度达到其唇面颈缘线的位置与邻牙协调，又不影响桥体牙的形态（图 25 - 23）。

4）桥体的色泽：桥体的颜色、光泽和透明度应与邻牙接近。金属烤瓷和金属树脂桥体，通过临床配色，结合邻牙特征分层塑形，能达到与邻牙色泽基本相同，符合患者要求。烤瓷桥体的光泽更优于树脂桥体。若用塑料制作桥体，常因塑料厚度不够，透露金属颜色，并且塑料容易老化变色而影响美观。金属桥体与邻牙色泽反差过大，一般只能用于后磨牙缺失。

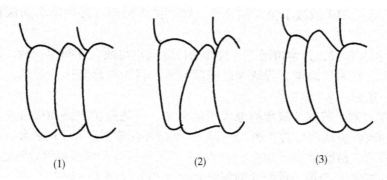

(1)　　　　　　(2)　　　　　　(3)

图 25 - 23　桥体唇侧颈缘及突度设计
1. 正确；2、3. 错误

5）桥体的强度：桥体的强度主要指桥体的抗挠强度（抗弯强度）。桥体在承受𬌗力时会产生挠曲，基牙会产生屈矩反应，当屈应力大于固位体固位力时，会使固位体松脱（图25 - 24）。反之，会损伤基牙或固定桥损坏。

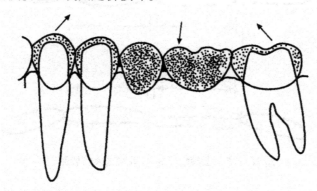

图 25 - 24　固定桥屈矩反应的力大于固位体固位力，固位体松脱

对桥体强度应考虑以下方面。

a. 材料的机械强度：材料的机械强度以材料本身具有的应力极限值来衡量。若材料的应力极限值高，表明该材料的机械强度大，桥体不容易发生挠曲变形。临床采用的桥体，除非金属桥体外，其余桥体均有金属基底或金属支架，机械强度一般符合固定桥设计要求。

b. 桥体金属层的厚度与长度：在相同条件下，桥体挠曲变形量与桥体厚度的立方成反比，与桥体长度的立方成正比。缺牙区近远中间隙大时，应加厚桥体金属层，抵抗桥体挠曲。

c. 桥体的结构形态：桥体的结构形态对挠曲变形的影响较大。若桥体截面形态近似于工形、T 形、倒三角形，抗挠曲能力明显大于平面形。烤瓷一金属联合桥体与固位体的连接部分具有一定的厚度，其相连处形成圆弧形，能抵抗桥体受力时形成的挠曲变形。

d. 𬌗力的大小：𬌗力是导致挠曲的主要原因。过大的𬌗力会损害基牙牙周组织健康，还会引起桥体挠曲变形，甚至损坏固定桥。在缺牙间隙长时，更应注意减轻𬌗力，其减轻

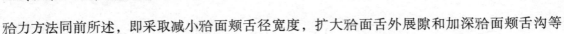

殆力方法同前所述，即采取减小殆面颊舌径宽度，扩大殆面舌外展隙和加深殆面颊舌沟等措施。

6）桥体的排列位置：正常情况下，桥体的位置大小与缺失牙间隙一致，排列的桥体形态与同名牙相似，与邻牙协调。若缺牙区间隙异常，将影响修复体的美观。为达到审美要求，可采用以下措施。

a. 缺牙间隙过宽：若前牙缺牙间隙大于同名牙，可通过扩大唇面近远中邻间隙，利用视觉误差以达到改善美观的目的（图 25-25）；如缺牙间隙明显大于同名牙，可酌情加添人工牙。又如上颌第二前磨牙缺失而缺牙间隙较大，可将桥体牙颊面和颊嵴向近中移动，使近中面至颊嵴间的宽度 A' 与第一前磨牙的相应宽度 A 相等（图 25-26）。

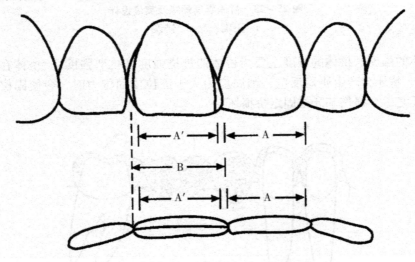

图 25-25　上颌切牙桥体间隙过大的调整

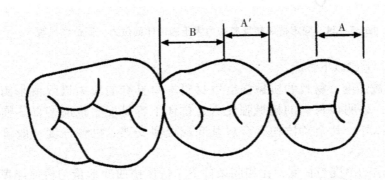

图 25-26　第二前磨牙桥体间隙过大的调整

b. 缺牙间隙过窄：若前牙缺牙间隙小于同名牙，可适当多磨除缺牙区两端近远中面，加宽间隙；有时可将桥体适当扭转或与邻牙重叠，使桥体牙的形态、大小接近同名牙（图 25-27）。若前磨牙缺隙小于同名牙，可将殆面颊轴嵴向远中移动，使颊嵴近中颊面的宽度与第一前磨牙相等，达到改善美观的目的（图 25-28）。

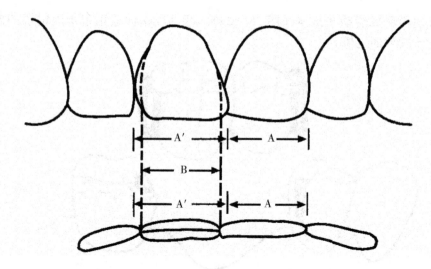

图 25 – 27　上颌切牙桥体间隙过小的调整

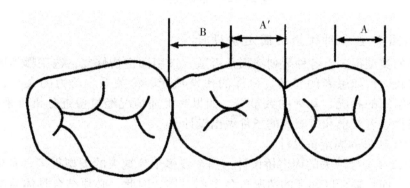

图 25 – 28　第二前磨牙桥体间隙过小的调整

4. 连接体的设计　连接体是连接桥体与固位体的部分。按其连接方式不同而分为固定连接体和活动连接体。

（1）固定连接体：固定连接体是将固位体与桥体完全连接成一个不活动的整体。除半固定桥的活动连接端使用活动连接体外，各类型的固定桥连接体都需用固定连接体。根据固定桥的制作工艺不同分为整体铸造连接体和焊接连接体。整体铸造连接体在制作固位体和桥体金属蜡型部分时，就将二者的蜡型相连接，进行整体铸造，使固位体与桥体连接成一个整体。焊接连接体将固位体与桥体的金属部分分别制成后，通过焊接方式把固位体与桥体连接成一个整体。

固定连接体应位于基牙的近中或远中面的接触区，其面积不应小于 $4mm^2$，连接体四周外形应圆钝和高度抛光，不能形成狭缝，它应形成正常的唇颊、舌外展隙以及邻间隙，切忌将连接体占据整个邻间隙或压迫牙龈，妨碍自洁作用。

（2）活动连接体：活动连接体是将固位体与桥体通过栓道式连接体相连接。栓道式连接体通常由栓体和栓道组合而成。栓体位于桥体上，栓道位于活动连接端的固位体上，通过栓体嵌合于栓道内形成活动连接体（图25-29）。活动连接体适用于半固定桥的活动连接端，一般设计于后牙固定桥。

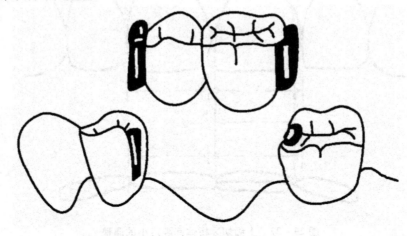

图25-29　活动连接体

（七）不同类型牙列缺损的固定桥设计

牙列缺损的类型很多，各种牙列缺损是否适宜选用固定桥修复，选用哪类固定桥修复，所涉及的因素较多，如患者的年龄、机体的代偿功能、𬌗关系、𬌗力的大小、咀嚼习惯、基牙及其支持组织的状况、基牙的数量等。如果对上述情况经过检查分析可采用固定桥修复，此时应根据患者要求和口腔内的条件做出设计。

（1）单个牙缺失的固定桥设计。

（2）两个或多个牙缺失的固定桥设计：两个或多个牙缺失的类型很多，有牙连续缺失，也有间隔缺失，而且缺牙区邻牙的情况也各个不一样。因此，必须结合具体情况进行分析。因为修复的目的不仅要恢复缺失牙的功能，还要有利于保护余留牙的健康。

牙列缺损的类型很多，而且基牙条件、缺牙间隙、咬𬌗关系的状况变化较大，因此，上述部分病例的固定桥设计仅供参考。临床上应根据检查结果，结合固定桥设计原则来综合考虑制订固定修复方案。目前临床应用金属烤瓷桥修复牙列缺损病例较多，但缺失牙数目较多或间隔缺失所设计的固定桥长桥，必须慎重，以免设计不合理或烤瓷折裂引起固定桥修复失败。

（八）固定桥的制作

制作固定桥时，由于选用的材料不同，其制作工艺各不相同，现将临床上比较普遍采用的固定桥的制作方法简述如下。

1. 烤瓷熔附金属固定桥　烤瓷熔附金属固定桥简称金属烤瓷桥。由于烤瓷桥的质地硬，耐磨损，色泽近似于天然牙，化学性能稳定，不易腐蚀变色，生物相容性好，不刺激口腔组织等优点，在牙列缺损固定义齿修复中，能取得良好的修复效果。目前被临床广泛选用。

（1）基牙牙体预备：按照金属烤瓷全冠牙体预备的原则和要求预备基牙。但作为固定桥的固位体，在基牙预备时还应注意各基牙的固位体需有共同就位道。

预备的各基牙轴面必须相互平行，并与就位道方向一致，才能使固定桥顺利就位。若为多基牙长桥，有时取得共同就位道比较困难，常制取研究模型，置于观测仪上观察分析，确定各基牙应如何磨切和磨除牙体组织的量，然后，按模型上设计进行牙体预备，才能获得共同就位道。

基牙牙冠大部分缺损，已经过完善的根管充填，根尖周围组织和牙周组织无病变者，根据牙体缺损桩核冠修复的原则和步骤，完成桩核并粘固于根管内。然后按固定桥共同就位道要求，再进行基牙牙体预备。

（2）制作金属基底桥架：金属基底桥架包括固位体的基底和桥体基底。其制作方法有两种：整体铸造和分体焊接，整体铸造是目前普遍采用的方法。（具体步骤略）

（3）金属表面处理和烤瓷塑形：此操作步骤和要求与制作金属烤瓷全冠的方法相同。

（4）试戴及粘固：金属烤瓷固定桥初步完成后，在上釉前需在口内试戴，进行形态修整和咬𬌗调整，直至适合为止。必要时还需再着色，使其与邻牙协调，最后上釉和粘固。也可直接将上釉后的固定桥在口内试戴、粘固。如3个牙单位的固定桥可在技工室完成塑形烤瓷和上釉，临床略作咬𬌗调改后，完成金属烤瓷固定桥粘固。

2. 金属与树脂联合固定桥　金属与树脂联合固定桥，根据制作工艺和材料不同可分为铸造金属与树脂联合固定桥、锤造金属与塑料联合固定桥。近年来，树脂材料的硬度、耐磨度、光泽等性能逐步提高，临床应用也不断扩大。锤造金属与塑料联合固定桥，固位体的金属颜色与邻牙差距过大，影响美观，不易被患者接受，临床应用较少。

铸造金属与树脂联合固定桥的牙体预备、金属基底桥架的要求和制作方法与金属烤瓷固定桥基本相同。固位体与桥体的牙冠外形由树脂取代金属烤瓷的瓷层。树脂层的塑形工艺比较方便，在金属基底桥架上分别将遮色层、体层、釉质层分层堆积塑形，然后按各类树脂的固化要求将树脂层固化，再经修整、抛光后完成铸造金属与树脂联合固定桥。在临床试戴适合后即可粘固，完成牙列缺损固定桥修复。

（九）固定义齿修复后可能出现的问题及处理

牙列缺损固定桥修复，只要基牙选择得当，固定桥设计合理，所用材料的理化性功能和生物相容性都符合要求，修复后能充分恢复缺失牙功能，并有较好的远期修复效果。但是固定桥通过固位体固定于基牙上，以桥体恢复缺失牙的形态功能，而基牙的生理代偿功能将随着患者的增龄、局部或全身健康情况的变化而有所变化。因此，固定桥修复后随时间推延也可能出现问题。此外，修复前的检查、诊断、修复设计和固定桥制作中每个环节，若有不够妥当之处，都是造成固定桥出现问题的原因。

1. 基牙疼痛

（1）咬𬌗早接触：由于引起基牙疼痛的原因不同而有不同的临床表现。若早期接触，会使基牙受力过大，产生咬𬌗痛，一般经调改去除早接触点，疼痛可消失。

（2）牙周膜轻度损伤：若固位体与邻牙接触过紧，或基牙的共同就位道略有偏差，固定桥勉强就位都会造成邻牙或基牙的牙周膜损伤，产生轻微疼痛，一般会自行消失。

（3）牙髓炎：由于牙体预备量大，基牙预备后近髓室的轴面、𬌗面，或者粘固后粘固剂刺激引起牙髓炎症，基牙疼痛逐渐明显。此时需拆除固定桥，待牙髓治疗后再重新修复。

（4）继发龋：若固定桥使用一段时间后，基牙出现继发性龋引起牙髓炎，基牙出现疼痛，应及时摘除固定桥，经治疗后再考虑重新修复。

（5）电位差刺激：固位体和桥体若与对颌牙上的不同金属修复体接触，在唾液中产生的电位差或基牙牙体修复体与固位体不同金属产生的电位差，也可引起基牙疼痛，此时需消除电位差，疼痛将缓解。

（6）基牙受力过大：固定桥设计不合理，如缺牙数目多或基牙承受𬌗力的能力差，使桥基牙超越能承受的限度，引起牙周组织炎症，基牙疼痛，此时必须摘除固定桥，重做修复设计。

2. 龈炎　固定桥粘固后引起的牙龈充血、水肿，患者刷牙、咀嚼食物时，少量出血。

（1）粘固剂未去净：固定桥粘固后，位于牙间隙内多余粘固剂没去净，压迫刺激龈组织，引起炎症。

（2）菌斑附着：固位体边缘不贴合，或全冠固位体、桥体颊舌侧轴面外形恢复不正确，自洁作用差，引起龈缘菌斑附着，造成局部炎症。

（3）龈组织受压：固位体边缘或桥体龈端边长，直接压迫和刺激牙创伤性炎症。

（4）接触点不正确：固位体与邻牙接触点位置恢复不正确或接触点食物嵌塞，引起龈炎。

上述除多余粘固剂没去净可通过去除粘固剂，消除龈炎外，其余各种原因引起的龈炎，一般在口内无法修整，应拆除后重新制作固定桥，修复牙列缺损。

3. 固定桥松动　引起固定桥松动或脱落的原因很多，可能是单一原因，也可能是多原因的集中表现。

（1）基牙负荷过大：桥基牙受力过大，超过所能承受的负荷，引起牙周支持组织的损伤，牙槽骨的吸收，导致基牙松动。

（2）固位体固位力不够：固位体的固位力不够，咀嚼运动中垂直或侧向𬌗力作用下，引起固定桥的翘动，使粘固剂破裂，导致固定桥松动，甚至脱落。

（3）基牙固位形差：桥基牙牙体预备不符合要求，如轴面向𬌗方内聚过大，甚至将基牙预备成锥形，失去基牙轴面和固位体组织面之间形成的固位力，使固定桥受力后固位体与基牙分离，固定桥松脱。

（4）固位体与基牙不密合：固定桥制作时，因固位体与基牙不密合，而降低固位体的固位作用，同时由于固位体边缘不密合，粘固剂溶解，失去粘固力，使固定桥松动。

（5）继发龋：由于各种原因使基牙产生继发龋，导致基牙牙冠的牙体组织软化或缺损，失去固位力。

任何原因引起固定桥松动，一般都需拆除，然后分析原因，制定再修复方案。

4. 固定桥破损　固定桥修复牙列缺损后，也可能会出现破损。

（1）瓷层或树脂层牙面破损：由于早接触，在咀嚼时局部受力过大，会造成烤瓷牙瓷面折裂。金属烤瓷固定桥由于固定桥金属基底桥架的金属材料与瓷粉不匹配，两种材料的热膨胀系数不一致；金属基底桥架表面污染等原因也会引起瓷面脱落。

（2）连接体折断：若固定桥的桥体与固位体焊接后的连接体强度不够；焊接的固定连接体假焊；连接体的面积不够等原因会造成连接体折断。

（3）𬌗面破损：若金属烤瓷固定桥和金属树脂固定桥，因基牙𬌗面牙体预备量不够或金属固定桥基底桥架𬌗面过厚，造成𬌗面的瓷层或树脂层无足够的厚度，在调整咬𬌗关系时或固定桥粘固后，𬌗面瓷层或树脂层破损，金属基底暴露；若金属全冠固位体，也因基牙𬌗面的牙体预备量不够或制作固位体时基牙𬌗面分离剂层过厚，造成金属全冠固位体𬌗面过薄，在固定桥试戴时咬殆调整，造成金属全冠固位体殆面破损；或固定桥粘固后，经长期咀嚼，殆面过薄的金属层，易磨损，引起牙体组织暴露。

（4）固位体、桥体牙面变色：若金属与树脂联合固定桥，因树脂材料的理化性能不稳定，随固定桥修复牙列缺损后的时间推移，会造成牙面变色；若树脂材料的分子结构疏松，也会引起食物的色素着色于牙面，造成牙面变色。固定桥固位体或桥体牙面变色，形成与邻牙色泽不协调，明显影响牙列缺损的修复效果。

上述固定桥破损除塑料牙面磨损或变色，可在口内通过更换桥体牙面，或用光固化复合树脂修补外，其他原因引起的固定桥破损，都应拆除后，重新制作或改变修复设计方案。

（王晓玲）

第二十六章　全口义齿修复

第一节　无牙颌修复的解剖基础

一、全牙列缺失后口腔颌面部及全身组织变化

（一）骨组织的改变

牙缺失后，上下颌骨的改变主要是牙槽嵴的萎缩，维持天然牙生存的牙槽骨是随着牙的生长和行使功能而发育和保存的。牙缺失后，牙槽骨逐渐吸收成牙槽嵴，随着牙槽嵴的吸收，上下颌骨逐渐失去原有的形状和大小。

1. 牙周病与牙槽骨吸收　由牙周病引起的牙列缺失在初期牙槽骨就明显吸收，因为牙周病是以根周骨组织持续破坏而导致牙齿松动脱落的。由龋病、根尖病引起的牙缺失，往往由于病变持续时间长短、拔牙难易程度不同造成缺牙区牙槽嵴萎缩程度不同。牙槽嵴的吸收速度在牙缺失前 3 个月最大，大约 6 个月吸收速度显著下降，拔牙后两年吸收速率趋于稳定。然而，剩余牙槽嵴的吸收将终身持续，每年约 0.5mm 的水平。

2. 骨密度与牙槽嵴吸收　上颌骨的外侧骨板较内侧骨板疏松，而下颌的内侧骨板较外侧骨板疏松。因此，上颌牙槽嵴的吸收方向呈向上向内，外侧骨板较内侧骨板吸收多，结果上颌骨的外形逐渐缩小。由于牙槽嵴的高度与大小不断萎缩削减，以致切牙乳突、颧弓根与牙槽嵴顶的距离逐渐接近甚至与之平齐，腭穹隆的高度也相应变浅。下颌牙槽嵴的吸收方向是向下和向外，与上牙弓相反，上下颌间距离减少，面下 1/3 距离也随之变短，上下颌骨关系失去协调甚至表现下颌前突、下颌角变大、髁突变位，以及下颌关节骨质吸收和功能紊乱。在吸收过多处，颏孔、外斜嵴及下颌隆突与牙槽嵴顶的距离变小，有时甚至与嵴顶平齐，嵴顶呈现窄小而尖锐的骨嵴。从总趋势看，上下颌前牙区吸收最快，而后牙区、腭穹隆、上颌结节、下颌磨牙后垫改变最少。

3. 全身健康和骨质代谢状况与牙槽嵴吸收　全身健康状况差、营养不良、骨质疏松患者牙槽嵴吸收快。而牙槽嵴的持续吸收情况与义齿修复效果好坏有关。未作全口义齿者，由于颌骨得不到足够的功能刺激，使破骨细胞和成骨细胞的活力失去平衡，其牙槽嵴吸收程度较义齿修复者严重。但局部受力过大者牙槽嵴吸收也快，下颌牙弓承托面积小于上颌，下颌单位面积受力大，下颌牙槽嵴的平均吸收速率比上颌高 3~4 倍。一般情况下，一幅普通的全口义齿，使用 3~4 年后应进行必要的调牙颌和重衬处理，使用 7~8 年应重新修复。

（二）软组织的改变及不良影响

全牙列缺失后，口内失去了牙列的支撑，下颌的位置上移，致使面下 1/3 的距离变短，

面部的长度比例失调，唇颊也因失去了牙列的支撑而内陷，口周的皱纹增多，面相明显的苍老。牙列是发音的重要辅助器官，牙列缺失后说话时咬字不清，影响人的工作和社会交往。牙列在咀嚼运动中起着切割、研磨食物的作用，有助于食物的消化和吸收。全牙列缺失后，食物不能被嚼碎而直接进入消化道，增加了胃肠道的负荷，进而影响到全身的健康和导致胃肠疾病的发生。而且，由于缺乏咀嚼运动，面部肌肉出现失用性萎缩，颅骨骨缝变浅，变得模糊，骨密度减少，骨重量减轻。全口牙缺失通常是陆续缺失的，患者常常是在较长时间里只能是单侧咀嚼食物，致使两侧的𬌗力不一致，颌骨、颅骨、肌肉所受的刺激不一致，可能引起颞部、颈部、背部、腰部的疼痛。

上述各种变化必然对患者的心理、精神、情绪等方面带来不同程度的消极影响。因此，凡有条件的无牙颌患者均应镶配合适的全口义齿，不仅恢复咀嚼功能，恢复面容和发音，还会恢复自信，提高生存质量。

二、无牙颌的解剖标志

（一）牙槽嵴

牙槽嵴是自然牙列赖以存在的基础，牙列缺失后牙槽突逐渐吸收形成牙槽嵴。其上覆盖的黏膜表层为高度角化的鳞状上皮，深层的黏膜下层与骨膜紧密相连，故能承担较大的咀嚼压力。上下颌牙槽嵴将整个口腔分为内外两部分：口腔前庭与口腔本部。

（二）口腔前庭

口腔前庭位于牙槽嵴与唇颊黏膜之间，为一潜在的间隙。黏膜下为疏松的结缔组织，全口义齿的唇颊侧基托在此区内可适当伸展，以保证基托边缘的封闭。但伸展不可过多，否则黏膜受压将会引起炎症，或唇颊运动时易推动基托边缘而影响义齿固位。此区内从前向后有下列解剖标志。

1. 唇系带　唇系带位于口腔前庭内相当于原中切牙近中交接线的延长线上，为一扇形或线形黏膜皱襞，是口轮匝肌在颌骨上的附着部。上唇系带与下唇系带遥遥相对，但下唇系带不如上唇系带明显。唇系带随唇肌的运动有较大的活动范围，因此全口义齿的唇侧基托在此区应形成相应的切迹，以免影响系带的运动。

2. 颊系带　颊系带位于口腔前庭内相当于双尖牙牙根部的位置，是类似唇系带的黏膜皱襞。上、下颌左右两侧均有颊系带。其动度比唇系带小，但全口义齿的唇颊基托与此相应的部位也应制成相应的切迹。颊系带将口腔前庭分为前弓区和后弓区唇颊系带之间为前弓区，颊系带以后为后弓区。

3. 颧突　颧突位于后弓区内相当于左右两侧上颌第一磨牙的根部。此区黏膜较薄，与之相应的基托边缘应做缓冲，否则会出现压痛或使义齿产生不稳定。

4. 上颌结节　上颌结节是上颌牙槽嵴两侧远端的圆形骨突，表面有黏膜覆盖。颊侧多有明显的倒凹，与颊黏膜之间形成颊间隙。此区对上颌全口义齿的固位有重要意义，基托应覆盖结节的颊面。

5. 颊侧翼缘区　位于下颌后弓区，前界为下颌颊系带，后界为嚼肌下段前缘。此区面积较大，义齿基托在此区内可有较大范围的伸展，可承受较大的𬌗力。

6. 远中颊角区　远中颊角区也在下颌后弓区内，位于颊侧翼缘区之后方。嚼肌前缘活动的限制，与此区相应的义齿基托边缘不能伸展，否则会引起疼痛或义齿松动。

（三）口腔本部

口腔本部在上下牙槽嵴之舌侧，上为腭顶，下为口底。口腔本部是食物进入食道的必经之路，也是舌运动的主要空间。本区内的解剖标志有：

1. 切牙乳突　切牙乳突位于上颌腭中缝的前端，上中切牙之腭侧，为一梨形，卵圆形或不规则的软组织突起。乳突下方为切牙孔，有鼻腭神经和血管通过，因此覆盖该区的义齿基托组织面须适当缓冲，以免压迫牙乳突产生疼痛。

由于切牙乳突与上颌中切牙之间有较稳定的关系，因此切牙乳突是排上颌中切牙的参考标志：两个上颌中切牙的交界线应以切牙乳突为准；上颌中切牙唇面应置于切牙乳突中点前8～10mm；上颌两侧尖牙尖顶的连线应通过切牙乳突。

2. 腭皱　腭皱位于上颌腭侧前部腭中线的两侧，为不规则的波浪形成软组织横嵴。有辅助发音的作用。

3. 上颌硬区　上颌硬区位于上颌中部的前份，骨组织呈嵴状隆起，表面覆盖的黏膜很薄，故受压后易产生疼痛。覆盖该区的基托组织面应适当缓冲，以防产生压痛，并可防止由此而产生的义齿翘动或折裂。

4. 腭小凹　腭小凹是口内黏液腺导管的开口，位于上腭中缝后部的两侧，软硬腭连接处的稍后方。数目多为并列的2个，左右各一。上颌全口义齿的后缘应在腭小凹后2mm处。

5. 颤动线　颤动线位于软腭与硬腭交界的部位。当患者发"啊"音时此区出现轻微的颤动现象，故也称啊线。颤动线可分为前颤动线和后颤动线。前颤动线在硬腭和软腭的连接区，后颤动线在软腭腱膜和软腭肌的连接区。前后颤动线之间称为后堤区。此区宽约2～12mm，平均8.2mm，有一定的弹性，上颌全口义齿组织面与此区相应的部位可形成后堤，能起到边缘封闭作用。后堤区可分为三种类型：第一类，腭穹隆较高，软腭向下弯曲明显，后堤区较窄，不利于固位。第三类，腭穹隆较平坦，后堤区较宽，有利于义齿的固位。第二类，腭部形态介于第一和第三类之间，亦有利于义齿的固位。

6. 翼上颌切迹　翼上颌切迹在上颌结节之后，为蝶骨翼突与上颌结节后缘之间的骨间隙。表面有黏膜覆盖，形成软组织凹陷，为上颌全口义齿两侧后缘的界限。翼上颌切迹也是上颌后部口腔前庭与口腔本部的交界处。

7. 舌系带　舌系带位于口底的中线部，是连接口底与舌腹的黏膜皱襞，动度较大。全口义齿舌侧基托与舌系带相应的部位应形成切迹，以免影响舌系带的活动。

8. 舌下腺　舌下腺位于舌系带的两侧，左右各一。舌下腺可随下颌舌骨肌的运动上升或下降。此与此区相应的义齿舌侧基托边缘不应过长，否则舌运动时易将下颌全口义齿推起。

9. 下颌隆突　下颌隆突位于下颌双侧双尖牙根部的舌侧，向舌侧隆起。下颌隆突个体差异显著，隆起程度不同，形状、大小也不等。表面覆盖的黏膜较薄，与之相应的基托组织应适当缓冲。过分突出的下颌隆突，其下方形成显著的倒凹，须施行手术铲除后再制作全口义齿。

10. "p"切迹　"p"切迹位于下颌骨内缘，下颌舌骨嵴前方，是口底上升时的最高点。基托边缘应有相应的切迹。

11. 下颌舌前嵴　下颌舌前嵴位于下颌中骨后部的后面，从第三磨牙斜向前磨牙区，由宽变窄。下颌舌骨嵴表面覆盖的黏膜较薄，其下方有不同程度的倒凹。覆盖此区的基托组织应适当缓冲，以免产生压痛。

12. 舌侧翼缘区　舌侧翼缘区是与下颌全口义齿舌侧基托接触的部位，解剖标志从前向后包括舌系带、舌下腺、下颌舌骨肌、舌腭肌、翼内肌、咽上缩肌。舌侧翼缘区后部是下颌全口义齿固位的重要部位，此区基托应有足够的伸展。

13. 磨牙后垫　磨牙后垫是位于下颌最后磨牙牙槽嵴远端的黏膜软垫，呈圆形或卵圆形，覆盖在磨牙后三角上，由疏松的结缔组织构成，其中含有黏液腺。磨牙后垫的前 1/3 或 1/2 处为下颌全口义齿后缘的边界。

三、无牙颌的分区

无牙颌被全口义齿基托覆盖的部分均由黏膜、黏膜下组织及骨组织构成。由于各部分的组织有差异，承受𬌗力的能力不同，故全口义齿与各部位的接触关系也有所区别。牙颌依据其生理特点可分为主承托区、副承托区、边缘封闭区和缓冲区。

1. 主承托区　主承托区是指上下颌牙槽嵴顶区以及除上颌硬区之外的硬腭水平部分。表面有高度角化的复层鳞状上皮，其下有致密的黏膜下层，能承受咀嚼压力，因此人造牙应排列在基托的牙槽嵴顶区。义齿基托因与主承托区黏膜紧密贴合。

2. 副承托区　指上下颌牙槽嵴的唇颊侧和舌腭侧。副承托区与主承托区无明显界限。副承托区与唇颊的界限在口腔前庭黏膜反折线，与舌的界限在口底黏膜反折线。此区骨面有黏膜、黏膜下层、脂肪和腺体组织，下颌还有肌附着点和疏松的黏膜下组织。副承托区支持力较差，不能承受较大压力，只能协助主承托区承担咀嚼压力。义齿基托与副承托区黏膜也应紧密贴合。

3. 边缘封闭区　指牙槽嵴黏膜与唇颊舌黏膜的反折线区和上颌后堤区、下颌磨牙后垫区。此区除后堤区外，黏膜下有大量的疏松结缔组织，不能承受义齿基托边缘的压力。但基托边缘必须与该区紧密贴合，才能产生良好的边缘封闭作用，阻止空气进入基托与其所覆盖的组织之间，从而形成负压和二者之间的吸附力，以保证义齿的固位。

（陈书宝）

第二节　全口义齿修复的基本要求

一、良好的固位

牙列缺失患者口内失去了赖以使义齿固位的天然牙，给义齿的固位带来了困难。但固位是全口义齿发挥功能的基础，没有良好的固位，就谈不上咀嚼食物、改善面容和发音。常规全口义齿的固位力来自下述几方面。

1. 大气压力、吸附力　人类生活在大气之中，人体各部都受到 0.1MPa 的大气压力。由于已经适应，故无任何不适感。全口义齿戴在口中，义齿的磨光面同样受到大气压力的作用。基托与其覆盖的黏膜紧密贴合，基托边缘又有良好的封闭，在大气的作用下，两者之间形成负压，使义齿获得良好的固位。

基托受到的大气压力数值与基托面积的大小有关。据 Watt 报告，上下颌全口义齿的面积约为 $23cm^2$ 和 $12cm^2$，故上颌全口义齿可受到大气的压力约为 23kg，下颌为 12kg，可以使义齿获得足够的固位力。全口义齿的基托、黏膜和其间的唾液，三者之间存在着分子吸引力，称为吸附力。唾液的质与量会影响吸附力的大小。唾液黏稠流动性小，有利于义齿的固位；唾液稀薄流动性大，不利于义齿的固位；唾液分泌过少也不利于义齿的固位。

2. 唇颊舌的挟持力　戴在口中的全口义齿，外侧受唇颊肌肉运动向内的作用力，内侧受舌体运动向外的作用力，如果全口义齿的人造牙，处于唇颊肌肉运动向内的力与舌肌运动向外的力大体相等的位置，则有利于义齿的固位。基托的磨光面外形应呈凹面，唇颊舌肌作用在基托上时，能对义齿形成挟持力，使义齿更稳定。

3. 良好的咬𬌗关系　正常人在作正常咬𬌗时，由于有上下自然牙的扣锁作用，下颌对上颌的位置关系是恒定的。全口义齿戴在患者口内时，上下颌人造牙列的扣锁关系也应该符合该患者上下颌的位置关系。如果义齿的咬𬌗关系与患者上下颌的颌位关系不一致，或上下人造牙列间的咬𬌗有早接触，会出现义齿的翘动，以致造成脱位。

人造牙应按一定的规律排列，形成合适的补偿曲线、横𬌗曲线。上下颌作正中咬𬌗时，𬌗面应均匀广泛地接触，前伸、侧𬌗运动时应达到平衡𬌗，才能有利于义齿的固位。

二、人造牙的颜色、大小和形态

人造牙的颜色、大小和形态应该与患者的年龄、肤色、性别及面型甚至体形相协调。皮肤黄年纪大的应配较暗的人造牙。根据人造牙的长宽比例不同，大致可分为方圆、椭圆和尖圆形供临床选择。此外，男性的上前牙切角应该接近直角，体现男性的阳刚之美，女性的上前牙切角则应该圆润，体现女性的温柔之美。

三、上前牙的位置与唇的关系

自然状态时，上前牙切缘应在上唇下 2~3mm 为宜，露的太多看起来不文雅，少则如无牙一样。还要注意上中切牙在上唇下两侧显露的多少要一致。六个上前牙切缘的大致连线应呈一凸向下的弧线，与微笑时的下唇曲线一致。

四、人造牙排列的对称性

两个上中切牙的交界线要与面部中线一致，从咬𬌗方向看，上前牙的弧形应与前牙区颌弓一致。传统的典型排牙法是按"理想𬌗"的形态总结出来的，对每个牙齿的近远中向、唇舌向、上下位置和转度都有严格的要求。如此排列的人造牙十分对称、规范，但显得呆板、无个性。参照患者的性别、个性、年龄等因素，在典型排牙法的基础上对前牙的排列做适当的调整。具体排法有模拟上中切牙内翻、外翻、部分重叠、舌向移位、"虎牙"、颈缘线上模拟龈萎缩、模拟切缘的增龄性磨耗，都可以使义齿看起来有明显的立体感，并富有个性。

五、衬托唇面部的丰满度

唇面部的丰满度与人的面下 1/3 高度、上前牙的排列位置、唇托厚度和肌肉的锻炼都有关系。

鼻底到颏底的距离叫面下 1/3 高度或垂直距离，是义齿衬托唇面部丰满度最重要的条件，应等于发际到眉间的距离，也等于眉间到鼻底的距离。

人造牙上前牙排列的唇舌向位置合适，唇基托有相应的厚度便可衬托上唇的丰满，否则上唇就会塌陷或过突。

一副好的全口义齿，通过咀嚼运动的锻炼，肌肉自身增强，可使面部充满活力。

（陈书宝）

第三节　无牙颌的口腔检查和修复前准备

一、口腔检查

全口义齿的修复效果取决于口腔本身的条件，所以修复前必须检查、了解患者的口腔状况，根据检查结果制定修复计划和设计方案。

（一）颌面部

检查患者面部有无畸形、缺损，左右是否对称，面下 1/3 高度与面长是否协调。侧面观面型属于直面型，凹面型还是凸面型。特别要注意上唇部的丰满度，上唇的长短是否左右相等，上唇运动时左右长短有无明显差别，因为上唇与排列上前牙有密切关系。同时也要检查下颌张闭口运动有无习惯性前伸和偏斜，颞下颌关节区有无疼痛、弹响、张口困难。

（二）牙槽嵴

检查拔牙伤口是否愈合。还要检查有无残根、骨尖、瘘管，下颌隆突或上颌结节是否过分突出。若有上述情况，需做外科处理。牙槽嵴的宽窄、高低也很重要，高而宽者修复效果比低而窄者的效果要好。

检查牙槽嵴形成的颌弓的形态，颌弓较大、较小还是适中。特别要检查上下颌弓的形状和大小是否协调，上下颌弓形状、大小的不协调会给排牙带来困难。

（三）上下颌弓的位置关系

下颌弓对上颌弓的位置关系分为前后左右的水平关系和上下的垂直关系。

水平位置关系重点要观察下颌弓对上颌弓在前后方向上的位置关系。上颌前突或下颌前突的颌位关系都会给排牙带来困难。

垂直位置关系上下牙槽嵴之间的距离称为颌间距离。颌间距离大者，容易排牙，但人造牙𬌗面离牙槽嵴顶较远，义齿稳定性差；颌间距离小者排牙较困难，常须磨改人造牙的盖嵴部，但义齿的稳定性较好。

（四）肌、系带附着的高低

牙槽嵴低平者，肌、系带附着点离牙槽嵴顶近，甚至与之平齐。当肌、系带运动时，易造成义齿脱位。

（五）舌的大小与位置

由于失去了牙列的限制，无牙𬌗患者舌体常常变大，舌运动时易影响义齿的稳定。待适应一段时间后才能恢复正常。在自然状态下，舌前部应在下前牙切缘之下。如果舌的位置不正常，处于后缩位，容易推动义齿脱位。

（六）旧义齿的使用情况

对于戴过全口义齿的患者，要询问其重做的原因和要求，特别要了解患者对原义齿有哪些不满意之处，以便做新义齿时克服原义齿的缺陷。当然还要检查原义齿是否将患者的口腔黏膜压伤，有无溃疡。如有，应先停戴旧义齿，并等待黏膜恢复正常后再制取印模。

（七）全身健康状况

了解全身健康状况对制作全口义齿也很重要。年老、体弱或有全身性疾病者，疼痛耐受性对义齿的适应能力都较差，义齿的制作应有更高的精确性。对有严重心脏病的患者，应注意操作的技巧，并尽量缩短就诊时间。对有肝炎等传染病的患者，医师应作好自身的防护工作。

二、修复前的准备

通过上述口腔检查发现患者有残根、骨尖、瘘管、过突的下颌隆突、过突的上颌结节时，需要施以外科手术治疗。

（一）残根

牙槽嵴上有残根者，应检查其松动度，牙根明显松动者应拔除；牙根稳固，经摄 X 线照片，骨吸收不超过 2/3 者，可做根管治疗保留牙根，其上做覆盖义齿。

（二）尖锐的骨尖、骨嵴和骨突

尖锐的骨尖、骨嵴，或形成了明显倒凹的骨突应先施以骨尖、骨突修整术。范围很小或不很显著的骨尖可不必修整，待义齿完成后，于相应的基托组织面适当缓冲即可。

（三）过分突向颊侧的上颌结节

上颌结节区对上颌全口义齿的固位很重要。但是上颌结节过分突向颊侧，形成了明显的倒凹，就会影响义齿的就位。尤其是两侧上颌结节都很突出，同时上颌前牙区牙槽嵴向唇侧突出时，义齿就无法就位，常须先修整过突的部分。两侧上颌结节都很突出者，可只修整较突的一侧，戴义齿时可采取旋转就位法，即先戴未修整上颌结节的一侧，再戴另一侧。有的上颌结节过分下垂，很接近下颌磨牙后垫，影响义齿后部基托的伸展，亦需先施以骨突修整术。

（四）过大的下颌隆突

下颌隆突过大，其下方形成明显的倒凹时，也须先做外科修整。

（五）附着过高的唇颊系带

唇或颊系带附着点过高，有的接近牙槽嵴顶甚至与之平齐，其相应的基托切迹处易影响基托边缘的封闭，不利于义齿的固位。

（六）过浅的唇颊沟

唇颊沟过浅者义齿固位差，常需施以唇颊沟加深术，但效果不很明显。近年来开展羟基磷石灰颗粒牙槽嵴加高术，已取得良好效果。

（七） 增生的黏膜组织

曾戴过全口义齿的患者，如果原义齿不合适，基托边缘过长，以至形成游离状的增生性黏膜组织。制作新义齿前应先手术切除增生的黏膜组织，伤口愈合后再取印模。

（陈书宝）

第四节　全口义齿的制作

制作全口义齿需要十多个步骤，包括无牙颌的印模、灌制石膏模型、记录和转移颌位关系、选牙排牙、试排牙、蜡型完成、装盒、冲胶、填塑、打磨、抛光等，需要患者、临床医师及技术员通力合作，认真完成好每一步骤，才能完成一副满意的义齿。这十多个步骤中有4个步骤对全口义齿的影响最大，操作难度也大，因而成为关键性的步骤。它们就是印模和灌制模型、颌位关系的记录、排牙和基托外形。

一、印模和模型

准确的印模是制作出合适的修复体的基础，对全口义齿来说尤为重要，印模不准确，不仅影响全口义齿的固位，还会出现牙槽嵴多处压痛，甚至导致义齿失败。

（一） 全口义齿印模要求

（1） 印模应完整，尤其注意上颌结节区和下颌舌翼区是否完整。表面应光滑无气泡。

（2） 印模要准确反映功能状态的无牙颌形态，系带和腭皱的纹路要清晰。

（3） 印模应有适当的弹性，从口内取出后不产生形变。

（二） 全口义齿印模的方法及注意事项

1. 选用合适的托盘　首先必须了解基托应覆盖的范围。唇（颊）、舌侧应达到黏膜转折处；上颌基托应盖过上颌结节，后缘盖过腭小凹；下颌基托后缘盖过磨牙后垫的 1/2~2/3，舌侧后缘应伸展至舌翼区后部。经常容易忽略的是上颌结节颊侧、下颌舌翼区后缘和下颌磨牙后垫，此区在防止义齿水平移位和保证边缘封闭中起着重要作用。因此取印模时一定要将其范围覆盖。选择托盘时，托盘距牙槽嵴应有 3~5mm 的距离。托盘边缘不够长，可用蜡片加长，并在口内调整边缘形态，形成系带切迹。也可用旧义齿作托盘取印模，不够之处用蜡进行修整。在没有合适的无牙颌托盘及旧义齿时，应制作个别托盘。

2. 印模方法　根据印模的次数分为一次印模和二次印模，根据印模的精确度可分为初印模和终印模。临床常用的二次印模法是先制取初印模，灌制石膏模型，划出边缘线，再在其上用自凝塑料形成基托，加柄形成个别托盘，然后制取终印模。

3. 印模时的注意事项

（1） 去除黏稠的唾液，黏稠的唾液可使材料与口腔黏膜不能很好的贴合，影响印模的精确度，致使义齿组织面不密合，吸附力降低，导致固位不良。取模前应用清水漱口。

（2） 取模过程中保持稳定，患者上身接近直立，头及后背靠稳，医生的手要有稳定的支点，压力均匀。取上颌时，将盛好印模材料的托盘放入口中，对准牙槽嵴半就位。然后嘱患者减小张口度，随即完全就位并做肌功能修整，尤其注意唇系带的修整。取下颌时将盛好印模材料的托盘放入口内，对准牙槽嵴半就位，嘱患者抬舌后，半张口放松下颌，医生顺势将托盘就位，随即嘱患者伸舌，左右活动后退回，同时做唇颊肌功能修整。

4. 检查印模和及时灌注　印模取出后应仔细检查是否覆盖的基托所需区域，颊舌边缘是否过长，有无气孔缺陷及边缘与托盘是后分离。工作区印模必须有托盘支持，尤其是磨牙后垫及舌翼区，不够长者应重取。取模后应及时灌注石膏模型，以免放置过久而变形。不能及时灌注者应将印模放入等渗液中，但不宜过久，只有硅橡胶二次取模的印模可延期灌注。

5. 模型的修整　石膏模型表面应完整、清晰，底面修整后要平，底座高度应为工作部分的 1/2。

（1）在模型的唇颊舌侧黏膜反折线画出基托边缘线，上颌后界在腭小凹后 2mm，下颌在磨牙后垫的前 1/3 处。

（2）在两侧上颌切迹间画一连线，通过腭小凹后 2mm。用刻刀沿此线形成后堤区刻沟，深约 2mm，向前宽约 5mm，向两侧和向前扩展并逐渐变浅。

二、颌位关系的记录与转移

天然牙列存在时，上下颌的关系依赖上下牙列尖窝交错的接触而得到保存。一旦上下牙列或单颌牙列缺失，常出现习惯性下颌前伸，下唇移至上唇的前面，上唇明显塌陷，唇部皮肤显露出放射状皱纹，有的口角下垂，面部下 1/3 变短，鼻唇沟加深，颏唇沟变浅，患者呈现苍老面容。装配义齿应尽量恢复拔牙前面容，最重要的就是要求恢复髁突在关节凹中的生理后位和合适的面下 1/3 高度。前者即水平颌位关系，后者即垂直颌位关系。

（一）颌位关系的确定

1. 确定下颌的上下位置（垂直距离）　下颌的上下位置体现在上下牙槽嵴之间的距离，此距离在口内不易测量，可通过面下 1/3 的长度间接测量。正常人在牙尖交错位时鼻底至颏底的距离叫咬殆位垂直距离，下颌在休息位时叫休息位垂直距离。二者之差即为牙殆间空隙的数值，全牙列缺失后无法测量咬殆的垂直距离，但可先测量休息位的垂直距离，减去殆间空隙即为咬殆位垂直距离。确定了咬殆位的垂直距离也就是确定了上下牙槽嵴之间的距离，确定了将要制作的全口义齿的高度。准确确定垂直距离，戴入全口义齿后面下 1/3 的高度与面形成协调、自然，符合该患者的生理特点。测量垂直距离时患者应正坐，平视前方，颌面部放松；Willis 尺要与头的长轴一致，避免前后、左右倾斜；每次测量时与鼻底与颏底皮肤接触的松紧程度要一致。

2. 确定下颌的水平位置　确定下颌的水平位置关系是指下颌的前后、左右的位置，此位置就是指失牙前的牙尖交错位，也有人认为是指正中关系位。不过一般认为在牙尖交错位建殆是最适位，在正中关系位或在正中关系与牙尖交错位之间建殆是可适位。

3. 下颌的上下位置与水平位置之间的关系　为无牙殆确定的牙尖错位（正中殆位）既包括了下颌的上下位置，也包含了下颌的水平位置，二者相互关联，互为依存。可以同时确定，也可以先确定垂直距离，后确定水平位置。正确的殆位关系是全口义齿成功的关键。

（二）颌位关系的记录

记录颌位关系主要借助殆托在口内完成。

1. 制作上颌蜡基托 殆托包括基托和殆堤两部分。

（1）制作上颌蜡基托：用烤软的蜡片铺在模型上，沿基托边缘线切去多余的部分。腭侧埋入一烧热的金属丝（可用曲别针改形）以增加其强度。蜡基托放在口内检查，要求其与黏膜密贴，边缘与黏膜反折线一致，系带区让开。用左右手的食指放在后牙区蜡基托上检查其平稳度，若有翘动，表明模型欠准确（应先排除蜡基托与模型不密贴的原因），应重新取模。达到要求的蜡基托在口内应有一定的固位力，上颌蜡基托不脱落。牙槽嵴低平者可用自凝塑料基托以增加其在口内稳定性。

（2）制作上颌蜡殆：堤取一段烧软的蜡条，弯成马蹄形粘于蜡基托的牙槽嵴顶部，引入口中，趁蜡堤还软时以殆平面规按压其表面形成殆平面。也可事先预制上殆堤，将其戴在口内检查调改，要求从正面看殆堤平面应位于上唇下 2mm，并与口角连线平行；从侧面看殆堤平面应与鼻翼耳屏连线平行。

蜡殆堤是暂时替代未来的人工牙列的，故其高度、长度应根据患者的模型而定。如牙槽嵴丰满者，殆堤不宜高，牙槽嵴低平者殆堤要高；模型大者殆堤长，模型小者殆堤要短。无论模型大小，殆堤两端应距两侧上颌切迹有约 1cm 的距离。殆堤过宽、过窄、过长均会影响颌位关系的确定。

2. 下颌殆托的制作及正中关系记录 下颌暂基托及殆堤的基本制作方法同上颌。确定下殆堤的高度和位置也就是确定垂直距离和正中关系的过程。有两种方法：

（1）确定下殆托高度的同时取得正中关系位记录：上殆托就位于口中，嘱患者将口张小引起，练习用舌尖卷向上舔抵蜡球并咬殆至合适垂直距离，冲入冷水，取出上下殆托浸泡于凉水中数分钟，消除殆堤多余的蜡后，将上下殆托分别引入口中就位，反复做舔蜡球和咬殆动作无误为止。

（2）先修改预制的下殆托的高度，然后取得正中关系位记录修整后的上殆托就位于口中，下殆托就位后以手指扶住，嘱轻轻咬殆，修去过高处，一直修减到比合适的下殆托高度略低些，将烤软的蜡片贴附于下殆托上引入口中就位，利用卷舌舔蜡球或做吞咽咬殆结合轻推下颌法，嘱咬殆达到合适的垂直距离为止。

3. 检查垂直距离 依靠面形观察的方法确定垂直距离：天然牙列存在时，面下 1/3 的高度与面部长度比例协调，看起来自然、和谐。为无牙颌患者确定垂直距离时，若观察到患者的面下 1/3 高度与面部长度比例协调，就说明此时的垂直距离正确；如果面下 1/3 高度与面部长度比例不协调则说明垂直距离过低或过高了。这种观察能力要靠平时的训练，经常注意观察不同面形的人应具有的面下 1/3 高度，就可以积累丰富的经验。观察时有一个重要的参考指标，可有助于判断，即咬殆位时上下唇应轻轻接触，休息位时上下唇微微地分开。此外还可以参考鼻唇沟的深浅，帮助判断垂直距离是否合适。

4. 检查正中颌位关系 记录垂直距离的同时实际上也记录了水平颌位关系，只是在记录垂直距离时，有的患者常常不自主地作了下颌前伸或侧向咬殆动作，这就造成了错误的水平颌位关系记录。因此，在记录了垂直距离之后，要认真地检查水平颌位关系正确与否。检查的方法较多，如肌监控仪的检查较科学，但需要有设备，临床操作也较麻烦。比较实用而可靠的方法如下：

（1）扪测颞肌法：术者双手放在患者的两侧颞部，让患者作咬殆动作。如果两侧颞肌收缩有力，且左右肌力一致，说明下颌没有前伸，也没有偏向一侧。如果收缩无力，表明下颌有前伸。若左右肌力不一致，说明下颌有偏斜（偏向有力的一侧）。

（2）扪测髁突动度法：术者站在患者的前方，双手小指放在患者两侧外耳道中，指腹紧贴外耳道前壁，让患者作咬殆动作。如果指腹能感觉到髁突向后的冲击力，且左右两侧冲击力大小一致，说明下颌没有前伸，亦无偏斜。若冲击力不明显，说明下颌有前伸。若冲击力不一致，说明下颌有偏斜（偏向冲击力强的一侧）。

（3）面形观察法：在上述检查的基础上，医师应观察患者的侧貌以帮助判断下颌有无前伸。医师为患者诊治的过程中应注意患者在自然状态下的侧貌轮廓，特别要注意下颌与面中部的前后位置关系。记录垂直距离后，如果从患者的侧面看，下颌的前后位置无变化，说明下颌无前伸。若发现下颌较自然状态时偏前了，表明下颌有前伸。观察侧貌轮廓的能力也要在平时的训练中获得。

（4）引导下颌回到正确位置的方法：通过上述方法如果发现患者有下颌前伸现象，而患者自己又无法纠正时，可用下述方法纠正：如边发"2"音边作咬殆动作；边咽唾液边作咬殆动作。如果各种办法均无效时，可让患者反复作咬殆动作，约5～10min，可使前伸肌疲劳，下颌即可回到正确的咬殆位置上。

通过检查若发现颌位记录不正确，则应修改原来的咬殆记录。即将下颌蜡殆堤：取一段烧软的蜡条用热蜡匙烫软，放口内让患者再次咬殆，使之与上颌蜡殆堤：取一段烧软的蜡条重新对合并达到正确位置。

（5）歌德弓描绘法：利用颌位测定器描绘歌德弓（gothic arch）形图案，是传统的确定颌位关系的有效方法。具体方法如下。

在上下殆托前部各固定一个伸出口外的水平杆，上颌水平杆前端固定一个垂直的描绘针，下颌水平杆固定一个与针相对的水平描绘板，上下殆托戴在口内作咬殆动作时，描绘针的下端恰好与描绘板的上表面接触。描绘板上面熏一层黑烟或涂一层蜡，下颌随意反复作前伸和左右侧向运动时，针即在板上描绘出若干条交汇于一点的斜线、弧线。当针处于斜线、弧线的交汇点（歌德弓顶点）时，下颌位即位于正中关系位（髁状突在关节凹内的后退位）。此方法效果十分肯定，但操作较复杂，且伸出口外的描绘针和描绘板稳定性差，因此临床工作中一般不用，只是在实验室使用。不过近年来此方法不断改进，由口外法改为口内法，即描绘针固定于上殆托的腭侧，描绘板固定于盖过舌体的下殆堤上，提高了针和板的稳定性，已在一些国家的临床上推广使用，保证了颌位关系的准确记录。

5. 检查蜡殆堤的咬殆平衡　为无牙颌患者记录颌位关系时，上下颌牙槽嵴之间的距离与上下殆托的高度是一致的。由于牙槽各部位的拔牙创口愈合情况和吸收程度不同，各牙位处上下牙槽嵴之间的距离也不相同，因此记录颌位关系时还应检查各部位上下殆托的高度是否与该部位上下牙槽嵴间的距离一致。如果两者不一致，也属于颌位关系记录的误差，这样完成的全口义齿便会出现咬殆翘动，需要花大力气调殆，误差严重者还可导致义齿修复的失败。下列三种方法是检查蜡殆堤咬殆平衡行之有效的方法。

（1）检查上殆手托的平稳度：上下殆托戴在口内，医师用拇指和示指放在上殆托两侧前磨牙区的颊侧，让患者作咬殆动作。医师若感到上殆托很平稳，无翘动，表明各部位上下殆堤的接触很均匀。如果感到上殆托有前后或左右翘动，表明有的部位上下殆堤高度大于该区上下牙槽嵴之间的距离，而有的部位上下殆堤高度又小于该区上下牙槽嵴之间的距离。需要重新调整下殆堤各部位的高度，直至咬殆时上殆托无翘动为止。

（2）检查两侧的殆力：用两段咬殆纸分别放在两侧后牙区上下殆堤之间，让患者咬紧，医师向口外方向拉咬殆纸。若两侧的咬殆纸都拉不动，说明两侧殆力相等；若一侧咬殆纸可被拉出，说明该侧上下殆堤的高度小于该区上下牙槽嵴之间的距离，要重新调整下殆堤各部位的高度。

（3）检查蜡基托的密合度：患者戴上下殆托作正中咬殆时，不仅要求上下殆堤表面应紧密接触，还要求蜡基托与相应部位的黏膜也是紧密接触。检查方法是：医师用镊子分别先后插入上下殆堤颊侧上下摇动，无动度时表明两者紧密接触，有动度时说明蜡基托与其所覆盖的黏膜之间有缝隙。其原因仍是因上下蜡殆堤的高度与下下牙槽嵴之间的距离不一致，也需要调整下颌蜡殆堤的高度，使蜡基托与所覆盖的黏膜完全接触。

上述三项检查都是检查蜡殆堤咬殆平衡，即各部位上下蜡殆托的高度应与该区的上下牙槽嵴之间的距离完全一致。三项检查中任何一项不合要求，另两项检查也一定不合要求，都要认真重新调整。调整的原则是上颌蜡殆堤不变，只将下颌蜡殆堤过低处加高，过高处降低。具体操作时则不必去寻找过高处或过低处，只要将整个下殆堤烫软后放入口内让患者重新咬殆，即可调整到合适的高度。相差较大者需要重复上述操作 2 或 3 次才能达到目的。只要垂直距离合适，下颌没有前伸和偏斜，上述三项检查合格，制成全口义齿后即可达到良好的正中咬殆平衡。

（三）颌位关系的转移

1. 殆架

（1）殆架又称咬殆器，是模拟人体的上下颌和颞颌关节，用来制作全口义齿和局部义齿的必备器械，它能固定患者的口腔模型并保持该患者的颌位关系，以便在口外进行排牙、调殆等工序。铰链式殆架只能模拟人的开闭口运动，半可调及可调式殆架还可以模拟下颌的前伸和侧方运动，而且可通过面弓将上颌与颞颌关节的位置关系准确地转移到殆架上。

（2）殆架使用前的检查：上颌体应开闭自如，前后、侧向滑动灵活而无轴向摆动。前伸髁道斜度在 25°或 30°，髁球紧靠髁槽前端，锁好正中锁。侧向髁道斜度调在 15°，切针上刻线与上颌体上缘平齐，下端与切导盘中央接触。切导斜度调在 10°或 15°。上下架环分别与上下颌体密贴而不松动。

2. 转移颌位关系的方法　先借助面弓将上颌与颞颌关节的关系转移到殆架上，固定上颌模型与髁球间的位置关系；然后借助殆托转移下颌对上颌的关系，在殆架上固定下颌模型对上颌模型的位置关系。

颌位关系转移完毕，应将上下殆托重新放在口内复查颌位关系，若发现颌位关系有误差应及时调整。最后在蜡堤的唇面刻出中线、唇高线、唇低线和口角线，便于排牙参考。

三、排牙

全口义齿的排牙首先与义齿的固位有关，其次才是与功能、美观、发音有关。从固位的角度看，排牙既要遵循机械力学原则又要注意生物力学原则。从美观考虑，排牙要遵循个性排牙原则。

（一）机械力学原则

1. 殆平面应平分颌间距离　基底面积相同的物体，高的比低的稳定性差。同理，人工牙殆面离牙槽嵴远者稳定性也差。因此殆平面应平分颌间距离，使人工牙殆面离上下牙槽嵴大致相等，既有利于上颌固位也有利于下颌固位。对下颌牙槽嵴低平的病例殆平面有意下降少许以利于下颌义齿的固位。

2. 人工牙尽量排在牙槽嵴顶　全口义齿受咀嚼压力后，殆面与食物接触为力点，牙槽嵴顶为支点。如果人工牙排在牙槽嵴顶，力点与支点在一条垂直线上，义齿受到挤压力不会出现撬动。但人工牙如果排在牙槽嵴顶的颊侧，力点偏离了支点的垂线，就会出现力矩，义齿就会出现翘动的趋势。而且人工牙愈偏向唇颊愈不利于义齿的固位。

3. 前牙应避免深覆殆　前牙深覆殆即切道斜度大，需要牙尖斜度也大的人工牙配合才能达到平衡。但牙尖斜度大，产生的侧向力也大，不利于义齿的固位。若排成浅覆殆，切道斜度小，需要的牙尖斜度也小，产生的侧向力不大有利于义齿固位。

4. 后牙排好两个殆曲线　只有排好曲度适当的纵殆曲线和横殆曲线，获得良好的正中、前伸和侧方殆平衡才能有利于义齿的固位。

（二）生物力学原则

1. 人工牙排在"中性区"　全口牙缺失后，口内有一个潜在的间隙叫"中性区"，如果人工牙排在中性区，行使咀嚼功能时舌作用在义齿上向外的力与唇颊作用在义齿上向内的力相互抵消，有利于义齿的固位稳定，也有利于唇颊的丰满度。如果人工牙偏颊或偏舌，则唇颊舌的肌力不平衡，可导致义齿脱位。由于拔牙后上颌骨向内上吸收，原天然牙位于无牙颌牙槽嵴的唇侧。因此上颌人工牙可排在牙槽嵴之唇颊侧。下颌拔牙后，下颌骨向外下方向吸收，故下颌人工牙则可排在牙槽嵴之舌侧，但其程度要掌握适当。

2. 按解剖标志拔牙　天然牙的位置与口内有关解剖标志都有一定的关系，而且有的二者之间距离有一常数，若能参考这些解剖标志排牙，就可以使人工牙的位置接近原来的天然牙位置，有利于义齿固位。如：上颌切牙切缘距切牙乳突前缘的水平距离为 8～10mm；上颌结节应位于上颌第二磨牙之后；上颌中切牙切缘至上颌前庭沟底约 22mm；下前牙切缘至下颌前庭沟约 18mm；下切牙切缘与下唇上缘平齐；殆平面低于舌的侧缘 1～2mm；磨牙后垫的上下 1/2 与殆平面平齐，下颌后牙舌尖位于由磨牙后垫颊舌缘与下尖牙近中面所构成的三角内。

（三）个性排牙法

1. 个性排牙法的含意　前述的典型排牙法最大特点是左右侧同名牙按照严格的标准对称排列，完成的上下牙列很接近"理想殆"。结果不管患者的年龄、性别、职业、面部特征，都有一口洁白整齐的牙齿，使人一眼就看出此人戴的是假牙，因此就谈不上美了。戴在口中的牙齿除了比较整齐外，还要自然、协调、逼真，这就要参考患者的性别、个性、年龄等因素，在典型排牙法的基础上对前牙排列做适当的调整，模拟天然牙列中前牙某些不整齐的状态。如果制成的牙齿戴在患者口内，别人很难看出他是戴着假牙。这种排牙法就叫个性排牙法。

2. 个别牙位的调整　天然牙的前牙并不都是整整齐齐的排列着。常可见上中切牙内翻、外翻，两个中切牙或中切牙与侧切牙间部分重叠，尖牙颈部过突或牙尖唇向；下中切牙外翻、唇移位，相互重叠，侧切牙舌移位等。

3. 颈缘线和切缘的调整　随着年龄的增长，牙周组织渐渐萎缩、牙龈位置降低，牙颈部暴露部分增多。因此，全口牙齿老年人的牙龈位置应该降低。中年以后自然牙的牙面、切缘磨损日趋明显。全口义齿前牙切缘亦有相应的磨耗才能与患者的年龄相符。

4. 唇面、切角、牙弓形的调整　女性切牙应有一定突度的唇面、圆钝的切角、圆润柔和的牙列弓形及明显的笑线，而男性患者上前牙唇面较平坦，切角应接近直角，牙列弓形近似方形。

（四）全口义齿平衡殆

是指全口义齿的患者在做正中、前伸和侧方殆运动时，上下颌相关的人工牙都能同时接触的殆关系。全口义齿是靠大气压力和吸附力固位的，全口义齿达到平衡殆可以对抗破坏义齿基托边缘封闭的力，有利于义齿的固位并使之获得良好的咀嚼效能。未达到平衡殆者，不仅影响义齿的固位，降低咀嚼效能，还会因基托下黏膜承受的压力不均匀而产生压痛、压伤，甚至加速牙槽嵴的吸收。因此，平衡殆对全口义齿的修复有重要意义。

1. 平衡殆的分类

（1）正中平衡殆：下颌在正中颌位时，上下颌人工牙间具有最大面积的均匀接触而无殆干扰。

（2）前伸平衡殆：下颌在前伸运动过程中，相关的人工牙同时都有咬殆接触而无殆障碍。

（3）侧方平衡殆：下颌做侧方殆运动中，工作侧上下后牙呈同名尖接触，平衡侧后牙呈异名尖接触，下颌回到正中殆的接触过程中一直保持后牙间的均匀接触，这是单侧咀嚼的侧方平衡。

2. 前伸平衡殆理论　Gysi 提出的同心圆关系学说：认为髁道、切道和牙尖工作斜面均为同心圆上的一段截弧就称为平衡殆，并依此设计了殆架。有关前伸平衡殆的学说如今仍在指导排牙和选磨。主要内容有五因素十定律。

（1）髁道斜度：为髁槽与水平面的交角，前伸殆关系记录将髁道斜度转移到殆架上。

（2）切导斜度：为切导盘与水平面的交角。下颌做前伸运动时，下前牙切缘沿着上前牙舌面向前下方滑动的轨迹叫切道，切道与眶耳平面的交角叫切道斜度。切道斜度与切导斜度两者并不相等，而是成正比关系。切导斜度一般为 $0° \sim 30°$。

（3）补偿曲线曲度：全口义齿上颌后牙颊尖的连线叫补偿曲线，该曲线半径的倒数叫补偿曲线曲度。

（4）牙尖斜度：人工牙牙尖斜面与尖底的交角叫牙尖斜度，它是人工牙的固有斜度，与牙长轴方向无关。

（5）定位平面斜度：通过上颌中切牙近切角与两侧上颌第二磨牙远颊尖的假想平面叫定位平面。定位平面与水平面的交角叫定位平面斜度。它是在排牙时与补偿曲线同时形成的。

上述五因素中，髁道斜度是由人体测得的髁道斜度转移到殆架上的，一般不能随意改变。其余四因素可人为调整，使之与髁道斜度相适应以达到前伸平衡。

根据同心圆原理，可知五因素之间的关系：髁道斜度和切导斜度间为反变关系，补偿曲线曲度、牙尖斜度和定位平面斜度为反变关系，而髁道斜度或切导斜度与其余任一因素都是正变关系。

3. 侧殆平衡

（1）侧殆运动的特点：下颌做侧殆运动时，工作侧髁状突基本上是转动，很少滑动，故其侧向髁道斜度可看作0°；而平衡侧的髁状突则向前下内滑动，其侧向髁道斜度大小与该侧的前伸髁道斜度有关。

若平衡侧的侧向髁道斜面、后牙的侧向牙尖工作斜面和切导斜面三者均恰为同心圆上的一段截弧时，即可获得侧𬌗平衡，此同心圆的圆心在工作侧的上后方。要达到侧𬌗平衡，通常是通过调整横𬌗曲线（实质是侧向牙尖工作斜面斜度）来获得。

（2）与侧𬌗平衡相关的因素

1）与前伸平衡𬌗有关的因素：如髁道斜度、切导斜度、牙尖斜度、补偿曲线曲度、定位平面斜度均与侧𬌗平衡有关。

2）切导侧斜度：是指𬌗架的上颌体做侧𬌗运动时，切针尖端沿切导盘滑动的轨迹与水平面间的夹角。

3）侧向牙尖工作斜面斜度：后牙牙尖的颊舌斜面与水平面的交角叫侧向牙尖工作斜面斜度。工作侧指上后牙颊舌尖的舌斜面和下后牙颊舌尖的颊斜面；平衡侧指上后牙舌尖的颊斜面和下后牙颊尖的舌斜面。

4）横𬌗曲线曲度：上颌同名磨牙颊舌尖联成的弧线。横𬌗曲线的弯曲程度叫横𬌗曲线曲度。

4. 平衡𬌗理论的应用　全口义齿排牙达到正中平衡后，要通过调整牙的倾斜度和高度来达到前伸和侧𬌗平衡。调整前伸和侧𬌗平衡可按下列原则进行。

（1）髁道斜度：大者应有较大的补偿曲线曲度和横𬌗曲线曲度与之配合；反之，髁道斜度小者应有较小的补偿曲线曲度和横𬌗曲线曲度与之配合。

（2）前伸𬌗时上下前牙接触，后牙不接触说明牙尖工作斜面斜度过小或切道斜度相对过大。这时可加大补偿曲线曲度，即加大牙长轴的近远中倾斜度和高度。也可减小切导斜度，即减小前牙覆𬌗或加大前牙覆盖。

（3）前伸𬌗时，上下前牙无接触，后牙有接触说明牙尖工作斜面过大或切道斜度相对过小。这时可减小补偿曲线曲度即减小牙长轴的近远中向倾斜度和高度。也可加大前牙覆𬌗或减小前牙覆盖。

（4）侧𬌗时，工作侧早接触，平衡侧无接触说明横𬌗曲线曲度过小。调整时应加大横𬌗曲线曲度，即加大后牙长轴颊舌向的倾斜度。

（5）侧𬌗时，工作侧无接触，平衡侧早接触说明横𬌗曲线曲度过大。调整时应减小横𬌗曲线曲度，即减小后牙长轴颊舌向的倾斜度。

（6）调整前伸、侧𬌗平衡：主要是改变牙长轴的倾斜度和牙位的高低，也不排除对个别牙尖斜面的磨改。

平衡𬌗原理是制作全口义齿的理论指导，还需反复实践，总结经验，才能做到应用自如。

四、基托外形

1. 基托大小　设计基托大小的原则是不影响周围软组织正常活动的情况下基托边缘应充分伸展。基托面积大可以增加基托与黏膜间的空气负压和吸附力，有利于固位。但临床常见基托边缘过长而影响固位，当然过短也会影响固位，特别是上颌结节颊侧和舌侧翼缘区常被忽略。具体范围是：唇颊侧止于齿槽嵴黏膜与唇颊黏膜的反折线，上颌后缘止于双侧翼上颌切迹通过腭小凹后2mm的连线，下颌舌侧止于口底黏膜与齿槽黏膜反折线，下颌后缘止于磨牙后垫的前1/3或1/2，唇颊舌系带处要让开。

2. 基托形态 基托边缘应比基托略厚且呈圆钝状，才能获得良好的边缘封闭，即使肌运动状态空气也不易进入封闭区。如果边缘薄而锐，肌运动时空气便会进入封闭区，破坏固位。

基托磨光面应呈凹形，有利于发挥唇颊舌肌对义齿的固位作用。若过分凹下，虽有利于固位，但影响自洁作用，尤其是下颌两侧颊翼缘区，黏着的食物不易清除。

3. 基托的厚度 一般是1.5～2mm，既有一定的强度又要舒适。若患者的前庭沟、颊间隙较宽，可适当加厚该区的基托，使其与黏膜接触。但下颌唇侧及前磨牙区颊侧切忌基托过厚，以免唇颊肌运动时影响义齿的固位。

使用钛或钛合金制作全口义齿的基托，可使厚度降至0.5mm，更加舒适，重量轻，而且避免了基托的折断。

（吴晓飞）

第五节 全口义齿的初戴

一、义齿的查对和检查

首先要核对病历和义齿制作卡上的患者姓名，再核对全口义齿组织面的形态和患者颌弓的大小和形状，核对无误后检查义齿表面有无石膏残渣，组织面有无塑料小瘤，基托边缘有无锐利之处等。若有上述情况应先清除或修改，还要检查有无因牙槽嵴过突造成的唇颊基托倒凹过大之处，若有，应磨改该处基托的组织面，否则会影响义齿的就位，或就位时会擦伤黏膜。

二、义齿就位

无牙颌口腔因口内无余留牙，故全口义齿一般都能顺利就位。少数不能就位者多因基托局部有明显的倒凹，其边缘受过突的唇颊侧牙槽嵴阻挡所致，需磨改后才能就位。磨改的程度要细心观察而定，以免磨除过多，影响义齿的固位。常见的部位是上颌结节和上下前牙区唇侧。如遇双侧上颌结节都很丰满者，可磨除义齿一侧相应部位的基托边缘，戴义齿时先戴倒凹大的一侧，稍作旋转即可将另一侧顺利就位。

临床还可见到取模时因下颌磨牙后垫或颊侧翼区受压过重致使该区基托组织面过分压迫相应的软组织，造成下颌义齿不能就位的病例。检查清楚后，只要适当缓冲该区组织面便可完全就位。

三、义齿就位后的检查

（一）检查义齿是否平稳

义齿就位后要检查义齿是否平稳。检查时双手的食指分别放在两侧的前磨牙𬌗面，左右交替向下压，如上颌义齿左右翘动，常由于硬区相应的基托组织面未作缓冲引起；如出现下颌义齿左右翘动，多因外斜嵴区、下颌舌隆突区基托组织面未作缓冲之帮。经过适当组织翘动仍不消失，要考虑基托制作过程中发生变形或印模、模型不准。

（二）检查基托边缘和磨光面形态

基托边缘过长、过短都会影响义齿的固位。过长的部分压迫软组织易引起疼痛，还会受唇颊舌肌运动的影响而破坏固位，应该磨去过长的部分。基托边缘过短，减少了基托与黏膜的接触面积，也影响了边缘封闭，不利于义齿的固位，常见于上颌义齿的颊侧翼缘区后部和下颌义齿舌侧翼缘区的后部。基托边缘过长或过短都与印模不够精确有关。过长的部分可以磨改，过短的部分可以用自凝基托塑料延长。

基托的磨光面应呈凹形，有利于唇颊舌肌对义齿的挟持作用，加强义齿的固位。如果呈凸形，唇颊舌肌运动时义齿将受到破坏义齿固位的力，需磨改其过凸的部位。但磨光面的凹度不可过分，否则容易积存黏性食物，不易自洁，尤其是下颌的颊侧翼缘区。

（三）检查颌位关系

上下颌全口义齿在口内分别就位，检查了平稳度、基托边缘和磨光面之后，重点要检查颌位关系。患者戴上下颌全口义齿作咬𬌗动作时，如果上下牙列咬𬌗良好，如同在𬌗架上完成排牙时的状态一样，而且反复咬𬌗位置恒定，表明颌位关系正确。如果出现下列现象，则表明颌位关系不正确。

1. 下颌义齿后退　上下前牙间呈水平开𬌗状，上下后牙间呈尖对尖接触，垂直距离增高，表明下颌全口义齿与上颌全口义齿相比呈后退状。原因是确定颌位关系时患者下颌在前伸位置做了咬𬌗动作，且又未被医师发现和纠正。依靠这种前伸状态的蜡𬌗堤咬𬌗记录转移颌位关系于𬌗架下，完成的义齿让患者戴用时，下颌又回到了正确的位置，于是就会出现下颌（与上颌义齿相比）后退的现象。

如果后退的范围小，适当磨改后牙牙尖，义齿还可以使用。若后退范围较大，则必须重做。可以上下颌义齿全部重做，也可以只重做上颌义齿或重做下颌义齿，要根据具体情况而定，主要是依据牙列与牙槽嵴的关系，确定重做下颌还是下颌义齿。

2. 下颌义齿偏斜　上下牙列中线不一致，一侧后牙呈对刃𬌗或反𬌗，另一侧呈深覆盖𬌗，表明下颌偏斜。原因是确定颌位关系时，患者的下颌在偏向一侧的位置做了咬𬌗动作。戴义齿时，下颌回到正中的位置，与上颌义齿牙列相比呈现出偏向另一侧的现象。出现下颌偏斜现象应重做义齿，或全部重做或只做上颌义齿或下颌义齿。

下颌义齿偏斜也有假象，可因某牙位咬𬌗时有疼痛所致。待消除疼痛原因后，偏斜也随之消失。此外，下颌义齿后退者常伴有下颌义齿偏斜。

3. 义齿前牙开𬌗　戴义齿咬𬌗时上下后牙接触而前牙不接触。原因是蜡咬𬌗记录有误，或上架过程中移动了咬𬌗记录，致使𬌗架上后牙区的颌间距离大于口内后牙区的颌间距离。处理方法只有重做。

义齿前牙开𬌗也应鉴别有无假性开𬌗，外斜嵴区或磨牙后垫区基托组织面与黏膜间接触过紧也可形成开𬌗。有时上下磨牙远中基托过厚，上下之间形成早接触，也是造成假性开𬌗的原因。只要找准位置，经适当缓冲或磨改即可纠正假性开𬌗现象。

（四）检查咬𬌗关系

颌位关系与咬𬌗关系似乎是一回事，但又有所区别。颌位关系正确只表明记录颌位关系时下颌没有前伸或偏向一侧的咬殆动作，咬殆关系良好是指上、下蜡殆记录各部位的高度与口内相应各部分颌间距离协调一致，义齿在口内咬殆时上下牙列殆面达到广泛密切的接触。只有在颌位关系正确的基础上才能获得良好的咬殆关系，但颌位关系正确也可能出现咬殆关系不良，而颌位关系不正确就不可能获得良好的咬殆关系。

检查的方法是用两段咬殆纸分别放在两侧上下牙列之间，让患者做正中咬殆，上下接触紧密的部位殆面便出现着色点，颜色的深浅也表示接触的紧密程度。依据牙列殆面蓝色的深浅和分布便可判断咬殆的接触状况。若各牙的殆面均有蓝点，表明已达到广泛的接触。

咬殆关系不良可能有几种现象：个别牙早接触。前部牙接触紧密，后部牙接触不紧密或无接触。前部牙不接触或接触不紧密，后牙接触紧密。一侧牙接触紧密而另一侧牙接触不紧密或无接触。

义齿咬殆关系不良者可通过磨改早接触点，或磨改高尖和加高低殆的方法纠正。

正中咬殆关系检查调磨完成后，再检查左右侧殆和前伸殆的殆关系。最好能有红、蓝两种颜色的咬殆纸，红色印迹表示下颌向一侧运动（工作侧）时的上下牙接触状况，蓝色印迹表示下颌向另一侧运动（平衡侧）时的上下牙接触状况。

（吴晓飞）

第二十七章 牙体缺损间接修复治疗的护理技术

第一节 冠类修复的临床护理技术

全冠是用牙科材料制作的覆盖全部牙冠的修复体，它是牙体缺损的主要修复形式。根据其结构和使用材料不同，可分为几种主要类型：金属全冠（metal full crown）、非金属全冠（none – metal fullcrown）和金属与非金属材料混合全冠（metal – resin full crown；metal – procelain full crown）。金属全冠主要是铸造金属全冠；非金属全冠分为塑料全冠和全瓷冠；混合全冠分为烤瓷熔附金属全冠（又称金属烤瓷全冠，简称金瓷冠）和树脂 – 金属混合全冠。本节主要以金属烤瓷冠修复为例介绍医护配合治疗流程。

一、适应证

（1）牙体缺损严重，剩余牙体组织薄弱，充填材料不能为患牙提供足够的保护，而且由于充填材料本身所限，难以承受咀嚼力而易脱落者。

（2）牙体缺损过大，充填材料无法获得足够的固位力而易脱落者。

（3）需要加高或恢复咬合者。

（4）患者殆力过大，有夜磨牙习惯，以及牙冠重度磨耗，牙本质过敏者。

（5）牙体缺损的患者需要做固定义齿的固位体或可摘局部义齿的基牙者。

二、冠类修复医护配合流程

（一）牙体预备医护配合流程

1. 用物准备

（1）常规用物：检查器（口镜、镊子、探针），口杯、吸引器管、手套、三用枪、敷料、高速牙科手机、低速直牙科手机、凡士林棉签及防护膜、护目镜等选择性应用的物品。

（2）牙体预备用物：酒精灯、咬合间隙测量片、基托蜡、金刚砂车针、火柴、咬合纸（图 27 – 1）、必要时备局部麻醉或表面麻醉用物。

（3）排龈用物：排龈线、眼科剪、盐酸肾上腺素、排龈液、排龈器（图 27 – 2）。

（4）印模制取用物：常用制取印模方法分为以下三种

1）藻酸盐印模材料：藻酸盐印模材料、托盘、橡皮碗、调拌刀、水计量器、量勺（图 27 – 3）。

2）机混聚醚橡胶印模材料：聚醚橡胶印模材料、聚醚混合机、一次性混合头、聚醚专用注射器。

3）硅橡胶印模材料：硅橡胶印模材料、计量勺、调拌棒、调拌输送杯、终印注射器、刮刀。

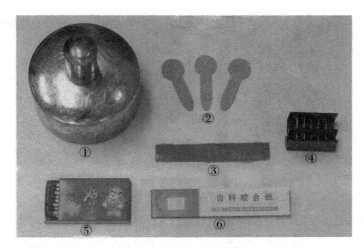

图 27 – 1 牙体预备用物
①酒精灯；②咬合间隙测量片；③基托蜡；④金刚砂车针；
⑤火柴；⑥咬合纸

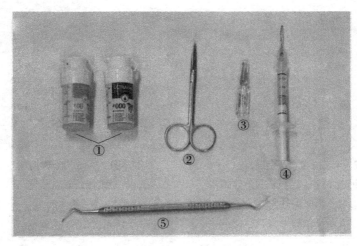

图 27 – 2 排龈用物
①排龈线；②眼科剪；③盐酸肾上腺素；④排龈液；⑤排龈器

（5）制取殆位关系记录用物：硅橡胶殆记录材料混合枪、硅橡胶殆记录材料、一次性搅拌头（图 27 – 4）。

（6）比色用物：比色板、镜子（图 27 – 5）。

（7）制作暂时冠用物

1）制作用物：丙烯酸树脂材料混合枪、丙烯酸树脂材料、一次性搅拌头、自凝牙托水、自凝牙托粉、硅橡胶调拌碗、预成冠、调拌刀（图 27 – 6、27 – 7），其中前三项为丙烯酸树脂暂时冠用物，后五项为预成冠制作暂时冠用物。

2）其他用物：金刚砂车针、树脂切盘、树脂磨头、抛光磨头、暂时粘接水门汀、咬合纸、75% 酒精棉球、抛光布轮、调拌板、调拌刀（图 27 – 8）。

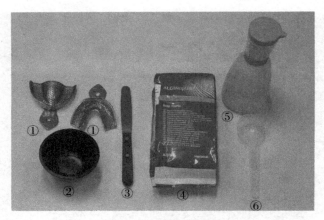

图 27 - 3　印模制取用物
①托盘；②橡皮碗；③调拌刀；④印模材料；⑤水计量器；⑥量勺

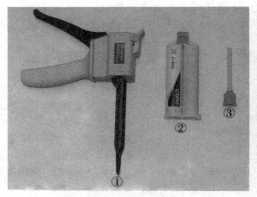

图 27 - 4　𬌗位关系用物
①硅橡胶𬌗记录材料混合枪；②硅橡胶
𬌗记录材料；③一次性搅拌头

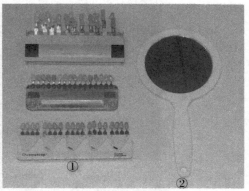

图 27 - 5　比色用物
①比色板；②镜子

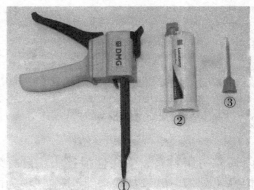

图 27 - 6　丙烯酸树脂暂时冠用物
①丙烯酸树脂材料混合枪；②丙烯酸树脂
材料；③一次性搅拌头

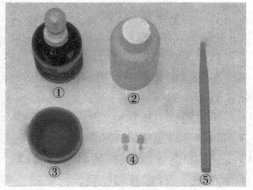

图 27 - 7　预成冠制作暂时冠用物
①自凝牙托水；②自凝牙托粉；③硅橡
胶调拌碗；④预成冠；⑤调拌刀

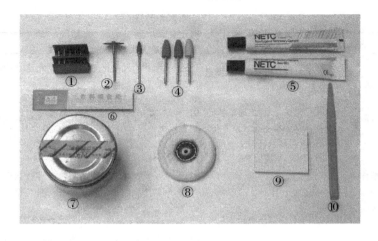

图 27 - 8　制作暂时冠其他用物
①金刚砂车针；②树脂切盘；③树脂磨头；④抛光磨头；⑤暂时粘接水门汀；⑥咬合纸；⑦75% 酒精棉球；⑧抛光布轮；⑨调拌板；⑩调拌刀

2. 全冠牙体预备及暂时冠制作医护配合流程（表 27 - 1）

表 27 - 1　全冠牙体预备及暂时冠制作医护配合流程

医生操作流程	护士配合流程
（1）治疗前准备 1）询问患者病史，向患者交代病情、治疗计划、相关费用，签署知情同意书	遵医嘱准备用物，备好相关知情同意书 调整椅位灯光，准备漱口杯及漱口液 用凡士林棉签润滑口角，防止口镜牵拉造成患者痛苦，递碘伏棉签予医生消毒麻醉部位
2）麻醉（活髓牙）：局部浸润麻醉或传导阻滞麻醉	遵医嘱准备麻醉剂及合适针头检查注射器各关节是否连接紧密，核对麻醉剂的名称、浓度、剂量、有效期及患者姓名，无误后抽吸或安装麻药递予医生
（2）牙体预备（以后牙烤瓷全冠修复为例） 1）𬌗面预备：𬌗面部分牙体组织磨除，为全冠提供𬌗面间隙 𬌗面磨除量的测量	根据医生要求在高速牙科手机上安装平头、圆头锥状或棱形、 棒锤形金刚砂车针（直径 1mm） 使用三用枪和吸引器管保持术野清晰 准备相应厚度的咬合纸、基托蜡、咬合间隙测量片 在高速牙科手机上安装平头、圆头柱状或鱼雷状金刚砂车针（直径 1mm）
2）轴面预备：消除轴面倒凹并与邻牙完全分离，建立合适的就位道，磨出全冠厚度和邻面间隙	在高速牙科手机上安装细针状金刚砂车针磨除邻面接触区 在高速牙科手机上安装细粒状宽的圆头锥状金刚砂车针（直径 > 1mm）

医生操作流程	护士配合流程
3）精修完成	停止操作时，及时用三用枪吹净患牙
（3）排龈：排开牙龈，充分暴露预备体边缘，保证印模清晰准确	
1）根据预备体大小及牙龈沟的不同选择排龈线	取合适长度和粗细的排龈线递予医生或遵医嘱将排龈线用排龈液或盐酸肾上腺素浸湿并递予医生，以达到止血并减少龈沟满分溅的目的
2）排龈：用排龈器将排龈线轻柔压入龈沟内。从近中邻面处开始，排龈器贴轴壁将线压入牙龈沟，向舌侧、然后是远中回到唇颊侧	将排龈线预弯成一圆圈，用镊子将线置于预备体颈部，传递排龈器并及时吸唾，必要时传递眼科剪．协助医生剪掉多余排龈线（图 27-9、27-10）
（4）制取印模	
1）试托盘	
2）制取印模	选择与患者牙弓大小、形态、高低合适型号的托盘将托盘置于一次性混合头底部，由非工作端向工作端缓慢注入聚醚橡胶印模材料直至充满整个托盘，再向专用注射器内注入少量聚醚印模材料，开启计时器。握着注射器的工作端进行传递，将注射器手柄朝向医生的手，弯曲的注射头方向要朝向预备体（图 27-11）；注射完毕后，接过注射器，同时手握托盘柄的远端递托盘予医生（图 27-13）；协助患者擦净口周
①机混聚醚橡胶制取工作印模：用注射器在患牙预备体边缘及周围组织注满聚醚材料（图 27-12），注射完毕后，将注满材料的托盘放入患者口内就位，凝固后取出	
②硅橡胶印模制取工作印模（双重印模法）：放入托盘，轻压口内就位，凝固后取出	按照 1：1 的初印模基质与催化剂调和 30 秒至颜色均匀后递予医生
刮除邻间隙、龈缘等处容易阻碍再次口内就位的印模材，制作排溢沟	将刮刀递予医生
将材料注入预备体周围	按照 1：1 的终印模基质与催化剂调和 30 秒至颜色均匀后，注入终印注射器递予医生
放入托盘，口内就位	剩余材料注满初印模牙列内递予医生
③非工作印模制取（以藻酸盐印模为例）	严格按照产品使用要求进行调拌，以水、粉体积比 1：1 的比例先加入粉剂后再加入清水进行调拌，调拌好的印模材应表面光滑细腻无气泡，呈奶油状
	印模材料置入托盘时，上颌托盘从远中向近中放置印模材，下颌托盘从一侧向另一侧旋转放置印模材
（5）制取𬌗记录（以枪混硅橡胶𬌗记录为例）：在预备体及邻近牙列的𬌗面注入适量材料后（图 27-14），嘱患者处于正中咬合状态，待材料凝固后取出	安装一次性混合头，将硅橡胶𬌗记录注射枪递予医生。将凝固后的𬌗记录连同患者印模消毒后一起转送模型室
（6）比色（烤瓷）：在适宜的采光环境下，用与烤瓷材料相应的比色板选取与患牙颜色相近的色号	关闭牙科治疗灯，递相应的比色板予医生，同时递镜子予患者。协助比色并记录
（7）制作暂时冠（以口内直接制作的方法为例）	
1）方法一：丙烯酸树脂暂时冠法	
①取成型印模：牙体预备前，如牙冠完整可直接在口内制取藻酸盐或橡胶类印模作为成型印模	准备合适的托盘调拌相应的印模材料，放置在托盘交给医生制取印模，将制取好的印模放置在塑料袋内保湿备用
还可以使用热塑性材料（聚乙酸内酯）制取成型印模。如牙冠不完整可在牙体缺损处先用蜡在口内恢复外形再取印模	使用热凝性塑料，准备 70℃ 热水浸泡材料，使其软化至透明后至口内压制成型，包括预备体与两侧邻牙，冷却后取出备用

医生操作流程	护士配合流程
②牙体预备后，将注满丙烯酸树脂的暂时冠材料的印模放入口内就位，待材料凝固后取出备用	牙体预备后，将枪混的丙烯酸树脂暂时冠材料注入到备用的印模或热塑性材料内递予医生，口内就位，凝固后取出（图27－15）
2）方法二：预成冠制作暂时冠 将自凝树脂放入预成冠内进行重衬，在口内就位。待完全固化后进行调改	根据患牙大小选取合适的预成冠递予医生，在预备体上试戴。按操作要求调拌自凝树脂（图27－16），迅速填塞进预成冠内（图27－17）递予医生，口内就位，当树脂成橡胶期时取出
（8）暂时冠调磨	安装低速直牙科手机和树脂磨头，传递咬合纸，协助医生检查暂时冠咬合高度 暂时冠调磨时，协助用吸引器管吸除粉末 调改完成，安装抛光布轮
（9）暂时冠粘接	调拌暂时粘接材料，均匀涂于暂时冠内递予医生，口内就位 传递探针，及时擦除探针前端的材料，擦净患者口周；整理用物，将全冠技工设计单填写好转送技工室
（10）预约患者	协助预约试戴基底冠时间

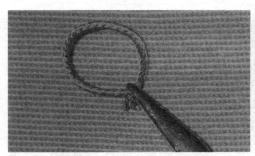

图27－9　预弯排龈线形成圆圈

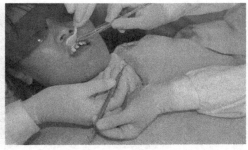

图27－10　传递排龈器

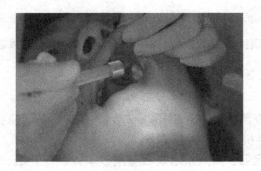

图27－11　传递聚醚专用注射器

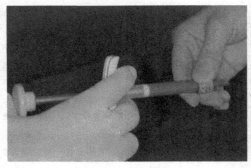
图 27 - 12　注入聚醚印模材料

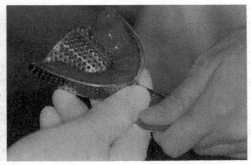
图 27 - 13　将装好印模材的托盘递予医生

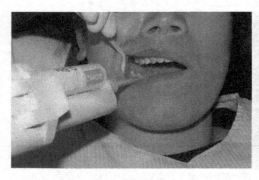
图 27 - 14　注入殆记录材料

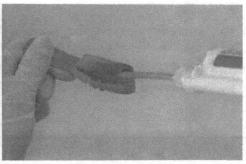
图 27 - 15　将丙烯酸树脂材料注入印模内

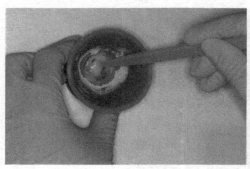
图 27 - 16　调拌自凝树脂

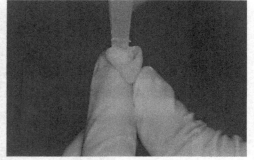
图 27 - 17　预成冠内涂抹自凝树脂

（二）试戴基底冠医护配合流程

1. 用物准备

（1）常规用物：检查器（口镜、镊子、探针）、吸引器管、防护膜、护目镜、口杯、三用枪、敷料、高速牙科手机、凡士林棉签。

（2）特殊用物：去冠器、高点指示剂、金刚砂车针、咬合纸、暂时粘接水门汀、卡尺、75%酒精棉球、调拌板、调拌刀（图 27 - 18）、比色用物同前。

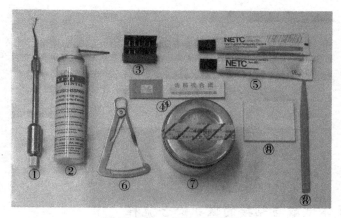

图 27 - 18　试基底冠用物
①去冠器；②高点指示剂；③金刚砂车针；④咬合纸；⑤暂时粘接水门汀；
⑥卡尺；⑦75%酒精棉球；⑧调拌板；⑨调拌刀

2. 试戴基底冠医护配合流程（表 27 - 2）

表 27 - 2　试戴基底冠医护配合流程

医生操作流程	护士配合流程
1）治疗前准备：向患者交代病情、治疗计划、相关费用	根据患者病情准备用物 用凡士林棉签润滑口角，防止口镜牵拉造成患者痛苦
2）试戴基底冠 ①用去冠器取下暂时冠	拧紧去冠器各关节递予医生，协助去除暂时冠，75%酒精棉球消毒暂时冠，吹干（图 27 - 19）
②检查基底冠的就位、固位，检查其颈缘密合和邻面接触情况，并调磨	递40μ薄咬合纸或高点指示剂及探针予医生；在高速牙科手机上安装细针状金刚砂车针，在医生调磨其形态时用吸引器管吸除粉末
③检查烤瓷间隙：检查各部位瓷层间隙是否满足瓷层的要求，必要时调磨基底冠或对颌牙	递予医生卡尺测量基底冠厚度，调磨时吸除唾液和粉末
④试戴基底冠合适后取下，再次暂时粘接暂时冠	按照产品使用要求调拌暂时粘接水门汀，涂布于暂时冠内递予医生在口内就位 待粘接剂凝固后递探针予医生，协助清除暂时冠周围残留粘接材料
⑤试戴完毕	用75%酒精棉球消毒基底冠，放置模型上。整理用物，协助预约戴冠时间并将技工设计单填写好和基底冠及模型一起转送技工室

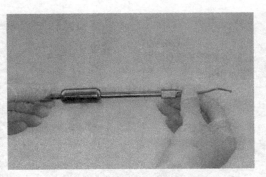

图 27 – 19　拧紧去冠器各关节

（三）冠修复体试戴与粘接的医护配合流程

1. 用物准备

（1）常规用物：检查器（口镜、镊子、探针）、吸引器管、防护膜、护目镜、口杯、三用枪、敷料、高速牙科手机、低速直牙科手机、凡士林棉签。

（2）特殊用物（以玻璃离子水门汀为例）：去冠器、高点指示剂、金刚砂车针、咬合纸、卡尺、75%酒精棉球、调拌刀、调拌板、玻璃离子水门汀粉和液、计量勺、牙线、洁治器（图 27 – 20、27 – 21）。

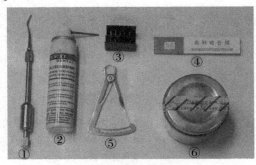

图 27 – 20　试戴与粘固用物

①去冠器；②高点指示剂；③金刚砂车针；④咬合纸；⑤卡尺；⑥75%酒精棉球

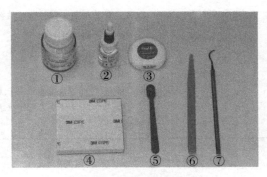

图 27 – 21　试戴与粘固用物

①玻璃离子水门汀粉；②玻璃离子水门汀液；③牙线；④调拌板；⑤计量勺；⑥调拌刀；⑦洁治器

2. 修复体试戴与粘接的医护配合流程（表27-3）

表27-3　冠修复体试戴与粘接的医护配合流程

医生操作流程	护士配合流程
（1）治疗前准备：向患者交代病情、治疗计划、相关费用	根据患者病情准备用物，调整椅位灯光，准备漱口杯及漱口液用凡士林棉签润滑口角，防止口镜牵拉造成患者痛苦
（2）试戴与粘接	
1）取下暂时冠	拧紧去冠器各关节递予医生，协助去除暂时冠
2）检查烤瓷冠的就位、咬合	准备100μ咬合纸递予医生，在低速直牙科手机上安装柱状石头，在医生调磨其形态时用强力吸引器吸除粉末
3）检查烤瓷冠的接触点	准备40μ薄咬合纸及牙线递予医生，用手指轻轻按压烤瓷冠，协助医生检查邻间隙
4）判断烤瓷冠的外形、颜色、半透明性等	关闭牙科治疗灯，把镜子递予患者。协助医生判断烤瓷冠的形态、颜色、半透明性等，必要时送给技师加瓷上色上釉
5）修复体粘接 ①消毒吹干预备体	75%酒精棉球消毒修复体
②夹取棉卷放于预备体周围隔湿	递棉卷予医生
③粘接	严格按照产品使用说明书调拌粘接水门汀，用调拌刀将粘接剂均匀涂布于烤瓷冠的内壁递予医生
④就位，检查冠边缘 ⑤清除修复体周围残留的粘接材料	烤瓷冠就位后，递探针予医生，确认已完全就位 待材料完全凝固后递洁治器和牙线予医生并及时用棉球擦除器械上的材料，整理用物

三、护理要点

（1）认真核对患者基本信息、技工设计单上医生及患者姓名、修复体种类等。

（2）注射麻药时，嘱患者尽量放松，观察患者用药后的不良反应。

（3）应确认车针是否安装就位，以防操作时钻针突然从牙科手机上脱落飞出。

（4）使用吸引器管配合吸唾或牵拉口角时注意动作要轻柔，以免对患者的黏膜软组织等造成损伤。

（5）对于高血压、心脏病的患者，排龈线中不宜含有盐酸肾上腺素。

（6）制取聚醚橡胶印模时，在患者口唇周围涂抹医用凡士林，便于清除取印模过程中黏附在口唇周围的残留聚醚材料。

（7）由于印模材料具有一定的流动性，制取印模前告知患者注意事项。对于咽反射较为敏感的患者，嘱其低头，大口呼气，密切观察患者的反应，如有异常应立即停止操作。

（8）多数𬌗记录体积较小，制取后应妥善保存，避免遗失。

（9）暂时冠树脂材料在其完全固化之前取下，以防止树脂材料进入倒凹导致材料完全固化后无法取出。

（10）试戴烤瓷冠时需轻轻按压，以免崩瓷，按压时检查烤瓷冠是否就位，边缘是否密合。

（11）根据患牙情况选择适宜的粘接水门汀，活髓牙最好使用刺激性小的羧酸锌水门汀，调拌好的粘接剂应黏稠度适宜，在粘接过程中应注意隔湿。

（12）诊疗的全过程中应密切观察患者的反应，如有异常停止操作，及时予以处理。

（13）试冠过程中避免患者体位过仰，如其冠不慎脱落口内后，嘱其不要闭嘴，避免做吞咽动作，防止发生误吸、误咽。

四、术后宣教

（一）戴用暂时冠医嘱

（1）暂时冠具有保护基牙，暂时填补缺牙位置，防止对颌牙过长及相邻牙齿向缺隙倾倒的作用，并不能够承受过大的咬合力量，应嘱患者避免咬硬或粘的食物。

（2）活髓牙牙体预备后，易出现牙齿敏感现象，嘱患者避免进食过冷、过热等对牙髓有刺激的食物，如果牙齿出现剧烈疼痛，应立即到医院就诊。

（3）注意保持口腔卫生，尤其是戴用暂时冠的牙齿。使用牙线有效清洁邻间隙。使用牙线时，牙线进入接触点以下的牙间隙后，紧贴牙面轻轻上下拉动，清洁牙齿的邻面，然后从颊舌侧将牙线拉出，避免剧烈的上下提拉。

（4）若暂时冠松动或脱落，及时与医生联系。

（二）冠修复粘固后医嘱

（1）注意保持口腔卫生，学会正确使用牙线的方法，必要时使用牙间隙刷、牙缝刷等清洁工具，以保证牙周组织的健康，向患者解释保持牙周健康对修复体及其基牙的意义。

（2）修复体粘接后，24h 内勿用患侧咀嚼过硬过粘食物。

（3）避免咬过硬的食物，金属冠硬度较高，咬硬物时会伤及对颌牙，烤瓷冠在咬硬物时易造成崩瓷现象，影响美观。

（4）使用固定义齿后要定期复查，一般半年或 1 年复查 1 次。如感觉不适或出现义齿松动等异常，应及时就医。

（徐晓明）

第二节　桩核冠修复的临床护理技术

桩冠是利用桩插入根管内以获得固位的一种桩与冠一体的修复体。目前使用的桩核冠是一种比早期的一体式桩冠更合理、更方便的设计。将桩核与外面的全冠分开独立制作。桩是插入根管内的部分，为核和最终的全冠提供固位。核暴露于根管外，延伸于口内牙冠部。金属铸造核与桩一体，树脂核固定于桩上，与牙冠剩余的牙体组织一起形成最终的全冠预备体，为全冠提供固位。全冠位于核与剩余牙体组织形成的预备体上，恢复牙齿的形态和功能。

一、适应证

（1）临床冠大部分缺损，无法直接应用冠类修复者。

（2）临床冠完全缺损或缺损断面位于龈下，但根有足够长度，经冠延长术或牵引术后可暴露根面。

（3）最终全冠修复体的边缘至少要包过剩余牙体组织断面高度的 1.5~2.0mm，磨牙以不暴露根分叉为限。

（4）错位、扭转牙而非正畸适应证需改变牙齿倾斜方向者。

（5）畸形牙直接预备固位形不良者。

二、桩核冠修复医护配合流程

（一）桩核修复牙体预备医护配合流程

1. 用物准备

（1）常规用物：检查器（口镜、镊子、探针）、吸引器管、防护膜、护目镜、口杯、三用枪、敷料、高速牙科手机、低速牙科手机、凡士林棉签。

（2）根管预备用物：金刚砂车针、球钻、peeso reamer 根管预备钻、螺旋输送器、直尺（图 27-22）。

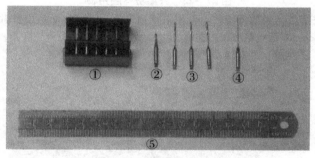

图 27-22　根管预备用物
①金刚砂车针；②球钻；③peeso reamer 根管预备钻；
④螺旋输送器；⑤直尺

（3）制作纤维桩树脂核用物（以 Paracore 双固化复合树脂为例）：预成桩套装（预成纤维桩、专用根管预备钻）、Paracore 双固化粘接树脂、Paracore 双固化粘接树脂混合枪、一次性搅拌头、前处理液、粘接剂 A&B、棉棒、双碟、吸潮纸尖、光敏固化灯（图 27-23）。

（4）直接法制取桩核蜡型用物：酒精灯、75% 酒精棉球、暂时封闭材料、火柴、石蜡油、嵌体蜡、金属丝、蜡刀、水门汀充填器（图 27-24）。

（5）间接法制取桩核印模用物（以聚醚橡胶为例）：托盘、金属或塑料加强钉、聚醚橡胶材料、一次性混合头、聚醚专用注射器、暂时封闭材料、水门汀充填器（图 27-25）、聚醚混合机。

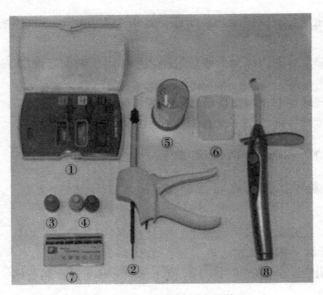

图 27 - 23　纤维桩树脂用物

①预成桩套装（预成纤维桩、专用根管预备钻）；②Paracore 双固化粘接树脂、Paracore 双固化粘接树脂混合枪、一次性搅拌头；③前处理液；④粘接剂 A&B；⑤棉棒；⑥双碟；⑦吸潮纸尖；⑧光敏固化灯

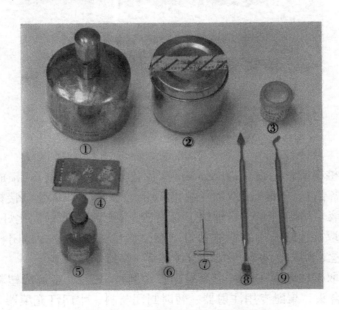

图 27 - 24　直接法制取桩核印模用物

①酒精灯；②75% 酒精棉球；③暂时封闭材料；④火柴；⑤石蜡油；⑥嵌体蜡；⑦金属丝；⑧蜡刀；⑨水门汀充填器

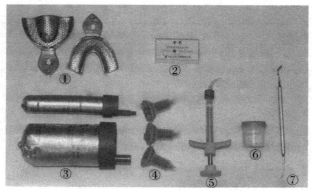

图 27 - 25　间接法制取桩核印模用物

①托盘；②金属或塑料加强钉；③聚醚橡胶材料；④一次性混合头；⑤聚醚
专用注射器；⑥暂时封闭材料；⑦水门汀充填器

2. 桩核修复牙体预备的医护配合流程（表 27 - 4）

表 27 - 4　桩核修复牙体预备的医护配合流程

医生操作流程	护士配合流程
（1）治疗前准备：询问患者病史，向患者交代病情、治疗计划、相关费用，签署知情同意书	根据患者诊疗需要准备用物，备好相关知情同意书，用凡士林棉签润滑口角，防止口镜牵拉造成患者痛苦
（2）牙体预备：剩余牙体组织预备，根据所选择的全冠修复体要求进行剩余牙体组织的磨除	在高速牙科手机上安装圆头柱状金刚砂车针（直径 Imm）；使用三用枪和吸引器管保持术野清晰
（3）根管预备	
1）测量根管长度	将 X 线片放于观片灯上，递钢直尺予医生
2）去除根管口暂时充填材料	在低速牙科手机上安装球钻或在高速牙科手机上安装圆头金刚砂车针递予医生
3）根管预备：去除部分根管充填材料，去除根管壁倒凹，达到适当直径和长度	去除根管口暂时充填材料后，更换安装 peeso reamer 根管预备钻或预成桩系统配套的根管预备钻
	适时使用三用枪轻轻吹掉根管口附近切碎的氧化锌糊剂、牙胶等根管充填材料
（4）桩核的制作	
1）纤维桩树脂核	
①试纤维桩	准备并选择与根管形态相适应的纤维桩，用酒精消毒后备用
②根管准备：清洁根管表面，75% 酒精消毒，三用枪彻底吹干（图 27 - 26）	将 75% 酒精棉球用镊子挑成细棉条递予医生
③根管前处理：将前处理液涂布整个根管及根管口，再用吸潮纸尖吸去多余处理液，吹干根管	关闭治疗椅上的照明灯，将前处理液垂直滴入双碟，用棉棒蘸取后递予医生（图 27 - 27），同时计时 15 秒
	选择与根管相应粗细的吸潮纸尖，15 秒后递予医生，以吸去多余的前处理液，直至吸潮纸尖干燥（图 27 - 28）
④根管处理：将粘接剂涂布整个根管及根管口，用吸潮纸尖吸去多余粘接剂，吹干根管	将粘接剂 A 液与 B 液按 1：1 的比例垂直滴入双碟混合，用另一棉棒混匀后递予医生。20 秒后递吸潮纸尖予医生，以吸去多余粘接剂，直至吸潮纸尖干燥

医生操作流程	护士配合流程
⑤预成桩粘接：向根管内注入粘接树脂材料直至充满根管，将预成纤维桩插入根管后就位，再继续在纤维桩和根面上注射树脂，完成堆塑树脂核的制作	在树脂粘接剂注射枪上安装好一次性混合头，将树脂注射枪递予医生（图27－29），待树脂材料充满根管后接过树脂注射枪，将纤维桩递予医生，纤维桩就位后，再次传递树脂注射枪
⑥光照固化	用光敏固化灯充分照射40秒至树脂材料完全固化（图27－30）
⑦纤维桩树脂核完成后进行冠修复牙体预备	
2）口内直接法制作金属桩核蜡型	
①隔湿	牙体、根管预备后，夹取棉卷协助医生隔湿
②清洁消毒根管，吹干	取75％酒精棉球，用镊子挑成细棉丝以备医生清洁消毒根管
③在根管内与根面上涂一层石蜡油，吹薄（图27－31）	滴石蜡油于干棉条上备用，传递三用枪
④选合适粗细的嵌体蜡烤软插入根管（图27－32）	点燃酒精灯，选择合适粗细的嵌体蜡
⑤用一金属丝在酒精灯上烤热后插入到蜡的中央直达递金属丝予医生所预备的根管最底部（图27－33）	用三用枪吹冷嵌体蜡
⑥待蜡冷却凝固后，握着金属丝将桩的熔模蜡型拔出，检查是否完整后重放回根管内（图27－34）	
⑦用蜡刀熔蜡，逐渐堆塑核部熔模蜡型	递蜡刀予医生，手持嵌体蜡，便于医生用蜡刀熔蜡，堆出核部蜡型。医生制作蜡型过程中，及时吸除唾液和碎屑
⑧再次冷却后取下，固定于蜡型底座上（图27－35）	蜡型完成医生检查合格后，将蜡型浸入冷水中漂浮或固定在蜡型底座上，连同设计单一同转入技工室包埋铸造
⑨暂时封闭根管口（图27－36）	备好小棉球，根据根管口和髓腔大小取适量暂时封闭材料，揉成锥形置于充填器上递予医生
⑩嘱患者一周后复诊试戴桩核	
3）间接法制作金属桩核	
①试托盘	协助选择与患者牙弓大小、形态、高低合适型号的托盘
②根管处理：清洁根管表面，75％酒精消毒，气枪彻底吹干	将75％酒精棉球用镊子挑成细棉条递予医生 备好金属加强钉 在低速牙科手机上安装螺旋输送器并将转速调至正转低速备用
③制取印模：以聚醚橡胶为例 用螺旋输送器将印模材导入根管，后插入金属加强钉。托盘放入口内就位，材料凝固后取出	按产品说明要求调拌印模材 用注射器将印模材注入根管口内（图27－37），待医生用螺旋输送器注满所预备的根管并将金属桩核印模加强钉插入根管后（图27－38）传递注满印模材料的托盘，按照材料使用要求计时，待材料凝固取出后送往技工室
④暂时封闭根管口：封闭根管，避免污染	备好小棉球，根据根管口大小取适量暂时封闭材料，置于充填器上递予医生
（5）预约患者	整理用物，协助预约试戴桩核时间

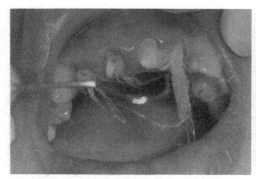

图 27-26　消毒根管表面

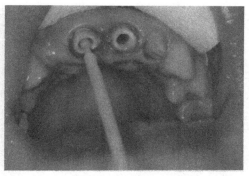

图 27-27　根管内涂布前处理液

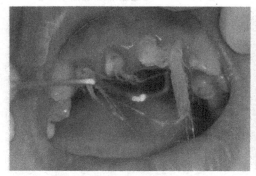

图 27-28　用纸尖蘸干处理液

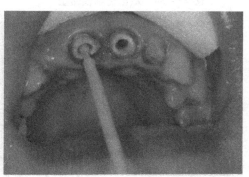

图 27-29　注入粘接树脂材料

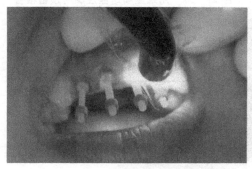

图 27-30　用光敏固化灯固化粘接树脂

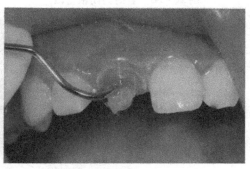

图 27-31　涂石蜡油于根管内

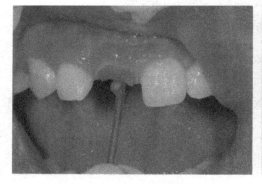

图 27-32　根管内插入嵌体蜡

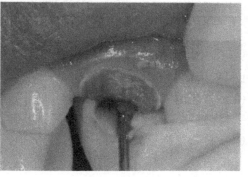

图 27-33　根管内插入热金属丝

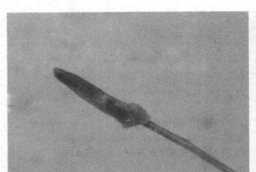

图 27 - 34　取出桩熔模蜡型

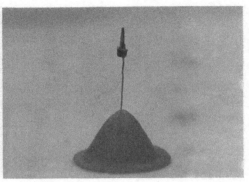

图 27 - 35　在蜡型底座上固定蜡型

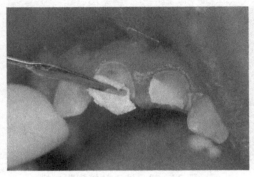

图 27 - 36　暂时封闭根管口

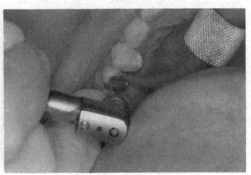

图 27 - 37　用螺旋输送器注满所预备根管

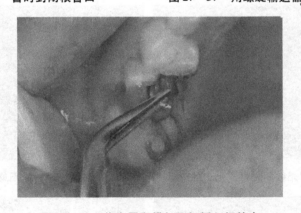

图 27 - 38　将金属印模加强钉插入根管内

（二）桩核粘接医护配合流程（以玻璃离子水门汀为例）

1. 用物准备

（1）常规用物：检查器（口镜、镊子、探针）、吸引器管、防护膜、护目镜、口杯、三用枪、敷料、高速牙科手机、低速牙科手机、凡士林棉签。

（2）特殊用物：玻璃离子水门汀粉和液、调拌板、计量勺、调拌刀（图 27 - 39）。

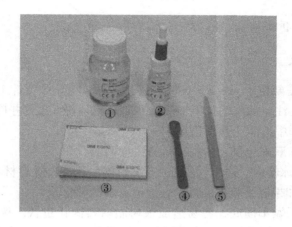

图 27 - 39 特殊用物

①玻璃离子水门汀粉；②玻璃离子水门汀液；③调拌板；
④计量勺；⑤调拌刀

2. 桩核粘接医护配合流程（表 27 - 5）

表 27 - 5 桩核粘接医护配合流程

医生操作流程	护士配合流程
（1）治疗前准备：向患者交代病情、治疗计划、相关费用	根据患者诊疗需要准备用物 用凡士林棉签润滑口角，防止口镜牵拉造成患者痛苦
（2）桩核试戴：检查就位及边缘情况，进行适当调磨	准备 40μ 薄咬合纸，协助检查桩核就位情况 传递探针协助检查桩核边缘。根据医生习惯准备相应的车针，协助医生调磨桩核
（3）消毒根管：用 75% 酒精棉球消毒根管并用三用枪彻底吹干	将 75% 酒精棉球用镊子挑成细棉条备用
（4）消毒桩核：用三用枪彻底吹干	协助医生用 75% 酒精棉球消毒桩核
（5）桩核粘接：用螺旋输送器将玻璃离子水门汀导入根管内，桩核就位。查看边缘是否密合，清除多余水门汀	在低速牙科手机上安装螺旋充填器。严格按照材料使用说明书调拌粘接玻璃离子水门汀。用调拌刀将粘接水门汀置于根管口，待医生将材料导入根管后（图 27 - 40），在桩核组织面涂抹适量材料，桩核就位后递探针或洁治器予医生检查边缘（图 27 - 41）并去除多余的水门汀
（6）预约患者：继续完成冠修复	整理用物，协助预约预备牙冠修复或制作时间

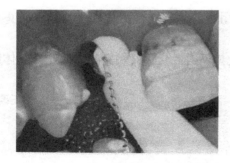

图 27 - 40 将粘接材料导入根管口

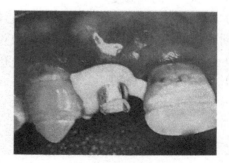

图 27 - 41 桩核就位

（三）冠修复医护配合流程，详见本章第一节

三、护理要点

（1）根管预备时需要使用 peeso reamer 根管预备钻，由于该钻针工作尖锐利，因此安装到低速牙科手机上时，注意调整钻针工作尖的方向，使其朝下放置并确认安装到位，用后及时撤下，避免医护操作中的职业暴露伤。

（2）使用 Paracore 双固化复合树脂材料的注意事项

1）材料应保存于冰箱内。通常情况下，存放于冰箱内的树脂材料的工作时间是 2min（从混匀开始计时），如果温度较高，可能会加速材料的固化。

2）A、B 粘接剂干燥不彻底，容易造成核树脂材料固化过快。树脂材料应避免暴露于光线中，尤其是治疗灯，暴露于光线中的时间应控制在 30s 内，否则材料固化会加快。

3）如初次使用树脂注射枪混合树脂材料，应将头端约绿豆大小的材料弃之不用。

4）不建议使用螺旋输送器将树脂粘接材料导入根管内，否则会加速材料的凝固。

5）纤维预成桩粘接时，向根管内注入粘接树脂，要将一次性混合头插到根管底部，由里向外缓慢注入并慢慢退出根管，避免产生气泡。

6）树脂核堆制不要过大过厚，正常情况光固化 40s（厚度≤4mm），否则树脂材料固化缓慢。

7）纤维桩粘接与树脂核成型过程中严格隔湿处理。

8）光敏固化灯要求能够输出 450nm 的光源并应定时检查。固化时，光敏固化灯应尽可能靠近材料，离树脂材料 1cm 距离处。

9）丁香油或丁香酚可能会阻碍双固化复合树脂材料的凝固，因此应该避免使用氧化锌丁香油类制剂。

（3）制取桩核印模时，注意将低速牙科手机的转速调至低速并处于正转状态，防止手机反转且转速过快时，螺旋输送器将材料带出并易折断。

（4）暂时封闭根管时，根据根管口大小取适量暂时封闭材料并塑型成锥状，便于医生进行根管口封闭。

（5）桩核粘接时，将材料置于根管口的量不宜过多，以免挡住根管口视野，妨碍操作。

四、术后宣教

（1）~（4）同冠修复。

（5）桩核制作期间，嘱患者进食时小心使用患侧，避免食用过硬的食物，防止牙体劈裂或折断。如果暂时封闭材料脱落，及时复诊。

（6）24h 内粘接剂才能达到最高强度，在此期间避免食用过粘食物，防止修复体脱落。

（7）保持良好的口腔卫生。

（王晓霞）

第三节　嵌体修复的临床护理技术

嵌体是一种嵌入牙体内部，用以恢复牙体缺损形态和功能的修复体或冠内固位体。由于美观和材料性能的不断完善，目前临床多采用复合树脂、全瓷等非金属材料制作嵌体。

一、适应证

𬌗面严重牙体缺损或低𬌗而不能用一般材料充填修复者；邻面牙体缺损需恢复触点者；固定桥的基牙已有龋洞需设计嵌体作为固位体者。

二、用物准备

（一）常规用物

检查器（口镜、镊子、探针）、吸引器管、防护膜、护目镜、口杯、三用枪、敷料、高速牙科手机、低速牙科手机、凡士林棉签。

（二）局部麻醉用物

无菌棉签、表面麻醉剂、卡局式注射器、专用注射针头、卡局芯式麻醉剂、碘伏棉签、持针器。

（三）牙体预备用物

金刚砂车针。

（四）印模制取用物

精细印模材料（硅橡胶印模材、聚醚橡胶印模材）、精细印模材料调拌用具、刚性托盘（图 27 - 42 ～ 27 - 45）、比色板。

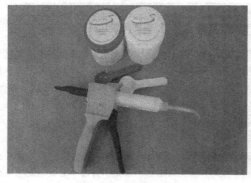

图 27 - 42　硅橡胶印模材

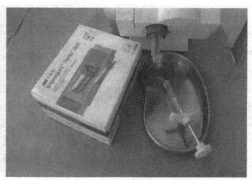

图 27 - 43　聚醚橡胶印模材

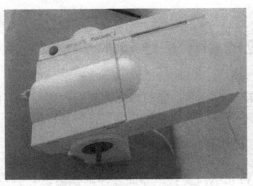

图 27-44　聚醚橡胶调合仪

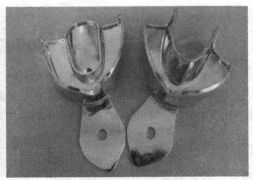

图 27-45　刚性托盘

（五）嵌体粘接用物

树脂粘接剂、牙线、长柄磨头、咬合纸、75% 酒精棉球（图 27-46）。

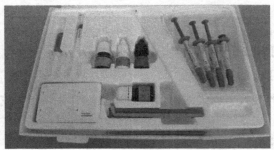

图 27-46　树脂粘接剂

三、嵌体修复医护配合流程（表 27-6~27-8）

表 27-6　牙体预备医护配合流程

医生操作流程	护士配合流程
1. 治疗前准备 （1）医生询问病史，向患者交代治疗计划、步骤、费用等相关事宜 （2）活髓牙需麻醉者询问有无心脏病、高血压、糖尿病、药物过敏史 （3）麻醉：局部浸润麻醉或传导阻滞麻醉	根据需要准备检查器、口杯、镜子等用物，供患者直观了解口内情况，提取患者 X 线片，供医生参考，以了解患者髓腔大小及髓角高度；调节患者体位和灯光，既充分暴露视野，又保证患者舒适 准备消毒及麻醉用物 递碘伏棉签予医生消毒麻醉部位 遵医嘱准备麻醉剂及合适针头，检查注射器各关节是否连接紧密，核对麻醉剂的名称、浓度、剂量、有效期及患者姓名等，无误后抽吸或安装麻药递予医生
2. 牙体预备 （1）医生进行嵌体的牙体预备 （2）根据修复需要，对颊面、邻面、殆面等不同部位进行制备	协助牵拉口角、拉住舌体、吸唾，为医生提供清晰的操作视野根据需要及时协助更换车针

表 27 - 7　印模制取医护配合流程

医生操作流程	护士配合流程
1. 冲洗基牙并吹干	准备好合适的托盘
2. 将托盘放在患者口内，教会患者如何配合模型制取	调拌精细印模材料（图 27 - 47）
3. 再次吹干基牙并将细部印模材料放入基牙间隙及颈缘（图 27 - 48）	递装好细部印模的注射枪递予医生
4. 将装入基部印模材料的托盘放入患者口内	调拌基部印模材料并装入托盘递予医生（图 27 - 49），记录放入患者口内的时间。调整椅位为直立位 观察患者的反应，做相应的指导。如果患者出现恶心症状，嘱其调节呼吸方法，用鼻吸气、嘴呼气以减轻不适反应
5. 待印模材料凝固后，取出托盘	用清水冲洗印模，喷洒消毒剂，待其静置 30 分钟后，再进行模型灌注

表 27 - 8　嵌体粘接医护配合流程

医生操作流程	护士配合流程
1. 核对修复体信息	准备牙线、咬合纸、低速牙科手机、长柄磨头、吸引器管，安排患者就诊
2. 试戴嵌体	根据需要传递相应用物，检查邻接关系传递牙线，检查咬合关系传递咬合纸，传递低速牙科手机、长柄磨头、橡皮轮供医生对嵌体调改、抛光。此过程注意吸唾、调节灯光，修复体在调改过程中协助医生进行修复体喷水降温
3. 修复体试戴就位，咬合调改合适	修复体试戴合适，患者满意后，准备好粘接用物
4. 隔湿、清洗基牙并吹干	递纱团隔湿；递 75% 酒精棉球清洁基牙
5. 消毒嵌体并吹干	用 75% 酒精棉球消毒嵌体
6. 将放好粘接剂的嵌体放入患者口内（图 27 - 50）	遵医嘱传递适宜的粘接剂，均匀涂布在嵌体组织面
7. 手指加压使修复体均匀就位，然后在𬌗面放上纱卷或棉球，嘱患者咬紧	待修复体就位后，递纱卷或棉球予医生
8. 待粘接剂固化后去除嵌体边缘溢出的多余材料，如果用树脂粘接剂，完全固位前应去除多余粘接剂	待粘接剂固化后，递探针、洁治器牙线予医生去除多余粘接剂
9. 再次检查咬合情况	递咬合纸予医生，检查后用 75% 酒精棉球清洁咬合纸印记
10. 嵌体修复完成（图 27 - 51），记录病案	进行术后宣教，整理用物

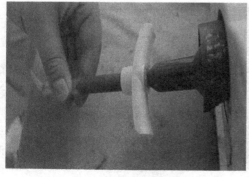

图 27 - 47　调拌细部印模材料

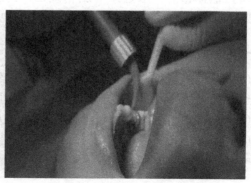

图 27 - 48　将细部印模材料放入基牙间隙及颈缘

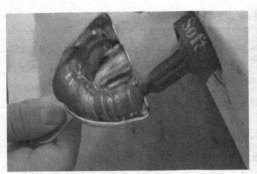
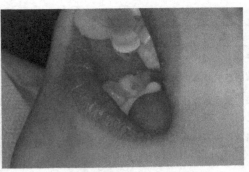

图 27 - 49　调拌基部印模材料并装入托盘　　　　图 27 - 50　将嵌体放入患者口内

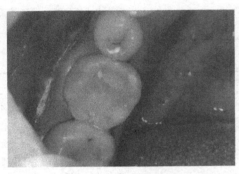

图 27 - 51　嵌体修复完成

四、护理要点

（1）注射麻药前要仔细询问患者病史；注射麻药后，要严密观察患者反应，保证医疗安全。

（2）医生行牙体预备时，要及时吸唾，保证术野清晰。

（3）某些精细印模材料硬度大，印模制取时要选用刚性托盘，以免托盘变形影响印模制取精度。

（4）某些精细印模材料有弹性回缩时间，故印模制取后应静置 30min 后再进行模型灌注。

（5）嵌体粘接一般选用树脂粘接剂，树脂粘接剂种类较多，临床操作方法也有差异，护士要掌握各种粘接剂的性能并严格按产品说明书要求操作以确保粘接效果。

五、术后宣教

（1）告知患者嵌体完成粘接后立即出现疼痛多为牙髓受到刺激引起的过敏性疼痛，一般可逐渐缓解消失。如果出现持续疼痛或使用一段时间后再出现疼痛应及时到医院复诊。

（2）告知患者勿咀嚼过硬过粘的食物，以免引起嵌体折裂或脱落。

（3）告知患者按医嘱定时复诊，观察嵌体的使用效果。

（徐晓明）

第四节　贴面修复的临床护理技术

贴面修复是在不磨牙或少量磨牙的情况下，应用粘接技术，将复合树脂、瓷等修复材料粘接覆盖在表面缺损的牙齿、着色牙、变色牙或畸形牙等舌颊面或𬌗面上，恢复牙体正常形态或改善其色泽的一种修复方法。本节以 Variolink Ⅱ 双重固化树脂粘接剂粘接全瓷贴面为例介绍贴面修复的临床护理技术。

一、适应证

（1）牙齿外观形态欠佳，如畸形牙、过小牙。
（2）变色牙的美容性修复。
（3）各种因素导致的牙釉质缺损。
（4）牙间隙过大。

二、用物准备

（一）常规用物

检查器（口镜、镊子、探针）、吸引器管、防护膜、护目镜、口杯、敷料、凡士林棉签。

（二）局部麻醉用物

无菌棉签、表面麻醉剂、卡局式注射器、专用注射针头、卡局芯式麻醉剂、碘伏棉签、持针器。

（三）牙体预备用物

排龈液、排龈线、排龈器、邻面金刚砂条、三用枪、低速牙科手机、高速牙科手机、车针（金刚砂深度指示车针、牙体预备用车针、调𬌗用车针、抛光用车针）（图 27 – 52）。

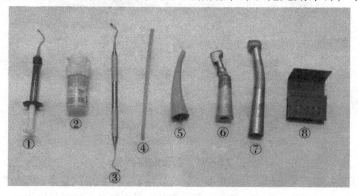

图 27 – 52　牙体预备用物
①排龈液；②排龈线；③排龈器；④邻面金刚砂条；⑤三用枪；⑥低速牙科手机；⑦高速牙科手机；⑧车针（金刚砂深度指示车针、牙体预备用车针、调𬌗用车针、抛光用车针）

（四）印模制取用物

排龈器、排龈液、排龈线、托盘、计时器、调拌刀、水计量器、调合橡皮碗、比色板、聚醚注射枪、聚醚印模材、藻酸盐印模材（图 27 – 53）、聚醚印模材自动调拌机。

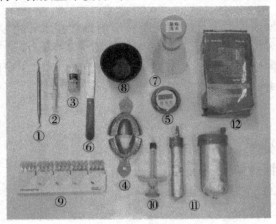

图 27 – 53　印模制取用物
①排龈器；②排龈液；③排龈线；④托盘；⑤计时器；⑥调拌刀；⑦水计量；⑧调合橡皮碗；⑨比色板；⑩聚醚注射枪；⑪聚醚印模材；⑫藻酸盐印模材

（五）粘接用物

1. 贴面粘接用物　排龈器、排龈液、排龈线、牙线、邻面金刚砂条、洁治器、咬合纸、咬合纸夹、抛光膏、开口器、光敏固化灯（图 27 – 54）。

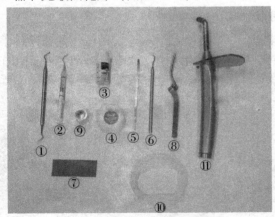

图 27 – 54　贴面粘接用物
①排龈器；②排龈液；③排龈线；④牙线；⑤邻面金刚砂条；⑥洁治器；⑦咬合纸；⑧咬合纸夹；⑨抛光膏；⑩开口器；⑪光敏固化灯

2. 瓷贴面粘接系统用物　37%磷酸、氢氟酸、硅烷偶联剂、Syntac 前处理剂、Syntac 粘接剂、Heliobond 粘接剂、调拌刀、调拌板、避光盒、毛刷柄、毛刷头、光固化树脂粘接材料（图 27 – 55）。

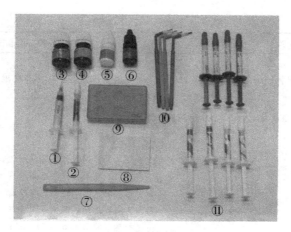

图 27 -55　瓷贴面粘接系统

①37% 磷酸；②氢氟酸；③硅烷偶联剂；④Syntac 前处理剂；⑤Syn-tac 粘接剂；⑥Heliobond 粘接剂；⑦调拌刀；⑧调拌板；⑨避光盒；⑩毛刷柄、毛刷头；⑪光固化树脂粘接材料

三、贴面修复的医护配合流程

(一) 牙体预备、印模制取的医护配合流程（表 27 -9）

表 27 -9　牙体预备、印模制取的医护配合流程

医生操作流程	护士配合流程
1. 治疗前准备	
(1) 询问患者病情，向患者交代治疗计划并介绍贴面治疗方法、过程、注意事项、费用以及效果，使患者充分知晓	准备知情同意书，协助医生做好患者解释工作，根据患者治疗需要准备用物；用凡士林棉签润滑口角，防止口镜牵拉造成患者痛苦
(2) 麻醉：局部浸润麻醉或传导阻滞麻醉	递碘伏棉签予医生消毒麻醉部位 遵医嘱准备麻醉剂及合适针头检查注射器各关节是否连接紧密，核对麻醉剂的名称、浓度、剂量、有效期及患者姓名等，无误后抽吸或安装麻药递予医生
2. 牙体预备	
(1) 唇面预备：应用深度指示车针	遵医嘱准备深度指示车针（图 27 -56），圆头柱形车针，安装在高速牙科手机上，协助吸唾
(2) 邻面预备：预备邻面的唇颊1/3，中1/3	遵医嘱准备圆头柱形车针，协助吸唾
(3) 切缘预备	遵医嘱准备圆头柱形车针，协助吸唾
(4) 龈缘预备：预备前应先置入排龈线，使贴面龈缘易于修整并减少牙龈损伤	遵医嘱选择合适型号的排龈线，必要时准备排龈液。根据牙的周径决定排龈线长短，长度可比周径长 5mm 左右，以方便夹持。将排龈线置于预备体龈下边缘上，递排龈液予医生器协助排龈。遵医嘱准备车针，协助吸唾（图 27 -57）
(5) 预备体精修：取出排龈线，对各边缘抛光成型。去除预备体所有的尖锐线角，分开邻面较紧的接触	遵医嘱准备车针，递镊子予医生取出排龈线，安装抛光车针于高速牙科手机上，协助吸唾。传递邻面金刚砂条（图 27 -58）

医生操作流程	护士配合流程
3. 印模制取	
（1）排龈：5~10分钟后取出排龈线，观察排龈效果	传递排龈器、排龈线（必要时准备排龈液），排龈完成后，递镊子予医生
（2）制取工作印模：根据牙弓大小、形态、高低、缺失牙等选择合适托盘	遵医嘱准备合适的托盘
1）制取工作印模	准备好聚醚印模材和聚醚注射枪，按照操作要求制取聚醚印模，将材料注入托盘和注射枪内（图27-59、27-60）并根据材料要求计时。递聚醚印模材注射枪予医生，传递时注意工作端对准患牙。医生注射完毕，一手接过注射枪，另一手传递托盘（图27-61~27-63）
2）制取对𬌗印模	按照操作要求调拌藻酸盐印模材至细腻、无颗粒，充分挤压、排气后将材料收起。上在托盘上的材料应表面光滑、均匀、适量，放好后递予医生（图27-64、27-65）送取好的印模至模型室，灌制石膏模型
4. 比色在自然光下比色	关闭治疗灯，递比色板予医生，自然光线下递镜子予患者，复核比色结果并协助记录
5. 瓷贴面的技工室制作	核对无误后，将设计单转至技工室。整理用物，协助预约患者复诊时间并向患者交代注意事项

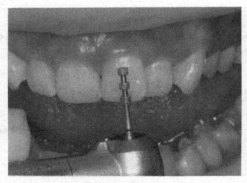

图 27-56 使用深度指示车针行牙体预备

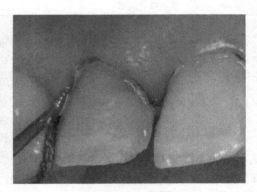

图 27-57 排龈

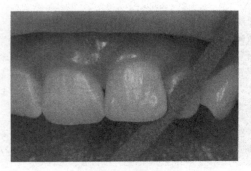

图 27-58 使用邻面金刚砂条分开邻接触

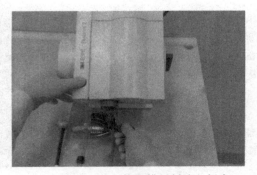

图 27-59 将印模材料注入托盘

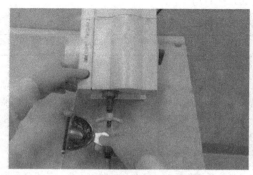

图 27 - 60　将印模材料注入注射枪

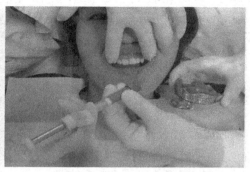

图 27 - 61　传递注射枪、托盘

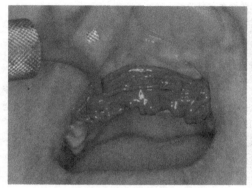

图 27 - 62　注射聚醚印模材料

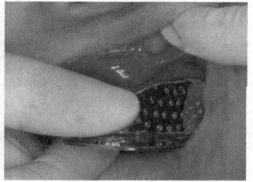

图 27 - 63　制取工作印模

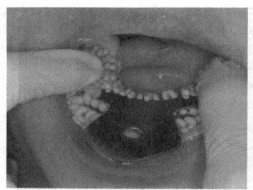

图 27 - 64　制取对殆印模

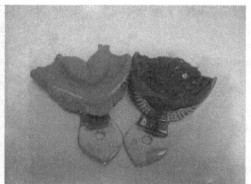

图 27 - 65　完成印模制取

（二）贴面粘接的医护配合流程（表 27 – 10）

表 27 – 10　贴面粘接的医护配合流程

医生操作流程	护士配合流程
1. 口内试戴及调改 （1）清洁预备体牙面（图 27 – 66） （2）贴面试戴，调改组织面，检查就位情况	在低速牙科手机上安装好抛光车针、抛光膏递予医生 传递单层咬合纸予医生检查邻面接触情况。遵医嘱准备车针，安装在牙科手机上，调改时，使用强力吸引器管吸走粉尘
2. 试色糊剂的选择、处理，试戴，观察颜色匹配 （1）比色，选择试色糊剂：根据患者口内情况及比色结果，选择不同颜色的试色糊剂。试色糊剂可单独使用，也可按照一定的比例混合后使用 （2）试戴观察颜色匹配 （3）试戴完毕，彻底冲洗牙面和贴面并吹干 （4）贴面上色、上釉、抛光	遵医嘱选择试色糊剂，与医生核对无误后，按比例调和均匀收起，均匀涂抹到贴面的组织面，递予医生（图 27 – 67），记录试色的结果 冲洗过程中协助吸唾 将贴面及设计单送回技工室，嘱患者耐心等待
3. 贴面的处理	用 5% 氢氟酸凝胶酸蚀贴面组织面（图 27 – 68），1 分钟后三用枪加压冲洗 15 秒后吹干，酸蚀合格的组织面呈白垩色（图 27 – 69） 使用硅烷偶联剂涂抹贴面组织面 1 分钟，吹干（图 27 – 70） 涂抹 Heliobond 粘接剂，气枪吹匀（图 27 – 71）
4. 牙面的处理 （1）预备体的清洁 （2）排龈 （3）酸蚀基牙粘接区表面：保持酸蚀 30 ~ 60 秒后加压冲洗 20 秒（图 27 – 73），吹干，酸蚀合格后的牙面呈白垩色 （4）Syntac 前处理剂处理牙面 15 秒，吹干（图 27 – 74） （5）Syntac 粘接剂处理牙面 10 秒，吹干 （6）Heliobond 粘接剂处理牙面，吹匀	递低速牙科手机、抛光杯及抛光膏予医生，清洁牙面 准备排龈线，传递排龈器（必要时准备排龈液） 递 37% 的磷酸予医生（图 27 – 72），冲洗过程中吸净水、酸蚀剂，操作中佩戴护目镜（必要时协助放置开口器） 挤一滴 Syntac 前处理剂于避光盒中，用小毛刷蘸取 syntac 前处理剂后递予医生 挤一滴 Syntac 粘接剂于避光盒中，用小毛刷蘸取 Syntac 粘接剂后递予医生 挤一滴 Heliobond 粘接剂于避光盒中，用小毛刷蘸取 Heliobond 粘接剂后递予医生
5. 粘接、固化 （1）粘接就位：将涂布好树脂粘接剂的贴面覆盖在牙面上，略施力按压，准确就位（图 27 – 79） （2）光固化：采用分区光固化法逐步进行固化，先初步固化 2 ~ 3 秒，清除边缘区多余粘接材料	遵医嘱取所需颜色的适量光固化树脂粘接剂于纸板上，严格按照试色的结果准备相应型号树脂粘接剂并按比例调配（图 27 – 75、27 – 76），调匀后收起，均匀涂抹到贴面组织面（图 27 – 77）；将贴面按医生方便拿取的方向摆放在手心递予医生（图 27 – 78） 贴面在牙齿上就位后，递小毛刷予医生，以去除贴面边缘多余的粘接材料，协助对唇侧进行初步光固化 2 ~ 3 秒（图 27 – 80），递洁治器予医生去除各面多余树脂粘接剂（图 27 – 81）

医生操作流程	护士配合流程
（3）取出排龈线，进一步去除龈缘多余的粘接材料	递探针、镊子予医生
（4）用牙线清除邻面多余粘接材料	递牙线予医生（图 27 – 82）
（5）金刚砂条抛光邻面	递邻面金刚砂条予医生
（6）完全固化各部位 40 秒	协助光固化，龈端、近中、远中每个面都达到照射时间
6. 调𬌗抛光（图 27 – 84）	用气枪吹干牙面，传递咬合纸，协助吸唾（图 27 – 83）
	递低速牙科手机、系列抛光车针和抛光膏予医生，整理用物

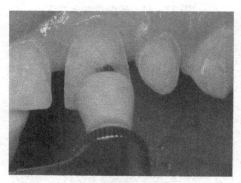

图 27 – 66　清洁预备体牙面

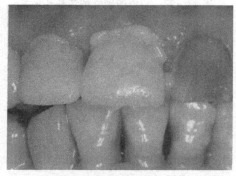

图 27 – 67　遵医嘱选择试色糊剂试色匹配

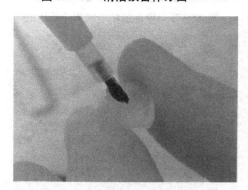

图 27 – 68　氢氟酸酸蚀瓷贴面组织面

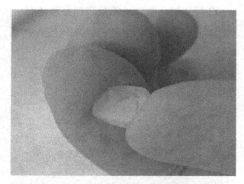

图 27 – 69　酸蚀合格的组织面呈白垩色

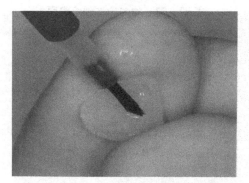

图 27 – 70　硅烷偶联剂涂抹贴面组织面

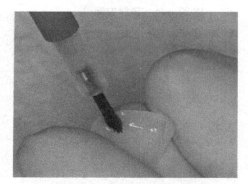

图 27 – 71　涂抹 Heliobond 粘接剂

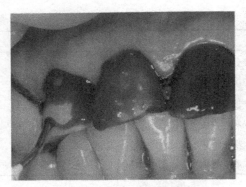

图 27 - 72　37%的磷酸酸蚀基牙表面

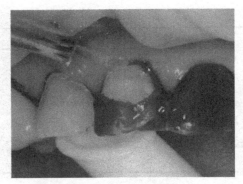

图 27 - 73　酸蚀后加压冲洗

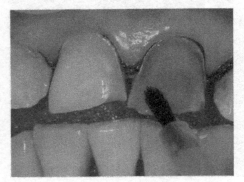

图 27 - 74　Syntac 前处理剂处理牙面

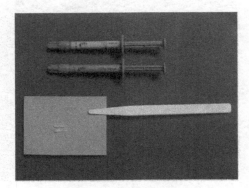

图 27 - 75　取适量粘接树脂于纸板上

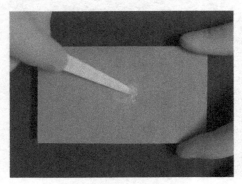

图 27 - 76　调拌刀调匀

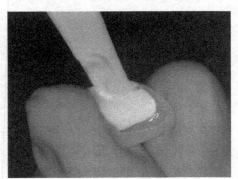

图 27 - 77　均匀涂抹到组织面

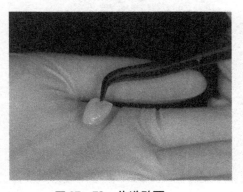

图 27 - 78　传递贴面

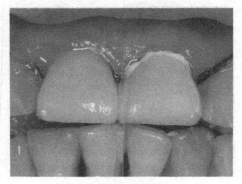

图 27 - 79　将贴面准确就位

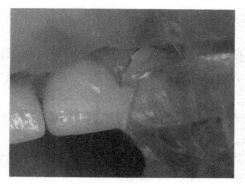

图 27 - 80 初步光固化 2~3s

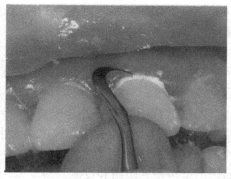

图 27 - 81 洁治器清除多余材料

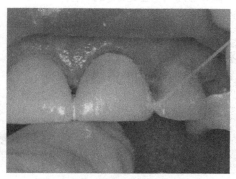

图 27 - 82 牙线清除多余材料

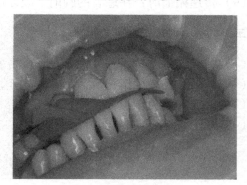

图 27 - 83 调𬌗

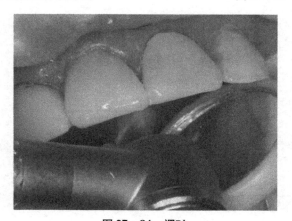

图 27 - 84 调𬌗

四、护理要点

（1）藻酸盐印模要及时灌制，如不能做到，可用湿纱布覆盖保湿，防止藻酸盐收缩变形。而聚醚印模材应根据说明书放置一定时间后再灌注模型。工作托盘金属边缘未被印模材料覆盖的区域需填补印模材料，防止灌制好的石膏模型取下时被损坏。

（2）严格遵循操作过程：粘接过程步骤多，涉及材料种类多，小器械多，护士操作时应反复同医生核对患者的牙位、粘接顺序、粘接剂颜色、比例，严格计时，避免混淆。

（3）操作过程中，使用强力吸引器管及时吸净水、酸蚀剂，避免灼伤患者黏膜。

（4）试色糊剂具有一定刺激性，应尽快完成试色过程并彻底冲洗牙齿表面以减轻患者的酸痛感。

（5）酸蚀瓷贴面的氢氟酸是一种强酸，使用中要避免触及贴面的非组织面以免影响光泽，同时要避免接触到患者及医护人员的皮肤、衣物，冲洗后的废液要集中收集并放入中和粉剂后再常规处理。

（6）粘接过程中注意防护，光照过程医护患配戴护目镜，避免可见光线对眼睛的损害。

（7）树脂材料对光线敏感，应做到现用现取，同时注意及时遮盖避光盒。

（8）粘接过程中使用的未固化的材料可以引起轻度刺激，应避免接触皮肤、黏膜和眼睛。如果不慎接触到眼睛和皮肤，应立即用大量清水冲洗。

（9）传递贴面时：在患者的胸前下颌处进行，做好防护，避免贴面掉落。

五、术后宣教

（1）告知患者术后患牙可能会有轻度疼痛或不适感，属于正常反应。

（2）修复后的牙齿注意清洁，除刷牙外，每天三餐后均应使用牙线清洁邻面。

（3）嘱患者避免用患牙咬硬物。

（4）嘱患者1~2周后复诊，不适随诊。

（王淑琴）

第二十八章　错殆畸形矫治护理技术

错殆畸形是指儿童生长发育过程中，由先天的遗传因素或后天的环境因素，如疾病、口腔不良习惯，替牙异常等原因造成的牙齿排列异常，牙弓间、颌骨间的关系不调以及牙颌、颅面间的关系不调。错殆畸形多为儿童生长发育过程中出现的一种发育畸形，此种畸形既影响外貌又影响功能。对于错殆畸形的矫治，是正畸医生通过科学的诊断手段制订矫治方案，运用各种矫治技术进行全面的诊治。

一、错殆畸形的矫治方法

1. 预防矫治　采用各种预防措施防止各种错殆畸形的发生，是预防矫治的主要内容。
2. 阻断矫治　在错殆畸形发生的早期，通过简单的方法进行早期矫治，阻断错殆畸形向严重方向发展，将颌面的发育导向正常的矫治方法。
3. 一般矫治　口腔正畸中最常见的矫治方法。它根据不同牙颌面畸形选用各类矫治器，如固定矫治器、可摘矫治器、功能矫治器等，矫治方法比较复杂，应由口腔正畸专科医生施行。
4. 外科矫治　是指对生长发育完成后的严重骨性错殆畸形采用外科手术的方法来矫正其错殆，称为正颌外科。该类矫治方法由口腔颌面外科和口腔正畸科医生共同合作完成，以保证其殆关系及颌骨畸形均得到良好的矫正效果。

二、错殆畸形的矫治器

1. 固定矫治器　是通过粘接剂将一些矫正附件粘接于牙面，通过矫正弓丝与牙齿上的矫正附件发生关系来矫正牙齿，应用最广泛。
2. 可摘矫治器　由固定装置的卡环、邻间钩、基托、矫正弹簧等组成。患者可自行摘戴。这类矫治器目前较多应用于预防性矫治及阻断性矫治，其矫治功能较单纯。
3. 功能性矫治器　主要特点是矫治牙齿的矫治力主要来源患者的口颌系统肌力。大部分功能矫治器属于可摘矫治器类，如 Bionator，Frankel 矫治器等，但也有少数功能性矫治器属于固定矫治器类，如 Herbst 矫治器。

三、适应证

各类错殆畸形患者。
1. 乳牙期　乳牙早失的间隙保持或间隙的重新获得；前牙反殆；后牙反殆。
2. 早期混合牙列期　替牙障碍；前牙反殆；前牙开殆；后牙反殆、锁殆；间隙不足；骨性不调。
3. 早期恒牙列期（约 12 ~ 18 岁）　大多数错殆畸形可在这一时期开始进行全面的正畸治疗。

4. 恒牙列期（18 岁以上）　主要是错𬌗畸形患者和正颌外科矫治需要正畸辅助治疗的患者。

第一节　初诊咨询和检查

一、初诊咨询

错𬌗畸形的临床检查

1. 问诊

（1）主诉：了解患者真正关心的错𬌗问题，以利于矫治的顺利进行。

（2）健康状况

1）生长发育：记录患者的身高、体重，了解近期的变化情况以估计生长发育的快速期和决定矫治时机。

2）病史：询问患者既往史、现病史、过敏史、家族史、遗传史。错𬌗畸形及一些具有口腔颌面部畸形的综合征具有家族史或遗传史。

3）牙病史：患者是否有过牙外伤或下颌骨、髁突的骨折史。外伤尤其是外伤脱位的牙齿在正畸过程中移动困难。

4）口腔不良习惯：不良的口腔习惯常引起颌面畸形，了解患者牙颌生长发育过程中是否存在吮指、吐舌、咬唇、咬指等口腔不良习惯以及不良习惯持续的时间，对分析患者的错𬌗病因、制订有效的矫治方案及保持方式非常重要。

2. 临床检查

（1）牙齿检查

1）牙𬌗阶段：记录患者牙𬌗阶段是乳牙期、替牙期或者是恒牙期。

2）牙齿健康状况：评价牙齿大小及形态，记录存在的畸形牙。

（2）牙弓及牙弓关系的检查

1）牙齿排列：是否整齐，牙弓中有无间隙或拥挤存在。

2）牙弓前后向关系：前牙覆盖、尖牙关系及磨牙关系。

3）垂直向关系：前牙覆𬌗情况。

4）宽度关系：上下颌牙弓形态，是否存在牙弓过宽或过窄，后牙的覆盖是否正常，记录后牙的反𬌗及锁𬌗情况。

（3）上下颌骨检查

1）上下颌骨突缩程度：可用过鼻根点的垂线或审美平面来评价。

2）牙槽骨丰满度：丰满、一般和凹陷。

（4）面部检查

1）正面检查：面部对称性、高度、唇齿关系。

2）侧面检查：颌骨突度、面形，唇间关系。

（5）颞下颌关节检查

1）问诊：询问患者是否存在颞下颌关节区的疼痛、咀嚼肌的疼痛及头痛、是否有开口受限。

2）关节触诊：检查患者开闭口时关节区是否存在弹响，关节区的触痛及压痛。

3）开口度及开口形：记录最大开口度是关节检查较有意义的指标。

（6）口腔颌面部软组织检查

1）牙龈组织：检查牙龈组织健康状况、牙龈颜色及附着龈厚度、有无探诊出血等。

2）舌：注意舌体休息位及功能位（如吞咽、语音）时的位置。

3）唇颊舌系带：舌系带是否过大、过低、过短。

4）扁桃体、腺样体：扁桃体及腺样体的肥大容易影响气道的正常通气，从而影响下颌的姿势，导致一些错𬌗畸形。

（7）口颌系统功能检查：一些错𬌗畸形的存在会影响口颌系统的正常功能及下颌运动。

3. X 线头影测量分析

（1）X 线头影测量的主要应用：研究颅面生长发育、牙颌、颅面畸形的诊断分析、确定错𬌗畸形的矫治设计、研究矫治过程中及矫治后的牙颌、颅面形态结构变化、外科正畸的诊断和矫治设计、下颌功能分析。

（2）X 线头影测量的方法：主要测量分析颅面骨骼间的关系以及牙颌与颅面骨骼间的关系，对错𬌗畸形进行机制分析，做出诊断及矫治设计。常用的有 Downs 分析法、Steiner 分析法、Tweed 分析法、Wits 分析法、Wylie 分析法等几十种 X 线头影测量方法。

4. 一般 X 线检查分析　牙片、咬合片、颞下颌关节开闭口位片、全颌曲面断层片、手腕部 X 线片（判断骨龄和发育状况）。

5. 照相资料分析

6. 模型分析　模型分析是错𬌗畸形患者的特殊检查项目之一，它可以使正畸医生更加详尽地了解患者牙齿的数目、大小、形态和牙弓的形态、宽窄及对称性等，以弥补临床检查获得的信息不足。模型分析可以在模型上直接进行，也可以数字化后在计算机上进行三维测量。

7. 正畸治疗计划　区分错𬌗治疗的适应证与非适应证是从诊断到治疗计划的一个重要环节。在制订治疗计划时应遵循以下原则。

（1）以总的治疗目标为原则，确定个体目标，正畸设计必须兼顾功能、美观、稳定、健康这四大基本目标。

（2）设计大体的治疗方案：如单纯正畸治疗还是配合外科正颌的联合正畸治疗。

（3）制订具体的治疗目标：设计上、下颌骨及前、后牙齿移动的方向和移动量。

（4）选择治疗时机及治疗方法：根据错𬌗类型决定生长快速期治疗还是生长基本稳定后再治疗。

（5）知情同意。

（6）评估治疗进展：正畸治疗过程中定期评估治疗进展是十分必要的。

二、正畸资料的留取

（一）面𬌗像资料

口腔正畸患者的治疗时间相对较长，在患者治疗前、中、后需常规拍摄患者的面𬌗像。对患者颜面像、牙𬌗像的摄影有非常重要的临床意义：清晰地记录患者面部软组织结构情况，在容貌测量分析及研究中具有重要的价值；利用照片研究面部比例及形态结构特征，各类错𬌗畸形引起的面形和牙齿咬合的功能改变，为矫治计划的制订提供参考；用于正畸治疗前后的效果评估；提供法律依据；提供直观的教学和科研资料。

1. 摄影器材及辅助用物

（1）专业相机：口腔正畸医学摄影使用的是单镜头反光数码相机（图 28-1）。分为三个部分。

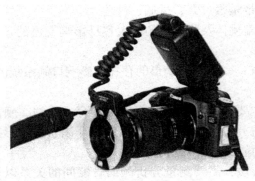

图 28-1 一套单镜头反光数码相机

1）机身：可以选用相关的按钮。与口腔正畸摄影相关的按钮为光圈、快门速度、ISO、画质、手动模式、格式化等。

2）微距定焦镜头：是一种专用镜头。临床可以选择 100mm 微距或者 60mm 微距的镜头。镜头上重要的标识是放大率。在拍摄𬌗像时，为了控制𬌗像大小比例，要调节放大率。

3）环形闪光灯：它可将光线均匀地投照入整个口腔，物像清晰，明亮度更接近自然。在使用手动模式时，常需调节闪光灯的输出指数。

（2）照相辅助用物（图 28-2）

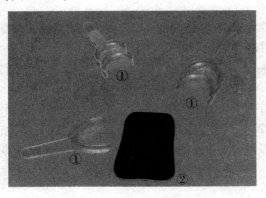

图 28-2 照相辅助用物
①各种口角拉钩；②反光板

口角拉钩：用来拉开口唇，充分暴露口腔内的牙齿、牙龈黏膜等软硬组织。通常用于𬌗像、𬌗面像摄影。可分为正位拉钩、侧位拉钩。通常由透明塑料制成。

2）反光板：主要用于反射口腔内部结构，以利于拍摄。可分为拍摄侧位𬌗像反光镜、拍摄𬌗面像反光镜。反光镜的材质可分为玻璃、金属两种。

3）面像背景：拍摄面相时，背景的颜色要求是与脸及头发形成鲜明的对比，以便突出面部轮廓；背景质地宜粗糙，一般不宜用光滑的墙壁。

4）储存卡：是用于数码产品上的独立存储介质。数码相机拍摄的影像经"模/数"转换后，以数字文件的形式暂时记录在存储卡上，待拍摄完毕再将记录的信息输入计算机。常见的存储卡有：SD卡、CF卡等。

2. 正畸面𬌗像的种类及摄影要点

（1）面像

1）正位像/笑像：拍摄前，让患者在背景前端坐，嘱其整理好头发，尽量使其面部轮廓显现。抬头挺胸，两眼平视前方，两唇自然闭合，牙齿习惯性咬合，嘴唇和颊肌放松；焦点调在鼻根。取景构图：患者面部位于画面的正中，鼻梁与画面左右两侧距离相等，两眼连线与画面底边平行，两眼外眦到相应的耳郭距离相等，头顶距画面上线留适当的距离，画面的下缘位于患者的锁骨处。

拍摄笑像时，嘱患者自然微笑，坐姿要求、取景构图要求和调焦要求同正位像。

2）侧位像：患者的眶耳平面与地面平行，鼻尖到相应的画面留适当的距离。患者头顶距画面上缘线留适当的距离（同正位像），画面的下缘限于患者的锁骨处。侧位像调焦在耳屏前。坐姿要求同正位像。

（2）𬌗像

1）正𬌗像：患者端坐于牙椅，将两个正位拉钩放入患者口内，嘱其同时拉紧，充分暴露牙列咬合状态下的正面情况。此时，患者牙齿咬合在正中𬌗位上。取景构图：拍摄时，相机镜头的长轴与𬌗平面保持平行，患者上中切牙的切端与左右上第一磨牙所形成的假想平面与画面上下缘平行且距离相等。焦点调在中切牙。

2）侧𬌗像：患者端坐于牙椅，一侧用正位拉钩，一侧用侧位拉钩，充分暴露拍摄区域。拍摄前牙区侧面观时，重点显示前牙的覆𬌗覆盖关系。取景构图：拍摄时镜头的长轴与咬合平面平行，咬合面位于影像的正中，左、右侧𬌗的画面除了清楚地反映出尖牙、第一磨牙的咬合关系外，患者上中切牙的切端与左右上第一磨牙所形成的假想平面与画面上下缘平行且距离相等。聚焦于尖牙。

3）𬌗面像：拍摄上𬌗面时，𬌗面基本对称位于画面中央，上中切牙与画面两侧边缘距离相等，画面的视觉效果相当于相机垂直𬌗面拍照。拍摄下𬌗面时，下𬌗面位于画面中央，下中切牙与画面两侧边缘距离相等，画面的视觉效果相当于相机垂直于𬌗面拍照。调焦分两种情况：上下𬌗面在充分张口时，反光板任意点调焦即可；当患者张口受限时，要看当时的情况而定。

3. 注意事项

（1）拍摄前嘱患者刷牙或漱口，去除口内软垢、饭渣等异物，以便清楚显示口腔中软硬组织，治疗的各种装置及治疗效果。

（2）照相前需与患者进行充分沟通，必要时借助图示让患者了解摄影目的及摄影的情况，取得患者配合。

（3）连续为多位患者拍照时，应在拍摄面𬌗相前先拍其挂号证等记录患者信息的资料，以区别两位患者的面𬌗像。

（4）拍照时应控制好曝光量，使画面有统一的光亮度。面像、𬌗像、𬌗面像的曝光量三部分都不一样，需要在拍摄时随时调整。一般快门速度不变，面相光圈值较大，殆面像次之，殆像较小。根据现场光线来确定正确曝光量。

（5）对焦时可以借用诊椅治疗灯调焦点，但拍摄时应关掉，以免治疗灯的光线干扰拍摄效果。

（6）每位患者照相使用后的拉钩、反光板均应及时消毒。磨损严重的拉钩、反光板需及时更换，以免影响照相质量。

（7）照相器材应专人保管，使用后放于保险柜等相对安全的地方，以免损坏、丢失。

（8）机身配备的锂电池和环形闪光灯用的充电电池应及时充电，使其处于备用状态。

（9）患者的摄像资料应及时备份留存。

（10）照相机应定时清理、检修，以免拍摄时出现故障，耽误患者治疗时间。

（二）模型的制取

正畸模型是非常重要的临床资料，它可以清晰准确地将治疗过程中的牙殆状况显示出来，通常用于错殆畸形的诊断、治疗方案的设计、治疗效果的比较和矫治器的制作等。正畸模型分为记存模型和工作模型。记存模型是矫治前、矫治过程中某些阶段及矫治完成后患者牙殆状况的记录，用于研究诊断、确定设计方案及疗效对比。记存模型要准确清晰地显示牙齿、牙弓、基骨、前庭沟、移行皱襞、腭盖、系带等部分。记存模型的制作分为印模的制取、模型灌制、核对殆关系、模型的修整等四个步骤。工作模型是制作矫治器，弯制特殊弓丝及模型测量所必需的，除了准确清晰地反映牙齿和牙列外，根据不同的用途对工作模型会有特殊的要求。本节将以藻酸盐印模为例介绍印模的制取方法。

1. 用物准备

（1）常规用物：检查器（口镜、镊子、探针）、吸引器管、防护膜、口杯、三用枪、凡士林棉签。

（2）印模制取用物：藻酸盐印模材、半自动调拌机含调合橡皮碗、量杯、调拌刀、量勺、托盘、必要时备医用胶布、红蜡片、酒精灯（图 28 - 3）。

2. 制取印模的流程（表 28 - 1）

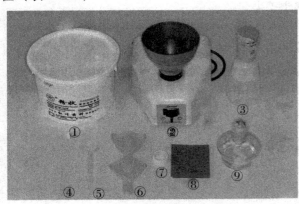

图 28 - 3　印模制取用物

①藻酸盐印模材；②半自动调拌机、调合橡皮碗；③量杯；④调拌刀；⑤量勺；⑥印模托盘；⑦医用胶布；⑧红蜡片；⑨酒精灯

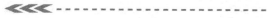

表 28 - 1　制取印模的流程

操作流程	操作要点
（1）操作前 1）核对患者信息，确定印模类型	制取印模时嘱患者放松，用鼻深呼吸，以减轻不适。个别敏感者，腭部受刺激产生恶心反应，应提前告知患者在制取印模前不要进食，以免引起严重的恶心呕吐
2）调整椅位高度。使其为坐位 3）口腔检查：检查口腔的卫生状况，是否有修复体及活动矫治器，牙齿错位程度，牙齿长度、宽度，腭盖深度	嘱患者取出修复体或矫治器并协助清理口腔异物
4）试托盘：根据牙弓大小、形态，选择合适托盘	托盘要求溢出孔均匀，大小与患者牙弓大小一致，边缘止于距黏膜皱襞 2mm，不妨碍唇颊系带、舌、口底软组织的功能活动。口内试托盘时无压痛。因此，上下颌托盘可能出现大小不一致的情况。牙弓过长，可用熔化的蜡片或红膏加长托盘边缘制作个性化托盘（图 28 - 4）。如患者口内佩戴托槽等固定矫治器，应用医用胶布包裹上下托盘的边缘，防止印模脱离托盘，变形，影响印模的准确性（图 28 - 5、图 28 - 6）
（2）操作中 1）调拌藻酸盐印模材 ①把调合橡皮碗安装到调拌机上备用 ②取适量的藻酸盐印模粉，水粉比例合适	
③将水粉混合均匀后，打开调拌机开关，转速约 200 转/分，调成均匀、光滑、细腻、无气泡的糊状物	调拌刀与印模机内壁紧贴，不直立，以免材料飞溅。注意压实，避免产生气泡（图 28 - 7）
2）制取下颌印模 ①盛入托盘将材料的一半收成条状于调拌刀上，先放入一侧，再把剩余的盛入另一侧（图 28 - 8）	
②操作者站于患者正前方，左手轻拉患者下唇，右手将托盘顺时针旋转放入患者口中，嘱其抬舌的同时将托盘平行下压 ③待印模材完全凝固后将其旋转取出	取印模时嘱患者头向下，用鼻吸气，口呼气，以减轻印模的刺激味道引起的会厌反射，减少不适，预防呕吐
3）制取上颌印模 ①盛入托盘将材料全部收集，由远中向近中一次放入 ②放入口腔：操作者站于患者右后侧，左手轻轻拉起上唇，右手将托盘逆时针旋转放入口中，牙中线对准托盘中线凹陷部，放正后平行向腭盖部托起托盘	前部印模材应稍多，保证印模前牙区前庭结构部分完整；后部略少，可减少因上腭后部过多印模材料刺激引起恶心观察唇颊侧印模是否充实，如有不饱满立即将剩余印模材抹入托盘就位后固定好位置，使之处于平稳状态，固化前勿移动托盘
③取出印模：先取出后部，拉起上唇，左手辅助右手顺时针旋转取出	双手示指依次伸入患者口内最后一颗牙的部位，将托盘轻轻翘起，握住手柄向口外轻拉，旋转取出
④检查印模	标准：上下颌模型底部至前庭沟距离为 13mm，模型后壁互相平行，处于同一垂线上，唇系带位于正中位，颊系带、磨牙后垫清晰，腭盖元气泡

续 表

操作流程	操作要点
（3）操作后 1）嘱患者漱口，为其解下前身，清洁面部，整理用物 2）六步洗手法洗手 3）用酒精棉球擦拭调合橡皮碗和调拌机内壁，备用	印模清水冲洗后，含氯消毒液喷雾消毒，与印模记录单一同送往灌模室。印模应及时灌注模型，若不能立即灌注，应用湿纱布覆盖，防止印模干燥、变形

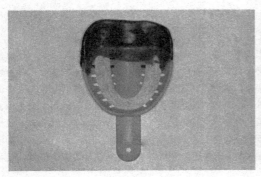

图28-4　个别托盘

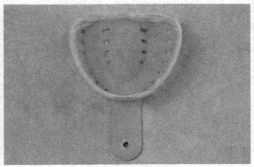

图28-5　医用胶布包裹托盘的边缘

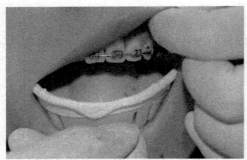

图28-6　试托盘

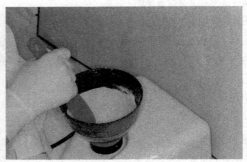

图28-7　用调拌刀压实

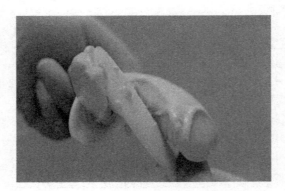

图28-8　将材料的一半收成条状放于调拌刀

（王　群）

第二节　错𬌗畸形矫治的临床护理配合

一、固定矫治器矫治的护理技术

(一) 固定矫治器粘接的临床护理技术

固定矫治器是正畸矫治器的主要类型之一。这类矫治器是通过粘着或结扎而固定在牙齿上的。固定矫治器具有固位良好，支抗充分，适于施加各种类型的矫治力，并有利于多数牙齿的移动，能有效控制牙齿移动的方向等特点，广泛应用于口腔正畸治疗中。固定矫治器大多由托槽、带环、矫治弓丝及附件等组成。托槽是固定矫治器最重要的组成部分。本节仅以托槽粘接和带环粘接为例介绍固定矫治粘接的护理配合。

1. 适应证　错𬌗畸形的患者。

2. 用物准备

(1) 常规用物：检查器（口镜、镊子、探针）、吸引器管、防护膜、护目镜、口杯、三用枪、敷料、凡士林棉签、75%酒精棉球。

(2) 粘接托槽用物：酸蚀剂、低速牙科手机及矽粒子、专业托槽镊子、托槽、U形开口器、毛刷、单组分托槽粘接剂及预处理液（图28-9）。

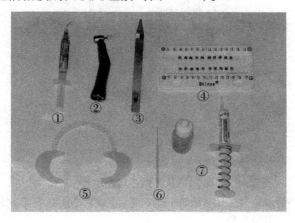

图 28-9　粘接托槽用物
①酸蚀剂；②低速牙科手机及矽粒子；③专业托槽镊子；④托槽；⑤U形开口器；⑥毛刷；⑦单组分托槽粘接剂及预处理液

(3) 粘接带环用物：去带环钳、带环推子、洁治器、持针器、玻璃离子水门汀粉及液、带环、玻璃调拌板、量勺、调拌刀（图28-10）。

(4) 结扎弓丝用物：持针器、细丝切断钳、末端切断钳、矫治弓丝、结扎圈、结扎丝（图28-11）。

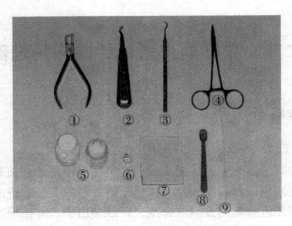

图 28 - 10   粘接带环用物
①去带环钳；②带环推子；③洁治器；④持针器；⑤玻璃离子水门汀粉
及液；⑥带环；⑦玻璃调拌板；⑧量勺；⑨调拌刀

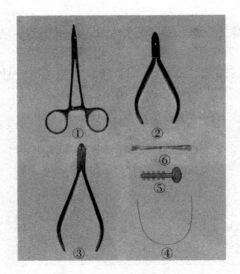

图 28 - 11   结扎弓丝用物
①持针器；②细丝切断钳；③末端切断钳；④矫治弓丝；⑤结
扎圈；⑥结扎丝

3. 托槽及带环粘接术的医护配合流程（表 28 - 2）

表 28 - 2   托槽及带环粘接术的医护配合流程

医生操作流程	护士配合流程
（1）评估患者	与患者进行沟通，用凡士林棉签润滑口角，防止口镜牵拉造成患者痛苦
（2）带环粘接	
1）通过试戴选择合适型号的带环	用75%酒精棉消毒带环后递予医生试戴，并交替递带环推子和去带环钳予医生
2）再次消毒选好的带环并吹干	递75%酒精棉球予医生

医生操作流程	护士配合流程
3）清洁牙面后，用干棉球隔湿，保持牙齿干燥	递干棉球予医生协助隔湿，同时吸唾
4）将带环就位于相应牙齿	按照说明正确调拌玻璃离子水门汀，将调好的材料涂抹于带环龈向二分之一处，把带环递予医生，同时递予棉卷（图28-12），递带环推子
5）待水门汀固化后，用洁治器去除多余的玻璃离子水门汀	递洁治器予医生，及时用棉球擦拭洁治器前端的玻璃离子水门汀，递予患者口杯，嘱其漱口
（3）托槽粘接	
1）清洁牙面：用橡皮轮和抛光膏清洁准备粘接托槽的牙面，再以酒精棉球清洗后干燥牙面	及时吸唾，保持术野清晰，递75%酒精棉球予医生
2）放入U形开口器	协助医生放置U形开口器，充分暴露牙面，调节灯光，保持视野清晰
3）酸蚀：用35%磷酸酸蚀牙面15~30秒，清水冲洗牙面并吹干使牙面呈白垩色（图28-13）	将蘸有酸蚀剂的小棉棒递予医生，用弱吸引器管及时吸去酸蚀冲洗液，递予干棉球并嘱患者勿咽
4）涂抹预处理液于酸蚀好的牙釉质上	递蘸取预处理液的小棉棒予医生
5）粘接：将托槽粘接并固定于牙面上，依次粘好上牙列牙齿或下牙列牙齿	用小棉棒蘸取预处理液涂布于托槽底面。然后挤约半粒米粒大小的粘接剂于托槽底面中心处，迅速递予医生（图28-14）。用75%酒精棉球擦除尖端多余的未凝固粘接剂，保持通畅（图28-15）
（4）弯制弓丝并就位：根据矫治技术选择相应的弓丝并根据患者口内情况修整后就位	遵医嘱准备相应的弓丝、结扎丝。弓丝就位后递末端切断钳；预弯结扎丝，用持针器夹持递予医生，待其结扎好后递细丝切断钳
（5）粘接完毕	整理用物，向患者交代注意事项

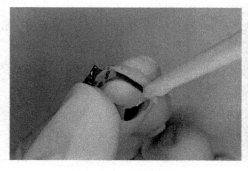

图28-12 涂布粘接剂于带环

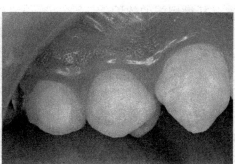

图28-13 酸蚀后的牙面

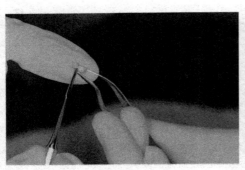
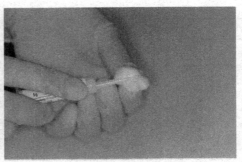

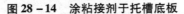

图 28-14　涂粘接剂于托槽底板　　　图 28-15　去除多余粘接剂

4. 护理要点

（1）往带环内放粘接剂时，宜从带环的龈端放入，不宜太多，放至带环宽度的二分之一即可。

（2）每次使用单组分粘接剂后，及时用干棉球擦净尖端的粘接剂，以免固化，堵塞出口。

（3）固定矫治器粘接中嘱患者勿动，如有不适可举左手示意。

（4）固定矫治复诊过程中，根据需要准备相应的正畸附件材料（牵引钩、停止圈、扭转垫、橡皮圈等），及时做好相应的护理配合。

5. 术后宣教

（1）初戴固定矫治器牙齿可能出现轻度不适或疼痛，一般持续 3~5d。如果疼痛严重，应及时复诊。部分"磨嘴"患者可使用专用蜡来涂布，保护颊侧黏膜。

（2）佩戴矫治器的患者应特别注意口腔卫生，养成随时携带刷牙工具的习惯，每次进食后刷牙或漱口，防止矫治过程中出现龋齿、牙龈炎等口腔疾患。特别强调正畸固定矫治患者刷牙的时间和方法。托槽表面的清洁可以从不同角度使用牙刷尖端清洁，配合使用牙线和间隙刷，能够高效的清洁牙齿的邻面和弓丝下方牙刷不能达到的区域。也可使用间隙刷清除弓丝下方、托槽周围的软垢。

（3）固定矫治过程中，不能吃硬和粘的食物，勿做啃食动作，如果进食水果，可切成小块吃，以免托槽脱落，影响矫治疗程。

（4）佩戴固定矫治器的患者，某些运动项目会受限，一旦运动中出现面部外伤等意外时，应及时检查口腔、牙齿及矫治器，发现异常立即与正畸医生联系。

（5）佩戴固定矫治器过程中若出现损坏、变形、移位，带环及托槽松动、脱落等，应及时复诊。

（二）固定矫治器拆除的临床护理技术

正畸或牙颌畸形矫治的目的是将错位的牙齿、牙弓或颌骨，借助各种机械力、功能力或磁力等矫治力的作用，通过牙齿、牙周组织、颌骨、口周肌、关节等各个部分的改建过程，而最终移动到正常、平衡、美观和稳定的位置上。待达到这一位置后，就应该把固定矫治器拆除。矫治器拆除后，患者开始佩戴保持器，进入保持阶段。

1. 适应证　正畸固定矫治的患者。

2. 固定矫治器拆除的医护配合流程

（1）用物准备

1）常规用物：检查器（口镜、镊子、探针）、吸引器管、防护膜、护目镜、口杯、三用枪、敷料、凡士林棉签。

2）常规器械：去托槽钳、去带环钳、技工钳、持针器、高速牙科手机、低速直牙科手机、钨钢钻、低速弯牙科手机及矽粒子、保持器（图28－16）。

（2）固定矫治器拆除的医护配合流程（表28－3）

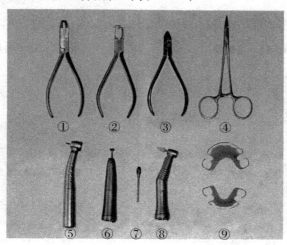

图 28－16　常规器械

①去托槽钳；②去带环钳；③技工钳；④持针器；⑤高速牙科手机；
⑥低速直牙科手机；⑦钨钢钻；⑧低速弯牙科手机、矽粒子；⑨保持器

表 28－3　固定矫治器拆除的医护配合流程

医生操作流程	护士配合流程
1）向患者交代治疗计划及治疗效果	根据患者病情准备用物，用凡士林棉签润滑口角，防止口镜牵拉造成患者痛苦
2）去除带环（图28－17）	递去带环钳予医生并递予医生相应的所需用物
3）取掉托槽（图28－18）	递去托槽钳予医生
4）去除牙面上残留的粘接剂（图28－19）	遵医嘱递相应的器械予医生（如持针器、磨石、金钢砂车针等）并用强力吸引器管协助吸尘
5）抛光牙面（图28－20）	遵医嘱递抛光用物予医生，如矽粒子橡皮轮、抛光杯等
6）留取矫治后的资料	遵医嘱留取矫治后的资料：记存模型、面𬌗像、X线片等
7）佩戴保持器：将保持器进行调整，戴入患者口内	递保持器予医生并传递技工钳
8）治疗结束	整理用物并向患者交代注意事项

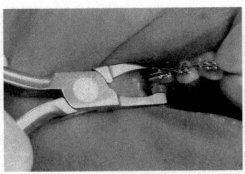

图 28 – 17　去带环

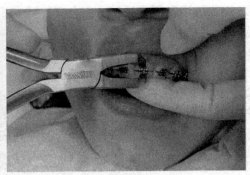

图 28 – 18　去托槽

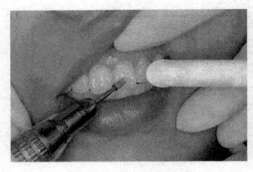

图 28 – 19　去除粘接剂

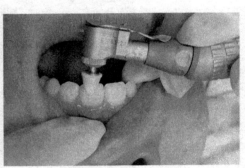

图 28 – 20　抛光

3. 护理要点

（1）拆除矫治器前，嘱患者治疗过程中勿动，如有不适举左手示意，以免造成软组织损伤。

（2）医生用磨石去除粘接剂时，护士用强力吸引器管及时吸除飞沫。

（3）佩戴保持器前，护士应认真核对保持器上患者的姓名、病历号、保持器种类等，以免发生差错。

4. 术后宣教

（1）固定矫治器拆除后，嘱患者认真佩戴保持器。

（2）进食或喝有色饮料时应摘下保持器并放置在专用的容器中，避免挤压和丢失。

（3）摘戴保持器时左右两侧同时用力，避免不良摘戴方式造成保持器的损坏。

（4）保持器要用冷水清洗，勿用热水，以免遇热后发生变形。

（5）如有丢失或损坏，及时联系医生重新制作。

（6）预约复诊时间，复查保持效果。

二、可摘正畸矫治器的临床护理技术

可摘正畸矫治器由固位装置（卡环、单臂卡、邻间钩等）、加力装置及连接装置组成，可由患者自行摘戴，常用作错𬌗畸形的预防性矫治和骨性畸形的早期矫形治疗。大部分功能矫治器属于可摘矫治器，是指通过改变口腔颌面部肌肉的功能，从而促进牙颌颅面的正常生长发育，以此来达到预防或治疗畸形的目的一类矫治器（图 28 – 21、图 28 – 22）。

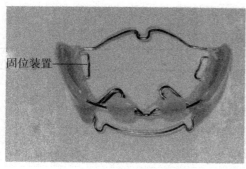

图 28 – 21　固位装置

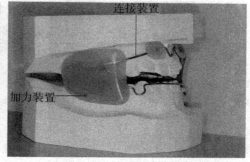

图 28 – 22　加力装置及连接装置

（一）适应证

（1）早期错殆畸形的阻断治疗。

（2）一些不适于使用固定矫治器的乳牙期、替牙期患者。

（3）口面肌功能异常导致的功能性错殆畸形和轻度骨性错殆畸形。

（二）用物准备

1. 常规用物　检查器（口镜、镊子、探针）、吸引器管、防护膜、口杯、三用枪。

2. 可摘正畸矫治器治疗及印模制取用物　藻酸盐印模材、量杯、托盘、调拌刀、调合橡皮碗（图 28 – 23）、酒精灯、火柴、蜡片、咬合纸、蜡刀、技工钳、低速直牙科手机、车针。

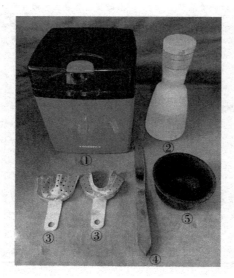

图 28 – 23　印模制取用物

①藻酸盐印模材；②量杯；③托盘；④调拌刀；⑤调合橡皮碗

（三）可摘正畸矫治器制作及佩戴医护配合流程（表28－4）

表28－4　可摘正畸矫治器制作及佩戴医护配合流程

医生操作流程	护士配合流程
1. 戴用可摘正畸矫治器前 （1）询问患者病史，向患者交代病情、治疗计划及相关费用并签治疗同意书	准备病历资料、知情同意书、X线片等备用
（2）选择托盘：根据患者牙弓的大小、形态、高低，错𬌗的类型，牙齿异位萌出的情况选择合适的托盘	递准备好的托盘予医生
（3）制取印模	正确调拌藻酸盐印模材料，将印模材料盛放于托盘内递予医生（图28－24～28－26）
（4）必要时取𬌗记录	点燃酒精灯，准备蜡片，递蜡刀予医生，协助医生记录患者上下颌关系。并将𬌗托冲凉，以免变形将𬌗位记录及模型送技工室（图28－28、28－29）
（5）灌制石膏模型（图28－27）	
（6）制作可摘矫治器	
2. 戴用可摘矫治器 （1）按患者的设计卡，找出已制作好的矫治器	及时安排患者坐于治疗椅，调节椅位和灯光，准备好治疗器械、材料。协助核对患者姓名、年龄、门诊号及矫治设计，无误后取出矫治器，消毒后放于治疗盘
（2）对可摘正畸矫治器进行调整、磨改、垫底等，抛光后戴入患者口内	备低速直牙科手机、咬合纸
（3）指导患者自行取戴矫治器并告知戴用时间、注意事项及可能出现的情况	教会患者自行摘戴可摘矫治器的方法并指导其对着镜子反复练习直至熟练。佩戴时以双手拇指、示指协作将固位卡环顶压就位。摘取时应将手指放于固位卡环处用力取下即可，不可强行扭曲唇弓以免发生变形。协助预约患者复诊时间
3. 复诊 （1）检查并询问佩戴可摘正畸矫治器的情况，有无牙齿疼痛、松动，有无口腔溃疡的发生，是否按医嘱要求佩戴	协助查找病历并安排患者就座，嘱患者漱口清洁矫治器
（2）对矫治器进行加力调整	备低速直牙科手机、咬合纸

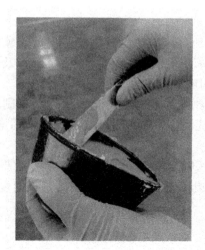

图 28-24　调制印模材料

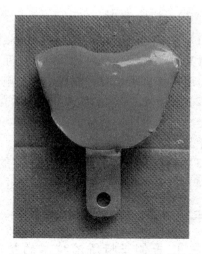

图 28-25　将印模材料盛装在托盘上

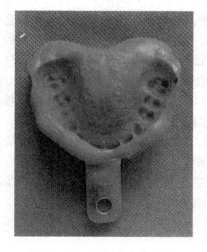

图 28-26　制取完成的印模

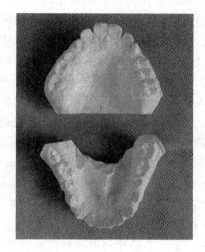

图 28-27　制备完成的模型

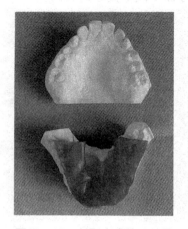

图 28-28　制取完成的𬌗记录

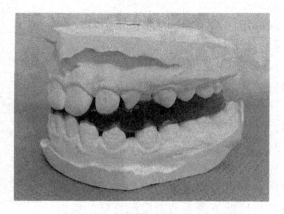

图 28-29　制取完成的模型和𬌗记录

（四）术后宣教

（1）初戴可摘正畸矫治器会有不适、发音不清、流涎、口腔内异物感明显等现象，应向患者充分说明。如果疼痛持续并加重，应立即取下矫治器，及时复诊，避免对牙体及牙周组织造成损伤，不可自行调整。对影响发音的患者，可嘱其多练习，以便逐渐适应。

（2）向患者强调保持口腔卫生的重要性。早、晚刷牙时应将矫治器取下，用牙刷轻轻刷洗干净，不可用力过猛，避免变形，不可用开水烫洗消毒，避免损坏。嘱患者饭后漱口，预防牙龈炎的发生。

（3）向患者强调可摘正畸矫治器的戴用时间，遵医嘱要求戴用，以免影响治疗效果。

（4）嘱患者妥善保管矫治器，防止损坏和丢失，如出现矫治器变形、损坏，应及时复诊。

三、其他矫治技术的临床护理配合

（一）舌侧正畸矫治技术的护理配合

舌侧隐形正畸矫治是将正畸固定矫治装置置于患牙舌侧面进行矫治的一项正畸技术。在正畸治疗的过程中，矫治器因完全贴附于牙齿的舌侧面，对患者的美观和社交活动不会产生影响，所以备受成年患者的青睐。其中个性化舌侧矫治器是根据患者每个牙齿舌侧面的具体形态"量体定制"的矫治器。它先利用计算机辅助设计和计算机辅助制造技术（CAD/CAM）将患者的石膏模型经技工室排牙后，运用三维激光扫描技术（GOM）将模型三维信息输入计算机内，在计算机上根据每颗牙齿舌侧面的具体形态，设计个性化的托槽底板、托槽体、牵引钩及弓形图等附件，最后通过精密铸造完成托槽加工，机械手根据弓形图，为每位患者弯制各阶段个性化弓丝，常见的舌侧矫治器有：Ormco Kurz 矫治器、STb 矫治器托槽、Adenta 自锁舌侧托槽、Wiechmman 个性化舌侧托槽等。

1. 适应证 原则上讲，凡能用唇侧矫治的病例均适用于舌侧矫治，国外学者（Gorman等）将舌侧矫治的病例分为理想病例、较难病例和禁忌病例三类。

（1）理想病例

1）安氏Ⅰ类牙间隙或轻度拥挤的病例。

2）安氏Ⅱ类第一分类或第二分类，仅拔除上颌前磨牙而下颌不拔牙的病例。

3）前牙间有散在间隙的病例。

4）低角深覆𬌗病例。

（2）疑难病例

1）拔除四个前磨牙的病例。

2）高角并伴有开𬌗倾向的病例。

3）后牙反𬌗的病例。

4）牙齿舌侧形态异常的病例。

（3）禁忌病例

1）牙齿普遍过小或舌面萌出不足的病例。

2）有严重牙周疾患的病例。

3）急性颞下颌关节紊乱综合征的病例。

4）有严重舌部刺激症状的病例。

2. 用物准备（以个性化舌侧矫治器为例）

（1）常规用物：检查器（口镜、镊子、探针）、吸引器管、防护膜、护目镜、口杯、三用枪、敷料、高速牙科手机、低速牙科手机、凡士林棉签、75%酒精棉球、开口器、链状橡皮圈、结扎圈、结扎丝。

（2）专用器械：持针器、45°细丝切断钳、长柄末端切断钳、弓丝就位器、舌侧自锁托槽开盖器、舌侧自锁托槽关盖器、个性化矫治弓丝、舌侧自锁托槽、舌侧托槽定位托盘（图28-30~图28-32）。

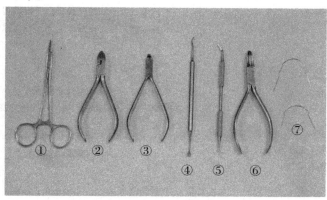

图 28-30 专用器械
①持针器；②45°细丝切断钳；③长柄末端切断钳；④弓丝就位器；
⑤舌侧自锁托槽开盖器；⑥舌侧自锁托槽关盖器；⑦个性化矫治弓丝

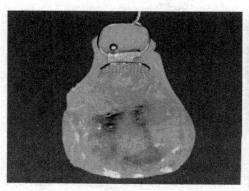

图 28-31 舌侧托槽定位托盘正面观

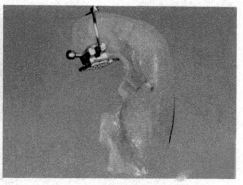

图 28-32 舌侧托槽定位托盘侧面观

（3）粘接用物：矽粒子弯机橡皮轮、35%磷酸酸蚀剂、单组分粘接剂（预处理液、粘接剂）、小毛刷、双碟、洁治器。

3. 舌侧正畸矫治术的医护配合流程（表28-5）

表 28-5 舌侧正畸矫治的医护配合流程

医生操作流程	护士配合流程
（1）治疗前准备：核对患者信息，与患者沟通并交代治疗过程	准备舌侧正畸矫治用物，安装吸引器管，调整椅位灯光；用凡士林棉签润滑口角，防止口镜牵拉造成患者痛苦
（2）清洁牙面	将矽粒子橡皮轮安装于低速牙科手机递予医生

医生操作流程	护士配合流程
（3）试戴舌侧托槽定位托盘：确定最佳的放置方向、最终就位的位置。当舌侧托槽定位托盘不易就位时，可将托盘分割为2～3部分分别就位	试戴完舌侧托槽定位托盘后，用75%酒精棉球消毒备用；遵医嘱将舌侧托槽定位托盘剪至2～3段
（4）放置开口器	递开口器予医生
（5）酸蚀：酸蚀牙齿舌侧面30秒，清水冲洗并吹干（图28－33），用棉球隔湿	递干棉球予医生，协助将其放置于舌侧，保护黏膜递35%的磷酸酸蚀剂予医生并协助记录酸蚀时间。递湿棉球予医生去除酸蚀剂，协助吸除冲洗液。将棉球置于口底协助隔湿
（6）粘接矫治器	
1）涂预处理液于牙齿舌侧面（图28－34）	用小毛刷蘸预处理液递予医生
2）就位舌侧托槽定位托盘	将预处理液和粘接剂先后涂抹于托槽底板，将就位于舌侧托槽定位托盘内的托槽递予医生（图28－35、28－36）递洁治器予医生
3）3～4分钟后粘接剂完全固化取下舌侧托槽定位托盘，去除多余粘接剂（图28－37）	
（7）弓丝就位结扎：将弓丝就位并用结扎丝或结扎圈固定（图28－38）	先后递持针器、弓丝、弓丝就位器、结扎丝或结扎圈、45°细丝切断钳予医生整理用物

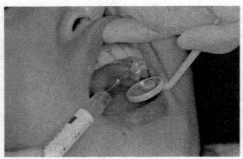
图28－33　酸蚀舌侧面

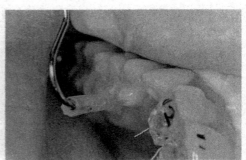
图28－34　涂抹预处理液

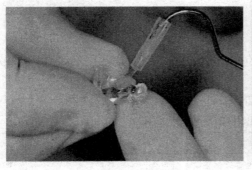
图28－35　涂粘接剂于托槽底板

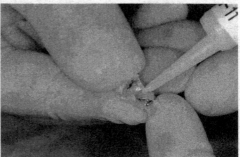
图28－36　传递托槽

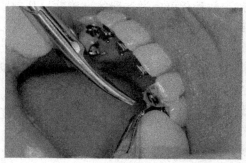

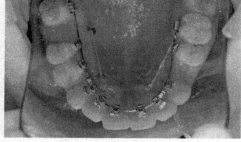

图 28-37　取下舌侧托槽定位托盘　　　　图 28-38　弓丝就位

4. 护理要点

（1）粘接矫治器时应注意对舌侧面进行严密隔湿，嘱患者勿舔牙齿舌侧面，保持舌侧面干燥，并将隔湿干棉球一分为二分别置于两侧腮腺导管开口处，避免唾液污染。

（2）传递舌侧托槽定位托盘时，应在患者胸前传递，避免掉入口内，发生误吞误咽。

（3）涂抹粘接剂时，应根据托槽底板大小取适量粘接剂。

（4）结扎过程中，及时用棉球收取剪下来的结扎丝，注意避免扎伤。

5. 术后宣教

（1）～（4）同唇侧固定矫治器。

（5）告知患者，初戴舌侧矫治器后会出现不同程度的舌部刺激感及发音、咀嚼中的不适感或异物感，一般一周后均能适应。

（二）正畸无托槽隐形矫治技术的护理配合

正畸无托槽隐形矫治技术摒弃了传统的托槽，弓丝作为矫治器主体的设计，它采用 CT 扫描和计算机三维重建系统实现牙齿模型的数字化，并通过三维软件模拟错殆畸形的整个矫治过程，按照此虚拟矫治步骤，制作出一系列透明的可摘矫治器，通过依次更换矫治器来逐步实现牙齿移动，最终获得排列整齐、美观的牙齿。无托槽隐形矫治为患者在追求美的过程中提供了更加美观的矫治器。

1. 适应证　非骨性恒牙期错殆畸形和轻度骨性错殆畸形病例。

2. 就诊流程

（1）初诊留取面殆像、记存模型、X 线片资料。

（2）医生初步设计方案同时制取牙列硅橡胶印模。

（3）将牙列硅橡胶印模，面殆像，X 线片等病历资料邮寄到公司。

（4）医生与公司反复商定，制订虚拟的矫治方案。

（5）医生与患者确定矫治方案。

（6）公司制作牙齿正畸矫治器。

（7）第一次佩戴牙齿正畸矫治器。

（8）粘接附件，第二次佩戴矫治器。

（9）定期复诊并按照具体情况制取硅橡胶印模和殆记录，进行精确调整。

（10）矫治完成，进行牙列形态位置保持。

3. 牙列硅橡胶印模制取医护配合流程　硅橡胶印模是形成牙齿形态及排列的三维数字

现代临床口腔科疾病诊治 ------------------------------------

化模型的基础，直接影响到计算机虚拟矫治过程和数程化可摘矫治器的准确性。其制取方法包括一步法和两步法，下面以两步法为例介绍其护理配合。

（1）用物准备

1）常规用物：检查器（口镜、镊子、探针）、吸引器管、防护膜、口杯、三用枪、凡士林棉签。

2）牙列印模制取用物：硅橡胶混合机（内含硅橡胶印模材）、硅橡胶混合枪和一次性混合头、牙列专用托盘、计时器（图 28 - 39）。

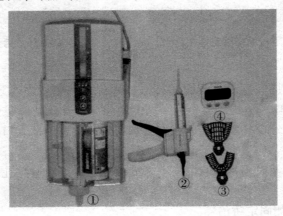

图 28 - 39　印模制取用物

①硅橡胶混合机（含硅橡胶印模材）；②硅橡胶混合枪和一次性混合头；

③专用托盘；④计时器

（2）制取牙列硅橡胶印模医护配合流程（表 28 - 6）

表 28 - 6　制取牙列硅橡胶印模印护配合流程（以两步法为例）

医生操作流程	护士配合流程
1）与患者进行沟通交流，讲解印模制取前的注意事项	查看病历，核对患者信息，嘱患者就座。做好制取硅橡胶印模前的准备工作，用凡士林棉签润滑口角，防止口镜牵拉造成患者痛苦
2）检查患者口内情况，确保患者口腔卫生状况良好	准备检查器，传递口镜
3）选择合适的牙列印模托盘	递合适的托盘予医生
4）制取硅橡胶初印模	用吸引器管吸净患者口内唾液，吹干 将调拌好的硅橡胶放于托盘后覆盖医用薄膜递予医生（图 28 - 40、28 - 41），按计时器，协助记录时间，准备终印硅橡胶的混合枪及一次性混合头
5）制取硅橡胶终印模，固化后取出	将适量的终印硅橡胶挤到初印模上递予医生（图 28 - 42），并计时协助取出终印模
6）检查牙列硅橡胶印模的质量（图 28 - 43）	协助取下开口器，整理用物

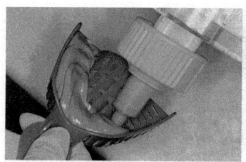

图 28 - 40　放初印模于托盘

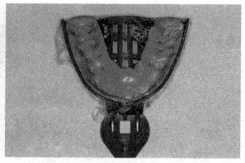

图 28 - 41　覆盖薄膜的初印

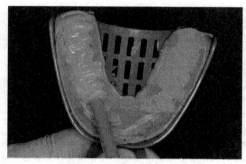

图 28 - 42　将终印打入初印托盘

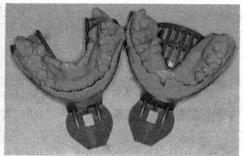

图 28 - 43　取好的终印模

（3）护理要点

1）制取硅橡胶印模之前一定要把口腔及全牙列吹干，防止制取中产生气泡。

2）在托盘上放置的终印硅橡胶要适量，不能过多过少。过少取出的印模不完整，过多容易造成浪费。

3）硅橡胶注射枪的头应始终没入印模材料之中，防止在印模制取过程中产生气泡。

4）不同硅橡胶材料的凝固时间有所差别，根据产品要求，协助计时。

4. 粘接附件的医护配合流程　附件粘接于牙齿的唇颊侧，形成与牙齿同色的小块光固化树脂。借此来帮助完成一些较难实现的牙齿移动。

（1）用物准备

1）常规用物：检查器（口镜、镊子、探针）、吸引器管、防护膜、护目镜、口杯、三用枪、敷料、高速牙科手机、低速牙科手机、车针、凡士林棉签、光敏固化灯、开口器。

2）粘接附件用物：预处理液、光固化复合树脂、酸蚀剂、调拌刀、避光盒、附件粘接模板（图 28 - 44）。

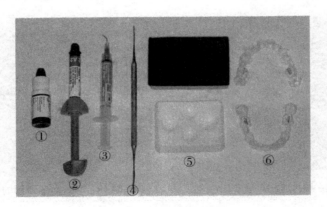

图 28 - 44 粘接附件用物
①预处理液；②光固化复合树脂；③酸蚀剂；④调拌刀；⑤避光
盒；⑥附件粘接模板

（2）粘接附件医护配合流程（表 28 - 7）

表 28 - 7 粘接附件医护配合流程

医生操作流程	护士配合流程
1）与患者沟通注意事项	查看患者病历，核对患者信息，准备正畸附件粘接模板（图 28 - 45），给患者佩戴护目镜，用凡士林棉签润滑口角，防止口镜牵拉造成患者痛苦
2）清洁抛光需粘接正畸附件的牙面	将开口器递予医生，调节灯光 将车针安装于牙科手机后递予医生，协助吸唾
3）酸蚀牙面30秒，压力水冲洗，吹干，隔湿	传递35%磷酸酸蚀剂，记录酸蚀时间。协助吸去冲洗液，递消毒棉球或棉卷隔湿
4）在酸蚀好的牙面上涂预处理液，光照固化填充适量树脂于模板矫治器上附件的陷窝中	递预处理液予医生，协助光照 挤适量的树脂于避光盒，递调拌刀予医生
5）正畸附件模板固位	协助光照固化
6）取下模板，检查附件是否全部粘接牢固，并去除溢出的多余的树脂（图 28 - 46）	将车针安装于高速牙科手机并递予医生，协助吸唾
7）佩戴正畸矫治器	对患者进行宣教，强调注意事项，协助预约复诊时间

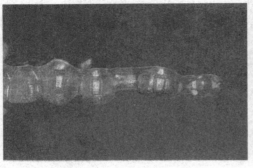

图 28 - 45 正畸附件粘接模板

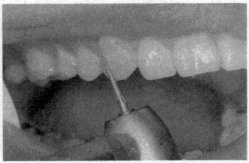

图 28 - 46 去除多余树脂

（3）护理要点

1）填充到模板附件槽中的光固化复合树脂量需合适。树脂量少，接触不到牙面和渗透液，不易粘上附件；材料过多会溢出太多，使附件增高，医生调整时间过长。

2）及时吸唾，防止唾液污染影响粘接效果。

5. 术后宣教

1）嘱患者吃饭、刷牙、使用牙线时摘下矫治器，每天至少佩戴矫治器20～22h。

2）佩戴矫治器后会出现牙齿酸胀痛等现象，属正常反应。

3）嘱患者正确佩戴并妥善保管矫治器。不能遇热，如有矫治器丢失、损坏和染色，应及时和医生联系。

4）嘱患者使用软毛牙刷和（或）少量牙膏在清水下清洗矫治器。勿使用义齿清洁产品或在漱口水中浸泡来清洁矫治器，此类产品会损伤矫治器表面，使矫治器粗糙并会使颜色加深而影响美观。

5）嘱患者按时复诊。

（三）微螺钉种植体牙正畸支抗手术的临床护理配合

微螺钉种植体支抗技术是将种植体植入颌骨内作为牙齿正畸支抗，配合固定矫治来完成整个牙齿错殆畸形矫治的技术。种植体支抗手术分为两种系统：自攻系统和助攻系统。微螺钉种植体固位原理是将微螺钉旋入骨组织，主要依靠机械力固位，也可以与周围骨组织形成不完全骨性结合，承受一定的压力，满足牙齿正畸支抗的需要。

与口外弓等口外支抗装置相比较，微型种植钉支抗技术满足了患者对于美观和不需要过多配合的要求。该手术创口小，相对简单安全，患者容易接受且种植钉体积小，植入部位灵活，效果稳定可靠。为了保证种植正畸支抗手术的成功，除医生合理的术前设计和严格的手术操作外，护士在种植体手术前的准备、术中配合及术后护理也非常关键。

1. 适应证

（1）凸面型患者前牙内收。

（2）露龈微笑。

（3）前牙深覆殆的患者。

（4）过长或下垂牙齿的压低。

（5）直立磨牙和矫正异位的个别牙。

（6）不对称缺牙、导致中线控制困难的病例。

2. 用物准备

（1）常规用物：检查器（口镜、镊子、探针）、吸引器管、防护膜、护目镜、口杯、三用枪、敷料、高速牙科手机、低速牙科手机、凡士林棉签、0.02%的洗必泰含漱液、75%酒精棉球、0.1%苯扎溴铵棉球、一次性无菌手套、种植部位的X线片。

（2）局部麻醉用物：无菌棉签、表面麻醉剂、卡局式注射器、专用注射针头、卡局芯式麻醉剂、碘伏棉签、持针器。

（3）自攻系统用物：自攻系统种植钉器械包（内含口镜2个、探针、镊子、手术刀柄、持针器、15#圆刀片、无菌棉球若干或小纱布）、自攻系统手柄、自攻系统种植钉、酒精棉球若干、孔巾（图28－47～图28－49）。

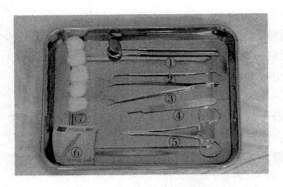

图 28 - 47 自攻系统种植钉器械包
①口镜 2 个；②探针；③镊子；④手术刀柄；⑤持针器；
⑥15#圆刀片；⑦若干无菌棉球

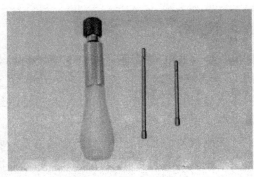

图 28 - 48 自攻系统手柄

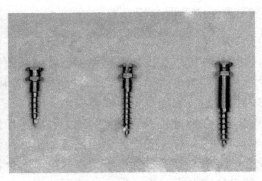

图 28 - 49 自攻系统种植钉

（4）助攻系统用物：助攻系统种植钉器械包（内含口镜 2 个、探针、镊子、刀柄、持针器、15#圆刀片、量杯及无菌纱布、孔巾）、助攻系统手柄及骨钻、助攻系统种植钉、75% 酒精棉球若干（图 28 - 50 ~ 图 28 - 52）。

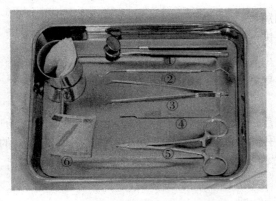

图 28 - 50 助攻系统种植钉器械包
①口镜 2 个；②探针；③镊子；④刀柄；⑤持针器；⑥15#圆刀
片；⑦量杯及无菌小纱布

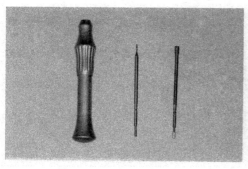

图 28 - 51　助攻系统手柄及骨钻

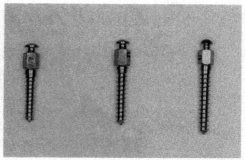

图 28 - 52　助攻系统种植钉

3. 正畸微螺钉种植体支抗手术医护配合流程（表 28 - 8）

表 28 - 8　正畸微螺钉种植体支抗手术医护配合流程

医生操作流程	护士配合流程
（1）术前准备	
1）向患者交代病情、治疗计划、签署知情同意书、相关费用	根据患者病情准备用物，了解种植手术过程，润滑口角，嘱患者应用 0.02% 洗必泰漱口液漱口，每次含漱 30 秒，共 3 次 递碘伏棉签予医生消毒麻醉部位
2）麻醉：植入区域进行局部浸润麻醉	遵医嘱准备麻醉剂及合适针头。检查注射器各关节是否连接紧密，核对麻醉剂的名称、浓度、剂量、有效期及患者姓名等，无误后把抽吸好或安装麻药的注射器递予医生
3）消毒口外及口内	递 75% 酒精棉球消毒口外；递 0.1% 苯扎溴铵棉球消毒口内，必要时吸唾
4）洗手、更换无菌手套	协助医生打开种植包的第一层
5）打开种植包第二层，铺孔巾	协助将无菌手柄、手动螺丝杆、微螺丝钉依次打开放入不锈钢托盘中
（2）术中	
1）参照放射线片确定植入位置，切开植入部位的黏膜、骨膜（图 28 - 53）	必要时使用三用枪和吸唾器，保持术野清晰
2）安装手柄、螺丝杆及微螺钉，用螺丝刀旋入种植钉（图 28 - 54）	
（3）术后：撤去孔巾，脱掉手套	整理用物并协助患者擦去口周残留血迹 引导患者拍 X 线片

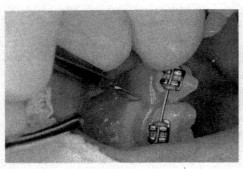
图 28-53 切开植入部位

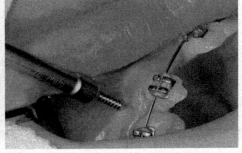
图 28-54 植入种植钉

4. 护理要点

（1）向患者详细说明术前、术中及术后的注意事项，详细询问患者的用药史、过敏史、月经史，与患者做好沟通交流，减轻患者的紧张焦虑情绪。

（2）嘱患者用洗必泰漱口后，禁止喝水或再用清水漱口，防止再次污染。面部消毒后，嘱患者勿碰触消毒部位。

（3）术前仔细核对患者的信息及医生所选取的手术方式（自攻或助攻），备齐器械，提高护理配合效率。

（4）严格遵守无菌操作原则，防止发生术后感染。

5. 术后宣教

（1）术后嘱患者注意口腔卫生，饭后用漱口水漱口持续 1~2 周。刷牙选用软毛牙刷，早晚、三餐后刷牙时应重点清洁种植钉部位。

（2）手术当日进食温凉食物，勿进热食，防止伤口出血。刷牙、进食时注意保护种植钉，防止其松动、脱落，影响矫治效果。如有松动脱落，及时复诊。

（3）种植钉植入 2~3d，有疼痛感属正常现象，若疼痛持续应及时复诊。

（4）术后种植钉与口腔黏膜摩擦，可能会引起口腔溃疡。一般情况下，经过一段时间的适应，溃疡可自行愈合，必要时选用黏膜保护蜡，防止口腔溃疡的形成。

（四）矫治阻塞性睡眠呼吸暂停低通气综合征的临床护理技术

睡眠呼吸暂停低通气综合征（Ohstructive Sleep Apnea - Hypopnea Syndrome，OSAHS）是指在睡眠中反复发生每次持续 10s 以上的口鼻气流通过的暂时停止，在整夜 7h 的睡眠中，这种呼吸暂停次数在 30 次以上。因发病机制不同将 OSAHS 分三种类型：阻塞性、中枢性及混合性。根据口腔 OSAHS 矫治器的作用部位和作用方式的不同，可以分为以下几类：舌牵引器、软腭作用器、下颌前移矫治器等。目前，临床最常使用的口腔矫治器有以下几种：改良 Activator 式矫治器、软塑料复位器式矫治器（软𬌗垫式矫治器）、双𬌗板矫治器、Silensor 矫治器。

1. 适应证　鼾症；轻、中度 OSAHS；不能耐受的持续正压通气（Concinuous Positive Airway Pressure，CPAP）的重度 OSAHS。

2. 用物准备

（1）常规用物：一次性检查器（口镜、镊子、探针）、吸唾管、口杯、三用枪、凡士林棉签、低速牙科手机、磨石。

（2）口腔印模制取用物：计时器、硅橡胶、硅橡胶混合机、硅橡胶混配枪、专用托盘、一次性混合头。

（3）佩戴矫治器用物：呼吸睡眠检测检查报告、酒精灯、雕刻刀、蜡片、咬合纸。

3. 制取口腔印模和佩戴矫治器医护配合流程（表28-9）

表28-9　制取印模和佩戴矫治器医护配合流程

医生操作流程	护士配合流程
（1）与患者沟通矫治流程；根据患者情况选择适宜的矫治器类型	核对患者信息，用凡士林棉签润滑口角，防止口镜牵拉造成患者痛苦
（2）制取牙列及口腔印模，灌制工作模型（图28-55）	调拌合格的印模材料递予医生，协助完成印模制取
（3）制取咬𬌗记录转技工室，制作OSAFIS矫治器	点燃酒精灯，传递雕刻刀、蜡片，协助医生取咬𬌗记录
（4）佩戴OSAHS矫治器，必要时调改	患者复诊前，备好OSAHS矫治器（图28-56） 遵医嘱传递低速牙科手机、磨石、咬合纸等用物；佩戴完成，嘱其漱口，整理用物。协助预约复诊时间

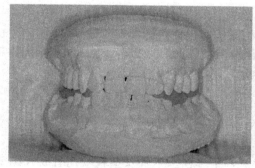

图28-55　工作模型

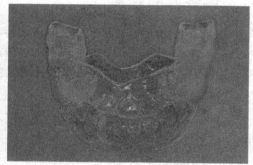

图28-56　改良式矫治器

4. 护理要点

（1）制取印模前，应与患者充分沟通，缓解紧张情绪。制取印模操作时，嘱患者低头，避免印模材料流向咽部引起恶心。

（2）为OSAHS患者制取印模时，有时需要将托盘改制成个别托盘，配合医生做好相关护理。

5. 术后宣教

（1）告知OSAHS患者在睡眠时配戴矫治器且终生配戴。

（2）大多数患者戴用口腔矫治器后可能出现下颌肌肉的酸痛感、唾液分泌增加等不适，属正常现象，戴用2~3d后逐渐适应。

（3）告知患者晨起摘下口腔矫治器，用牙膏及软毛牙刷清洗，禁与尖锐硬物碰撞，矫治器的使用期限为3~6年。

（4）嘱患者晚间睡眠时选择软硬合适的枕头，高度以一拳为宜。枕头过硬容易使患者头部受到外加弹力作用，易产生肌肉疲劳和损伤，加重患者打鼾或呼吸暂停。

（5）嘱患者睡眠时以侧卧为宜，防止咽部组织和舌后坠。

（6）配戴矫治器时如出现固位不良的情况应及时来院复诊检查，以保证口腔矫治器的有效戴用。

（7）嘱患者养成良好的生活习惯，必要时减轻体重。对于患有过敏、鼻息肉或鼻腔阻塞疾病的患者劝其积极治疗，保持鼻腔通畅。

（徐晓明）

第三节　保持

正畸后牙齿排列位置保持是正畸治疗的最后一个步骤，其目的是将正畸移动的牙齿稳固于理想的功能和美观位置，并最终实现稳定。由于矫治后，牙齿和颌骨的位置发生了改变，原有的口颌系统被打破，发生改变的牙齿和颌骨有恢复到原有状态的趋势，因此保持已获得的矫治效果应被视为正畸矫治治疗中不可缺少的一部分，同时也是评价矫治成败的指标之一。

一、保持器的种类

保持器分为活动保持器和固定保持器。活动保持器包括：标准 Hawley 保持器、改良式 Hawley 保持器 I 型和 II 型、牙齿正位器、负压压膜保持器，其中以标准 Hawley 保持器和负压压膜保持器最为常用。固定保持器以舌侧保持器多见。

（一）活动保持器

1. 标准 Hawley 保持器　为最常用的活动保持器，它由双曲唇弓、一对磨牙卡环及塑料基托组成（图 28 - 57）。

2. 改良式 Hawley 保持器 I 型　由双曲唇弓、一对磨牙箭头卡环及塑料基托组成（图 28 - 58），用于拔牙病例。

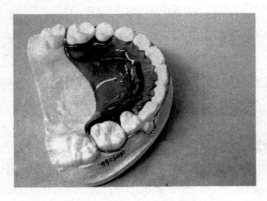

图 28 - 57　Hawley 保持器

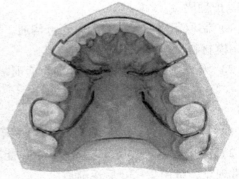

图 28 - 58　改良 Hawley 保持器 I 型

3. 改良式 Hawley 保持器 II 型　由上下基托及一个包埋于牙弓两侧最后磨牙远中面基托内的长双曲唇弓组成。

4. 牙齿正位器（positioner）　牙齿正位器最早由 Kesling 设计，作为一种具有可微量调整牙齿位置的保持器使用，一般用软橡胶或弹性塑料制作，上下颌连成一个整体，覆盖所有牙列的牙冠。

5. 压膜保持器　由弹性塑料制作，覆盖所有牙列的牙冠，用于矫治后的保持（图 28 - 59），有利于咬合关系及牙位的稳定，效果良好。压膜保持器外形美观，体积较小，目前应用较为广泛。

（二）固定保持器

设计和应用各种固定装置粘接在牙冠表面来进行保持，可不受患者合作因素的影响且保持效果稳定、可靠，适合于需长期或终生保持的情况（图 28 - 60）。固定保持器分为下前牙区舌侧固定保持器、粘固式前牙固定舌侧保持器、针对上中切牙间隙的固定舌侧保持器三类。

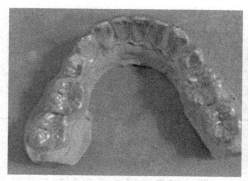
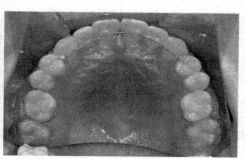

图 28 - 59　压膜保持器　　　　　　　图 28 - 60　舌侧保持器

二、保 持 时 间

一般情况下，正畸治疗完成后要求至少保持两年，最初的 6 ~ 12 个月内，需全天戴用保持器，此后的 6 个月内，只晚上戴用；再后 6 个月，隔日晚上戴用一次，如此直至牙齿稳定，不需要再用保持器为止。对于某些特殊的错合畸形需要终身戴用保持器。

三、保持器佩戴的临床护理配合

（一）用物准备

1. 常规用物　检查器（口镜、镊子、探针）、吸引器管、防护膜、护目镜、口杯、三用枪、敷料、低速牙科手机、凡士林棉签、光敏固化灯。

2. 特殊用物

（1）透明压膜保持器：剪刀。

（2）Hawley 保持器：磨石、咬合纸、技工钳。

（3）固定舌侧保持器：麻花丝、酸蚀剂、预处理液、粘接剂、调拌刀、毛刷、避光盒、双碟。

（二）戴用正畸保持器的医护配合流程（表28-10）

表28-10　戴用正畸保持器的医护配合流程

医生操作流程	护士配合流程
1. 与患者交代治疗过程，取得患者配合	协助核对患者信息，准备保持器及矫治设计单。用凡士林棉签润滑口角，防止口镜牵拉造成患者痛苦
2. 佩戴保持器	
（1）透明压膜保持器	治疗过程中及时吸唾，保持视野清晰
（2）Hawley保持器	必要时递剪刀予医生修整保持器边缘 必要时递低速牙科手机、磨石、钨钢钻、咬合纸、技工钳予医生
（3）固定舌侧保持器	协助医生将舌侧保持丝粘接于牙齿舌侧面（配合同本章第二节固定矫治器粘接） 指导患者自行摘戴保持器（固定舌侧保持器除外） 告知戴用时间、注意事项及可能出现的情况，整理用物，协助医生预约复诊时间

四、术后宣教

（1）指导患者正确摘戴保持器：透明压膜保持器，佩戴时以双手拇指和示指协作将保持器顶压就位，摘下时以双手拇指和示指协作从后磨牙移动慢慢向前牙摘下。佩戴Hawley保持器时以双手拇指、示指协作将固位卡环顶压就位，摘下时应以双手拇指、示指协作放于固位卡环处用力取下即可，不可强行扭曲唇弓以免发生变形。

（2）告知患者保持器佩戴的时间及重要性，避免长时间不佩戴引起错𬌗畸形的复发。

（3）告知患者在进食、刷牙时取下保持器，将其置于保持器盒里，避免丢失和损坏。较长时间不佩戴时应将其浸泡在凉水中。

（4）嘱患者应在清洁牙齿后佩戴保持器。

（5）保持器的清洁：应用牙刷在冷水中清洗，禁止使用热水、漂白剂、酒精等清洗，以免变形或变性。

（6）佩戴矫治器期间禁食有色物质，如红酒、橙汁等，防止染色。

（7）如发现保持器破损、遗失，应及时与医生联系，重新制作。

（8）告知患者遵医嘱定期复查。

（王淑琴）

参考文献

[1] 左金华，韩其庆，郑海英，吴文，等．实用口腔科疾病临床诊治学．广州：世界图书出版广东有限公司，2013：89-132.

[2] 陈扬熙．口腔正畸学——基础、技术与临床．北京：人民卫生出版社，2012：658-680.

[3] 凌均棨．口腔内科学高级教程．北京：人民军医出版社，2015：429-445.

[4] 傅民魁．口腔正畸学．北京：人民卫生出版社，2012：219-283.

[5] 张志愿，俞光岩．口腔科学．北京：人民卫生出版社，2013：89-102.

[6] 白丁，赵志河．口腔正畸策略、控制与技巧．北京：人民卫生出版社，2015.

[7] 刘峰．口腔美学修复实用教程：美学修复牙体预备．北京：人民卫生出版社，2013.

[8] 傅民魁．口腔正畸专科教程．北京：人民卫生出版社，2007.

[9] 宿玉成．口腔种植学．第2版．北京：人民卫生出版社，2016.

[10] 樊明文．2015口腔医学新进展．北京：人民卫生出版社，2015.

[11] 陈晖．口腔患者牙科焦虑状况的临床研究．中国健康心理学杂志，2011，19（4）：399-400.

[12] 陈晖．心理干预对口腔手术患者术前焦虑和术后恢复的影响．中国煤炭工业医学杂志，2014，17（12）：2069-2073.

[13] 陈晖．口腔颌面部手术患者心理特征的临床研究．中国地方病防治杂志，2014，29（2）：190-191.

[14] 陈晖．术前放松对改善口腔颌面部成形手术患者焦虑状况．中国健康心理学杂志，2014，22（11）：1629-1630.

[15] 陈晖．儿童前牙外伤原因及伤后儿童心理的影响．中国煤炭工业医学杂志，2014，17（9）：1511-1513.

[16] 胡景团．口腔预防保健．北京：科学出版社，2011.

[17] 沈丽佳．口腔疾病预防．武汉：华中科技大学出版社，2010.

[18] 于飞．口腔常见疾病．江苏：江苏科学技术出版社，2011.

[19] 凌均柴．口腔内科学高级教程．北京：人民军医出版社，2015.

[20] 罗颂椒．当代实用口腔正畸技术与理论．北京：科学文献技术出版社，2010.

[21] 彭友俭，高嘉泽．口腔正畸早期治疗学．武汉：湖北科学技术出版社，2001.

[22] 李秉琦．口腔黏膜病学．北京：人民卫生出版社，2000.

[23] 李元聪．中西医结合口腔科学．北京：中国中医药出版社，2012.

[24] 俞光岩．口腔颌面外科手术精要与并发症．北京：北京大学医学出版社，2011.

[25] 冯崇锦．口腔科疾病临床诊断与治疗方案．北京：科学技术文献出版社，2010.

[26] 孟焕新. 牙周病学. 北京：人民卫生出版社，2008.

[27] 赵铱民. 口腔修复学. 第7版. 北京：人民卫生出版社，2012.

[28] 于世凤. 口腔组织病理学. 第7版. 北京：人民卫生出版社，2012.

[29] 王美青. 口腔解剖生理学. 第7版. 北京：人民卫生出版社，2012.

[30] 陈慧. 现代临床口腔病诊疗学. 北京：科学技术文献出版社，2012.

[31] 肖云鹤，原工杰，王妍. 正畸托槽及牙面残余粘接剂的去除方法研究进展. 临床口腔医学杂志，2013，29（3）：185－187.

[32] 段银钟. 口腔正畸临床拔牙矫治指南. 实用口腔医学杂志，2013，29（2）：256.

[33] 李秀娥，王春丽. 实用口腔护理技术. 北京：人民卫生出版社，2016.